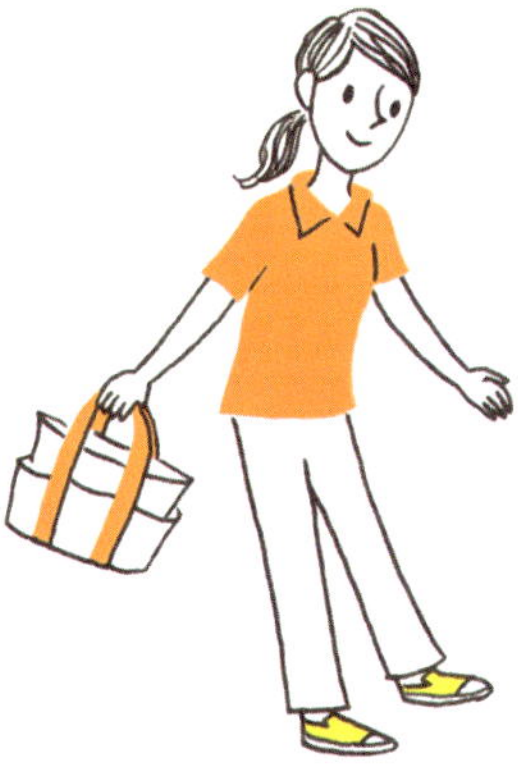

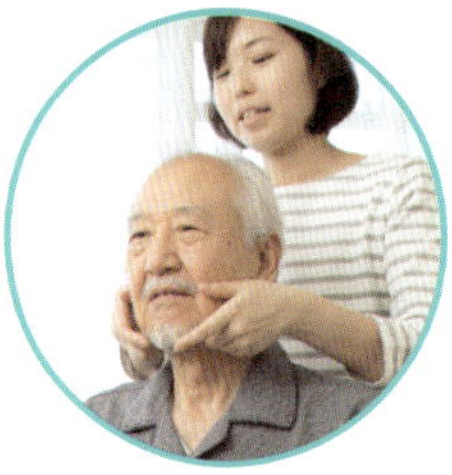

ナースのための やさしくわかる 訪問看護

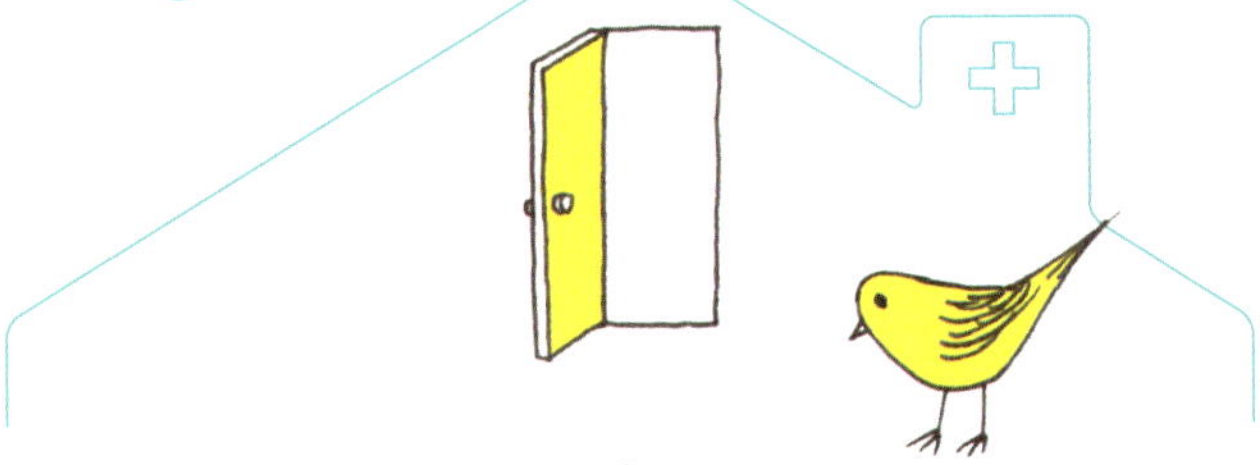

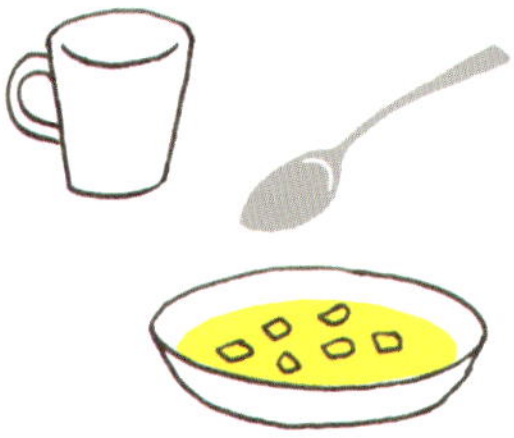

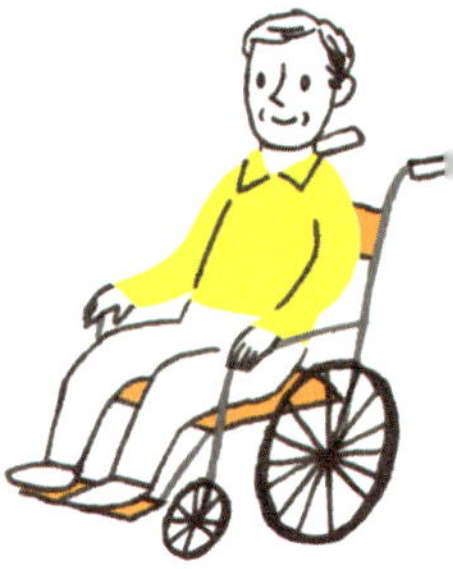

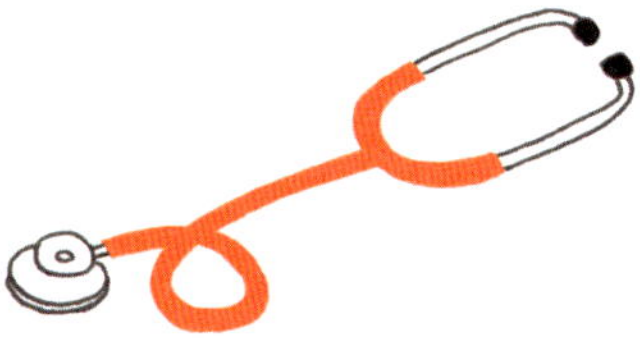

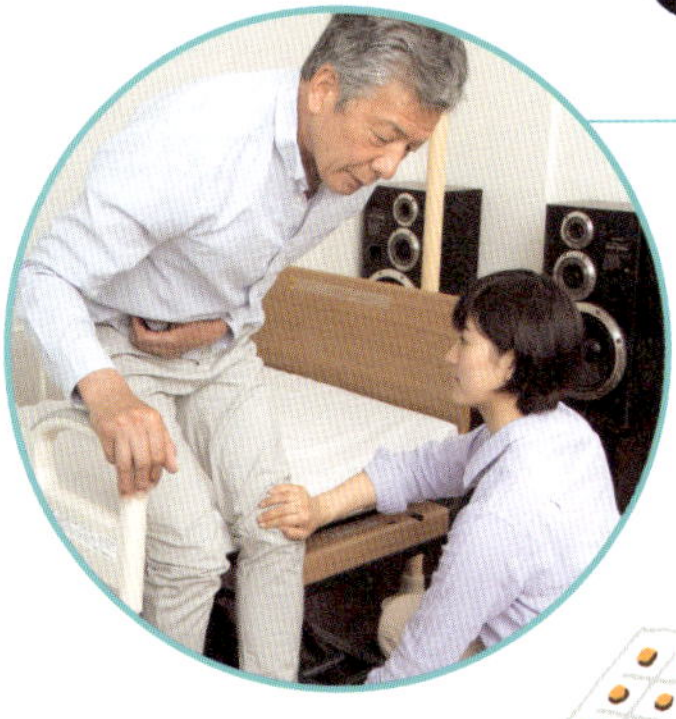

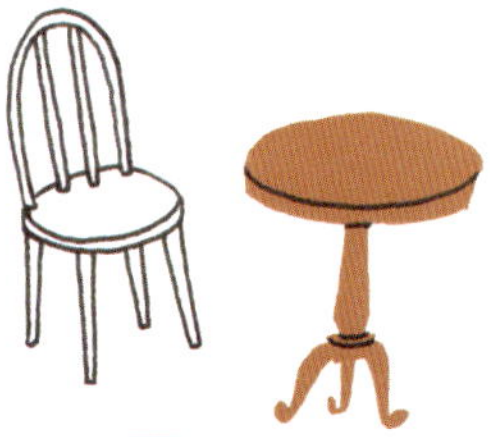

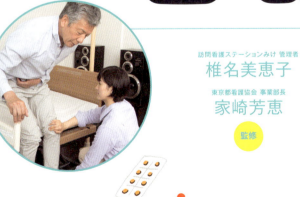

訪問看護ステーションみけ 管理者
椎名美恵子

東京都看護協会 事業部長
家崎芳恵

監修

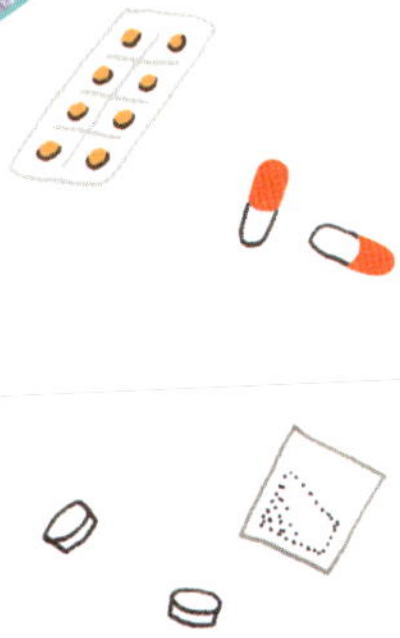

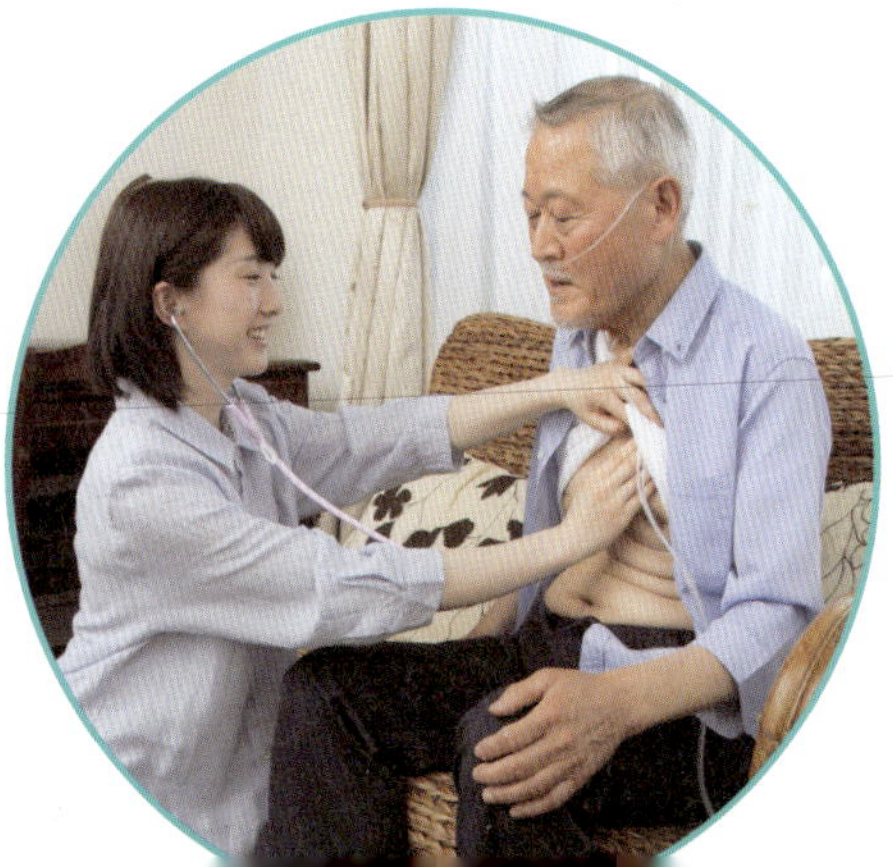

ナツメ社

はじめに

訪問看護師として働くこと。それは病気や障害を抱えた療養者の人生に関わることを意味します。「どんな病気や障害があっても、住み慣れた街で自分らしく生きたい」という思いを受け止め、それを実現させることが私たちの仕事です。これはまさに、〝人を看る〟という看護の本質。療養者と1対1でじっくり向き合って関係を築き、ひとりひとりに合ったケアを創造するところに、この仕事の醍醐味があります。

一方で、「訪問看護に興味があるけれど、自分にできるかどうか自信がない」という看護師の声も、よく耳にします。ステーションや訪問先に見学に来る学生さんたちも同じで、ひとりで訪問し、看護することに対する心細さ、医療処置の知識・技術不足による不安を感じているようです。

ですが、在宅医療は、多職種で力を合わせてつくりあげていくものです。主治医、ケアマネジャー、訪問介護員、理学療法士などのさまざまな職種とともに、チームでの医療・介護を実践するのが仕事です。ひとりで重い責任を負うのではなく、各自の専門性をもとに意見を交わしながら、ひとりひとりに合った最良のケアを考えます。また、判断に悩むことがあれば、ステーションの上司、先輩に、いつでも相談できます。「経験不足だから無理」と思わず、新卒の看護師にも、経験の浅い看護師にも、看護の本質を追求する場として、訪問看護という選択があることを知っていただきたいと思います。

超高齢社会のいま、地域医療における訪問看護への期待は、ますます大きくなっています。重度の疾患、病気を抱える方だけでなく、介護予防を目的とした、予防的介入としての訪問看護も広がりつつあります。

本書では、訪問看護の魅力とともに、実際の現場ではどんな看護が必要とされるかを知っていただけるよう、訪問看護のエッセンスを写真でわかりやすく紹介しています。訪問看護師になりたての方も、日常の看護で悩むことがあれば、ぜひ本書を活用し、ケアの考えかたと方法を確認してください。

本書を手にとってくださった看護学生の皆さんにとって、「私も訪問看護師をやってみよう」という後押しになれば、これほど嬉しいことはありません。そして新米訪問看護師の皆さんには、「訪問看護師になってよかった」という思いをもちながら、自信と誇りをもって働いていただく一助となるよう、心から願っています。

訪問看護ステーションみけ管理者　**椎名美恵子**

東京都看護協会 事業部長　**家崎芳恵**

ナースのための
やさしくわかる訪問看護

CONTENTS

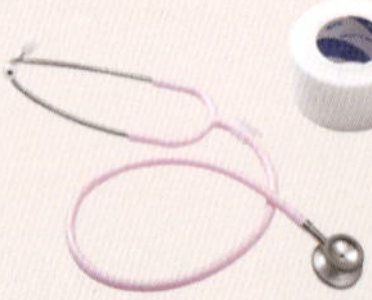

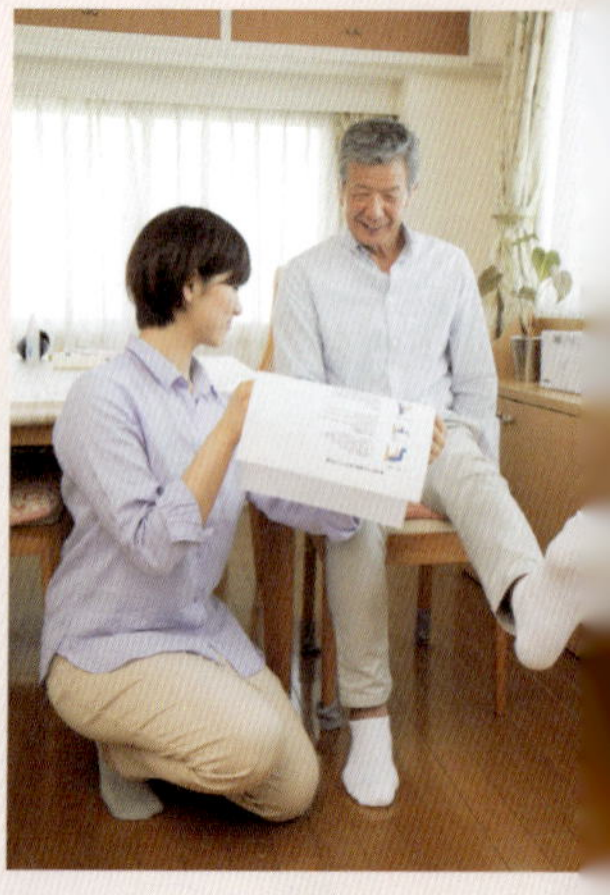

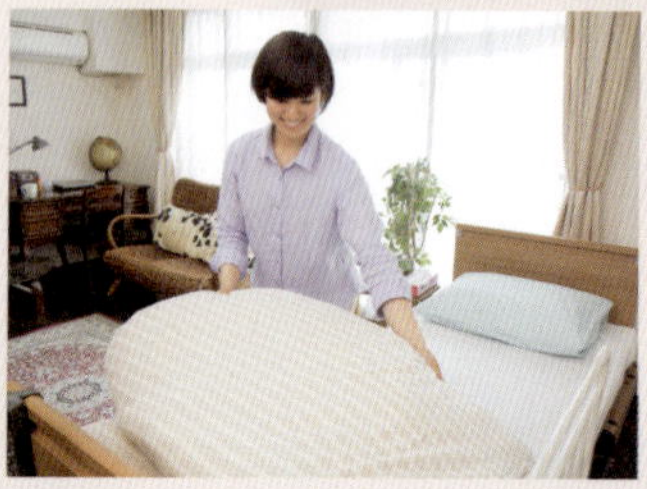

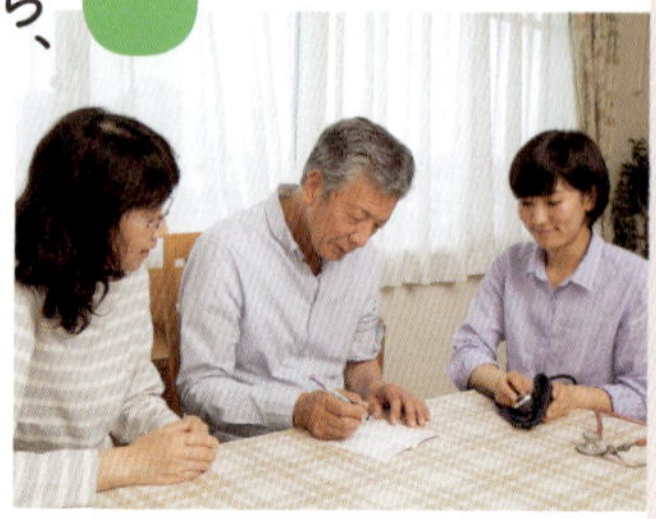

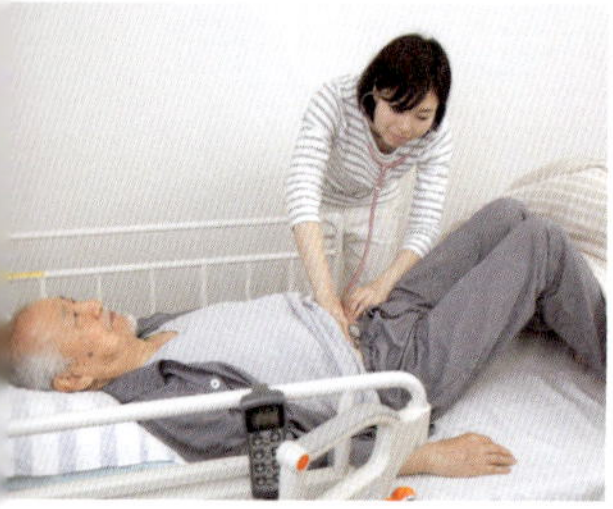

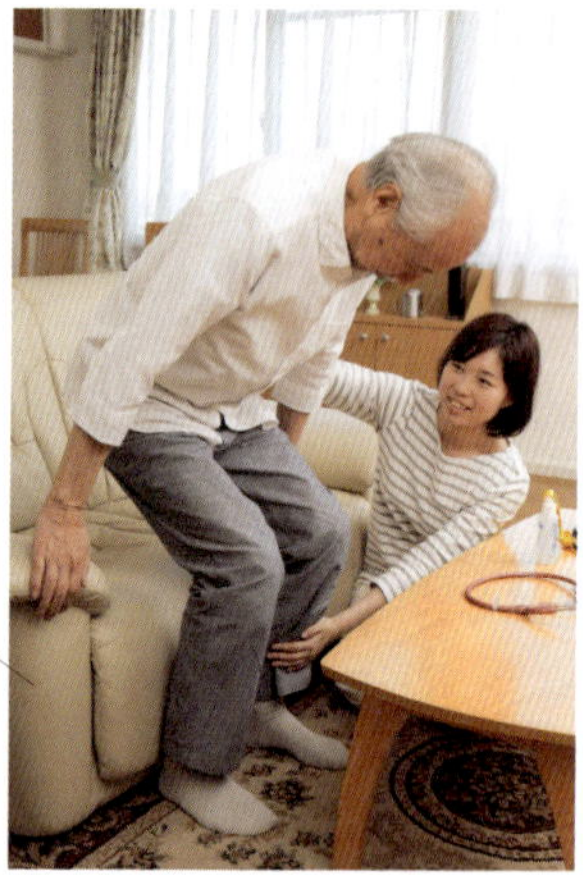

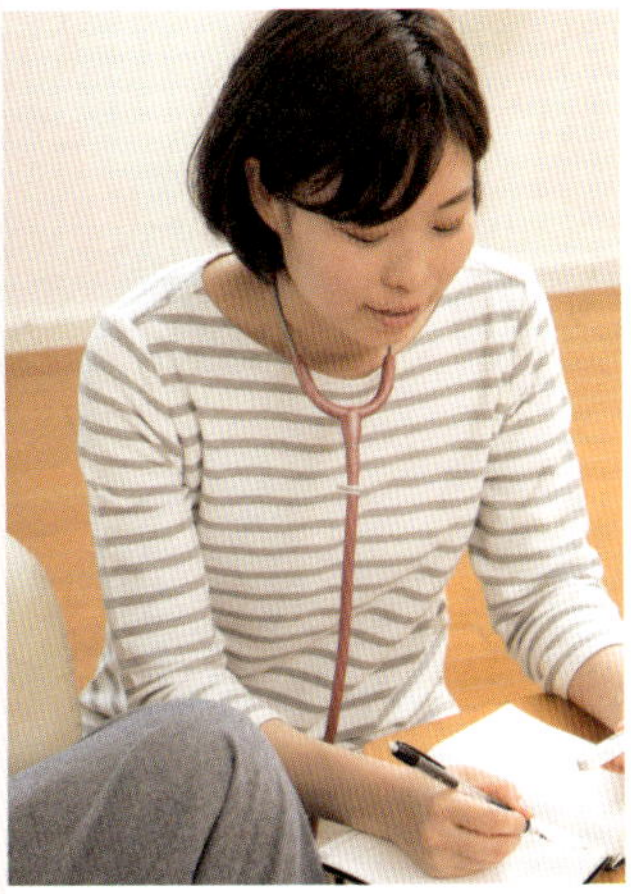

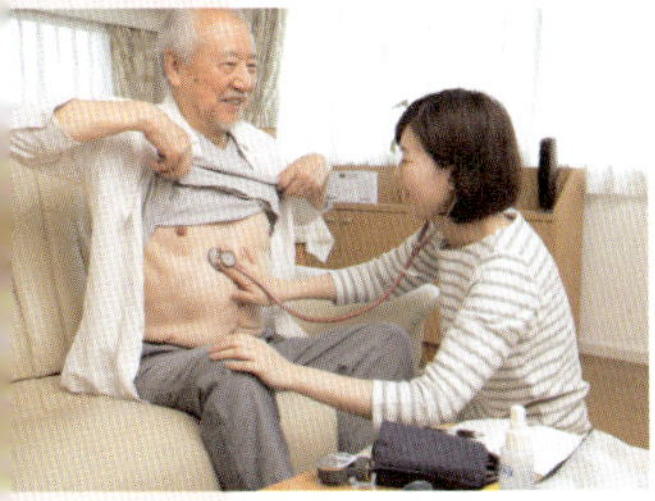

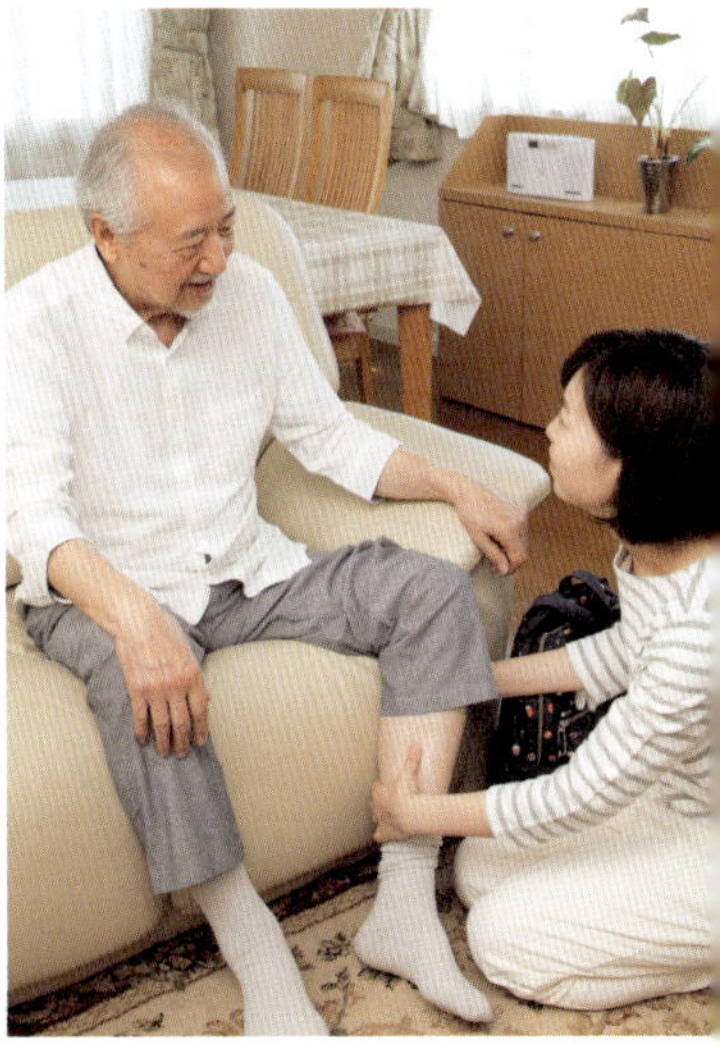

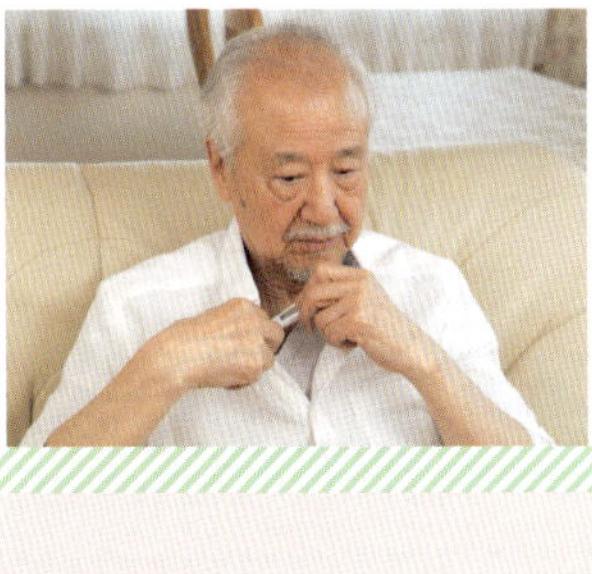

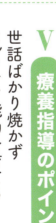

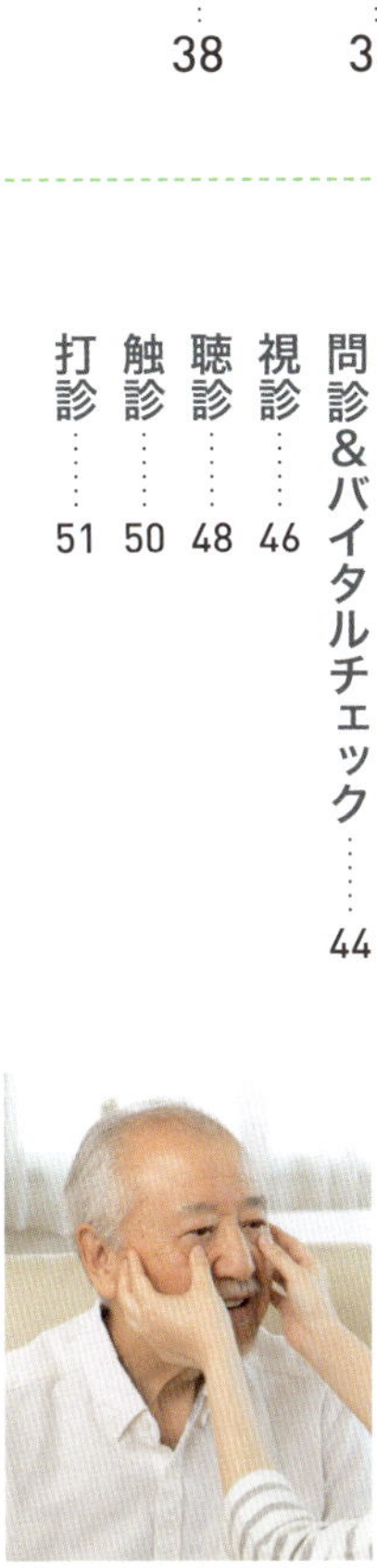

PART 2 医療の視点で、生活をケアする

《生活を支える看護》

Ⅰ 食事のケア

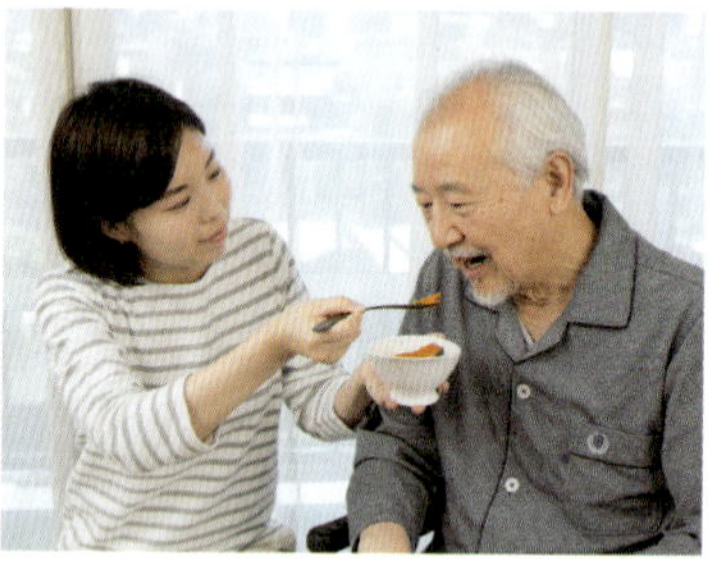

Ⅱ 排泄ケア

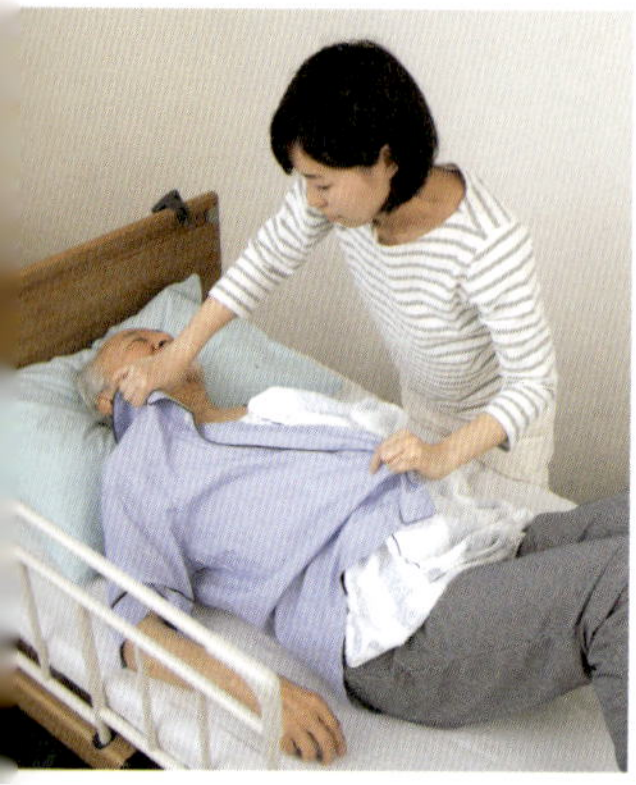

Ⅲ 清潔ケア

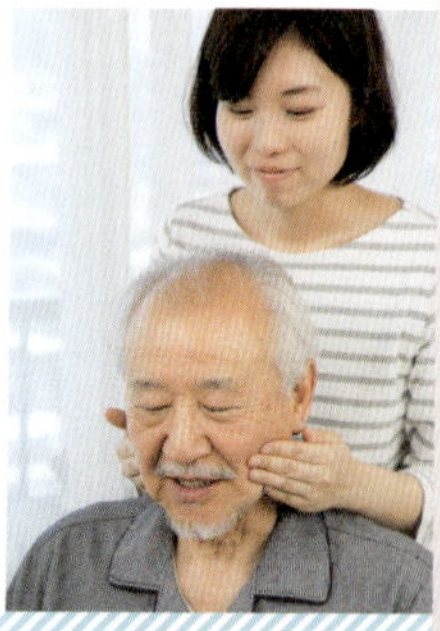

Ⅳ スキンケア&褥《じょく》瘡《そう》ケア

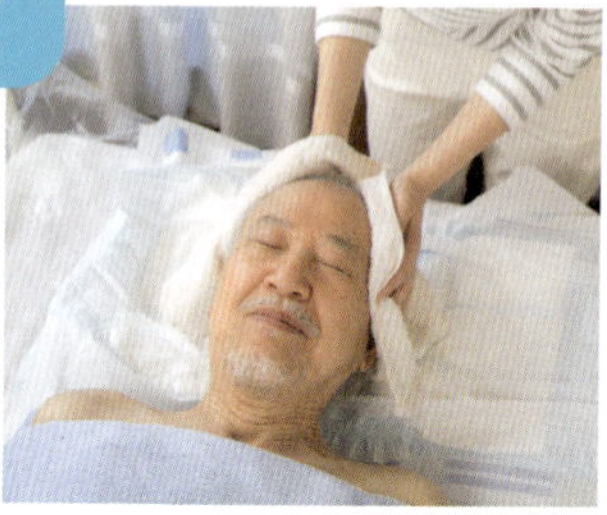

Ⅴ 移動・移乗のケア

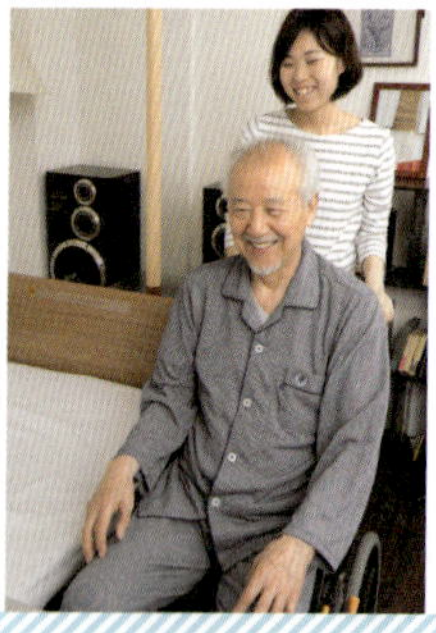

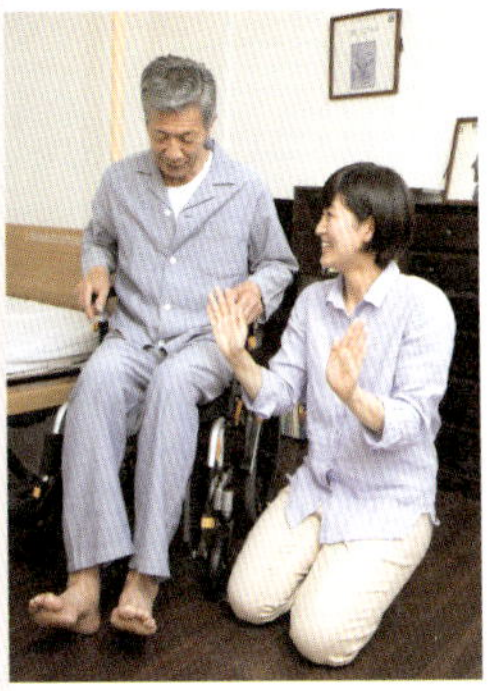

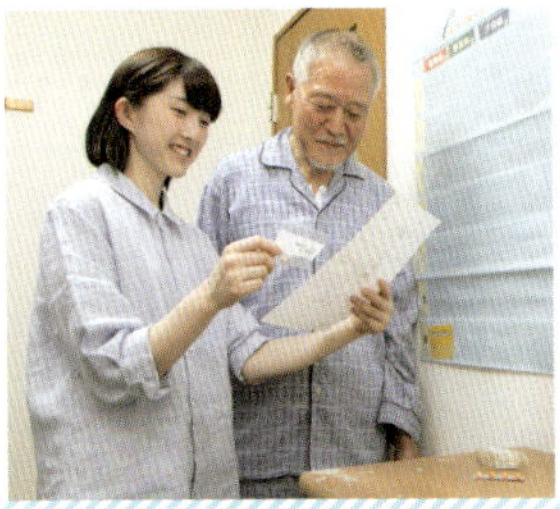

PART 4 病気、病状に応じたケアを覚える……165

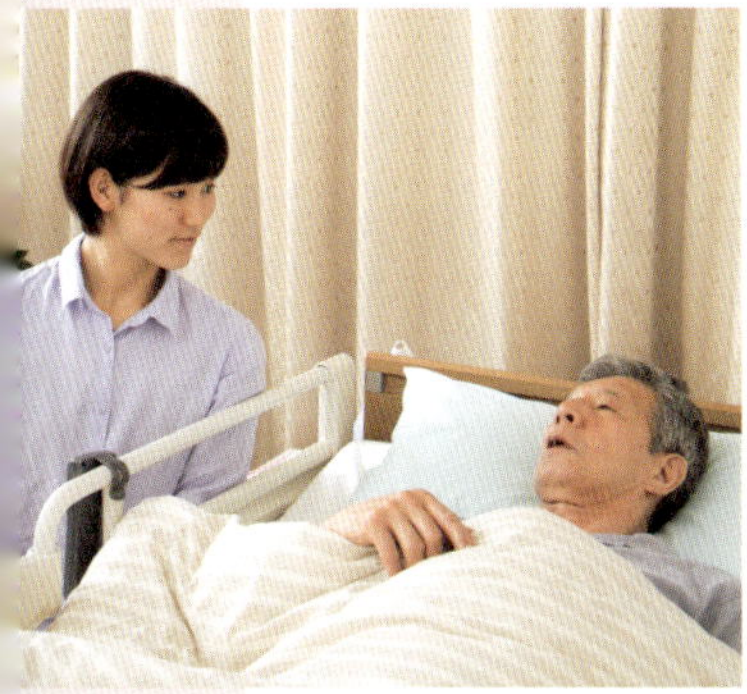

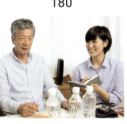

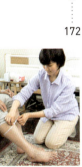

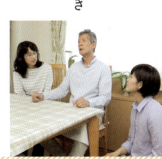

訪問看護師の1日を見てみよう！

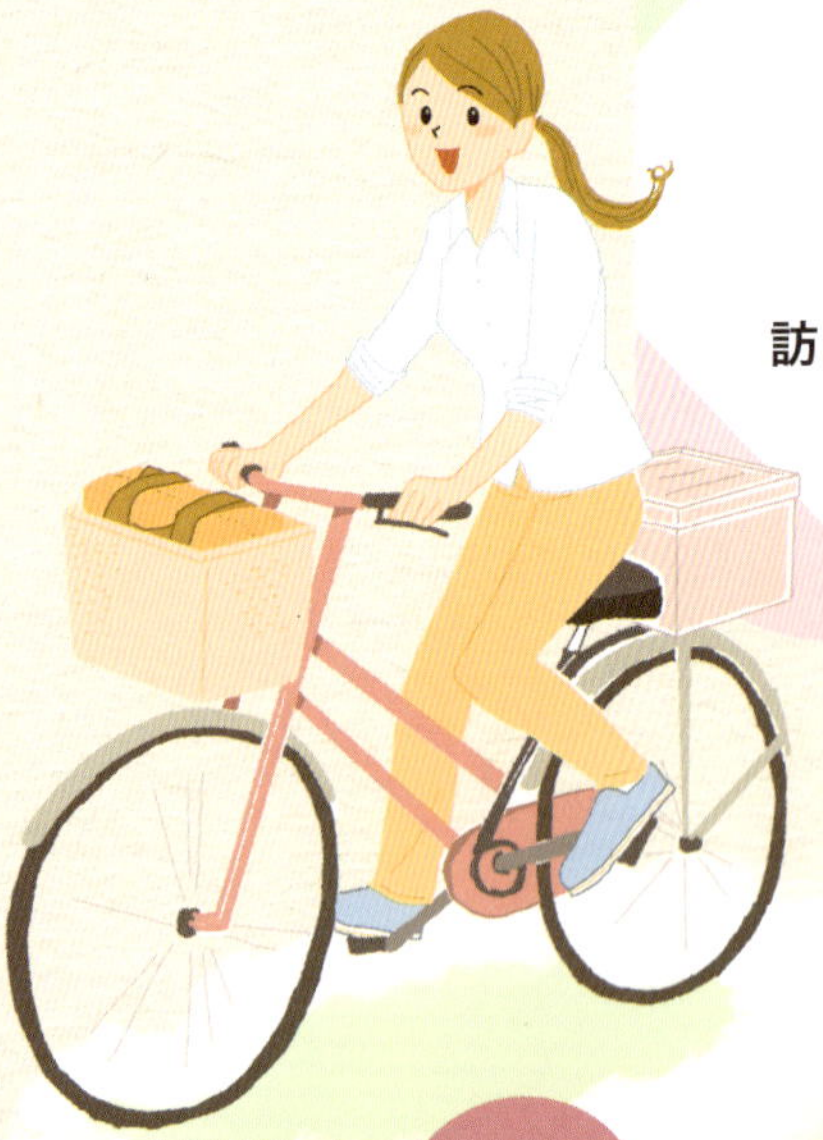

訪問看護師の活躍の場は、療養者の住まい。仕事ぶりを見る機会は、なかなかありません。そこで代表的な勤務スケジュールとともに、訪問時のケアの内容をのぞいてみましょう！

1日のお仕事スケジュール

午前

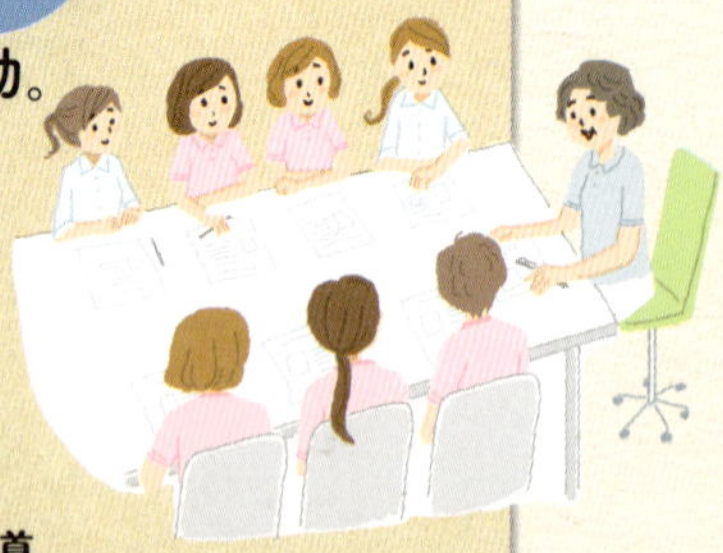

9:00
ステーションに出勤。朝のミーティング

9:20
鞄を持って出発！

9:30〜10:30
Aさん宅で療養指導
（慢性腎臓病の食事指導、血圧管理など）

10:30〜11:30
Bさん宅で服薬管理
（内服薬の管理と、インスリン注射もサポート）

12:00
ステーションに戻る

午後

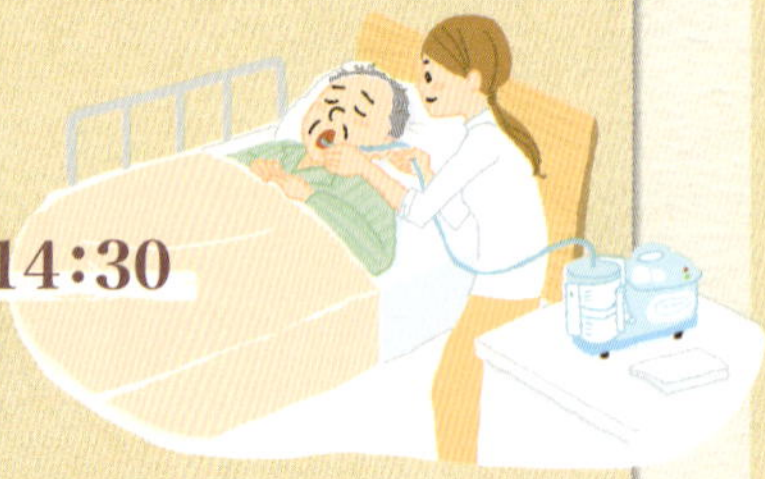

12:00
お昼休憩

13:00
出発

13:30〜14:30
Cさん宅で排痰・吸引

15:00〜16:00
Dさん宅でNPPV（非侵襲的陽圧換気療法）のケア

16:30
ステーションに戻り、所長に報告・相談

17:30
報告書の記入を終えて、帰宅

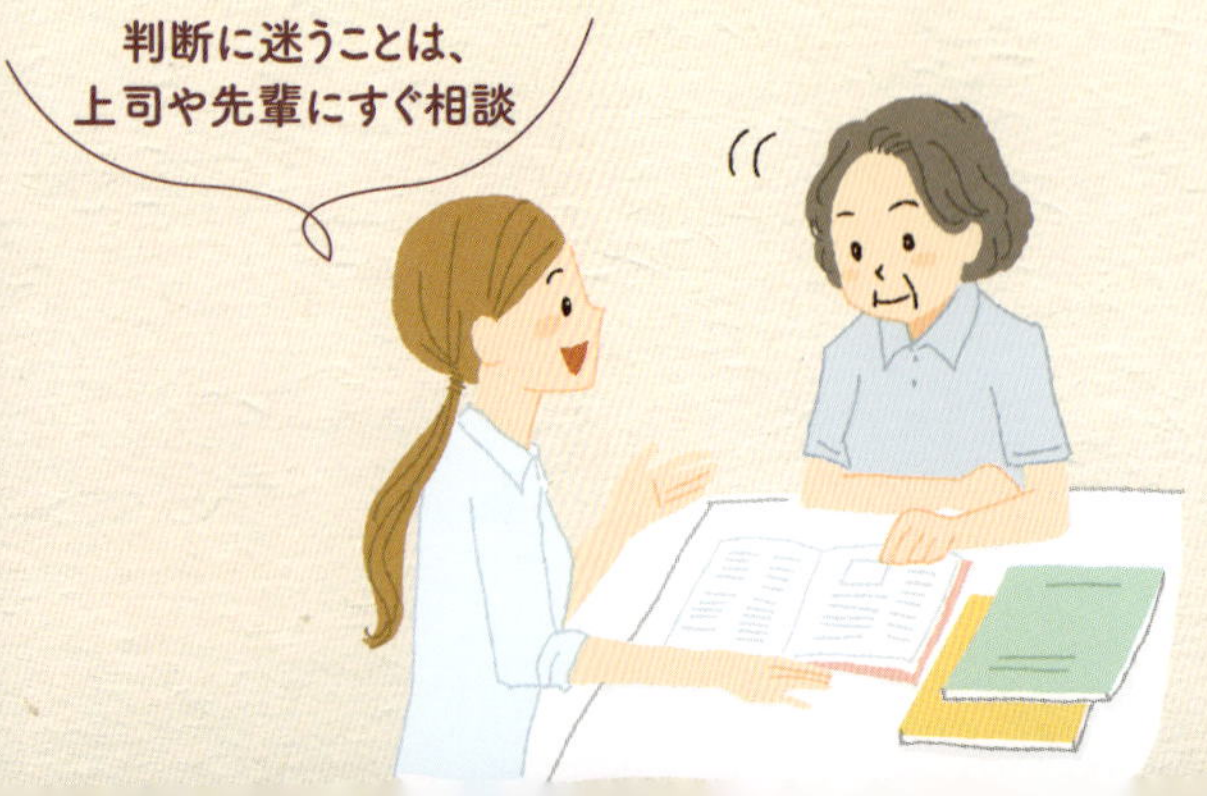

1日の訪問は4〜5軒。夕方にステーションに戻り、情報共有

ステーションに出勤したら、その日に訪問する利用者の記録を確認。ミーティングで、注意が必要な利用者について皆で話し合います。その後、必要な物品を訪問鞄に入れて、さあ出発！　移動手段は、自転車や電動自転車、車です。1軒目の訪問は9時半からのことが多く、1日の訪問軒数は4〜5軒が一般的。夕方にはステーションに戻って、スタッフ間で情報を共有。訪問記録を書いたら、業務終了です。

明るい挨拶とマナーは基本！
衛生管理も万全に

療養者のお宅におじゃまするので、社会人としてのマナーが求められます。　まずは気持ちのいい挨拶から。靴を揃えて、「失礼します」といって、居室に入ります。

ケアの前後には必ず手を洗い、家の中に外の雑菌を持ち込まないように注意します。

訪問時の流れ

来訪を知らせる

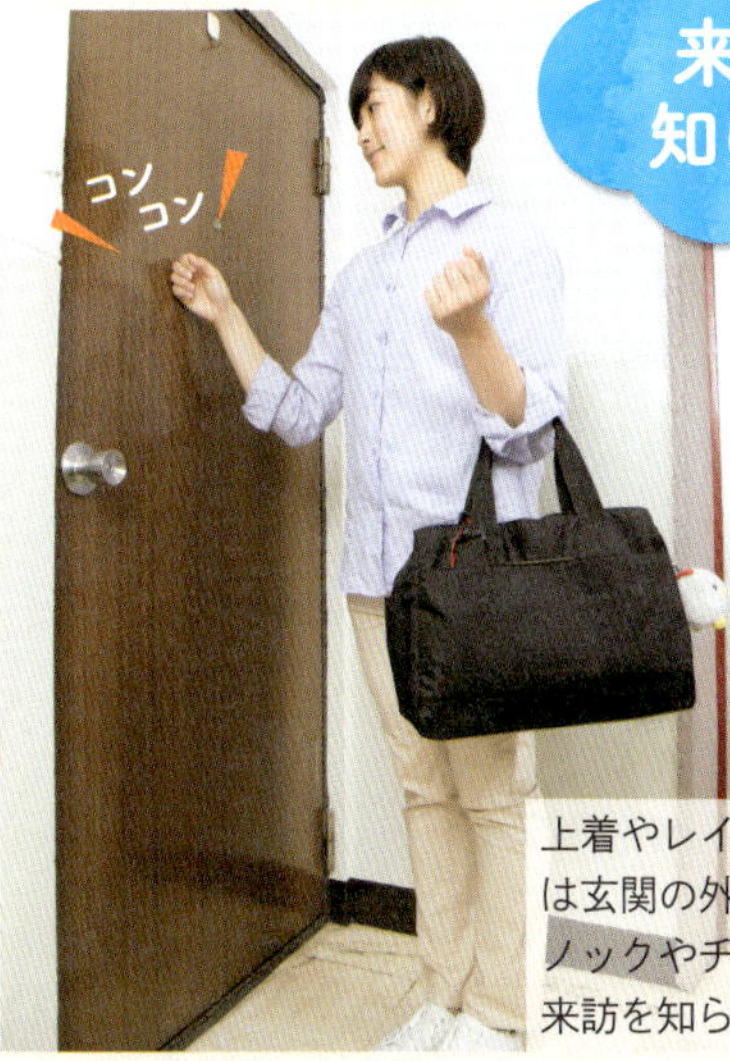

コン
コン

上着やレインコートは玄関の外で脱ぐ。ノックやチャイムで来訪を知らせる。

簡単に挨拶

Point
ご近所に
聞こえないよう
配慮する

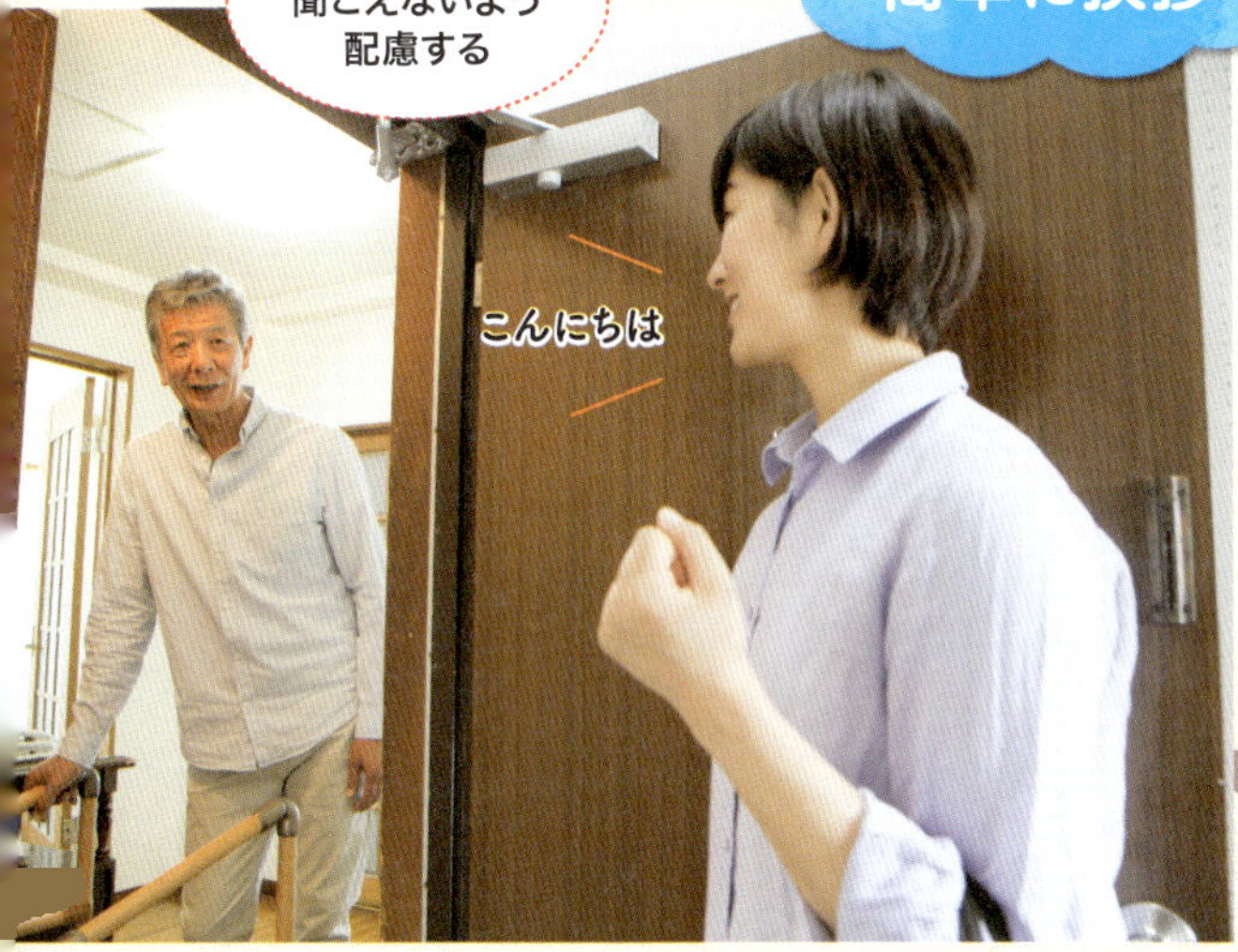

こんにちは

ご近所に訪問看護の利用を知られたくない人もいる。ひと言だけ挨拶し、玄関に入って扉を閉める。

挨拶して、今日のケアを説明

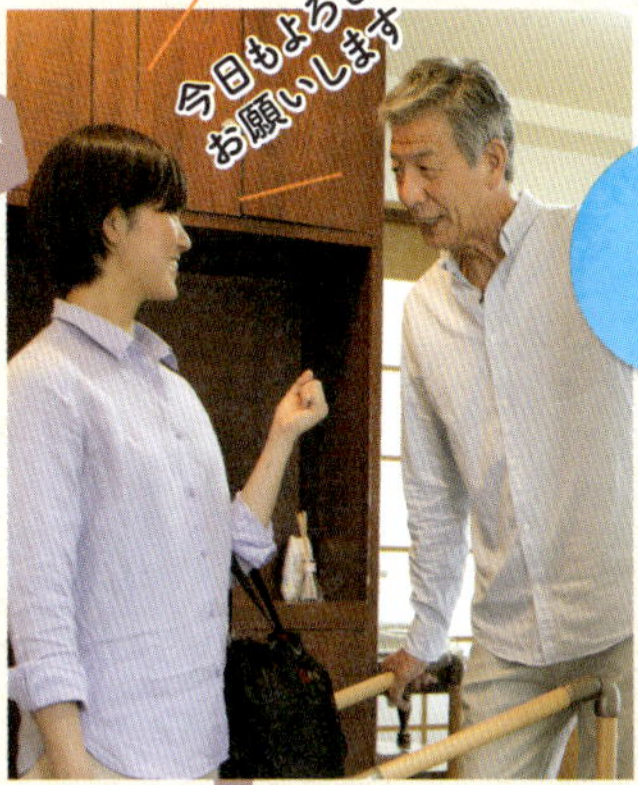

今日もよろしく
お願いします

挨拶した後、「今日はリハビリも少しやりましょう」など、ケアの内容も伝える。

靴を揃えて入室

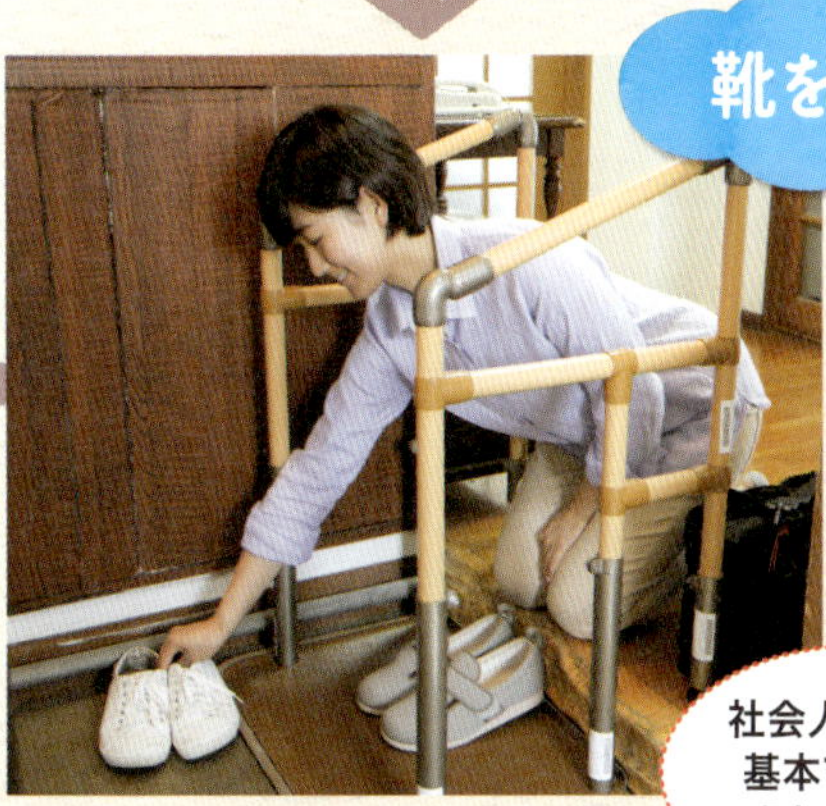

脱いだ靴は向きを揃え、じゃまにならないところに置く。脱ぎ履きしやすい靴で訪問を。

Point
社会人としての
基本マナーは
きちんと守る

手洗いを済ませる

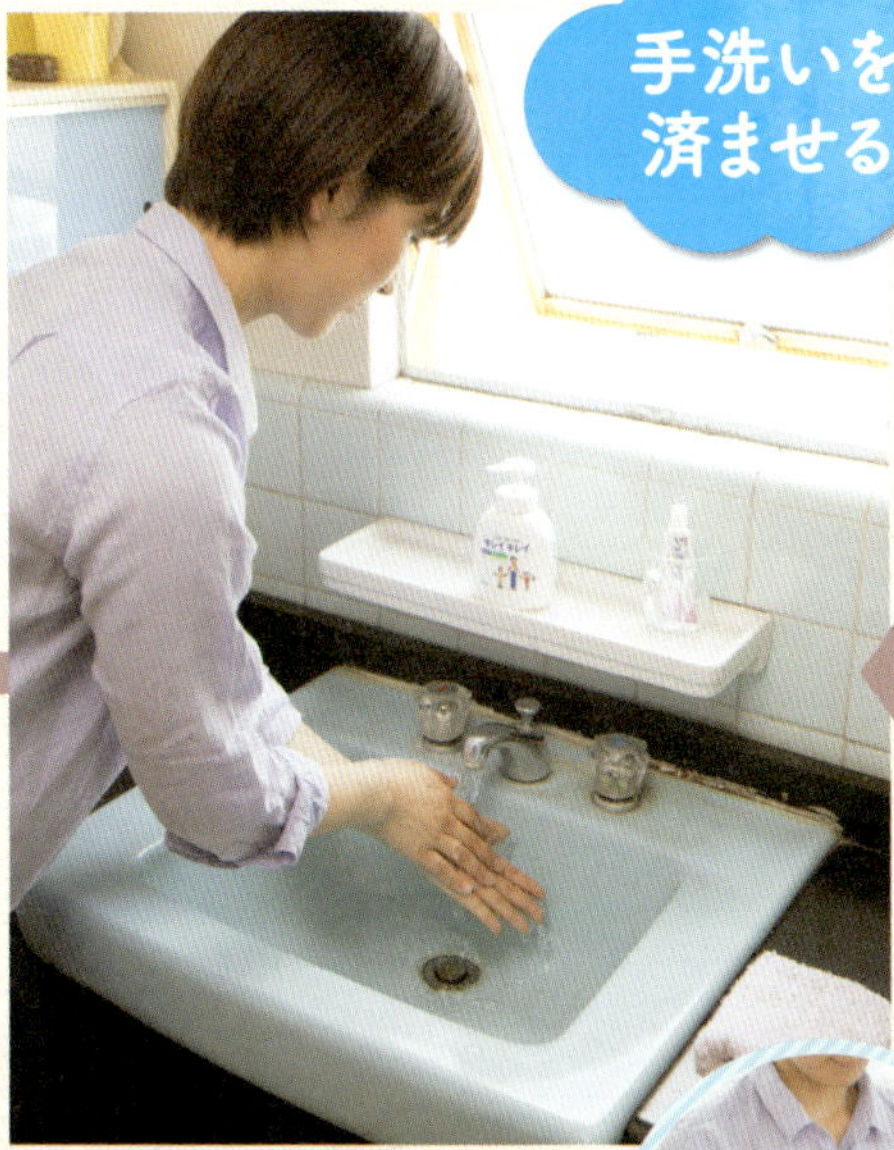

ケアの前後には必ず手を洗う。療養者、家族の許可を得て、洗面台を使わせてもらう。

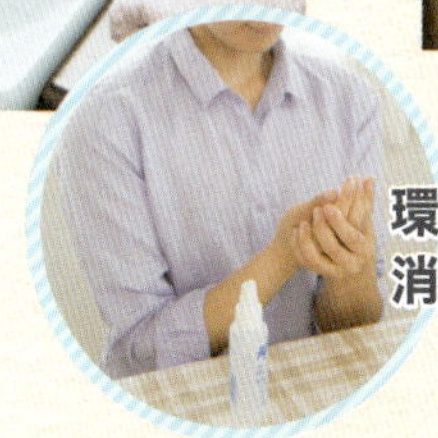

環境によっては
消毒液で消毒する

アセスメントをする

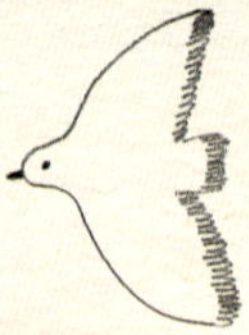

1週間の暮らしぶりを聞きながら全身をアセスメント

訪問時は必ず、血圧、脈拍などのバイタルチェックをおこない、全身をアセスメントします。手技は病棟と同じですが、療養者と楽しく話しながらおこなうのがポイント。

療養者がこの1週間、どのように暮らしていたのか情報を集めて、その後のケアや療養指導にいかします。

血圧測定

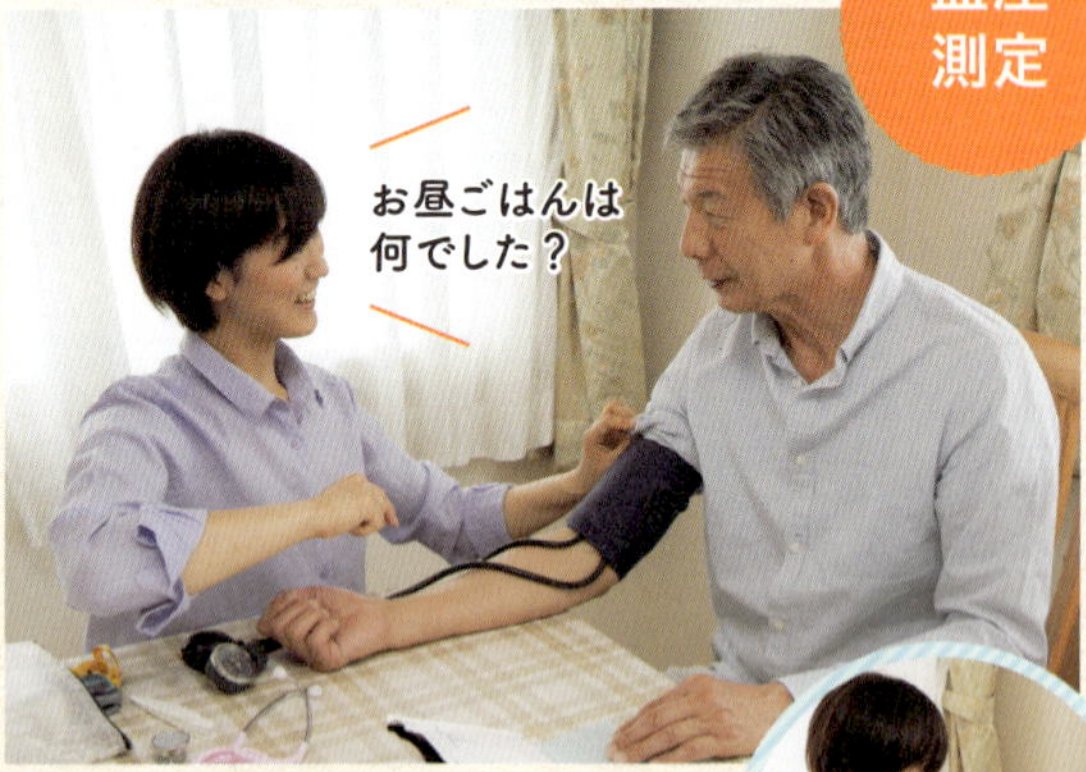

顔を見て、療養生活にかかわる会話をしながら、血圧を測る。

話をしながら測定する

SpO_2&脈拍測定

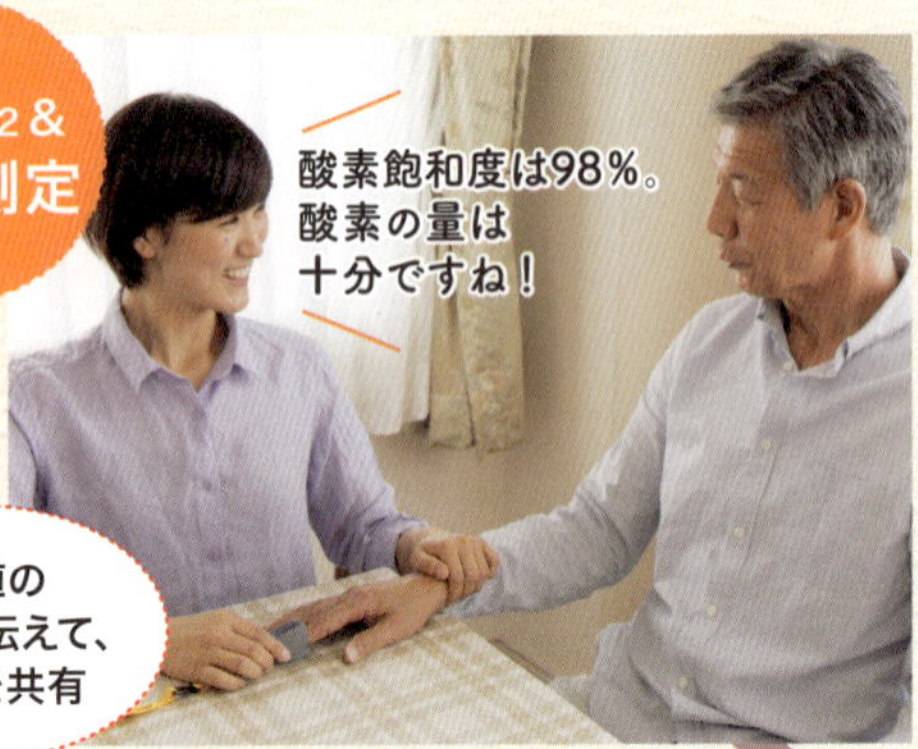

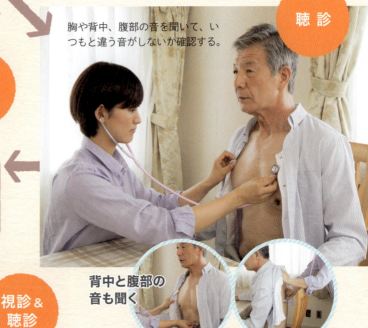

Point 数値の意味を伝えて、状況を共有

動脈血酸素飽和度（SpO_2）を測りながら、脈にふれる。意識づけのため、数値の意味をきちんと伝える。

聴診

胸や背中、腹部の音を聞いて、いつもと違う音がしないか確認する。

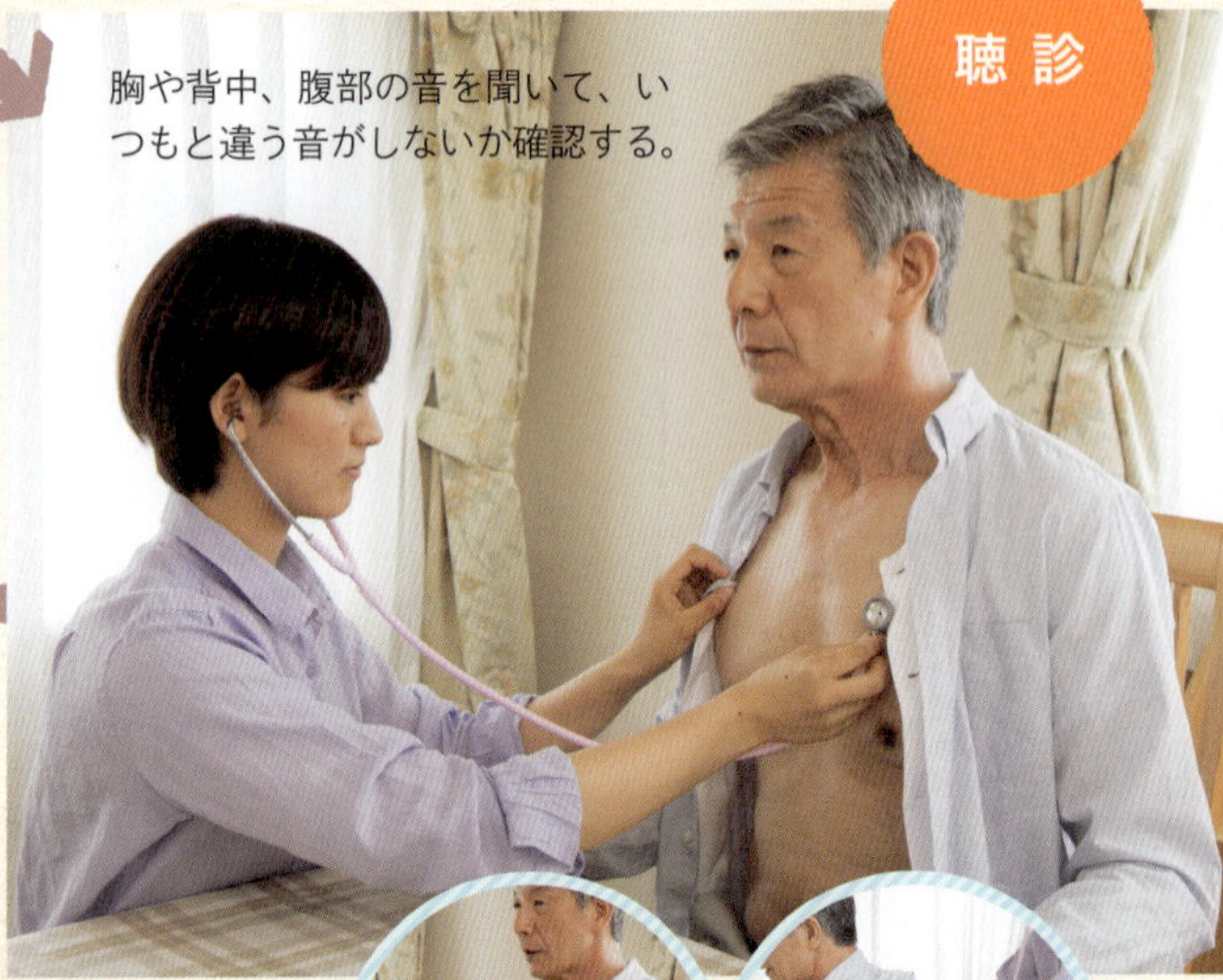

背中と腹部の音も聞く

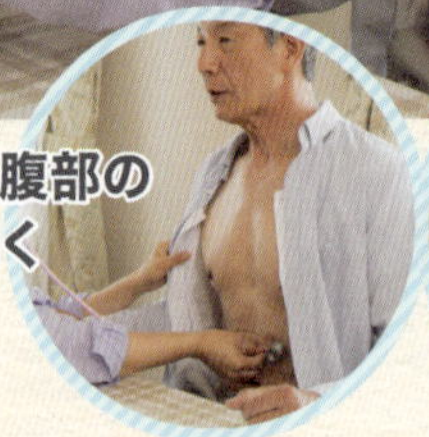

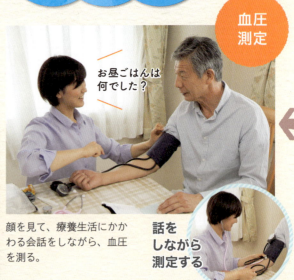

体温測定

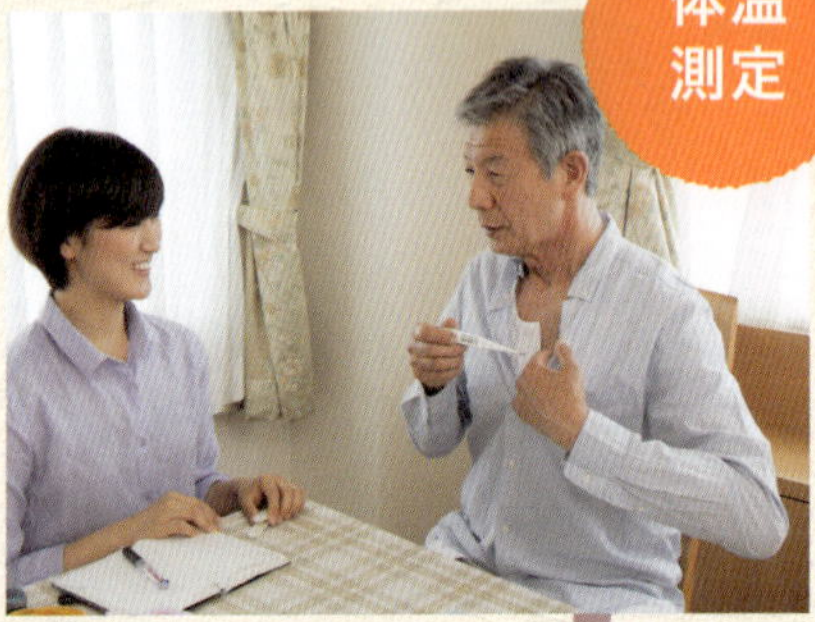

体温は自分で測ってもらう。手つきもさりげなく見て、運動機能をチェック。

視診&聴診

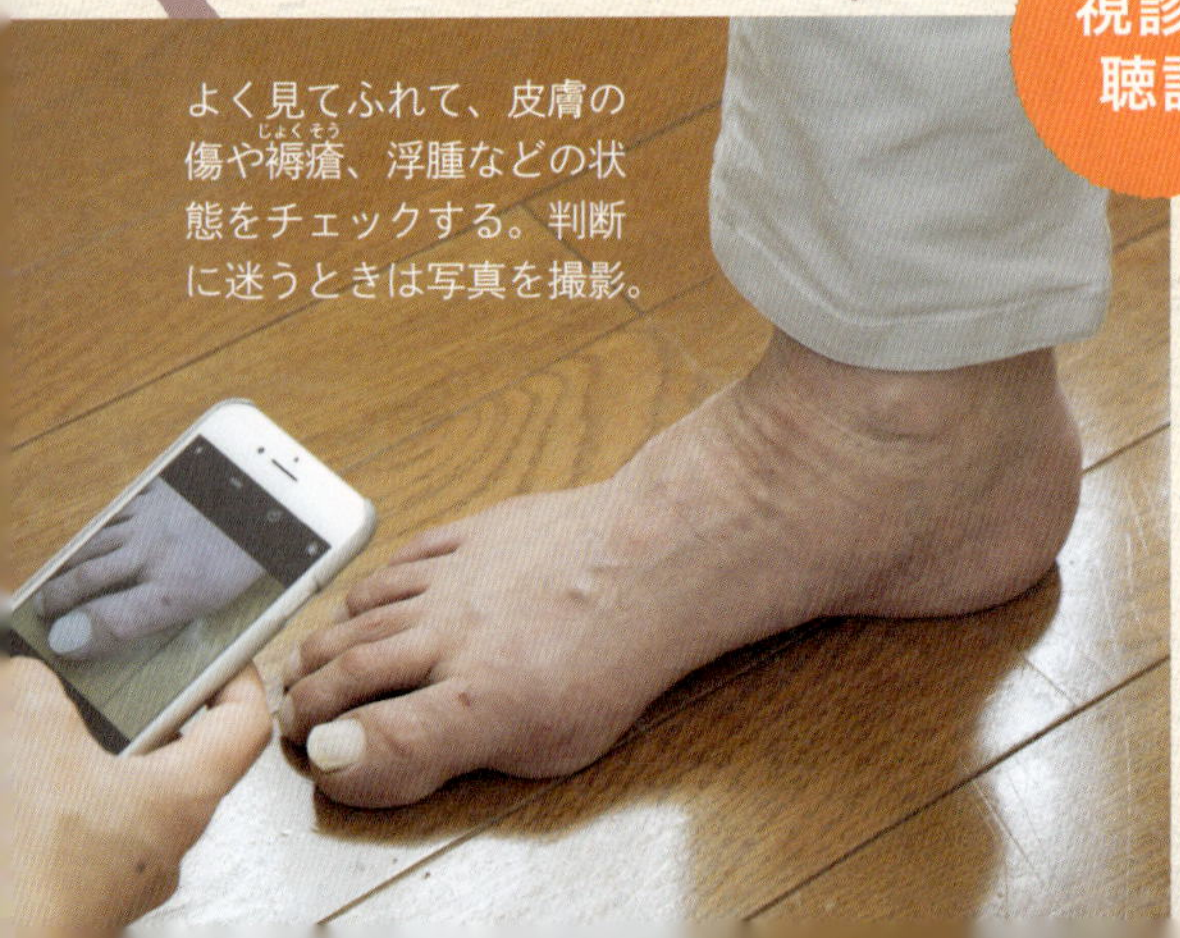

よく見てふれて、皮膚の傷や褥瘡《じょくそう》、浮腫などの状態をチェックする。判断に迷うときは写真を撮影。

上司に写真を送って、意見を聞くことも

受診が必要かを検討。不安を抱かせないよう、「ちょっと確認させてもらいますね」と、明るく電話する。

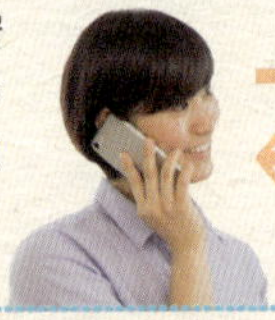

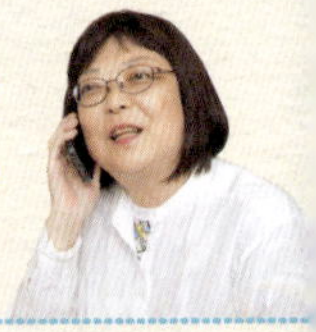

重症化予防、介護予防のために簡単なリハビリをすることも

療養者が病気を抱えていても、できる限り〝重症化させない〟のが訪問看護師の仕事。服薬のサポート、療養指導のほか、リハビリテーションをおこなうこともあります。

リハビリひとつとっても、その人が楽しく続けられる方法を考えて工夫するのが、訪問看護のおもしろいところです。

服薬をサポートする

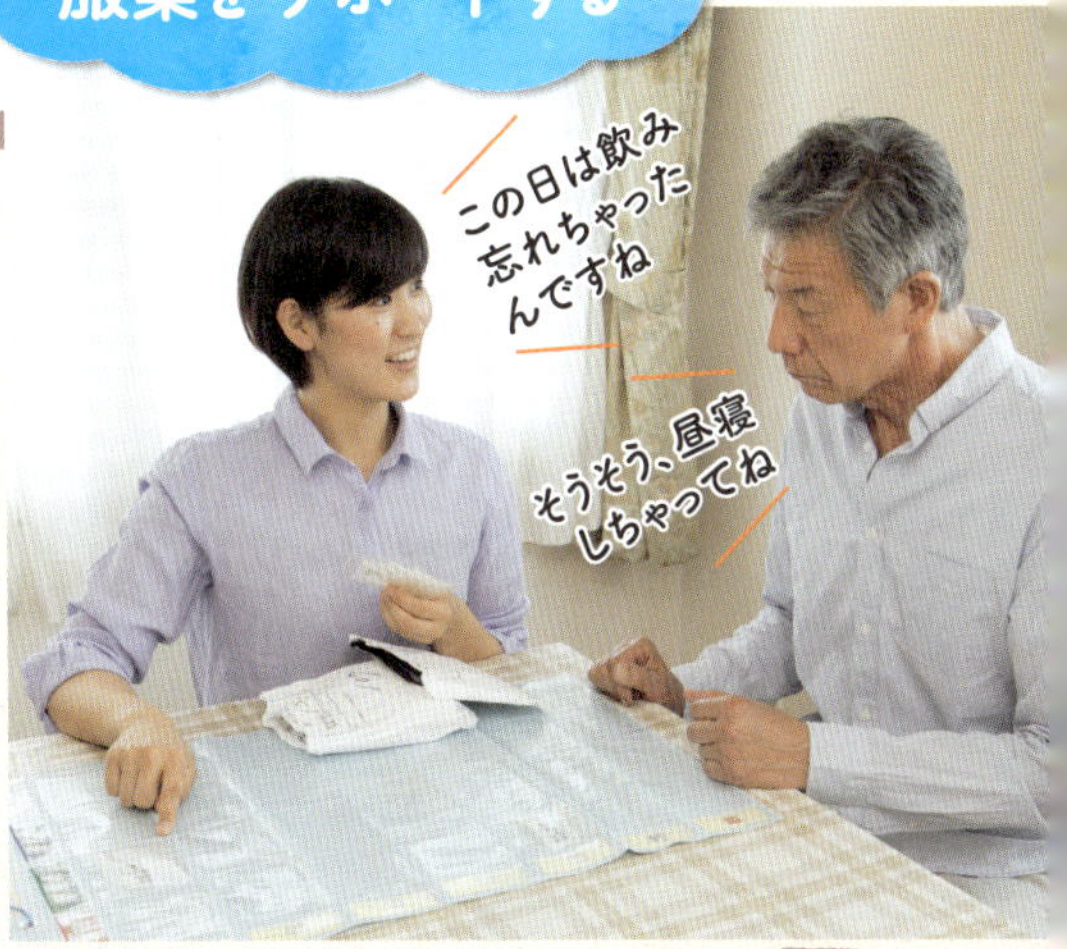
この日は飲み忘れちゃったんですね
そうそう、昼寝しちゃってね

服薬カレンダーなどで、服薬状況を確認。飲めない理由を探り、改善方法を考える。

療養指導をする

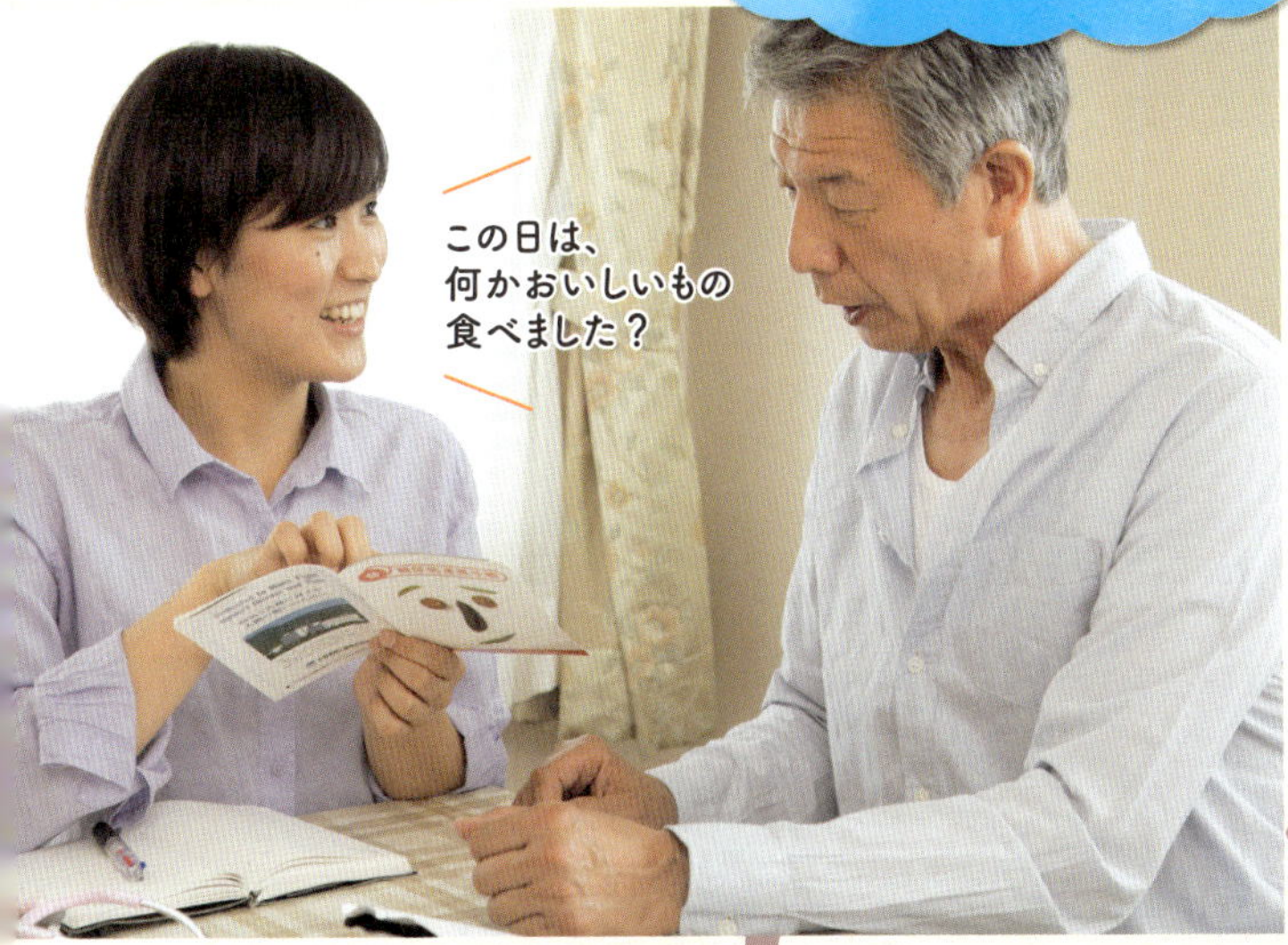
この日は、何かおいしいもの食べました？

療養手帳などを見ながら、生活状況を確認し、改善点をいっしょに考えていく。

介護予防のリハビリをする

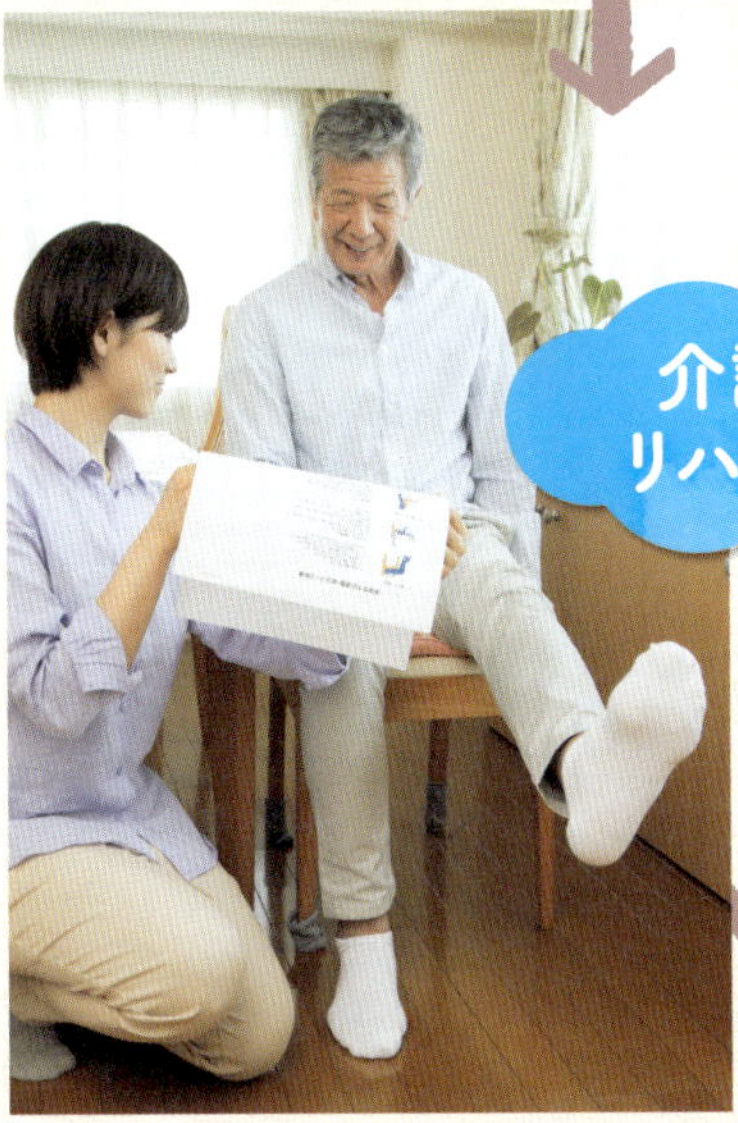

介護予防の体操など、療養者の状態に合わせたリハビリを指導することもある。

原状復帰する

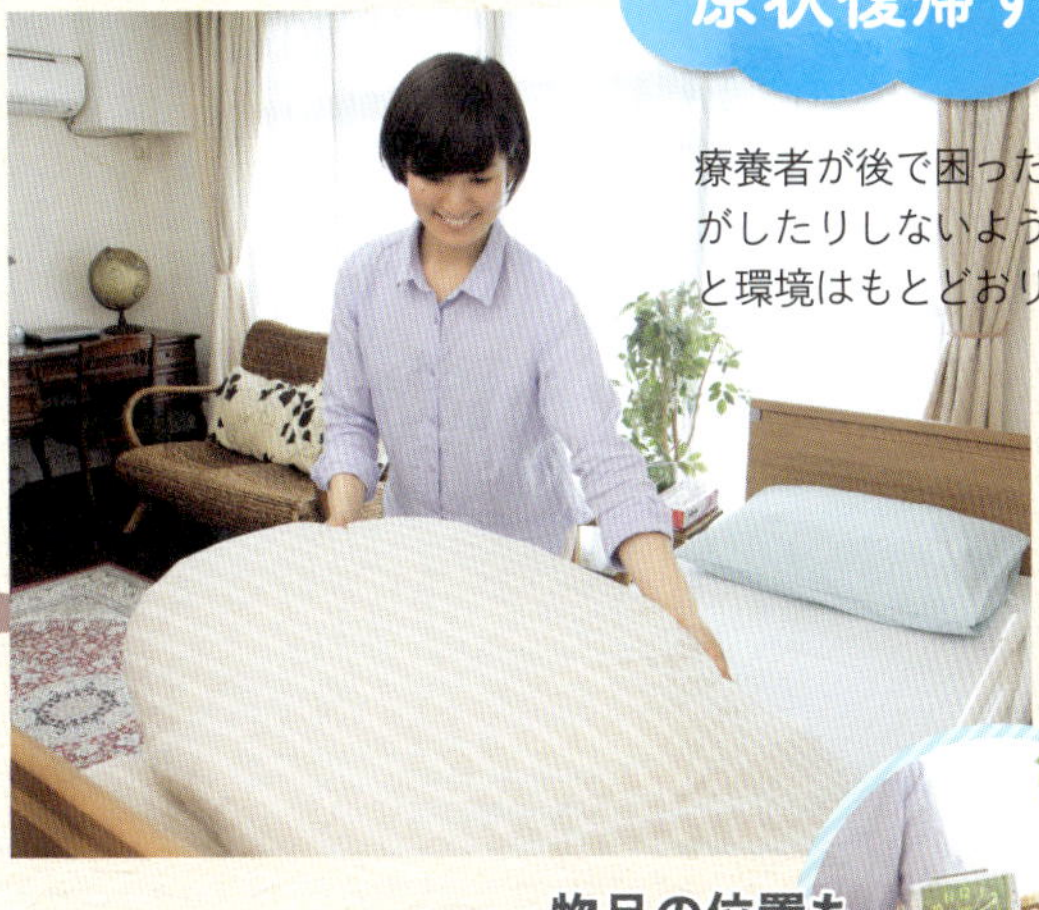

療養者が後で困ったり、けがしたりしないよう、物品と環境はもとどおりに戻す。

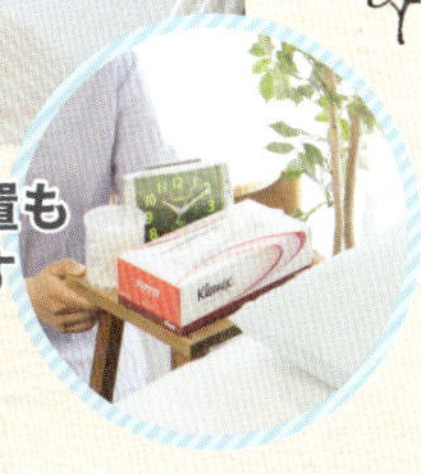

物品の位置も正確に戻す

挨拶をして、退去

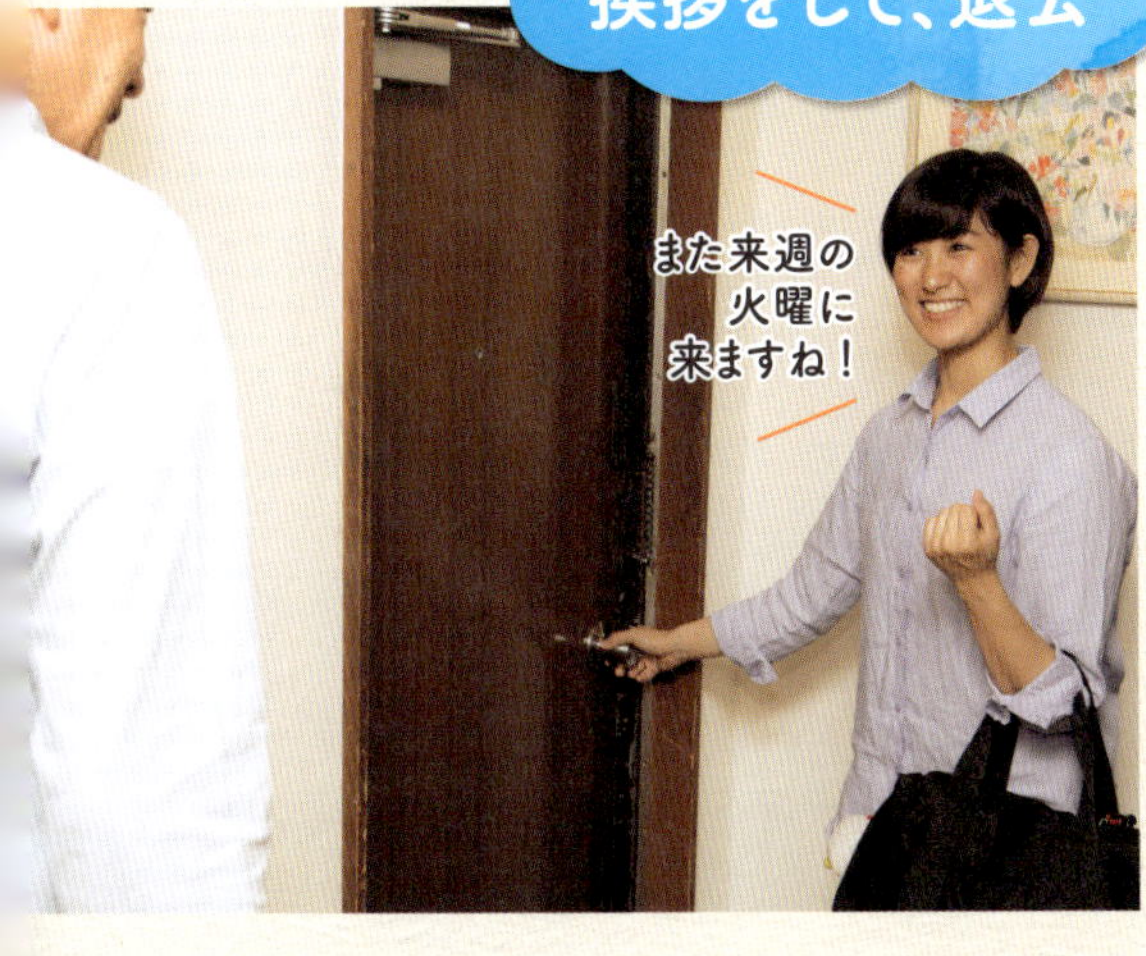
また来週の火曜に来ますね！

次の訪問日とそれまでの注意点を確認し、「ありがとうございました！」と明るく挨拶を。

訪問看護師の鞄の中を拝見！

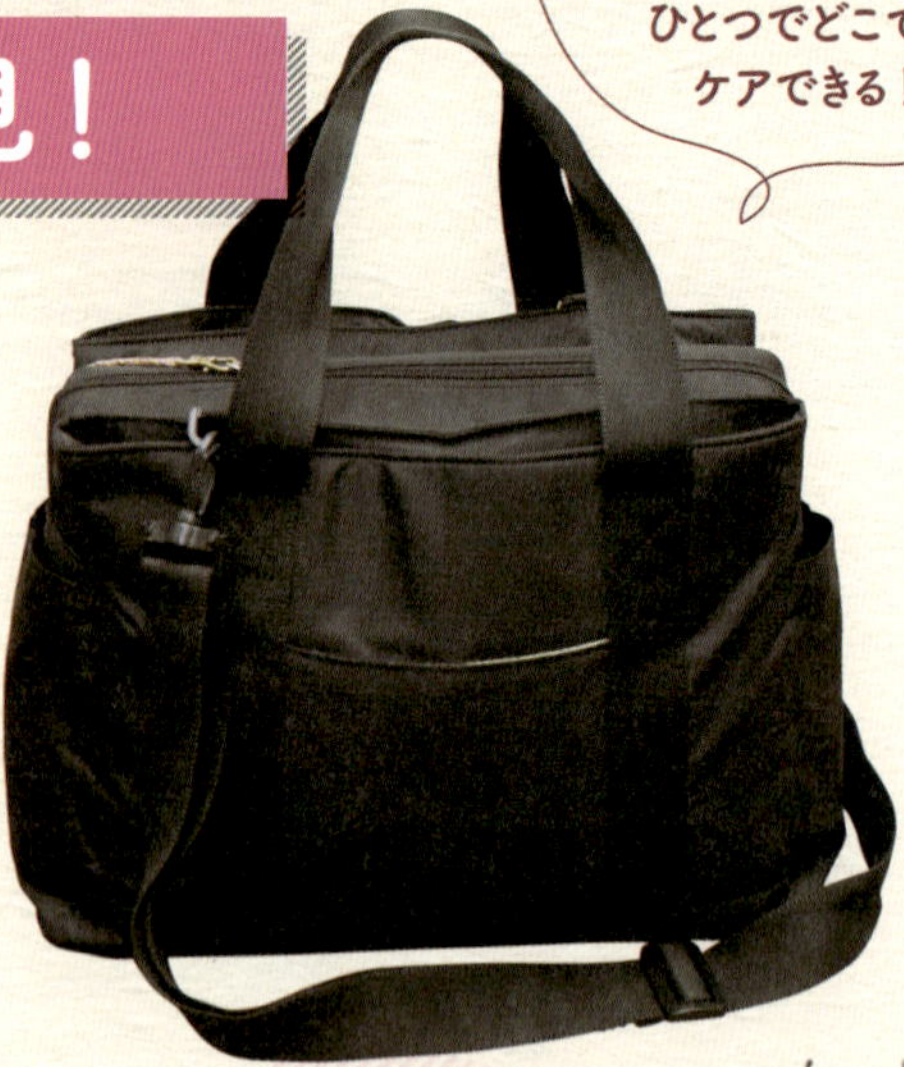

このバッグ
ひとつでどこでも
ケアできる！

基本のケア用品

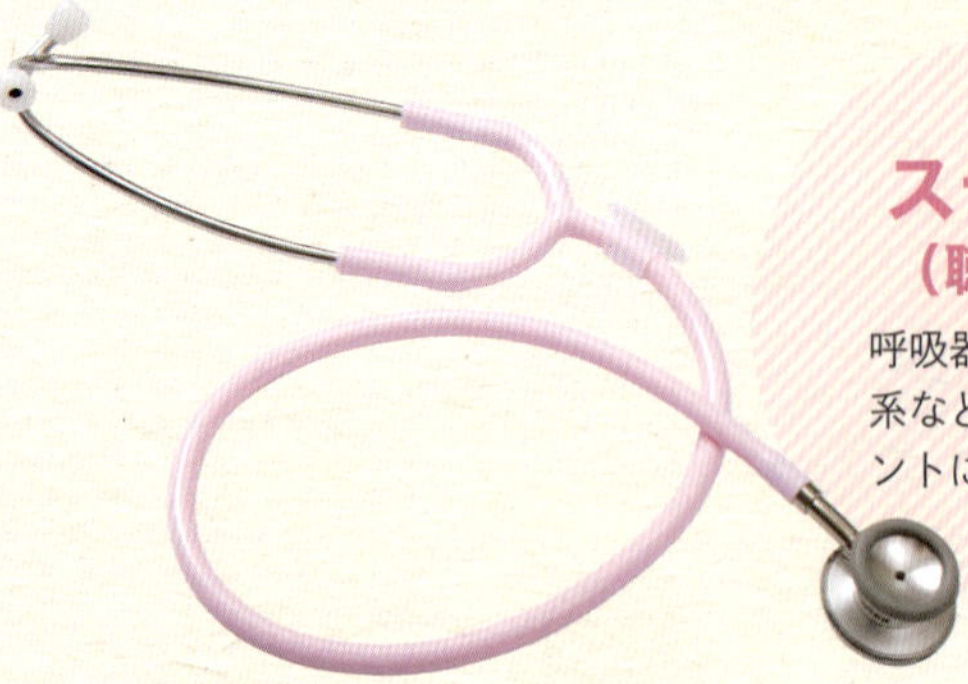

ステート（聴診器）

呼吸器系、循環器系などのアセスメントに不可欠。

パルスオキシメータ

呼吸器疾患があれば、家庭でも用意してもらうのが理想的。

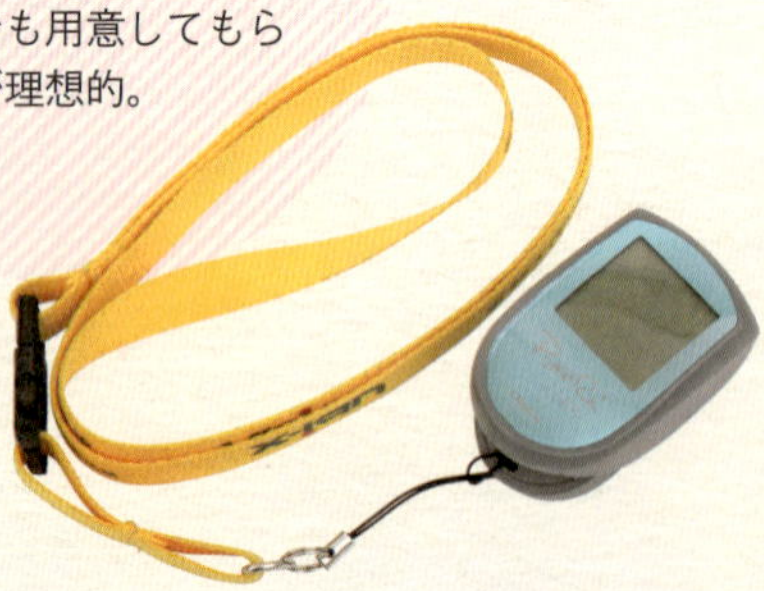

血圧計

アネロイド血圧計、または電子血圧計で血圧を測定。

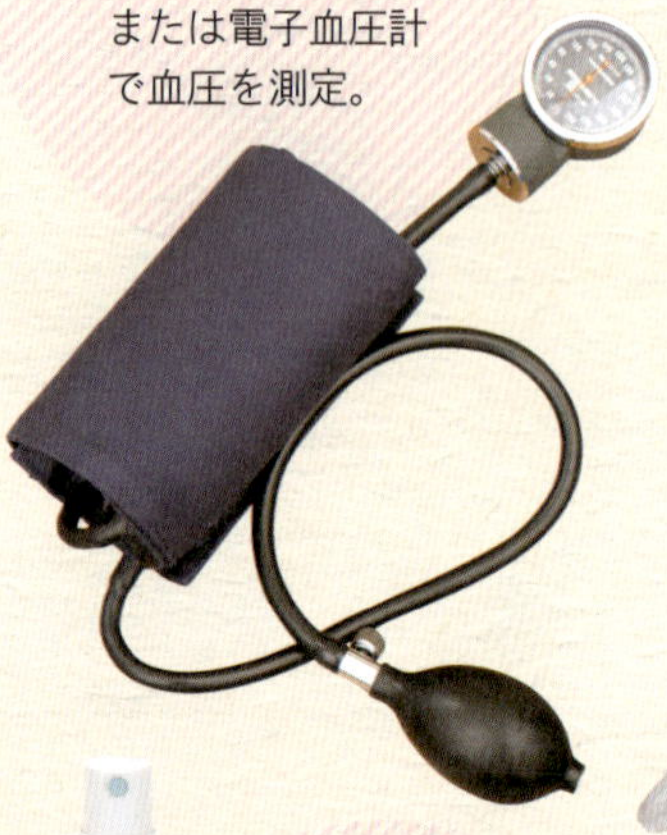

体温計

高齢者でも表示が読みとりやすいものを使用。

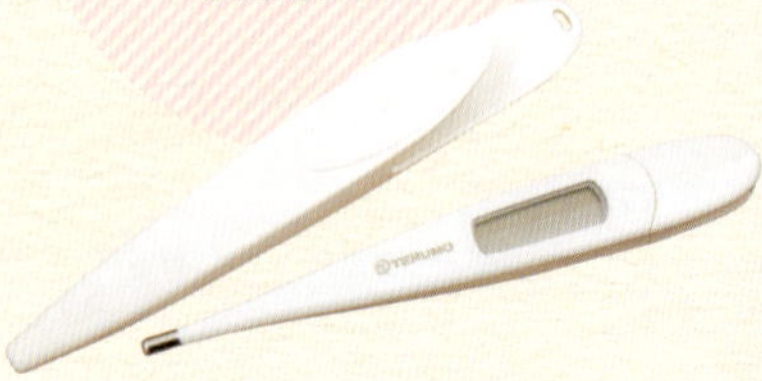

記録用紙＆筆記用具

バイタルの値などをメモする用紙と筆記用具。

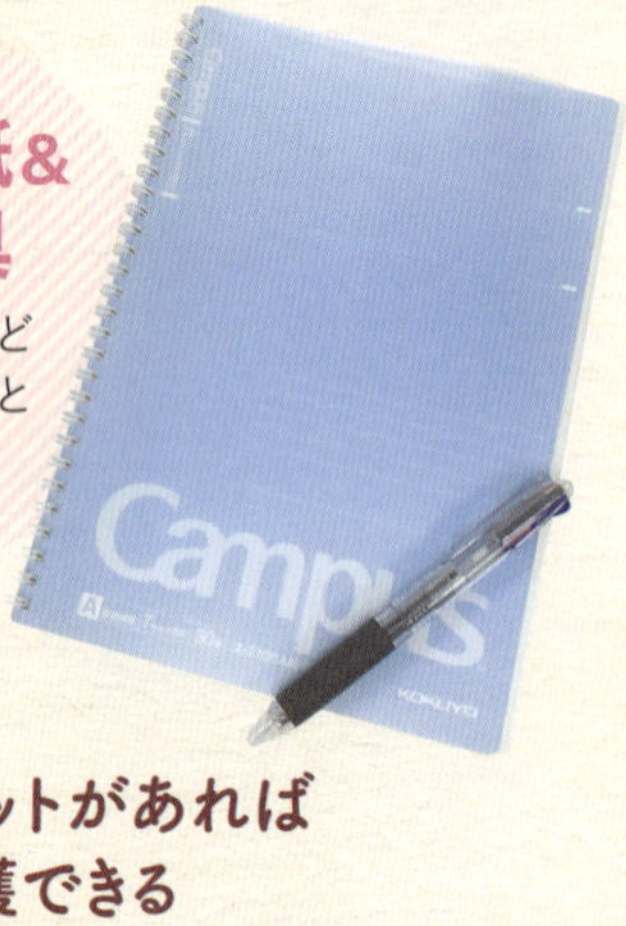

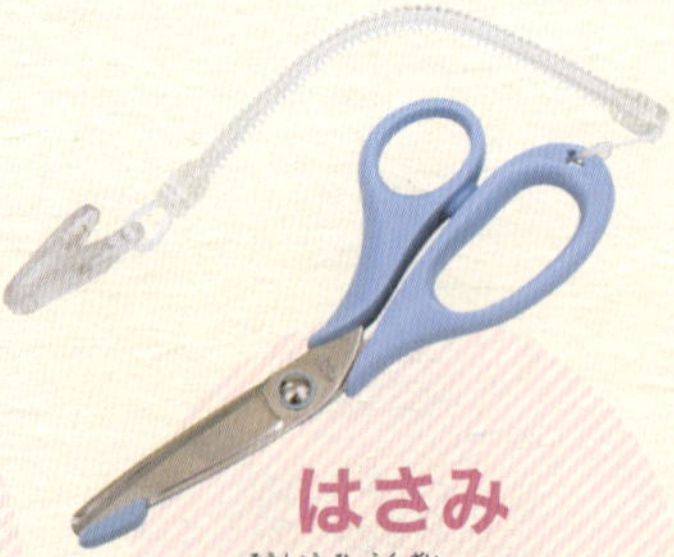

はさみ

創傷《そうしょう》被《ひ》覆《ふく》材《ざい》などのカットや、包装を開けるときに使う。

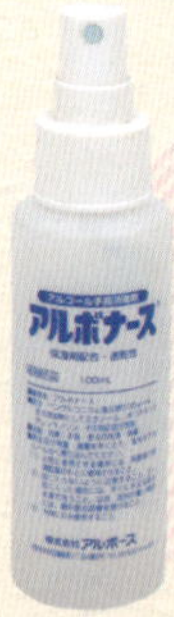

消毒液

手洗いができないときの消毒用。速乾性のものを。

基本の3点セットがあればどこだって看護できる

訪問看護で絶対に必要なのが、血圧計、ステート、パルスオキシメータの3つ。これがあれば、どこでも全身のアセスメントができます。一度ステーションを出たら、忘れものをとりに戻ることはできません。〝あったら便利〞なものを詰め込むと、訪問鞄はいつもパンパンに。

自分の持ちものも忘れずに！

- タブレット機器
- 財布か小銭入れ
- ハンカチ、ティッシュ
- 防災用品
- 地域の災害対策マップ など

スマホなどの
タブレット機器も
あると便利

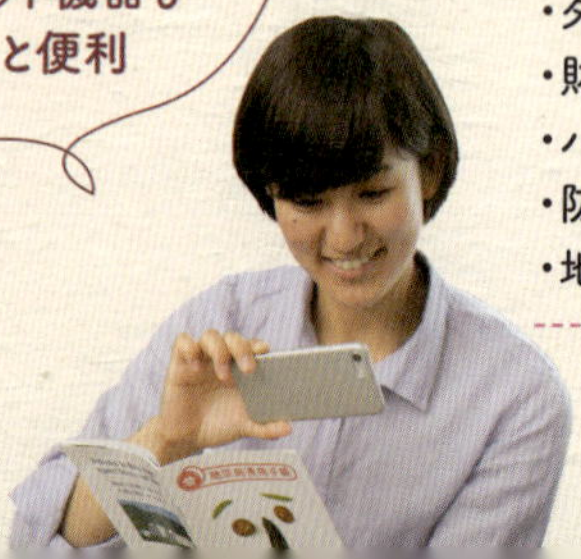

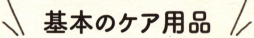

あると便利なケア用品

アルコール綿

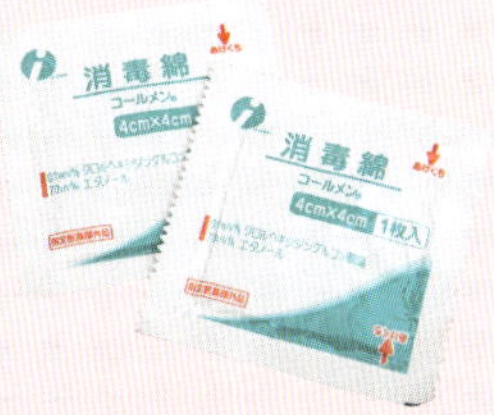

医療処置の前などに、手指やステートの消毒に用いる。

爪やすり

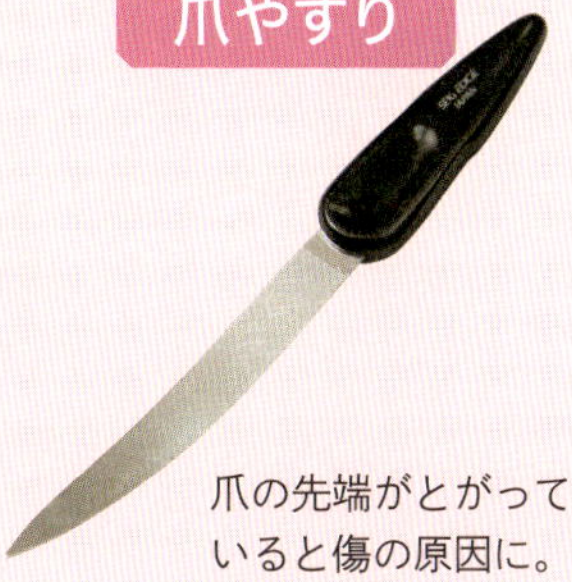

爪の先端がとがっていると傷の原因に。やすりで整える。

爪切り

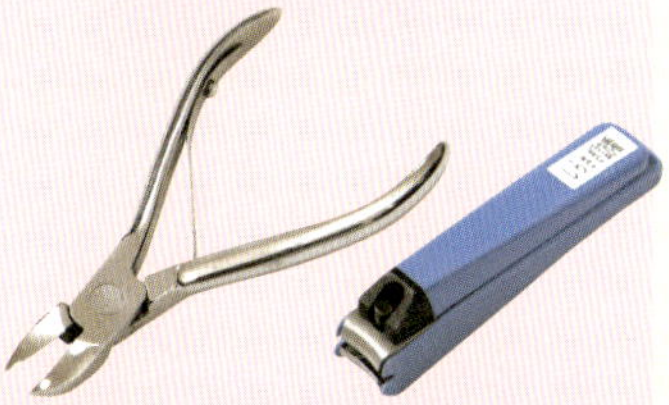

高齢者の爪は硬く、変形していることも多い。ニッパー式が便利。

テープ

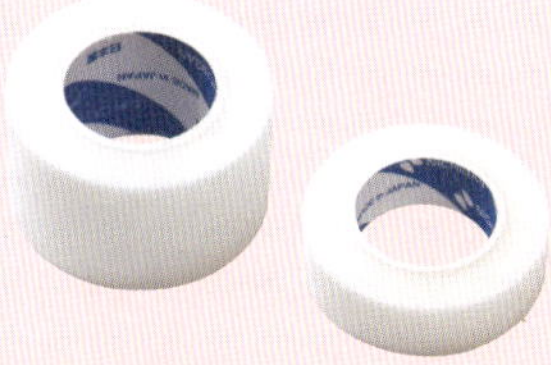

ガーゼ交換などに使う医療用テープ。家庭にない場合に備えて。

衛生材料

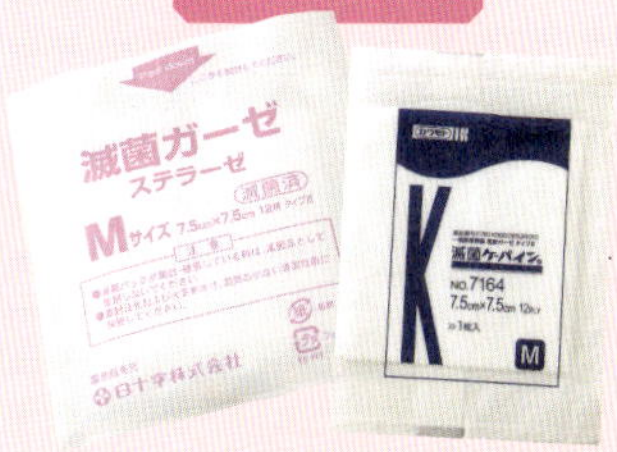

傷などを発見したときに、応急処置に使用することも。

ライトつき耳かき

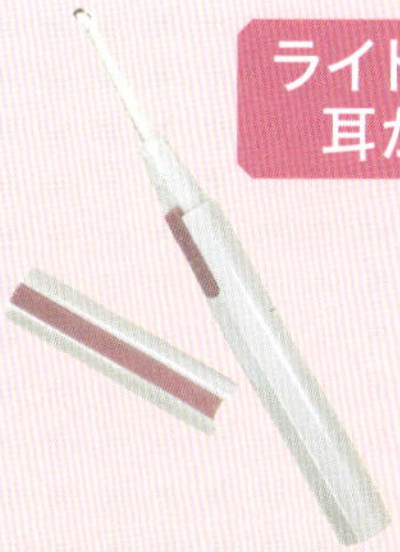

耳垢がたまり、耳が遠くなっている人も。ライトつきが便利。

シャワーエプロン

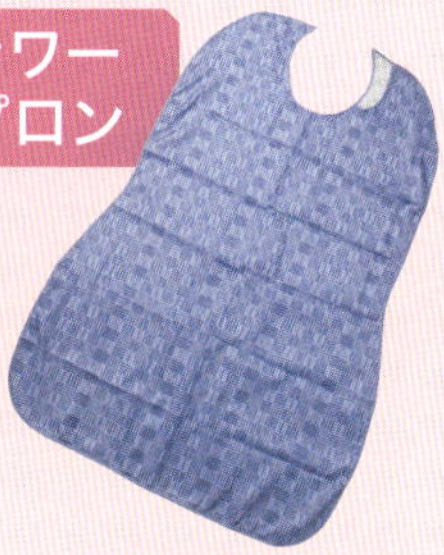

疾患によっては看護師が入浴介助をするので、忘れず持参。

使い捨て手袋

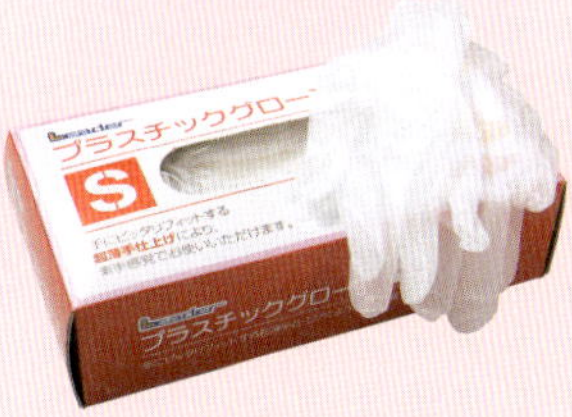

カテーテルを扱うときや、排泄ケアなどで感染予防に使う。

スリッパ

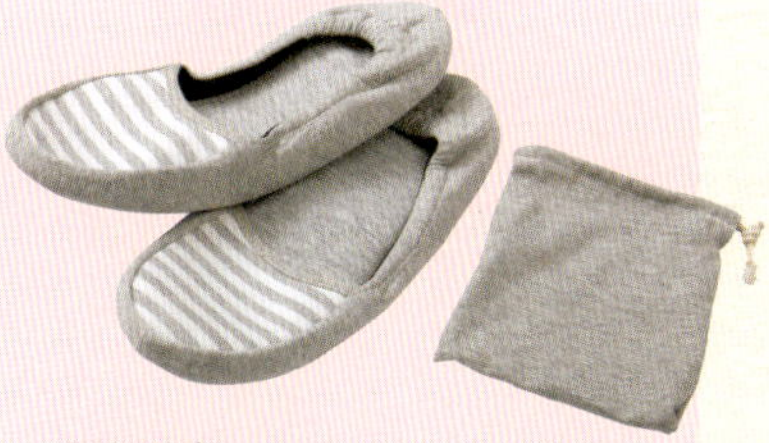

家庭環境によっては、汚れ防止のために携帯用スリッパを持参。

ビニール袋

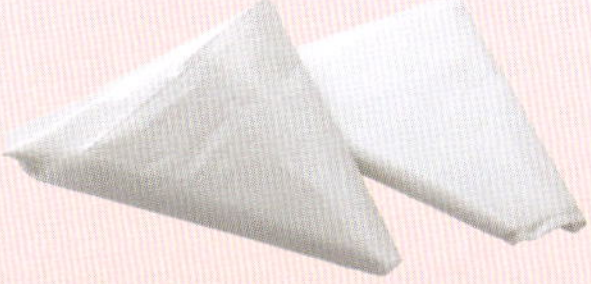

汚物や使用済みタオルを入れる袋が、家庭にないときに使う。

福祉カタログ 介護事業所リスト

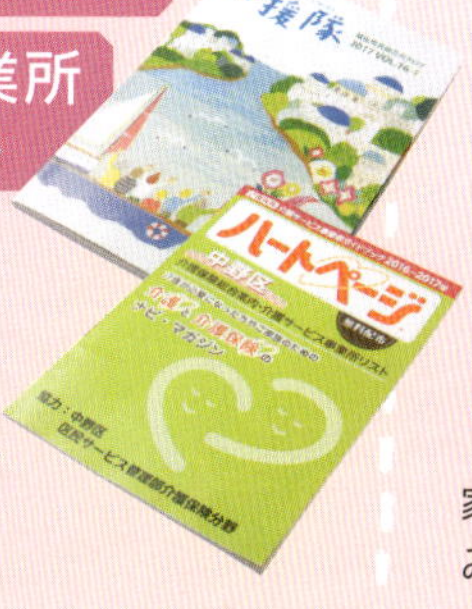

初回訪問時にとくに役立つ。福祉用具の導入などを相談。

メジャー

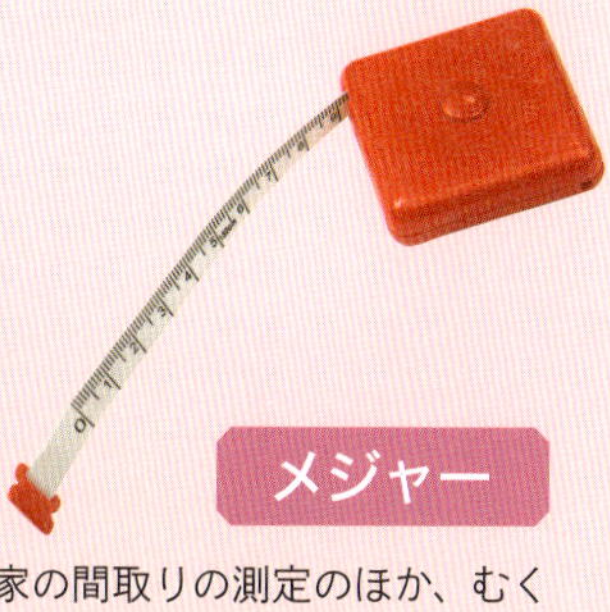

家の間取りの測定のほか、むくみや腹囲の測定に使う。

訪問看護は〝人と向き合う〟仕事

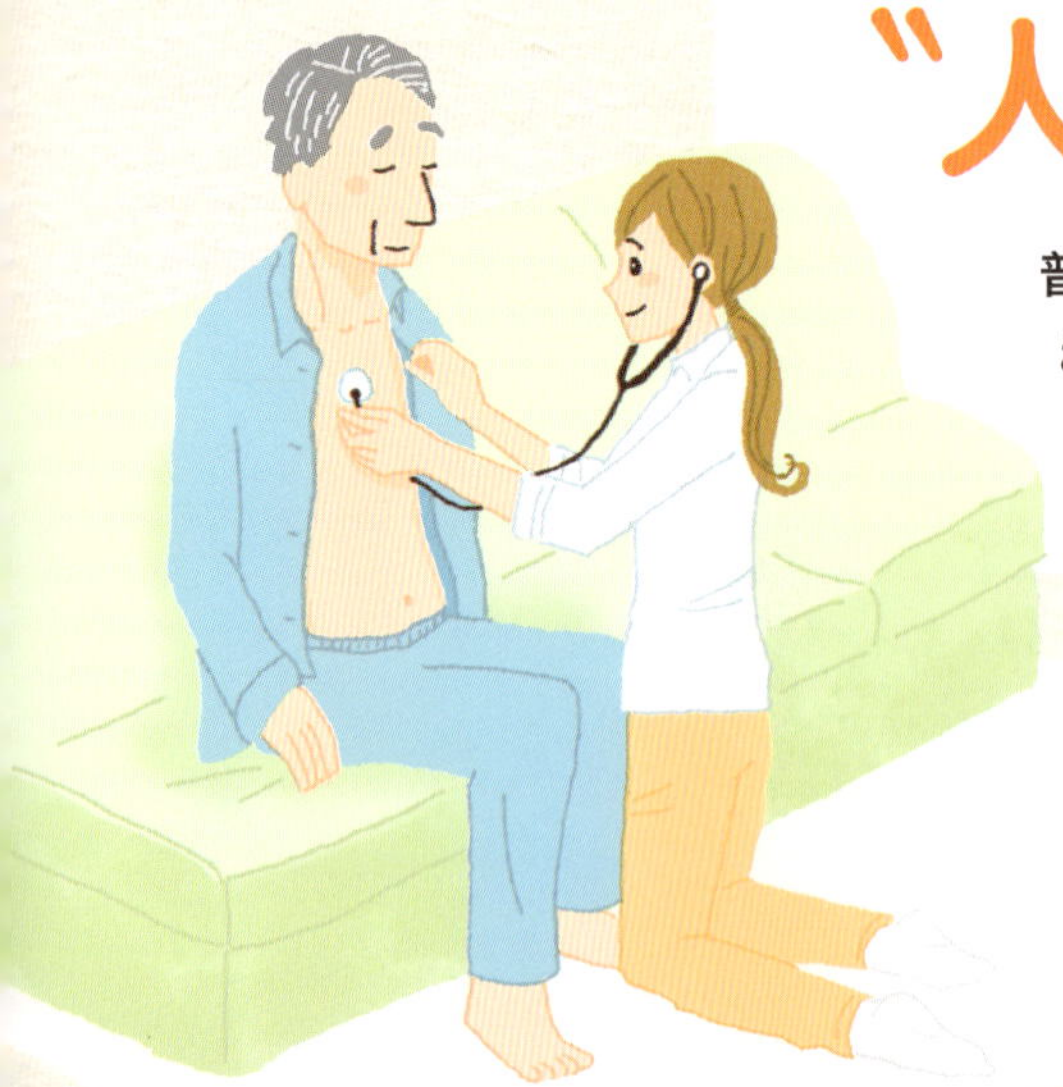

普及してきているとはいえ、訪問看護の役割、魅力はまだまだ知られていません。看護師にとっての魅力、そして利用者にとってのメリットを見てみましょう。

魅力 1　1対1でかかわり、療養者の人柄、人生にふれられる

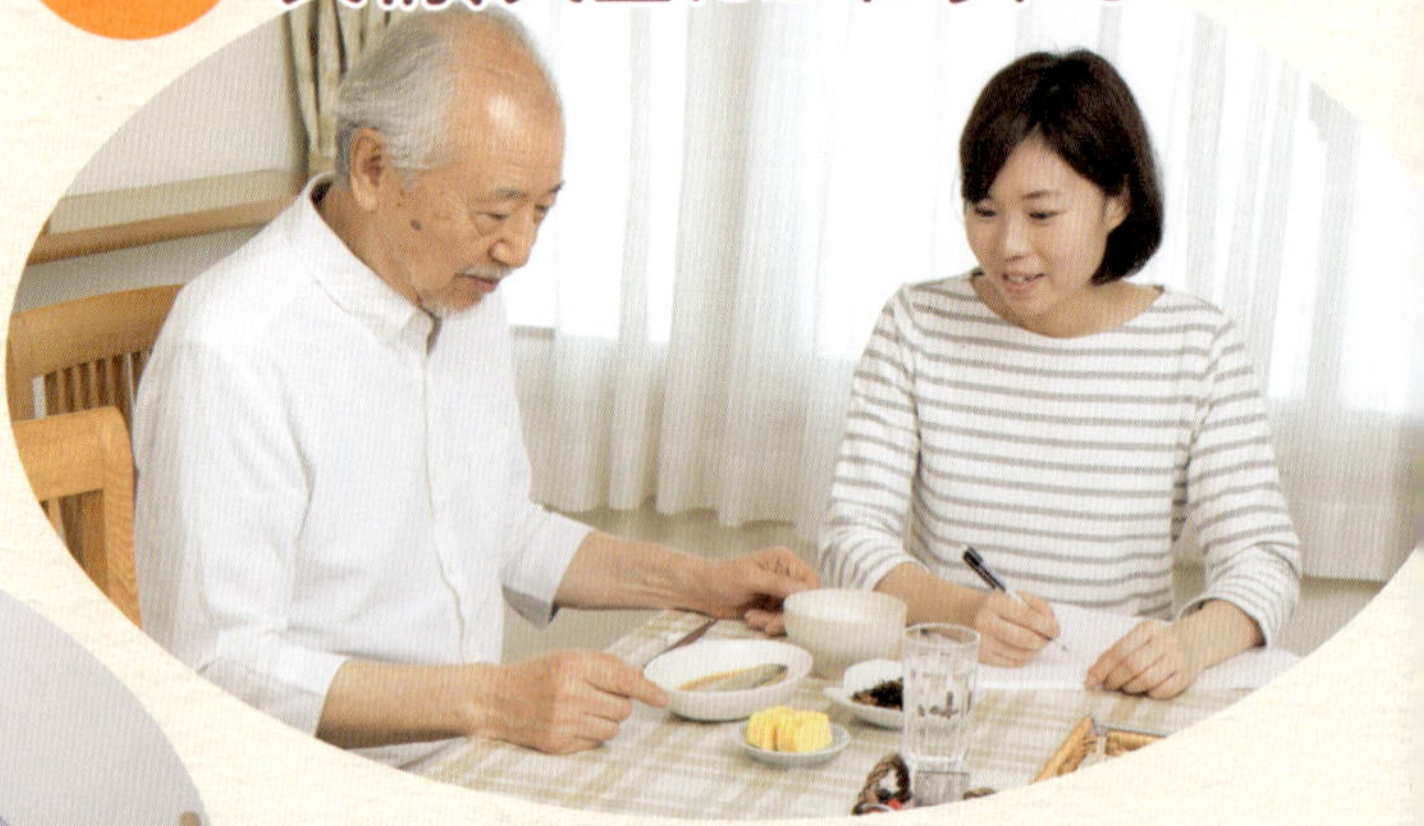

〝患者と医療スタッフ〟ではなく、人間としての療養者、看護師として、1対1で向き合えます。

人柄や価値観、人生にふれ、より深い関係を築くことができます。

魅力 2　看護の本質をじっくり追求できる

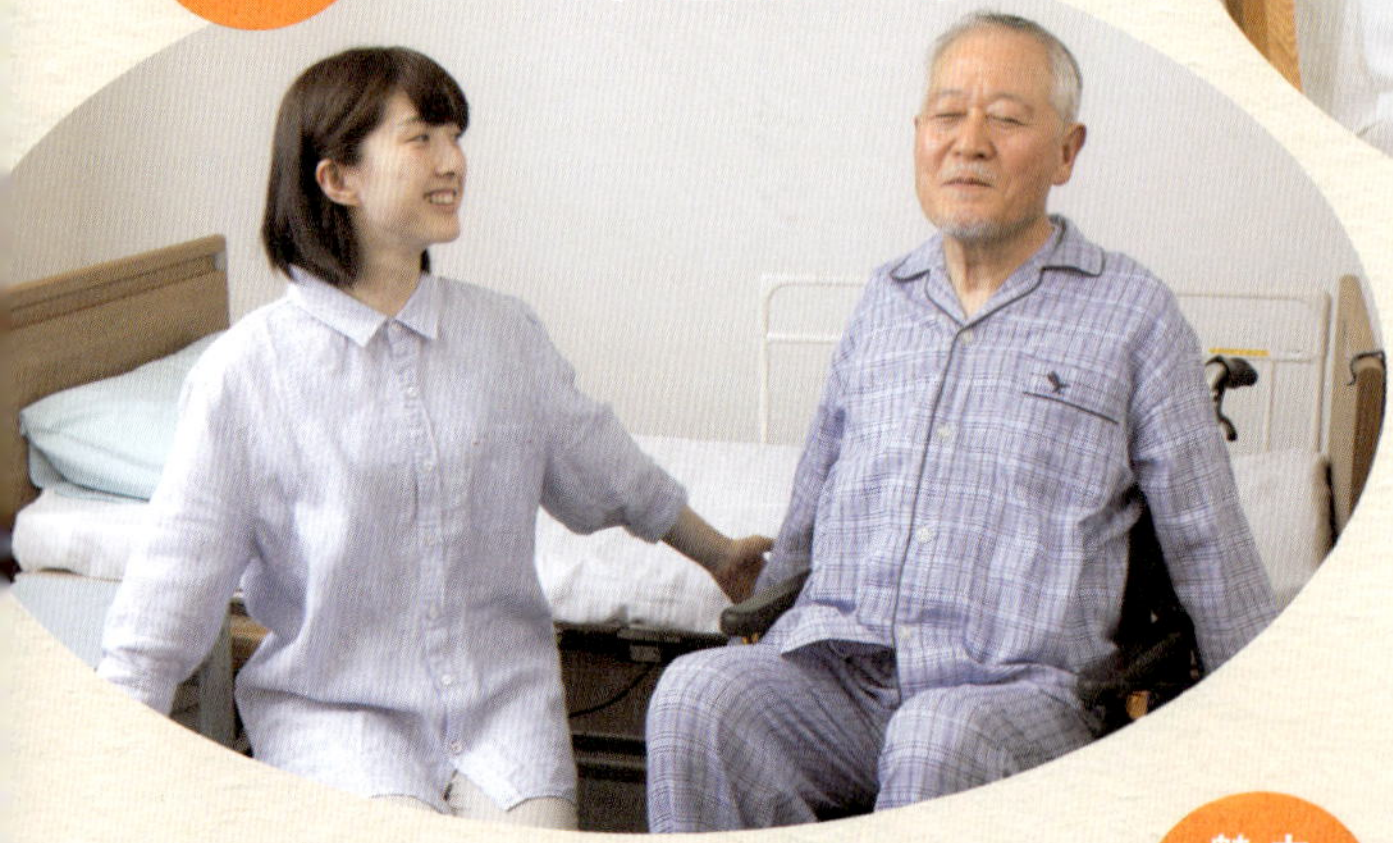

訪問時はナースコールなどに追われることなく、療養者に専念できます。

その人の〝いまとこれからの生活〟を支えるために何をすべきかという、看護の本質を追求できます。

魅力 3　介護予防から高度医療まで幅広くかかわれる

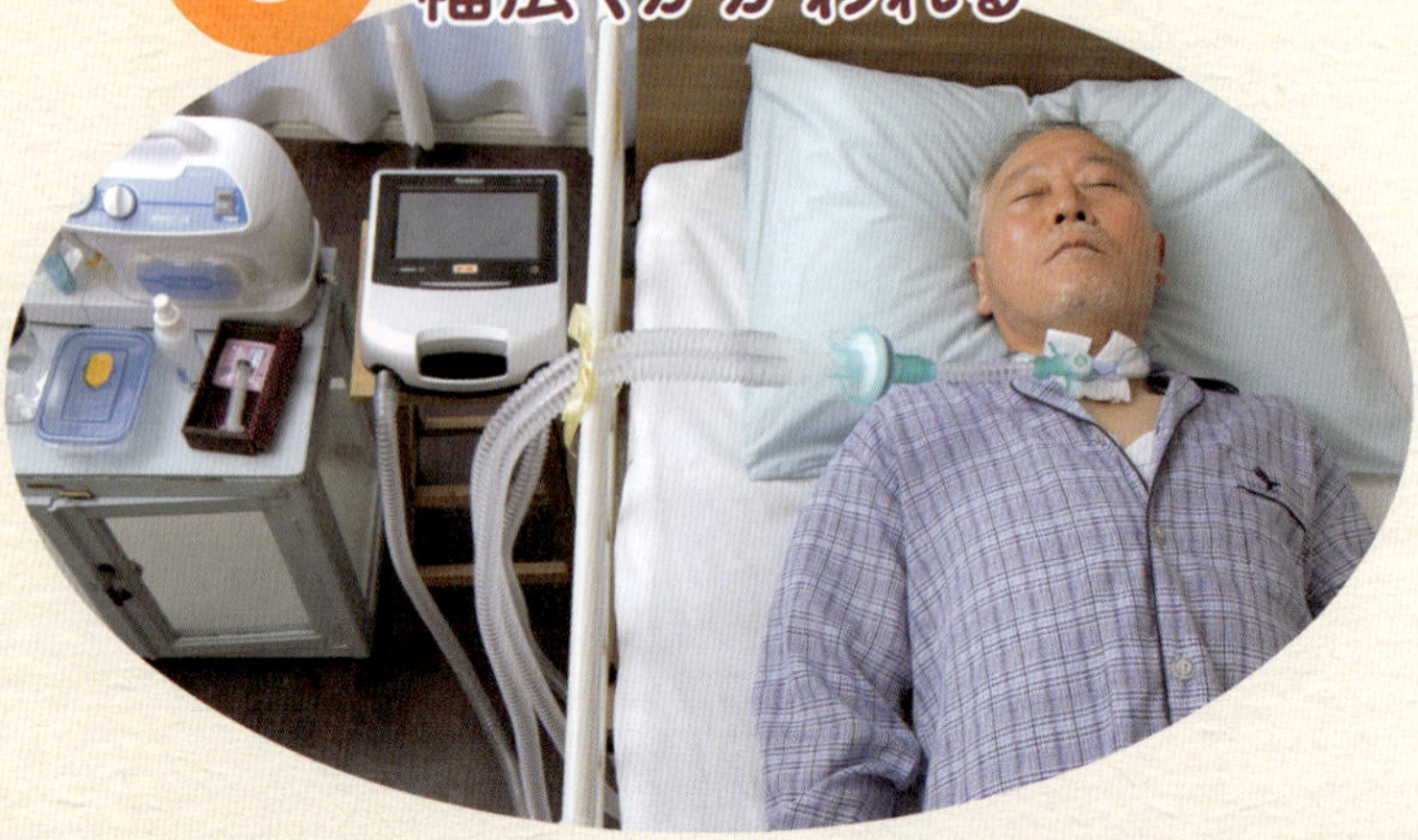

診療科の枠を超え、介護予防から高度医療まで、小児から高齢者まで幅広くかかわれます。

療養者の状況に応じた〝オンリーワンの看護〟を、自分たちの手で創造することができます。

もっと知りたい！

訪問看護の魅力 Q&A

訪問看護の仕事は
「ひとりで責任を負わされる」と誤解されがち。
実際にはどんな働きかたをしているのか、
困ったことはないのか、聞いてみましょう。

Q1 ひとりで判断してケアするなんて、責任が重くてつらくありませんか？

A1 迷ったら所長や主治医に相談すればいいので、重圧に悩むようなことはありません！

判断に迷うときは、すぐに所長に相談できます。皮膚の症状などは、画像を送って見てもらっています。訪問時はひとりですが、話し合える仲間がいますし、多職種で相談しながらケアを進めます。ひとりで責任を負うことは、まずありません。

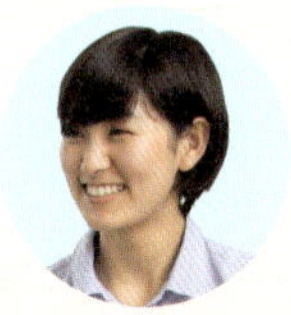

Q2 いくつかの科で経験を積んでからじゃないと、無理ですよね？

A2 新卒でもなれます！最初は先輩といっしょに訪問します

最近では新卒で訪問看護師になる人も増えてきています。実務を通して、知識と技術を習得していけば大丈夫。病棟経験者なら、最初は経験分野に合ったケースを担当させてもらえることもあります。

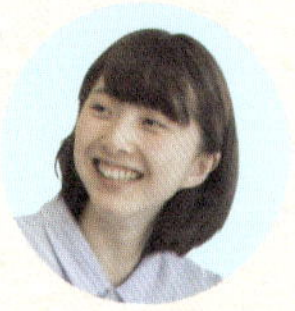

Q3 オンコール当番で拘束されるの、大変じゃないですか？

A3 携帯を持ち帰って家にいられるし、外出もできます。夜勤と違って普通に過ごせますよ

オンコール（夜間・休日の緊急携帯）は1週間交代制などで、頻繁にはありません。当番は2人体制で、2つの連絡先があるので、普通どおりに過ごせます。オンコール対応こそ、〝訪問看護師の醍醐味〟という人もいます。

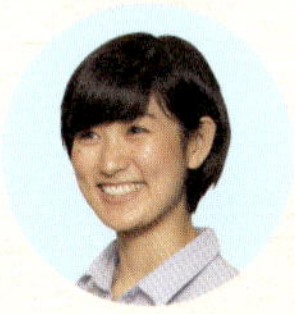

Q4 医師が近くにいないと、困りませんか？

A4 迷ったらすぐ電話します。看護師だけの職場も、楽しいですよ〜

訪問看護では、看護師自身が療養計画を立てて進めていきます。医師はいませんが、迷ったらすぐ相談できるので困ることはありません。看護師主体の職場も、明るくアットホームで楽しいですよ。

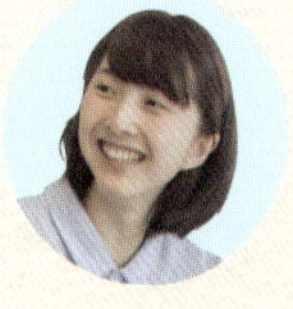

Q5 いちばんの魅力は何？どうしてなろうと思ったんですか？

A5 「患者さんともっとじっくりかかわりたい」。そう思って、訪問看護に来ました

病棟ではいつもナースコールに追われ、ひとりひとりの患者さんに向き合えていないことが気がかりでした。もっとじっくり長くかかわって、看護したいと思い、訪問看護を選びました。

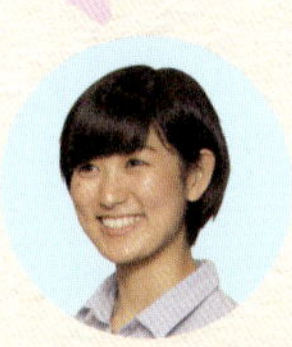

利用者側から見た

訪問看護のメリット Q&A

医療保険、介護保険で訪問看護を利用できることは、まだ広く知られていません。利用するとどんなメリットがあるのか、療養者の声を聞いてみました。

Q1 どうして訪問看護を利用しようと思ったんですか？

A1 病院ではやることもないし、はり合いがなくて……。家で過ごしたいと思ったからです

病院では、寝ているか売店に行くかくらいで、生活のハリが何もなくて……。とにかくうちに帰りたかった。住み慣れたうちで、家族といっしょに暮らしたかったので、訪問看護師さんをお願いしました。

Q2 重い病気や、末期でないと来てもらえませんよね？

A2 そんなことありません！ 病気はあるけどまだまだ元気なので、介護予防の体操を教えてもらっています

訪問看護師さんには、介護予防の体操を教えてもらったり、服薬のサポートをしてもらっています。要介護でなくても来てくれますよ！　病気はあっても、自分のことは自分でできる生活を続けていきたいですからね。

Q3 家だと十分な治療が受けられず、不安じゃないですか？

A3 先生はエコーも持って来てくれるし、普段は立派な医療機器をリースして使っていますよ

病院で受ける治療と、ほとんど変わりないです。先生はエコーを持ってきて検査をしてくれるし、医療機器はリースのものを使っています。

吸入器や人工呼吸器も、自宅で使える小型のものがあるんですよ。

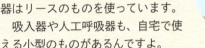

Q4 訪問看護を頼んでよかったと感じたのは、どんなとき？

A4 夜中に管が抜けて、大慌てしたとき。相談したら、笑顔ですぐに来てくれました

夜中にトラブルがあったとき、すぐに来てくれたので、本当に助かりました。不安なときは話をよく聞いてくれるし、24時間いつでも対応してくれるので、安心して自宅で療養できます。

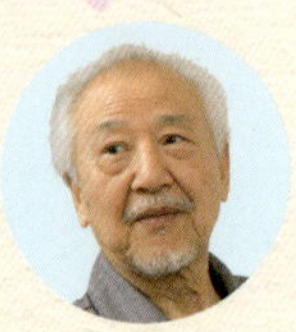

Q5 最期は病院のほうがいいのでは？　家で苦しむのは、つらくないですか？

A5 ひとりで苦しんだりしないように、訪問看護師さんに来てもらっています

ペットもいるし、できれば入院せずに、家で最期を迎えたい。ひとりで苦しまず、最期まで快適に暮らせるように、訪問看護師さんにお願いしています。

ヘルパーさんや先生とも連絡をとり合って、皆で支えてくれています。

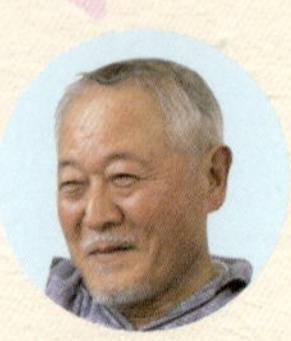

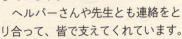

PART

1

生活全体をアセスメントする

訪問看護師の仕事は、病気があっても
その人らしい暮らしを続けられるよう、サポートすること。
聴診、触診などのフィジカルアセスメントに加え、
生活全体をよく見ることで、ひとりひとりの状態に合った支援ができます。

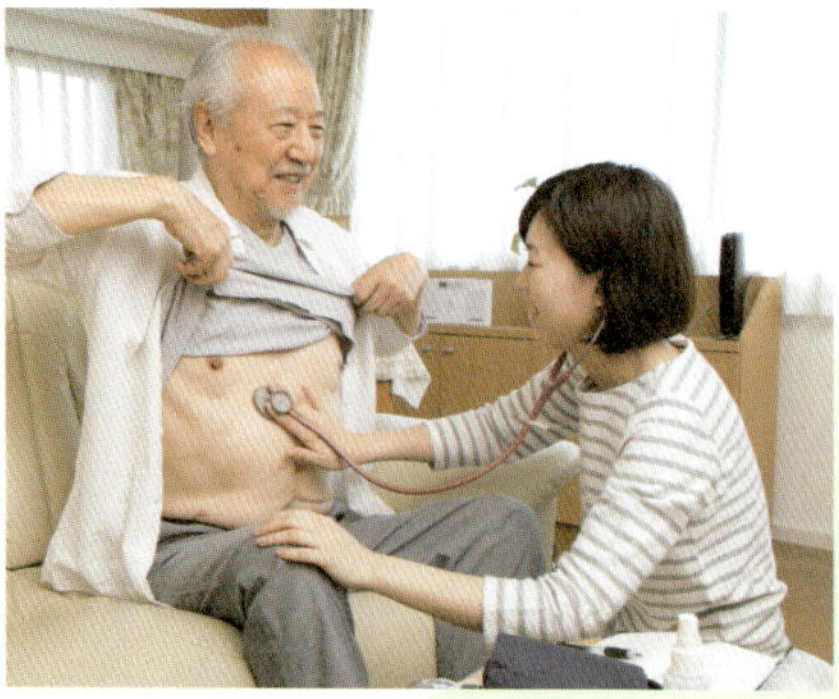

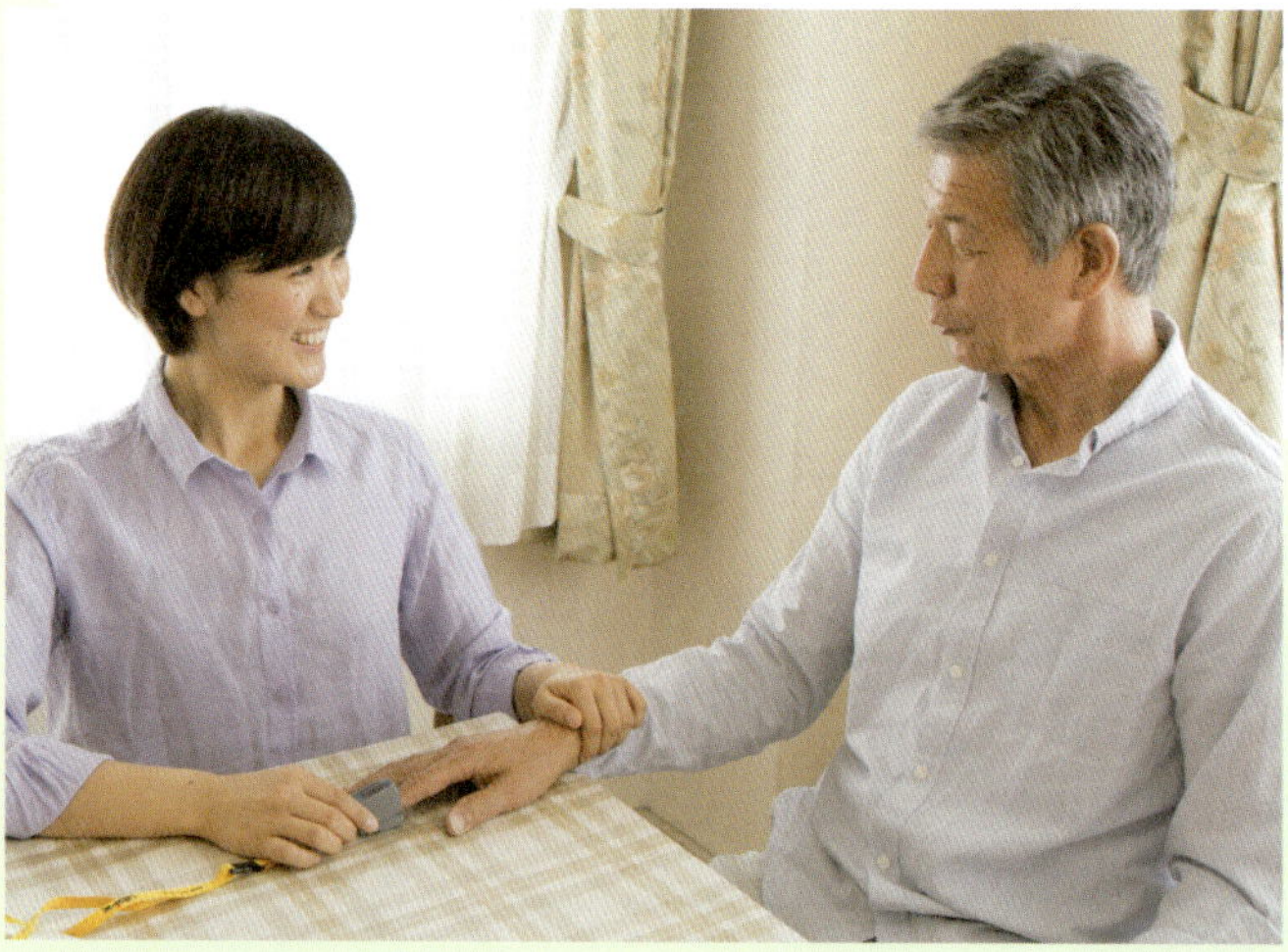

訪問の流れとアセスメント

病気は生活の一部。生活全体を見て、ケアをする

病棟勤務と訪問看護の最大の違いは、患者さんを見るまなざし。病気と症状を中心に据えず、療養者を全人的に見て、よりよい生活を送れるよう支援します。

「病気のAさん」ではなく、Aさんの一部に病気がある

看護師が病院で看護するのは〝病気のAさん〟です。病気の治療が最優先され、そのために生活が多少犠牲になるのも、いたしかたないものと考えられます。けれども、退院後に訪問看護でかかわるのは〝個人としてのAさん〟。ここに、病棟の看護と訪問看護との大きな違いがあります。

個人としてのAさんには、長い時間をかけて培ってきた生活があります。朝は何時に起きて、何を食べるのか、何を着るか、どんなテレビを観るか、誰と会って何をするか……。自分の意思で数多くの選択を積み重ねて、生活をつくり上げてきたのです。

在宅療養で最優先されるのは、このような個人としての生活です。医療は生活を支えるためのもの。病気はAさんの一部であり、その病気とつきあいながら、その人らしく生活することをめざしていきます。

在宅療養では、病気がその人の生活に占める割合は、入院中のそれと比べ、はるかに小さいもの。訪問看護師はつねにそれを念頭に置いて、看護にあたってください。

問題解決にとらわれず、全人的に人を見る

病院では、病気や障害を「問題」と見なして、それを解決することが最優先されます。医師や看護師は「○○してください」「○○しないでください」などと患者に指示し、問題解決をめざします。

しかし、家庭は病院ではありません。**在宅療養で最優先すべきなのは、療養者および家族が〝どのような生活をしたいのか〟ということ。**その実現と維持のために、訪問看護があります。

もちろん訪問看護でも、フィジカルアセスメントは重要です。ただ問題の解決を最優先するのではなく、病気によって生活にどのような影響が出ているのか、また逆に、生活が病気にどのような影響を及ぼしているかを見ていきます。**病状だけでなく、住宅環境、介護能力、服薬管理能力、人間関係、経済状況、心理状態など、まるごとひっくるめて、暮らし全体を見ることが大切。**

そのうえで、療養者や家族のセルフケア能力を高め、よりよい生活を送れるようにするのが訪問看護師の仕事です。

医療中心から、生活機能中心の看護へ

病気や障害を抱えた場合、その回復をめざすのが従来の医療モデル。
生活モデルでは、病気や障害を抱えたままでも、生活者として生活機能の向上をめざす。

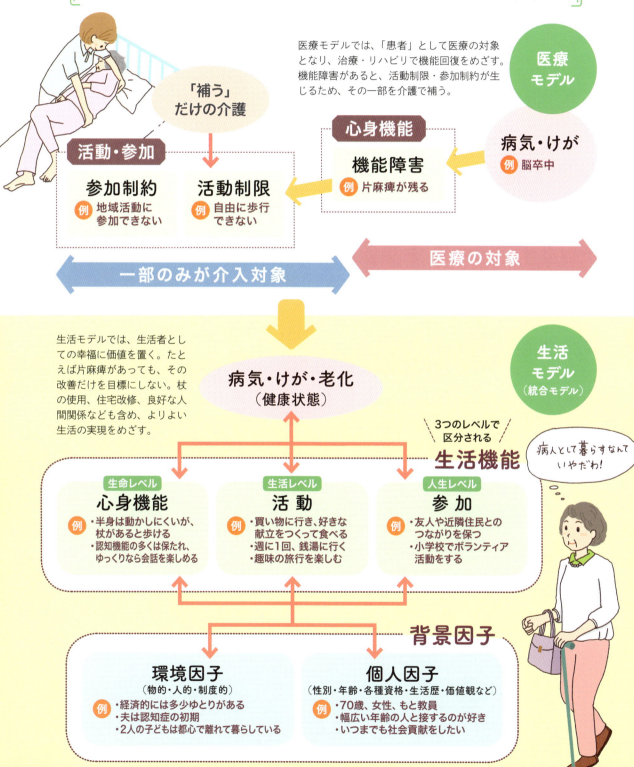

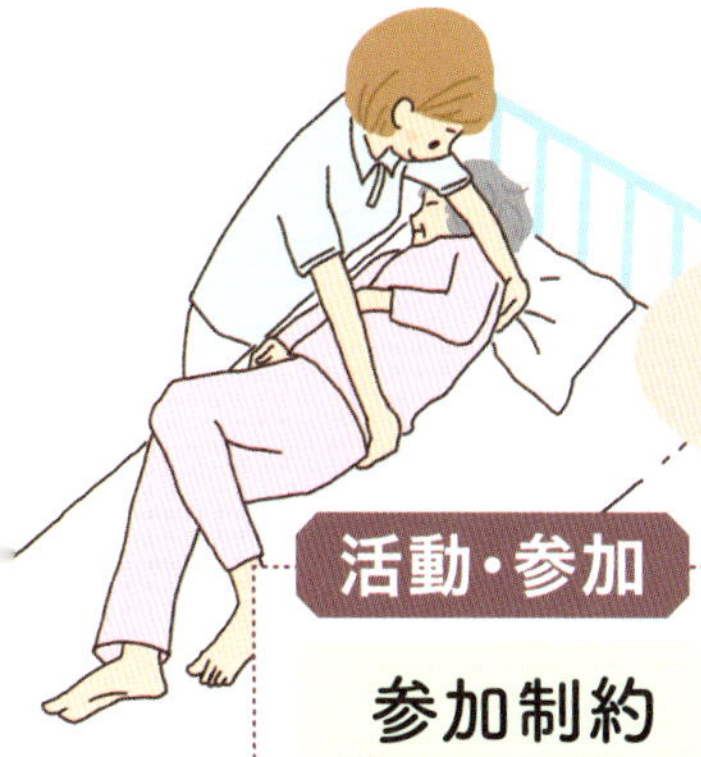

医療モデル

医療モデルでは、「患者」として医療の対象となり、治療・リハビリで機能回復をめざす。機能障害があると、活動制限・参加制約が生じるため、その一部を介護で補う。

病気・けが
例 脳卒中

心身機能
機能障害
例 片麻痺が残る

活動・参加
活動制限
例 自由に歩行できない

参加制約
例 地域活動に参加できない

「補う」だけの介護

医療の対象

一部のみが介入対象

生活モデル（統合モデル）

生活モデルでは、生活者としての幸福に価値を置く。たとえば片麻痺があっても、その改善だけを目標にしない。杖の使用、住宅改修、良好な人間関係なども含め、よりよい生活の実現をめざす。

病気・けが・老化（健康状態）

3つのレベルで区分される
生活機能

生命レベル
心身機能
例
・半身は動かしにくいが、杖があると歩ける
・認知機能の多くは保たれ、ゆっくりなら会話を楽しめる

生活レベル
活 動
例
・買い物に行き、好きな献立をつくって食べる
・週に1回、銭湯に行く
・趣味の旅行を楽しむ

人生レベル
参 加
例
・友人や近隣住民とのつながりを保つ
・小学校でボランティア活動をする

背景因子

環境因子
（物的・人的・制度的）
例
・経済的には多少ゆとりがある
・夫は認知症の初期
・2人の子どもは都心で離れて暮らしている

個人因子
（性別・年齢・各種資格・生活歴・価値観など）
例
・70歳、女性、もと教員
・幅広い年齢の人と接するのが好き
・いつまでも社会貢献をしたい

I

訪問看護開始の流れ

医師やケアマネジャー、家族から、訪問依頼を受ける

訪問看護は、医療保険か介護保険で利用できるサービスです。
多くの場合、医師やケアマネジャー、家族からの依頼を受けて訪問を開始します。

医師かケアマネジャーの依頼で、訪問が始まる

訪問看護サービスは、公的保険の給付対象です。医療保険か介護保険のどちらかで利用されます。医療保険の場合、医師が必要と判断すれば誰でも利用でき、基本療養費は1日5550円（2017年10月現在）。これにプラスαのケア分の料金が加算されます。75歳以上は1割負担、70歳未満は3割負担が原則です。

介護保険は、65歳以上で、要介護・要支援認定を受けた人がおもな対象です。自己負担額は原則1割。要介護・要支援度により、支給限度額と上限回数が異なります。

通常は、医師、ケアマネジャー、あるいは療養者と家族の希望で、サービスが導入されます。依頼を受けた訪問看護ステーションは、依頼目的、看護内容、療養者や家族の意向などを確認します。導入時に重要なのが「ケアカンファレンス」です。**療養者にかかわるスタッフ全員で、病状や治療方針、ケアの方向性を話し合います。**介護保険利用時は、ケアマネジャーが主催者となり、「サービス担当者会議」を開催します。

在宅医療の基本のしくみを知っておこう

在宅医療の目的は、住み慣れた自宅での生活を望む人に、必要な医療を提供すること。

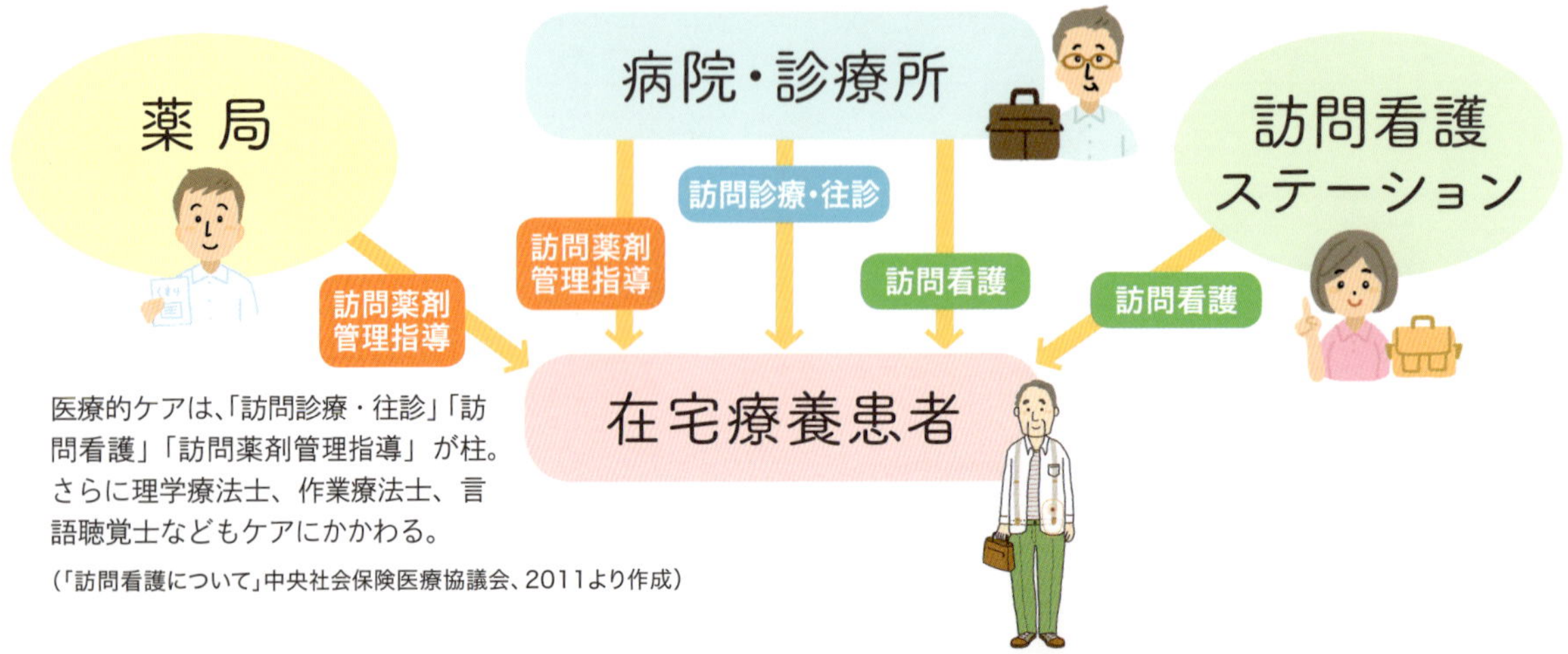

医療的ケアは、「訪問診療・往診」「訪問看護」「訪問薬剤管理指導」が柱。さらに理学療法士、作業療法士、言語聴覚士などもケアにかかわる。

（「訪問看護について」中央社会保険医療協議会、2011より作成）

病院からの導入例、在宅からの導入例がある

訪問看護の導入は下記のように2パターンに大別される。退院後の導入例では、急性期病院の在院日数の短縮化に伴い、入院当初からの退院支援の充実が求められている。

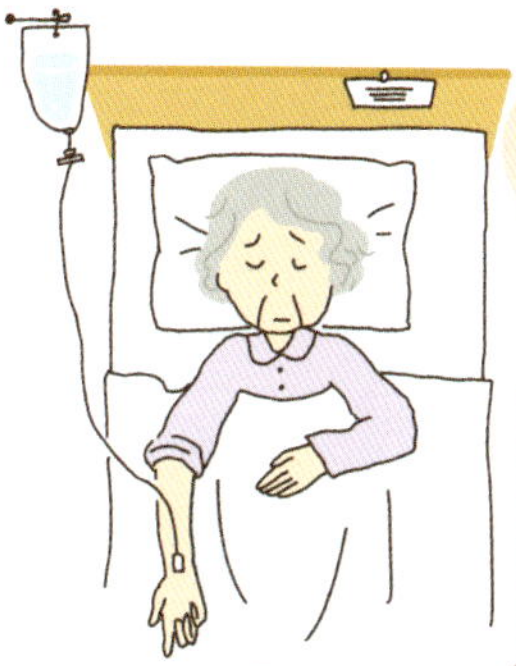

病院

病気の治療が最優先とされる状態で、入院治療を受けている。

↓

病状の回復、安定

病状が回復・安定してきたときに、今後の生活をどこで送るか考える。

→ 施設利用を選択

↓

退院、準備の開始

退院調整看護師と病棟看護師が連携し、在宅療養への移行に向けて、公的制度や在宅サービス利用の準備を開始。

↓

退院2週間前
・公的制度を申請（介護保険など）
・ケアマネジャーを決め、院内で面会

退院前カンファレンス

療養者、家族、医師、病棟看護師、ケアマネジャー、訪問看護師などで、在宅療養の計画を固める。退院日調整、医療機器搬入の手配もおこなう。

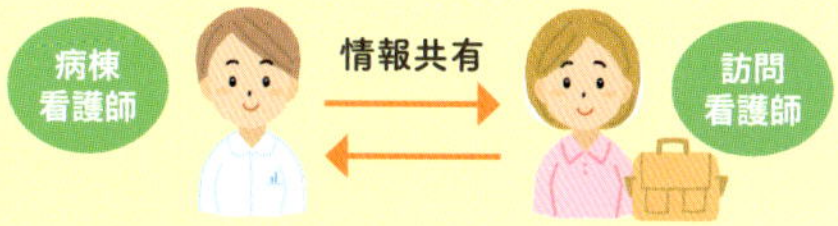
病棟看護師
情報共有
訪問看護師

↓

往診医などが訪問看護指示書を作成

在宅

生活者として自宅で暮らし、必要なときに病院や診療所に行く。

↓

在宅療養の継続

病気が悪化したとき、今後の療養生活に不安を感じたときに、訪問看護の利用を検討。

↓

← 介護保険を申請

↓

介護保険を使うなら

サービス担当者会議

ケアカンファレンスの一種。ケアマネジャー、主治医、訪問看護師などで療養者、家族の希望を聞き、在宅医療の方針、方法を相談。

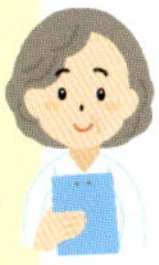

↓

← 主治医が訪問看護指示書を作成

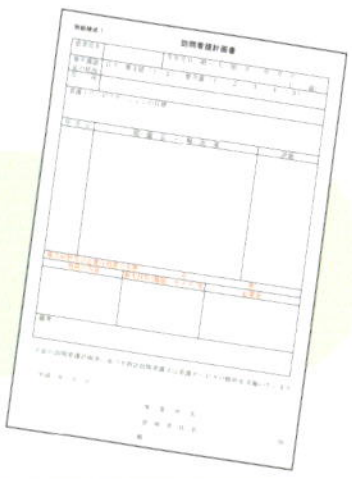

訪問看護計画書の作成

サービス担当者会議、退院前カンファレンスの内容をもとに、看護計画を考る。

↓

ケアプランを固めるための

ケアカンファレンス

ケアマネジャー、主治医、訪問看護師、理学療法士、訪問介護員など、スタッフ全員で相談し、ケアプランを調整する。

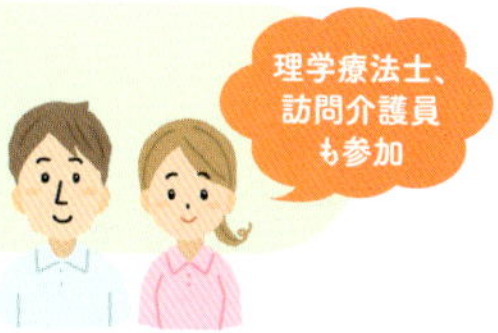
理学療法士、訪問介護員も参加

↓

退院

↓

訪問看護サービス開始

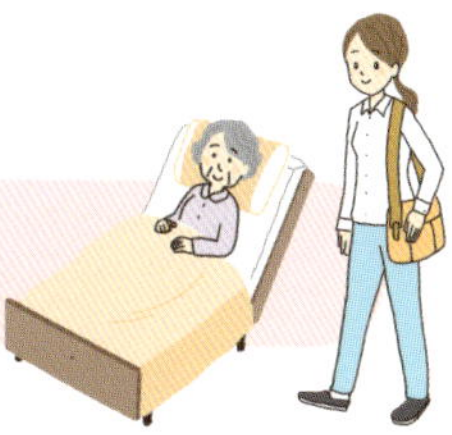

I

訪問看護開始の流れ

“オンリーワンの看護”のために本人、多職種から情報を得る

訪問看護では療養者の心身の状態、望む生活に応じて、その人のためだけのケアを提供します。適切なケアの提供には、療養者の生活にかかわる多職種からの情報が欠かせません。

多職種連携によって適切な看護が成り立つ

住み慣れた地域で、その人らしく生きることを支える在宅療養は、訪問看護だけでは成り立ちません。**地域の医師や病院の医師、訪問介護員、理学療法士、作業療法士、訪問薬剤師など、多職種との連携が不可欠。ケアプラン全体を統括するケアマネジャーとの連携も重要です。**

訪問看護師が療養者に直接かかわるのは、週に1回程度。得られる情報も限られます。看護師のアセスメントによる情報に、それぞれの職種の〝気づき〟を加えて分析・検討することではじめて、適切な看護を提供できるのです。たとえば、食事のアセスメントには、療養者や家族の訴えに加え、頻繁に訪問する訪問介護員からの情報が欠かせません。言語聴覚士や訪問歯科医からの情報も役立つでしょう。

チームケアをスムーズに進めるためには、それぞれの職種の専門性を理解し、敬意をもってコミュニケーションをとることが大切。非医療従事者には、医療知識をわかりやすく伝える配慮も必要です。

多職種の情報をもとにアセスメントする

訪問看護師だけでは、療養者の生活すべてを把握できない。多方面からの情報が必要。

家族からの情報
介護者の視点による気づき、生活・治療上の希望も重要。

療養者からの情報
生活と治療における希望のほか、苦痛や不安なども。

関係職種からの情報
- **ケアマネジャー**
- **理学療法士、作業療法士** など

ケアプラン全体の目標、関節可動域やADL（日常生活動作）の評価など。

医師からの情報
病状と治療方針、必要な処置、予後のほか、医師から見た生活機能など。

看護師のアセスメントによる情報

↓

看護ケアの決定&スタート

日々の健康管理から看取りまで、内容は幅広い

**訪問看護のサービス内容は、日々の健康管理から看取りまでと幅広い。
療養者と家族の希望、状況に応じて、医療・生活支援の両面から、必要なケアを考える。**

在宅でのリハビリ
拘縮《こうしゅく》予防や機能回復のリハビリ、嚥下《えんげ》機能訓練。

健康管理&介護予防
低栄養や脱水、ADL低下を防ぐアドバイスなど。

家族への介護支援&相談
介護方法のアドバイス、療養生活に関する相談。

在宅療養のお世話
食事や水分、栄養管理、排泄、清潔のサポート。

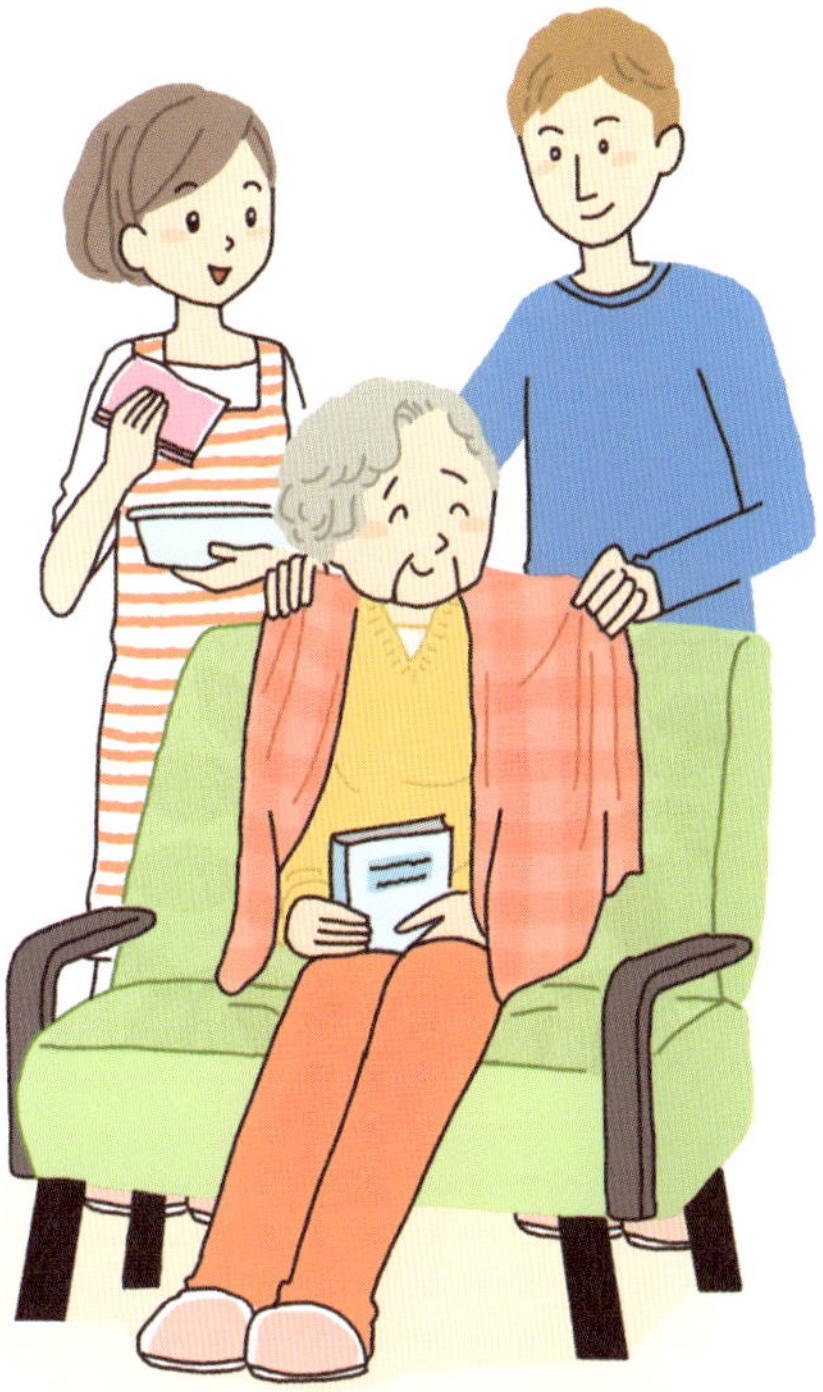

ターミナルケア
在宅看取りの支援、療養者・家族への心のケア。

病状の観察
病気や障害の状態の評価、異常の早期発見など。

医師の指示による医療処置
点滴やカテーテル管理、インスリン注射など。

褥瘡《じょくそう》の予防と処置
褥瘡予防のケアと指導、褥瘡の評価・処置など。

医療機器の管理
在宅酸素、人工呼吸器などの管理と家族への指導。

認知症&精神疾患のケア
服薬管理、家族への対応方法のアドバイスなど。

優先順位を決めてケアプランを考える

訪問看護のケア内容は、多岐にわたります。**ケアプランを決める際は、「療養者および家族の意向」「疾病や障害の悪化予防・介護予防」「在宅療養の維持」という3つの視点で考えます。**

療養者の疾病や障害が悪化すれば、療養者本人の苦痛が増し、家族の介護負担も増大します。入院を余儀なくされ、ADL（日常生活動作）が急激に低下することも。

しかし、**疾病や障害を悪化させないための医療ケアを優先しすぎると、療養者や家族の生活の質は損なわれます。**療養者や家族が望まないケアをとり入れても、その人らしい療養生活をつくり上げることはできません。療養者や家族の意向をよく汲みとったうえで、いま必要なケアは何か、優先順位を決めてプランを考えます。

なお、**介護保険では、ケアプラン全体を統括しますが、ケアマネジャーが医療保険利用の場合は、訪問看護師がその役割を担うこともあります。**なかには、ケアマネジャーの資格をもつ訪問看護師もいます。

Ⅰ 訪問看護開始の流れ

医師の指示書をもとに訪問看護計画書をつくる

訪問看護サービスの利用とその方向性が決まったら、医師から訪問看護指示書を受け取ります。訪問看護ステーションの看護師は、訪問看護指示書をもとに、訪問看護計画書をつくります。

訪問看護ステーションへ送付

主治医へ送付

Point 療養者・家族にも渡して、内容を説明する

訪問看護指示書

No.1000

訪問看護 指示期間（平成30年 2月 1日 ～ 平成30年 7月 31日）

患者氏名	墨田はなえ《スミダハナエ》	生年月日	明・大・昭・平　5年 2月3日　（87歳）
患者住所	100-1000 東京都墨田区中央1-1-1	**電話**	03-0000-0000

主たる傷病名	左後大脳動脈脳梗塞後遺症（右片麻痺）／慢性心不全（心房細動）

現在の状況（該当項目に○等）

病状・治療状態	右片麻痺発症し、左後大脳動脈領域脳梗塞と診断（慢性心房細動による心原性脳梗塞）。 現在、胃瘻より経管栄養をおこなっている。
投与中の薬剤の用量・用法	1. アスピリン　0. 1g　1日1回朝食後　2. ラニラピッド錠0.1g　0.5錠　1日1回朝食後 3. ヘルベッサーRカプセル100mg　1カプセル　1日1回朝食後　4. エレンタール配合内容剤　240g　1日3回毎食後 6. アルカロイドG内容液5%　120ml　1日3回毎食後
日常生活自立度　寝たきり度	□自立　□J1　□J2　□A1　□A2　□B1　□B2　☑C1　□C2
日常生活自立度　認知症の状況	□自立　□Ⅰ　□Ⅱa　□Ⅱb　□Ⅲa　□Ⅲb　☑Ⅳ　□M
要介護認定の状況	要支援（ 1　2 ）　要介護（ 1　2　3　4　⑤ ）
褥瘡の深さ	DESIGN分類　□D3　□D4　□D5　NPUAP分類　□Ⅲ度　□Ⅳ度
装着・使用医療機器等	1. 自動腹膜灌流装置　2. 透析液供給装置　3. 酸素療法（　L／min） ④ 吸引器　5. 中心静脈栄養　6. 輸液ポンプ ⑦ 経管栄養　（経鼻・胃瘻：サイズ　24Fr　90日に1回交換） ⑧ 留置カテーテル（部位：　サイズ　18Fr　3日に1回交換） 9. 人工呼吸器（陽圧式・陰圧式：設定　） 10. 気管カニューレ（サイズ　） 11. 人工肛門　12. 人工膀胱　13. その他（　）

留意事項及び指示事項　血圧測定、カテーテル類の管理、排便コントロールをお願いします。

Ⅰ 療養生活指導上の留意事項

Ⅱ
1. リハビリテーション　廃用性筋力低下や関節拘縮予防も含めておこなっていく。
2. 褥瘡の処置等　褥瘡予防。除圧などお願いします。
3. 装着・使用医療機器等の操作援助・管理　必要に応じて喀痰吸引をお願いします。
4. その他　口腔ケアとして歯磨き、舌ブラシなどの習慣化。

在宅患者訪問点滴注射に関する指示（投与薬剤・投与量・投与方法等）

緊急時の連絡先　03-0000-0000
不在時の対応法　090-0000-0000

特記すべき留意事項（注：薬の相互作用・副作用についての留意点、薬物アレルギーの既往、定期巡回・随時対応型訪問介護看護及び複合型サービス利用時の留意事項等があれば記載してください）
薬剤アレルギーなど特になし

他の訪問看護ステーションへの指示
（無　有：**指定訪問看護ステーション名**　）
たんの吸引等実施のための訪問介護事業書への指示
（無　有：**訪問介護事業所名**　）

上記のとおり、指示いたします。　平成30年1月16日

事業所
フラワー訪問看護ステーション　殿

医療機関名　墨田ハートクリニック
住所　東京都墨田区中央2-2-2
電話　03-0000-0000
（FAX）　03-0000-0000
医師氏名　在宅 太郎　印

訪問看護指示書

Point 疾病も含め、重大な個人情報が含まれる。持ち出しは厳禁！

Point 医療機器の使用時は指示量を必ず守る

Point ほかの訪問看護ステーションが入っているときは、十分な連携を

医師が看護師に対して作成する、訪問看護指示書の例。通常の指示書のほか、「特別訪問看護指示書」もある。疾患の急性増悪や終末期など、頻回訪問が必要な場合に交付される。

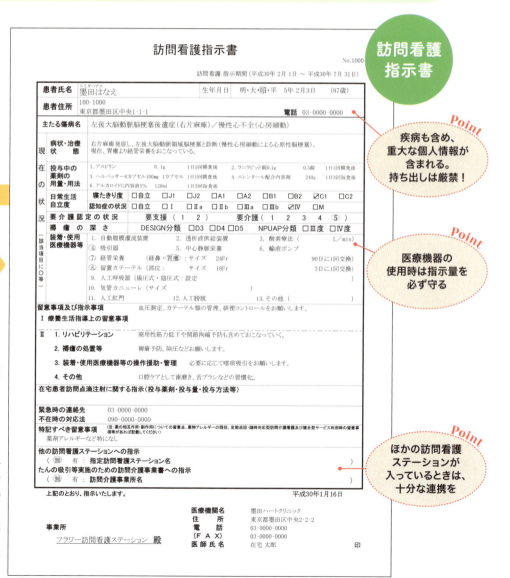

医療知識がない人にもわかりやすく書く

訪問看護を導入する際には、医療保険でも介護保険でも、主治医の「訪問看護指示書」が必要です。指示書の交付を受けて、訪問看護ステーションと療養者が利用契約を結び、訪問看護がスタートします。医療保険の適応となる場合は、通常、週3回まで訪問看護を利用することができます。

訪問看護指示書に基づいて訪問看護ステーションが作成するのが、「訪問看護計画書」です。看護・リハビリテーションの目標、問題点・解決策、その評価をまとめたもので、**主治医のほか、療養者や家族にも定期的な提出が義務づけられています。医療知識がない人も理解できるよう、わかりやすい言葉で書きましょう。**看護・リハビリテーションの目標は、看護師が押しつけるのではなく、療養者や家族と話し合って決めることが大切です。

プランが決まったら、計画書に沿ってケアを実施。目標の達成度や療養者と家族の満足度を評価します。**実施しながら情報を追加・修正し、ケア内容を随時見直します。**

訪問看護計画書

別紙様式1

訪問看護計画書（2018年2月分）

氏名	墨田 はなえ　様（女性）	生年月日	昭和5年2月3日　（87歳）
住所	墨田区中央1-1-1	要介護度の認定状況	要介護5　H30.2.1 ～ H30.7.31

看護・リハビリテーションの目標

1. 安定した在宅生活が過ごせる。
2. 介護方法を獲得し、介護負担ができるだけ少ない状態で過ごせる（娘）。

年月日	問題点	解決策	評価
H30.2.1	#1 再梗塞の可能性、肺炎等の可能性あり。 認知機能低下あり（自ら訴えなし）。 病状の変化が気づかれない危険あり。 生活のすべてに介護を要す。 寝たきりで拘縮・筋力低下の悪化。	1.全身状態の把握。 2.IN OUTの確認。尿量・排便状況の確認、コントロール。 3.内服管理。 4.皮膚確認。必要に応じた清潔援助。皮膚トラブル時の軟膏塗布など。 5.リハビリ。 6.挿入物等の確認。 7.他機関との連携。	継続
H30.2.1	#2 吸入・胃瘻・バルーン等、慣れない医療行為とケアが多く、長女が介護方法を獲得できていない。	1.介護指導。訴え傾聴。 2.尿道カテーテルの交換・トラブルへの対応。 3.皮膚トラブル時の軟膏塗布など。	継続

衛生材料等が必要な処置の有無　有

処置の内容	衛生材料（種類・サイズ）等	必要量
尿道カテーテルの管理 胃瘻管理	尿道カテーテル　18Fr　蓄尿バッグ 滅菌蒸留水　10ccシリンジ キシロカインゼリー　胃瘻チューブ ガーゼ（カテーテルまたは胃瘻チューブ保護用） 50ccカテーテルチップ	尿道カテーテル　18Fr　8本/月 蓄尿バッグ　4個/月 滅菌蒸留水(20ml)8本/月 10ccシリンジ8本/月 キシロカインゼリー50ml/月 ガーゼ　30枚/月 50ccカテーテルチップ2本/月

備考
訪問入浴（水・土）　訪問看護（火・金）

上記の訪問看護計画書に基づき訪問看護または看護サービスの提供を実施いたします。

墨田ハートクリニック
在宅 太郎 先生

〒100-1000 東京都墨田区中央3-3-3
TEL 03(0000)0000　FAX 03(0000)0000
フラワー訪問看護ステーション　管理者　田中 華恵
担当者　向島 とも子

上記計画に同意しました。　墨田 はなえ

No.100

Point
長期目標を簡潔にわかりやすくまとめる

Point
療養者の望まない高い目標でなく、現実に即した解決策を

Point
褥瘡《じょくそう》や皮膚の損傷があれば、必要な創傷被覆材《そうしょうひふくざい》を具体的に書く

介護保険で訪問看護を利用する場合は、「訪問看護指示書」と、ケアマネジャーによる「居宅サービス計画書」に基づき、計画書を作成する。

I

訪問看護開始の流れ

初回訪問は、療養者や家族との信頼関係づくりの第一歩

サービス利用の条件が整ったら、いざ初回訪問。実際の療養環境を確認するとともに、療養者や家族とこれからのケアについて話し、それぞれの希望、思いをていねいに聞きます。

療養者だけでなくキーパーソンとも顔合わせを

初回訪問は、今後の看護ケアの方向性を決定づける重要なものです。訪問看護ステーションと療養者間の契約書も、多くはこの段階で交わします。

初回訪問時には、療養者のほか、家族、とくにキーパーソンとの顔合わせが重要です。キーパーソンとは、療養方針の決定に強い影響力をもつ人物。同居中の介護者のほか、離れて住む家族の場合もあります。

挨拶を済ませたら、困っていること、訪問看護師にしてほしいことなどをていねいに聞き、ケアの方向性や目標を話し合います。急変時の対応も確認しておきましょう。

初回訪問でもうひとつ重要なのは、療養者と家族に安心してもらうこと。療養者や家族は、不安やストレスを抱えています。それを受け止めて、〝この人が来てくれるなら大丈夫〟という安心感を与えることが、信頼関係づくりの第一歩です。**療養にかかわるスタッフの職種と役目を説明し、職種ごとの役割分担、家族との役割分担を明確にしておくことも大切です。**

療養者と家族の思いが同じとは限らない

在宅療養で最優先すべきなのは、療養者や家族が「どのように生活したいか」です。けれども、その希望が療養者と家族で違うことはめずらしくありません。

スムーズな在宅療養のためには、希望をひとつにまとめてほしいものですが、家族の形はさまざま。長い年月のなかで、現在の関係が築かれています。外部の人間が無理にすり合わせようとしても、そう簡単にはいきません。**療養者には療養者の、家族には家族の生活と価値観があります。義務感から、互いの意見を変えようとするのは、軋轢《あつれき》のもと。**家族が「施設に入れたい」といえば、「そうだよね、毎日大変だものね」とねぎらい、在宅を望む療養者には「そうだよね、うちがいいよね」と、それぞれの気持ちに寄り添うほうがうまくいきます。

このような対応は、ベテランの訪問看護師でも悩むところ。状況が変われば、気持ちが変わることもあります。ひとりで抱え込まず、ステーションの上司や先輩に相談しながら、適切な対応を考えましょう。

4大要因から、全人的なアセスメントをする

下記の4大要因から、その人の暮らし全体をアセスメント。実際にお宅に伺うと、事前の情報とは異なる部分もある。どこに注意してケアすればよいか、よく見て帰ってくる。

生活環境

- 介護用品の適切な活用
- 室内環境におけるリスク
- 本人にとっての愛着、快適さ

介護用品は適切に活用されているか。室内の間取り、居室の位置、家具の配置、生活動線などは療養者にとって快適なものか。

身体的要因

- 基礎疾患とその経過
- 要介護度、ADL（日常生活動作）
- 今後起こりうる疾患 など

基礎疾患とその経過、既往症などの基本情報に加え、ADLや要介護度が、生活にどの程度影響を及ぼしているか確認する。

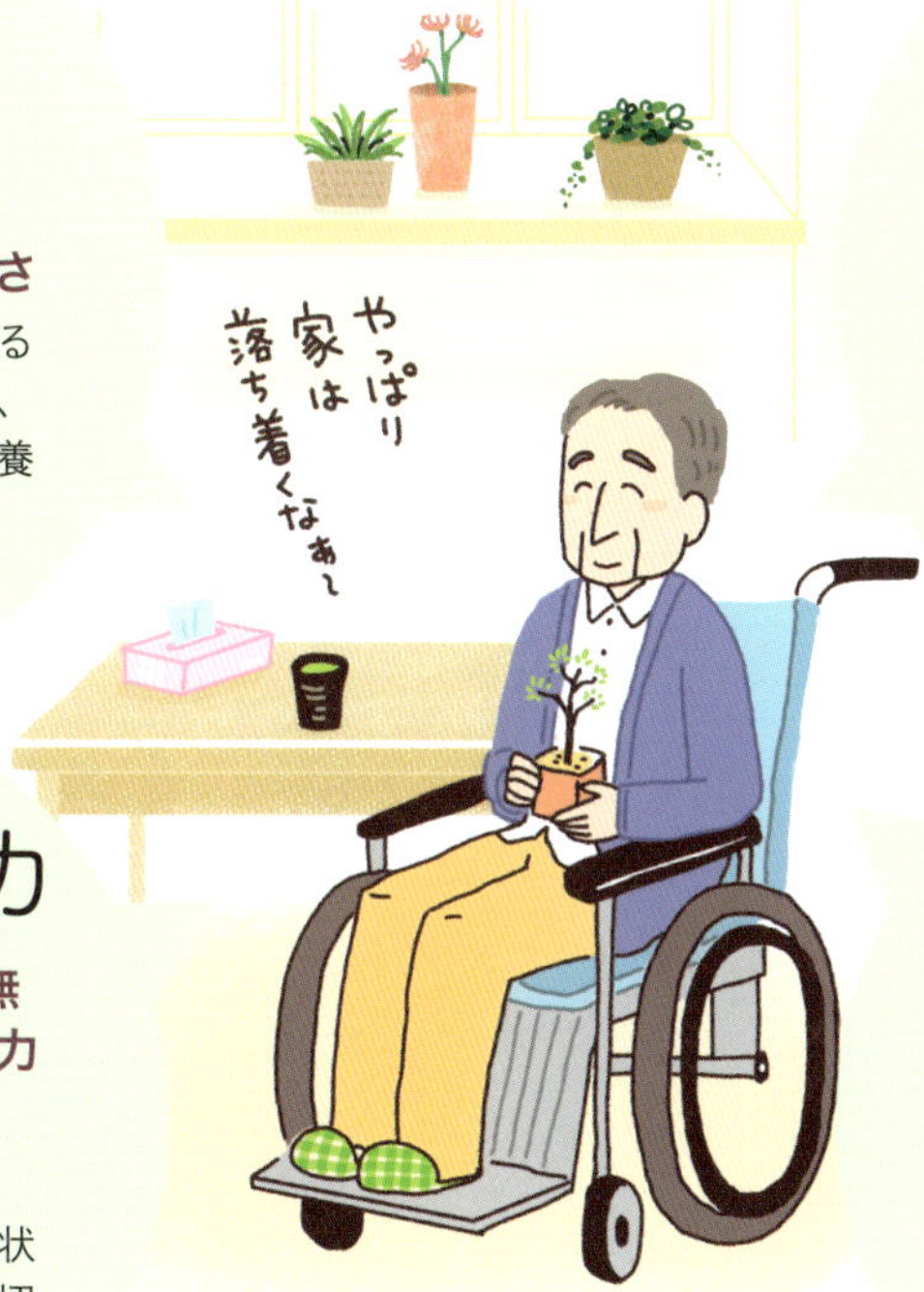

家族の介護力

- 日中に居宅できる人の有無
- 日ごろの観察力、ケアの能力
- 家族自身のヘルスケア
- 療養者への思い など

主たる介護者の生活状況・健康状態と、服薬管理や医療処置を適切におこなう能力の有無。療養者との関係もよく観察。

心理的要因

- 抑うつ、孤独感などの有無
- 周囲への関心度
- 感情の起伏
- 介護者に対する思い など

ストレスや不安、孤独感などの心理状態。介護者に対する負い目から我慢を重ね、それが病状に悪影響を及ぼすことも。

家族の希望と状況をつかむ、4つの質問

療養者と家族は互いに影響し合うため、家族の状況把握は不可欠。下記の質問で重要な情報がつかめる。家族が遠方に住んでいる場合も、生活状況、情報伝達法を確認しておく。

Q1 訪問看護師に望むことは何ですか？ そのうち、とくに優先したいことはどれでしょう

→ 期待するケア、喫緊の問題の把握

Q2 これまでの介護生活でいちばん困ったこと、大変だったことは何ですか？

→ 現状の課題と、家族が望む暮らしの理解

Q3 介護をされているなかで、「これがよかった、うまくいった」ということがあれば、私たちにも教えてください

→ 家族の介護法の尊重、手がかりの入手

Q4 介護で悩むこと、困ったことがあったとき、どなたに相談されていますか？

→ 人間関係、援助者の有無の理解

Ⅱ

訪問前の準備

第一印象が大切。清潔感のある服装で訪問

担当先が決まり、はじめての訪問をするときは、とくに準備が重要。身だしなみも大切です。清潔感のある服装で、マナーを守ってお宅におじゃましましょう。

制服のあるステーションと私服のステーションがある

訪問看護では、「医療を生活の場にもちこまない」という意識が必要。そのため病棟と違い、ナース服は着用しません。

訪問看護ステーションによっては制服が用意され、シャツやポロシャツなどで統一しているところも。動きやすく、清潔感のあるカジュアルな服が基本です。

私服で訪問する訪問看護ステーションの場合も、清潔感が第一。信頼できる人間かどうか、まずは見た目で判断されますから、身だしなみには十分配慮してください。

ズボンが基本ですが、デニムなどのカジュアルすぎる服、股上が浅く下着が見えやすいズボンは避けます。よそのお宅に上がるので、靴下に汚れや穴がないか、忘れずにチェックを。**汚れたときのために、替えの靴下を用意しておくと安心です。**

髪が長い人はじゃまにならないよう、ひとつに束ねます。メイクは控えめにし、爪は短く切って清潔に。仕事の後に予定があっておしゃれしたいときには、訪問看護ステーションで着替えるようにしましょう。

地域の生活に合った服装を選ぶ

仕事しやすく、誰に会ってもはずかしくない清潔感のある服装を心がける。訪問する地域の特性、街や家の雰囲気も考えて。

Point 1
ナース服はNG。生活に医療をもちこまない

ナース服は医療者の象徴。家庭では違和感があり、療養者に緊張感を与えることも。周囲にも看護師が来たとわかってしまう。

Point 2
きちんとしていても、高すぎるものは避けて

おしゃれに見えるかどうかは二の次。高価な外出着は高齢者の生活になじまないうえ、汚れたときなどにお互い困ってしまう。

Point 3
家族や近隣の人の目も意識する

家族の目から見て派手だったり、信頼できないと思わせる服装は避ける。移動中、別の担当先の家族に出会う可能性も考えて。

ステーションを出る前に、身だしなみチェックを

訪問看護ステーションを出る前に、頭の先から足もとまで、身だしなみをチェックしよう。
次の訪問先に向かうときにも、服装や髪型の乱れ、靴下が汚れていないかの確認を。

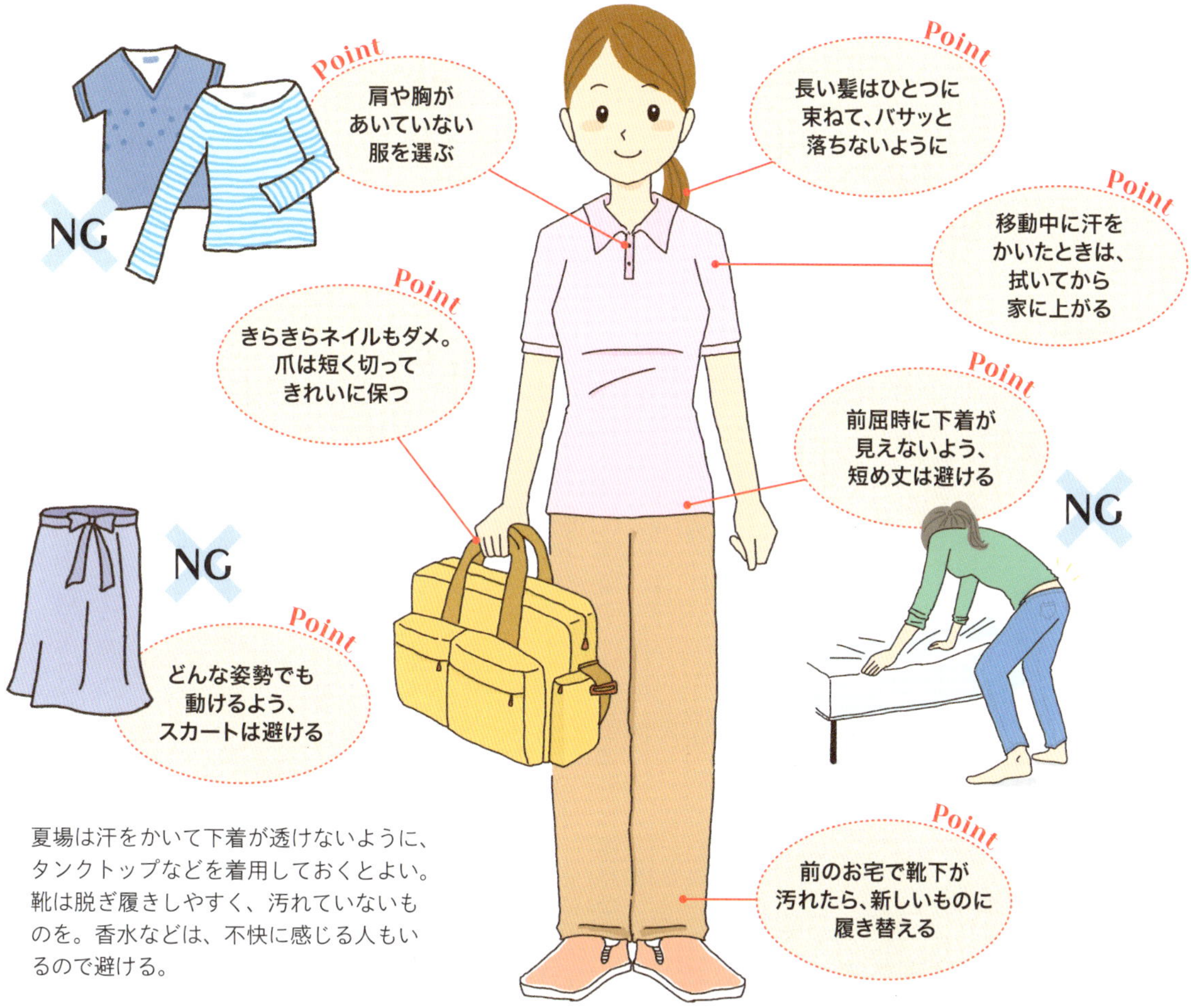

夏場は汗をかいて下着が透けないように、タンクトップなどを着用しておくとよい。靴は脱ぎ履きしやすく、汚れていないものを。香水などは、不快に感じる人もいるので避ける。

基本のマナーはできている？ 家族にも信頼されるふるまいを

自宅への出入りが許されなければ、訪問看護の仕事は成り立ちません。**あなたの家に、礼儀をわきまえない他人が上がり込んで、あれこれと指図されたら、「もう二度と来てほしくない」となるはずです。**社会人としての基本マナーが身についているか、いま一度ふり返ってみましょう。

まず時間厳守が原則。万が一、遅れる場合は、早めに連絡を入れます。早く着きすぎるのもよくありません。生活の妨げとなり、相手を慌てさせてしまいます。

自転車や自動車は、療養者や家族に確認して、決められた場所に置きます。コートなどの上着は玄関の外で脱ぎ、裏地を表にしてたたみ、腕にかけましょう。明るく挨拶をして玄関に入ったら、上着類は、じゃまにならない位置に置かせてもらいます。

ケアのときは、上から見下ろす体勢だと威圧感を与えます。療養者の目線より下にいるようにしましょう。ふるまいのひとつひとつが、療養者や家族との信頼関係につながることを忘れないでください。

Ⅱ 訪問前の準備

カルテと前回の記録を見て、60分のケアの流れを考える

訪問時間は通常、60分。あっという間に時間が過ぎます。「来てくれてよかった」と思われる、意義あるケアの提供のために、60分をどう使うかをシミュレーションして出かけましょう。

十分な引き継ぎで人となり、家のルールを把握

はじめての訪問先に行くときは、療養者と家族の情報をしっかり頭に入れます。まずは療養者の基本情報が記載されたカルテや、訪問看護指示書、これまでの訪問記録を確認してください。

また、各ステーションでは、**緊急時などに誰が訪問しても手順がわかるように、その家ごとのマニュアルが作成してあります。60分間のケアの進めかたのほか、家の中の物の置き場所や、原状復帰の注意点なども書いてあります。**

前の担当者からも、話を聞きます。心身の状態や生活状況、ケアの注意点のほか、「どのような事柄に関心をもっているか」「気持ちよく過ごしてもらうために、とくに注意したほうがいいことは何か」などを聞いておきます。コミュニケーションを円滑にとり、信頼関係を築いていくのに役立ちます。**引き継ぎが不十分だと、療養者や家族を苛立たせたり、不信感を与えることにもなりかねません。人となりやこだわりをよく理解したうえで、訪問してください。**

訪問看護は準備が8割。物品の準備と、頭の整理を

療養者の情報を頭に入れたら、その日のケアの流れを考えましょう。前回までの看護内容から、療養者がいまどのような状況か、何を必要としているかを予想し、それに応じたケアを検討します。

ケアの内容を決めたら、60分間を有効に使うために、どのような順番でケアをするか、予定を立てておきます。また、会話の糸口となるような話題も考えておくと、スムーズです（→P38）。

頭の中の整理ができたら、物品の準備です。ステートや血圧計、体温計などの基本の物品に加えて、療養者に合わせた物品を準備します（→P14）。ケアに必要な物品や医療材料は基本的に療養者宅にストックしていますが、足りなくなることもあります。**とりに戻ることはできないので、準備は万端にしておきましょう。**

また、使い捨て手袋やマスク、消毒液などは、自分の身を守るためにも必須です。はじめての訪問時には、名刺も忘れずに持っていってください。

出発前の準備で、ケアの成否が決まる

出発前に、療養者の状況に合わせたケアの内容と、ケアの流れをよく考えておく。
準備を万端にしていないと、あっという間に60分が過ぎ、意味のあるケアができない。

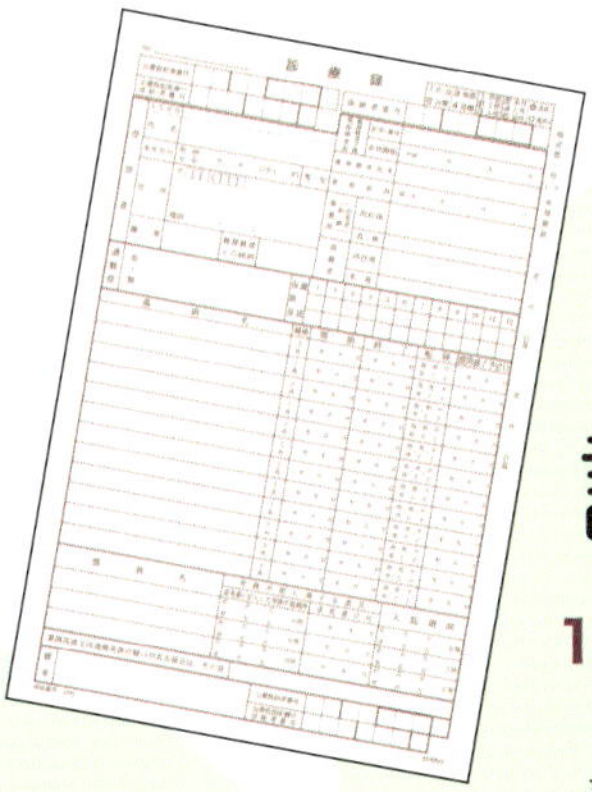

1 カルテ&訪問記録の確認

1週間後の今日、想定される状況は？家ごとのルールも再確認しておく

まず療養者の基礎疾患や治療状況などの基本的な情報を確認。前回の看護内容から、今日の訪問までに起こりうる状況を予想し、それに応じたケアを考える。前担当者に、その家や人ごとのルールを確認しておくことも大切。

本人が大切にしているものも知っておこう

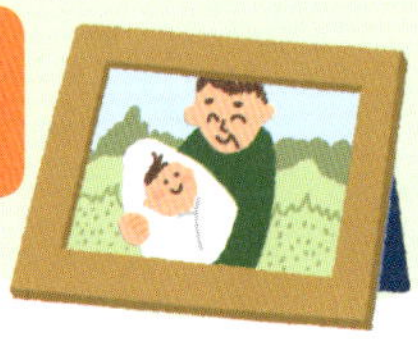

孫の写真

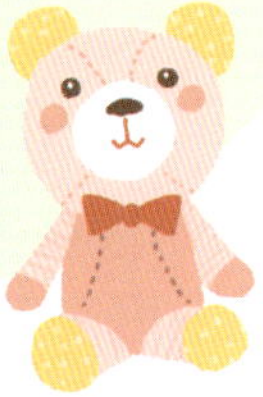

趣味でつくったぬいぐるみ

2 60分の使いかた、流れを考える

ノープランでは時間がムダになる。会話で聞きたいことも考えておく

療養者にとって、この先1週間の生活がよりよいものとなるよう、ケアの優先順位、流れ、時間配分をイメージしておく。とくに療養指導では、何をどのように聞き出し、指導につなげるかも考えておきたい（→P34）。

フィジカルアセスメント&問診 10分
↓
清《せい》拭《しき》&皮膚チェック 15分
↓
褥《じょく》瘡《そう》ケア 10分
↓
療養指導（水分、食事もろもろ） 15分

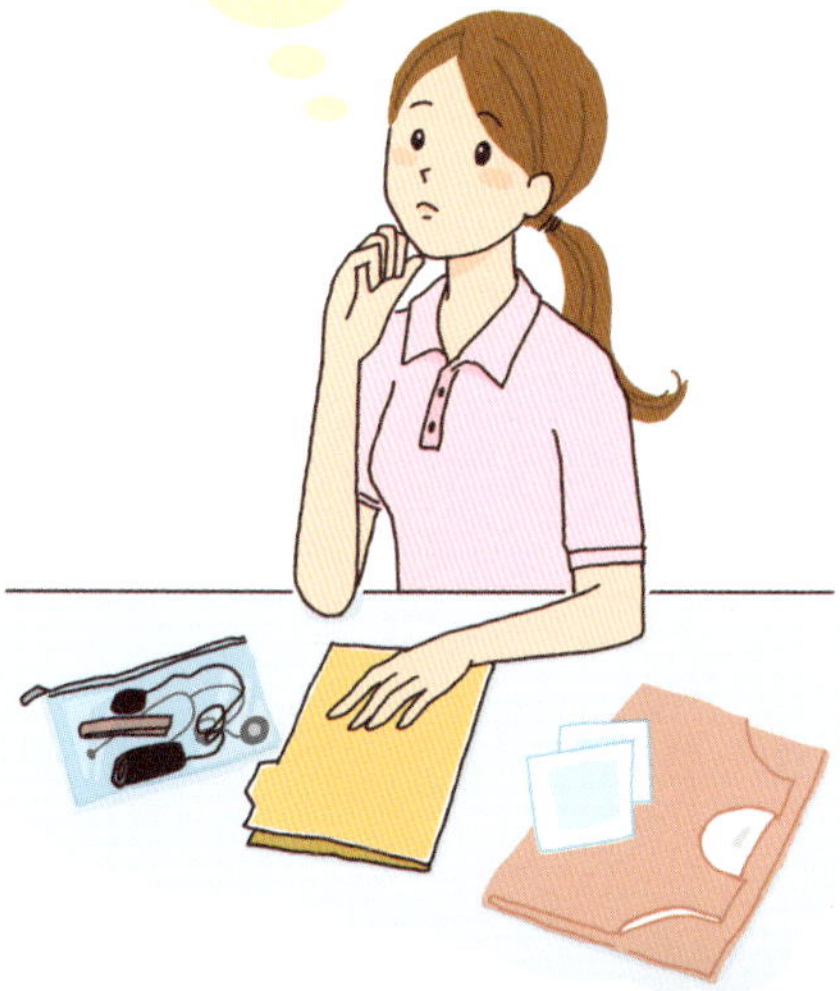

3 必要な物品を揃える

家庭の物品と、処方された医療材料。どちらを使うかの見極めも大事

基本の物品と、その療養者に必要な物品を準備する。必要な医療材料は病院から処方され、療養者宅でストックしているが、症状によっては市販品で間に合うことも。できるだけ「簡単」「安全」「経済的」なケア方法を考えるのも、訪問看護師の仕事の醍醐味。

基本の用具
・血圧計
・ステート
・パルスオキシメータ など

＋

ケア内容に合わせた用具
・使い捨て手袋
・シャワーエプロン
・陰洗ボトル
・創《そう》傷《しょう》被《ひ》覆《ふく》材《ざい》（念のため） など

Ⅲ

訪問時の流れ

次の訪問時まで、安心して過ごせるようなケアをする

60分の訪問時間のなかで、どのような流れでケアをおこなうことが多いのかを見てみましょう。この先1週間の生活を快適にするには、観察力とともに、先を見通す力が求められます。

問診＆アセスメント

生活環境・状況のアセスメントと、バイタルサインなどのフィジカルアセスメントをおこなう。両者は相互に影響し合うので、"療養者に何が起こっているか"を総合的に考える。

→P36〜、42〜

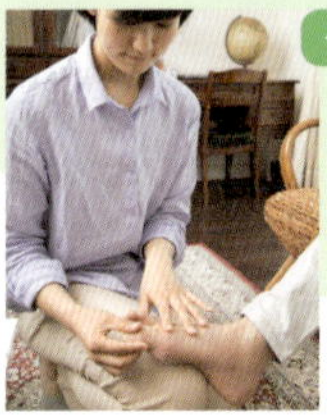

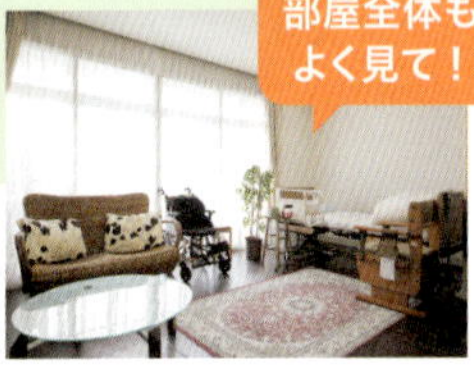

部屋全体もよく見て！

60分の代表的な流れを知っておこう

60分の訪問看護の流れの一例。生活状況を把握し、今後1週間を見通したケアをする。

【今後1週間を見据えたケア】

この先1週間、安心して暮らしてもらうには？

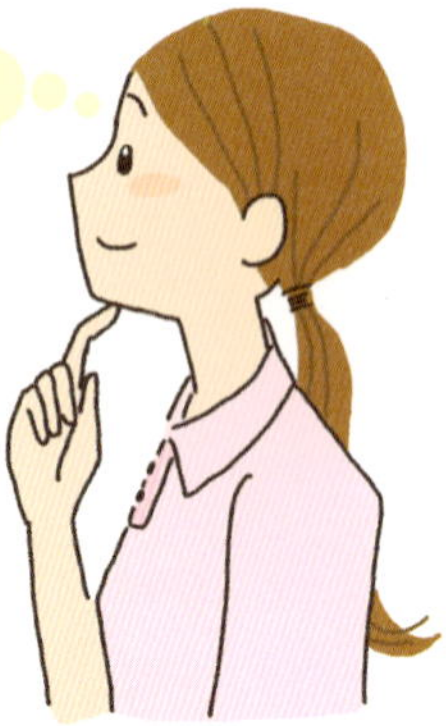

例

「熱が出る可能性がある」
➡出たときの対応を伝えて、肺炎予防の口腔ケアも

「便秘で苦しくなりそう」
➡摘便をしておき、木曜の朝に下剤を飲んでもらう

「脱水の懸念がある」
➡週末に暑くなるから、冷房＆水分量の指導を

症状を治すケアの前に症状を起こさせないケアを

訪問先で挨拶を済ませたら、療養者か家族の了承を得て洗面所で手を洗います。**感染防止のためのスタンダード・プリコーションは、病棟同様、徹底してください。**

次に、療養者に体調や生活状況などについて聞きながら、バイタルをチェック。フィジカルアセスメントをおこないます。療養者に応じて医療処置やケアをしたら、療養指導に入ります。最後に、連絡ノートの記入、片づけ、手洗いなどを済ませて退去というのが、訪問看護の一般的な流れです。

訪問看護のケアで重要なのは、次の訪問までの1週間、症状を起こさないためのケアを考えること。情報を集めてアセスメントし、何か問題が起こりそうなら、それを防ぐためのケアを考えます。

〝何かおかしいな〟という感覚は、現場にいて、療養者のことをよく知る看護師だから生じるもの。違和感の原因が何なのかを考え、次の行動に移しましょう。不安な時や判断に迷ったときは、ステーションの上司や先輩に相談してください。

医療処置&機器の確認

褥瘡《じょくそう》の処置や吸引、気管カニューレや呼吸器の管理など。皮膚トラブルなどの合併症が起きていないか、療養者や家族が適切に処置できているかどうかも確認。

正しく使えているかチェック

→P110～

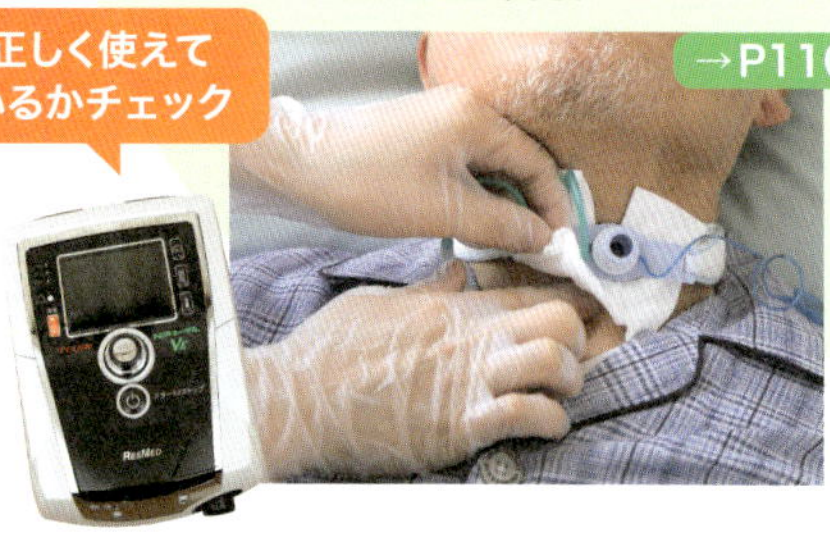

療養指導

訪問看護師の腕の見せどころ

療養者に生活のなかでの改善点を提案する。医療を押しつけるのではなく、話をしながら、療養者自身の意識と行動を変えられるように工夫するのが訪問看護師の仕事。

→P40、166～

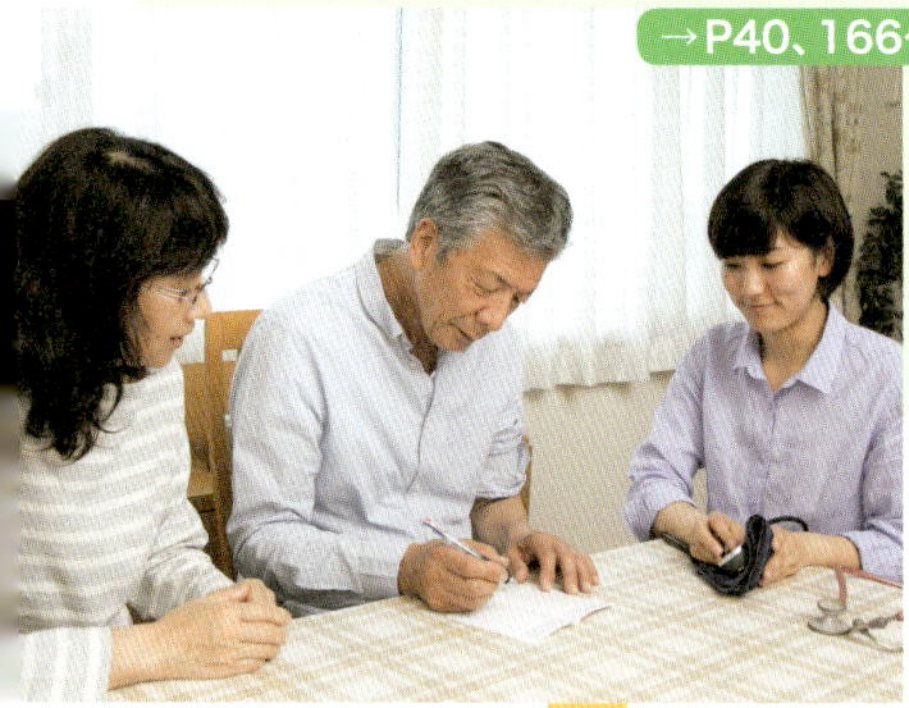

暮らしのケア

清拭《せいしき》からリハまで、幅広い

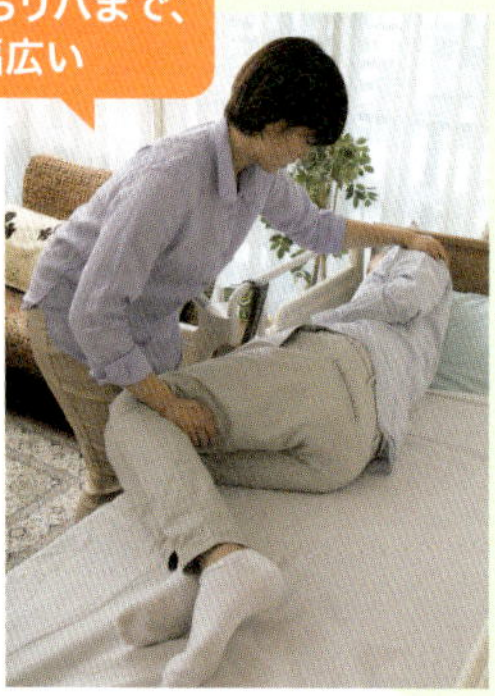

食事や排泄のケア、保清のケア、スキンケア、浮腫のケア、服薬管理など、生活全般をサポートする。とくに訪問介護員との連携が重要。リハビリテーションをおこなうこともある。

→P56～

次回までにやってほしいこと、気をつけてほしいことを伝えて辞去する

想像力を駆使して起こりうる症状に備える

適切なケアをするためには、**観察力と想像力が不可欠**。まずは情報を集めて、療養者の生活状況を把握します。フィジカルアセスメントだけでなく、療養者の表情や動作、室内環境もよく観察してください。

そして、**この先の1週間、療養者が安全に快適に過ごせるかどうかを検討します**。

たとえば、便秘でおなかが張って夜中に苦しくなりそうなら、腹部マッサージや摘便、下剤などで対処します。食事や水分の摂取状況は、連携ノートなどで確認を。

また、発熱の可能性がありそうなら、その対策を家族に話し、何度まで上がったら連絡してもらうかを伝えておきます。状況によっては、ケアマネジャーに連絡し、翌週まで待たずに、追加の訪問看護をプランに組み込んでもらうことも。**重症化を防ぐために、何ができるかを考えましょう**。

日々のケアが、この先の1週間をきちんと見通したものならば、夜間のトラブルも、そうそう起こるものではありません。オンコール当番の負担も少なくて済むはずです。

Ⅳ

生活状況のアセスメント

見るのは体だけじゃない。家の空気を敏感に感じとる

家庭での心身の不調は、生活状況と直結しています。体ばかり見ていると、重大なサインを見落とすことも。訪問時に、家の空気の変化に気づけるようになりましょう。

アセスメントの8割は入室後10分が勝負

玄関で来訪を告げたときから、アセスメントは始まっています。出迎えてくれたときの療養者の表情や話しかた、居室までの動作をチェック。居室まで移動するあいだにも、「右の足をいつもより引きずっている」「部屋にゴミがたまっている」など、いつもと違うところがないかをさりげなく観察します。「看護師が来るからといって、お掃除しなくていいですよ」とは伝えますが、多かれ少なかれ、人を招き入れる準備をしてくれるもの。「洗濯物を見えない場所に移す」「テーブルの上を片づける」「玄関の靴を揃える」など、ちょっとしたことですが、それができなくなるだけで、家の雰囲気が変わります。家全体の〝空気感〟をいかに感じとるかがポイントです。

入室から問診・バイタルチェックまで、およそ10分〜15分程度。意識的な観察を心がけていると、その時間内で「この1週間の暮らしに問題があったかどうか」「どこに問題があったのか」を推測できるようになります。

心身の不調が、環境にあらわれることも

環境と身体状況・心理状況は相互に関係し合う。環境の変化から心身の不調を把握する。

ケース1

「いつもきれいに片づけているのに、今日はホコリがたまっている」

例
ADLの低下？
心不全悪化による息苦しさ？

ADL（日常生活動作）の低下や心不全による呼吸苦などで、掃除ができないのか。あるいは掃除をする意欲がわかないのか。意欲低下の原因が抑うつや認知症などのこともある。

ケース2

「いつもとは違う匂いがする」

例
褥瘡の悪化？
体調不良で汚れ物を片づけられない？

褥瘡《じょくそう》が悪化して匂いが生じているのか、痛みが強くて入浴できないのか。または体調不良で汚れ物が片づけられないのか。
介護者の体調不良の可能性もある。

訪問看護師の心得

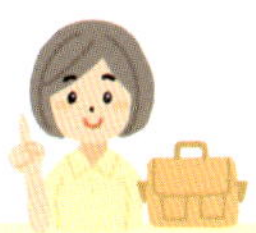

「環境整備＝片づけ」ではない。その人にとっての快適さを大切に

環境整備は、看護師自身の考えで判断しないこと。散らかった状態が落ち着く人もいれば、何でも手近に置いておくのが便利な場合もある。

転倒などの事故を防ぐことも大事だが、医療面での理想環境でなく、療養者にとって快適な環境をつくるのが環境整備と心得て。

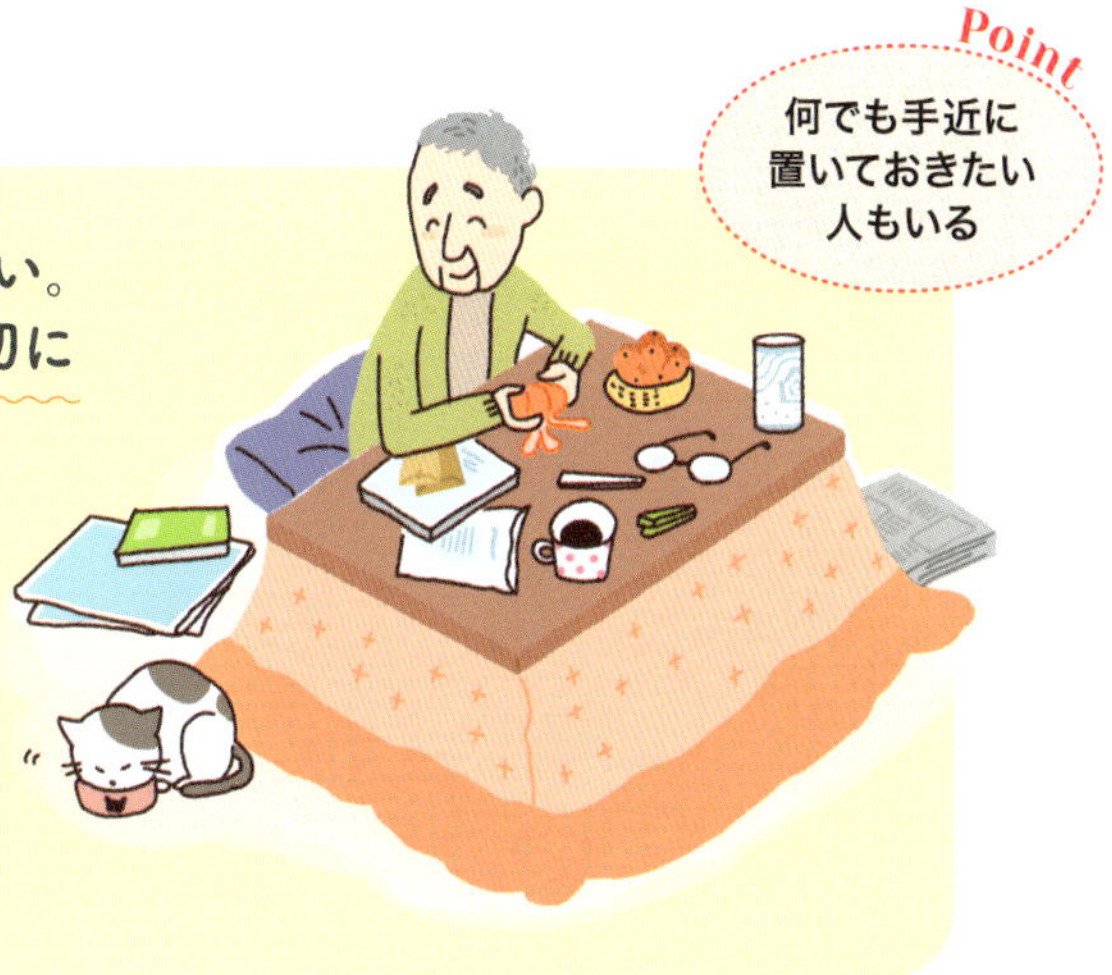
Point
何でも手近に
置いておきたい
人もいる

毎日の習慣や生きがいに変化が見られたら、要注意

バイタルチェックをしながら、**食事や排泄、睡眠などの生活全般について聞いていきます（→P44）。食事や水分がうまくとれていなければ、排泄や睡眠にも影響します。**また、「皮膚のハリがない」「皮膚が乾燥している」「顔色が悪い」「吸引の回数が多くなる」など、フィジカルにも影響が出ます。元気がなかったり、興奮状態をきたすことも。ひとつひとつの生活行動と、身体状況・心理状況は影響し合うことを踏まえて、アセスメントしていきましょう。

とくに、**毎日の習慣や生きがいに変化があるときは要注意です。**「園芸が趣味で植木の手入れを欠かさないのに、植木が枯れかけている」「普段は自炊しているのに、その形跡がまったくない」などの場合は、体と心にゆとりがなくなっている証拠。原因を見極めて適切に対処してください。

なお、**介護者の健康状態・心理状態に問題があって、療養者に影響していることもあります。介護者も、看護対象としてとらえてアセスメントしていきます。**

ケース3

「これまでは自炊していたが、調理の形跡がまったくない」

例
- 食欲が落ちている？
- 運動機能が低下し、調理しにくい？

食欲がないから調理しないのか、または手指がうまく動かなくて調理ができないのか。抑うつによる意欲低下の可能性もある。食後の薬が処方されていれば、服用状況の確認も必要。

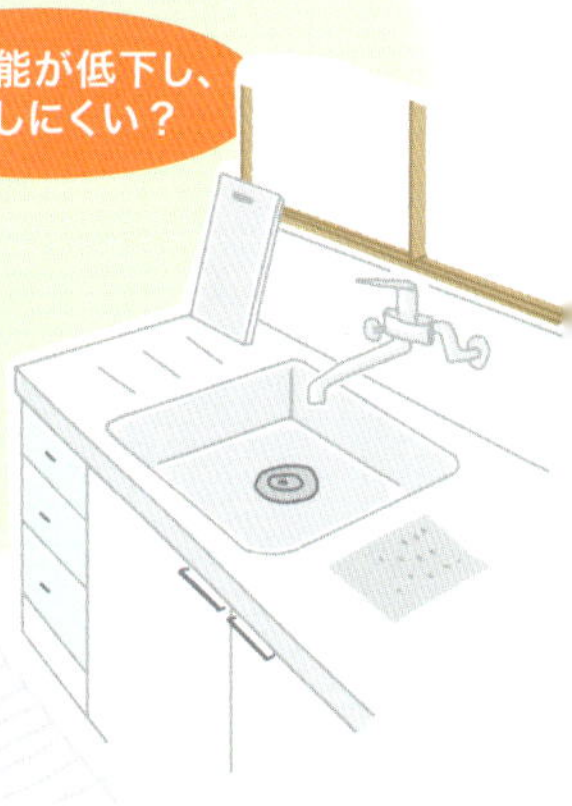

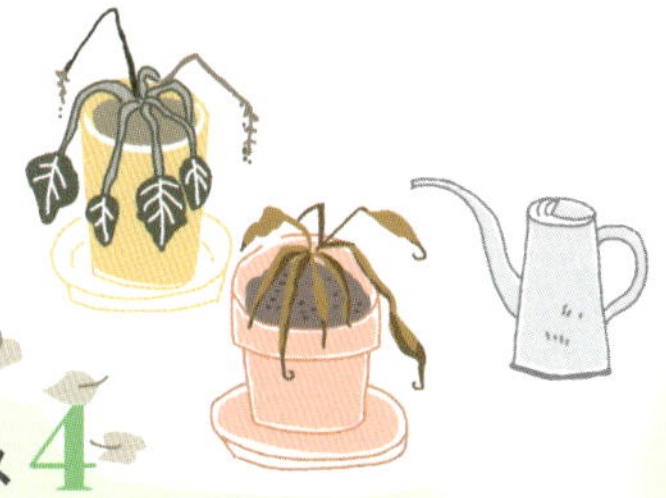

ケース4

「園芸が趣味なのに、植木が枯れかけている」

例
- 抑うつ状態か、意欲の低下？
- 腰が痛くて、水やりがつらい？

抑うつ状態や認知症の進行などで、意欲が低下している、心肺機能の低下で体を動かすことが苦しいなどが考えられる。

Ⅳ

生活状況のアセスメント

聞き上手は、いいナースの証。会話には情報のすべてがある

聞くことは重要なアセスメントであり、相手の思いを受け止めることでもあります。療養者と家族、それぞれの話をよく聞いて、生活全体をよりよくするケアにつなげてください。

生活状況と、いまの思い。両方に光をあてる

訪問看護は、療養者や家族との〝会話〟がすべてといっても過言ではありません。会話から、療養者や家族の生活状況や心理状況を把握していきます。

「今日はお天気がいいですね」から始まる会話のなかで、「痛みが強くてあんまり動けない」など、ケアに直結する情報が得られます。また、「家族に迷惑をかけていてつらい」「管につながれて生きるのはいやだ」など、家族にはいえなくても、訪問看護師には話せることもあるかもしれません。

相手の話を聞くときに大切なポイントは2つ。**まず1つは、「あなたの話をちゃんと聞いている」ことを視線や表情で示すことです。**相手は「受け入れてもらっている」ことを感じて、安心して話を続けられます。

もう1つは先入観をもたないこと。〝脳卒中で麻痺がある人〟のように類型化すると、その人らしさが見えづらくなります。病気はあくまでもその人のごく一部。先入観をもたずに向き合い、「その療養者がどんな人か」を理解していきましょう。

ただの時事ネタではダメ。ゴールを見据えた世間話を

訪問看護の実習に来る学生のなかには、「訪問看護では世間話ばかりしている」と感じている人もいるようです。けれども、これは大きな誤解。

病気を抱えて暮らしている人の全身をどのように見ていくか。その重要な手段が会話であり、会話の糸口として世間話があるのです。たんに、目についた時事ネタを話しているのではありません。**その先の看護やリハビリテーション、療養指導につながるような話題を〝選ぶ〟ことが重要です。**

たとえば、中秋の名月の季節なら「今日は名月なんですよね、お団子はお好きですか?」という会話から、甘いものの摂取状況を把握。血糖コントロールの療養指導につなげていくことができます。

病院で「甘いものはよく食べますか」と聞かれると、実際に食べている量よりも、つい控えめに答えてしまうのは、誰でもよくあること。**訪問看護では自然な会話で、生活の細部を引き出していきます。看護師ならではの会話力を磨いていきましょう。**

生活の細部がわかる、会話の糸口を考えて

療養者の本当の生活を把握するには、自然な会話がいちばん。
会話の糸口となるような話題を、訪問前にひとつでも多く考えておく。

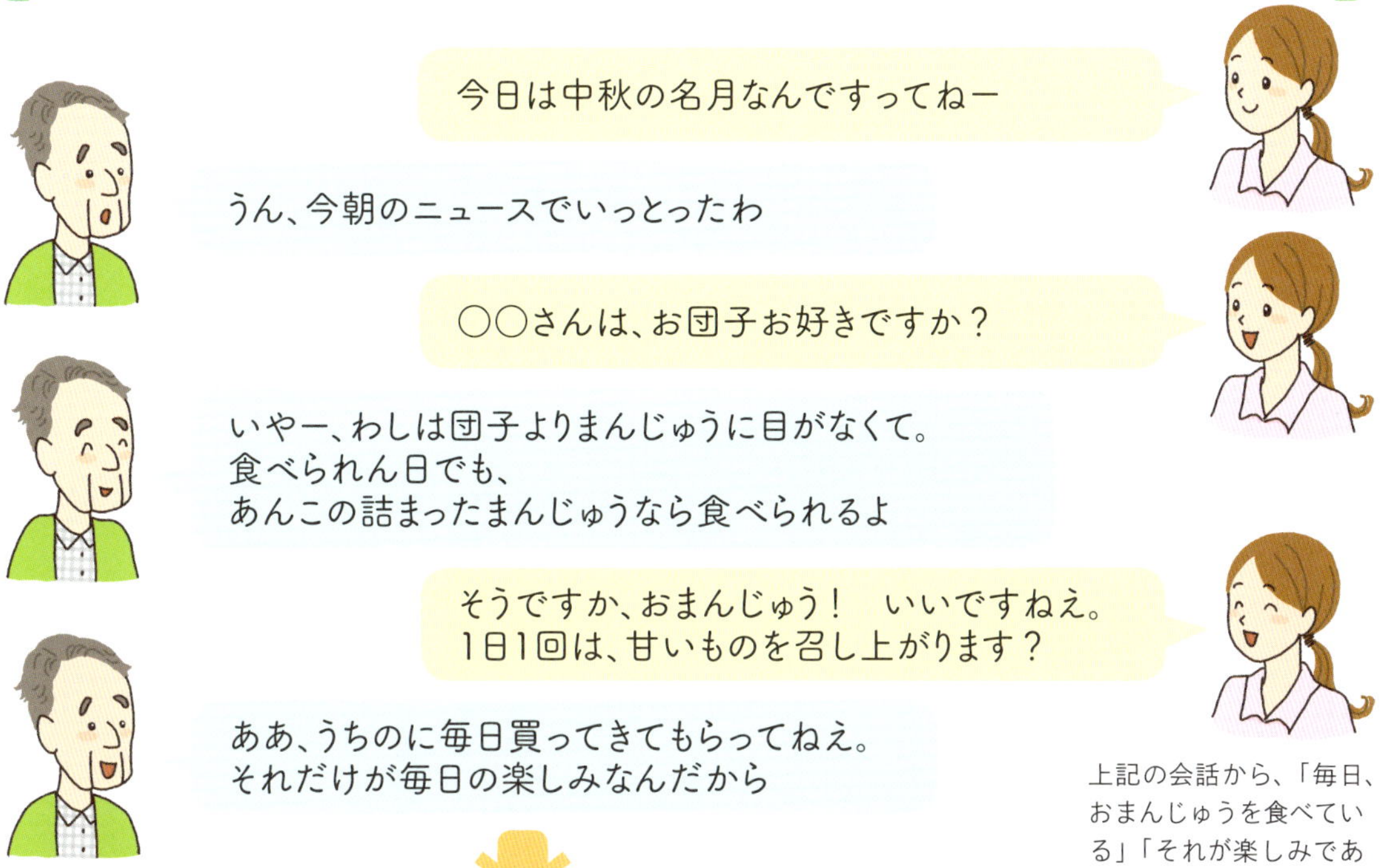
今日は中秋の名月なんですってねー
うん、今朝のニュースでいっとったわ
○○さんは、お団子お好きですか？
いやー、わしは団子よりまんじゅうに目がなくて。
食べられん日でも、
あんこの詰まったまんじゅうなら食べられるよ
そうですか、おまんじゅう！　いいですねえ。
1日1回は、甘いものを召し上がります？
ああ、うちのに毎日買ってきてもらってねえ。
それだけが毎日の楽しみなんだから

甘いものの摂食状況を今後の療養指導にいかす。ただし、「おまんじゅうはよくありませんよ」と、とがめないこと！

上記の会話から、「毎日、おまんじゅうを食べている」「それが楽しみである」ことがわかる。病状コントロールと生活の楽しみのバランスに考慮し、療養指導につなげよう。

家族との会話では、9つのニーズを意識して

療養者の家族には、下記のようなニーズがあるとされる。家族も看護対象と考えて、
訪問看護師に何を望んでいるか、どんな思いを抱えているかを把握し、適切なケアをしていく。

- 「思いを話したい、感情を外に出したい」というニーズ
- 「今後の療養生活に希望をもちたい」というニーズ
- 「家族の役に立ちたい」というニーズ
- 「自身の体もケアしたい」というニーズ
- 「がんばっていることを認めてほしい」というニーズ
- 「現状を正確に把握したい」というニーズ
- 「自分らしく生活したい」というニーズ
- 「自分のことも気づかってほしい」というニーズ
- 「具体的な対応策を知りたい」というニーズ

看護師の「聞く」姿勢で満たされるニーズも多い

V

療養指導のポイント

世話ばかり焼かず セルフケア能力を育てる

呼吸器などの管理、ケアと違い、やることが明確に見えにくいのが療養指導。大切なのは、必要なケアを代わりにおこなうことではなく、自己管理能力を高めることです。

看護師の〝世話好き〟が療養者の能力を奪う

療養指導は、訪問看護の仕事のなかで、もっとも難しいもの。「何をすればいいのかわからない」と迷う人も多いようです。

療養指導の目的は、〝療養者と家族のセルフケア能力を高める〟ことです。訪問看護師はつい世話をしてしまいがちですが、それでは療養者の能力を奪うことにもなりかねません。また、訪問看護師が一方的に「あれとこれをしてください」といっても、看護師が帰ったら何もできないでしょう。

療養者や家族の話をよく聞いたうえで、「じゃあ、自分でこうすればいいですよね」と生活の改善点を提案していきます。**会話のなかでやる気を高めたり、ときには療養者本人のアイディアも引き出しながら、療養者が当事者として頑張れるようにするのが療養指導です。**

気持ちと行動の変容には1〜2年かかります。できないことばかりに目を向けず、小さくても、できるようになったことを見逃さないでください。**ともに喜び、ほめることがモチベーション維持につながります。**

機器のとり扱いも本人、家族でできるように指導

セルフケア能力を育てるという意味では、〝自分の体への関心を高める〟ことも重要です。たとえば心不全だと、排尿痛や残尿感はありませんが、尿量が減ってきます。訪問のたびに尿や便について尋ねることで、自分の排泄状況に意識が向くようになれば、病状の理解も進むでしょう。

在宅療養では、療養者や家族にやってもらうことがたくさんあります。血圧測定や血糖測定のほか、病状によっては動脈血酸素飽和度も測定できるようにします。療養者の多くは「やらなければならない」ことは頭ではわかっているので、適切な方法を指導するとともに、継続できる方法を工夫することが大事。外来の看護師とも連携しながら、モチベーションの維持を図ります。

また、**自宅で医療処置をおこなうことに対しては、療養者や家族の不安が大きく、心理的なサポートも大切です。**機器やカテーテルのトラブルが起きたときにも対処できるように指導し、緊急連絡先も伝えておきましょう。

自分で測定してもらい、療養への意識を高める

自分で測定・記録してもらうことで、自分の体への意識を高め、生活改善につなげていく。

例 1
血圧測定

家庭用血圧計を用意して、1日2回測定し、ノートに記入してもらう。生活と血圧の関連に気づくよう促す。

例 2
体温測定

高齢になると、発熱に気づきにくくなる。体温は毎日測定し記録してもらう。発熱時の対処法も伝えておく。

例 3
動脈血酸素飽和度の測定

酸素療法をしている人は、家庭用のパルスオキシメータで、呼吸状態を客観的に把握してもらう。

例 4
IN/OUTの記録

水分摂取量と尿の回数を記録してもらう。水分摂取量は500mLのペットボトルを基準にするとわかりやすい。

長期目標に向かって、生活のリハビリを

生活のなかでのリハビリも、療養指導の一環。できるだけ自律した生活が送れるようになるよう、目標をともに考え、暮らしのなかでできることを少しずつ増やしていく。

脳梗塞

→ 右半身が麻痺して、思うように動かない

病院での急性期リハ

短期目標

- 分離運動ができるようになる
- ひとりで歩行できるようになる

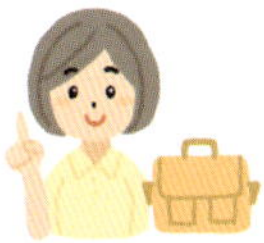

長期目標を話し合う

理学療法士の協力を得て、在宅でリハビリ。右手でできることを少しずつ増やす

年単位で叶える!

長期目標

- 右手で包丁を持って、食材を切れるようになる

療養者と「どのような生活をしたいか」を話し合い、目標を設定する。小さな目標を少しずつ達成しながら、長期目標の実現を。福祉用具、住宅改修などの環境支援もあわせて検討する。

【長期目標となるADL評価項目】

下記のようなADL項目から、できるようになりたいこと、できそうなことをいっしょに考える。理学療法士にも評価してもらう。

- ☑ 歩行距離（屋内・屋外）・階段（必要段階が可能か）
- ☑ 外出（交通手段の利用が可能か）
- ☑ 食事（炊事・調理・後片づけなど）
- ☑ 整容・排泄・更衣・入浴（介助の必要性）
- ☑ 買い物・ゴミ出し
- ☑ 掃除（掃除機使用・拭き掃除・トイレ掃除・風呂掃除など）
- ☑ 洗濯（大物、小物）、アイロンかけ、リネン交換
- ☑ 布団干し

など

Ⅵ

フィジカルアセスメント

いつもと違う体のサインから原因を探る

訪問時に必ずおこなうアセスメントを確認しておきましょう。大切なのは、いつもとの違いです。自覚症状があるときは、発症様式などをよく確認し、主治医にすぐ連絡すべきか考えます。

生活アセスメントで得た情報と、あわせて推測

在宅療養では、訪問看護師が身体観察の責任者。医療の専門家として、微細な異常を早期に発見する観察力が求められます。

高齢者は一般に、何らかの異常があっても、症状が出にくい傾向があります。自覚症状があるのに、うまく言葉にできず、我慢していることもめずらしくありません。多くの療養者は複数の疾患をあわせもっているため、異常の原因を見極めるのが困難な場合もあります。

けれども、訪問看護では継続して、その療養者を見ています。**〝普段と比べてどうか〟が判断の重要なポイントです。Ｐ44からの基本のフィジカルアセスメントのほかに、食事や排泄、更衣、移動、睡眠などの生活行動が、普段と比べてどのくらい障害されているかを確認してください。**

たとえば、熱が高くなくても、「呼吸が速い」「いつもより元気がなく、ぐったりしている」「食欲もない」なら、感染症が疑われます。主治医にはバイタルサインの変化と、普段との違いをあわせて報告します。

症状の発症様式と時間経過を必ず確認する

療養者の異常に気づいたとき、「すぐに医師に診てもらったほうがよいか」の判断ができることが大切です。

そのために役立つのが、医師が問診時に使う「ＯＰＱＲＳＴ」の手法です。**「Ｏ（発症様式）」「Ｐ（増悪・寛解因子）」「Ｑ（性質・程度）」「Ｒ（部位・放散）」「Ｓ（随伴症状）」「Ｔ（時間経過）」の6つを確認し、症状の原因を考えていくものです。**とくに、「Ｏ（発症様式）」「Ｔ（時間経過）」は重要。「症状がいつから出て、どのように持続（または変化）しているか」を、療養者だけでなく家族にも確認します。訪問介護員から相談があった場合も、この点をきちんと聞いておきましょう。

6つの事項を確認すると、左図のように原因疾患が絞り込まれ、主治医にすぐ連絡すべきかの判断がつきます。判断が難しいときには、迷わず上司に相談してください。主治医への連絡時にも、これらの情報をきちんと伝えることで、往診を急ぐべきかどうかを主治医が判断できます。

症状の原因を絞り込む

高齢者の身体症状の例として、「だるい」という訴えがあった場合のアセスメントの手順を示した。日常生活への影響度もよく確認しよう。

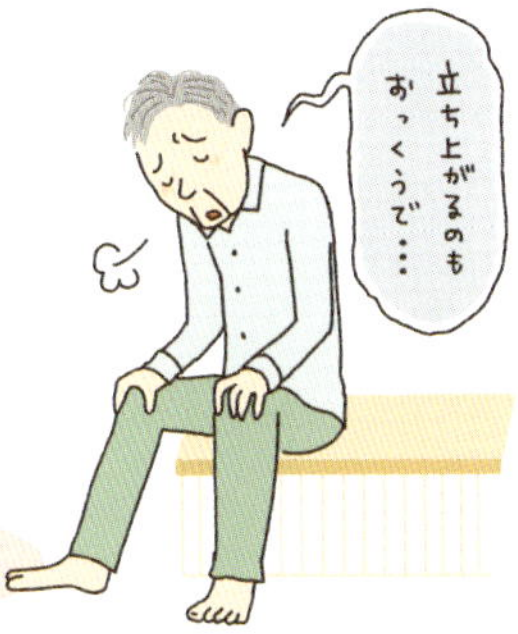

サイン 「このところ、体がだるくて……」と訴える

Onset
発症様式
どのようにだるさが出始めたか。

Provocative
Palliative
増悪&寛解因子
動いたとき、寝ているときなど。

Quality
Quantity
性質&程度
だるさによる苦痛はどの程度か。

Region
Radiation
部分&放散
全身がだるい、腰がだるいなど。

associated
Symptom
随伴症状
だるさ以外の症状がないか。

Time course
時間経過
何日前か、今朝生じたのかなど。

随伴症状のチェック

皮膚のハリ　皮膚の色　リンパ節腫脹
浮腫　鼻汁　咳・痰　腹部のハリ　など

どこに異常があるかで、原因を絞れる

バイタルサイン、動脈血酸素飽和度とともに、随伴症状から原因を探る。咳・痰があれば呼吸器・心疾患、皮膚のハリ・色に異常があれば栄養障害など。

バイタルサイン&動脈血酸素飽和度のチェック

血圧　体温　呼吸　脈拍　＋　SpO_2

いつもと数値が違うかを見る

高齢者では、目立った変化が出にくい。「いつもと比べてどうか」で捉え、微細な変化を見逃さないように。医師の指示により、血液検査をおこなうこともある。

原因の推定

「だるさ」から考えられるおもな疾患をあげた。原因を推定し、医師に連絡すべきかを判断する。

	考えられる疾患	原因
身体的因子	心・呼吸器疾患（心不全、COPDなど）	血液循環が悪く、酸素が全身に行き届かなくなり、エネルギー不足になるため
	血液疾患（貧血、血小板減少性紫斑病など）	血液中のヘモグロビン不足による酸素運搬機能が低下するため
	栄養代謝疾患（クローン病、潰瘍性大腸炎など）	栄養の消化吸収が阻害されるため
	栄養失調（るい痩、神経性食思不振症など）	栄養素の絶対量が不足し、エネルギー不足になるため
	脱水・電解質異常・アルブミン不足	脱水では、血液濃度が高まり、血液循環が悪くなって全身にまわらなくなるため
	神経・筋疾患（ALS、筋ジストロフィーなど）	脳から筋肉への命令伝達において、破壊された神経を神経が補い、負荷が過剰となるため
	腎・肝疾患（慢性腎不全、肝硬変など）	腎臓・肝臓機能の代謝産物の処理応力が低下し、老廃物が排出されなくなり体内で蓄積するため
	悪性腫瘍	腫瘍の増強や悪液質などによりエネルギーを消耗するため
	内分泌・自己免疫疾患（糖尿病、バセドウ病など）	内分泌異常のため代謝の亢進や低下が起こり、慢性疲労やエネルギー不足になるため
	感染症による疾患（インフルエンザ、肺炎など）	炎症を起こしている組織の修復にエネルギーを消耗するため
	慢性疲労性症候群（発熱、頭痛、関節痛、筋肉痛、リンパ節腫脹など）	6か月以上続く慢性疲労によりさまざまな症状が出現し、エネルギーを消耗するため
	中毒（アルコール、一酸化炭素）	アルコール中毒では、肝臓疲労を引き起こし、肝臓が代謝や解毒といった役割を果たしきれず、エネルギー不足や毒素の蓄積が生じるため
治療因子	化学療法・放射線療法	薬の蓄積・副作用のため
	向精神薬、抗がん剤	薬の蓄積・副作用のため
精神心理的因子	抑うつ、ストレス、不安、睡眠障害	精神活動の低下、意欲低下のため

（『コミュニティケア2017年8月号』「いつもと様子が違う？　在宅でのアセスメント　〈解説5〉だるい」山本克美、2017より引用）

問診＆バイタルチェック

必要な道具

- 血圧計
- 体温計
- パルスオキシメータ
- ステート
- 記録用紙

血圧

機械ではなく相手を見ながら測る

毎回、同じ部位で測る。自然な会話で生活状況、体調の変化などを確認しながら測定する。

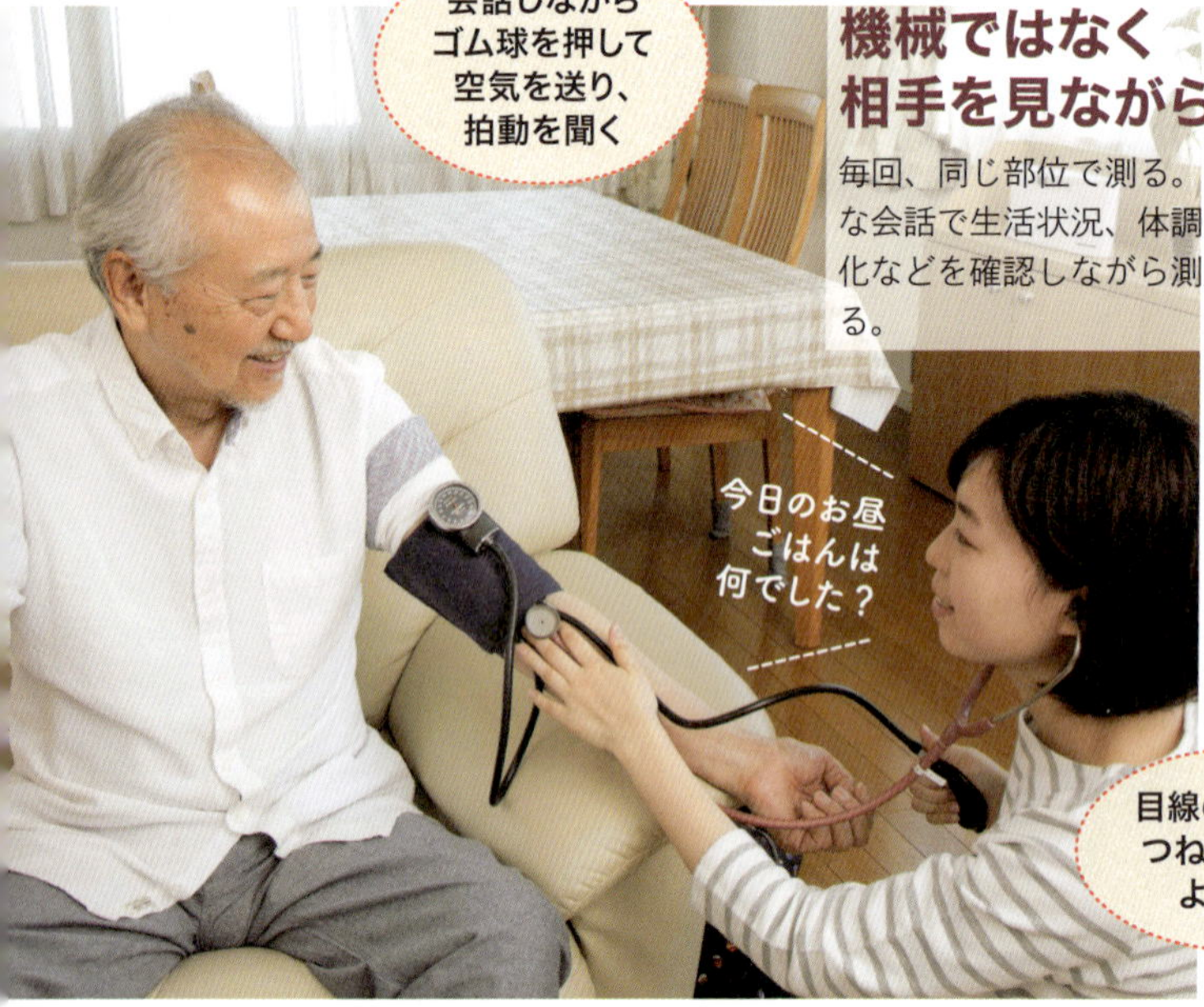

Point
会話しながらゴム球を押して空気を送り、拍動を聞く

Point
目線の高さは、つねに療養者より下に

体温

血圧と同時に測ってもいい

血圧測定時に、右《みぎ》腋窩《えきか》で同時に測定してもよい。ただし、左右どちらかの半身に麻痺がある場合は、非麻痺側で。

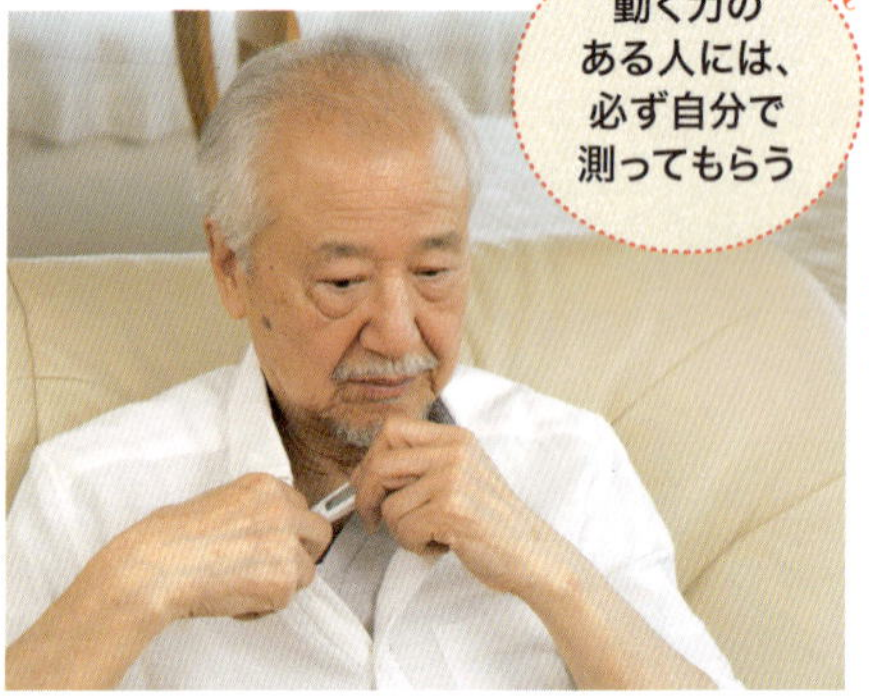

Point
動く力のある人には、必ず自分で測ってもらう

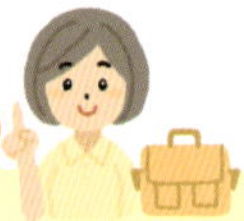

訪問看護師の心得

バイタルをとりながら、体の動きもチェック

シャツのボタンをスムーズに外せているか、体温計を腋窩《えきか》に入れる手つきはどうか、体温計の数字は読めているかなどを観察する。

普段と違うようなら、麻痺の進行などで運動機能が低下していたり、視力が落ちている可能性を疑う。

会話をしながら自然にバイタルを見る

病院では一般に、問診とバイタルチェックを別々におこないます。しかし訪問看護では、生活を妨げないよう、自然な流れでおこないたいもの。使える時間も限られています。**問診しながら、バイタルチェックも同時に進めましょう**。生活や体調に変化がないか聞きながら、「脈をとらせてくださいね」と、バイタルを診ていきます。

バイタルを診るときも、つねに療養者の視線より下にいるよう意識します。何気ないふるまいが、信頼関係に影響することを忘れずに。チェックが終わったらすみやかに、療養者の服装や環境を整えます。

バイタルの値が変化している場合は、薬の飲み忘れなど、値に影響を与えるようなできごとがなかったかどうかを確認します。

収縮期血圧が180㎜Hgを超えるなど、普段の値と大きく違う場合は担当医に連絡して対応を。主治医との事前協定書に従って対応することもあります。**次回の訪問まで、療養者と家族が安心して過ごせるかどうかが、判断のポイントになります**。

動脈血酸素飽和度＆脈拍

機械をベースに、手でも脈にふれる

パルスオキシメータでの測定と同時に、手で脈拍を測り、脈拍数やリズム、脈の強さを確かめる。表示される脈拍数と違うときは、機器の故障の可能性も。

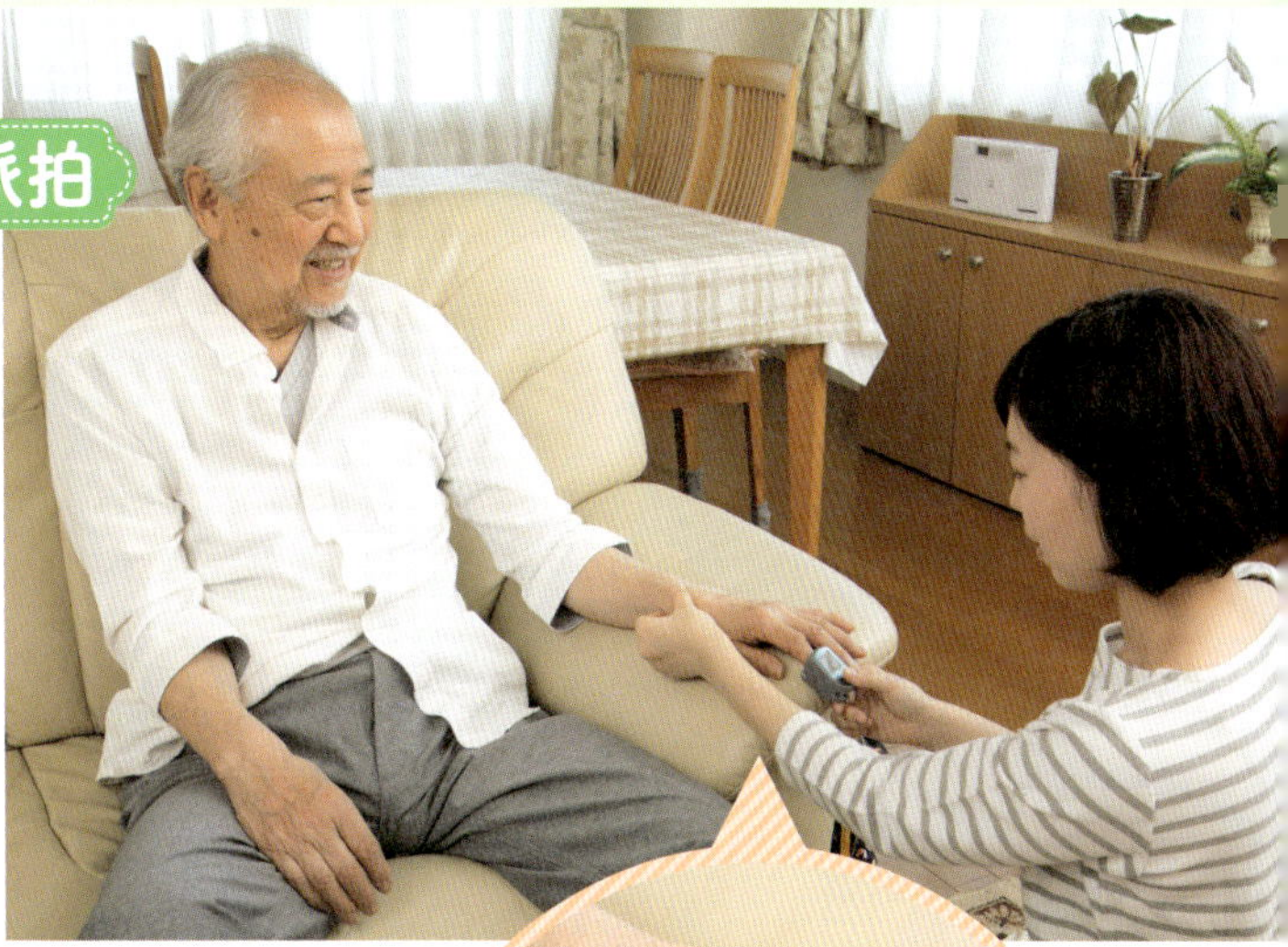

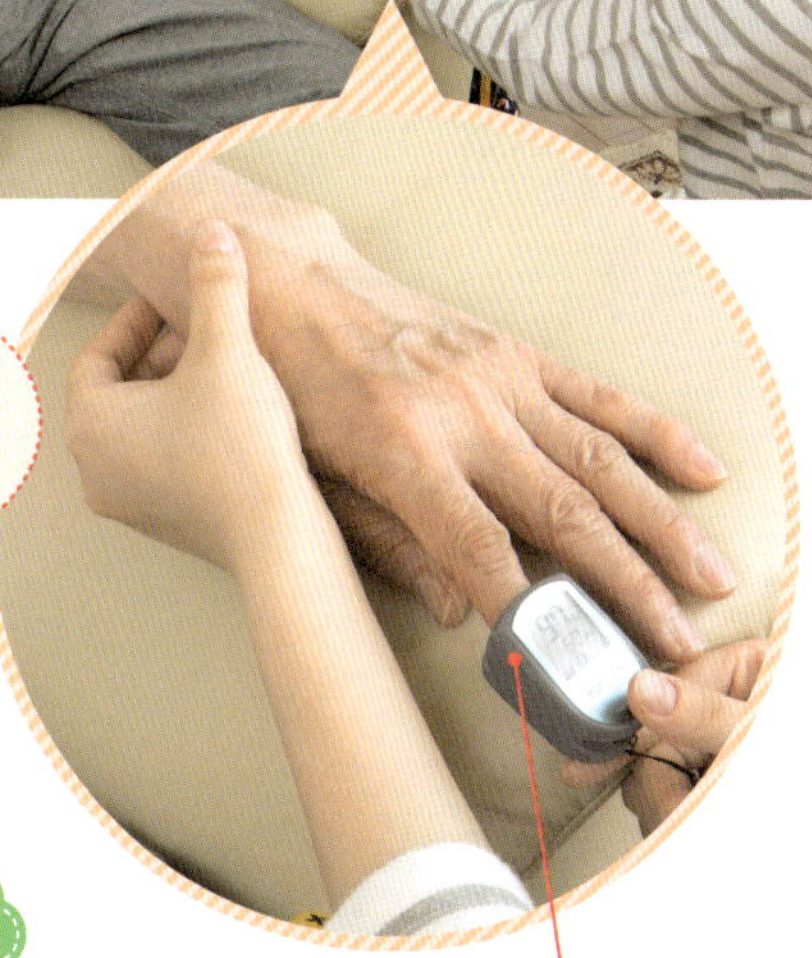

Point
表示される心拍数と脈拍が同期しているかもチェック

Point
動脈血酸素飽和度が90%以下なら呼吸不全を疑う

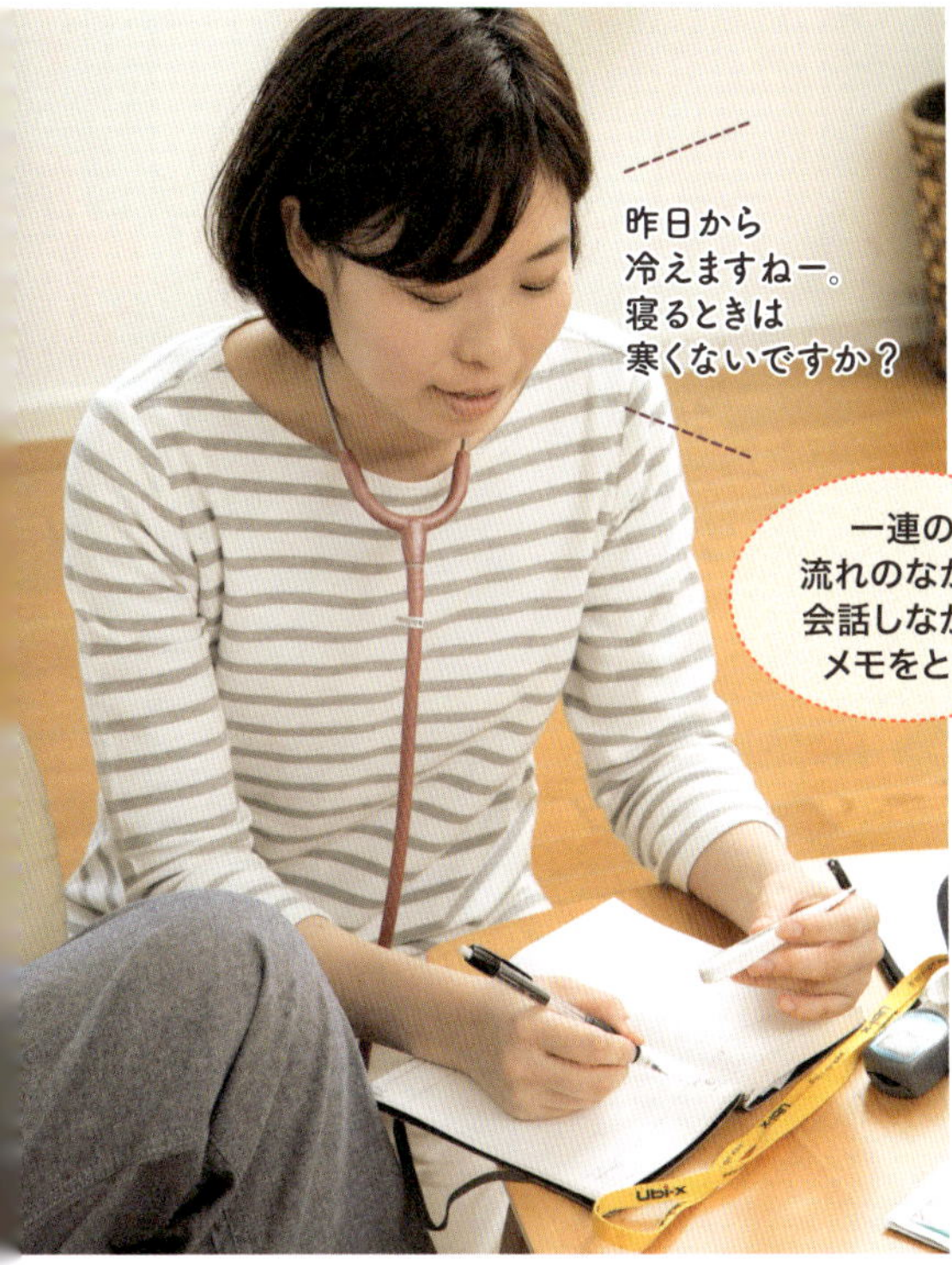
昨日から冷えますねー。寝るときは寒くないですか？

Point
一連の流れのなかで会話しながらメモをとる

数値の記録

連絡ノートとは別に自分用のメモをとる

家族らと共有する連絡ノートとは別に、自分用のメモも必要。血圧や体温などのバイタルを測定したら、器具を片づけたり、会話をしたりしながら、数値をメモしておく。

食事、便、睡眠の状況は必ず聞きたい

訪問看護の問診では、療養者が、前回の訪問時から今回の訪問時までどのように過ごしたのか、病状や生活状況に変化はないかなどを、自然な会話のなかから探ります。**療養者自身はもちろん、家族からの情報も重要。「何かようすが違う気がする」という訴えを見過ごさないようにしてください。**

問診で必ず確認したいのは、食事と便の状況です。食事が十分にとれていないなら、その理由を確認します。たとえば、「体を動かさないから、おなかがすかない」のと、「調理が面倒だから食事をとっていない」のとでは、対処法がまったく違います。

排便も同じ。ひとくちに「便秘」といっても、「水分量が不足している」こともあれば、「薬の副作用」が原因のこともあります。**「イン（飲食量）」と「アウト（排泄回数、量、状態）」を、訪問介護員や家族とも共有しながら対処法を検討していきます。**

さらに、睡眠の状態も確認しましょう。不眠の原因として、痛みやかゆみ、頻尿などの身体症状がないかをまず疑います。

視診

頭のてっぺんからつま先まで、変化がないかをよく見る

視診も、療養者や家族と会話をしながら、自然に進めます。口の中や目もと、皮膚の状態などを見ていきます。**異常部位は、大きさや形、色、位置、左右対称性を意識して観察**。起居動作をはじめとする、ＡＤＬ（日常生活動作）の観察も重要です。

表情や話しかたもよく見ます。「怒りっぽい、涙もろい、不安が強い」などの変化は、認知症やうつ状態のサインであることも。

さらに、生活環境や身だしなみからも、情報を得ることができます。**普段と違い、身のまわりを整えていないときに、「何かあったのかな」と気づく観察力が必要です**。

目もと

Point
青白かったり黄色みがかっていないかを見る

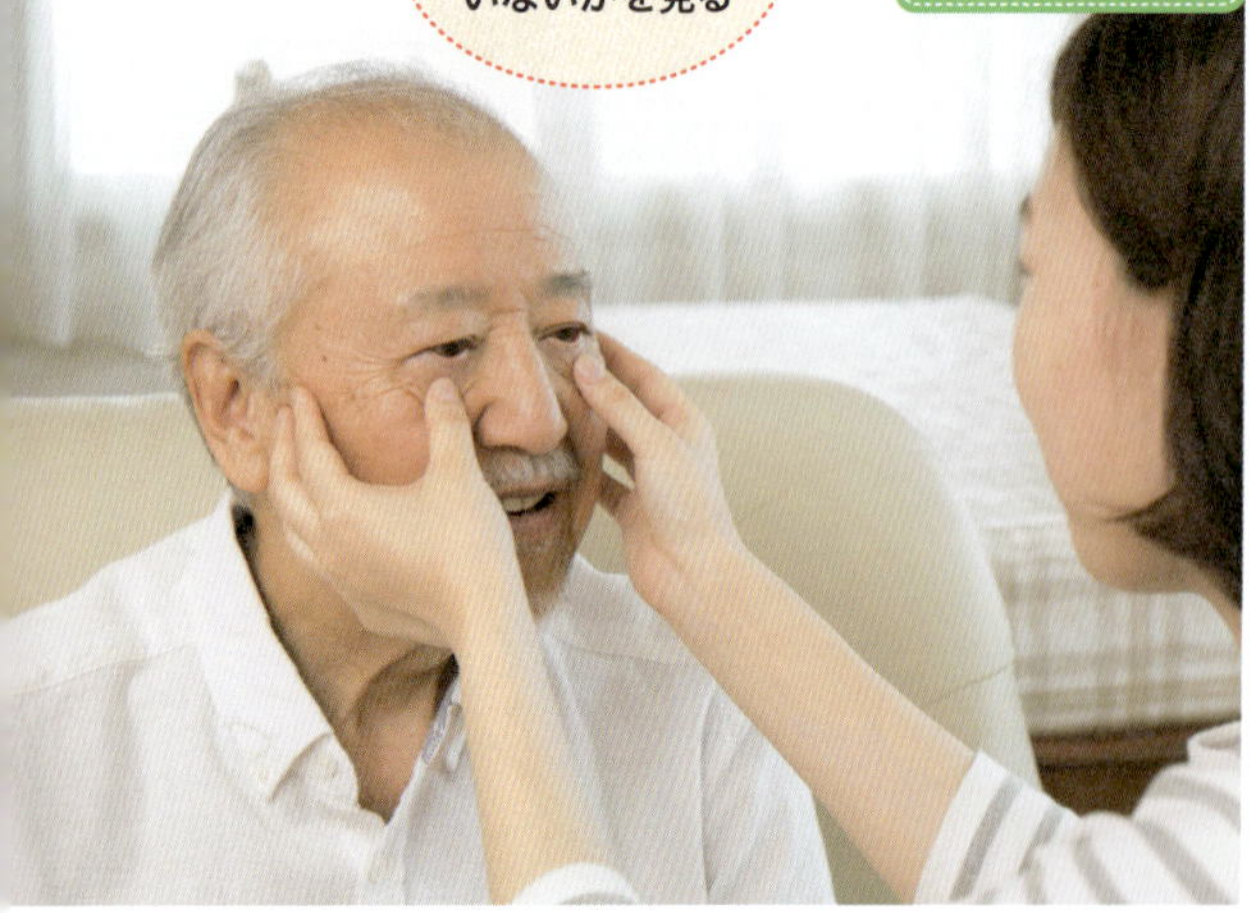

下瞼を軽く引っぱり、白目を見る。黄色ければ黄疸、白っぽいなら貧血、赤いときは結膜炎や睡眠障害などを疑う。

皮膚＆むくみ

Point
皮膚のハリはいつもどおり？靴下の跡はない？

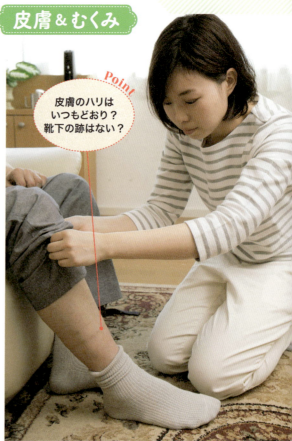

皮膚のハリやカサつき、色、湿疹の有無、巻き爪や白癬《はくせん》などをチェック。糖尿病のある人は壊疽につながることもあるので、低温やけどや足の傷にも注意。

表情＆覚醒度

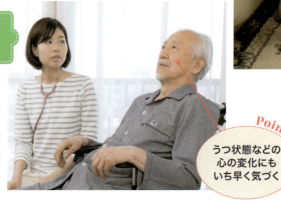

表情に変化はないか、会話に反応するか、話のつじつまは合うかなど。意識障害があれば脳血管障害や認知症、脱水などの可能性を考える。

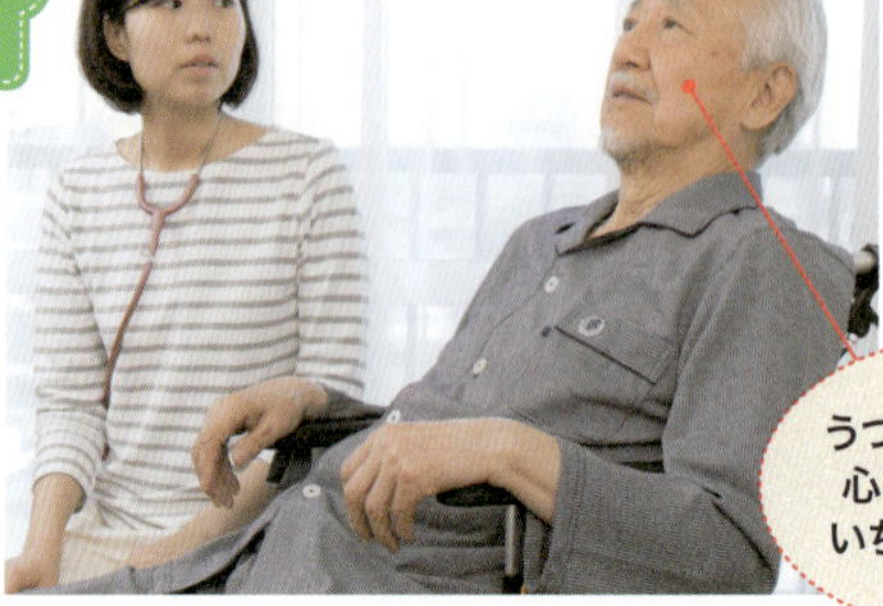

Point
うつ状態などの心の変化にもいち早く気づく

動作のチェックを療養指導につなげよう

動作を観察し、より生活しやすくする方法を提案、指導する。
脳卒中や認知症などの発症後はとくに、無意識の動作ができなくなることが多い。

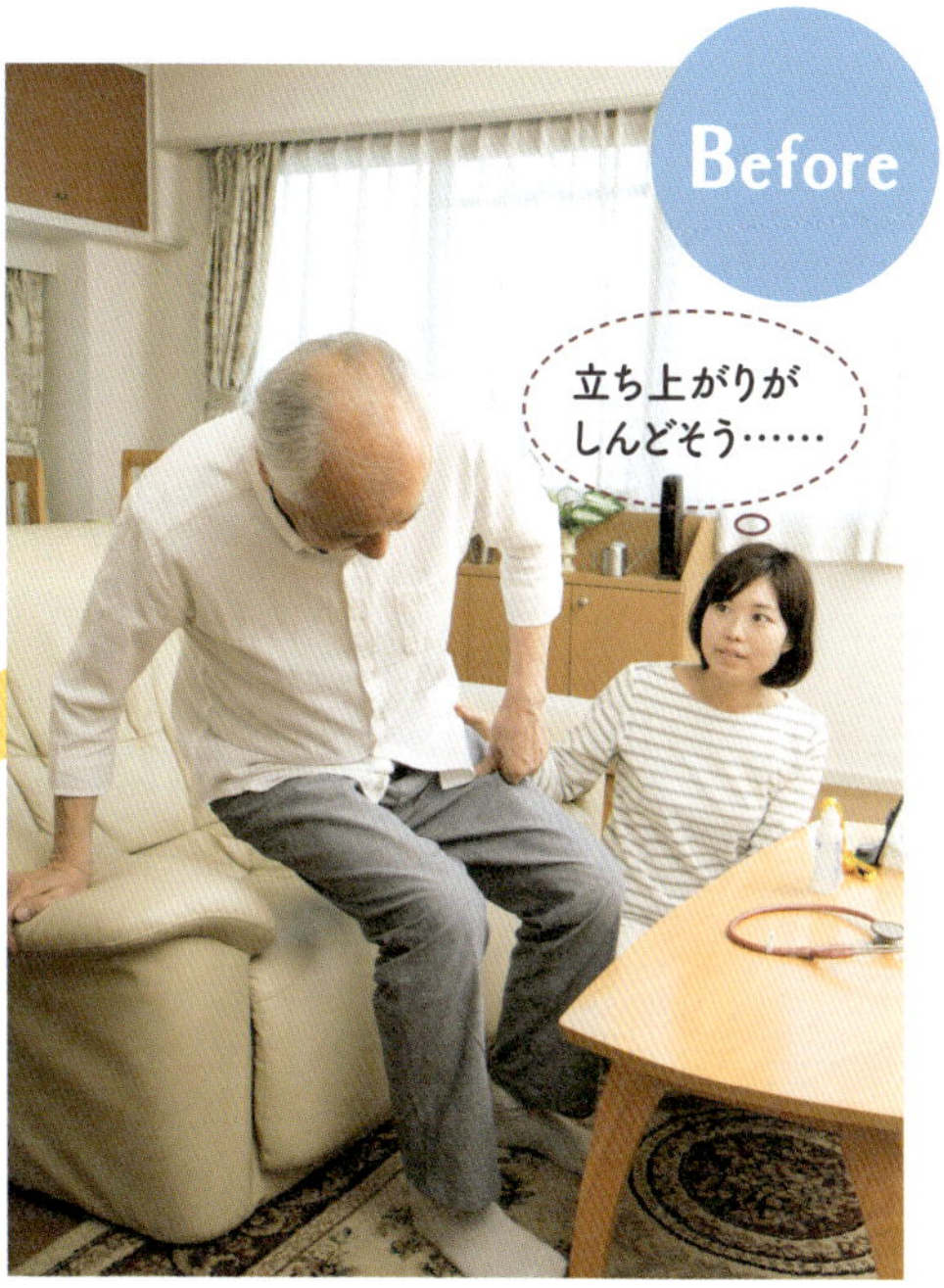
Before
立ち上がりが
しんどそう……

立ち上がるときの細かい動作がわからなくなり、体を真上に引き上げようとしている。

楽に立てる体の使いかたを指導

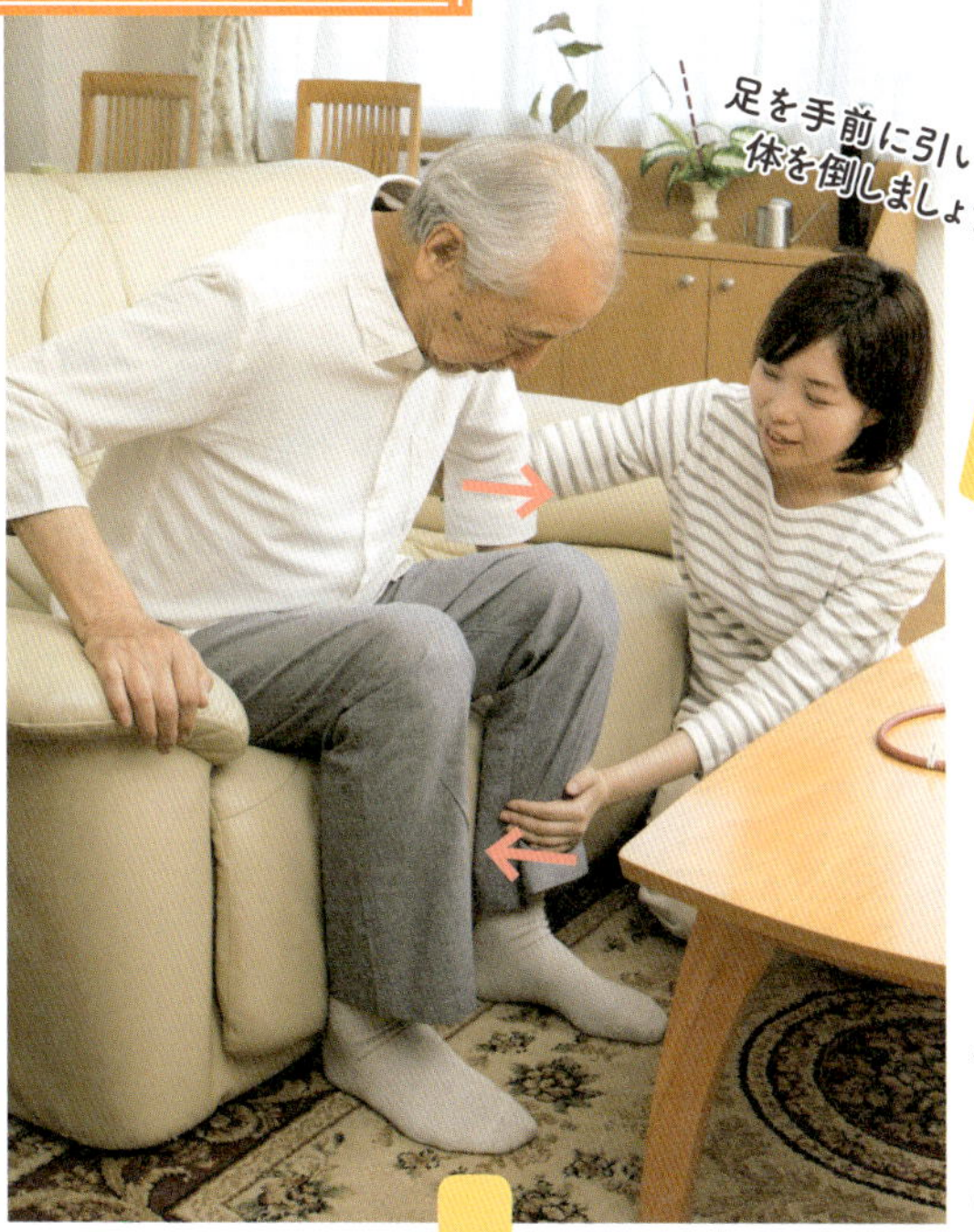
足を手前に引いて、
体を倒しましょう

足を手前に引いて上体を傾けると、重心が前に移り、おしりが自然と浮く。わかりやすい言葉でひとつずつ説明を。

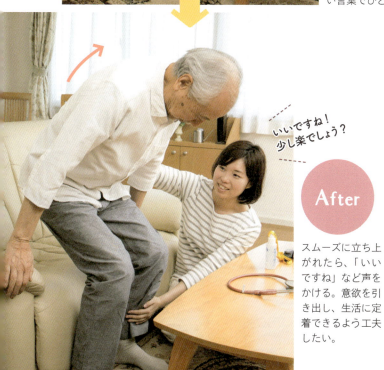

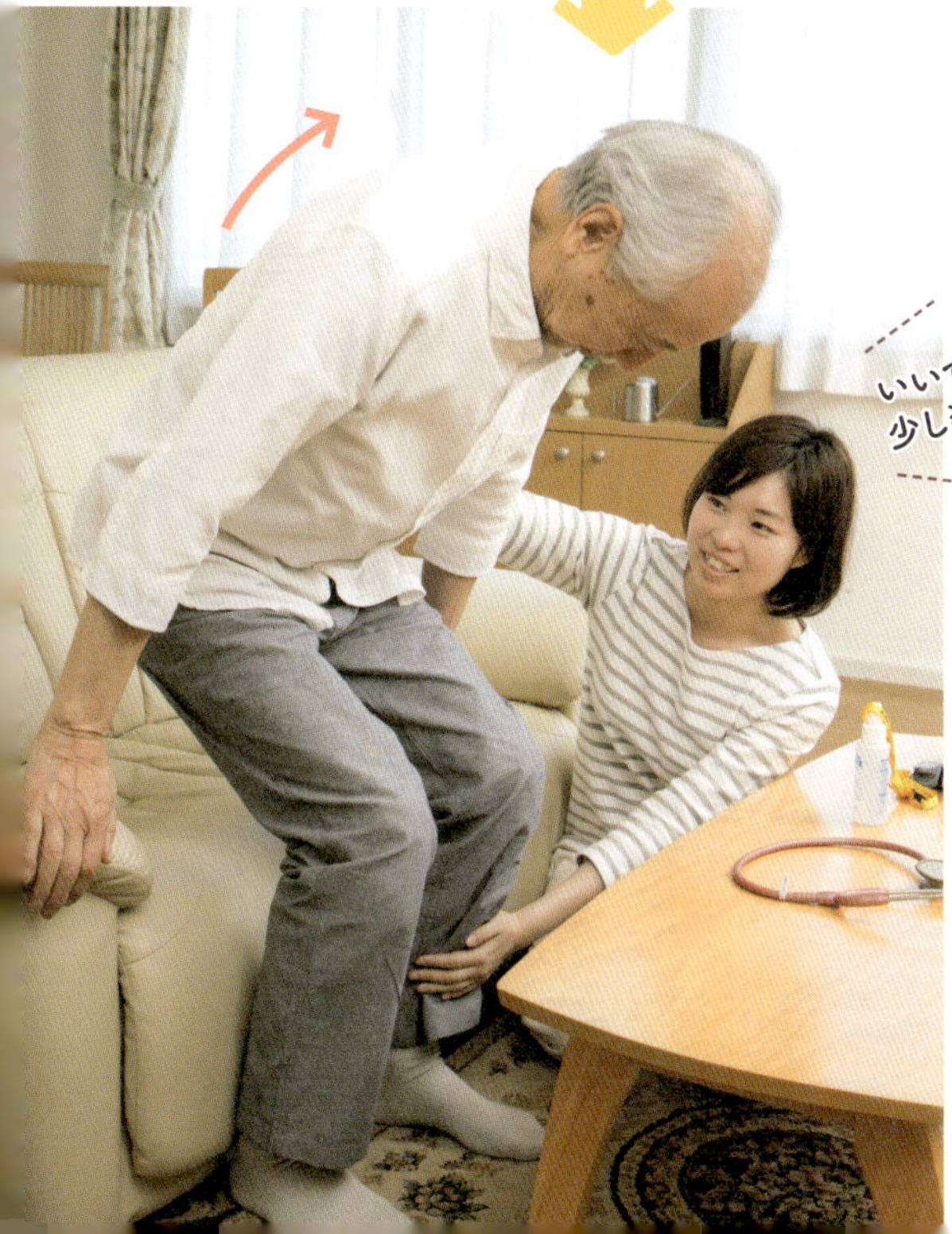
いいですね！
少し楽でしょう？
After

スムーズに立ち上がれたら、「いいですね」など声をかける。意欲を引き出し、生活に定着できるよう工夫したい。

生活スペースの変更も提案しよう

ダイニングテーブルに手をついて立つ方法なら、無理なく立てるため、普段はダイニングの椅子に座るという提案もよい。ただし、療養者がどう過ごしたいかをいちばんに考えて。「この人の提案ならやってみよう」と思わせる信頼関係も大事。

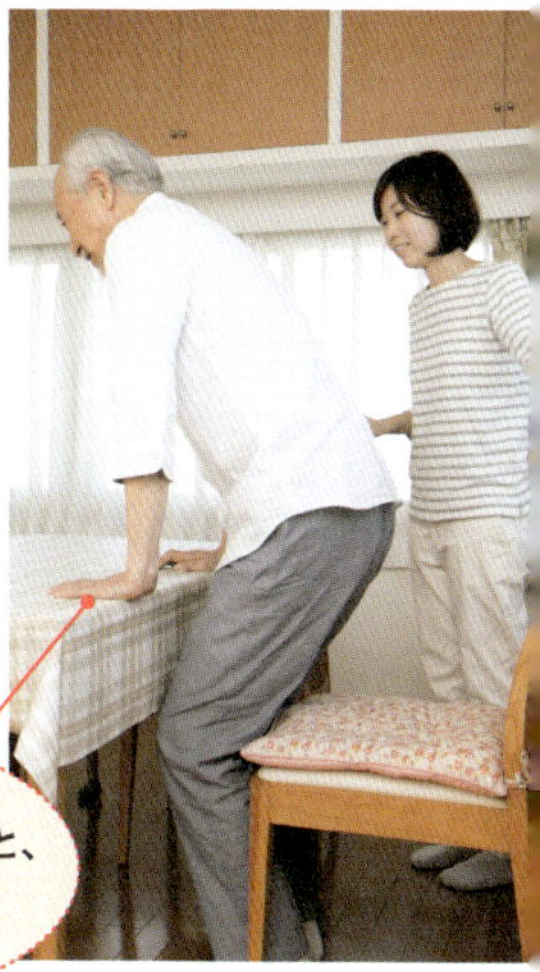
Point
手を前方につくと、
立ちやすい

聴診

必要な道具
・ステート

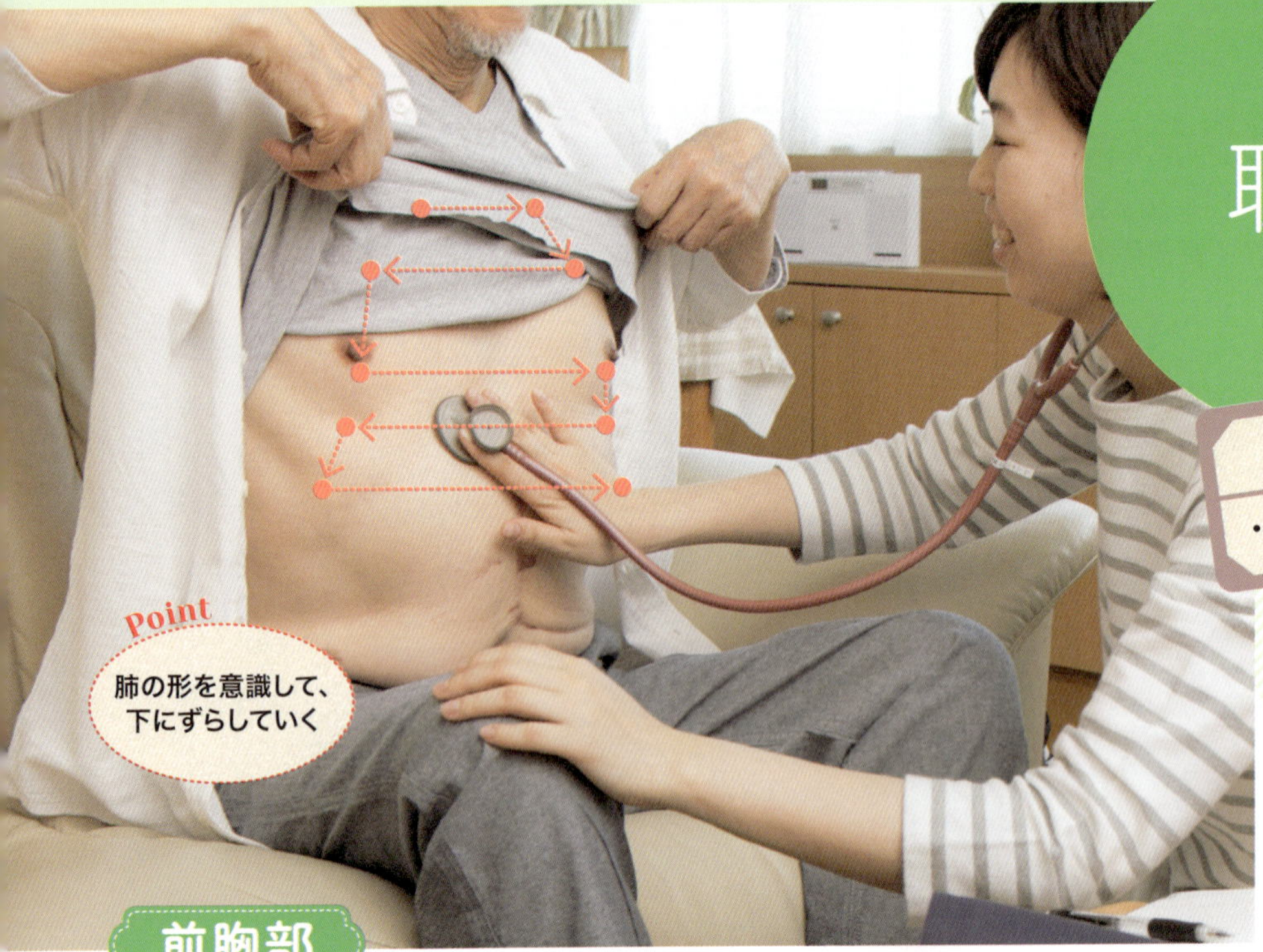

前胸部

服をまくってもらい、左右交互にステートを当て、下ろしていく。血圧測定時と同様、会話しながら自然に音を聞く。

背部

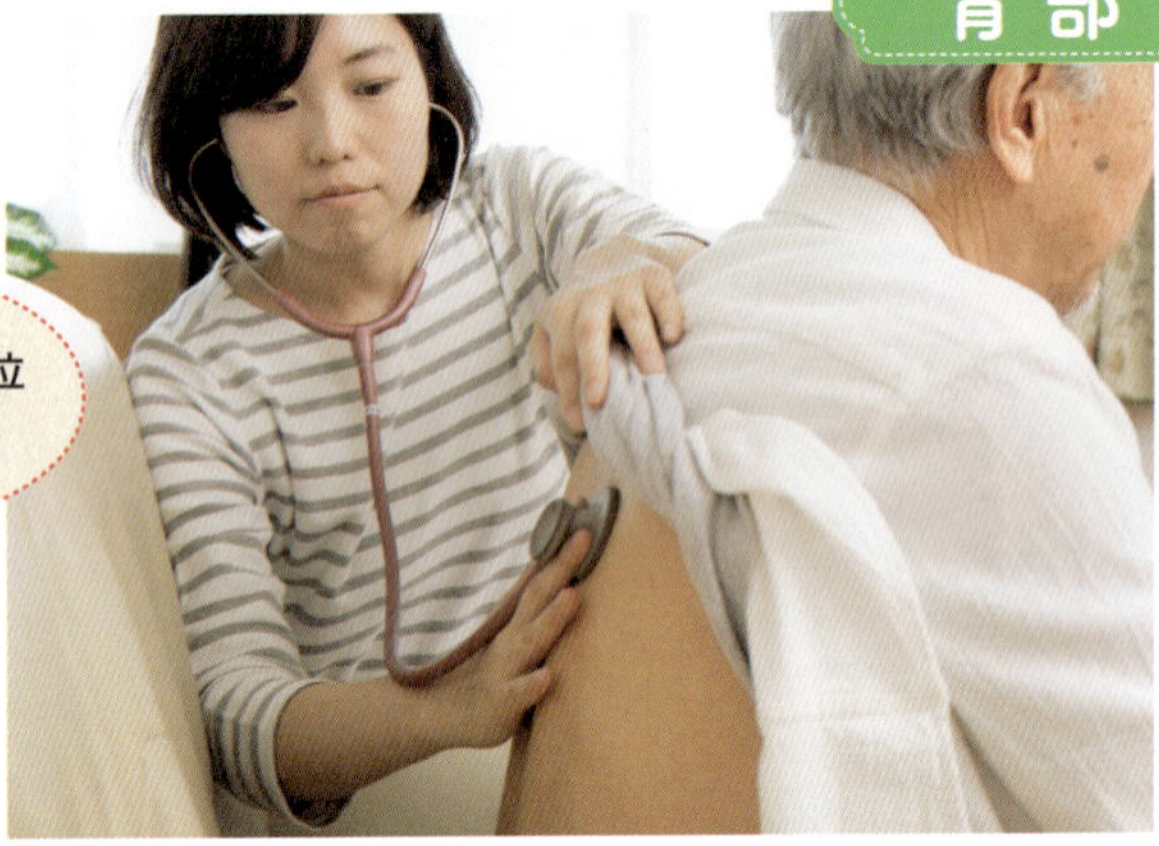

背中側も同様に、呼吸音を確認。寝たきりの人では、背中側に痰がたまりやすい。ベッドで側臥位にしてから、ていねいに聴診する。

胸の音をいつも聞いていれば「今日はおかしい」とわかる

聴診は、体の内側で発生する音を、ステートで聞きとり、体内の状態を推測する方法です。**訪問時には必ず、呼吸音を中心に、心音や血管音、腸蠕動音《ちょうぜんどうおん》などを確認します。**

聴診の前に、ステートのチェストピース部分をアルコール綿で消毒します。ステートが冷たいと、療養者を不快にさせてしまうことがあります。手で温めてからあてるようにしましょう。

聴診で大切なのは、「普段と違う音がするかどうか」です。何十種類もの音を細かく聞き分けて、診断までする必要はありません。

いつもと違う呼吸音がするなら、体位を変えて排痰を促したり、痰の吸引を試みます。それでも**音が変わらず、動脈血酸素飽和度も改善しない場合は、主治医に診てもらったほうがよいでしょう。**バイタルサインや生活状況とあわせて判断してください。

このように医師につなぐ判断をするのが、訪問看護師の仕事。そのためには、普段から胸の音を欠かさず聞いておくことが、いちばん重要だといえます。

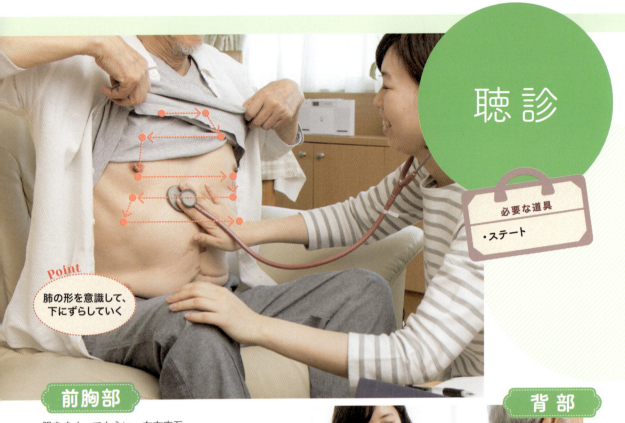

ここをチェック！

腸《ちょう》蠕《ぜん》動《どう》音《おん》の減弱

腸の蠕動運動低下が考えられる。高齢者は便秘が原因のことが多い。

腸蠕動音の亢進

食事後以外に、下痢、胃腸炎などの場合に、腸蠕動音が大きくなる。

音そのものの変化

金属どうしがぶつかったような音の場合、腸管の狭窄・閉塞を疑う。

腹部

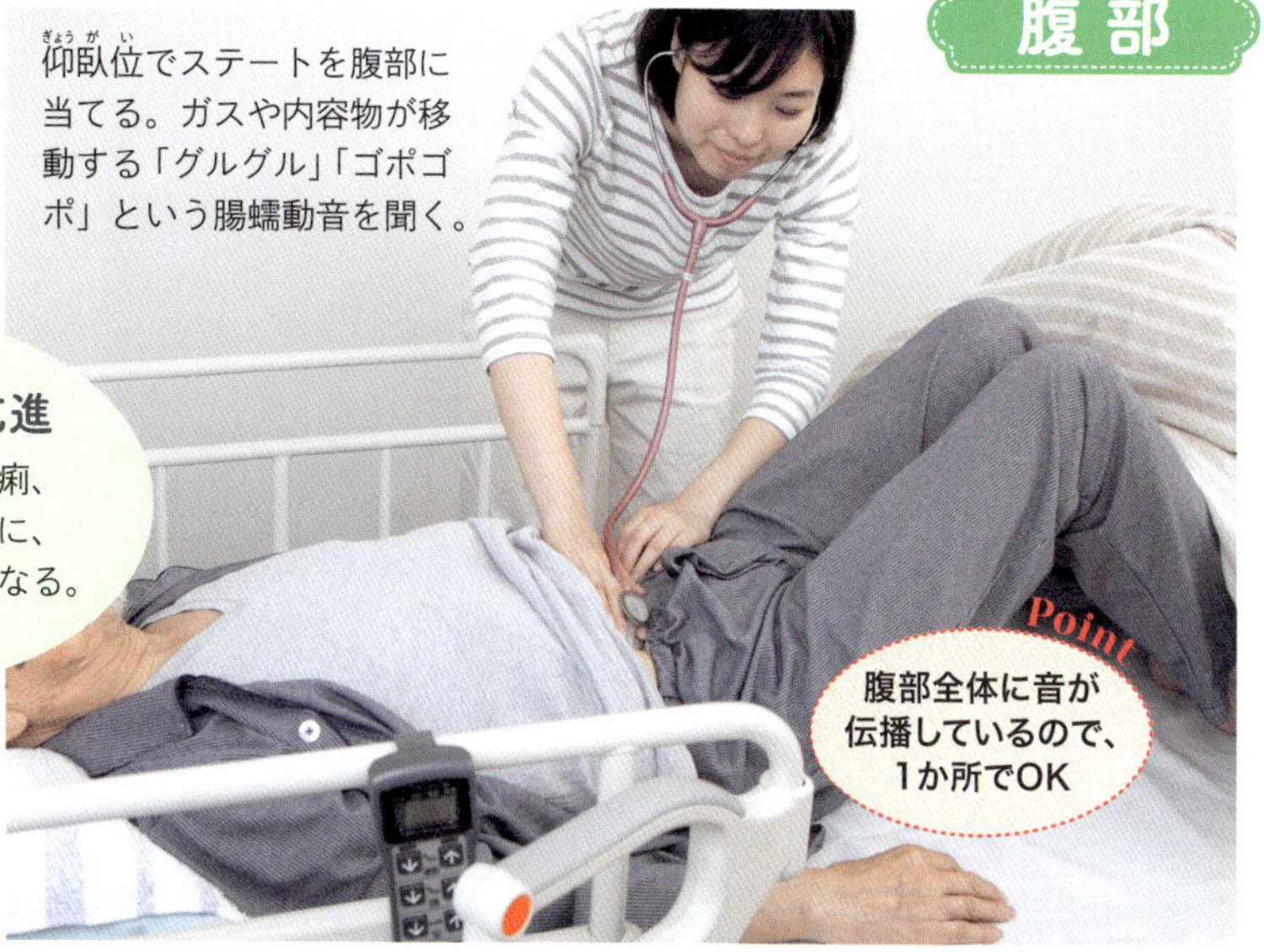

仰《ぎょう》臥《が》位《い》でステートを腹部に当てる。ガスや内容物が移動する「グルグル」「ゴポゴポ」という腸蠕動音を聞く。

Point
腹部全体に音が伝播しているので、1か所でOK

副雑音の有無とあわせて、原因を推測

下記の程度の音の聞き分けができれば、十分。「普段と違い、どんな音がするか」を説明できると、主治医がすぐに往診すべきかの判断に役立つ。

呼吸音はいつもと同じ？

いつもと違う

- **Ⅰ 音の減弱**
  換気量の低下や、胸水の貯留などが疑われる。
- **Ⅱ 音の増強**
  対側肺の機能障害時に起こる、代償性換気量増大など。
- **Ⅲ 呼気延長**
  末梢気道の狭窄・閉塞などの可能性がある。
- **Ⅳ 位置の異変**
  肺炎、胸水貯留、肺うっ血などが疑われる。

いつもと同じ → 副雑音は聞こえる？

- 聞こえない → 正常
- 聞こえる → 副雑音は連続性？断続性？
  - 連続性 → 音の高さは？
    - 低い → **いびき音**：グーグーという低い音。太い気管支の狭窄など。
    - 高い → **笛《てき》音《おん》**：ヒューヒューという高音。細い気道の狭窄など。
  - 断続性 → 音の細かさは？
    - 粗い → **水泡音**：ブクブク音。痰の貯留、肺炎、肺水腫など。
    - 細かい → **捻《ねん》髪《ぱつ》音《おん》**：バリバリという細かい音。間質性の病変など。

副雑音が聞こえる場合は、聞こえるタイミングや左右差を意識して聴診。一度咳をしてもらうと原因が除去され、副雑音が聞こえなくなることもある。

（『フィジカルアセスメントがみえる 第1版』医療情報科学研究所編、メディックメディア、2015より作成）

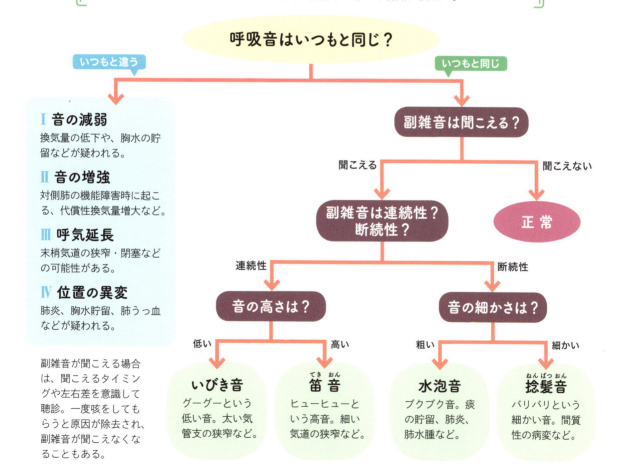

触診

頸部リンパ節

Point
感染症による
腫れなどが
ないか確認

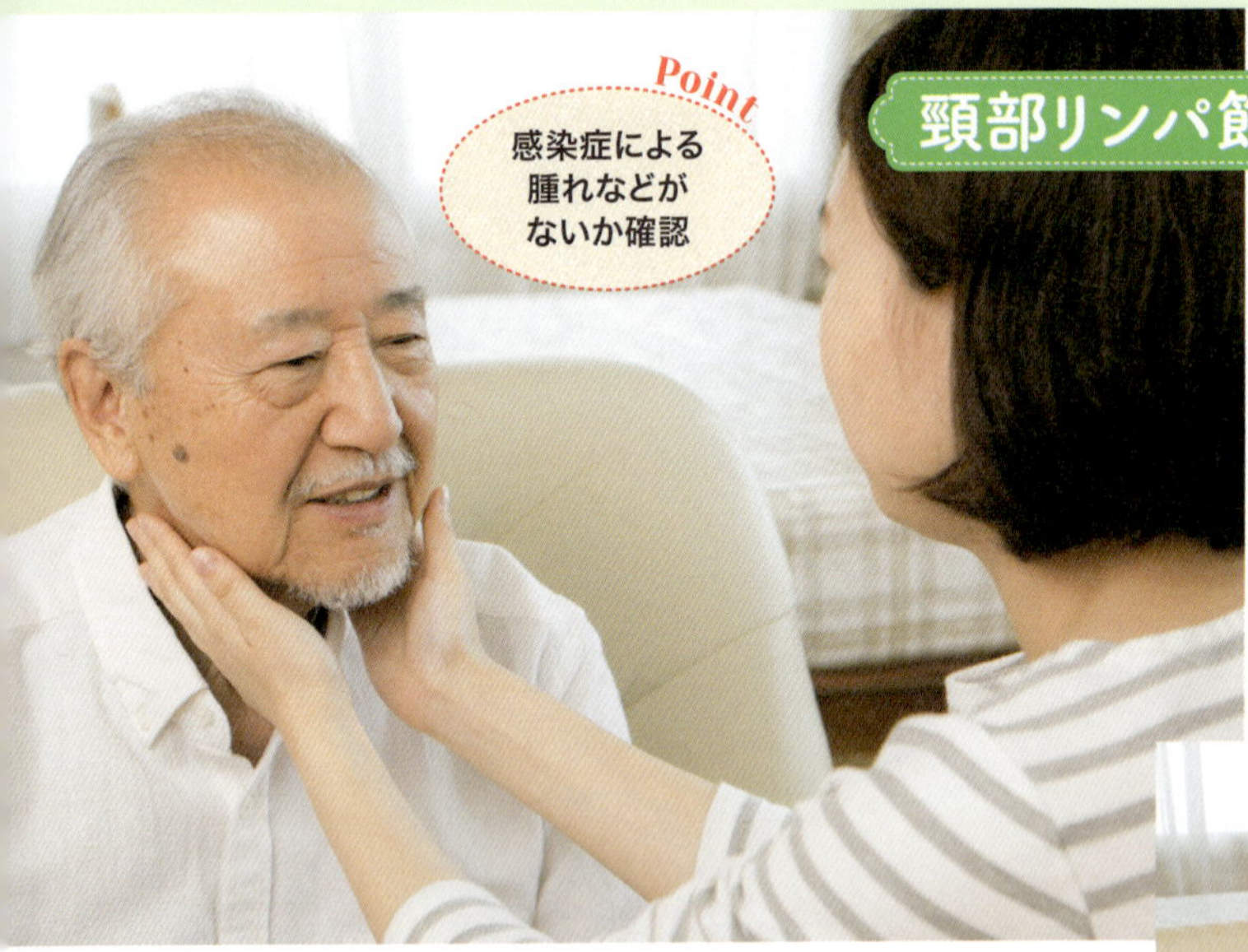

首のリンパ節に両手を当てて、やさしく円を描くように触診する。左右差を意識して。

皮膚のハリ

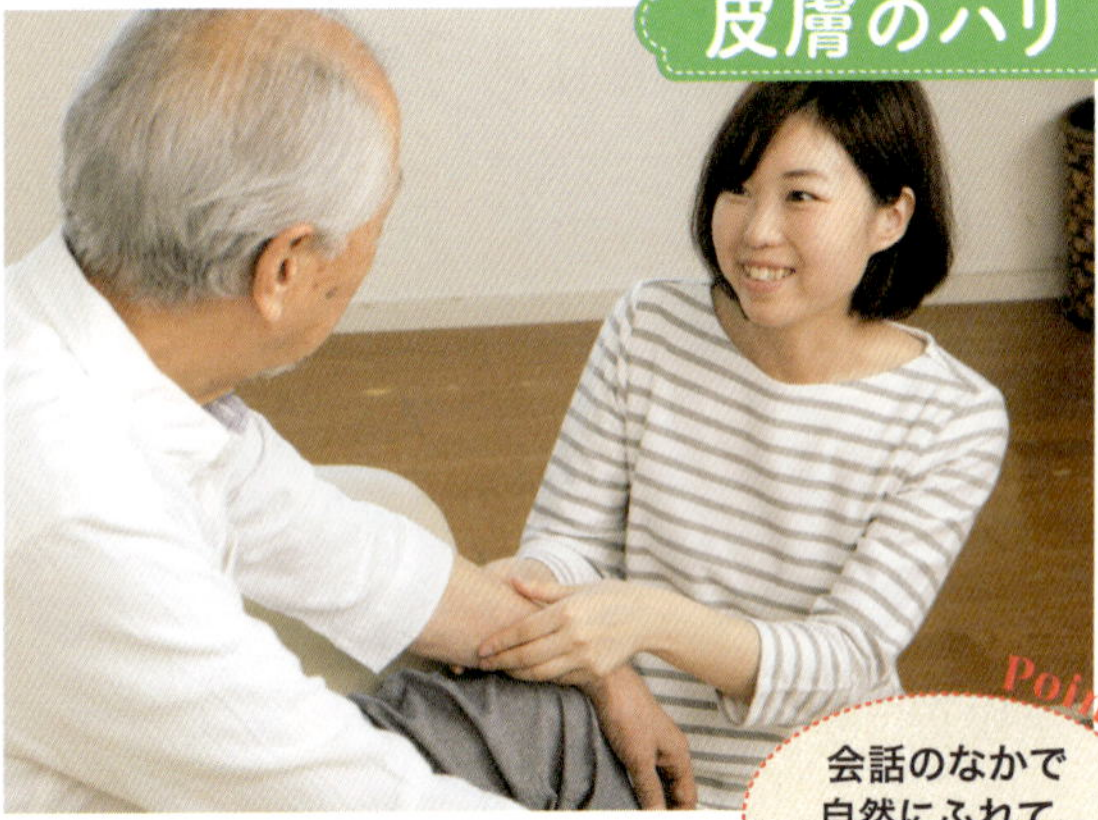

Point
会話のなかで
自然にふれて、
確かめる

「ちょっとさわらせてもらいますね」と、自然な感じでチェック。皮膚の色も見る。

浮腫

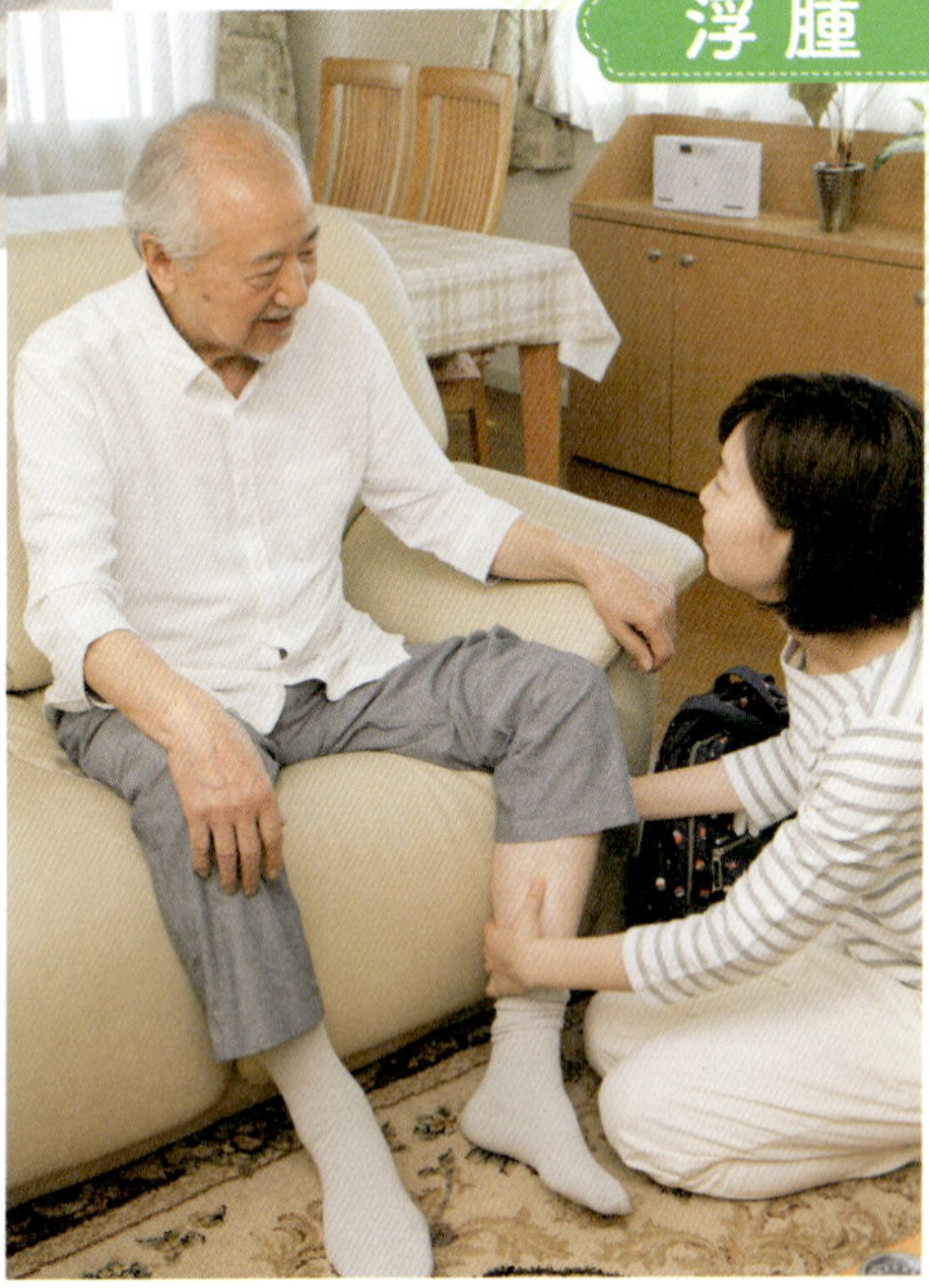

すねや足背を親指で圧迫し、圧迫痕《あっぱくこん》の有無を確認。浮腫のある皮膚は傷つきやすいのでやさしくふれる。

基礎疾患によっては胸、腹部、足先にもふれる

手で直接、療養者の体にふれて、内部の状態や皮膚の状態を推測します。**心疾患・呼吸器疾患のある人には胸部の触診で、心臓の大きさや胸郭の可動性を確認します。**足にふれて、浮腫も確認します。

腹部の触診では、腹壁の緊張や圧痛の有無、腹腔内の腫瘤《しゅりゅう》の有無を調べます。とくに**便秘が疑われるとき、「おなかが痛い」という訴えがあったときには、原因を絞り込むための触診が欠かせません。**まず片手で1～2㎝ほど圧迫する「浅い触診」をしてから、「深い触診」を。利き手の上にもう一方の手を重ね、3～5㎝程度圧迫します。

圧痛や腫瘤を触知した場合は、解剖学的な臓器の位置と照らし合わせてアセスメントすることが大切。たとえば、**左下腹部（S状結腸）の腫瘤は便塊《べんかい》が多く、圧迫で変形したり位置が変わったりします。**

手で圧迫したときより、圧迫を解除したときに痛みが強くなる「反跳痛《はんちょうつう》」は腹膜炎の特徴。また、腹部上方の心窩部《しんかぶ》に痛みがあるときは、心筋梗塞の可能性もあります。

打診

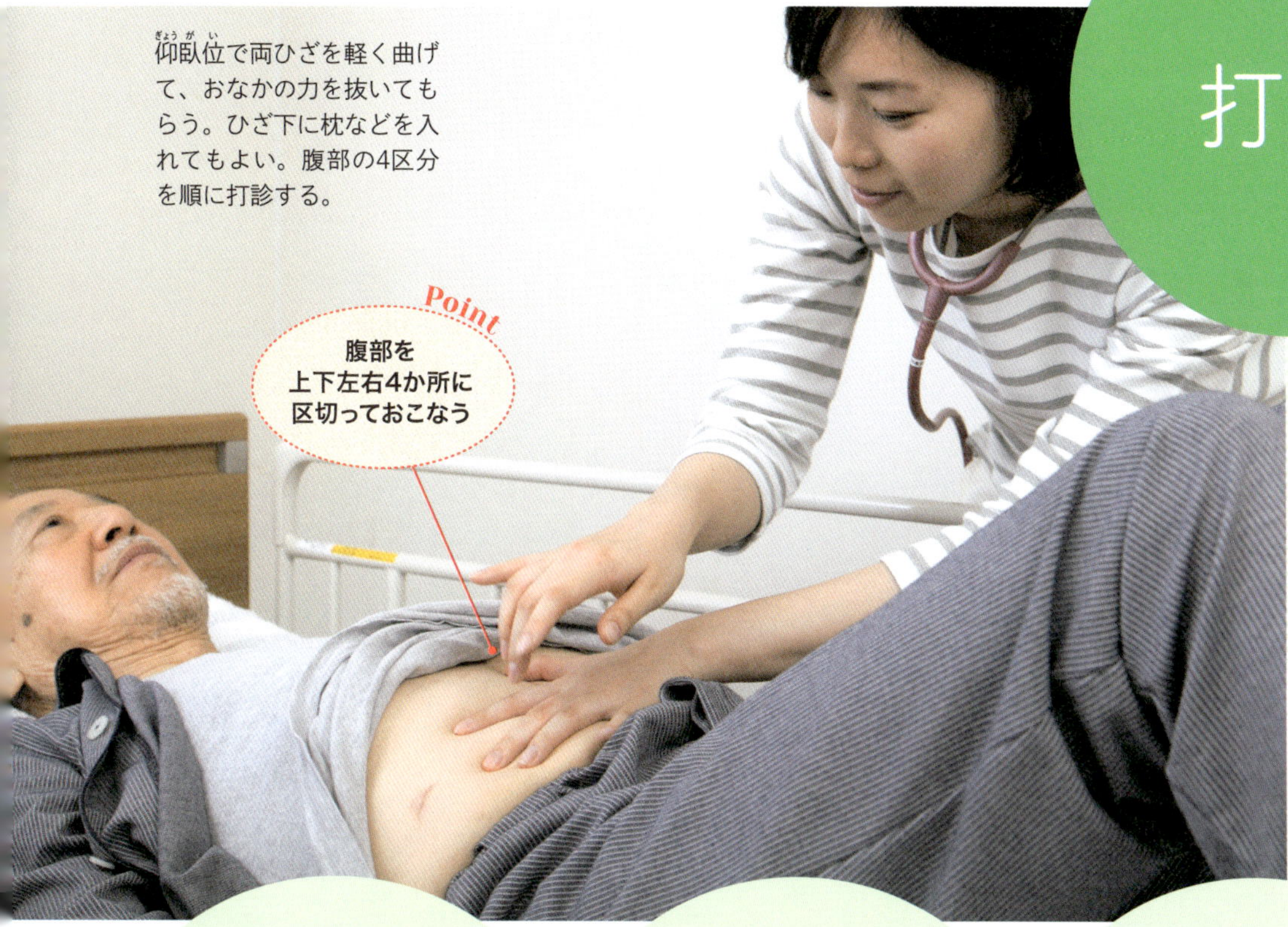
Point
腹部を
上下左右4か所に
区切っておこなう

仰《ぎょう》臥《が》位《い》で両ひざを軽く曲げて、おなかの力を抜いてもらう。ひざ下に枕などを入れてもよい。腹部の4区分を順に打診する。

ここをチェック！

腹水・肝腫大・腫瘤などの異変

手でふれて、硬さも確認する

鈍い濁音があれば、触診で腫瘤などの有無も確認。腹水では腹部全体の膨隆《ぼうりゅう》も見られる。

痛みの有無

打診後に軽く押して、圧痛点をチェック

打診時に痛みがある場合、皮膚の炎症、腹部臓器の腫瘤《しゅりゅう》や炎症、腸閉塞、便秘などが疑われる。

便の貯留部位

濁音のする位置に便がたまっている

鈍い濁音がする部位には、便塊《べんかい》がたまっている可能性が高い。左下腹部に多い。

高齢者のほとんどは便秘がち。腹部を中心に打診する

体表をたたくことで生じる音から、内部の状態を推測する「打診」もおこないます。いくつかの方法がありますが、指でたたく関接打診法が一般的です。

打診では、「ポンポン」と響くような高い音（鼓音）と、鈍く詰まったような音（濁音）を聞き分けるのが基本。**療養者の表情を見て、痛みがないかどうか確認しながらおこないましょう。打診で痛みが生じる場合は、腹腔内に炎症が起こっている可能性があります。**

通常は、腹部の大部分で鼓音が確認できます。これは腹壁の近くに、ガスを含んだ腸管が位置しているためです。**濁音が聞こえる場合は、「便塊の貯留」「腹水」「肝臓などの臓器の腫大《しゅだい》・腫瘤」などが疑われます。**腹水の場合、仰《ぎょう》臥《が》位《い》でへそ周辺に鼓音、側部に濁音を生じるのが特徴です。

高齢者にとくに多いのは便秘ですが、打診だけで正確な判断はできません。視診や触診、聴診などもあわせて、総合的にアセスメントしていきます。

Ⅶ 訪問後の報告・連絡

急を要する症状は、医師に連絡を。多職種のつながりも大切に

1日の訪問を終えたら、訪問看護ステーションへと戻ります。その日のケアで気になったことを上司に報告。早急な処置が必要な場合は、その日のうちに主治医に連絡しておきます。

上司にまず相談すべきは「医師への連絡が必要か」

訪問看護師は、訪問看護ステーションという組織の一員であり、ケアチームの一員でもあります。**情報を共有し、業務をスムーズに進めるためには、「報告」「連絡」「相談」が欠かせません。**

夕方、訪問看護ステーションに戻ったら、上司に訪問全般について報告します。少しでも判断に迷うことがあれば、必ず相談しましょう。**とくに重要なのは、「すぐ医師に連絡すべき事柄かどうか」です。その日の夜にトラブルが起こりそうなら、すぐに医師に連絡して指示をあおぎ、営業時間内に対処します。**そうすれば、療養者もオンコール当番も安心して、夜を過ごせます。

緊急度がそれほど高くなければ、翌日以降に、医師やケアマネジャーなどに連絡して、対処法を検討していきます。

報告、連絡、相談の際には、簡潔明瞭に伝えるようにしましょう。「誰が」「誰に」「いつ」「どこで」「何を」「どのように（どのくらい）」という6つの要素を整理して話すように心がけてください。

医師への連絡手段は、緊急度で使い分ける

多忙な医師への連絡は、効率よく。緊急度に応じて、連絡手段を使い分ける。

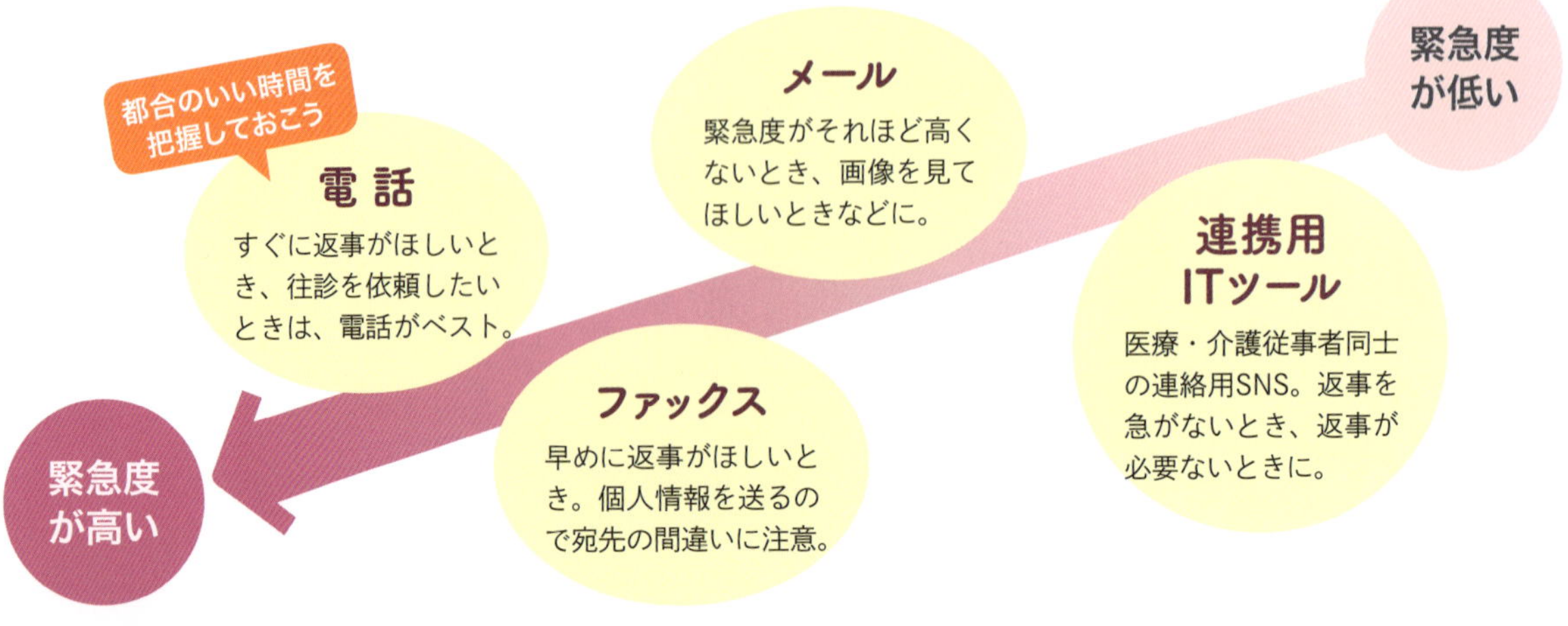
緊急度が低い
メール
緊急度がそれほど高くないとき、画像を見てほしいときなどに。
連携用ITツール
医療・介護従事者同士の連絡用SNS。返事を急がないとき、返事が必要ないときに。
都合のいい時間を把握しておこう
電 話
すぐに返事がほしいとき、往診を依頼したいときは、電話がベスト。
ファックス
早めに返事がほしいとき。個人情報を送るので宛先の間違いに注意。
緊急度が高い

ケアチーム全員で、療養者の変化を共有

介護保険利用時は、ケアマネジャーが全体を統括するが、急変時などに看護師が調整役となることも。各職種がおこなうこと、得意とすることをよく理解しておこう。

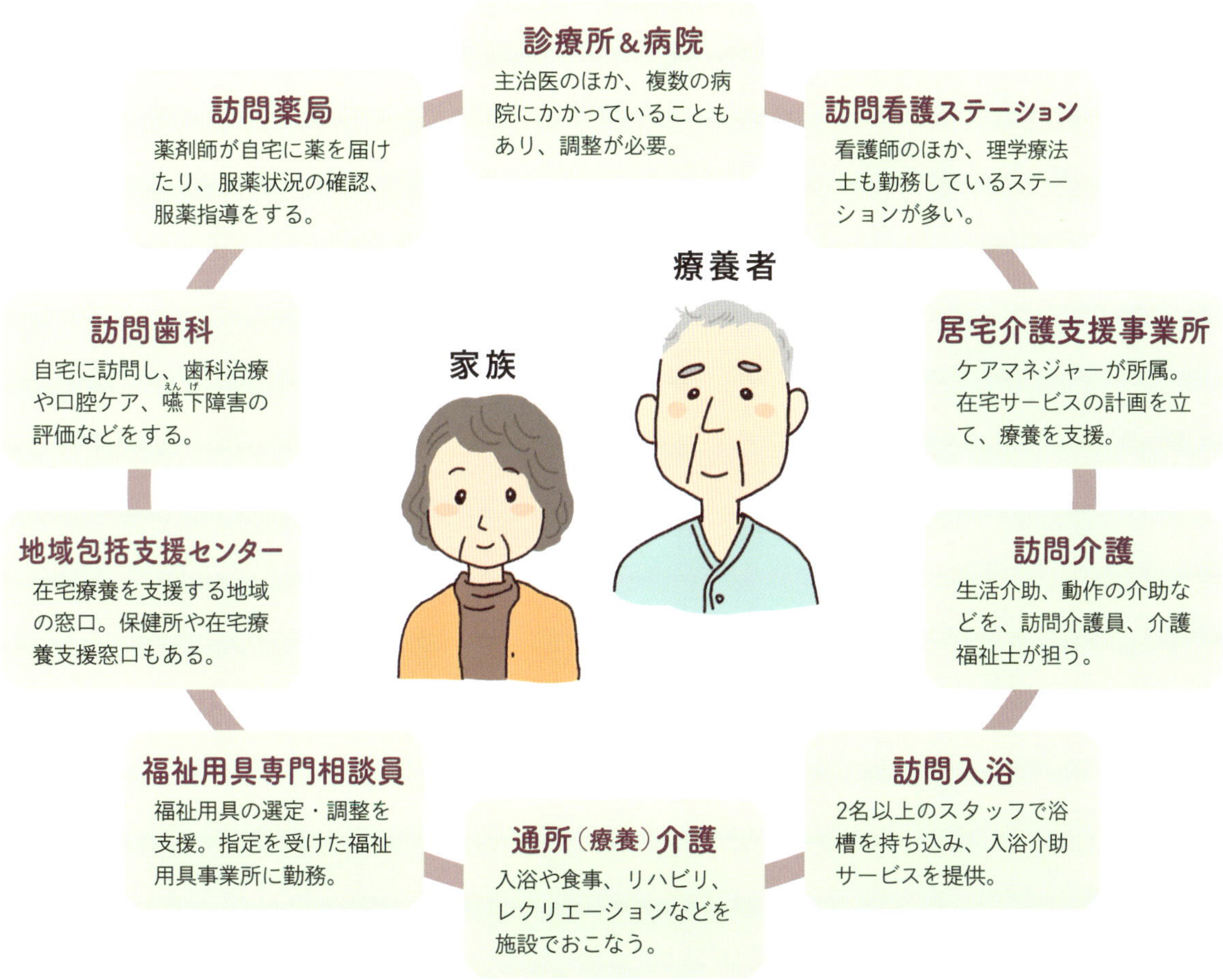

診療所＆病院
主治医のほか、複数の病院にかかっていることもあり、調整が必要。
訪問看護ステーション
看護師のほか、理学療法士も勤務しているステーションが多い。
居宅介護支援事業所
ケアマネジャーが所属。在宅サービスの計画を立て、療養を支援。
訪問介護
生活介助、動作の介助などを、訪問介護員、介護福祉士が担う。
訪問入浴
2名以上のスタッフで浴槽を持ち込み、入浴介助サービスを提供。
通所（療養）介護
入浴や食事、リハビリ、レクリエーションなどを施設でおこなう。
福祉用具専門相談員
福祉用具の選定・調整を支援。指定を受けた福祉用具事業所に勤務。
地域包括支援センター
在宅療養を支援する地域の窓口。保健所や在宅療養支援窓口もある。
訪問歯科
自宅に訪問し、歯科治療や口腔ケア、嚥《えん》下《げ》障害の評価などをする。
訪問薬局
薬剤師が自宅に薬を届けたり、服薬状況の確認、服薬指導をする。
療養者
家族

切れ目ないケアのために多職種でケアプランの調整を

医師以外の職種との連携も大切です。たとえば、薬の変更時には、訪問介護員や通所介護の職員などにも伝えます。褥瘡《じょくそう》が悪化していれば、ケアの変更のほか、福祉用具の導入が必要なこともありますから、訪問介護員やケアマネジャーなどに連絡が必要。この場合、ケアマネジャーへの連絡は急ぐことはありませんが、訪問介護員には次の訪問日までに連絡します。

ほかの職種の専門性と業務内容を把握し、いますぐに伝えるべき要件か、そうでないかを判断して、スムーズな連携を図ります。

逆に、ほかの職種やケアマネジャーからも情報が入ります。訪問看護ステーション内で情報を共有して、どのように対応すべきかを考えて行動に移します。

適切な支援のためには、サービス全体の調整も重要です。介護保険の利用なら、ケアマネジャーが担いますが、訪問看護師にもサービス全体を統括する能力が求められます。必要に応じて、医療職としてのアドバイスや情報提供もおこなっていきます。

報告書を作成し、月に1回、主治医に送る

訪問看護報告書は、訪問看護指示書を作成した主治医に対して、月1回提出する。
パソコンで作成するほか、複写式用紙で記入する、モバイル端末で入力するなどの方法もある。

別紙様式2

訪問看護報告書　(2018年2月分)

氏名	墨田 はなえ　様 (女性)	生年月日	昭和5年2月3日　(87歳)
住所	墨田区中央1-1-1	要介護度の認定状況	要介護5　H30.2.1 ～ H30.7.31

訪問日	1	2	3	4	5	6	7	8	9	10	11	12	13	14	15	16	○訪問日
	木	金	土	日	月	火	水	木	金	土	日	月	火	水	木	金	◎2回以上
		○				○			○				○			○	△特指示中
	17	18	19	20	21	22	23	24	25	26	27	28	29	30	31		□長時間
	土	日	月	火	水	木	金	土	日	月	火	水	木	金	土		
				○			○				○			○			

病状経過

KT36.6～36.9℃、P50前後/分、Bp126～152/70前後mmHg、SAT97%前後で経過。

#1～2　今月も体調の悪化はみられない。粘性の痰が多いが口腔ケア、適宜吸引し、
対応している。SAT値低下なし。胃瘻のトラブルなく周囲皮膚状態も良好。
尿の流出2500～3000ml前後/日。週2回尿カテーテルを交換し、
閉塞等のトラブルなし。週2回摘便にて有形便を多量に排出している。
左腕のむくみが強く、肘部に湿疹等の皮膚トラブル起こりやすい。
伸展させて乾燥促し、軟膏を塗布している。また腰部に水疱形成繰り返すため、
寝衣や尿カテの圧迫に留意している。おおむね傾眠がちで、最近は筋緊張も弱め。

看護内容								
	○	バイタルサインのチェック	○	呼吸管理	○	カテーテル類の管理	○	社会資源の調整
	○	全身状態の観察	○	褥創予防と処置		ストマ管理	○	介護相談と指導
		疼痛コントロール	○	清潔援助	○	排便コントロール		その他( )
	○	栄養管理と指導	○	精神的ケア	○	リハビリ		
	○	服薬管理と指導	○	認知症の観察		ターミナルケア		

介護状況

長女、長女の夫と同居。介護はおもに長女が担う。

衛生材料等	使用量および使用状況		種類・量の変更	
	衛生材料等の名称:	尿道カテーテル 18Fr　蓄尿バッグ 滅菌蒸留水 10ccシリンジ キシロカインゼリー ガーゼ	衛生材料等(種類・サイズ・必要量等)の変更の必要性:	無
	使用及び交換頻度:		変更内容:	
	使用量:	尿道カテーテル 18Fr 8本/月　蓄尿バッグ 4個/月 滅菌蒸留水(20ml) 8本/月　10ccシリンジ 8本/月 キシロカインゼリー 50ml/月　ガーゼ 30枚/月		

特記すべき事項（頻回に訪問看護が必要な理由を含む）

上記の通り、指定訪問看護の実施についてご報告いたします。

平成30年2月28日

墨田ハートクリニック
在宅 太郎 先生

〒100-0000 東京都墨田区中央3-3-3
TEL 03(0000)0000　FAX 03(0000)0000
フラワー訪問看護ステーション　管理者　田中 華恵
担当者　向島 とも子

No.100

Point

「読んでもらう」意識をもって、簡潔に見やすく書く

Point

家庭の状況は看護師が詳しい。気になる変化を書いておく

病状の経過や看護の内容などを簡潔に記載。往診医の訪問は月2回程度が多く、家庭の状況はわかりづらいもの。介護者の健康状態や介護の状況、家族の生活状況の変化なども記載する。

訪問介護員、家族との連携ノートも用意したい

訪問看護は週1~2回がほとんど。訪問時は家族が不在のケースも少なくありません。訪問時以外の状況を知るために頼りになるのが、頻繁に訪問する訪問介護員です。**訪問介護員との連携ノートを用意して、食事・水分の摂取状況や排便状況、服薬状況、皮膚の状態などを記入してもらうとよいでしょう。**家族にも、気になることを書き込んでもらいます。同居していない家族やほかのケアスタッフが来たときも、連携ノートを見れば、療養者の状況やケアの内容がすぐにわかります。

また、**訪問看護師は、毎月1回、「訪問看護報告書」を作成し、主治医に送付することになっています。**ただ、医師のもとには、訪問看護を依頼した人数分の報告書が毎月送られてきますから、目を通すだけでも大変。主治医とは必要に応じて連絡をとっているので、報告書の内容は、主治医も知っていることがほとんどです。**看護内容や療養者の変化などを、簡潔に読みやすく記載するようにしましょう。**

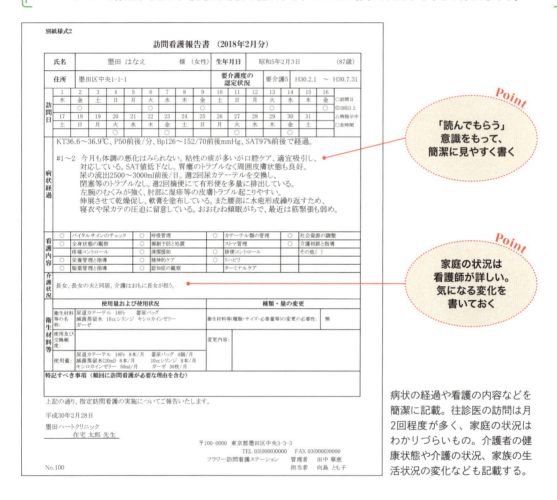

PART

2

医療の視点で、生活をケアする

医学的視点から、食事や排泄などの生活行為を
アセスメントし、ケアすることも訪問看護師の仕事。
本人や家族に対する適切な療養指導で、褥瘡《じょくそう》や浮腫などの症状を予防し、
症状が出たら早期に処置することも大切です。

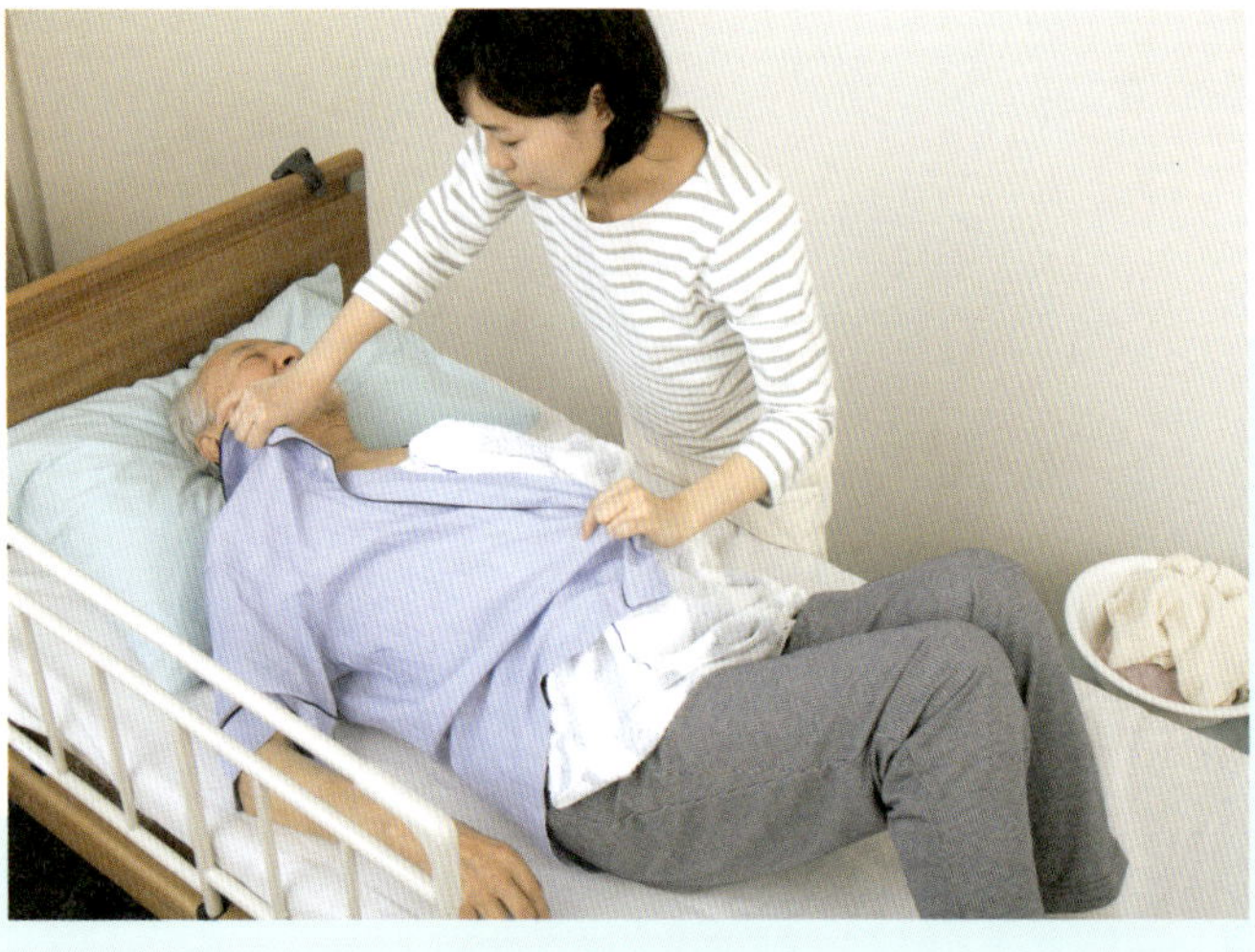

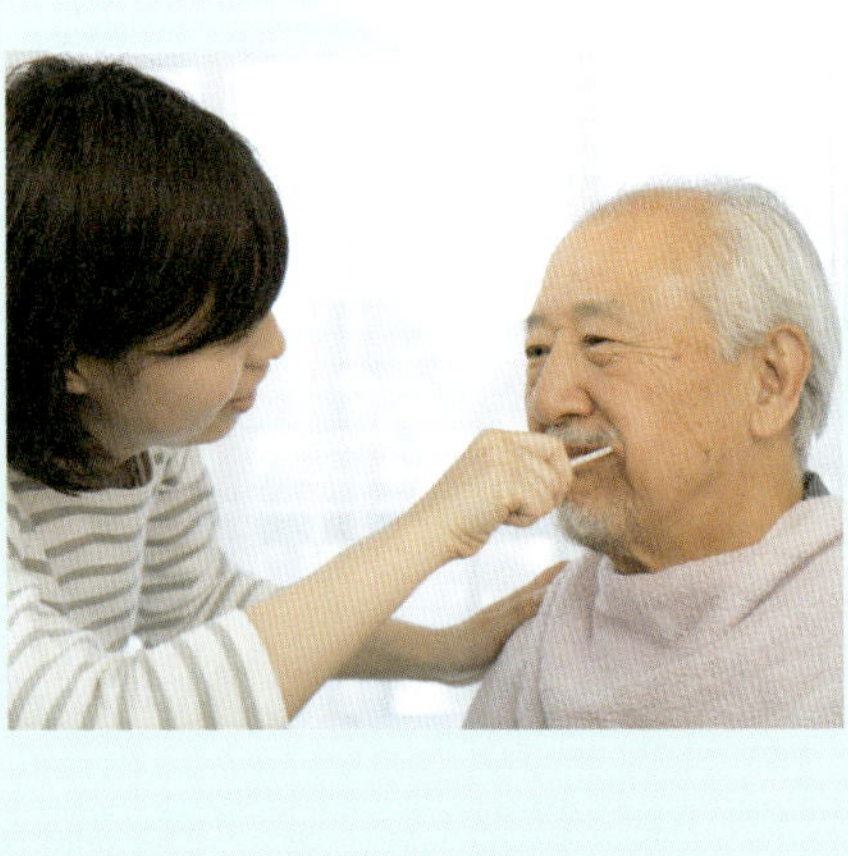

ケアの方法は療養者によっても、ステーションによっても異なります。ステーションの上司によく確認したうえで、おこなってください。

生活を支える看護

生理的ニーズを満たして快適な療養生活を叶える

食事や排泄、清潔行為は、生活の快適さに直結します。基礎疾患と症状を適切に理解したうえで、個々の療養者の生活機能に合った支援をおこないましょう。

食事や排泄などの生活行為を医学的視点で支える

在宅療養では、療養者と家族が疾患や障害を抱えながらも、自分らしく生きることをめざします。このなかで、看護師には、生活行為全般への支援が求められます。

たとえば、十分な睡眠がとれなければ、活動量も低下し、食欲や意欲も低下します。疾患の重症化や介護者の疲弊にもつながります。「食べる」「排泄する」「眠る」といった生理的ニーズが満たされなければ、その人らしい療養生活は望めません。

基礎疾患の症状や薬が、生理的ニーズの妨げとなっていることもあります。**医学的な視点で心身のアセスメントをしながら、妨げとなる要因をできるだけとり除きます。**

生活行為の支援のポイントは２つあります。１つは、療養者の自立を促すこと。看護師がいないときも、快適に安全に暮らせる状態へと導いていきます。

もう１つは、療養者、あるいは家族のニーズに基づいていること。医療を優先にするのではなく、その人の価値観や生活を大切にした支援をしていきましょう。

看護の基本理念が、療養生活に結びつく

看護研究で知られるV.A.ヘンダーソンは、看護の基本として下記の14項目をあげている。これらが満たされるように、また療養者が自立して暮らしていけるように支援をしていく。

ヘンダーソンの「基本的看護の構成要素」

1 正常に呼吸する
2 適切に飲食する
3 あらゆる排泄経路から排泄する
4 身体の位置を動かし、よい姿勢を保持する
（歩く、座る、寝る。これらの動作や姿勢をほかの動作、姿勢に変える）
5 睡眠と休息をとる
6 適切な衣類を選び、着脱する
7 衣類の調節と環境の調整により、体温を生理的範囲内に維持する
8 身体を清潔に保ち、身だしなみを整え皮膚を保護する
9 環境のさまざまな危険因子を避け、また他人を傷害しないようにする
10 自分の感情、欲求、恐怖あるいは〝気分〟を表現して他者とコミュニケーションをもつ
11 自分の信仰に従って礼拝する
12 達成感をもたらすような仕事をする
13 遊び、あるいはさまざまな種類のレクリエーションをする
14 〝正常〟な発達および健康を導くような学習をし、発見をし、あるいは好奇心を満足させる

4つの要因をよく理解し、生活のケアにつなげる

その人らしい生活には、「身体的要因」「心理的要因」「社会・文化的要因」「環境要因」の4つの要因が深く関わっている。個別の要因をよく理解し、生活行為の援助をする。

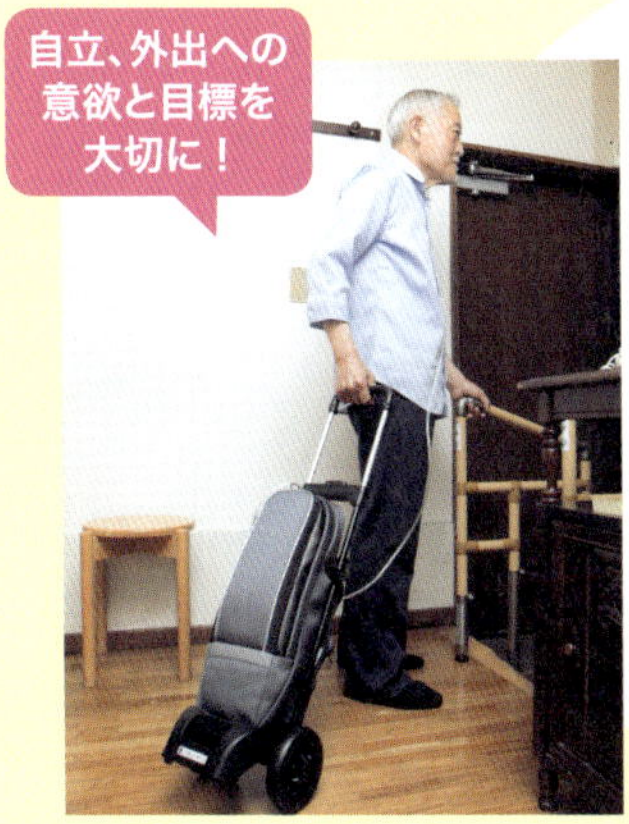

身体的要因

基礎疾患の、生活への影響は？
ADLはどのくらい保たれている？

生活行為を自分でおこなうことは、ADL（日常生活動作）の維持、寝たきり予防につながる。まずは基礎疾患とそれによる障害の程度を、適切に把握。自分で生活行為をおこなうための福祉用具の活用、家族や訪問介護員による介助法などの工夫を考える。

心理的要因

ケアへの抵抗感、体の不調による抑うつ感はない？

現状と今後の生活をどのように考えているか。不安や不満、ストレス、抑うつのほか、介護やケアに対する抵抗感や罪悪感はないか。このような心理的要因を敏感に感じとり、療養者にとって快適なケアを考える。

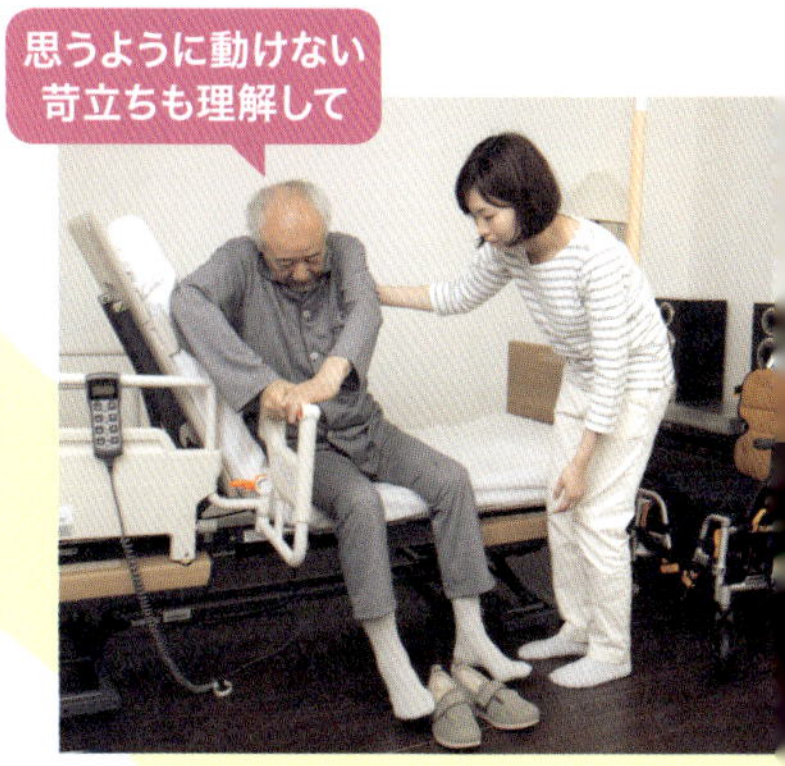

環境要因

住まいの環境は整っている？
家族の介護力はどのくらい？

療養者のADLに応じた福祉用具が導入されているか。家族は生活行為をどこまで介助できるのか。家族の生活状況も理解し、訪問介護員の協力も得ながら、無理なくおこなうための工夫を提案したい。

ここをチェック！

- ☑ 家族自身の健康維持力
- ☑ 介護への意欲、必要な知識の有無
- ☑ 買い物、炊事、掃除などの家事運営力
- ☑ 療養者とのコミュニケーション力
- ☑ 生活サイクルと、緊急時の対応力

社会・文化的要因

都市部と地方では生活も異なる。
療養者が暮らす社会、生活史は？

たとえば、都市部と地方では、移動手段や近隣との助け合いの有無などが大きく異なってくる。食習慣や清潔習慣にも地域差、個人差がある。
このような差異を踏まえ、その人が望む内容と頻度でケアを提供する。

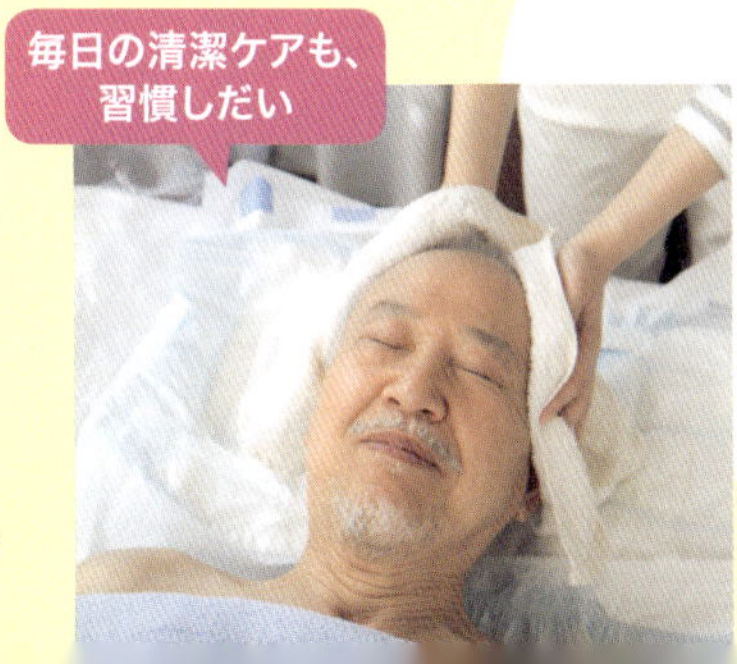

I 食事のケア

食べやすい環境をつくり 摂食嚥《えん》下《げ》機能を高める

食べる力は、生きる力そのもの。用意した食事を食べてくれないと、家族の不安も募ります。なぜ食べられないか、どうすれば食べる力が高められるかを、医学的視点から伝えましょう。

食べる力があるのに食べないのはなぜ？

在宅療養では「食べてくれない」という悩みをよく聞きます。この場合、嚥《えん》下《げ》機能だけでなく、多方面からのアプローチが必要です。たとえば、**テレビがついていると食事に集中できませんし、姿勢が崩れていると飲み込みにくいもの。環境を整えて、姿勢を正すだけでも、食べやすくなります**。

また、成人は1日に1〜1・5Lの唾液を分泌しますが、高齢者では500mLと少なくなります。口の中が乾いていると舌の動きが低下し、飲み込みにくくなりますから、マッサージや口腔ケアで、食べるための準備をすることが大切です。**嚥下機能が低下している場合は、機能に応じて食事の形態や回数、量を工夫します**。

食べることは命を維持すること。ただ、それだけではなく、脳を活性化し、嚥下機能をはじめとする身体機能や生理機能の維持にも役立ちます。療養生活の楽しみでもあり、コミュニケーションの場ともなるでしょう。できる限り「自分で食べる」ことをめざして支援していくことが大切です。

家族、訪問介護員、STと連携。チーム力で食を支える

日々の食事介助は、家族や訪問介護員が中心となっておこないます。**訪問看護師に求められているのは、医学的な視点に基づく介助法や食形態の工夫、環境づくりに対するアドバイスです**。

とくに、〝むせ〟が起こらない「不顕性誤《ふけんせいご》嚥《えん》」は、家族や訪問介護員が気づきにくいので注意してください。肺や頸部の音を聞いて、ゴロゴロという音がしたり、呼吸音が聞こえにくい部位があれば、誤嚥を疑います。ガラガラ声やかすれ声は、唾液の誤嚥や喉頭残留物の可能性があります。

さらに、**「食べ物が認知できないから、食べられない」という可能性もあります**。普段の会話やようすから、認知機能の変化をチェックしておきましょう。

摂食嚥下機能の評価は、必要に応じて歯科衛生士や言語聴覚士（ST）などの専門家に依頼するほか、医師にVE（嚥下内視鏡検査）をしてもらうこともあります。**多職種で情報を共有しながら、チームとして〝食べる力〟を支えていきます**。

食事状況を見て、摂食機能をアセスメント

食事や水分がとれなければ、体重が減る、皮膚のハリが低下するなどの症状があらわれる。

食べるようすだけでなく、体の状態もあわせて確認する。

家族にもできる！「食べる力」のチェックテスト

1. 固いものが食べにくいですか……1.はい　2.いいえ
2. お茶や汁物などでむせることがありますか……1.はい　2.いいえ
3. 口が渇きやすいですか……1.はい　2.いいえ
4. 薬が飲み込みにくくなりましたか……1.はい　2.いいえ
5. 話すときに舌が引っかかりますか……1.はい　2.いいえ
6. 口臭が気になりますか……1.はい　2.いいえ
7. 食事にかかる時間は長くなりましたか……1.はい　2.いいえ
8. 薄味がわかりにくくなりましたか……1.はい　2.いいえ
9. 食べこぼしがありますか……1.はい　2.いいえ
10. 食後に口の中に食べものが残りやすいですか……1.はい　2.いいえ
11. 自分の歯または入れ歯で
左右の奥歯をしっかりとかみしめられますか
……1a.どちらもできない　1b.片方だけできる　2.両方できる

（「口腔機能向上マニュアル～高齢者が一生おいしく、楽しく、安全な食生活を営むために～（改訂版）」厚生労働省より引用）

1 食事内容＆環境

回数と量、食べるペースをまず見る

「どんな環境で、何をどのように食べているのか」をさりげなく観察。家族の食事介助が適切か、上肢や手指の動きに異常がないかなども見る。「今日のメニューは何ですか？」などの問いかけから、認知機能もチェックする。

左のようなテストを用いて、本人、家族の意識を高める方法も。**1. 1a. 1b.**にあてはまる項目があれば、摂食嚥《えん》下《げ》機能の低下の恐れがある。

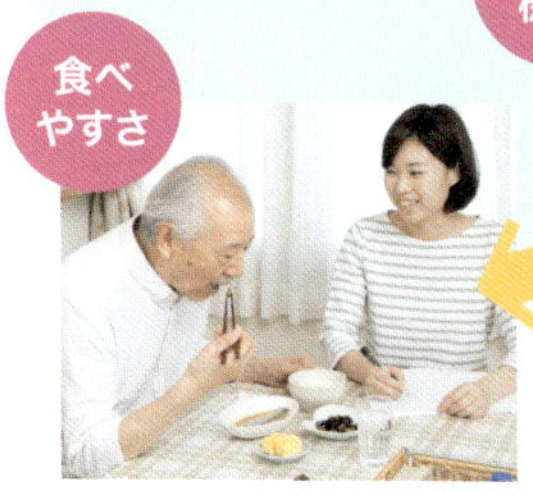
食べやすさ

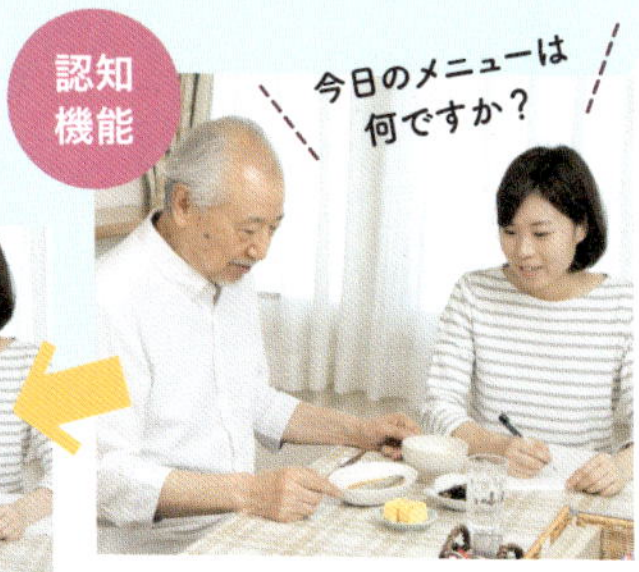
認知機能
今日のメニューは何ですか？

2 嚥《えん》下《げ》機能

のどぼとけの動きを見ればわかる

簡便なのは、水を飲むときにのどぼとけ（咽頭隆起）を触診する方法。飲み込むときに、のどぼとけが十分に挙上しているか見る。詳しい評価法としては、少量の冷水をシリンジで口に入れて嚥下してもらう「改訂水飲みテスト」や、「ＶＥ（嚥下内視鏡検査）」がある。

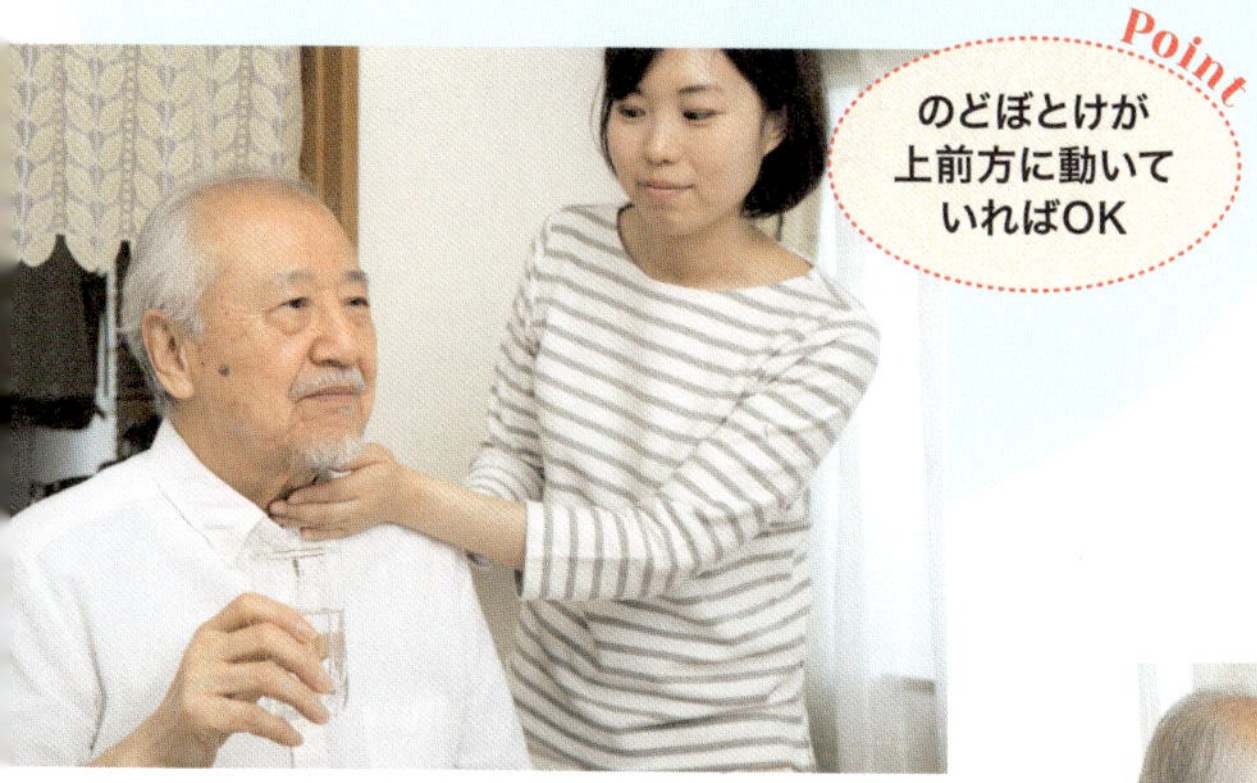

3 水分量

IN/OUTバランスは必ずチェック

訪問介護員や家族に記録をつけてもらい、「IN（飲水量）」と「OUT（排泄の量）」のバランスをチェック。普段使っているコップの容量を把握し、「容量250mLのコップで3杯」などと計算すると、正確な量がわかる。1日の飲水量は1Lをめやすとする。

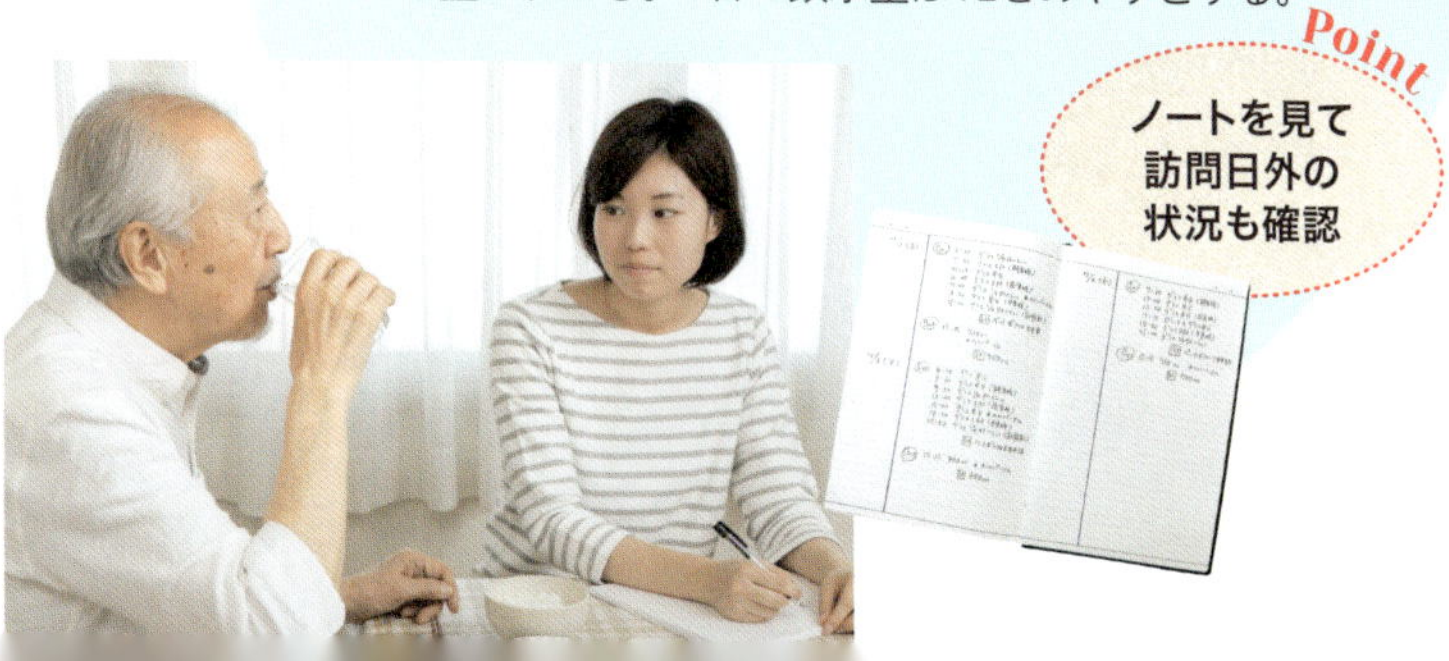
Point
ノートを見て訪問日外の状況も確認

環境整備

姿勢を正してあごを引くと、食べやすい

姿勢が不安定だと、食べ物をうまく口に運んだり、飲み込んだりすることができず、誤嚥《ごえん》のリスクが高まる。

1 声がけで覚醒度を高める

ベッドでは食べず、車椅子に移るかダイニングテーブルへ。「これからごはんにしましょうか」などと声をかける。

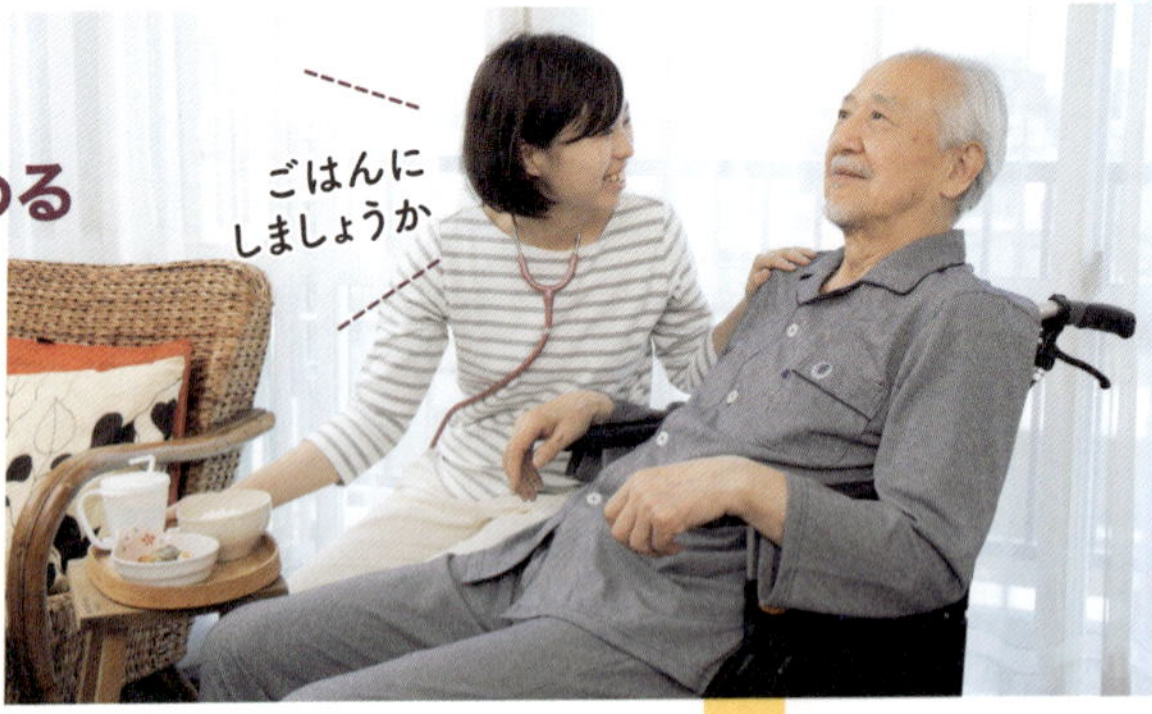

2 タオルを入れる

たたんだバスタオルを背中の上部に入れ、後傾した姿勢をまっすぐに。

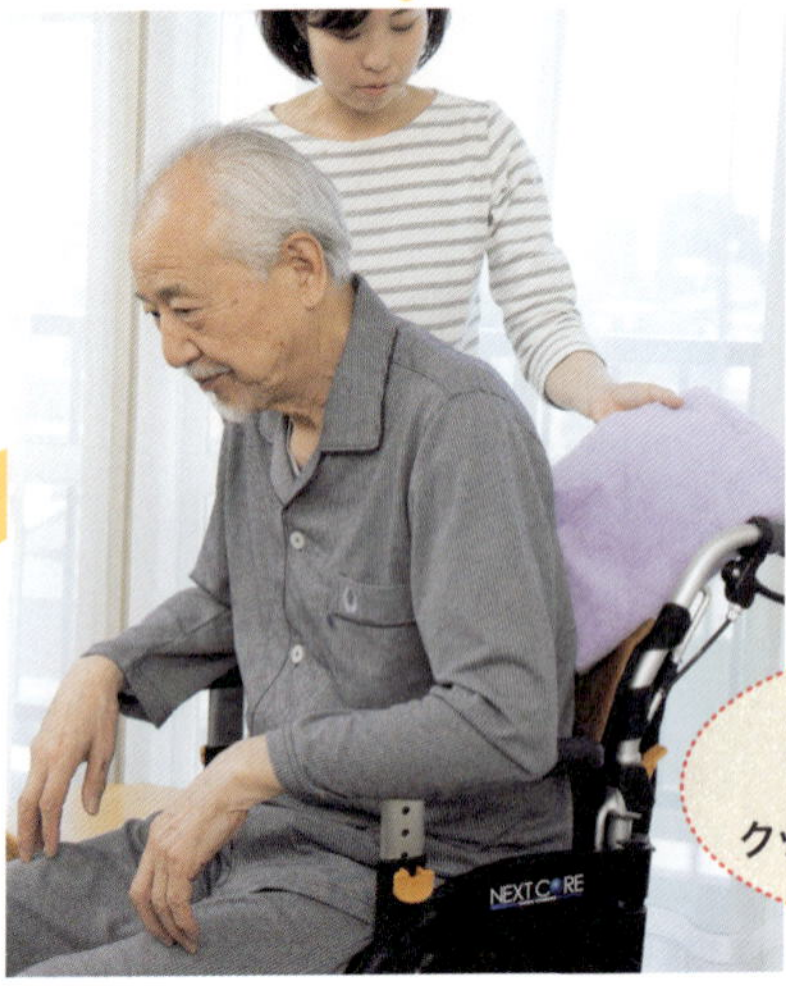

Point
背中の隙間が大きければ、クッションでもいい

3 あごを引いてもらう

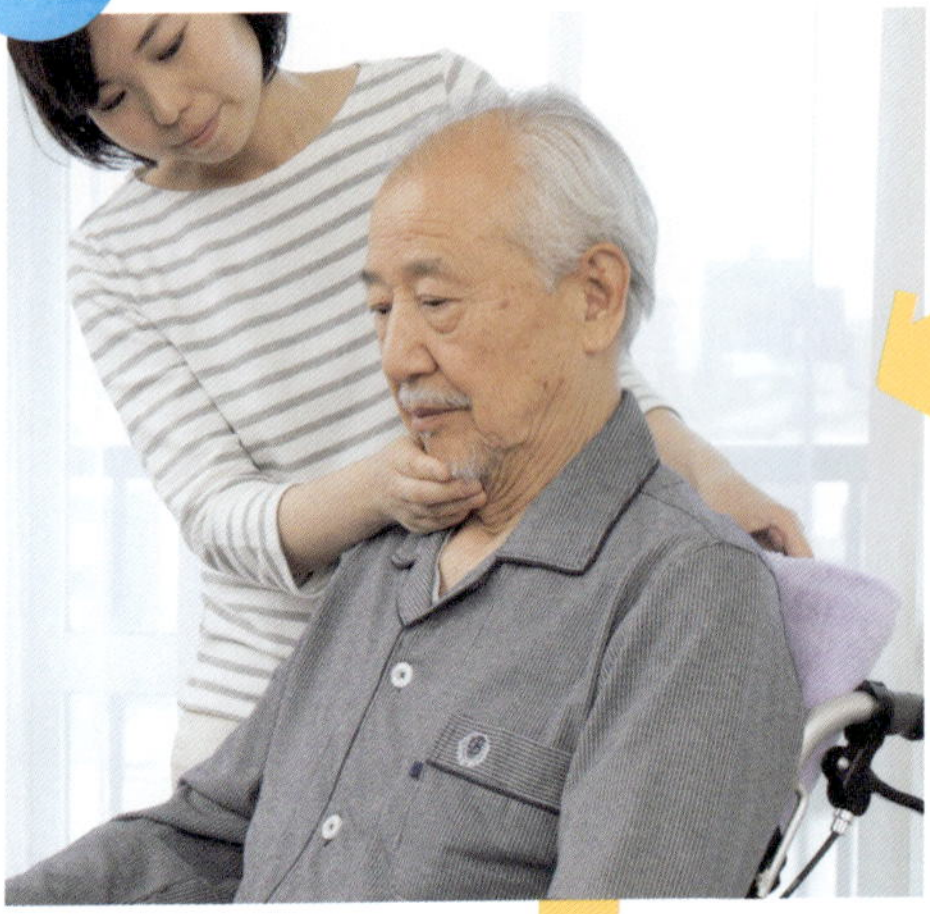

さらにあごを引いて、頭部を前傾ぎみにすると誤嚥しにくい。

Point
頭が後ろに傾いていなければOK

4 背中がまっすぐかをチェック

背骨がまっすぐか、頭部がやや前傾しているかを、真横からしっかり確認。

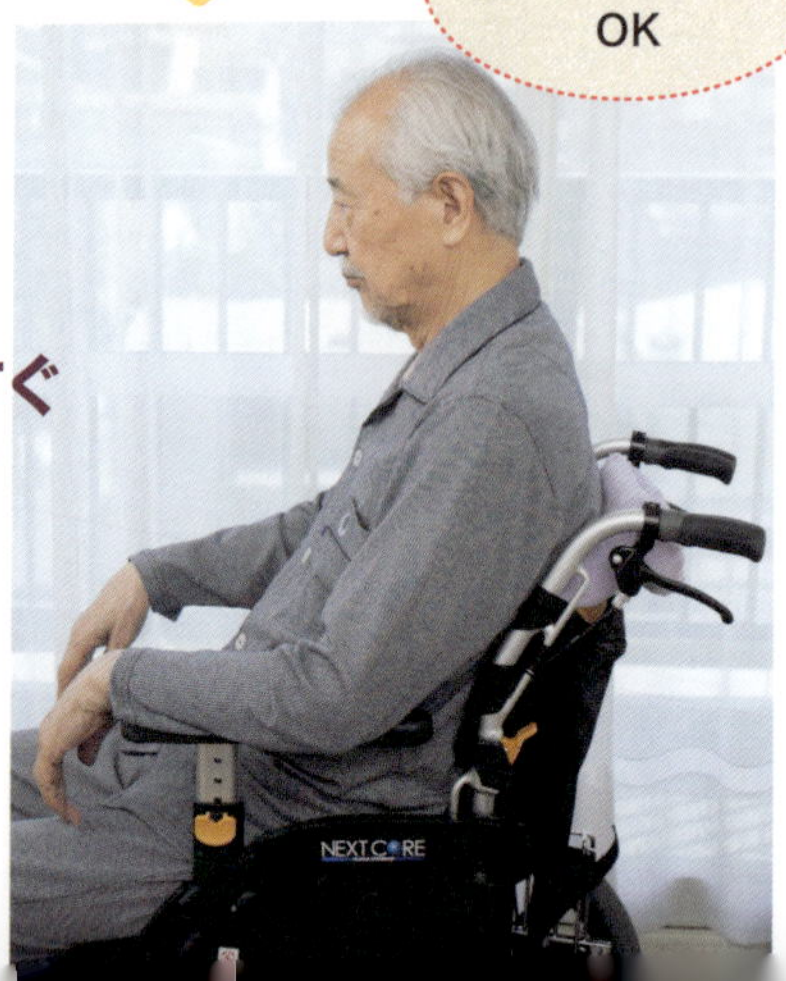

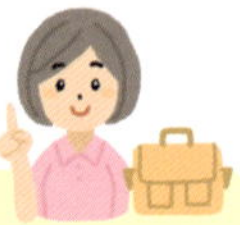

訪問看護師の心得

テーブルで食べるときは差尺を座高の$\frac{1}{3}$以下に

テーブルが高すぎると上体が後ろに傾きやすく、誤嚥の原因となる。差尺（テーブルといすの高さの差）が座高の$\frac{1}{3}$以下になるのが理想的。この高さならひじが直角になり、上体がまっすぐに保たれる。

高さが合っていないようなら、椅子の座面に座布団を敷くなどの提案をしてみよう。

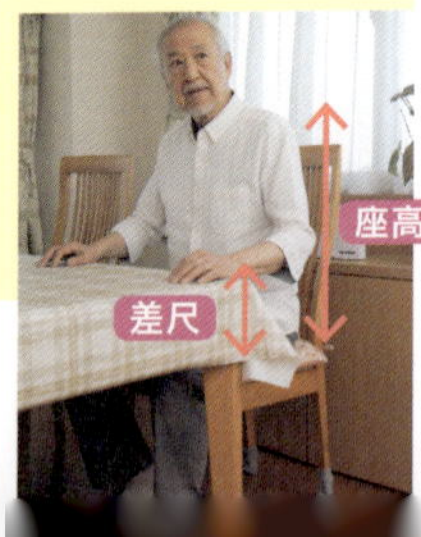

口の中を潤して、飲み込みやすくする

口の中が乾いたままでは、食べものを飲み込みにくい。就寝前などの口腔ケアとは別に、食事前にも口の中を潤して、飲み込みやすくしよう。誤嚥性肺炎を防ぐ効果もある。

1 タオルをかけ、口を開けてもらう

胸もとに汚れ防止のタオルをかける。「口の中をさっぱりさせましょう」などと声をかけ、口を開けてもらう。

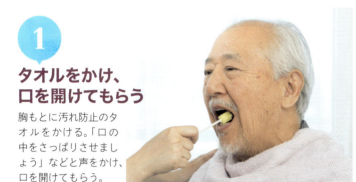

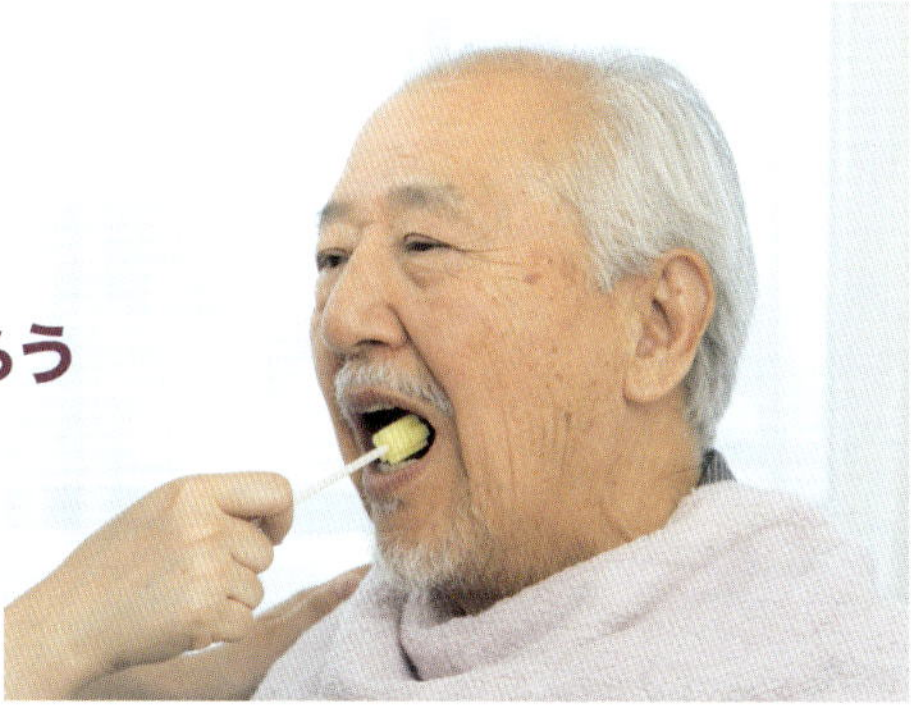

用意するもの

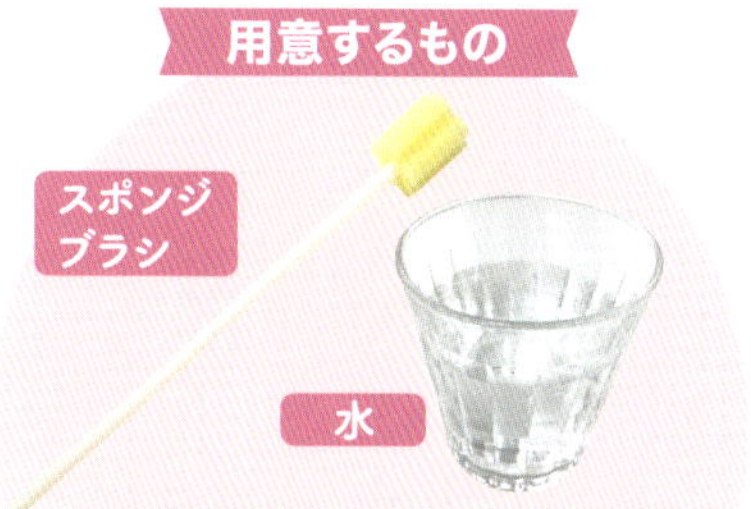

口腔ケア用のスポンジブラシと、水の入ったコップを用意。スポンジに水を含ませて、口腔内を潤す。

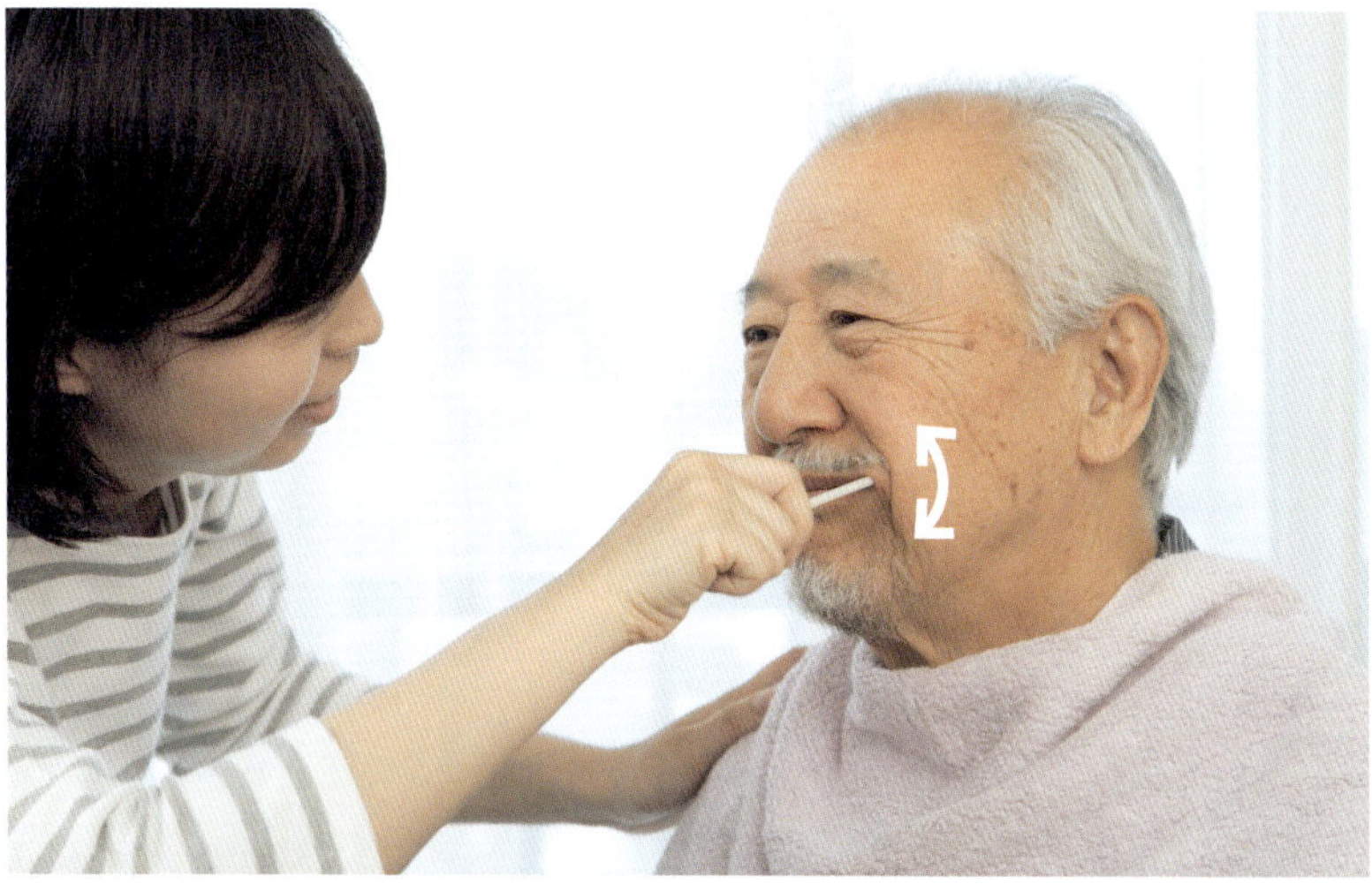

2 口のすみずみまで湿らせる

口腔を湿らせる。スポンジを動かして頬の内側にも押しあて、摂食に関わる筋肉を刺激。

起きてすぐに食べられないのはあたりまえ

あなたは朝、目覚めてすぐに食事をとりますか。ベッドから出て顔を洗ったり口をすすいだりしてから、食事をとるのではないでしょうか。療養者も同じです。起きてすぐに口の中に食べ物を入れられても、食べられないのはあたりまえです。

まずは環境を整えていきましょう。姿勢が崩れていると、食べにくいだけでなく、誤《ご》嚥《えん》の原因にもなります。**あごを引いて、正しい姿勢を維持できるよう、クッションなどで安定させます**。姿勢が安定しにくい人には、ひじかけつきの椅子を勧めます。

できるなら、寝室以外で家族とともに食事をするのが理想的。生活にリズムがつきますし、気分が変わって食欲も増します。**車椅子に座れる人なら移乗介助をして、ダイニングなどに移動して食べてもらいます**。

次に、口腔ケアや発声練習、マッサージをおこないます（→P62）。口の中を潤して、口まわりの筋肉をほぐし、食べるための体の準備をするのです。「食べたい」という気持ちを引き出すことにもつながります。

発声練習 & マッサージ

よく笑い、よく話す人は飲み込む力も高い

筋肉は使わなければ衰えます。**ものを飲み込む筋肉を鍛えるには、下図の発声練習がおすすめ。**自分で動ける人なら、首を左右にゆっくり傾けたり、まわしたりするのもよいでしょう。あごから首の、摂食嚥下《えんげ》に関わる筋肉が刺激されます。楽しい雰囲気でおこない、食前の習慣としてください。

生活の中で口まわりの筋肉を動かすには〝おしゃべり〟も有効。**よく笑ってよく話す人は、筋肉の動きもスムーズで唾液の分泌も促されるので、飲み込む力が保たれます。**独居の高齢者の場合は、デイサービスの利用を検討するなど、他者との時間を楽しめる環境づくりも大切です。

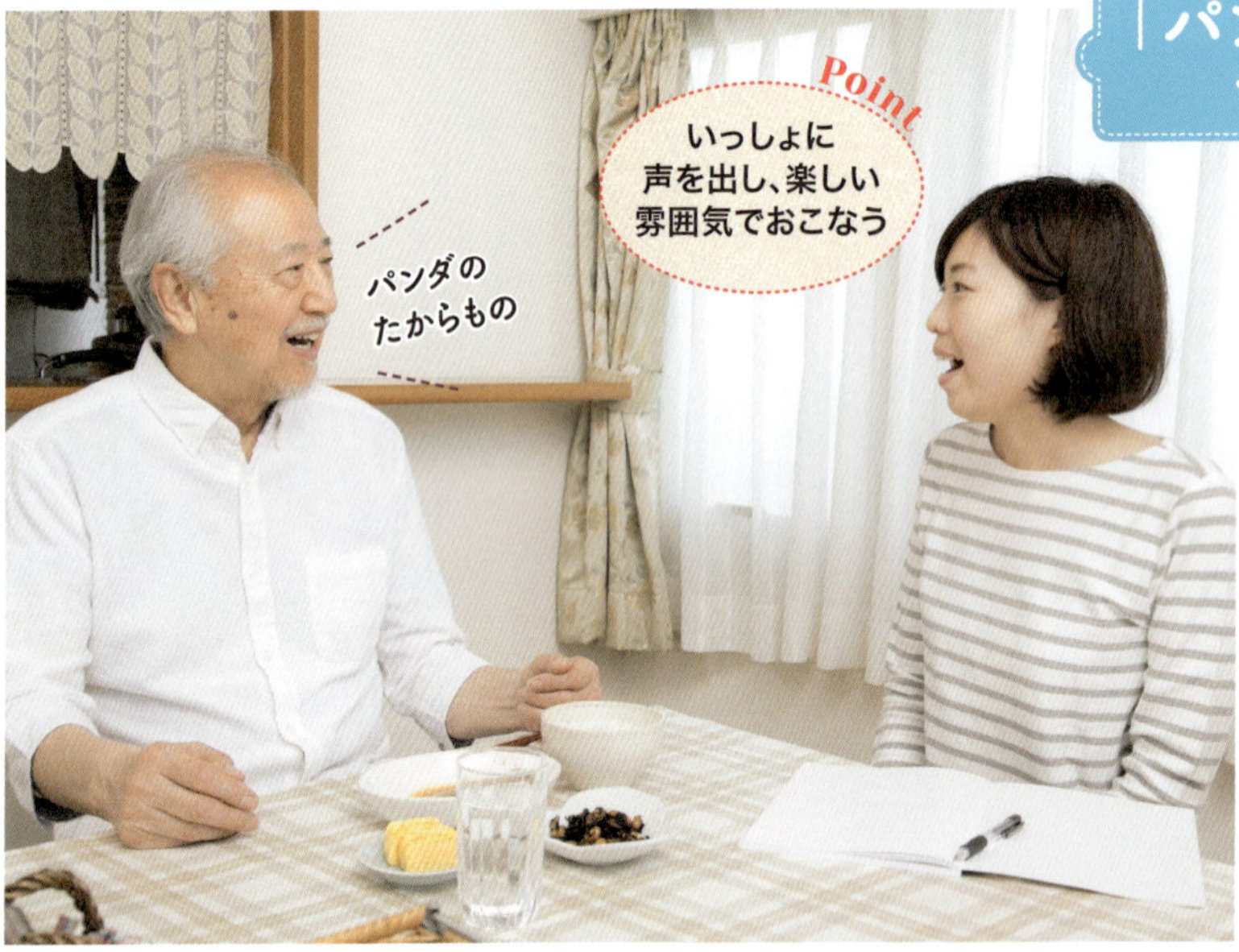
Point
いっしょに
声を出し、楽しい
雰囲気でおこなう
パンダの
たからもの

「パンダのたからもの」で発声練習を

「パ」の発声時には口唇が、「タ」の発声時には前舌が、「カ」の発声時には奥舌が刺激される。これらの音を含む「パンダのたからもの」を、早口で数回くり返す。

嚥下《えんげ》と発声の関係を理解する

嚥下には以下の５段階がある。「パ」「タ」「カ」の音は、おもに準備期〜口腔期の機能に関係。

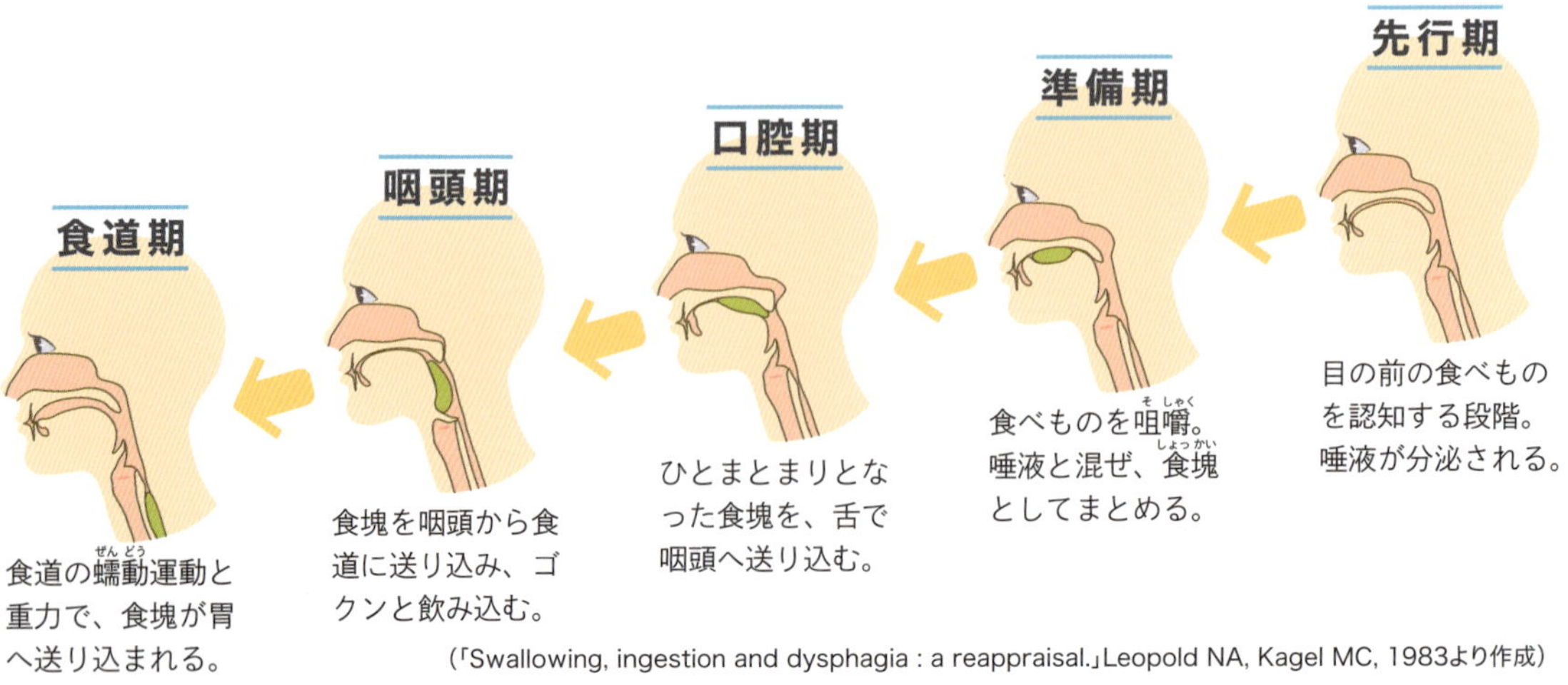

（「Swallowing, ingestion and dysphagia : a reappraisal.」Leopold NA, Kagel MC, 1983より作成）

食前のマッサージで飲み込む力を高める

唾液を分泌する唾液腺には、下図の3つがある。
食前に唾液腺のマッサージをすると、唾液の分泌量が増えて飲み込みやすくなる。

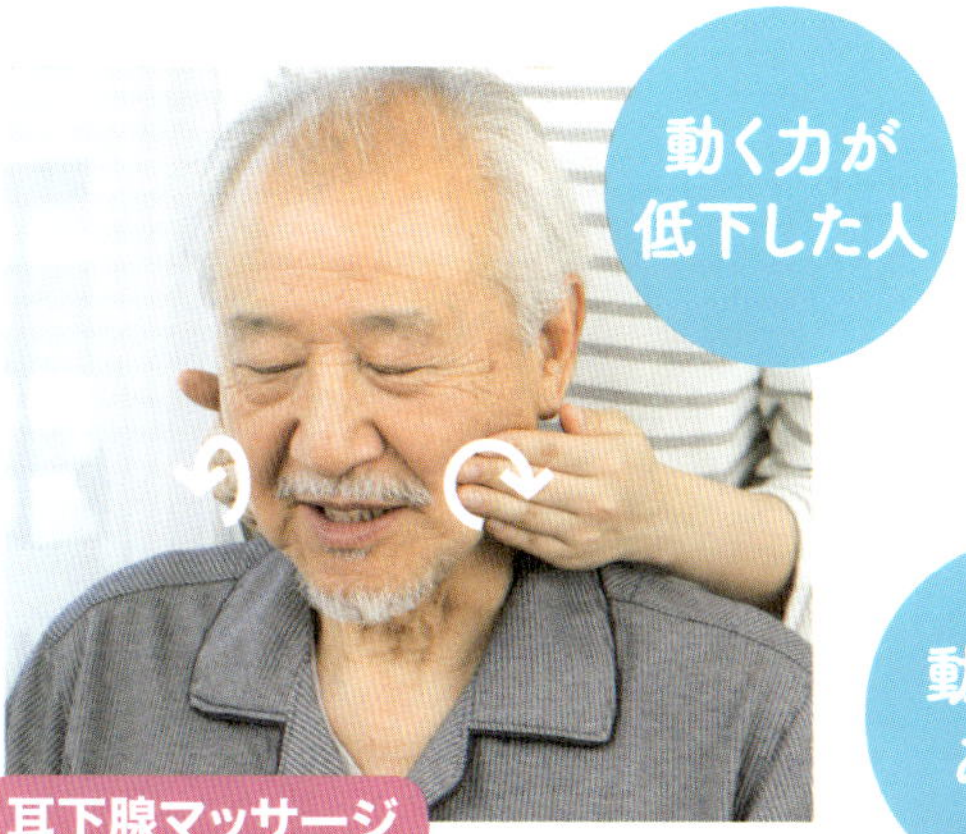
動く力が低下した人

耳下腺マッサージ

自分でできない人には、家族や訪問介護員が後ろに立っておこない、耳下腺を刺激。

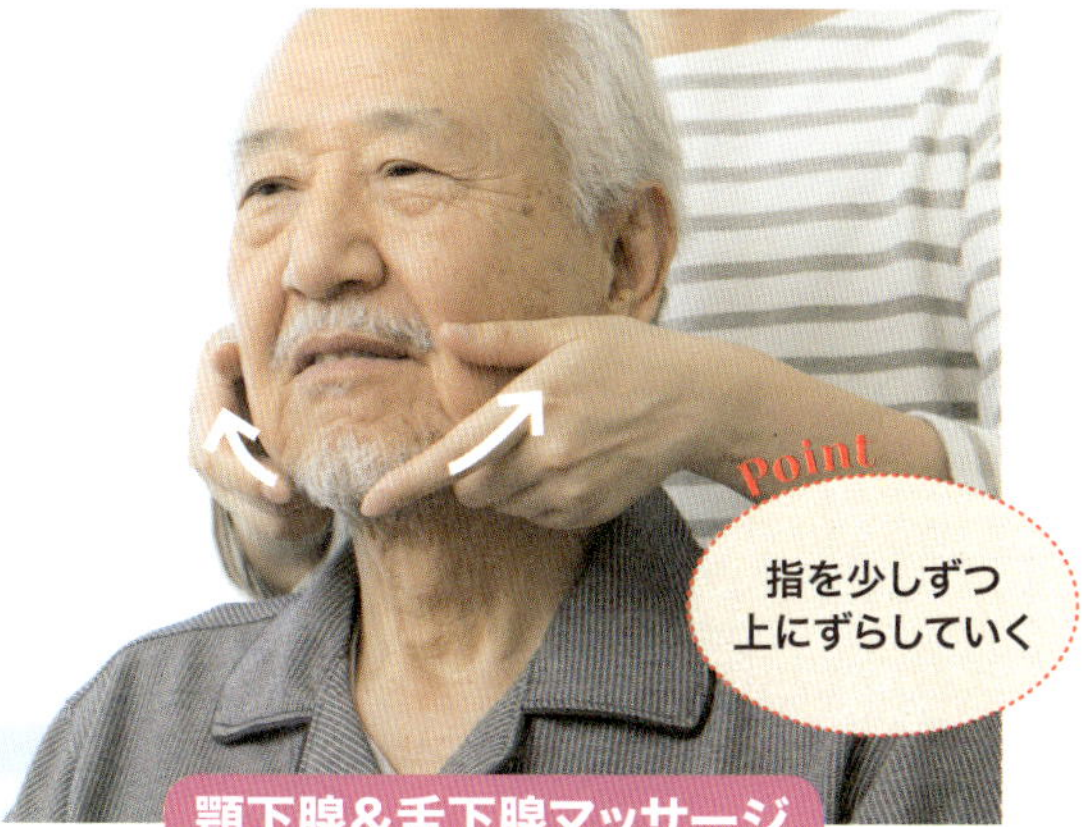
Point
指を少しずつ上にずらしていく

顎下腺&舌下腺マッサージ

あごの骨を指で挟み込み、やさしく押す。手を少しずつずらし、耳の下近くまでおこなう。

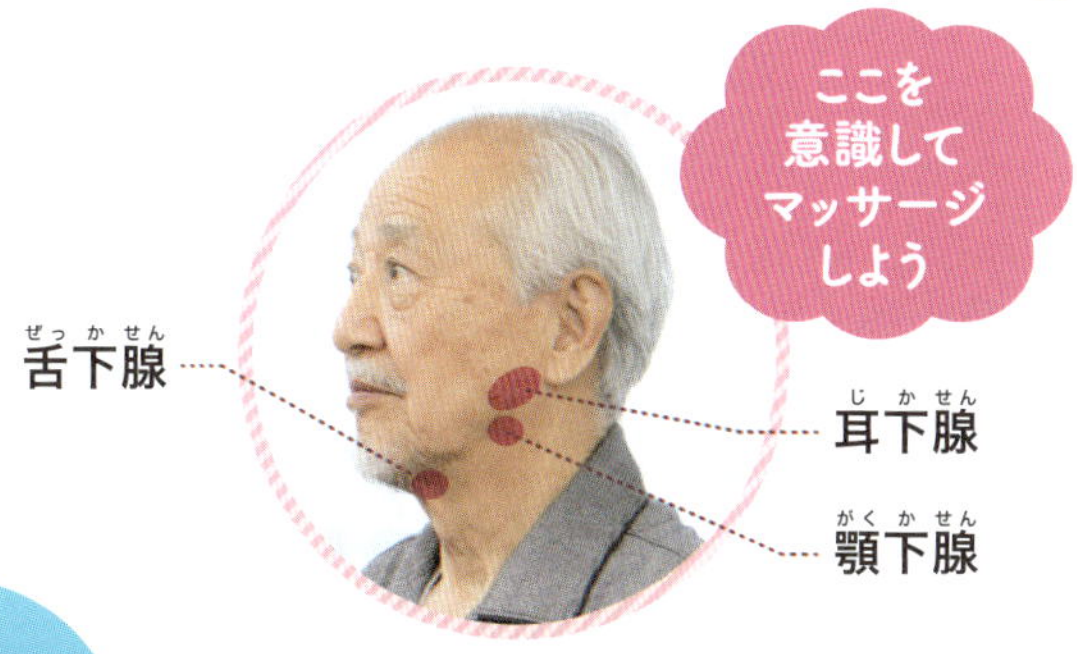

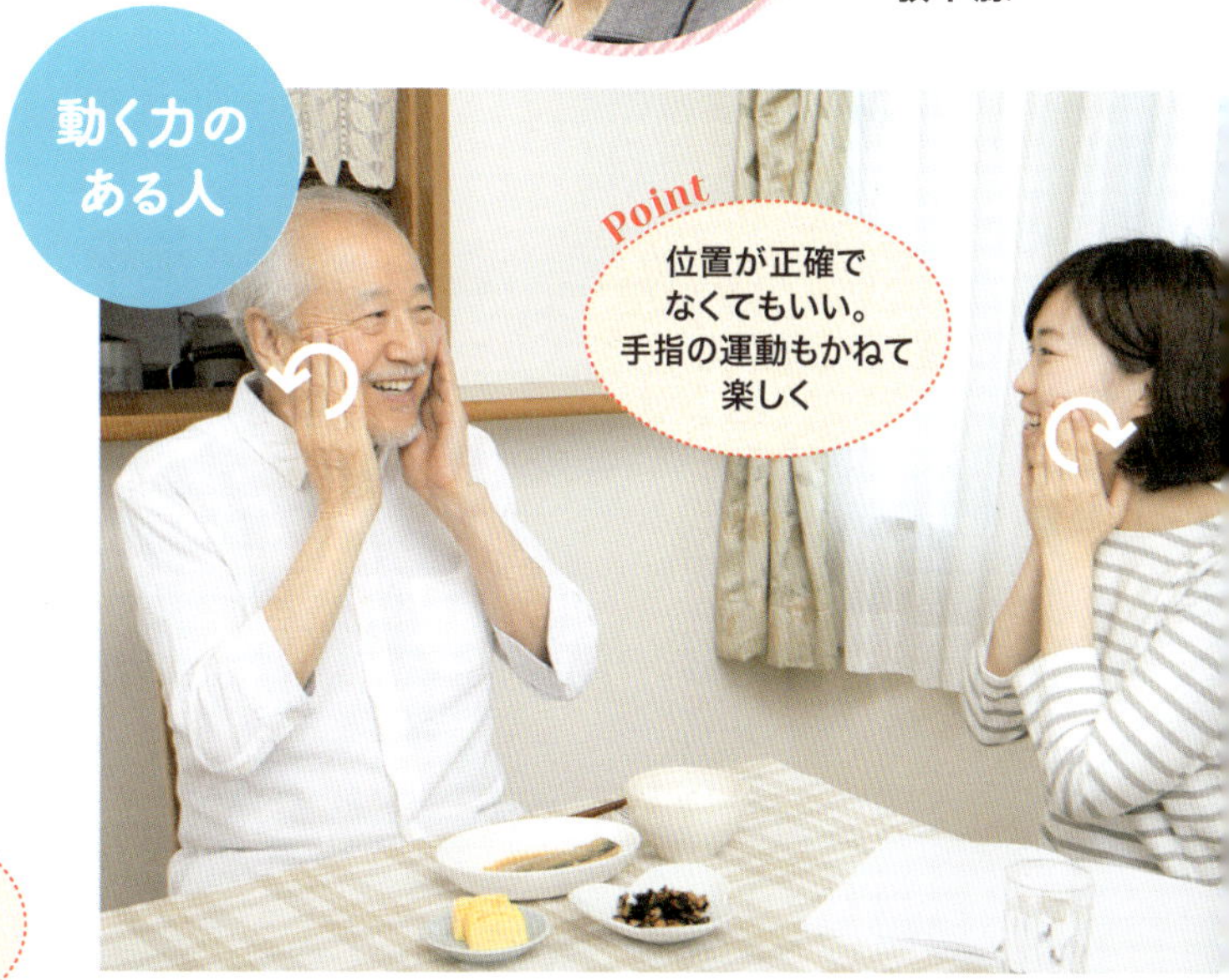
動く力のある人
Point
位置が正確でなくてもいい。手指の運動もかねて楽しく

親指以外の4指を頬にあて、円を描くようにマッサージ。
顎下腺&舌下腺マッサージ（左下）もいっしょにおこなう。

家族や訪問介護員にもいっしょにやってもらう

発声練習やマッサージは、訪問看護師、訪問介護員だけでなく、家族でも簡単にできます。毎日の習慣にし、いっしょにやってもらいましょう。

マッサージで唾液の分泌が促されることで、食塊《しょっかい》をつくりやすく、飲み込みやすくなります。唾液によって口腔内の自浄作用が高まり、誤嚥《ごえん》性肺炎の予防にもつながります。温かいおしぼりで顔を拭きながらマッサージをするのも、さっぱりして気持ちがよいですし、覚醒度が高まります。

食前のアイスマッサージも有効

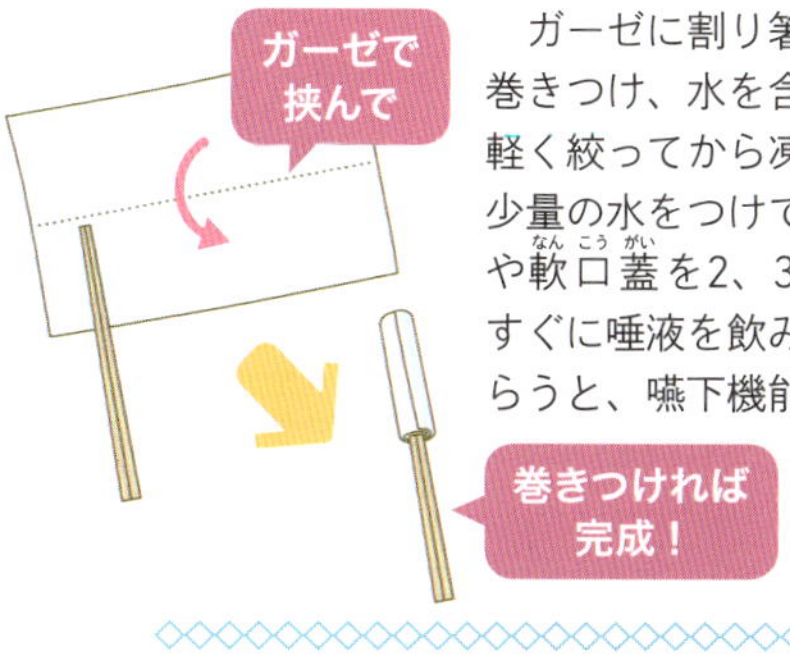

ガーゼに割り箸を挟んで巻きつけ、水を含ませて、軽く絞ってから凍らせる。少量の水をつけて、舌根部《ぜっこんぶ》や軟口蓋《なんこうがい》を2、3回刺激。すぐに唾液を飲み込んでもらうと、嚥下機能が高まる。

調理&食事介助の工夫

調理と介助のひと手間で、飲み込みやすく

特別な〝介護食〟でなくていい。家族と同じ料理をやわらかく調理したり、とろみ剤を使うだけで食べやすくなる。

Point
目線の高さを揃える

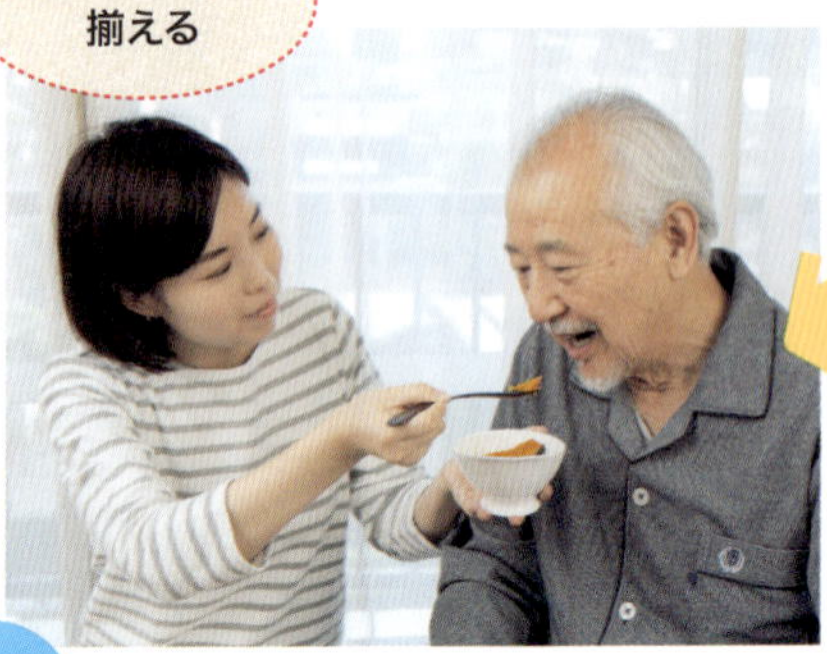

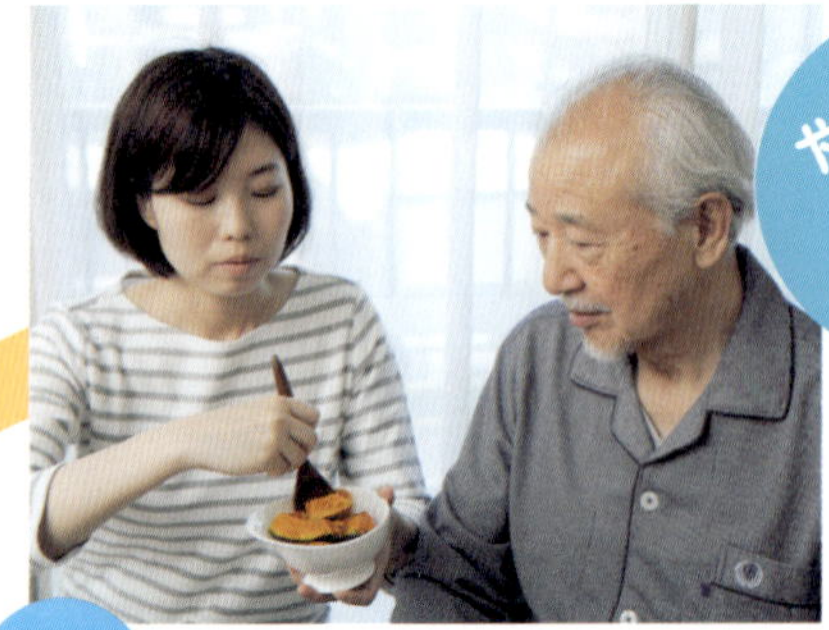

やわらかくつぶす

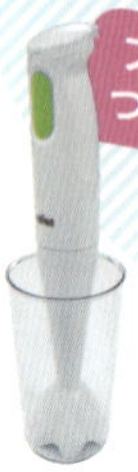

ブレンダーでつぶす方法も

1 器のへりでつぶす

煮物などを、スプーンを使って器のへりでつぶし、まとまりをよくする。

2 少量ずつ口に運ぶ

少量ずつとり、正面から口に運ぶ。浅くて小さいスプーンのほうが食べやすい。

薄いとろみから調整していこう

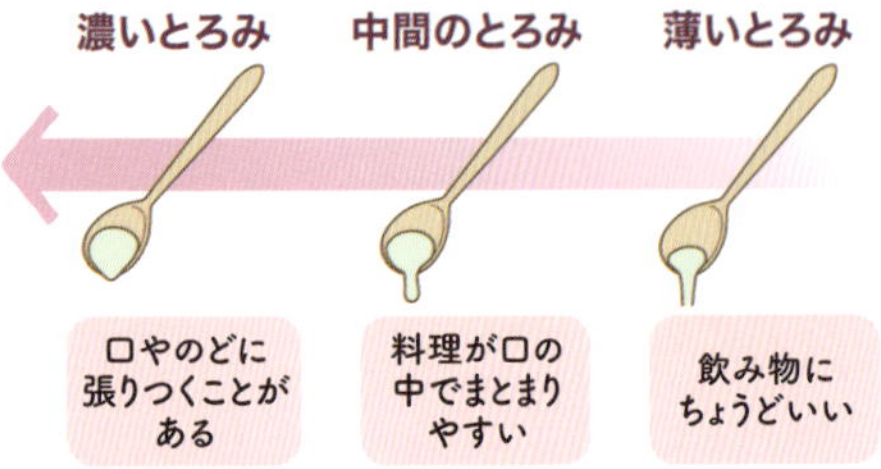

（「日本摂食・嚥下リハビリテーション学会嚥下調整食分類2013」日本摂食・嚥下リハビリテーション学会医療検討委員会、2013より作成）

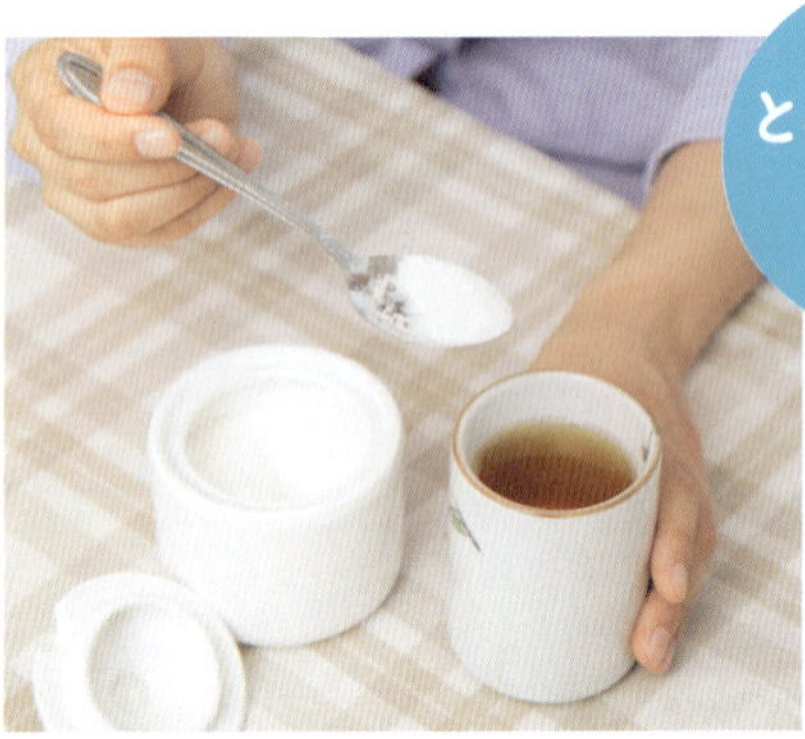

とろみ剤を使う

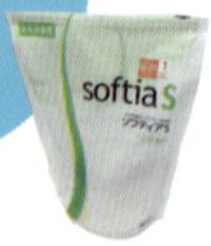

料理にも飲み物にも活用。とろみ剤が多いとのどに張りついたり、ダマになりやすいので、まずは薄いとろみから。

嚥《えん》下《げ》機能が低い人にはとろみとやわらかさが必要

嚥《えん》下《げ》機能が低い場合は、やわらかく調理したり、とろみ剤を加えて飲み込みやすくするのが一般的です。マヨネーズや山いもなどの食材を使う方法もあり、口の中でのまとまりがよくなります。

ただし、何でもやわらかくして、とろみをつければよい、というわけではありません。普通食に近い食事をとれる人が介護食をとっていると、せっかくの機能が衰えてしまいます。**利用者の咀嚼《そしゃく》能力や嚥下機能に合わせて、形態を調整することが大切です。**日本摂食嚥下リハビリテーション学会の「嚥下調整食学会分類２０１３」などが参考になります。

なお、刻み食は口の中でばらけやすいため、嚥下機能の低い人には適していません。おかゆも、咽頭に残りやすく、むせの原因になりやすいので注意が必要です。

また、**利用者が義歯を使用している場合は、義歯の状態やとり扱いかたもチェックしておきましょう。問題があれば、訪問歯科医、歯科衛生士と連携して対処します。**

市販の介護食、介護用品を提案する

介護する家族の負担に配慮し、市販の介護食を上手にとり入れてもらう。
運動機能の低下した高齢者でも使いやすい、食事用自助具を提案する。

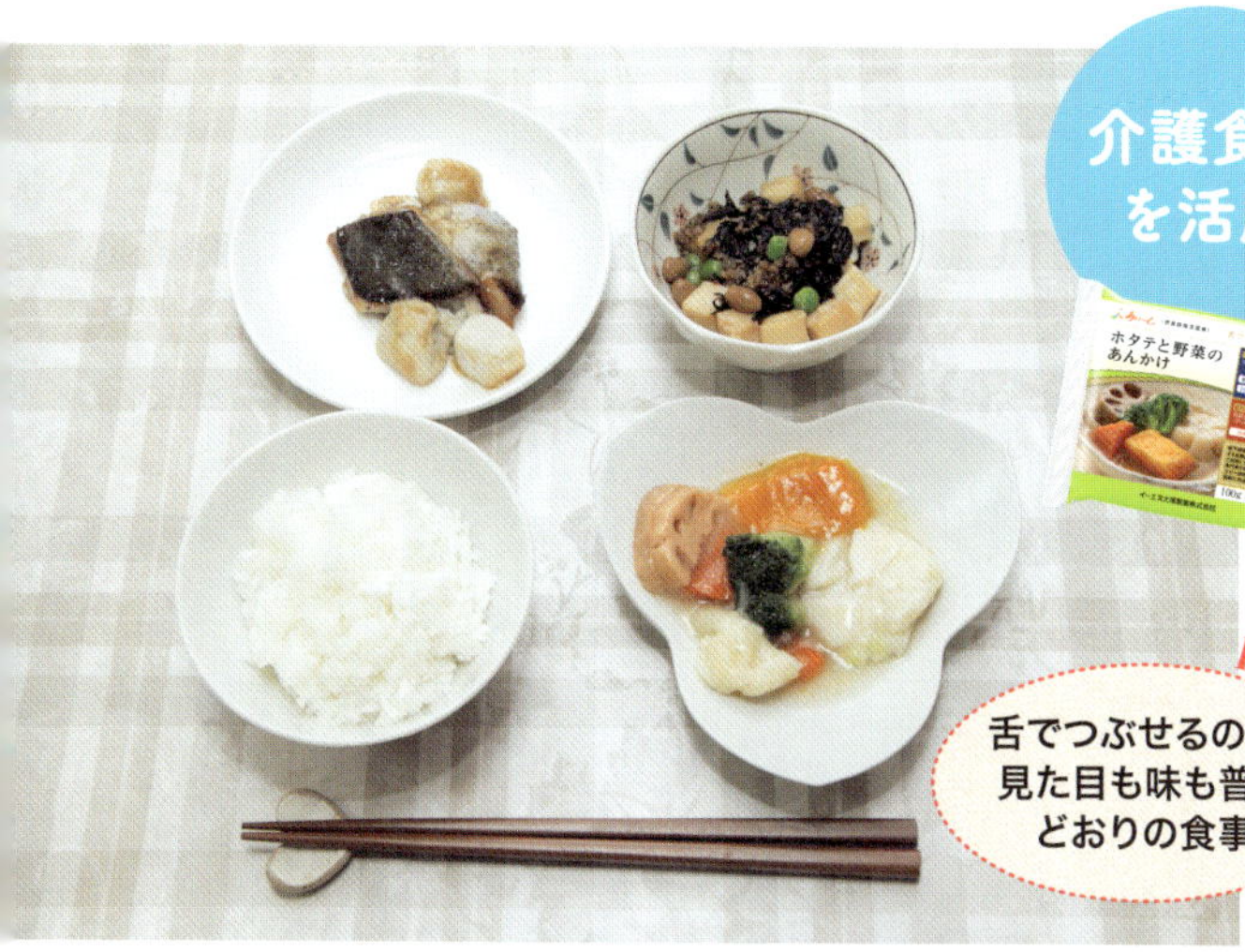
介護食品を活用
ホタテと野菜のあんかけ
Point
舌でつぶせるのに、見た目も味も普段どおりの食事

レトルト食品や冷凍食品を活用。上の写真のように、見た目と味を損なうことなく、やわらかく飲み込みやすくつくられた「摂食回復支援食」もおすすめ。

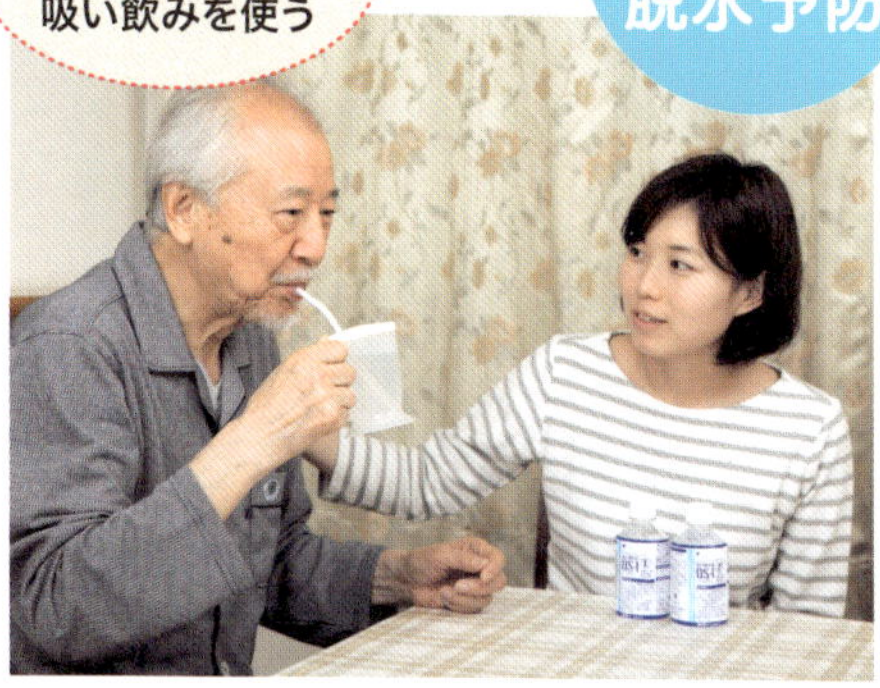
Point
ペットボトルで飲めない人には吸い飲みを使う
経口補水液で脱水予防

水や汁もので水分を十分にとれないとき、食欲のないときは、市販の経口補水液も便利。

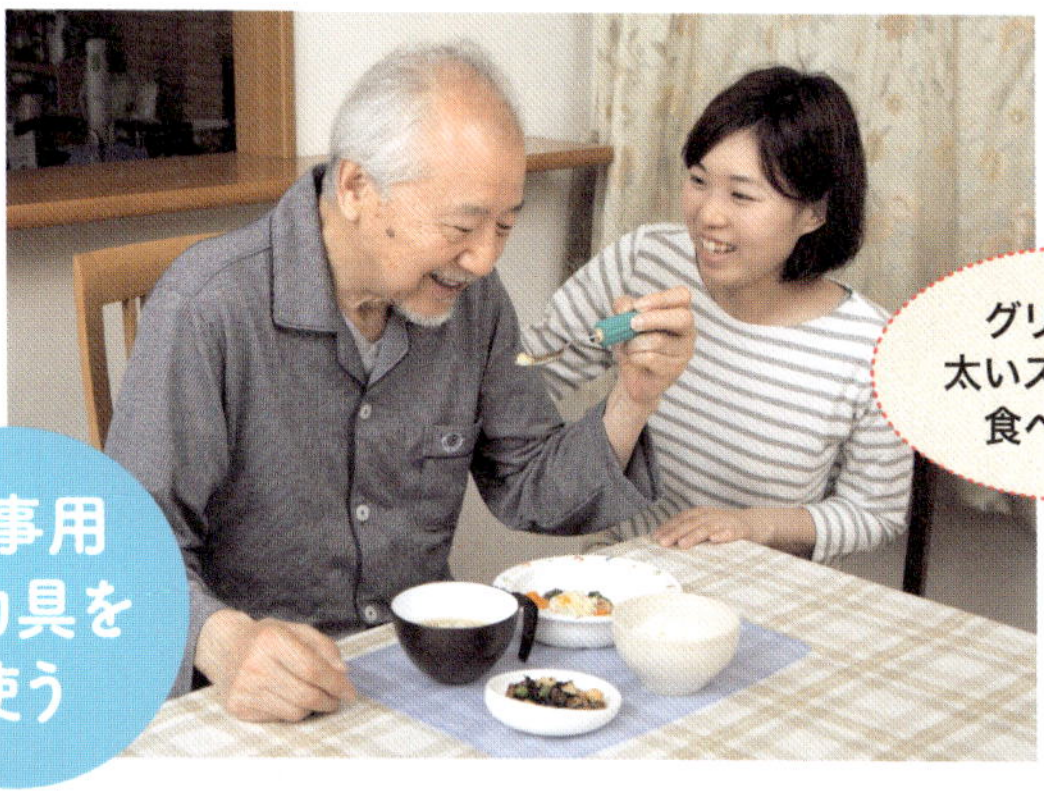
Point
グリップの太いスプーンで食べやすく
食事用自助具を使う

手指の精緻《せいち》な運動機能が落ちてきたら、柄の太い食事用自助具を使う。食器をすべりにくくするマットも有効。

家族の努力をねぎらい負担を減らす提案を

嚥下機能に合わせた食事を毎食用意して食べさせるのは、負担が大きいもの。家族の努力をねぎらい、無理のない介護体制を整えることも、訪問看護師の大切な仕事です。

食事は「離乳食」と同じように考えるとわかりやすいでしょう。**特別な介護食をつくるのではなく、家族と同じ献立からとり分けて食べさせたり、加熱時間を少し長くするなどの工夫で、負担を減らしていきます。**

市販のレトルト食品や冷凍食品、配食サービスなども、価格とのバランスを見ながら、上手にとり入れたいものです。「せっかく頑張ってつくったのに、食べてくれない」という、家族のストレスを軽減できます。

食事介助の指導も大切です。嚥下障害のある人には、咀嚼中に話しかけないよう注意します。目線の高さを合わせて介助することも、誤嚥《ごえん》予防の基本です。麻痺のある人では非麻痺側から介助する、食べ物が認知できないなら、下唇に食べものをつけて刺激してみるなど、利用者の状態に合わせた専門的なアドバイスが求められます。

撮影協力：株式会社大塚製薬工場（OS-1）、イーエヌ大塚製薬株式会社（摂食回復支援食「あいーと」）

Ⅱ

排泄ケア

便秘しにくい体をつくる。浣腸・摘便も効果的

食べることと出すことは、生活の基本です。便秘が続くと食欲や活動力が落ちるばかりか、不穏、不眠などの問題も起こります。療養者が今後1週間、快適に過ごせるようケアしましょう。

出るものが出ないと食べられず、眠れない

排泄は、食事や睡眠と深くかかわり合っています。**排泄がうまくいかないと、眠れなくなったり、食欲が低下したりして、全身状態を悪化させます。**

さらに、排泄の悩みから行動範囲がせまくなったり、イライラしてコミュニケーションがうまくとれず、家族関係の悪化や引きこもりを招くケースもあります。

そのため、排泄ケアは生活全体の中で考えることが大切です。**食事や水分の量は十分にとれているか、生活リズムはどうか、排泄環境は整っているか、トイレまでの歩行や衣服の着脱はできるかなど、生活全体を見ながら、支援方法を探っていきます。**

もうひとつ重要なのは、排泄行為が人の尊厳と深くかかわっていることです。排泄行為や排泄物は誰でも他人に見られたくないものです。支援が必要な状態だとしても、強い抵抗があるのは当然。利用者はつねに羞《しゅう》恥《ち》心《しん》を抱えています。看護師がかかわることで、さらに自尊心を傷つけることのないよう、十分な配慮を忘れないでください。

この先1週間、排泄に悩まずに済むようなケアを

排泄のトラブルは利用者自身の苦痛になるだけでなく、介護者の身体的・心理的負担も大きいもの。訪問介護員は排泄物のケアはできますが、排泄への医療的ケアはできません。そのため、ここで訪問看護師が果たす役割は、非常に大きいといえます。

便秘の対処法には、下剤、浣腸、摘便があります。訪問時のようすだけでなく、翌日からの療養者の生活に思いをめぐらせ、ケアすることが大切です。たとえば、硬く栓になった便だけを摘便でとり除いても、直腸に便が残っていたら、その後、頻繁に排便が起こり、家族の負担が増えてしまいます。その場合、直腸に詰まっている便もすべて出し切るという処置も必要です。

ただし、「訪問時に出せばよい」というわけではありません。**食事や運動、生活リズム、生活環境などを少しずつ改善して、便秘になりにくい体と環境をつくることも大切です。**〝この人のお通じをよくするには、どうすればよいのか〟を長期的な視点で考えていきましょう。

アセスメントは、環境と便・尿の両面から

便と尿の頻度、状態を見るだけでなく、生活環境とセットでアセスメントを。
腸や膀胱に機能的異常がなければ、生活のどこかに原因があると考えられる。

生活環境

排泄には、食事や生活リズム、運動機能など多くの要素が関与する。
認知機能が低下していないかも見ておく。

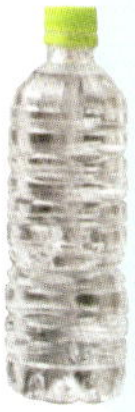

食事・水分量

**繊維質や油分は足りている？
1日の水分量は1L以上？**

食事量とともに、食物繊維の多い食品、発酵食品、植物油などがとれているか見る。加齢に伴う水分摂取量の低下による便秘も多い。

生活リズム

**ベッドから出て
過ごす時間はどのくらい？**

排便は、大腸の蠕動《ぜんどう》運動、重力、いきみ（腹圧）で促される。離床している時間、体を動かしている時間がどの程度あるかなどを把握する。

移動が困難なときは
ポータブルトイレを

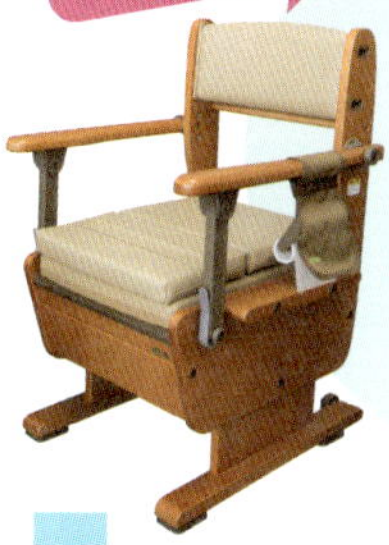

運動機能

**ズボンの上げ下ろし、
トイレへの移動はできる？**

トイレに移動して排泄姿勢をとることができるか。衣類を着脱し、おしりを拭いたりするための運動機能に問題がないかもチェックする。

＋

便・尿の状態

BSS（ブリストルスケール）で
便の状態を評価。訪問介護員や家族と
情報を共有し、連携して対策を。

BSSで便の
タイプをチェック

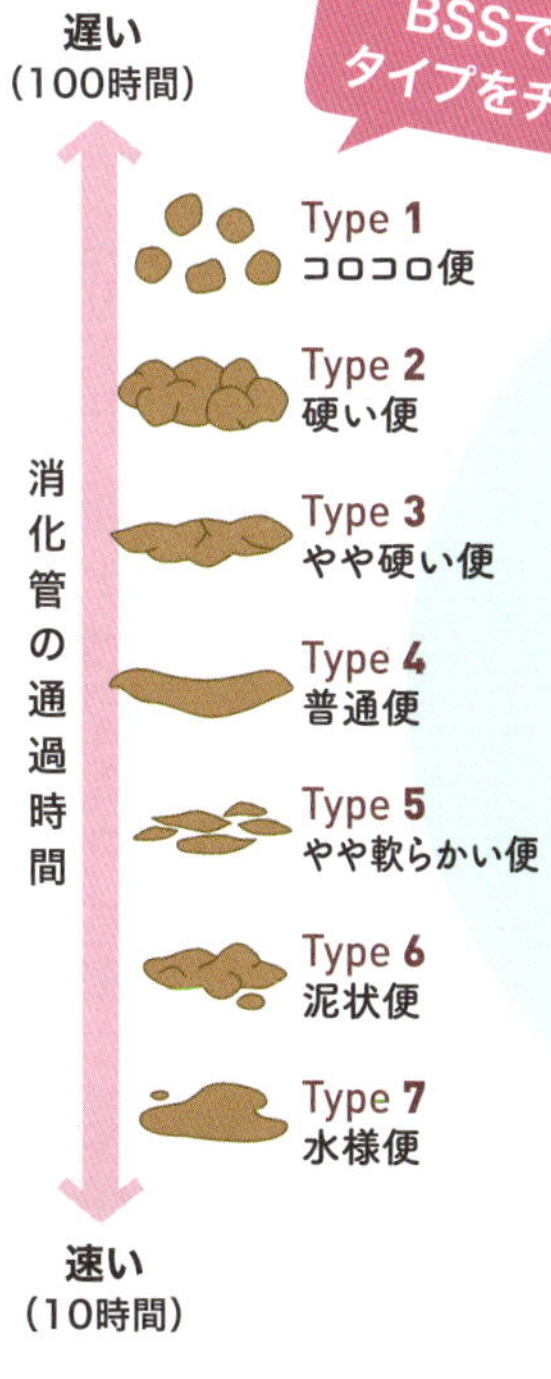

便の形状＆頻度

**Type1～7のうち
どれに近いかを聞く**

便の形状はBSSを利用して、訪問介護員や家族と情報を共有する。BSS3～5なら、形状は正常。排便回数は個人差が大きく、もとの排泄習慣との変化から考える。基礎疾患の薬が便秘の原因になっていることもある。

尿量＆排尿時間

**1分以上かかるときは
排尿障害を疑う**

正常な1回尿量のめやすである200～300mLを、30秒以内に出せるかどうか。色などを自分で見る習慣もつけてもらう。基礎疾患の影響で畜尿機能が低下し、頻尿になることも。

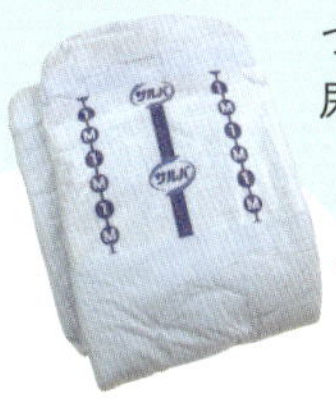

オムツや尿とり
パッドも提案

薬やマッサージで、便を出しやすくする

**浣腸・摘便による対処の前に、生活習慣の見直しを。
便秘薬も上手に使うことで、家族の負担を減らせる。**

打診

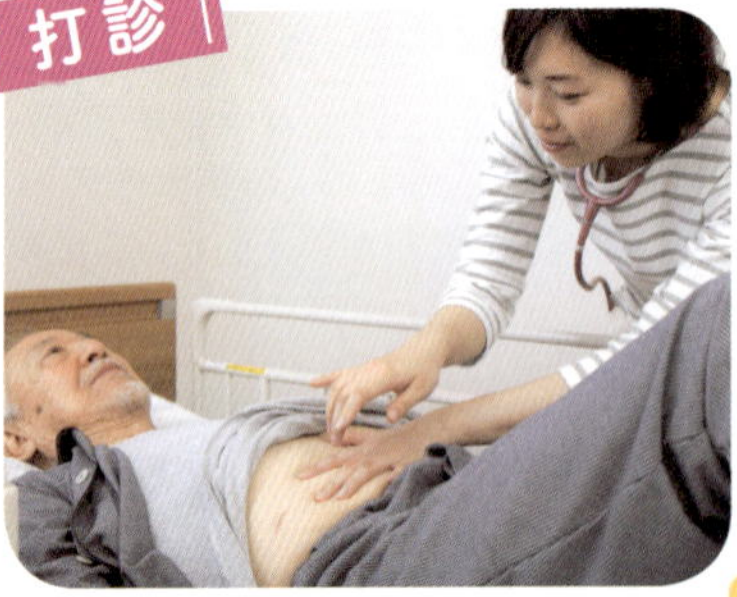

聴診時に濁音があり、硬い便の貯留を疑うときは、打診で便の貯留部位を確認。

聴診

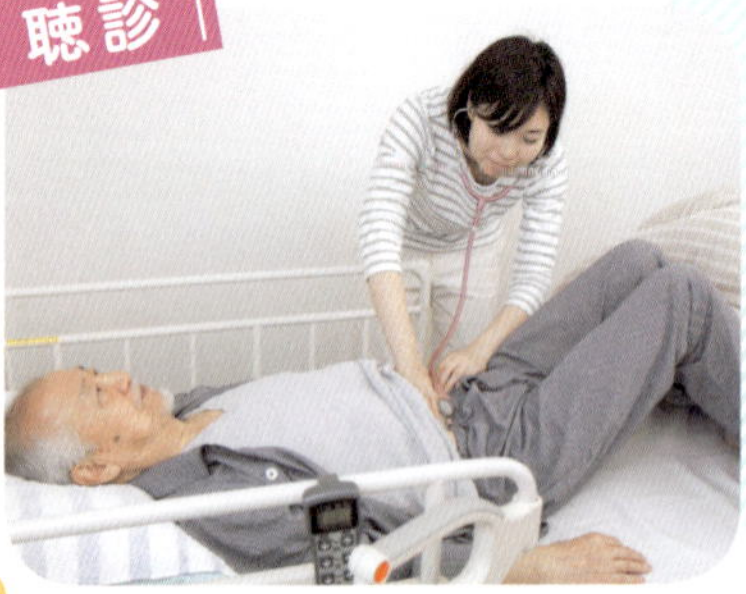

腸蠕動音《ちょうぜんどうおん》の強弱、音の種類から、腸や便の状態を確認する。

マッサージ

Point
下行結腸から直腸へ、力をかけて押す

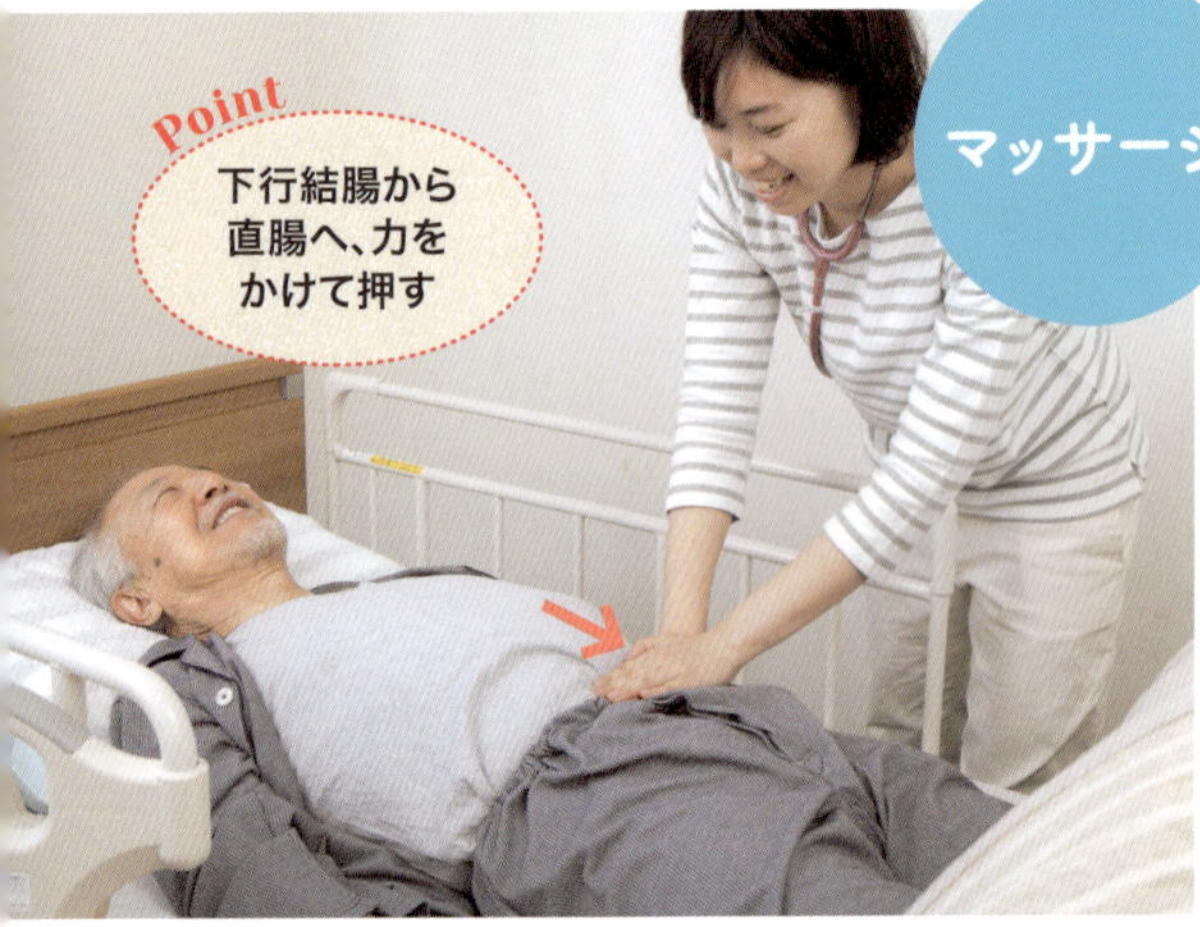

下行結腸から直腸にかけてマッサージする。両手のひらでグッと垂直に押しながら、ゆっくり手を動かす。

便秘薬

Point
服薬時の水の量が十分かもチェック

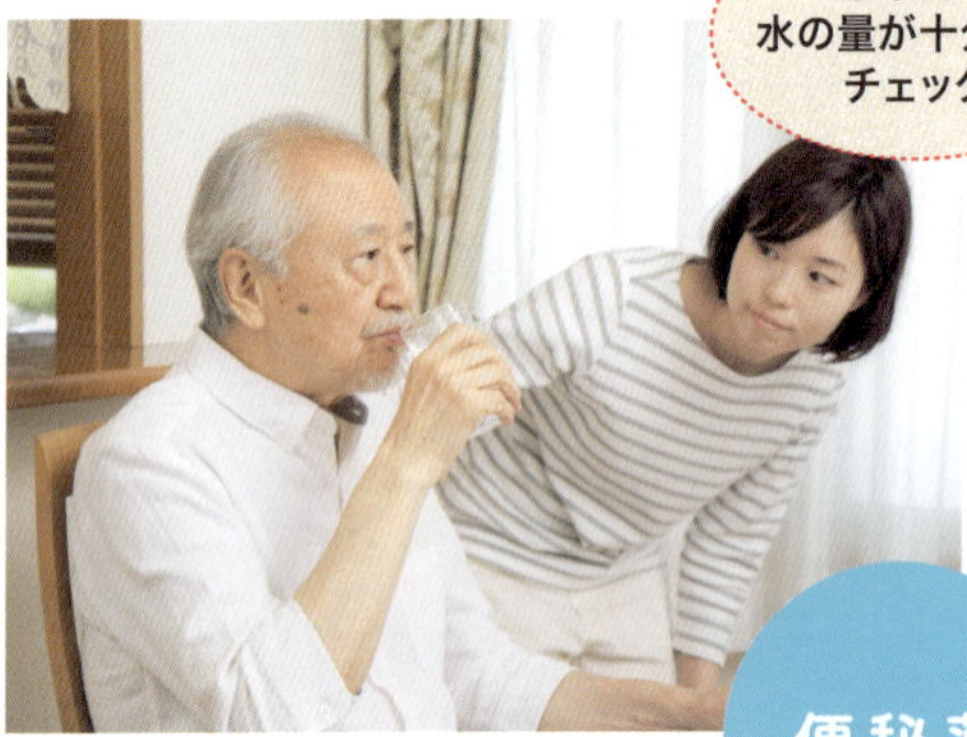

水の量が少ないと効果が出ない。コップ1杯の水で服用するよう指導を。薬を出す動作から、運動機能も見ておく。

離床

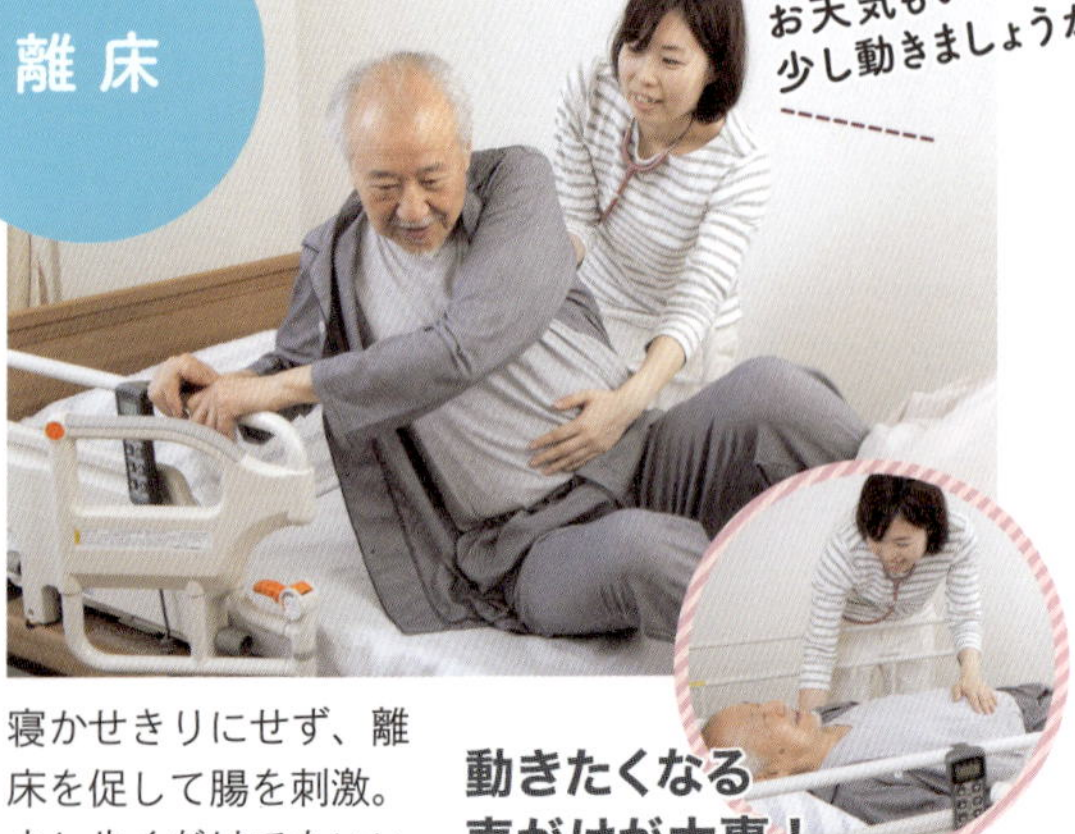

寝かせきりにせず、離床を促して腸を刺激。少し歩くだけでもいい。

動きたくなる声がけが大事！

出したいタイミングで便が出るよう配慮して

下剤は夜飲むのが一般的です。しかし、**夜に下剤を飲むと、明け方4時、5時に便が出て、家族が困ることも。その場合は服用から便意が起きるまでの時間を計算し、日中に服用してもらいます。**デイサービス中に便意を起こすのがいやな人には、デイサービスの翌日に飲んでもらうこともあります。家庭ごとの事情、希望をよく聞いて、生活スタイルに合わせて薬を使います。

浣腸・摘便の準備

ビニールシートを敷き、シーツの汚れを防ぐ

窓のカーテンを閉めるなど、プライバシーを確保したうえでおこなう。まずはシーツが汚れないように準備。

用意するもの

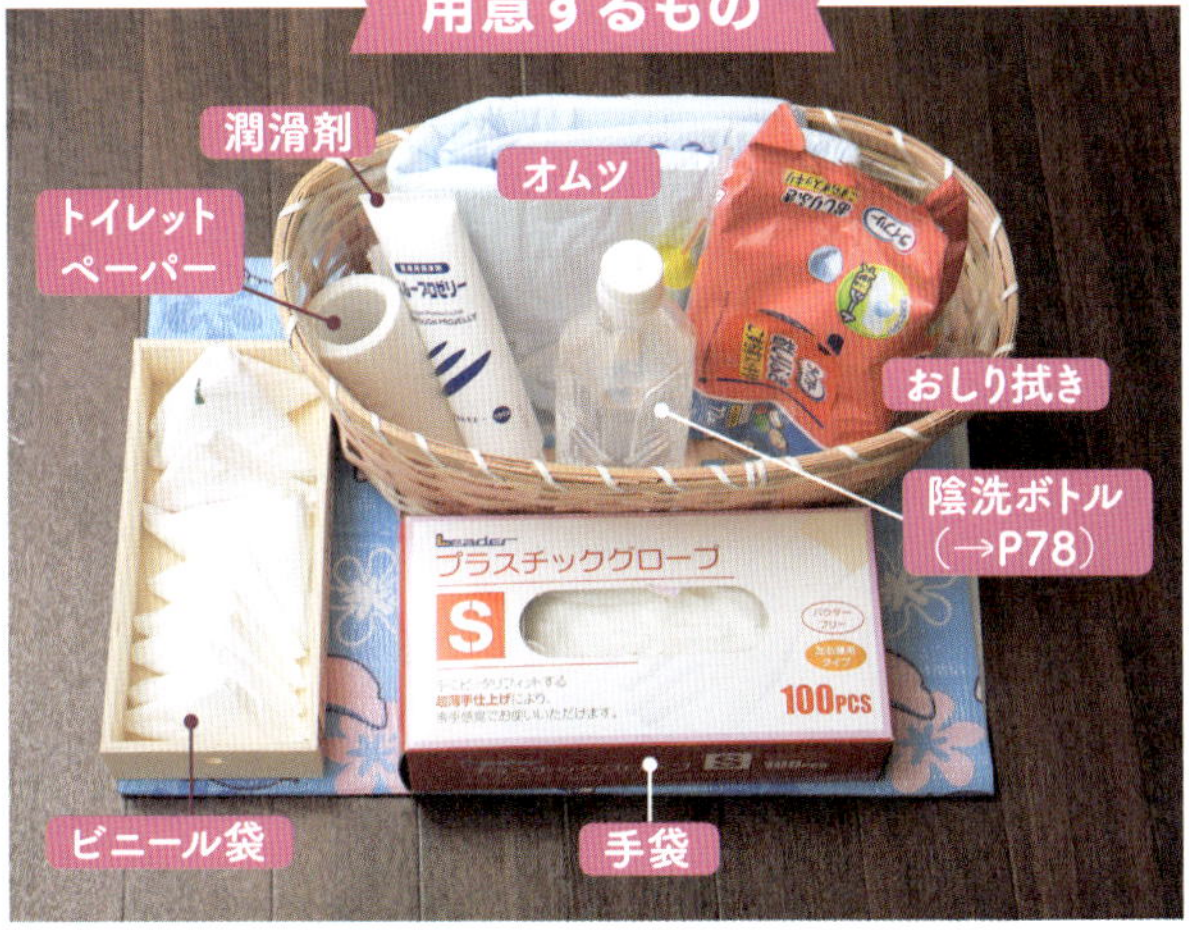
潤滑剤
オムツ
トイレットペーパー
おしり拭き
陰洗ボトル（→P78）
プラスチックグローブ
S
100PCS
ビニール袋
手袋

陰洗ボトルは、500㎖ペットボトルのフタに孔を数か所開けたもの。簡易シャワーとして活用。

1 タオルをかけ、オムツのテープを外す

手指を消毒し、使い捨ての手袋を両手にはめる。左側臥位《ひだりそくがい》でオムツのテープを外し、オムツを広げる。バスタオルを体にかけて、肌の露出を最小限にとどめる。

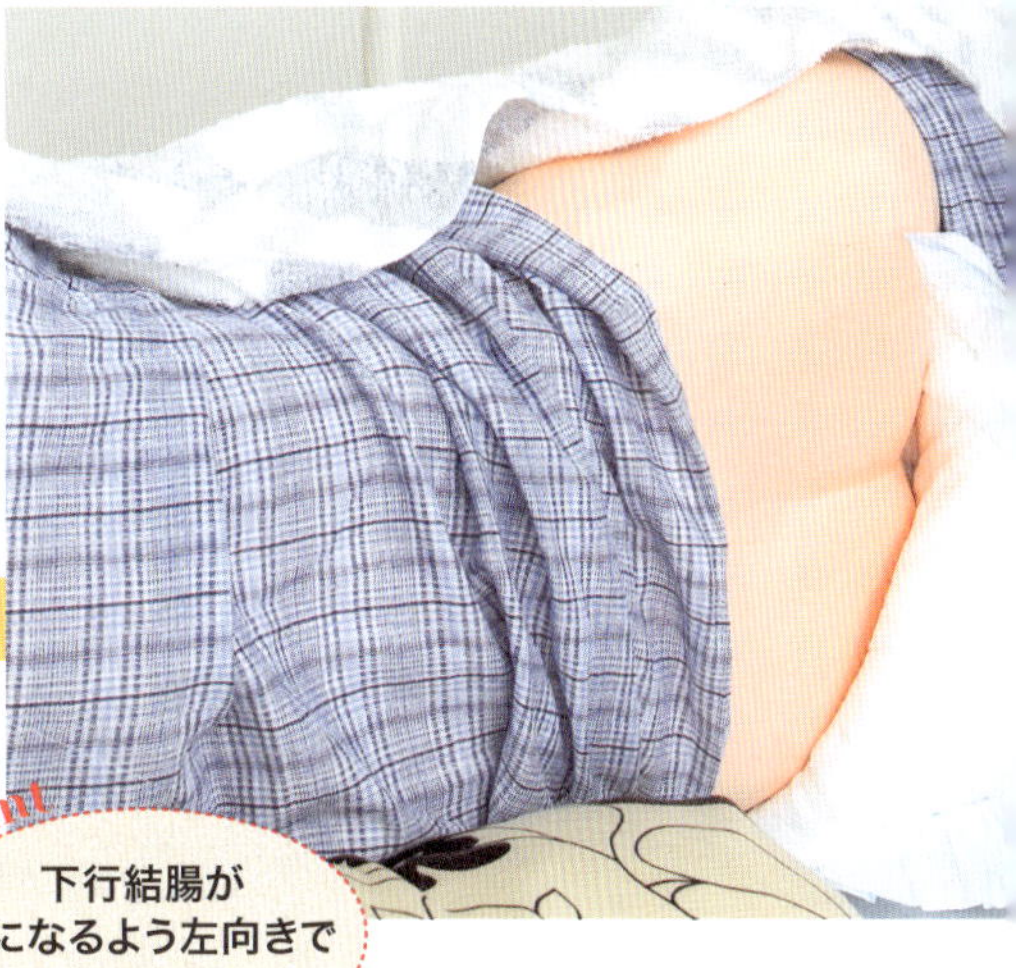

Point 下行結腸が下になるよう左向きでおこなう

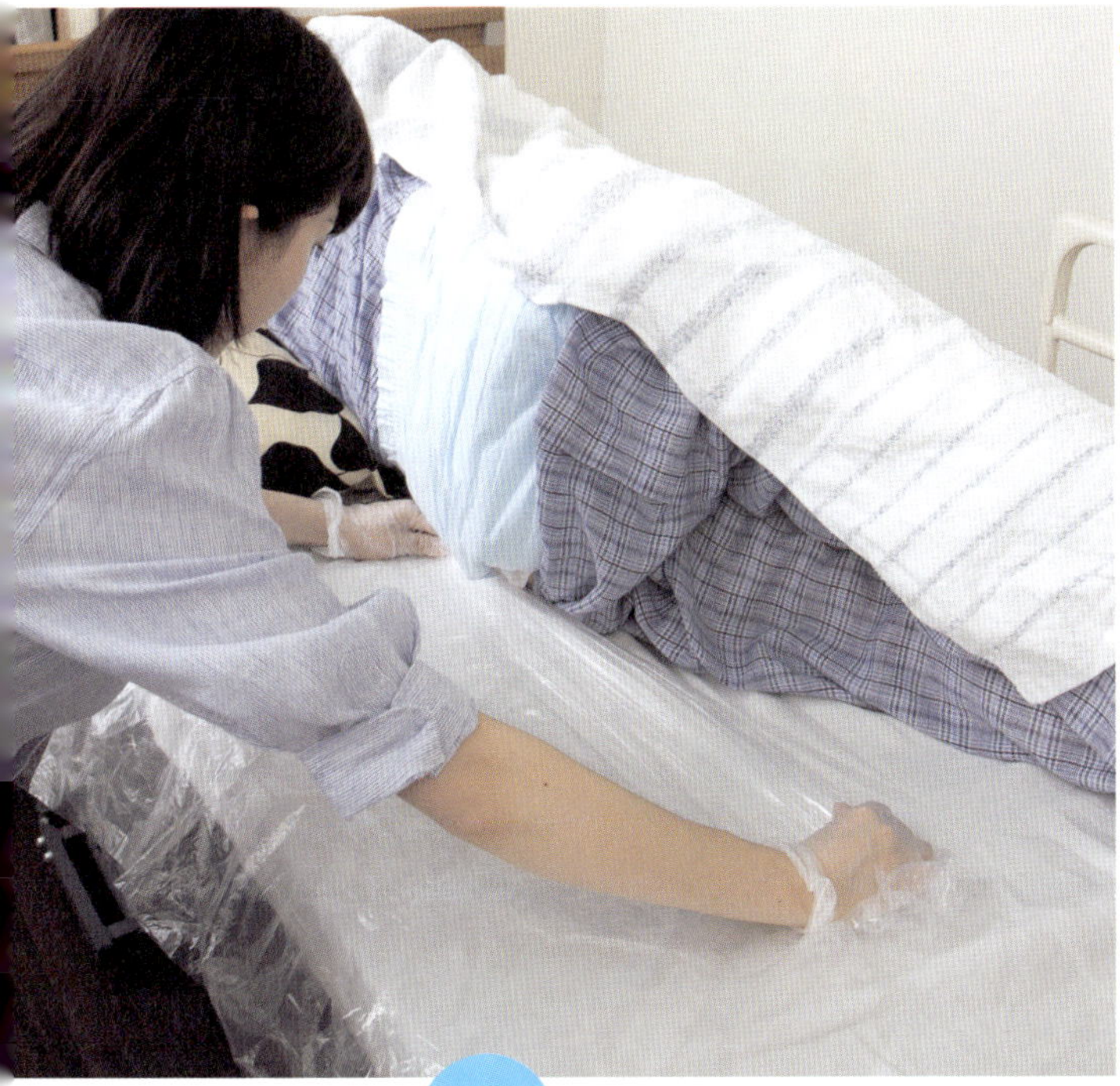

2 ビニールシートを敷く

大きめのビニールなどを扇子折りにし、体の下に押し込み、手前に広げる。

いつものケアであっても心情への配慮を忘れずに

日常的に排泄ケアを受けていても、利用者の羞恥心《しゅうちしん》や屈辱感が少なくなるわけではありません。また、**利用者は介護者に対し、〝申し訳ない〟という気持ちも強くもっています。**浣腸・摘便をするときは、便についてよけいな言及をせず、すみやかに済ませましょう。排泄物も手早く片づけます。

潤滑剤をつけ、浣腸液をゆっくり入れる

P69の手順で準備をして、浣腸または摘便をおこなう。
自力で動く力がない人には、寝返り介助を（→P117）。

浣腸

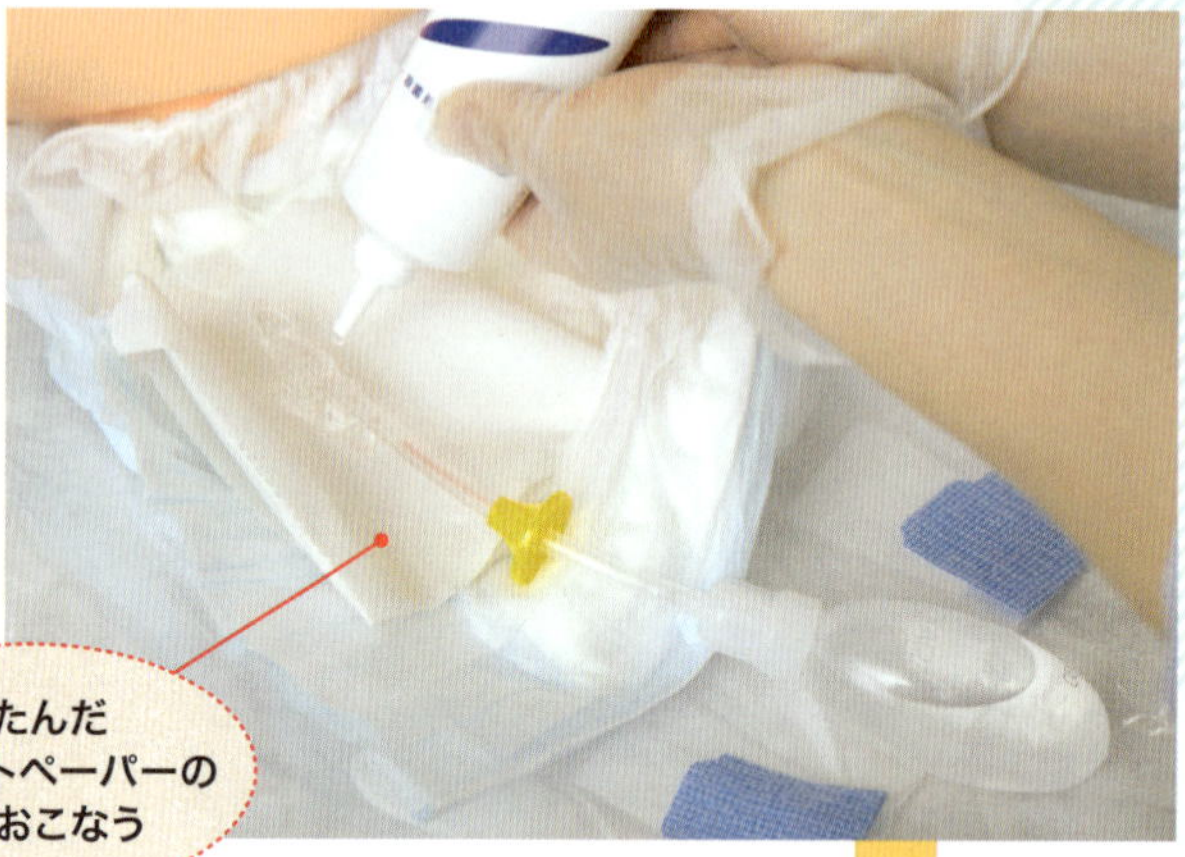

1 カテーテルに潤滑剤をつける

トイレットペーパーをオムツの上に置き、カテーテルをのせる。先端５㎝ほどに潤滑剤をつける。

Point
たたんだトイレットペーパーの上でおこなう

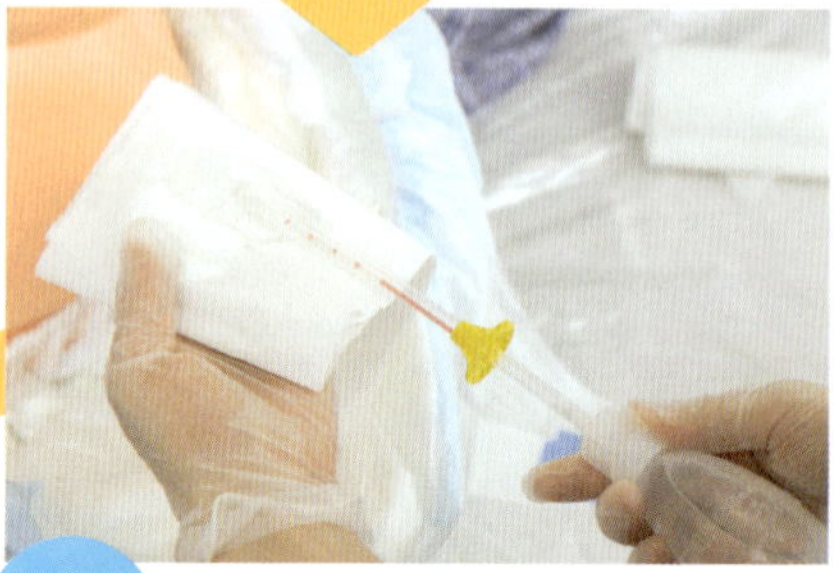

2 よぶんな潤滑剤をとる

潤滑剤が垂れないよう、トイレットペーパーでよぶんな分を拭きとる。

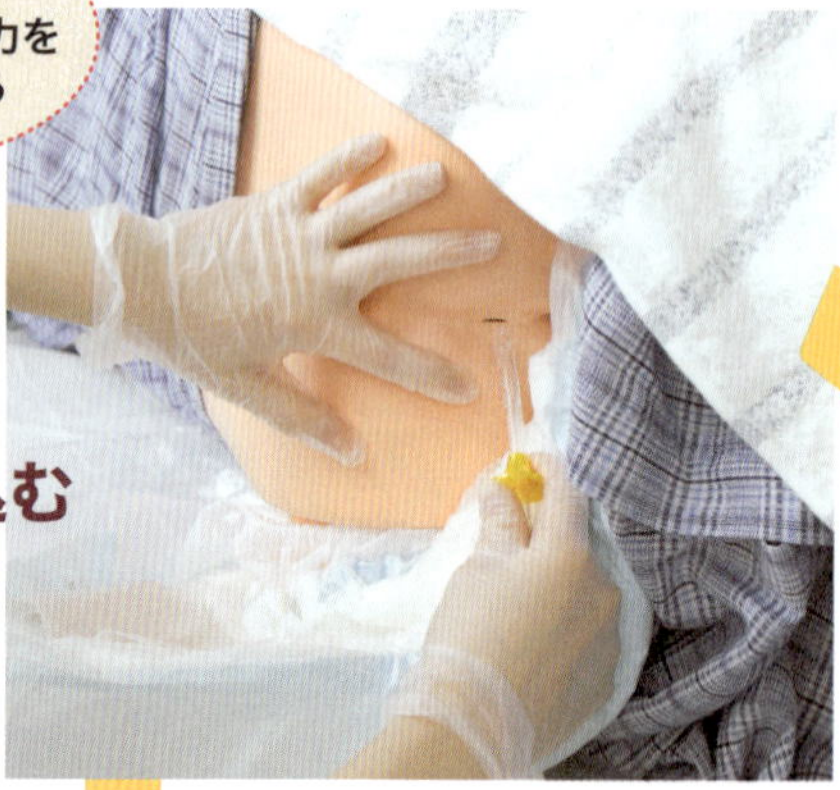

Point
口でゆっくり息をして、体の力を抜いてもらう

3 カテーテルを垂直に差し込む

肛門に４～６㎝、カテーテルを挿入。力むと入りにくいので、力を抜いてもらう。

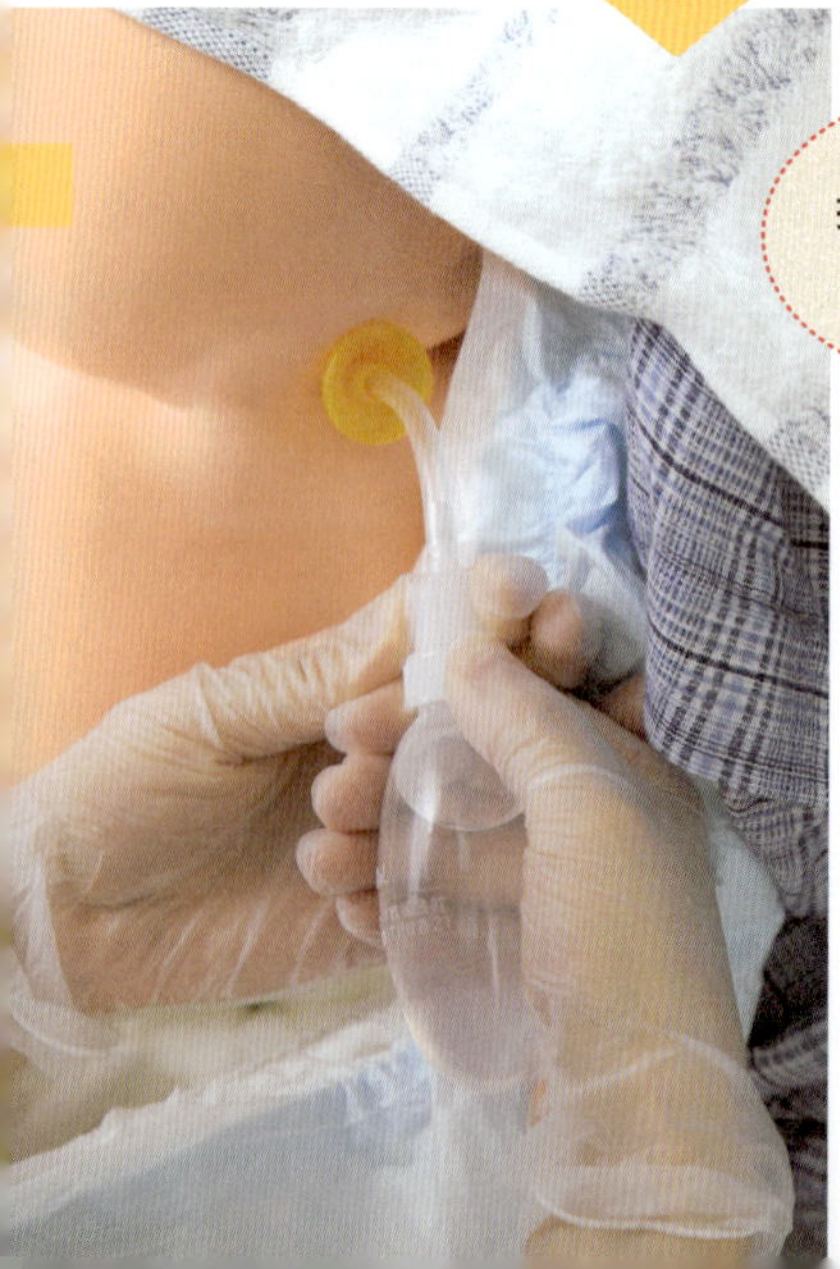

Point
少しでも抵抗があれば、カテーテルをいったん抜く

4 ストッパーで止め、液を注入

浣腸液をゆっくり注入。浣腸液が出ないよう、トイレットペーパーで押さえて、カテーテルを抜く。

主治医の指示書どおりの量を注入する

浣腸は医師の指示書に従っておこないます。カテーテルを挿入しすぎると粘膜を傷つけ、直腸穿孔を起こすこともあるので、4～6㎝をめやすにゆっくり差し込みます。**カテーテルから浣腸液を入れた後は、肛門を押さえたまましばらく待ってください。**自力で動くことができない人には差し込み便器をあて、仰《ぎょう》臥《が》位《い》で排便してもらいます。

摘便

1 肛門を弛緩させ、指をやさしく入れる

手袋をはめて人差し指に潤滑剤をつける。肛門に指をゆっくり挿入して、便をかき出す。出にくい人は、下行結腸から直腸にかけてマッサージを。

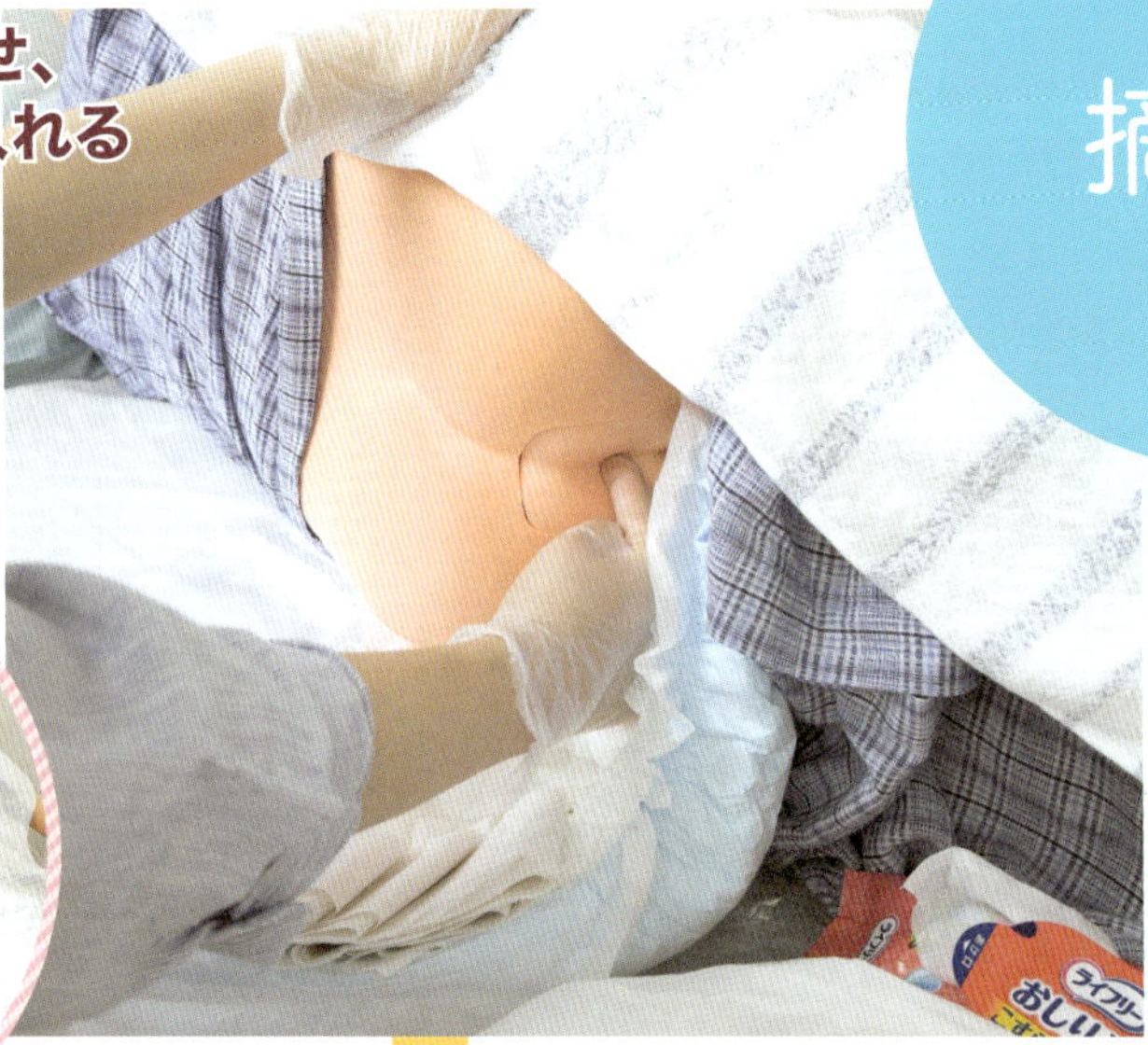

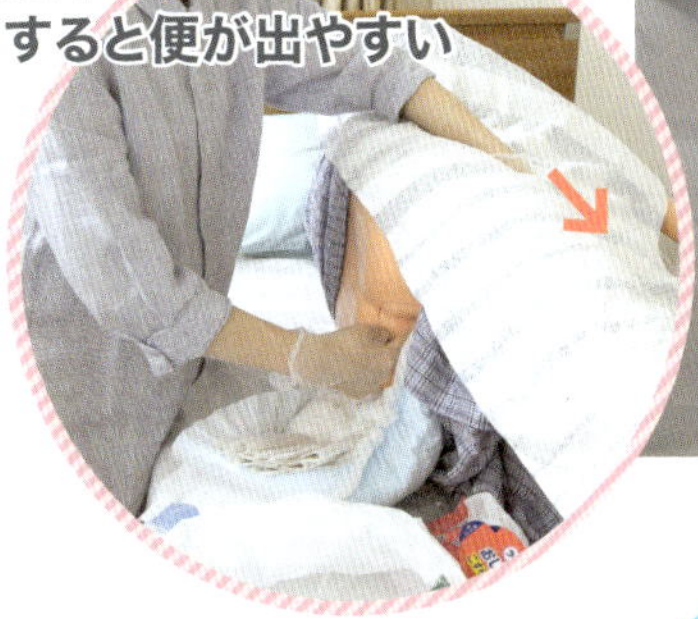

途中でマッサージすると便が出やすい

2 便をトイレットペーパーにとる

便の性状を確認し、トイレットペーパーで包んでビニール袋へ。まだ貯留しているようなら、何度かくり返す。

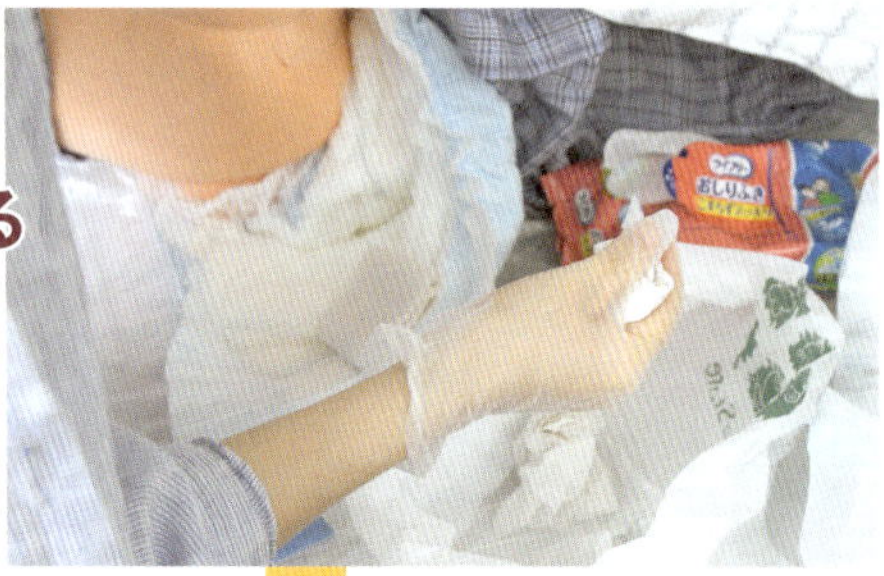

洗浄&オムツ交換

1 おしり拭きで拭く

肛門とその周囲の汚れをていねいに拭きとる。摘便の後は石けんでよく洗う。

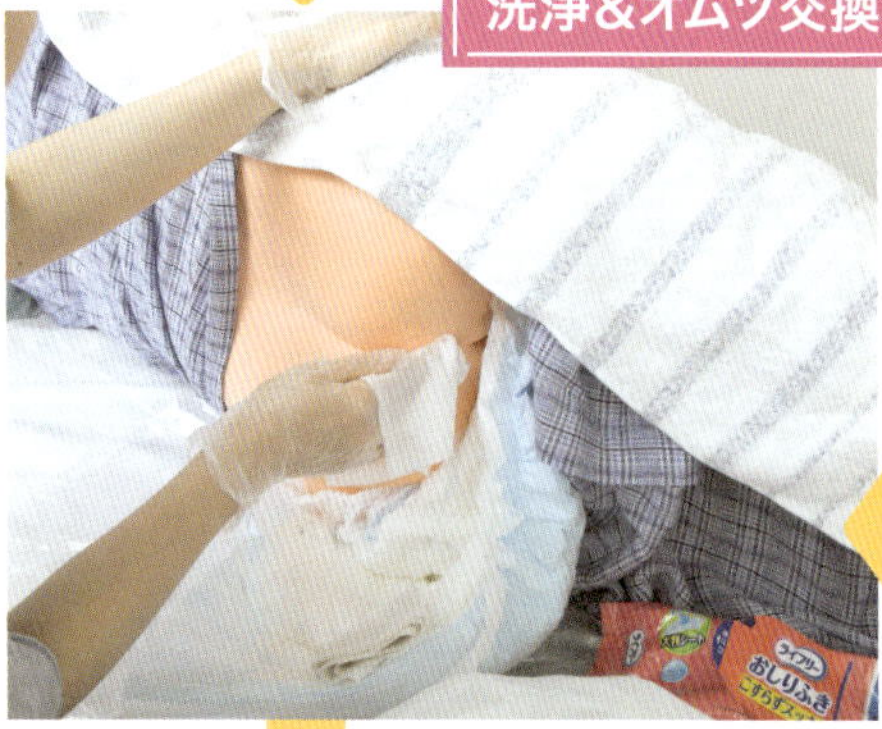

2 肛門を洗う

皮膚や粘膜のシワを伸ばし、陰洗ボトルのぬるま湯をかけてていねいに洗う。洗浄後は水分をよく拭く。

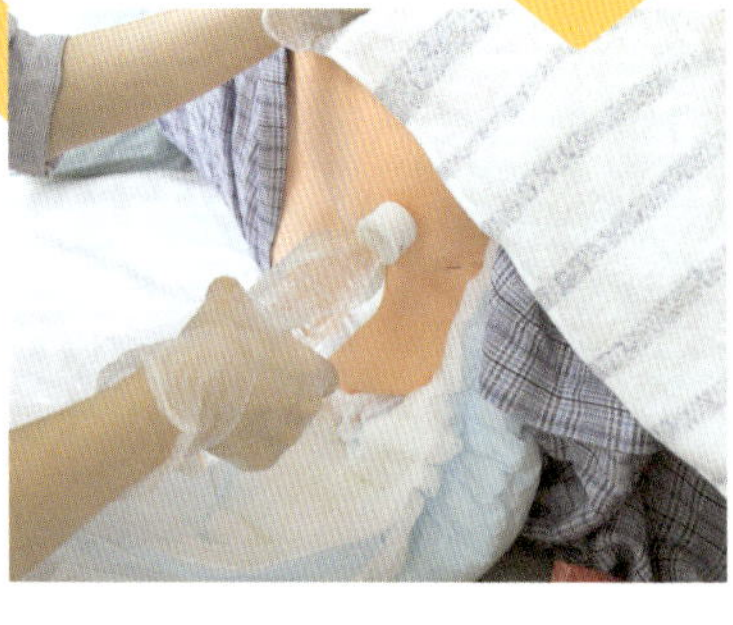

3 オムツを換える

オムツを捨てる。新しいオムツを束にして持ち、体の下に押し込む。仰《ぎょう》臥《が》位《い》に戻してオムツを広げ、留める。

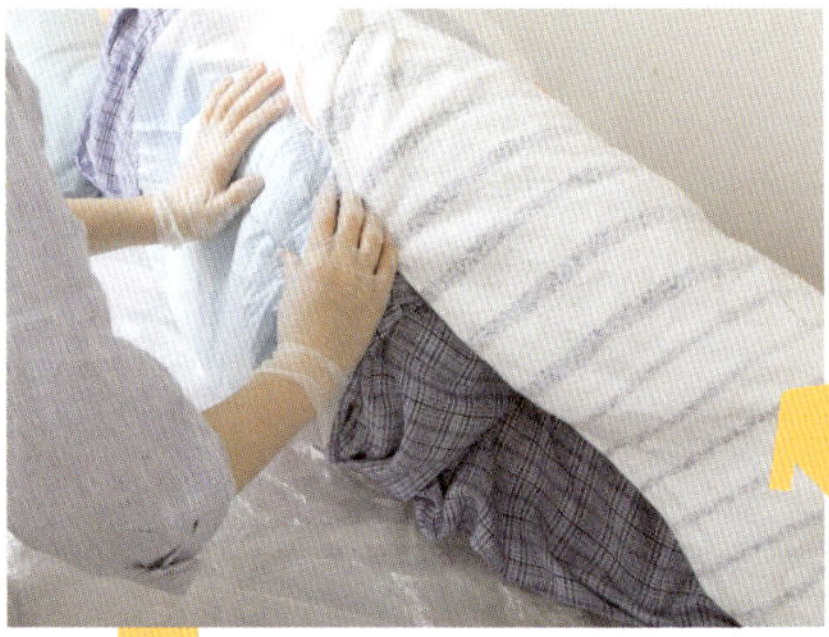

4 シートを抜く

ズボンを上げて衣服を整える。ビニールシートを抜きとり、排泄物を始末する。

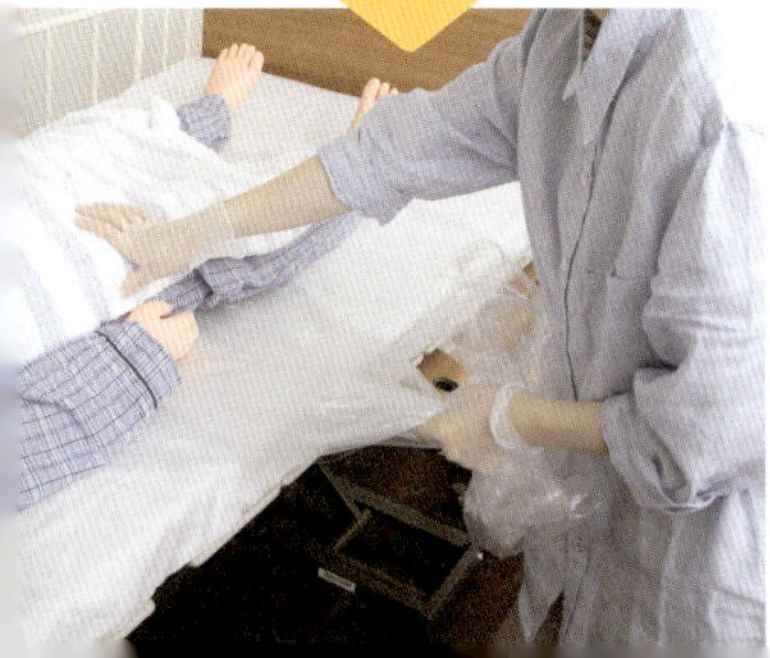

III

清潔ケア

全身をアセスメントしながら、清《せい》拭《しき》や陰部洗浄をする

週1回の訪問では、清潔ケアは不十分。訪問介護員や家族と分担し、体をきれいに保ちます。訪問看護師に求められるのは、皮膚や運動機能などの医学的なアセスメントをかねたケアです。

保清は大事。でも本人の習慣、ニーズも大切に

皮膚の清潔を保つケアには、**「感染症予防」「リラクゼーション」「コミュニケーション」「拘縮《こうしゅく》、廃用症候群の予防」という4つの効果があります**（下記参照）。自覚症状がない段階でも、清潔ケアによって皮膚の異常や体調の変化に気づくことができ、さまざまなトラブルを防ぐのに役立ちます。

陰部洗浄などは看護師の訪問時にもおこないますが、日常的な清潔ケアの担い手は家族や訪問介護員です。看護師は、誰がおこなうのか、どういう方法ならできるかを見極めて、適切な方法を指導していきます。

療養者のなかには、清潔ケア時に体を動かすのが苦痛で、ケアをいやがる人もいます。また、清潔ニーズにも個人差があります。1日2回お風呂に入りたいという人もいれば、1週間くらい入らなくても平気という人もいるでしょう。保清は大切ですが、「今すぐに清潔にしなければ命に関わる」というものでもありません。**その人の習慣や清潔ニーズを大切にして、無理強いせず、タイミングを見て提案していきましょう**。

清潔ケアで生活の質を高める

清潔ケアには以下の4つの効果があり、QOL（生活の質）を高める。
訪問看護師がおこなう場合は、疾患の早期発見も重要な役割。

拘縮《こうしゅく》&廃用症候群予防

清潔ケア時に筋肉や関節を動かすことが、拘縮《こうしゅく》や廃用症候群の予防になる。それにより更衣などの介護負担も軽減される。

コミュニケーション

肌に手をふれることで、非言語的な安心感を与えることができる。日常的に家族とコミュニケーションをとる機会にもなる。

リラクゼーション

皮膚や頭部を清潔にすると、爽快感が得られる。ケア後の更衣は気分転換や意欲向上、生活リズム改善にも役立つ。

感染症予防

皮膚や粘膜の汚れを除去し、刺激を与えて血行を促進。生理機能を正常に保つことで、感染症などの予防効果が得られる。

清拭

上半身、下半身の順におしぼりタオルで拭く

室温は20〜24℃に設定。おしぼりタオルをしっかり温め、かつすみやかにおこなうことで、体の冷えを防ぐ。

用意するもの

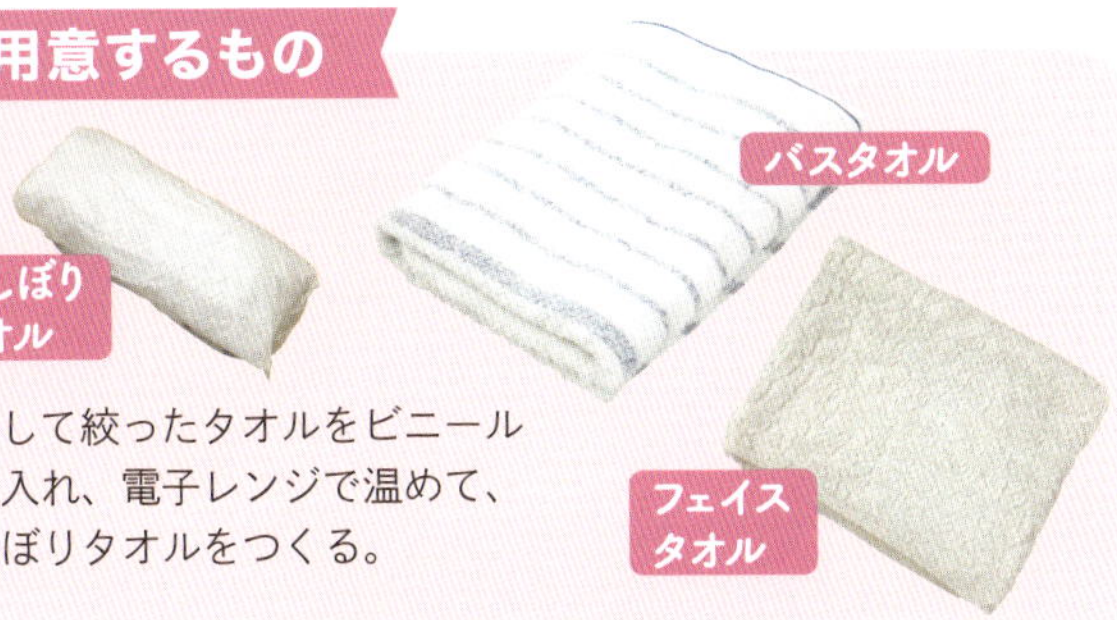

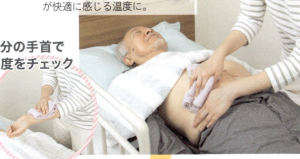

濡らして絞ったタオルをビニール袋に入れ、電子レンジで温めて、おしぼりタオルをつくる。

1 ベッドの高さを上げる

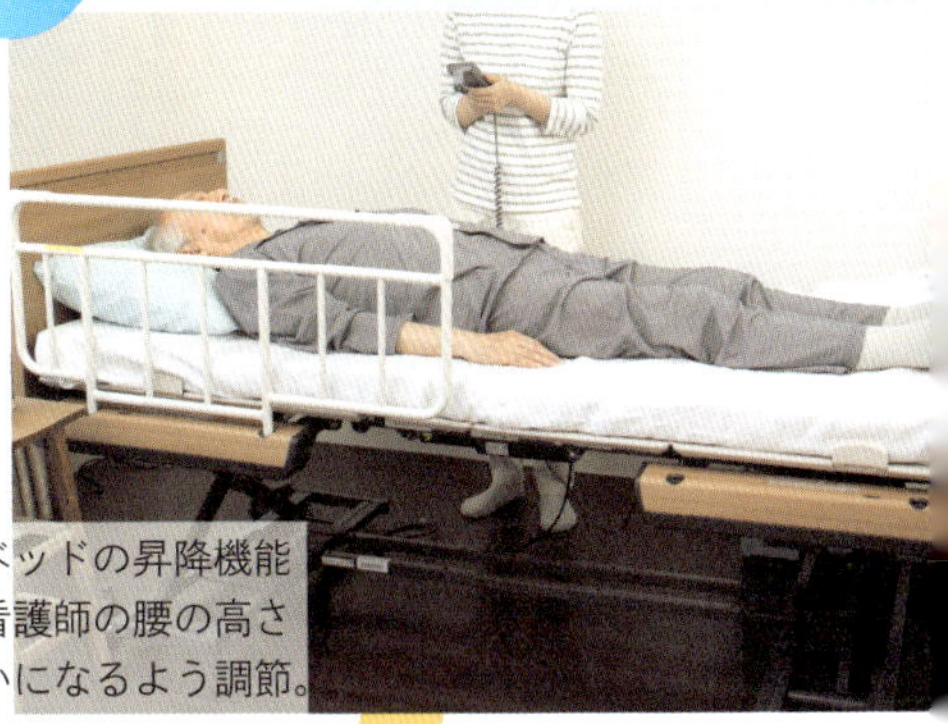

介護ベッドの昇降機能で、看護師の腰の高さくらいになるよう調節。

2 バスタオルをかける

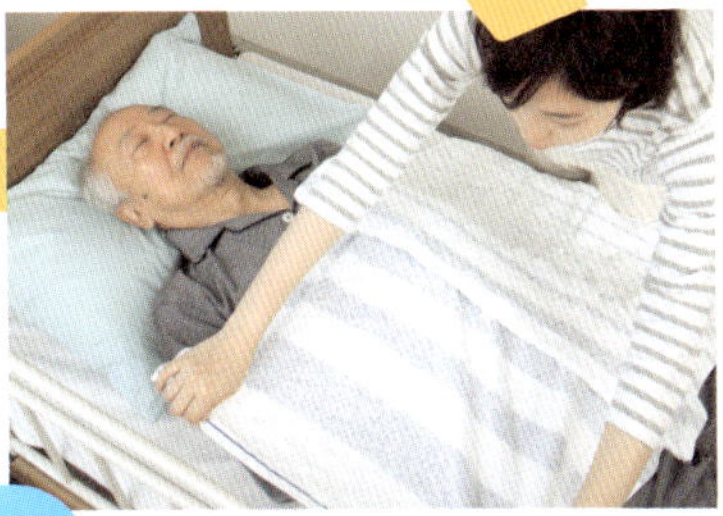

皮膚の露出を避けるため、上半身全体をバスタオルで覆う。

3 片袖を抜く

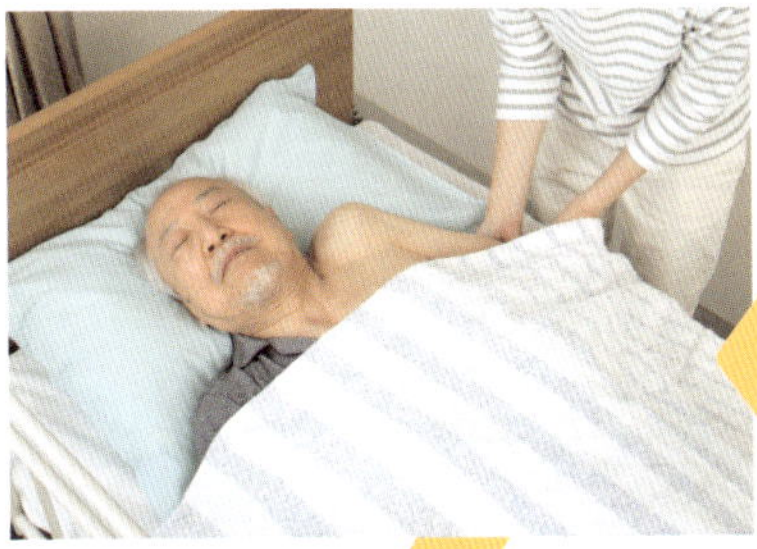

バスタオルの下でパジャマのボタンを外し、ひじを支えて片袖を抜く。

4 胸〜おなかを拭く

熱いときは叩いて冷まし、療養者が快適に感じる温度に。

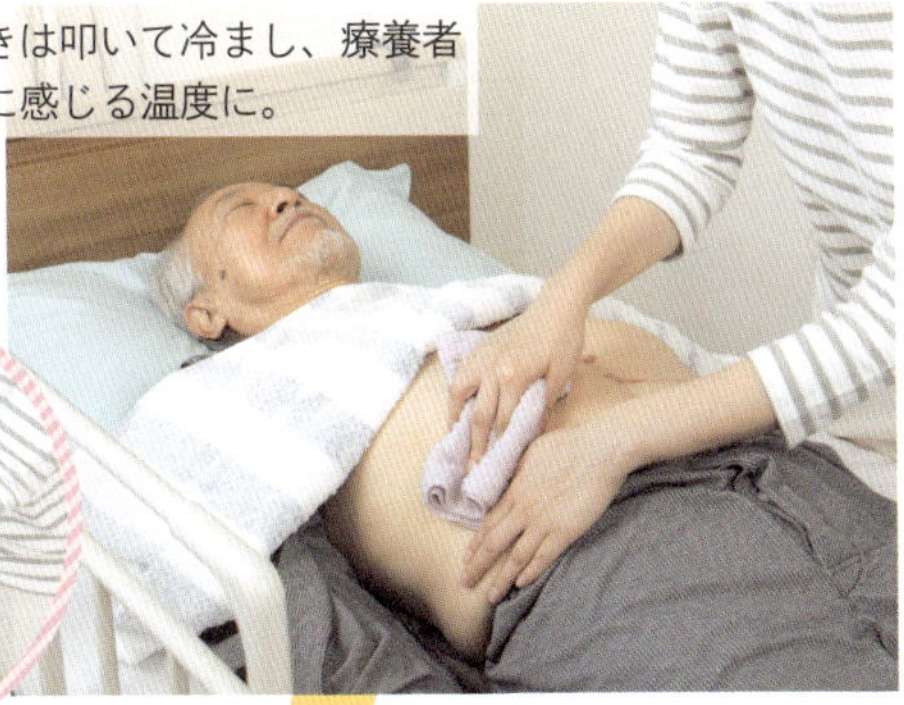

自分の手首で温度をチェック

5 乾いたタオルで拭く

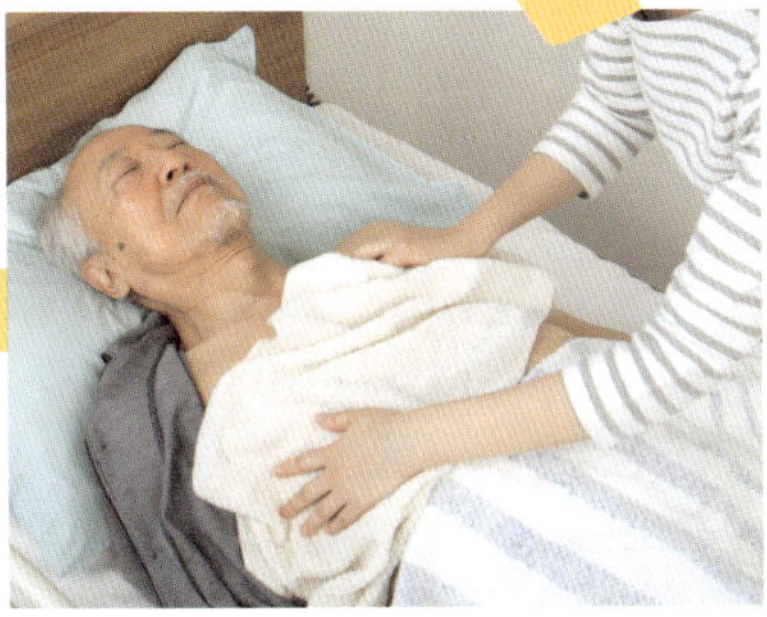

おしぼりタオルで拭いた後は、乾いたタオルでやさしく拭き、水分を残さない。

顔を見て会話しながら10分をめやすにおこなう

清拭《せいしき》の時間は10分ほどがめやす。**体を拭いているあいだも表情や反応をよく見て、声をかけながらおこないます。**

拭きながら、湿疹や発赤の有無、皮膚のハリ、関節の動きなど、全身状態をチェックしていきます。臥床時間が長い人では、臀部などに褥瘡《じょくそう》の徴候がないか、背部にむくみがないかもよく見てください。

6 腕～手指を拭く

ひじを持ち、
わきの下も拭く

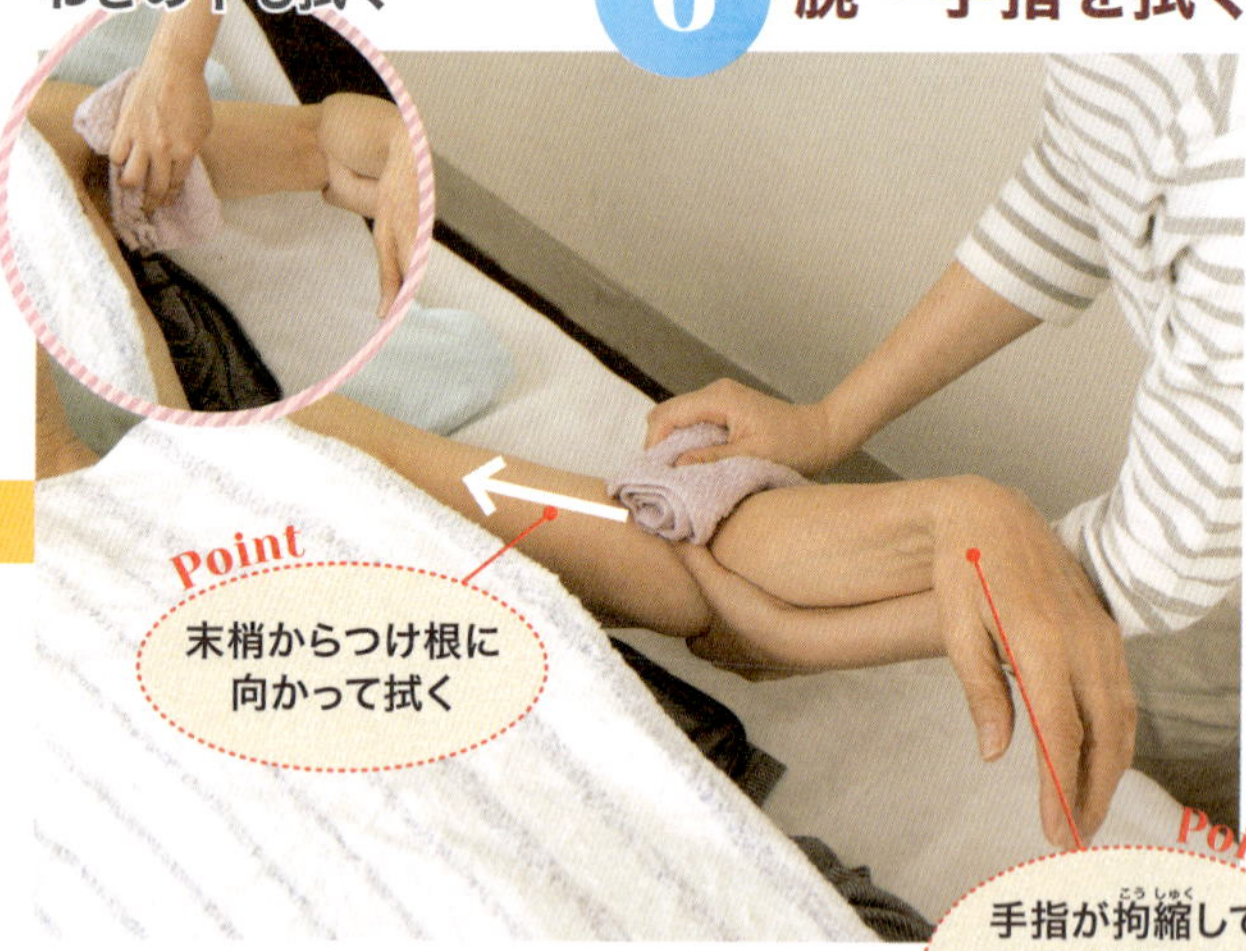
Point
いるときは、手首を
曲げてゆるめる

皮膚を傷つけないようにひじを支えて、手指から肩に向かって拭いていく。

7 新しいパジャマに片袖を通す

片腕に新しいパジャマの袖を通す。
袖以外の部分は軽く整えておく。

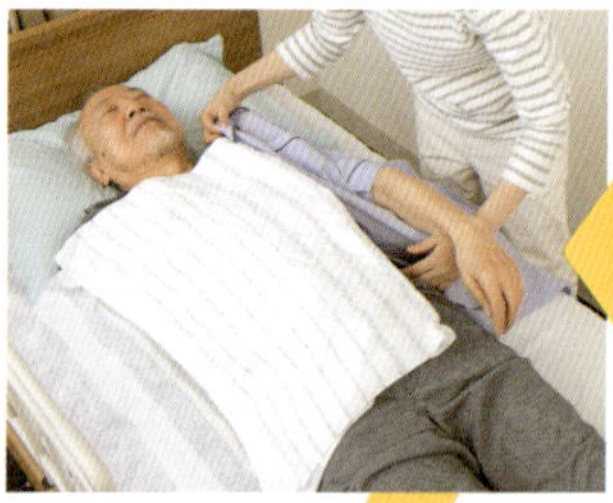

8 タオルをかけ、寝返りの準備をする

両ひざを立て、下になる側の腕を体から離す。ひざと腰を倒して側臥位《そくがい》に。

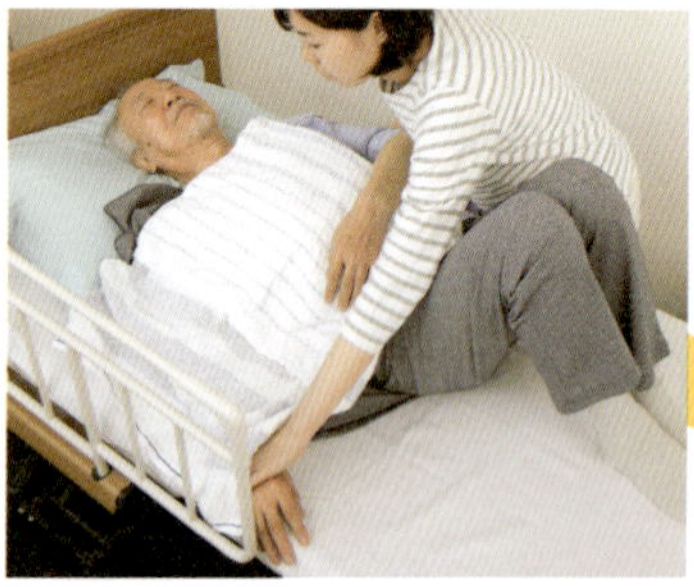

9 背中を拭く

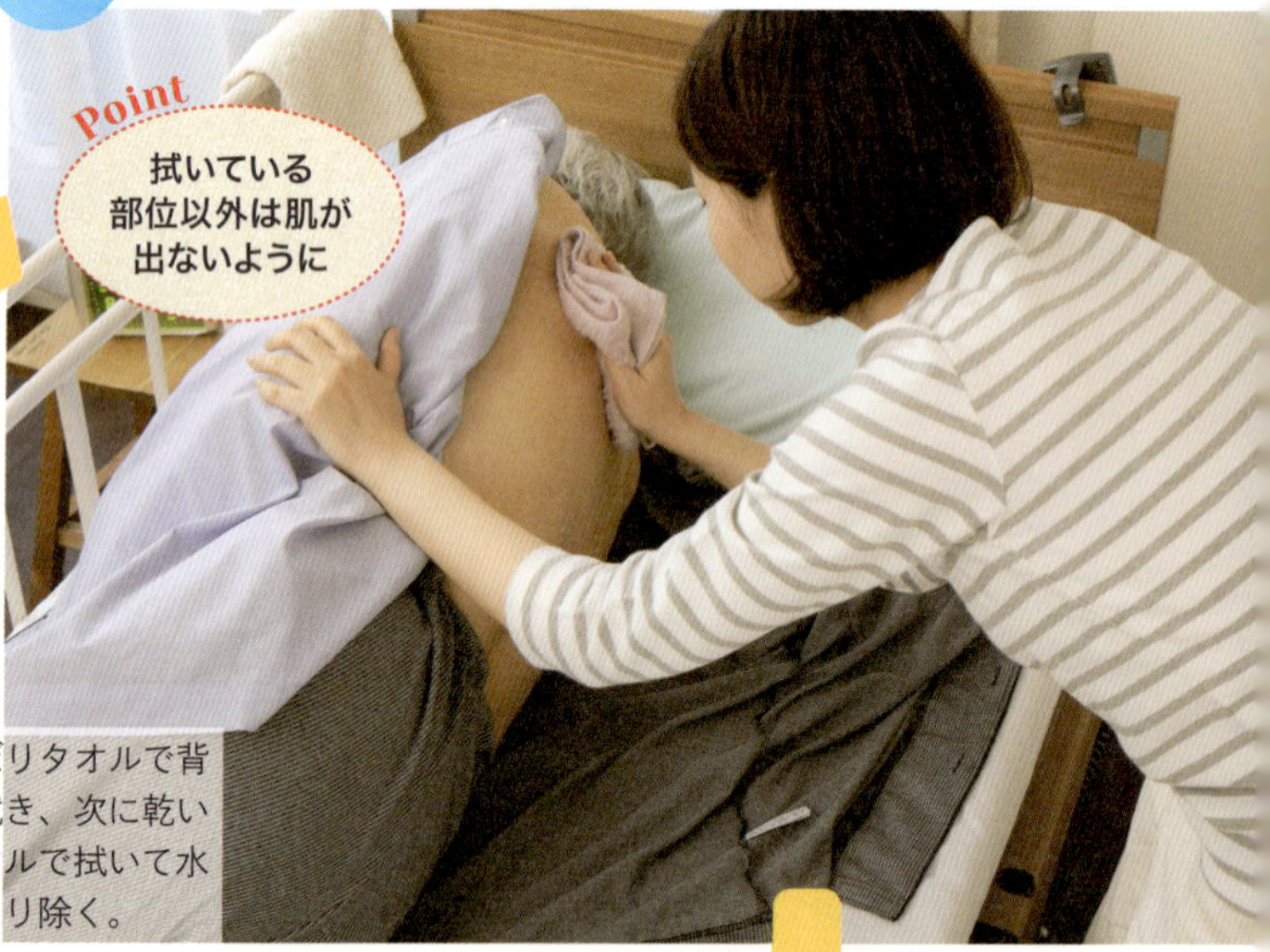

おしぼりタオルで背中を拭き、次に乾いたタオルで拭いて水分をとり除く。

10 古いパジャマを押し込む

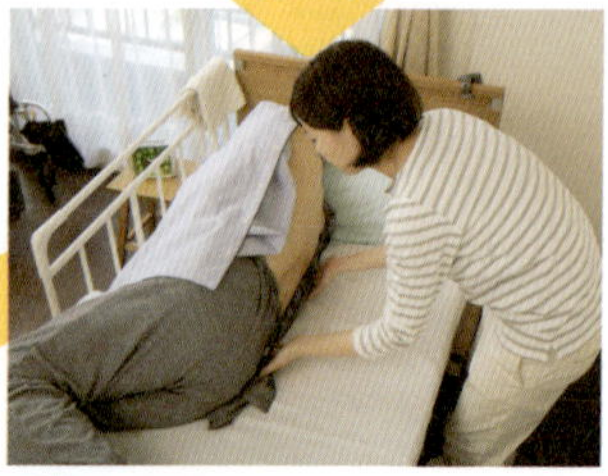

着ていたパジャマを扇子折りにして持ち、体の下にやさしく押し込む。

11 新しいパジャマも押し込む

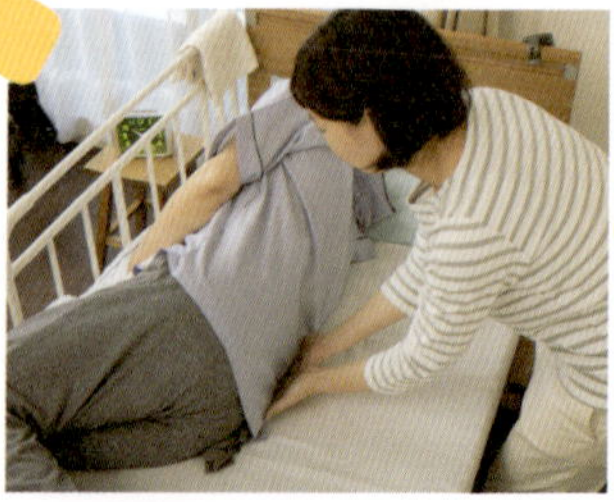

新しいパジャマも扇子折りにし、古いパジャマの下に押し込む。

12 新しいパジャマを出す

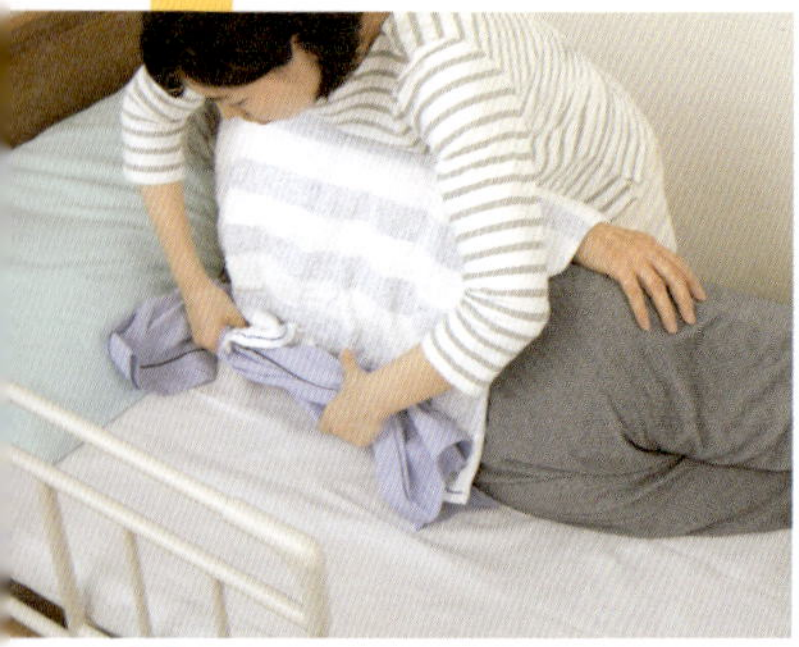

反対側から古いパジャマをとり、新しいパジャマを引き出す。

13 反対の腕～手指を拭く

反対の腕を手指から肩に向かって拭く。ひじを支え、わきの下も拭く。

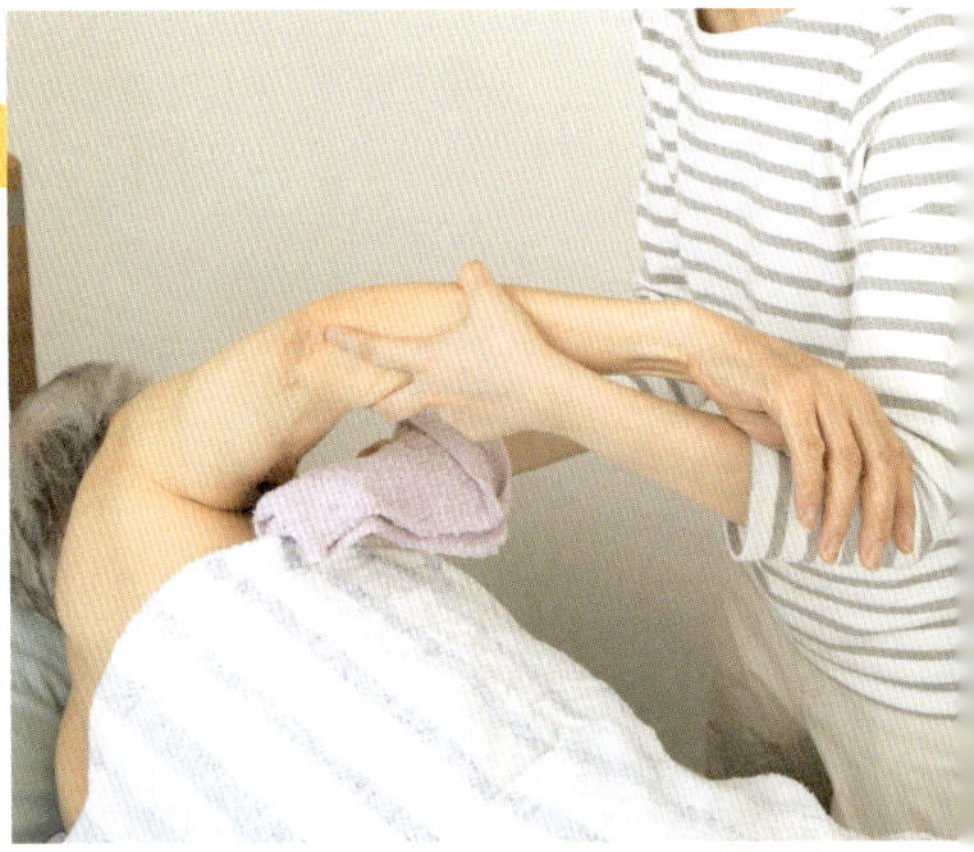

14 パジャマを広げる

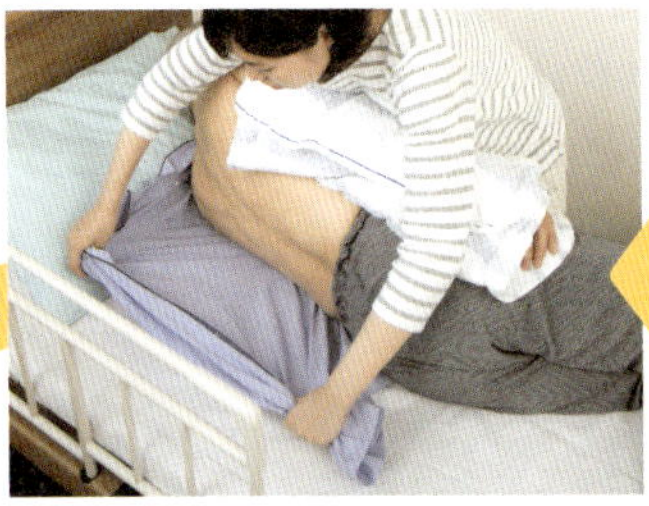

新しいパジャマをきれいに広げてから、体を仰《ぎょう》臥《が》位《い》に戻す。

15 袖を通す

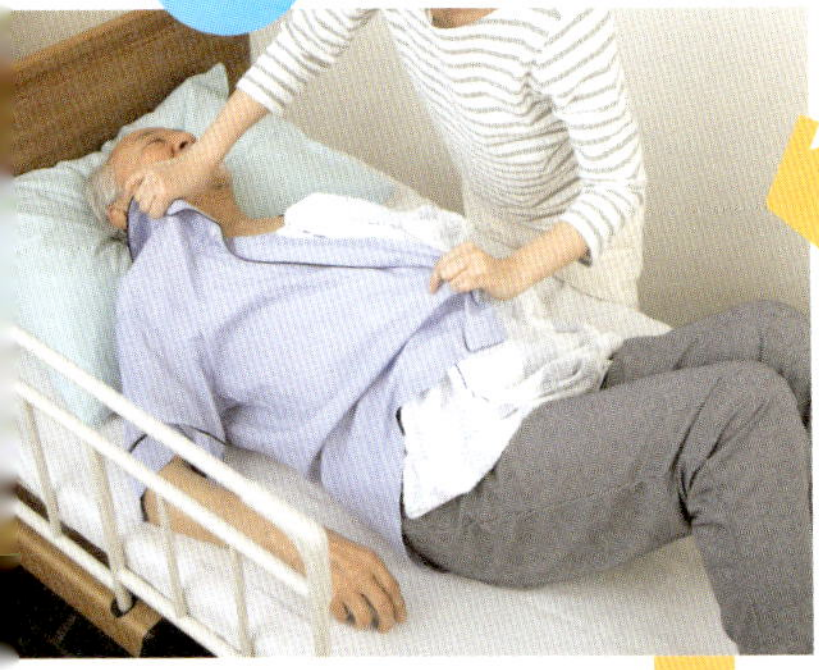

反対側の腕の袖を通し、上衣のボタンを留める。

16 ズボンを下ろす

タオルをかけ直す。ひざを曲げて、ひざ上までズボンを下げる。足を伸ばして楽にしてもらい、足首までズボンを下ろして脱がせる。

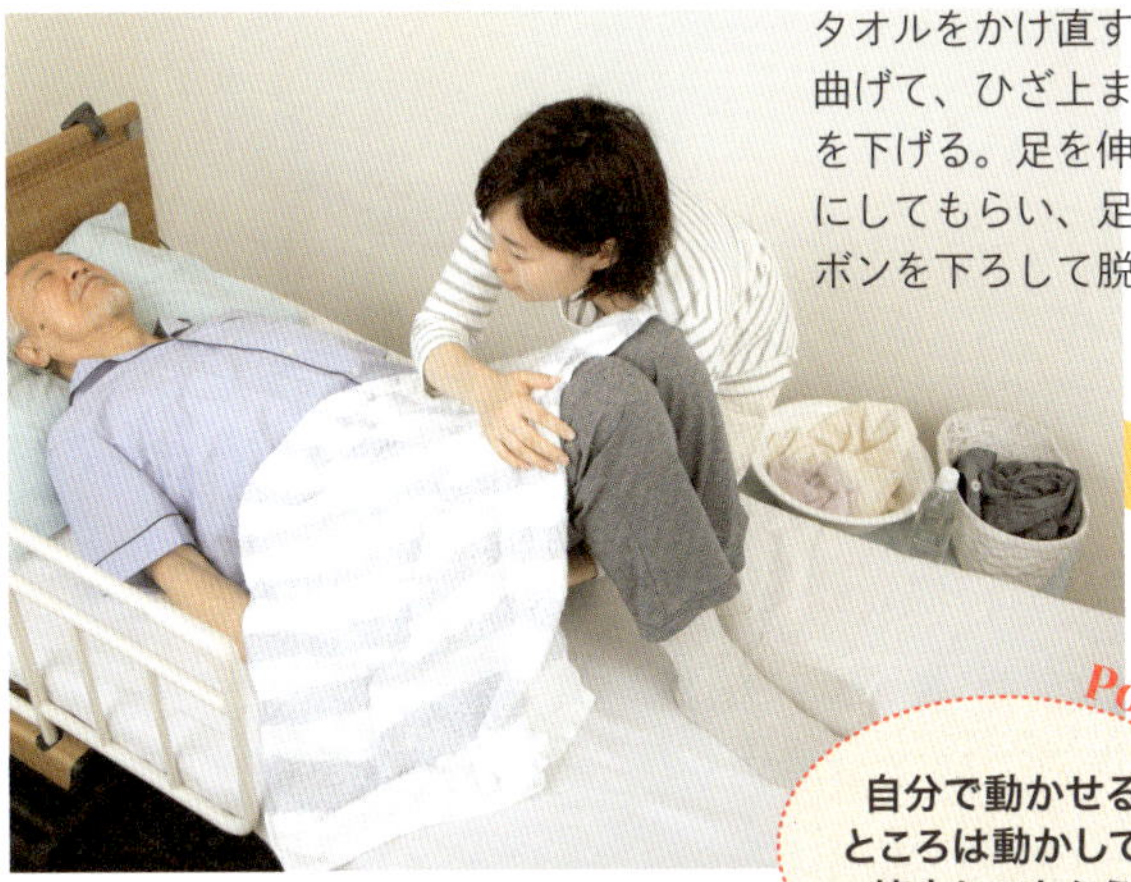

Point

自分で動かせるところは動かして、協力してもらう

17 靴下を脱がせる

引っぱらず、すべらせるようにして靴下を脱がせる。

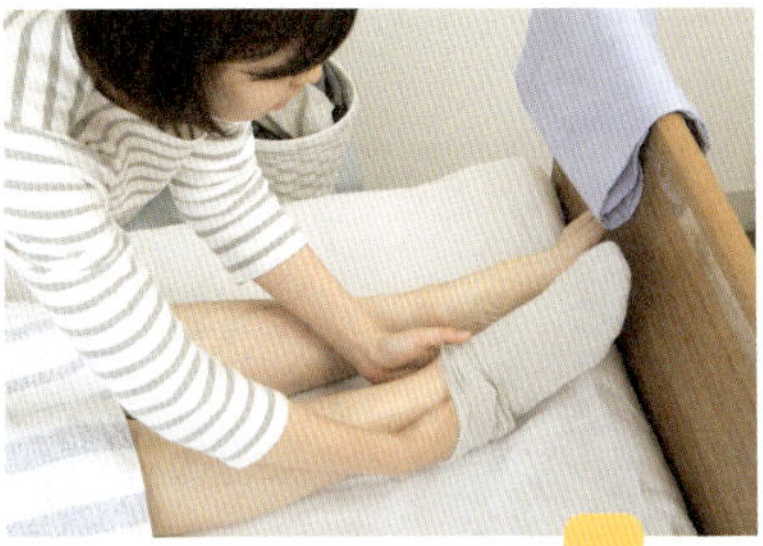

18 片足ずつ拭く

足首から太ももまでを拭く。新しいパジャマのズボンに足を通し、両ひざを曲げて、裾をひざまで上げる。

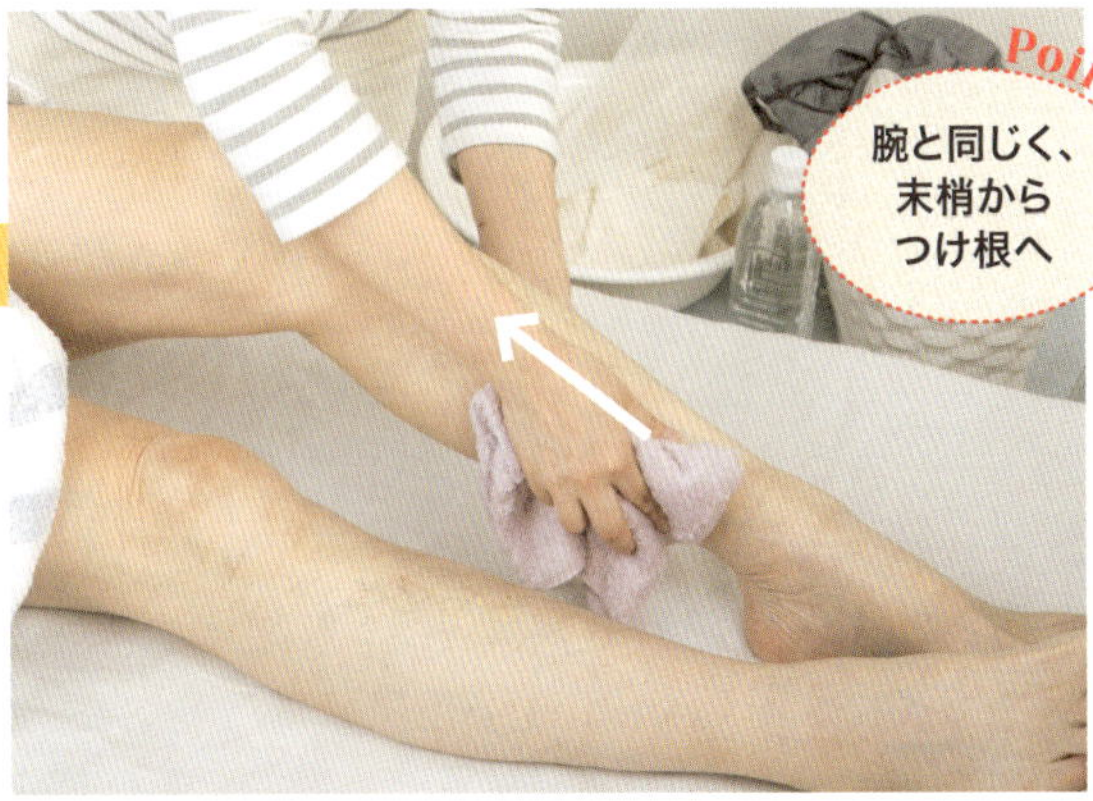

Point

腕と同じく、末梢からつけ根へ

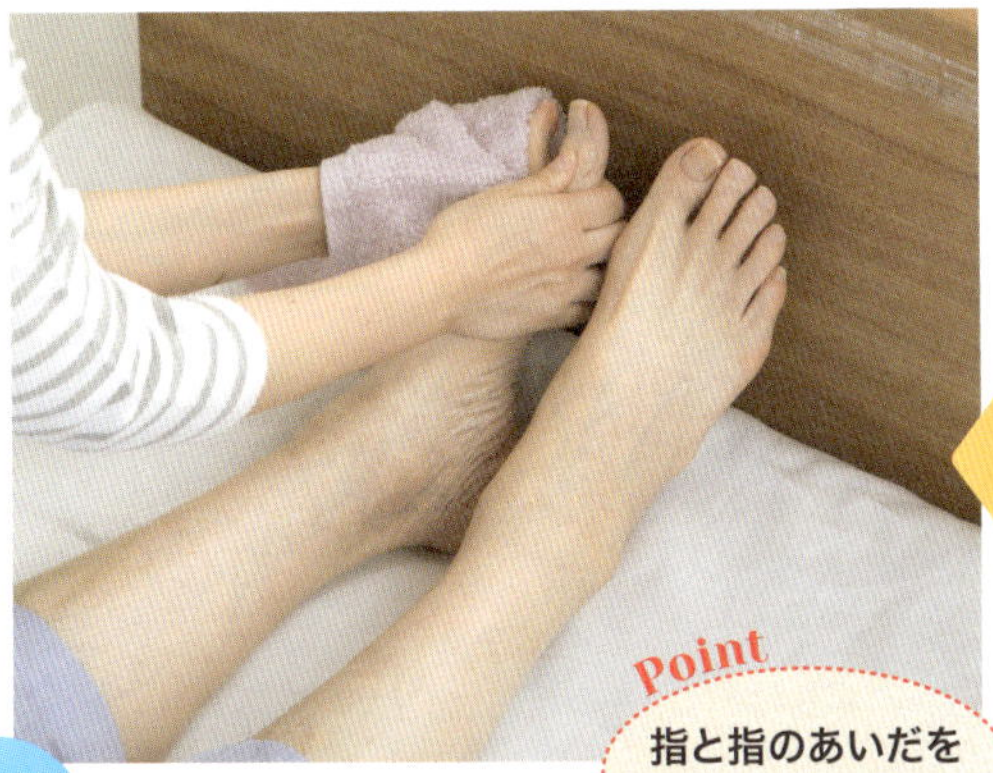

Point

指と指のあいだをとくにていねいに

19 足先を拭く

足指と足の裏を拭く。ズボンの裾を下ろし、全体を整える。

洗髪

負担をかけないよう、手早く洗う

頭部のかゆみや臭いを防ぎ、血行を促進する効果もある。
清《せい》拭《しき》と同様、時間をかけすぎないように注意しよう。

用意するもの

持ち手のついた大きなペットボトルに38 ～40℃のお湯を入れる。キャップは陰洗ボトル（→P78）と同様に孔を開けておく。

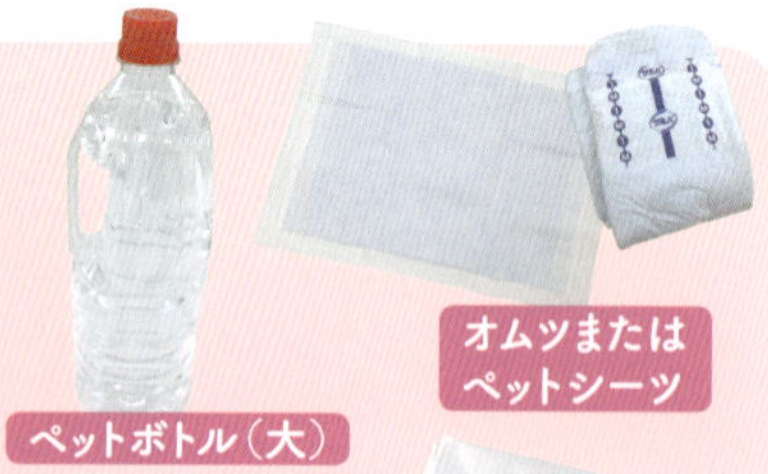
オムツまたは
ペットシーツ
ペットボトル（大）

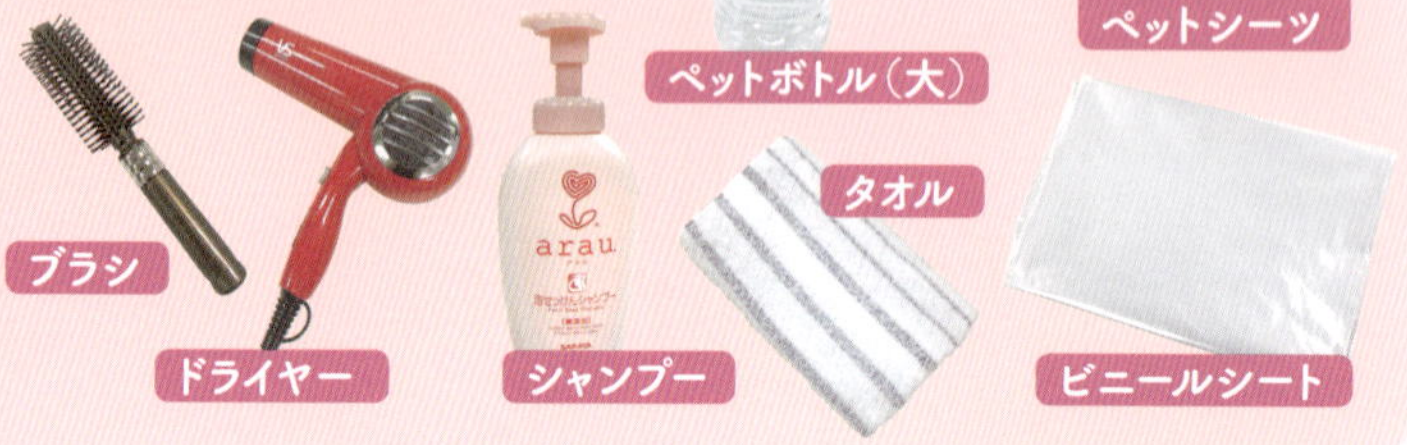
ブラシ
ドライヤー
シャンプー
タオル
ビニールシート

1 防水＆吸水シートをつくる

ビニールシートの上にオムツを2枚重ね、手前側に巻く。

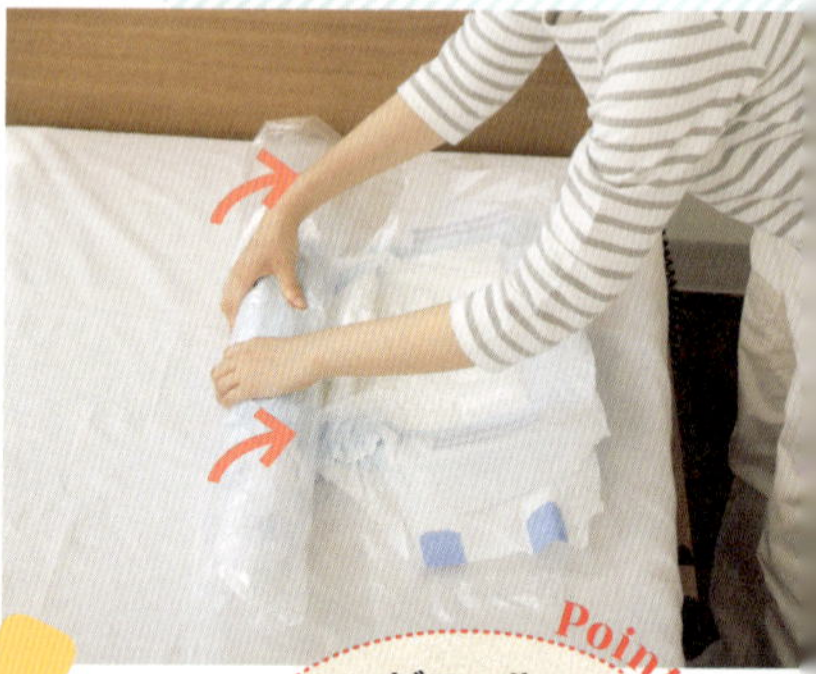

Point
ビニールシートはオムツより大きいものを

2 防水＆吸水シートを敷く

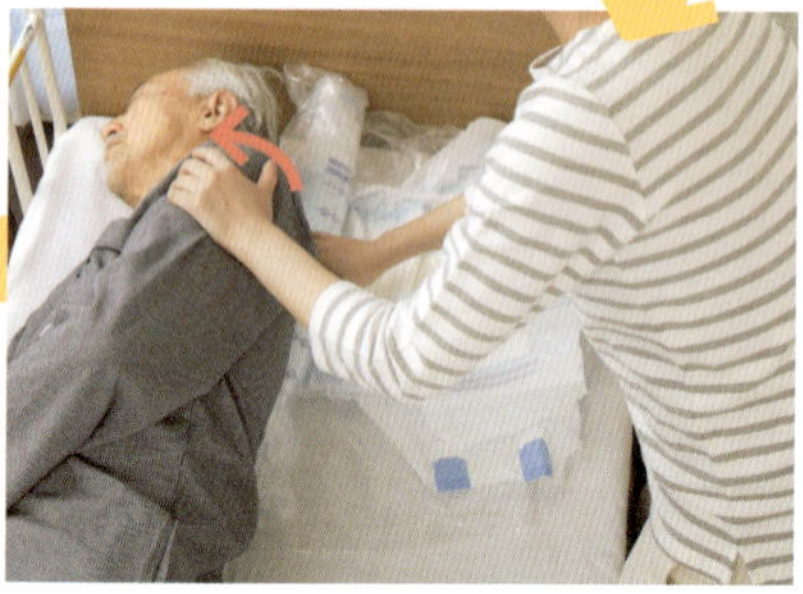

腕で頭を支え、枕を外す。側《そく》臥《が》位《い》にして、防水＆吸水シートを半分だけ広げる。

3 タオルをかける

仰《ぎょう》臥《が》位《い》にし、残りのシートを広げる。胸もとを開けてバスタオルをかける。

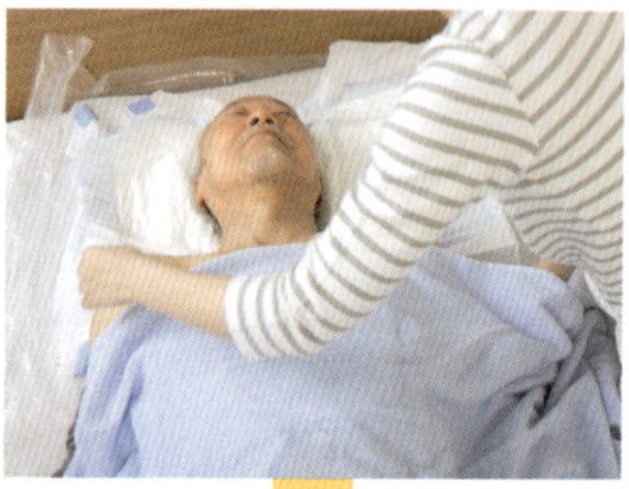

4 髪を濡らす

「頭を濡らしますね」と声をかけ、頭を手で支えながら湯をかける。

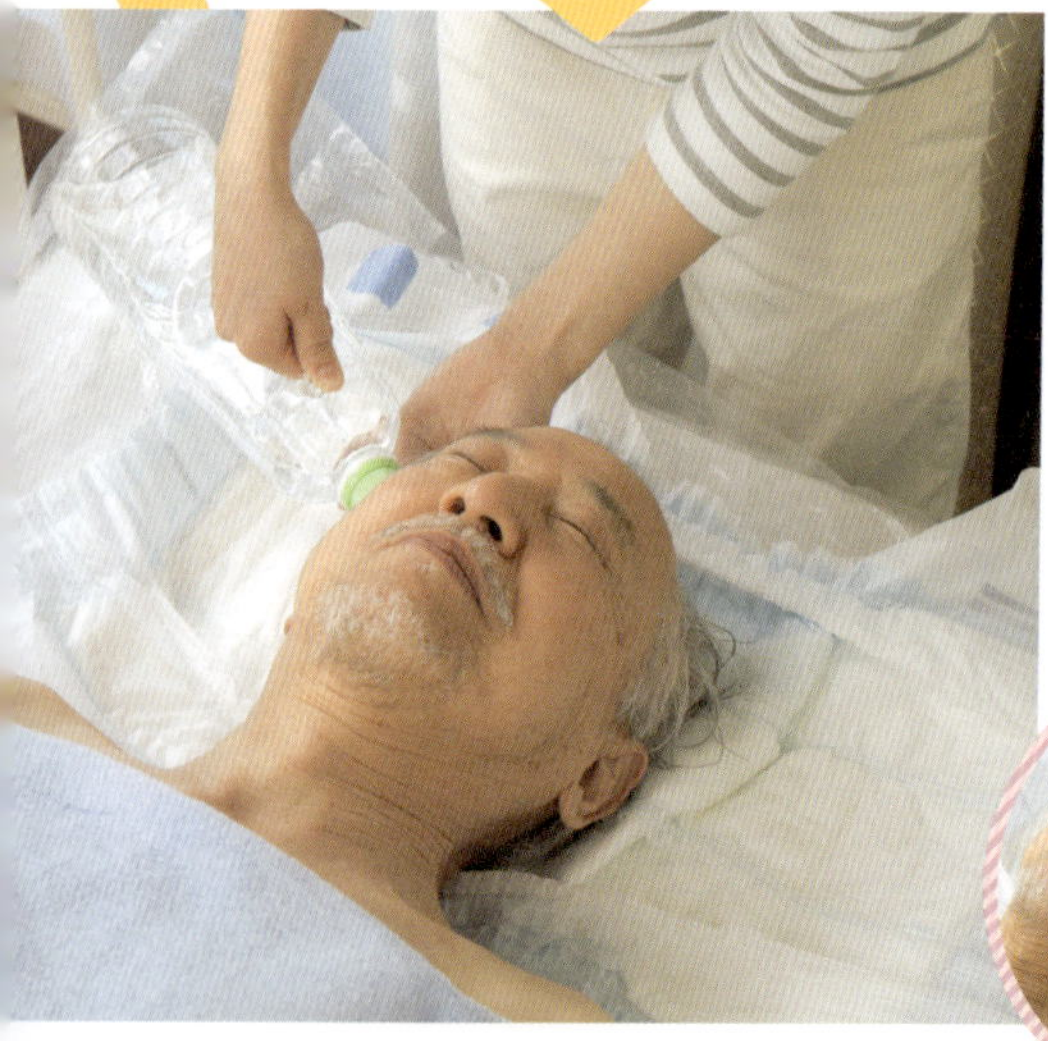

後頭部はとくに念入りに

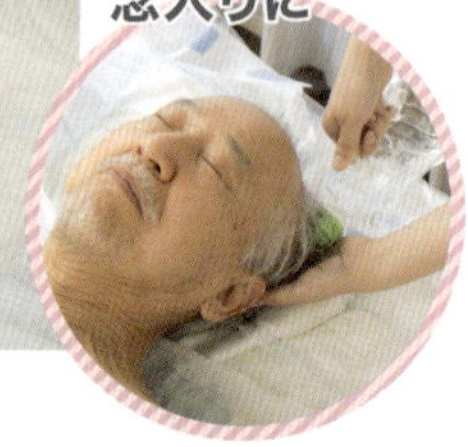

首の力を抜いてリラックスしてもらう

洗髪のときは、手でしっかりと頭部を支えながらおこない、首の筋肉を緊張させないようにしましょう。**「首の力を抜いてくださいね」と声をかけて、頭の重みを預けてもらいます。**

汚れがひどい場合は、洗髪前におしぼりタオルで拭いておくのもよいでしょう。

5 少量のシャンプーで全体を洗う

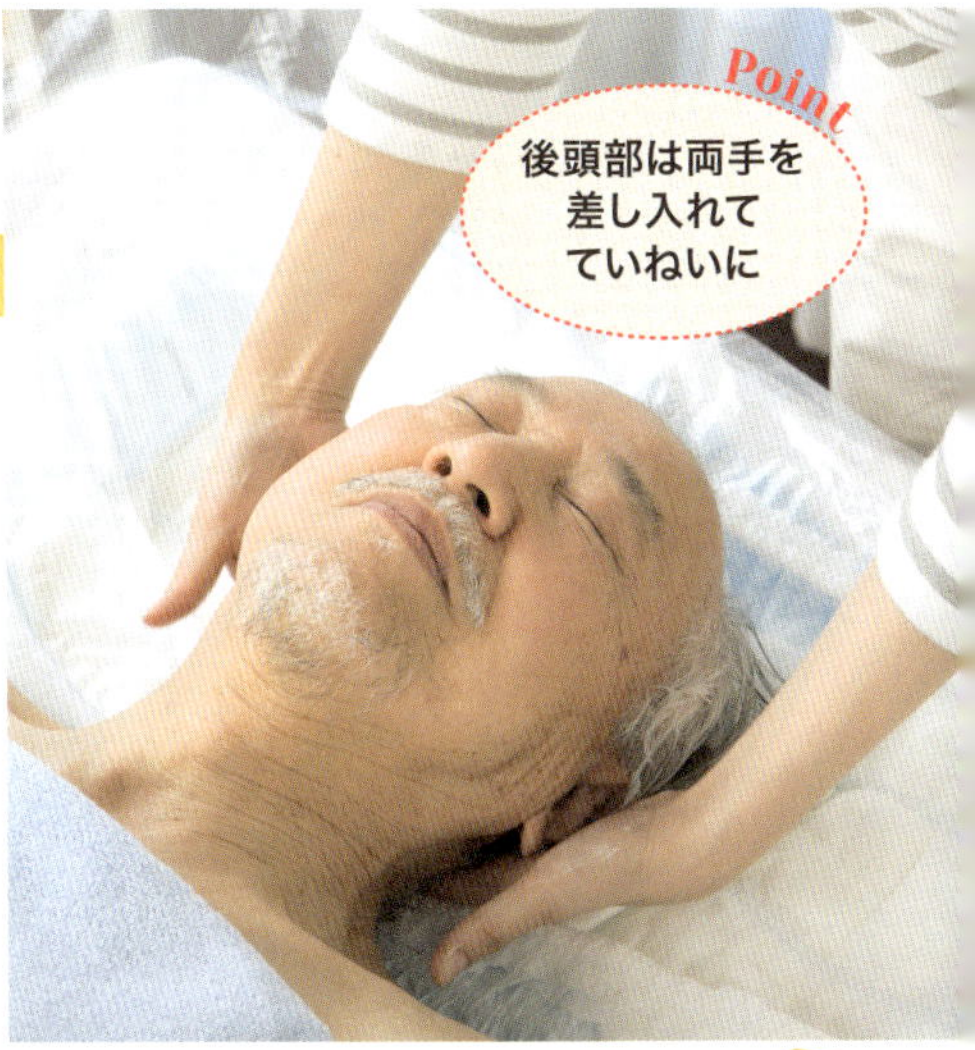
Point
後頭部は両手を差し入れてていねいに

少量のシャンプーをよく泡立てて、頭部全体を指の腹で洗う。

6 タオルでシャンプーを拭きとる

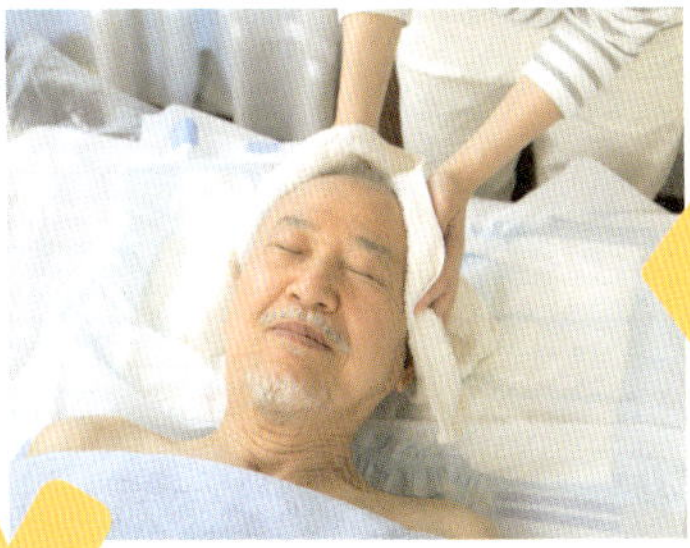

すすぎ時間の短縮のため、タオルでできるだけ泡を拭きとる。

7 お湯ですすぐ

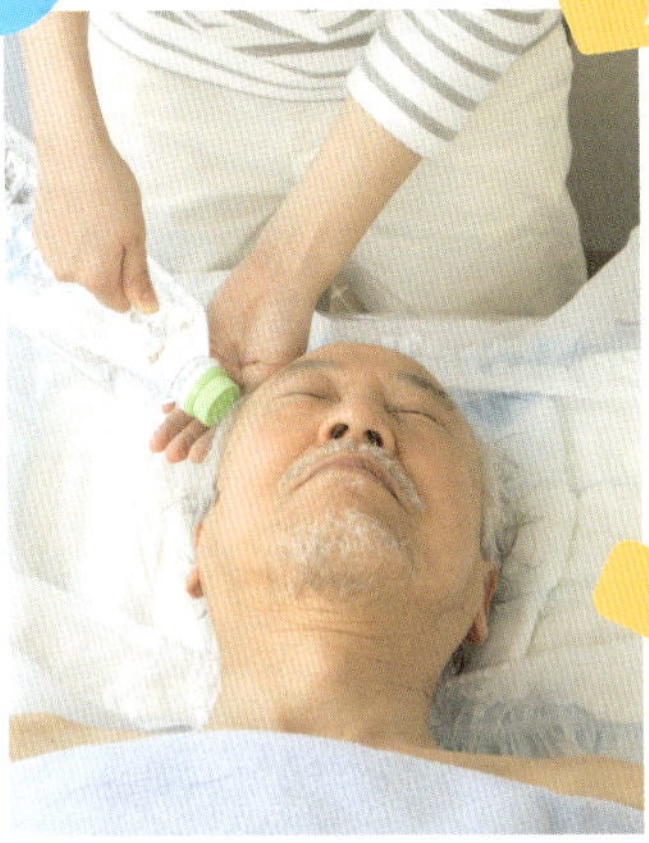

手で頭を支えながら、湯ですすぐ。後頭部も念入りに。

8 オムツを外す

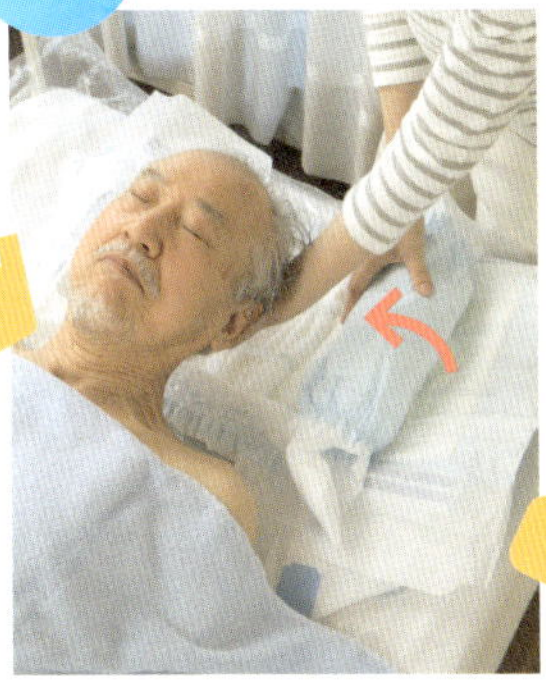

2枚重ねたオムツのうち、上の１枚をクルクル巻いて外す。

9 もう一度すすぐ

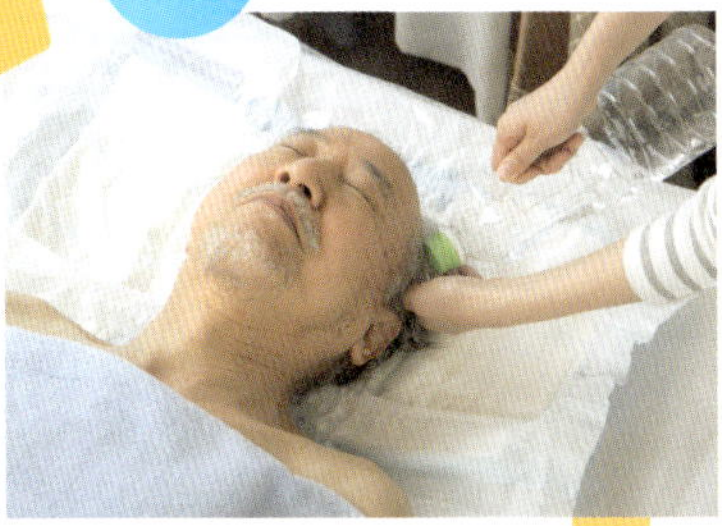

残りの湯ですすぐ。流したりないところがないかも確認を。

10 タオルで水気をとる

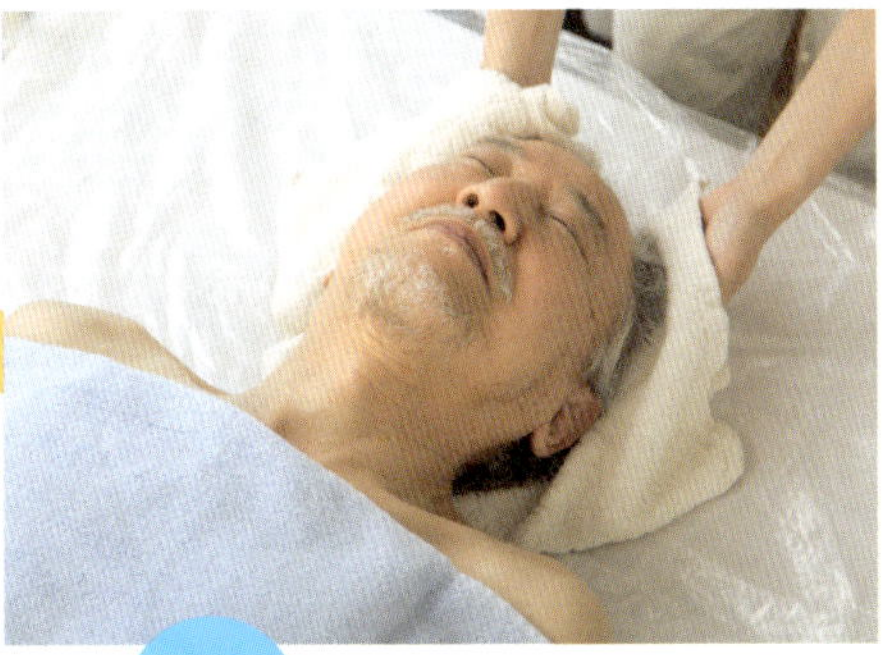

タオルで水気を拭く。新しいタオルでもう一度拭いて仕上げる。

11 タオルを敷く

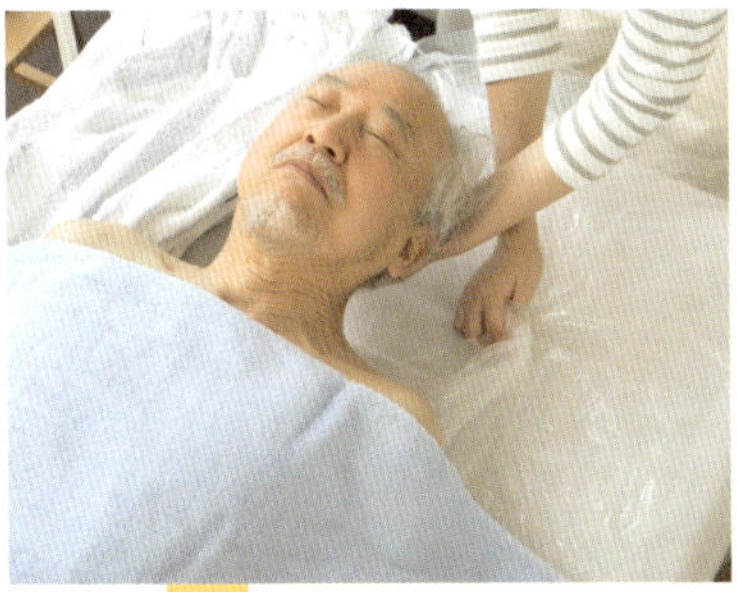

手で後頭部を支え、シートを外す。乾いたバスタオルを頭部の下に広げる。

12 ドライヤーで乾かす

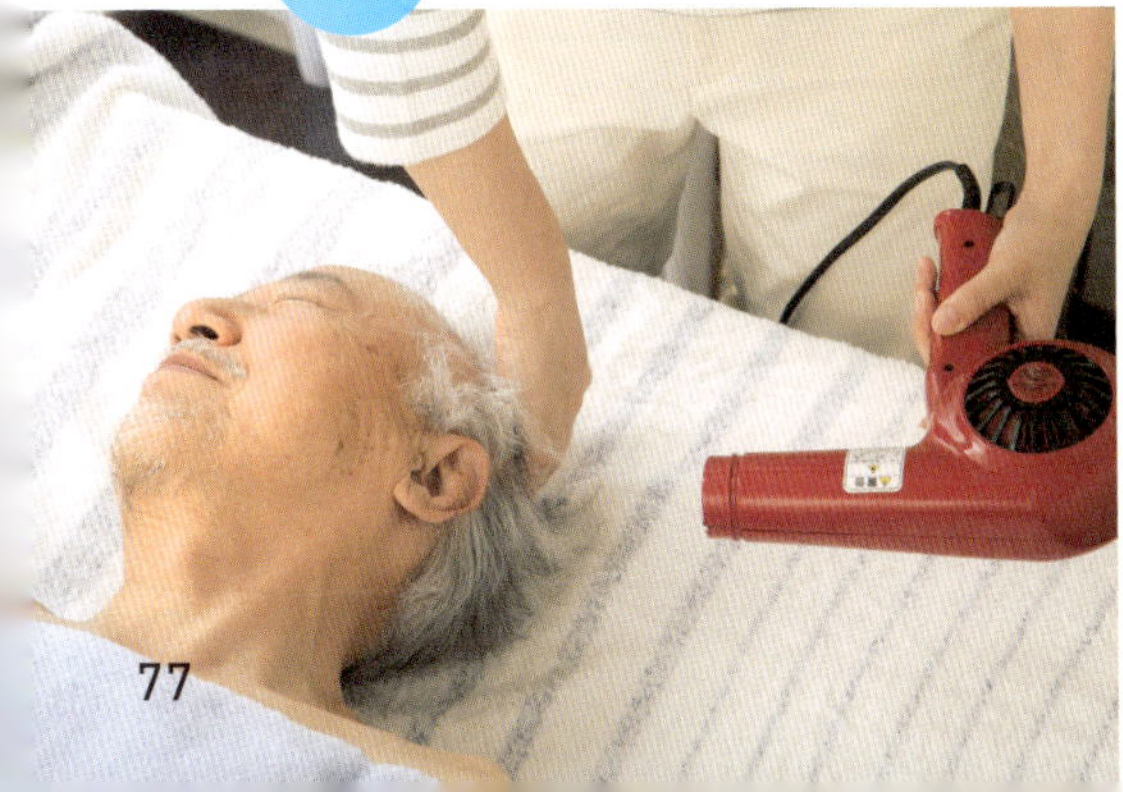

手早く乾かす。顔を横にして、後頭部もよく乾かす。

陰部洗浄

陰洗ボトルをシャワー代わりにする

陰部は分泌物や垢、排泄物などで汚れがちなので、1日1回は洗浄する。ペットボトルを陰洗ボトルとして使うと便利。

用意するもの

ペットボトルのキャップに孔を6～7か所開けた陰洗ボトルを用意。38～40℃程度の湯を入れておく。

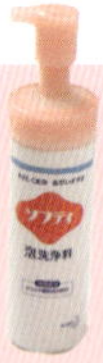

洗浄料

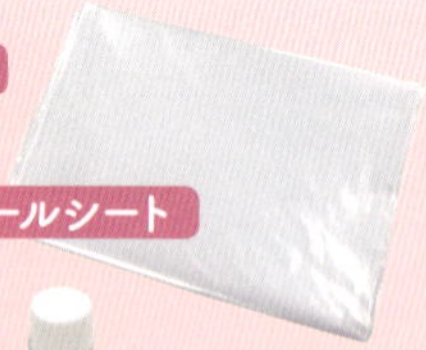

ビニールシート

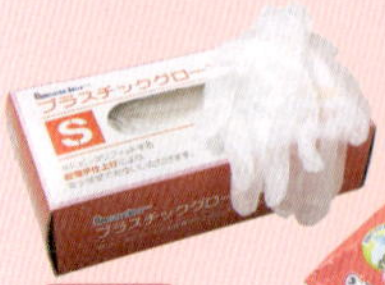

手袋

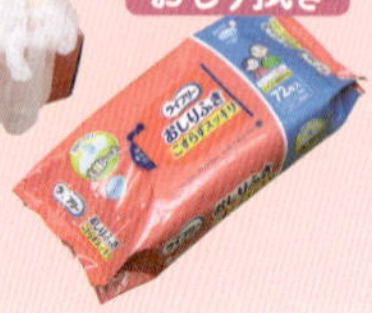

おしり拭き

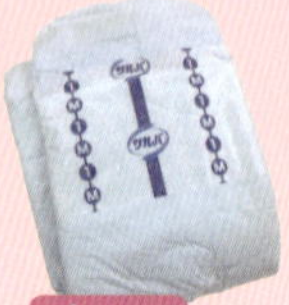

オムツ

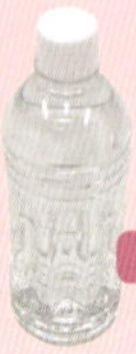

陰洗ボトル

1 声をかけて承諾を得る

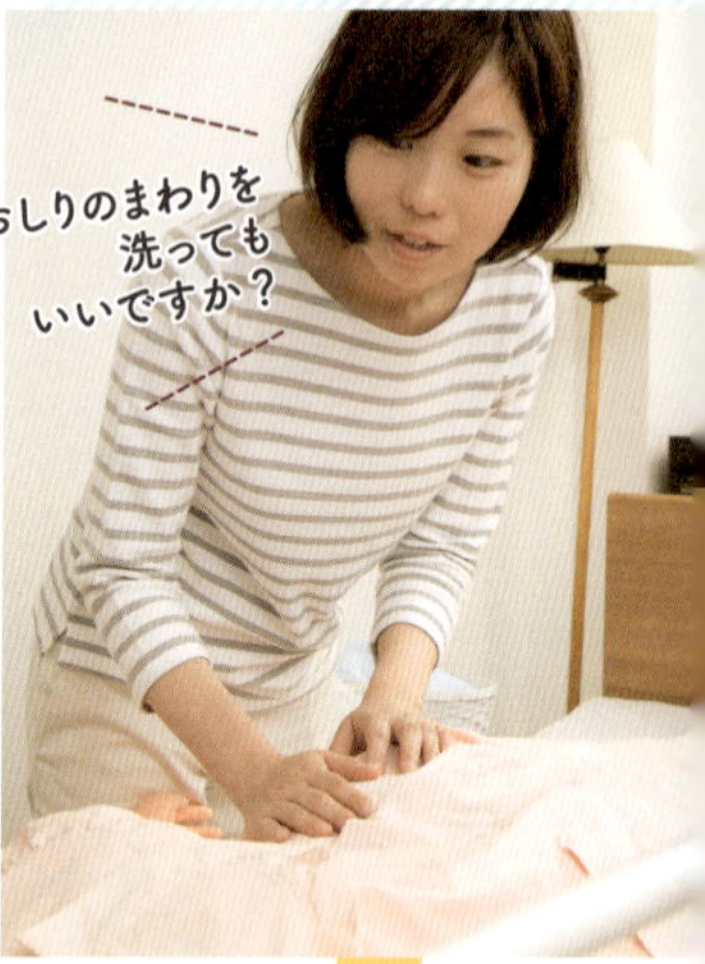

ケアの内容を説明する。ほかの清潔ケアでも同じだが、陰部洗浄ではとくに怠らないように。

2 ズボンを下ろす

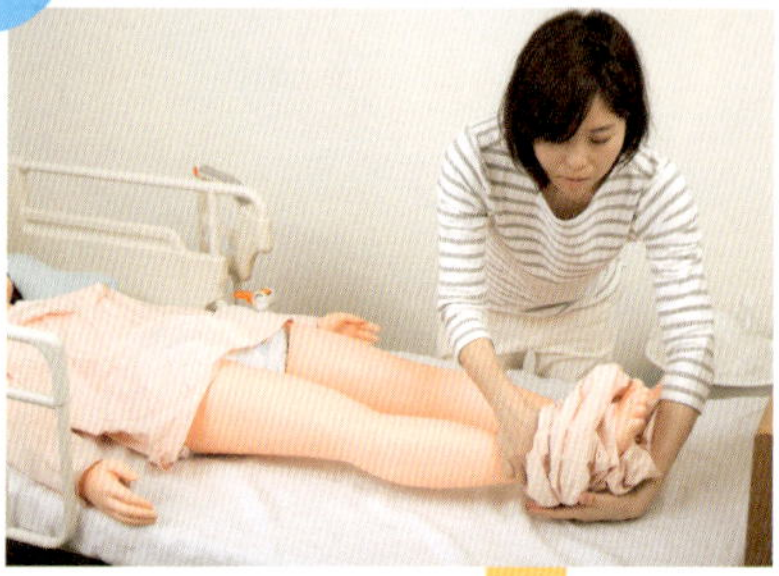

ひざまで下ろしてから両ひざを曲げ、足首まで下ろして脱がせる。

3 ビニールシートを束ねる

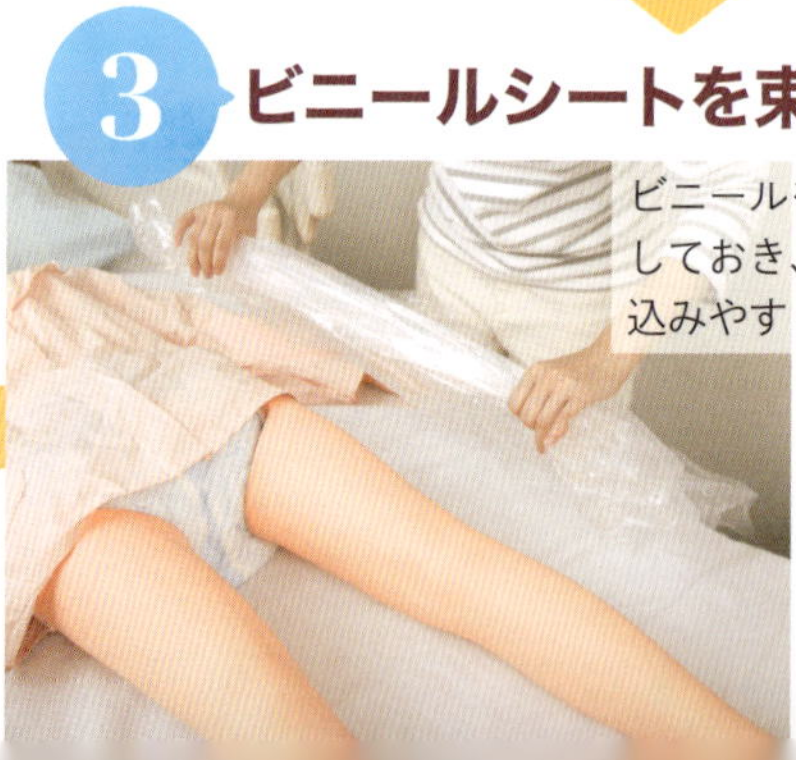

ビニールを束にしておき、敷き込みやすくする。

4 側臥位にする

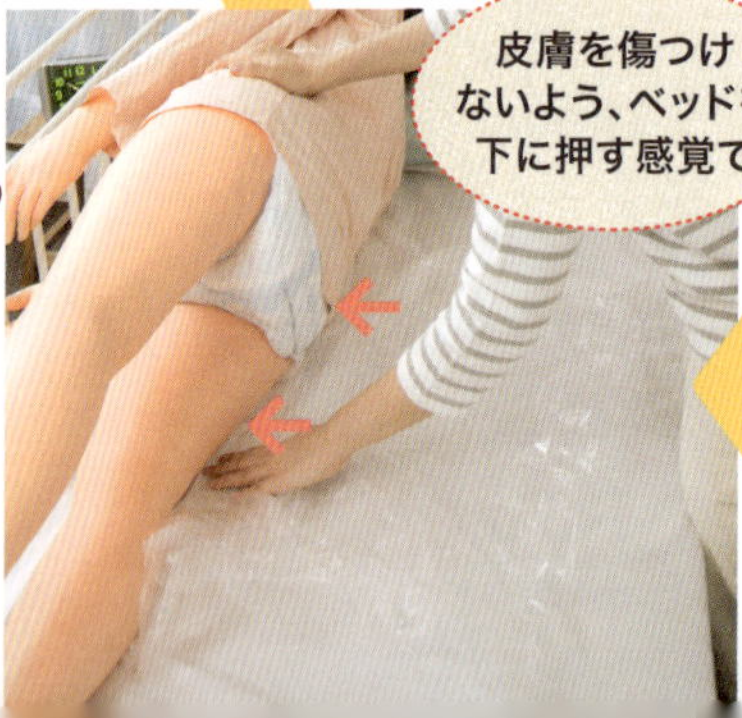

側《そく》臥《が》位《い》にし、束ねたビニールを体の下にやさしく押し込む。

Point 皮膚を傷つけないよう、ベッドを下に押す感覚で

5 シートを広げる

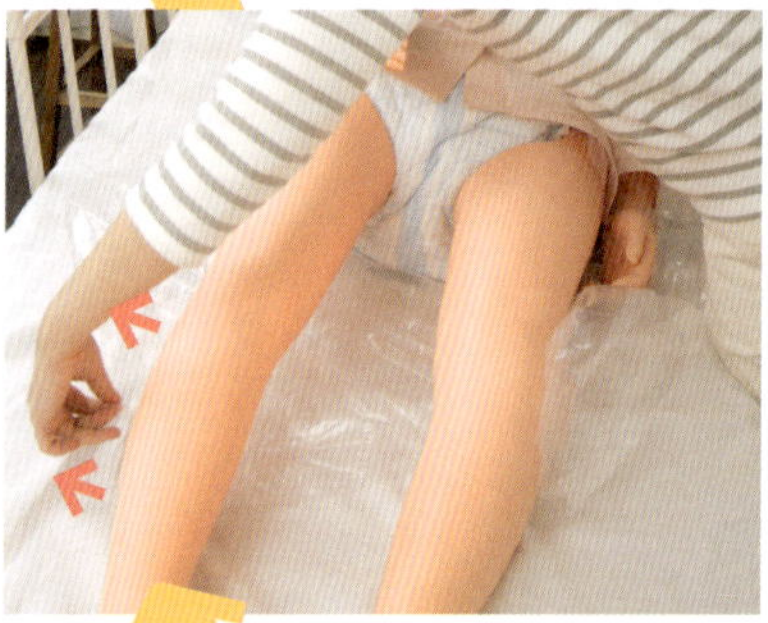

仰《ぎょう》臥《が》位《い》に戻して、束ねていたビニールを全体に広げる。

6 オムツを外す

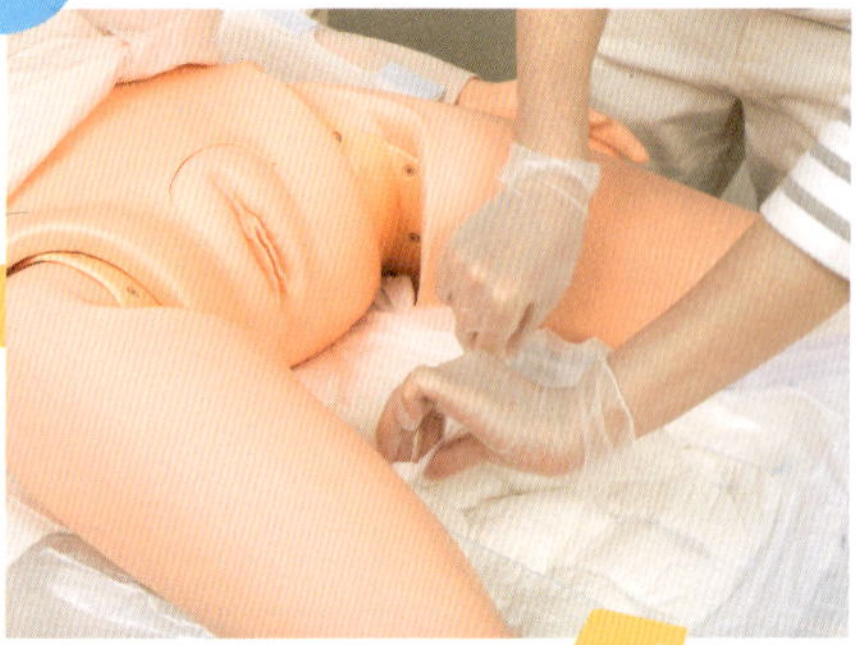

感染対策として手袋をはめ、オムツを外す。上衣の裾を少しめくっておく。

療養者の自尊心を傷つけてはいけない

どんなケアでも、何もいわずに療養者の体をさわったり、動かしたりするのは厳禁。とくに陰部洗浄ではデリケートな部分にふれます。**こまめに声をかけて、療養者の不安をやわらげるよう心がけてください。**

　また、デリケートなケアだからこそ、療養者と家族の気持ちを尊重することが大切です。たとえば、食品を温める電子レンジで、清拭用のタオルを温めるのはいやだという人もいます。洗髪時に、頭の下にオムツを敷くのをいやがる人もいるでしょう。**事前に承諾をとってからおこない、安心と快適さを提供するケアをめざしましょう。**

　なお、入浴も清潔を保つための大切なケアです。入浴介助は訪問入浴サービスを利用したり、家族や訪問介護員がおこなうことが多いのですが、訪問看護師が担うこともあります。たとえば、**在宅酸素療法をおこなっている人や低血圧の人、末期がんの人などは、入浴で体調が急変する恐れがあり、看護師の訪問時におこなうことがよくあります。褥瘡《じょくそう》のある人も同様です。**

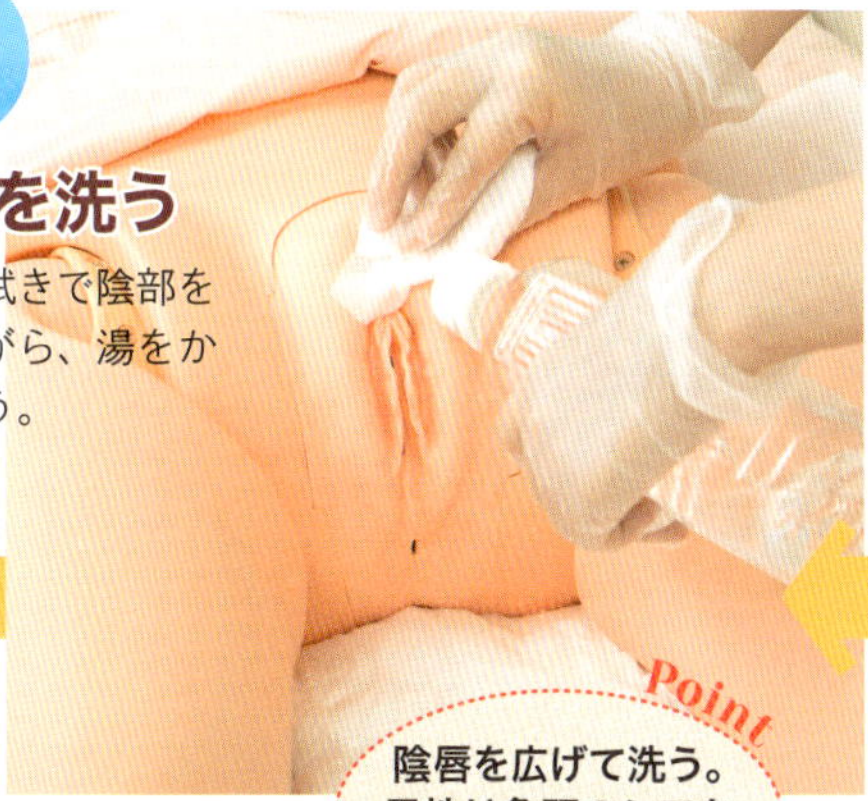

7 陰部を洗う

おしり拭きで陰部を拭きながら、湯をかけて洗う。

Point
陰唇を広げて洗う。男性は亀頭のシワを伸ばしながら

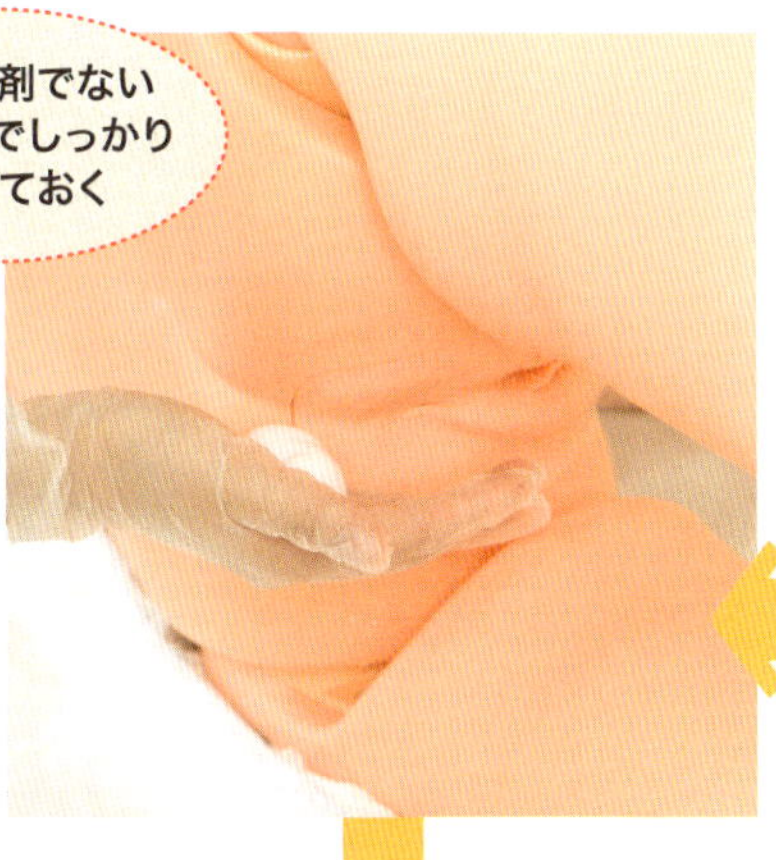

8 おしりを洗う

側臥位にし、洗浄剤を手につけておしりを洗う。

Point
泡の洗浄剤でないときは、手でしっかり泡立てておく

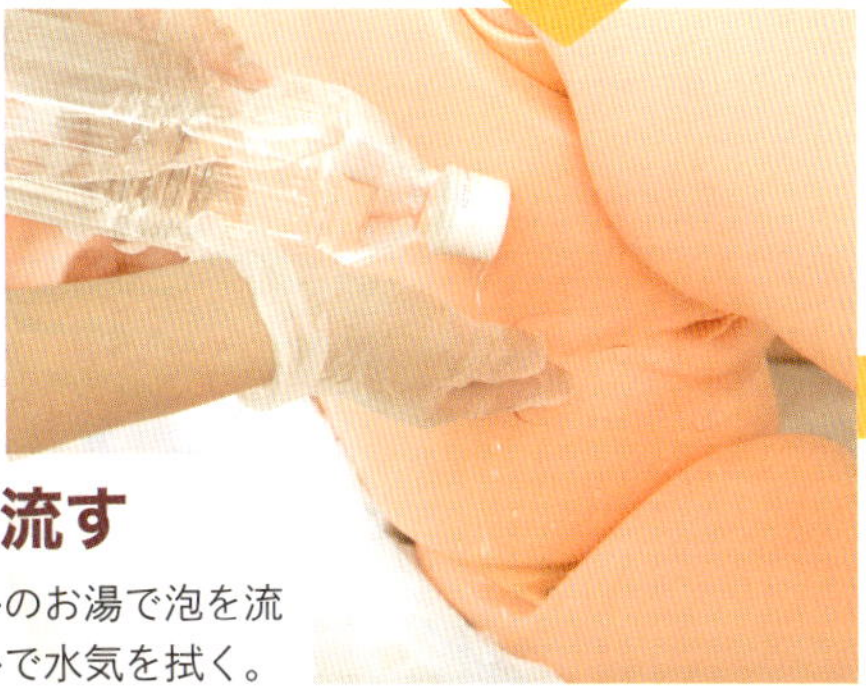

9 お湯で流す

陰洗ボトルのお湯で泡を流す。タオルで水気を拭く。

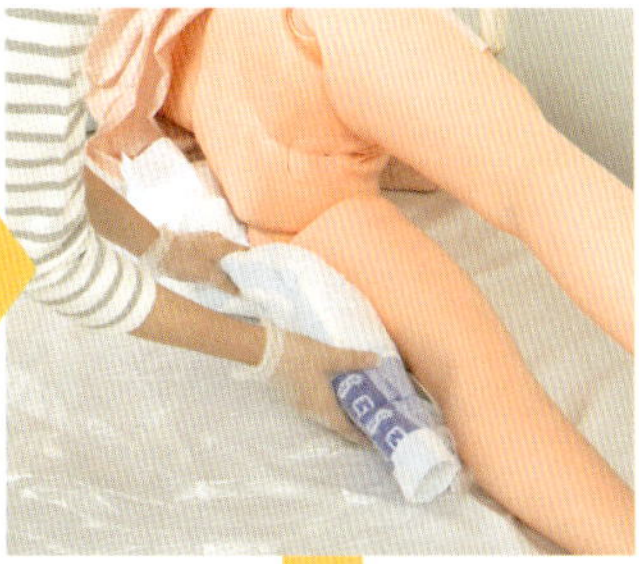

10 新しいオムツを敷き込む

新しいオムツをクルクルと巻いて、体の下に押し込む。

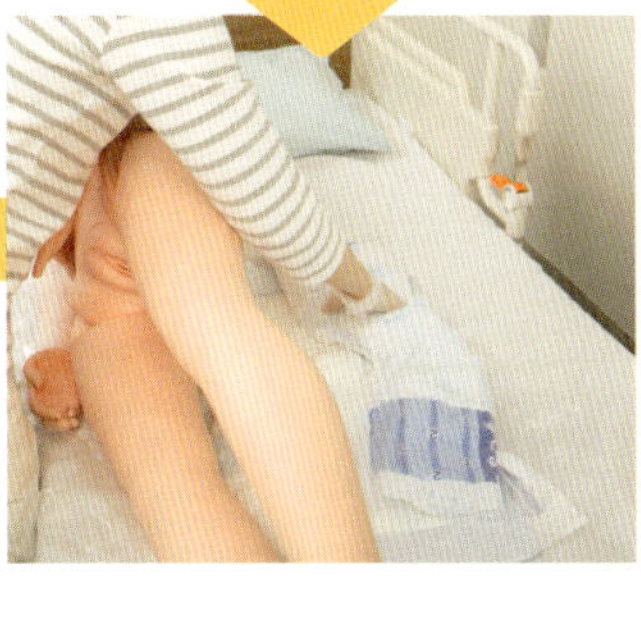

11 古いオムツを外す

反対向きの側臥位にする。古いオムツを奥から抜きとる。

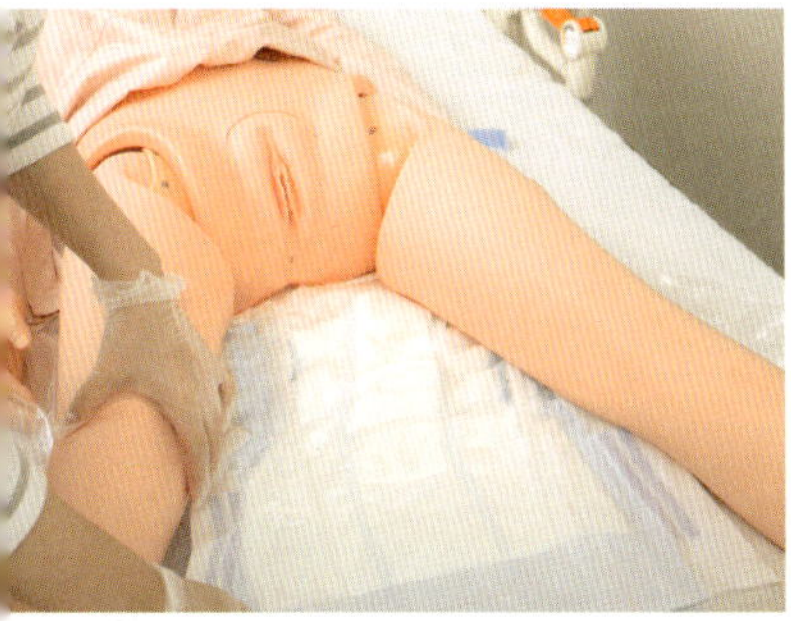

12 オムツを広げる

新しいオムツを広げて仰臥位にする。オムツをあて、ズボンを上げる。

Ⅳ

スキンケア＆褥瘡《じょくそう》ケア

皮膚トラブルを早期にケア。褥瘡の再発、悪化も防ぐ

高齢者の皮膚は傷みやすいもの。寝て過ごすことの多い人、糖尿病などの基礎疾患がある人であれば、なおさらです。乾燥ケアなどの基本のケアに加え、褥瘡《じょくそう》の予防と治療は必須です。

皮膚の傷みやすさを本人、家族に理解してもらう

皮膚の角層には、外界からの異物の侵入を防いで、内部の水分を保持する「バリア機能」があります。しかし、バリア機能は加齢とともに低下するため、さまざまな皮膚トラブルが起こりやすくなります。

バリア機能をもつ角層は、わずか0・02㎜と、ラップ程度の厚みしかありません。体を洗ったり、タオルで拭くだけで、傷がつくことも。小さな傷から細菌が感染し、悪化して全身症状を招くこともあります。

まずは、スキンケアの重要性を療養者や家族に理解してもらうことが大切です。

そのうえで〝自分で自分の体を守る〟ための方法を伝えていきましょう。「皮膚のケアをするために、揃えておいてくださいね」とケアに必要なものを具体的に伝え、簡単で安全なケアの方法を指導していきます。

在宅で起こりやすい皮膚トラブル

在宅で起きる代表的な皮膚トラブルには、以下のものがある。

乾燥
皮膚の水分保持能力が低下しているために、乾燥しやすく、かゆみも起こりやすい。保湿の重要性をしっかり説明し、スキンケアを指導する。

オムツかぶれ
オムツに接触する部分に起こる炎症。排泄物、細菌などの皮膚への刺激や、皮膚の湿潤が原因。清潔を保ち、刺激を除去する。オムツの種類を替えるのも有効。

あせも
多量の汗により、汗の出る管が詰まって起こる炎症。厚着や寝具のかけすぎが原因のこともあり、生活行動をいま一度点検。スキンケアも指導する。

低温やけど
カイロやコタツ、電気毛布などが原因で起こる。暖房器具は1mほど離すなど、低温やけどを起こさないための日常の注意点を指導する。

爪《つめ》白《はく》癬《せん》・水虫
白癬菌は、高温多湿な環境で繁殖しやすい。入浴後は足指のあいだまで水分を拭きとり、スリッパ類は共有しない。抗真菌薬の服用が必要。

皮膚トラブルは家庭のケアでも対処できる

医療用物品には主治医の処方が必要なものも多いが、各家庭で用意できるものもある。
保湿剤、軟膏、ガーゼ、テープのほか、医療用の創傷《そうしょう》被《ひ》覆材《ふくざい》も薬局で購入できる。

オムツかぶれ

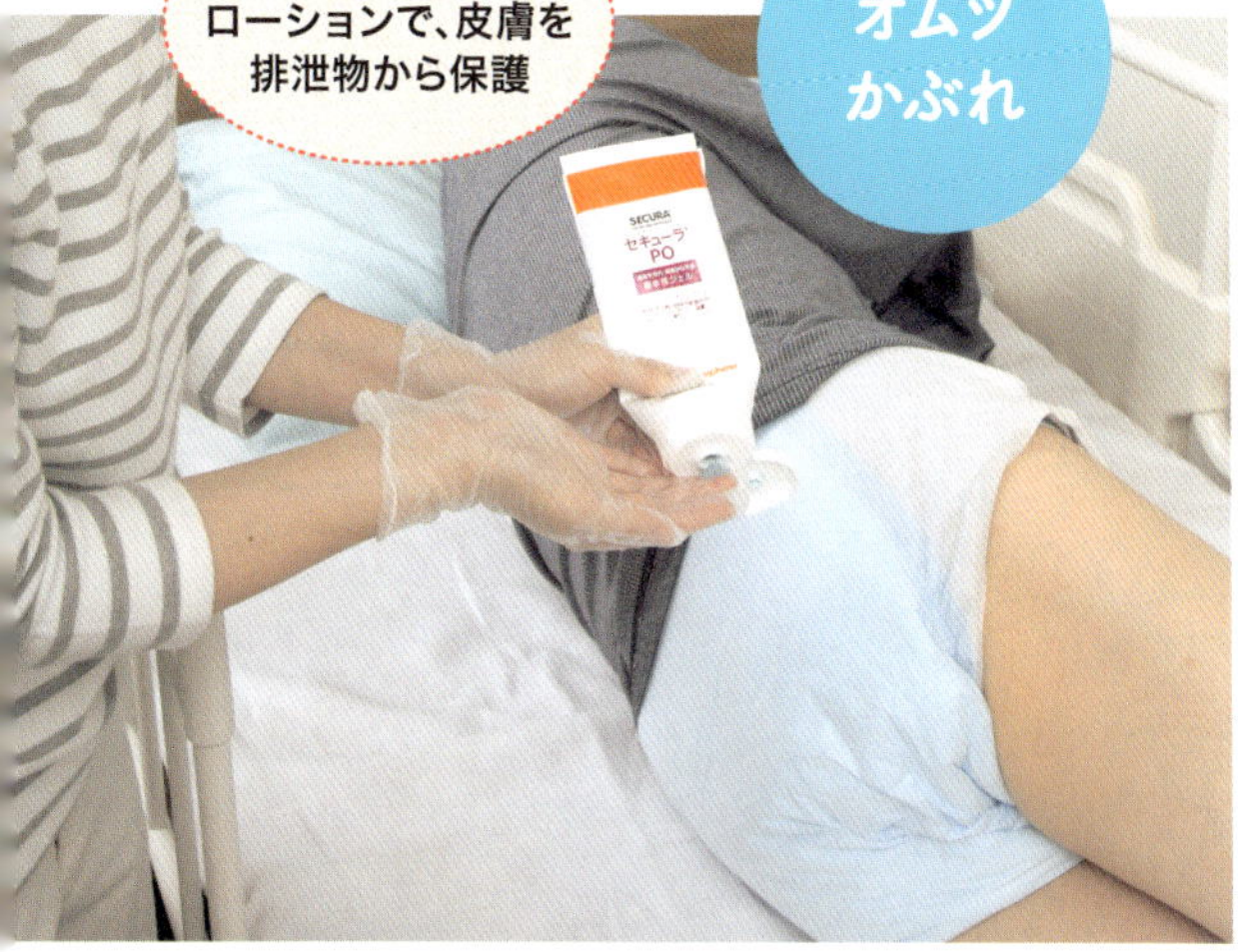

Point 撥水性のクリーム、ローションで、皮膚を排泄物から保護

清潔ケアの後で塗布。皮膚の浸潤や排泄物などによる汚染を防ぐ。

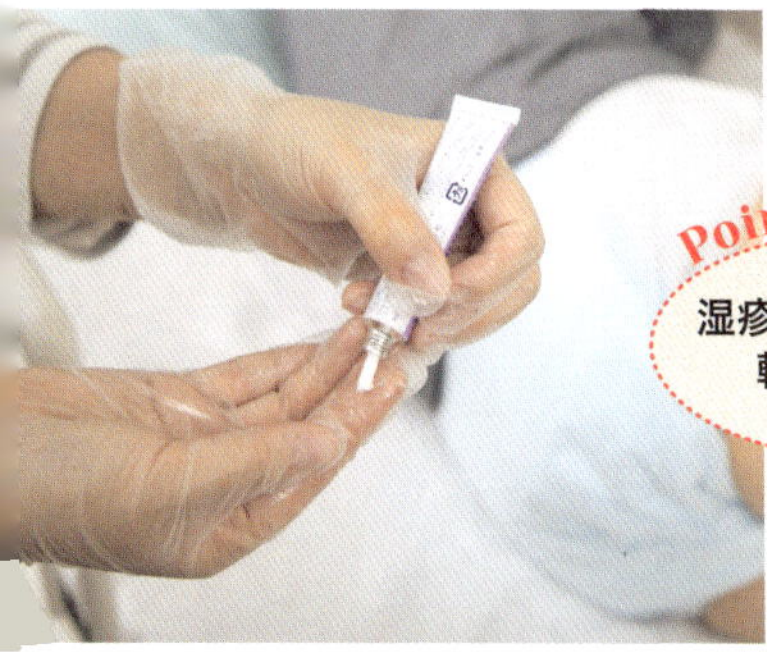

Point 湿疹がひどければ軟膏を塗る

湿疹がひどいときは湿疹用の軟膏を塗る。長引く場合は専門医を受診。

乾燥対策

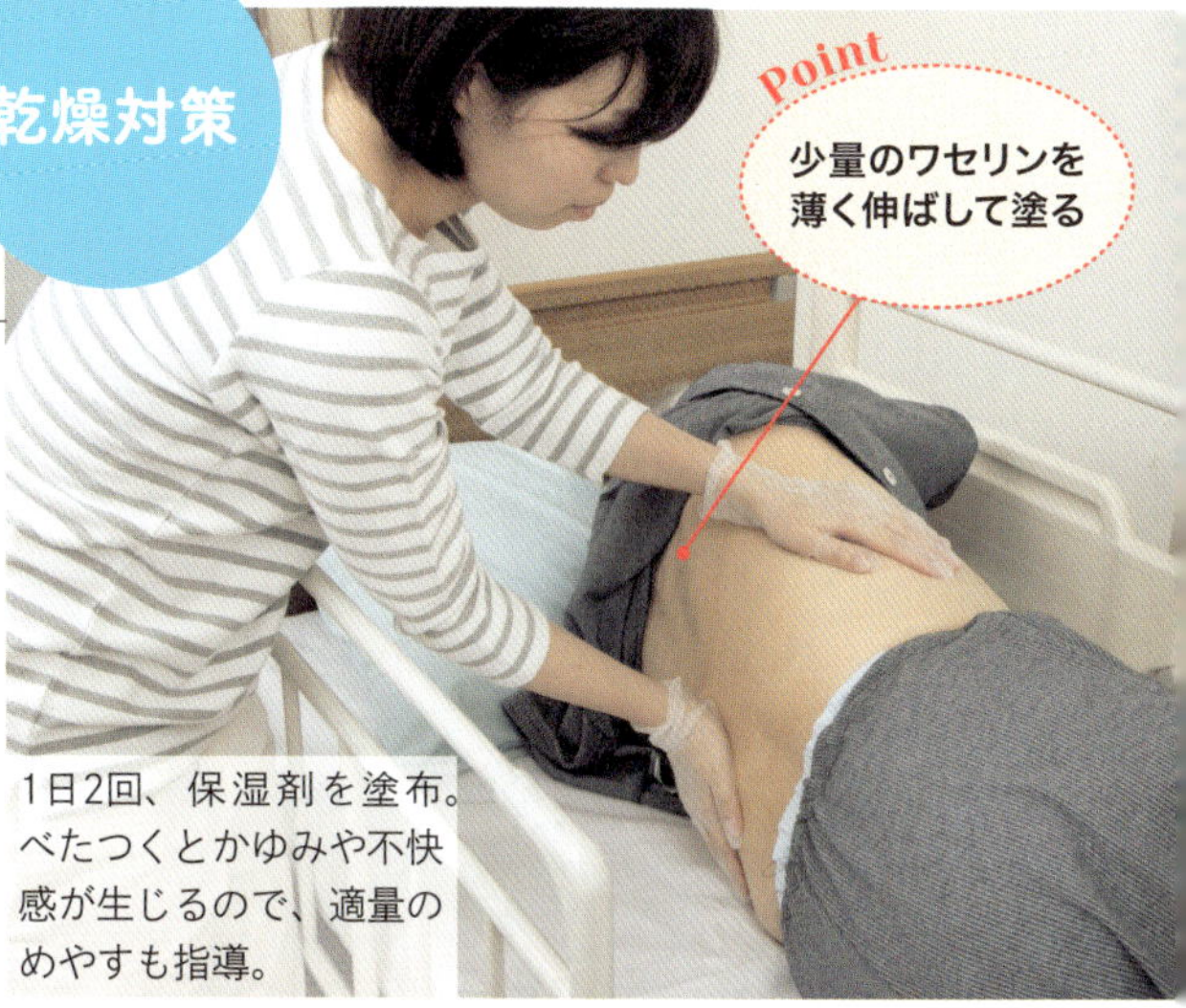

Point 少量のワセリンを薄く伸ばして塗る

1日2回、保湿剤を塗布。べたつくとかゆみや不快感が生じるので、適量のめやすも指導。

家庭で揃えてほしい基本のケア用品

ワセリン
高純度で安全性にすぐれた白色ワセリンを用意。

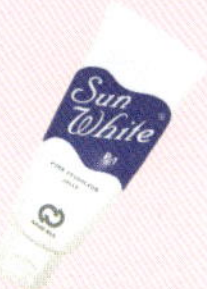

軟膏
湿疹やかゆみ、かぶれに効く軟膏薬を常備。

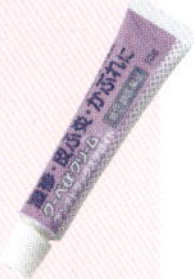

ガーゼ＆テープ
創の保護に使用。テープは低刺激タイプを選ぶ。

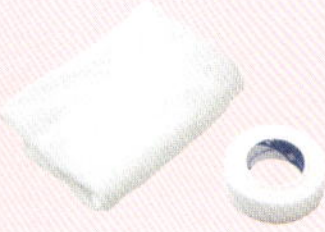

弱った皮膚が破れてしまう「スキン-テア」にも注意

皮膚トラブルの改善には、スキンケアだけでなく環境整備も欠かせません。皮膚が乾燥しているなら、**室内の湿度はどうか、衣服や寝具は適切か、水分は十分にとれているか、石鹸やシャンプーを使いすぎていないかなど、生活全体を点検します。**

体位変換時には、皮膚を傷つけないよう注意します。体を動かすときは肩、ひじ、腰、ひざなどの関節を持って動かします。皮膚のやわらかい部分に指先をあてたり、体を引きずったりすると、皮膚が傷つき、褥瘡《じょくそう》につながる恐れもあります。

とくに近年、注目されている高齢者の皮膚トラブルが、「スキン-テア（皮膚裂傷）」です。摩擦やズレによって生じる、真皮に至る裂傷のことで、出血や痛みを伴います。

「日本語版STARスキンテア分類システム」をもとに、評価・管理していきます。

どんな皮膚トラブルも、看護師だけでは治せません。療養者や家族、訪問介護員に、環境整備も含めた適切な対処を伝えて協働するのが、改善へのいちばんの近道です。

褥瘡《じょくそう》の評価

褥瘡ができたときは、DESIGN-R®で評価

褥瘡《じょくそう》は、特定の部位に長時間外力が加わることで血流が阻害され、組織が壊死するものです。好発部位は、仰臥位では「仙骨《せんこつ》部《ぶ》」「肩甲骨《けんこうこつ》部《ぶ》」「肘頭《ちゅうとう》部《ぶ》」、側臥位では「大《だい》転子《てんし》部《ぶ》」「腸骨《ちょうこつ》部《ぶ》」「耳介《じかい》部《ぶ》」「肩峰突起《けんぽうとっき》部《ぶ》」「膝関節《しつかんせつ》部《ぶ》」「踵骨《しょうこつ》部《ぶ》」などです。

褥瘡はいったんできてしまうと、治癒までに時間がかかることが多く、介護者の負担も増します。家族や訪問介護員と連携しながら、予防に努めることが第一です。

褥瘡の発生リスクは、左の「ブレーデンスケール」で評価します。褥瘡ができた場合は、「DESIGN-R®」での評価が必須。毎回の訪問時に重症度を記録します。

DESIGN-R®で重症度をチェックする

日本褥瘡《じょくそう》学会による重症度判定のスケール「DESIGN-R®」で定期的に評価し、治癒経過を見ていく。以下の7項目による採点で、点数が高いほど重症度も高い。

					月日	／	／	／	／
Depth◆深さ 創内の一番深い部分で評価し、改善に伴い創底が浅くなった場合、これと相応の深さとして評価する									
d	0	皮膚損傷・発赤なし	D	3	皮下組織までの損傷				
	1	持続する発赤		4	皮下組織を越える損傷				
	2	真皮までの損傷		5	関節腔、体腔に至る損傷				
				U	深さ判定が不能の場合				
Exudate◆滲出液									
e	0	なし	E	6	多量：1日2回以上のドレッシング交換を要する				
	1	少量：毎日のドレッシング交換を要しない							
	3	中等量：1日1回のドレッシング交換を要する							
Size◆大きさ 皮膚損傷範囲を測定：［長径（cm）×長径と直交する最大径（cm）］*3									
s	0	皮膚損傷なし	S	15	100以上				
	3	4未満							
	6	4以上　16未満							
	8	16以上　36未満							
	9	36以上　64未満							
	12	64以上　100未満							
Inflammation/Infection◆炎症／感染									
i	0	局所の炎症徴候なし	I	3	局所の明らかな感染徴候あり（炎症徴候、膿、悪臭など）				
	1	局所の炎症徴候あり（創周囲の発赤、腫脹、熱感、疼痛）		9	全身的影響あり（発熱など）				
Granulation◆肉芽組織									
g	0	治癒あるいは創が浅いため肉芽形成の評価ができない	G	4	良性肉芽が創面の10%以上50%未満を占める				
	1	良性肉芽が創面の90%以上を占める		5	良性肉芽が創面の10%未満を占める				
	3	良性肉芽が創面の50%以上90%未満を占める		6	良性肉芽が全く形成されていない				
Necrotic tissue◆壊死組織 混在している場合は全体的に多い病態をもって評価する									
n	0	壊死組織なし	N	3	柔らかい壊死組織あり				
				6	硬く厚い密着した壊死組織あり				
Pocket◆ポケット 毎回同じ体位で、ポケット全周（潰瘍面も含め）［長径（cm）×短径*1（cm）］から潰瘍の大きさを差し引いたもの									
p	0	ポケットなし	P	6	4未満				
				9	4以上　16未満				
				12	16以上　36未満				
				24	36以上				
部位［仙骨部、坐骨部、大転子部、踵骨部、その他（　　　　　）］					合計*2				

*1：“短径”とは“長径と直交する最大径”である　*2：深さ（Depth：d，D）の得点は合計点には加えない
*3：持続する発赤の場合も皮膚損傷に準じて評価する

褥瘡のできやすさは、ブレーデンスケールで予測する

褥瘡の発症リスクを評価するために用いられるスケール。

6項目の合計点が低いほどリスクが高く、在宅の場合は17点以下が高リスクとされる。

知覚の認知 圧迫による不快感に対して適切に反応できる能力	**1. まったく知覚なし** 痛みに対する反応(うめく、避ける、つかむなど)なし。この反応は、意識レベルの低下や鎮静による。あるいは、体のおおよそ全体にわたり痛覚の障害がある。	**2. 重度の障害あり** 痛みのみに反応する。不快感を伝えるときには、うめくことや身の置き場なく動くことしかできない。あるいは、知覚障害があり、体の½以上にわたり痛みや不快感の感じかたが完全ではない。	**3. 軽度の障害あり** よびかけに反応する。しかし、不快感や体位変換のニードを伝えることがいつもできるとは限らない。あるいは、いくぶん知覚障害があり、四肢の1、2本において痛みや不快感の感じかたが完全ではない部位がある。	**4. 障害なし** よびかけに反応する。知覚欠損はなく、痛みや不快感を訴えることができる。	
湿潤 皮膚が湿潤にさらされる程度	**1. つねに湿っている** 皮膚は汗や尿などのために、ほとんどいつも湿っている。患者を移動したり、体位変換するごとに湿気が認められる。	**2. たいてい湿っている** 皮膚はいつもではないが、しばしば湿っている。各勤務時間中に少なくとも1回は寝衣寝具を交換しなければならない。	**3. ときどき湿っている** 皮膚はときどき湿っている。定期的な交換以外に、1日1回程度、寝衣寝具を追加して交換する必要がある。	**4. めったに湿っていない** 皮膚は通常乾燥している。定期的に寝衣寝具を交換すればよい。	
活動性 行動の範囲	**1. 臥床《がしょう》** 寝たきりの状態である。	**2. 座位可能** ほとんど、またはまったく歩けない。自分で体重を支えられなかったり、椅子や車椅子に座るときは、介助が必要であったりする。	**3. ときどき歩行可能** 介助の有無にかかわらず、日中ときどき歩くが、非常に短い距離に限られる。各勤務時間中に、ほとんどの時間を床上で過ごす。	**4. 歩行可能** 起きている間は少なくとも1日2回は部屋の外を歩く。そして少なくとも2時間に1回は室内を歩く。	
可動性 体位を変えたり整えたりできる能力	**1. まったく体動なし** 介助なしでは、体幹または四肢を少しも動かさない。	**2. 非常に限られる** ときどき体幹または四肢を少し動かす。しかし、しばしば自力で動かしたり、または有効な(圧迫を除去するような)体動はしない。	**3. やや限られる** 少しの動きではあるが、しばしば自力で体幹または四肢を動かす。	**4. 自由に体動する** 介助なしで頻回にかつ適切な(体位を変えるような)体動をする。	
栄養状態 普段の食事摂取状況	**1. 不良** けっして全量摂取しない。めったに出された食事の⅓以上を食べない。蛋白質・乳製品は1日2皿(カップ)分以下の摂取である。水分摂取が不足している。消化態栄養剤(半消化態、経腸栄養剤)の補充はない。あるいは、絶食であったり、透明な流動食(お茶、ジュース等)なら摂取したりする。または、末梢点滴を5日間以上続けている。	**2. やや不良** めったに全量摂取しない。普段は出された食事の約½しか食べない。蛋白質・乳製品は1日3皿(カップ)分の摂取である。ときどき消化態栄養剤(半消化態、経腸栄養剤)を摂取することもある。あるいは、流動食や経管栄養を受けているが、その量は1日必要摂取量以下である。	**3. 良好** たいていは1日3回以上食事をし、1食につき半分以上は食べる。蛋白質・乳製品を1日4皿(カップ)分摂取する。ときどき食事を拒否することもあるが、勧めれば通常補食する。あるいは、栄養的におおよそ整った経管栄養や高カロリー輸液を受けている。	**4. 非常に良好** 毎食おおよそ食べる。通常は蛋白質・乳製品を1日4皿(カップ)分以上摂取する。ときどき間食(おやつ)を食べる。補食する必要はない。	
摩擦とズレ	**1. 問題あり** 移動のためには、中等度から最大限の介助を要する。シーツでこすれずに体を動かすことは不可能である。しばしば床上や椅子の上でずり落ち、全面介助で何度ももとの位置に戻すことが必要となる。痙攣《けいれん》、拘縮《こうしゅく》、振戦《しんせん》は持続的に摩擦を引き起こす。	**2. 潜在的に問題あり** 弱々しく動く。または、最小限の介助が必要である。移動時皮膚は、ある程度シーツや椅子、抑制帯、補助具などにこすれている可能性がある。たいがいの時間は、椅子や床上で比較的よい体位を保つことができる。	**3. 問題なし** 自力で椅子や床上を動き、移動中十分に体を支える筋力を備えている。いつでも、椅子や床上でよい体位を保つことができる。		
				合計	

点数が低いほど褥瘡ができやすい。
17点未満では対策が必要と考えられる

訳:真田弘美(東京大学大学院医学系研究科)/大岡みち子(North West Community Hospital. IL. U.S.A.)

基本のアセスメント後、栄養状態もチェック

褥瘡《じょくそう》がある人は感染症にも注意。基本のアセスメントに加え、褥瘡の発生、悪化にかかわる栄養状態も評価する。

栄養指導

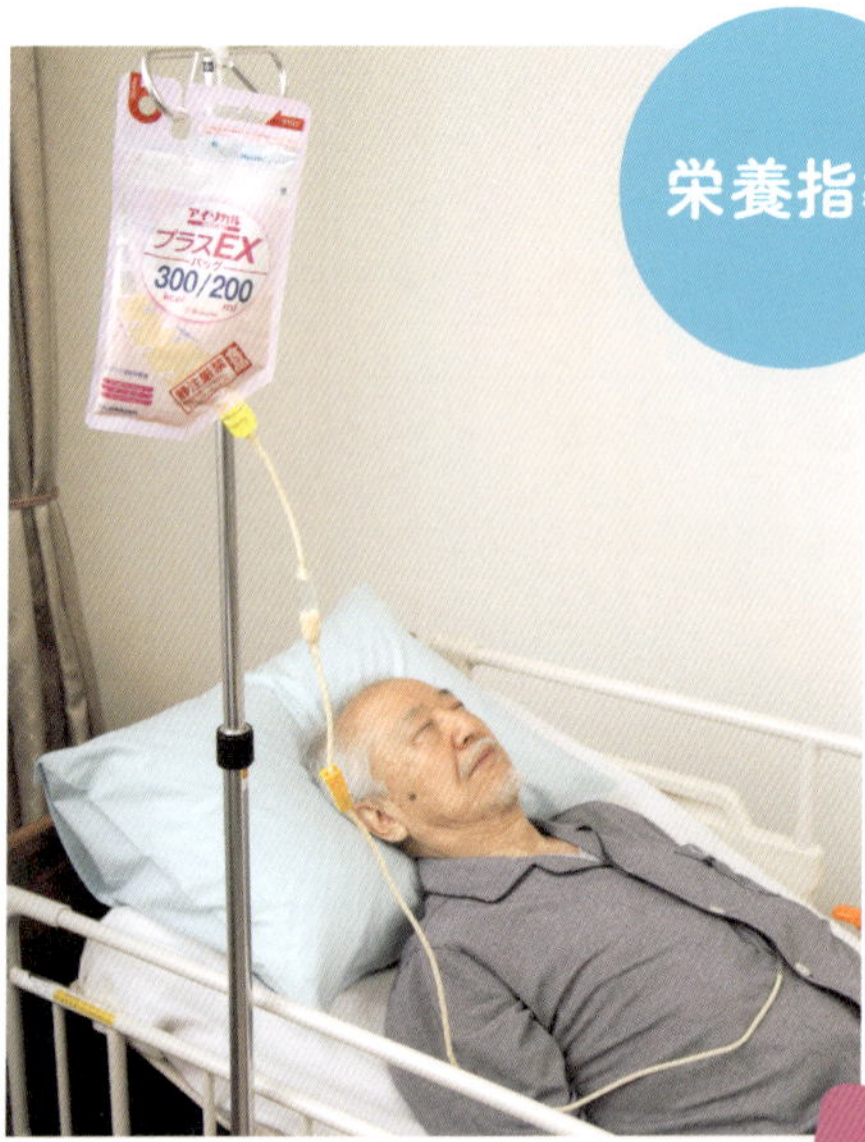

亜鉛豊富な栄養剤を選ぶ

アルブミン値3.5g/dL以下の人はとくに、栄養改善が必要。高エネルギー・高蛋白の栄養剤で、亜鉛の豊富な栄養剤を導入する。

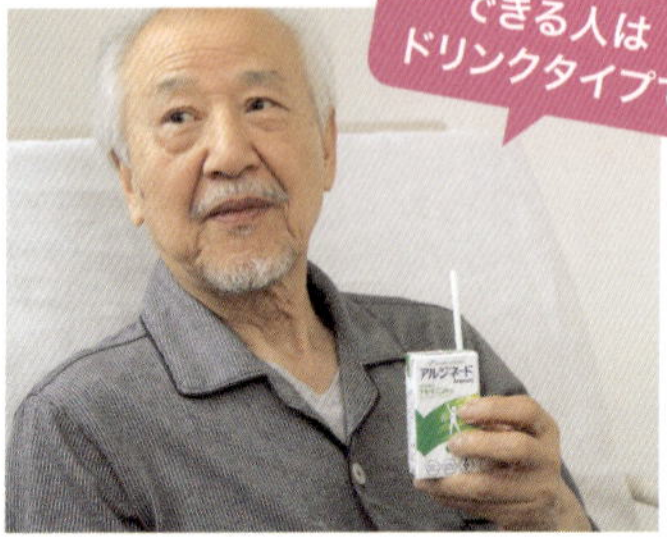

経口摂取できる人はドリンクタイプで

基本のアセスメント

体温測定

発熱があれば、全身性の感染症によるものか、褥瘡部の創感染によるものかを見極める。

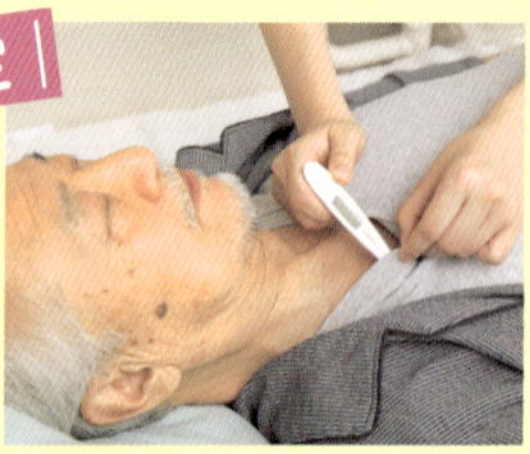

聴診

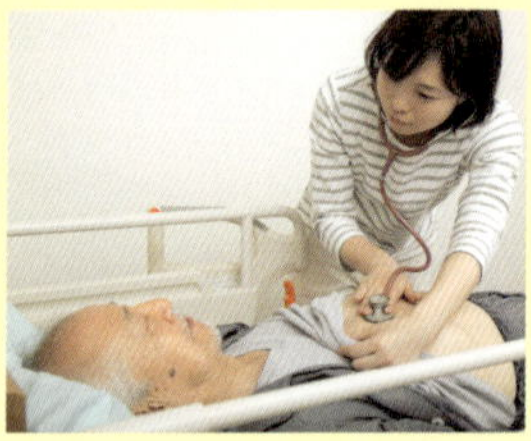

胸の音を聞く。発熱時に普段と違う音がするなら、呼吸器感染症などの可能性がある。

触診

手足や胸などにふれる。皮膚にハリがなく、脂肪も少ない状態では、褥瘡ができやすい。

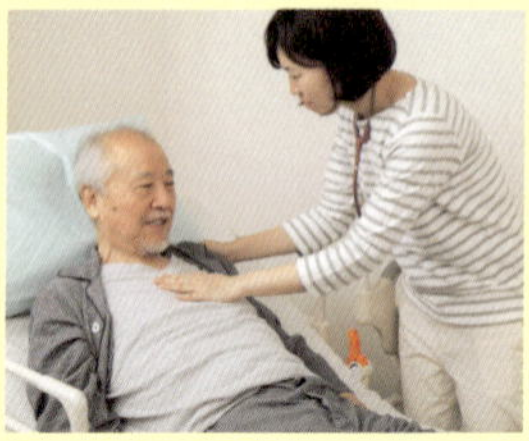

全身状態、ADL、介護環境をよく観察

褥瘡《じょくそう》は医療処置だけでは治りません。**褥瘡の発生要因である「外圧」「栄養」「湿潤」のコントロールが不可欠です。**

外圧には、体位の調整で対処します。まずは療養者の生活全体をチェックします。いつも同じ向きでテレビを観ているなら、向きを変えなければ褥瘡は治りません。通常の体位変換が介護者の負担となる場合には、小さな動きで体圧を変化させる「スモールチェンジ」という方法もあります。

寝たきりの高齢者では、体圧分散寝具を用いるのが一般的です。しかし不適切な寝具だと、褥瘡の悪化やADL（日常生活動作）の低下を招きます。**医師や福祉用具専門相談員などとよく相談して、提案します。**

栄養の管理も重要です。高齢者は一般に低栄養（PEM）になりやすいため、通常の1・5倍以上のエネルギー量を目標に、改善を図ります。また、皮膚の湿潤や排泄物による創の汚染があると、褥瘡が治りにくくなります。訪問介護員や家族と連携し、適切な清潔ケアを習慣化しましょう。

ポジショニングで褥瘡の発生、悪化を防ぐ

ベッドの角度調整（ギャッチアップ）の際には、強いズレの力が生じ、褥瘡発生や悪化の原因となる。マットレスと体のあいだに手を入れて圧を抜く「圧抜き」を必ずおこなう。

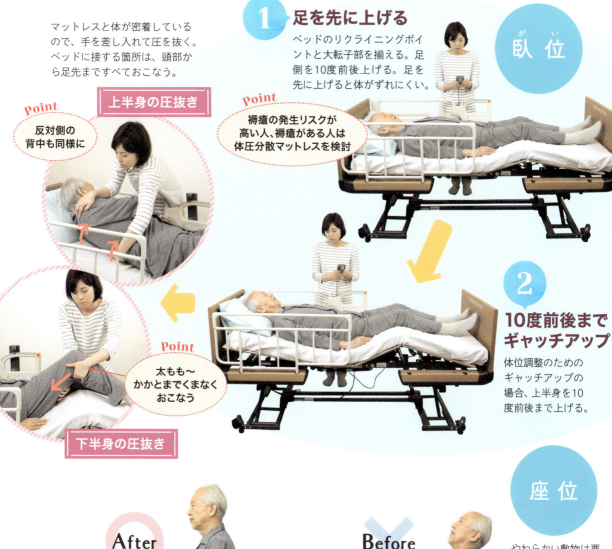

臥《が》位《い》

1 足を先に上げる

ベッドのリクライニングポイントと大転子部を揃える。足側を10度前後上げる。足を先に上げると体がずれにくい。

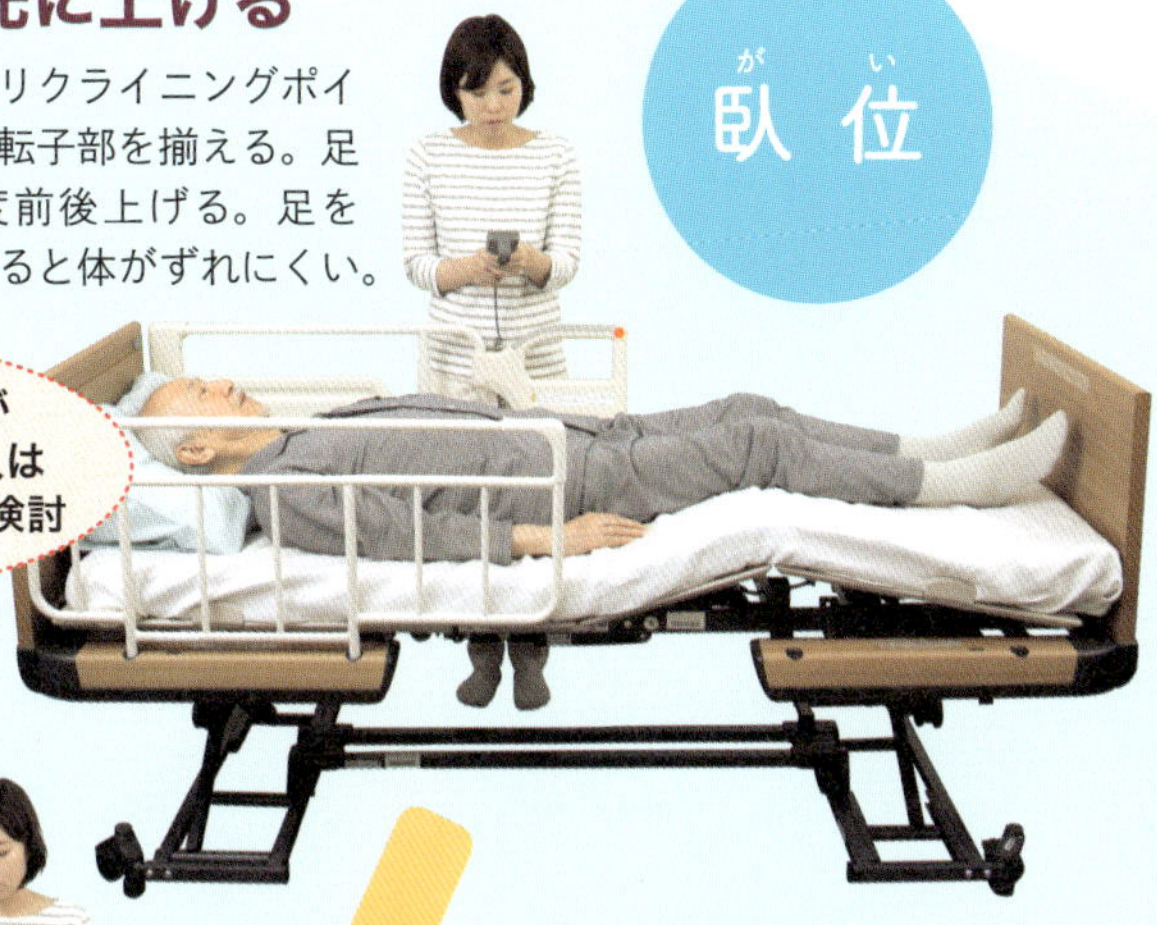

Point
褥瘡の発生リスクが高い人、褥瘡がある人は体圧分散マットレスを検討

2 10度前後までギャッチアップ

体位調整のためのギャッチアップの場合、上半身を10度前後まで上げる。

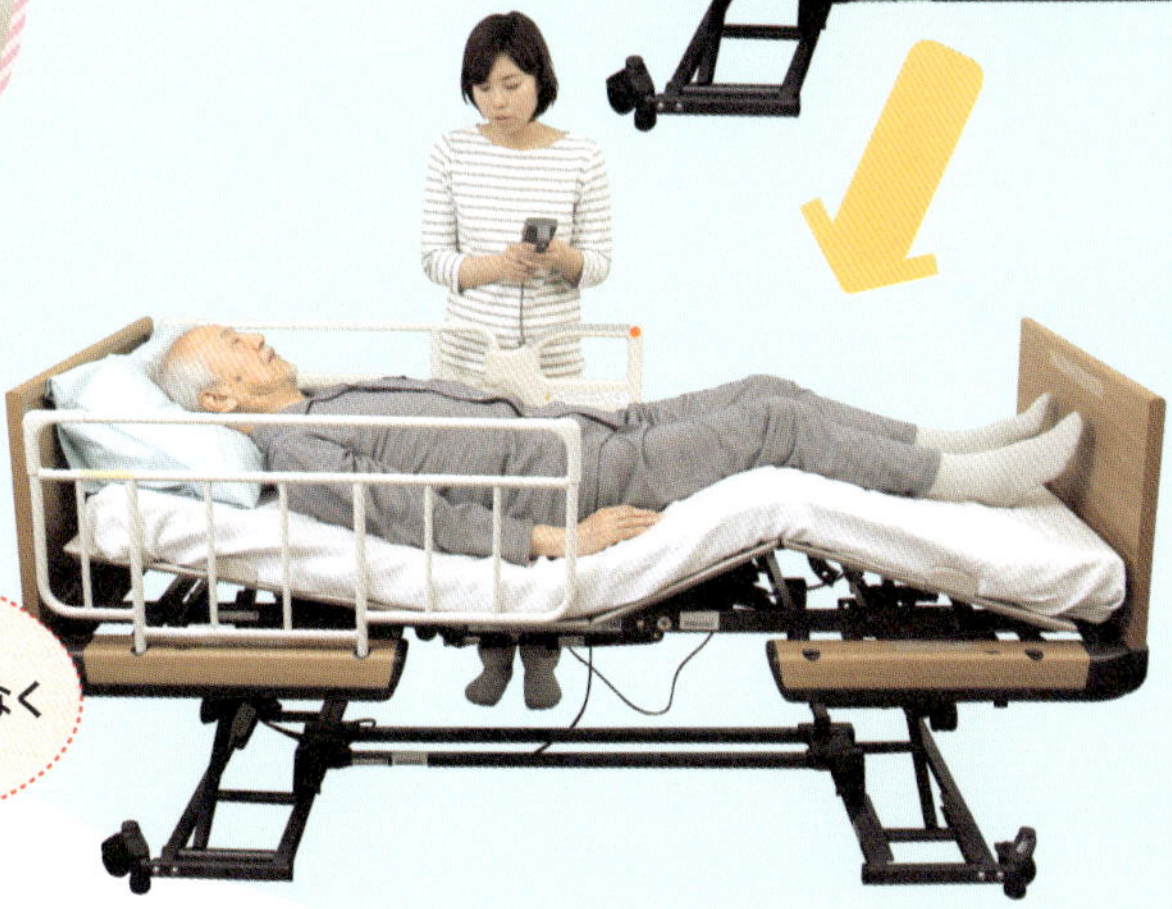

マットレスと体が密着しているので、手を差し入れて圧を抜く。ベッドに接する箇所は、頭部から足先まですべておこなう。

上半身の圧抜き

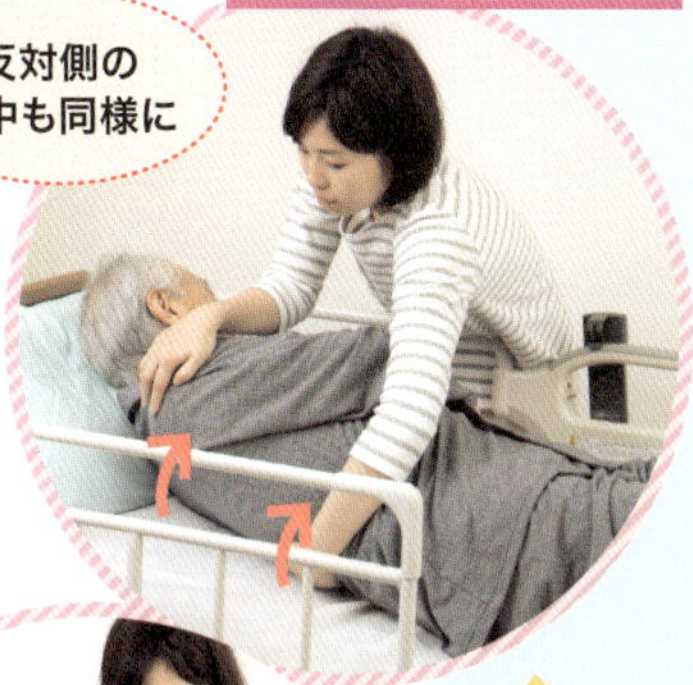

Point
反対側の背中も同様に

下半身の圧抜き

Point
太もも〜かかとまでくまなくおこなう

座位

やわらかい敷物は悪影響。座位で長時間過ごすときは、ウレタンやエア素材のクッションを使用する。体型に合わせて、姿勢が崩れないようにする。

Before

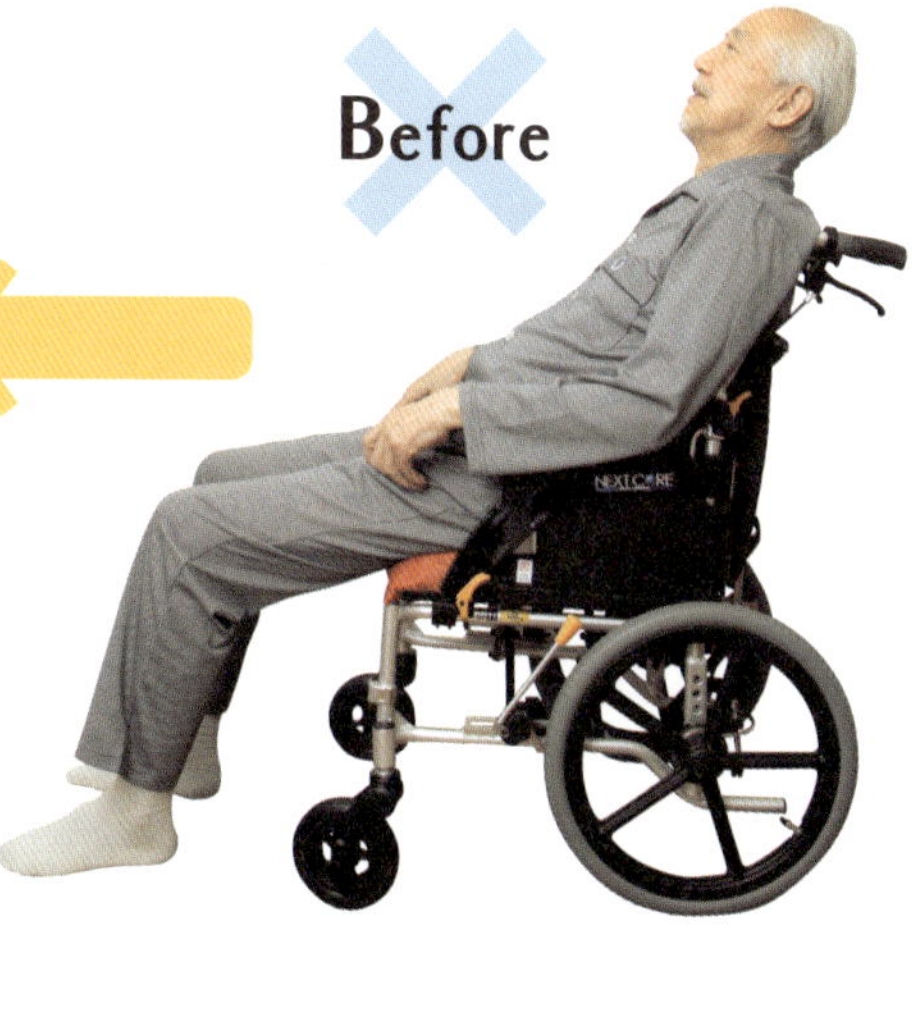

After

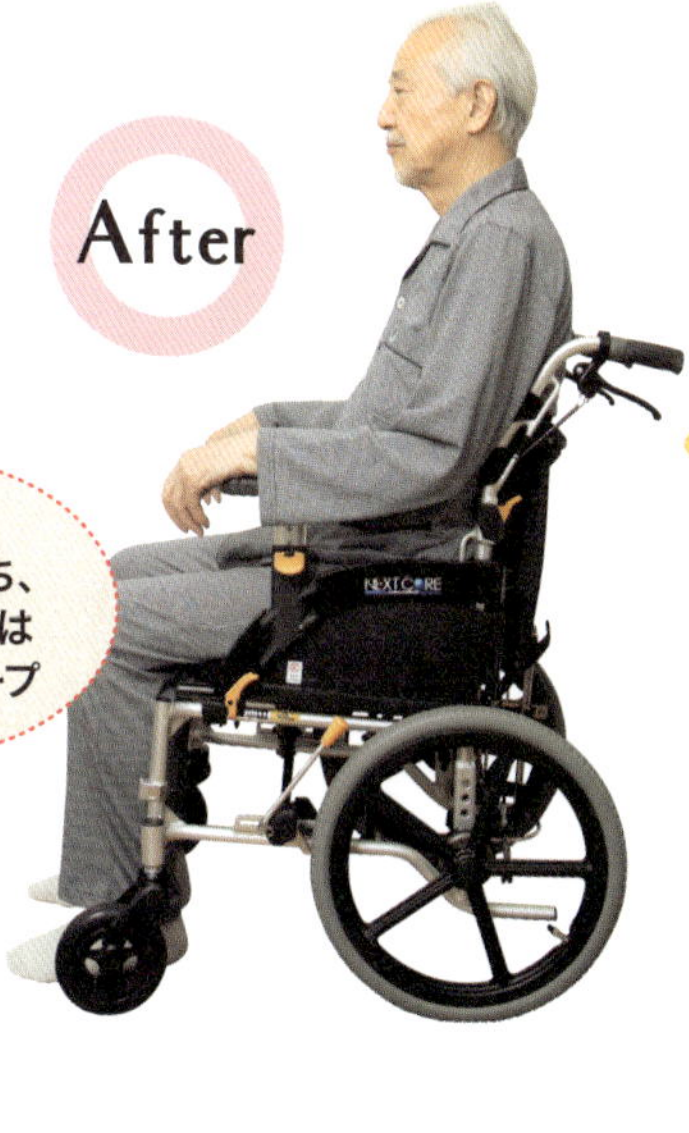

Point
仙《せん》骨《こつ》がまっすぐ立ち、上肢と下肢は90度をキープ

褥瘡《じょくそう》の医療処置

ドレッシング材を使う

ステージ Ⅰ　消退しない発赤

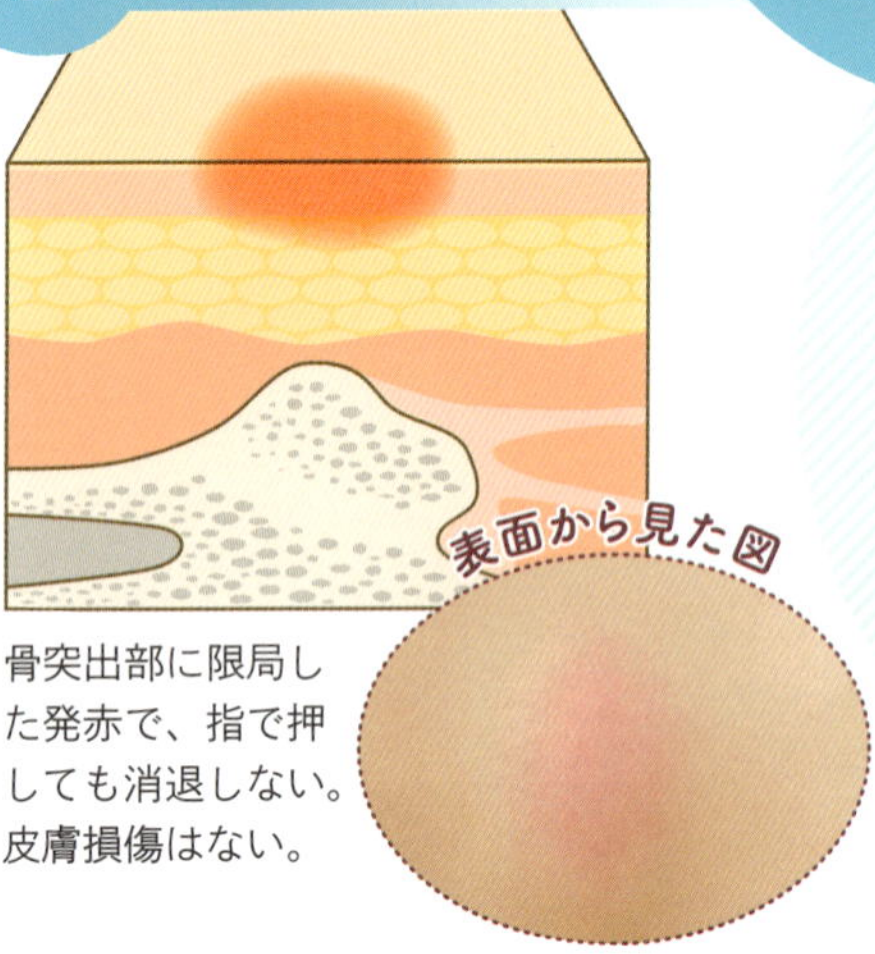

骨突出部に限局した発赤で、指で押しても消退しない。皮膚損傷はない。

ステージ Ⅱ　部分欠損または水疱

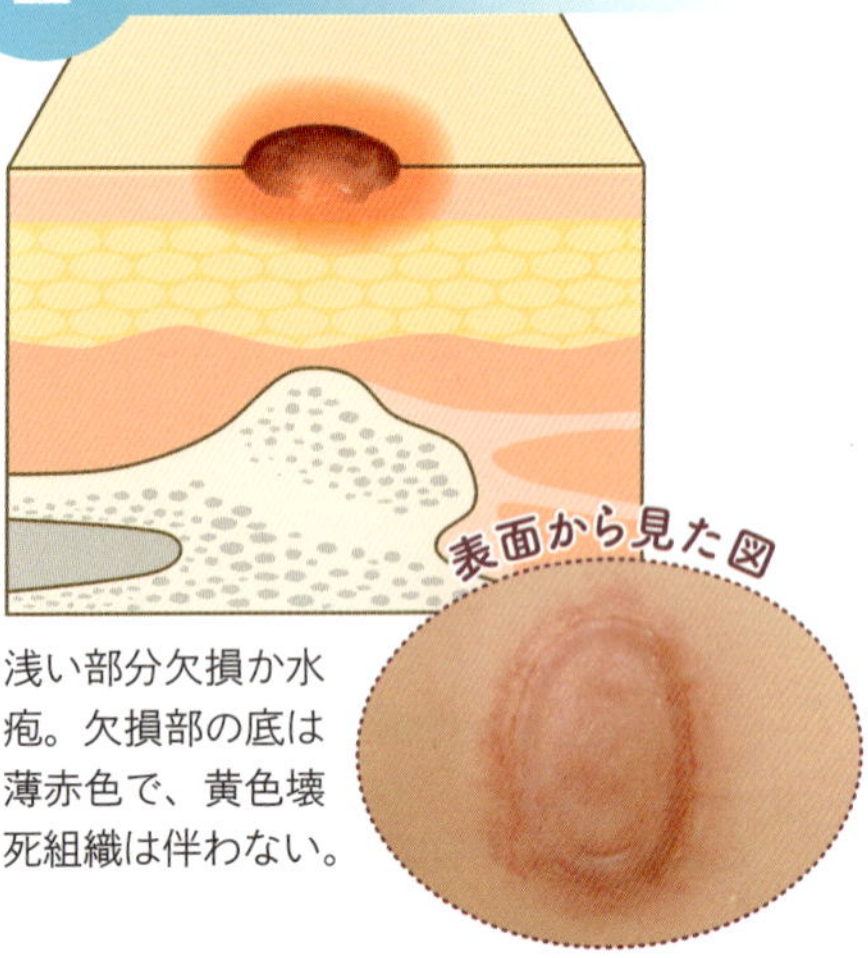

浅い部分欠損か水疱。欠損部の底は薄赤色で、黄色壊死組織は伴わない。

浅い

例　薄いドレッシング材を貼る

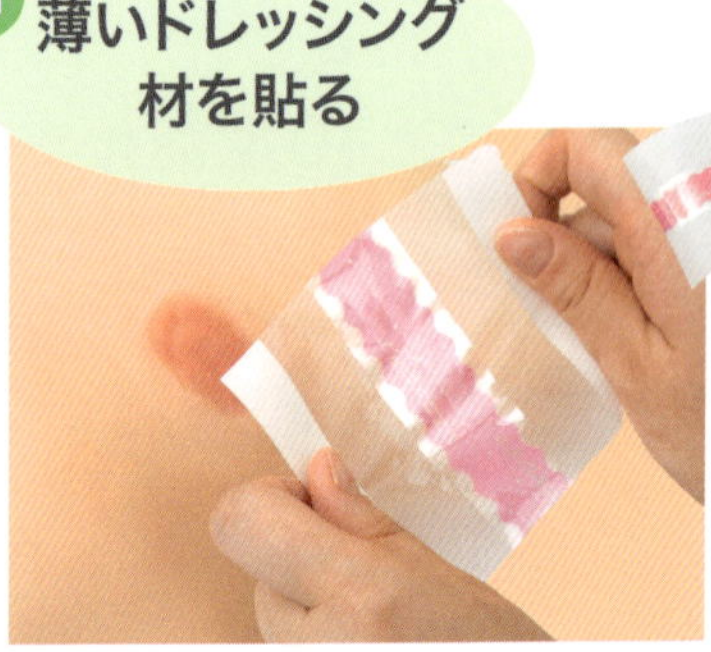

褥瘡《じょくそう》の2倍程度の大きさのドレッシング材を貼る。患部が見える程度の透明フィルム材を選ぶ。

例　撥水クリームを塗る

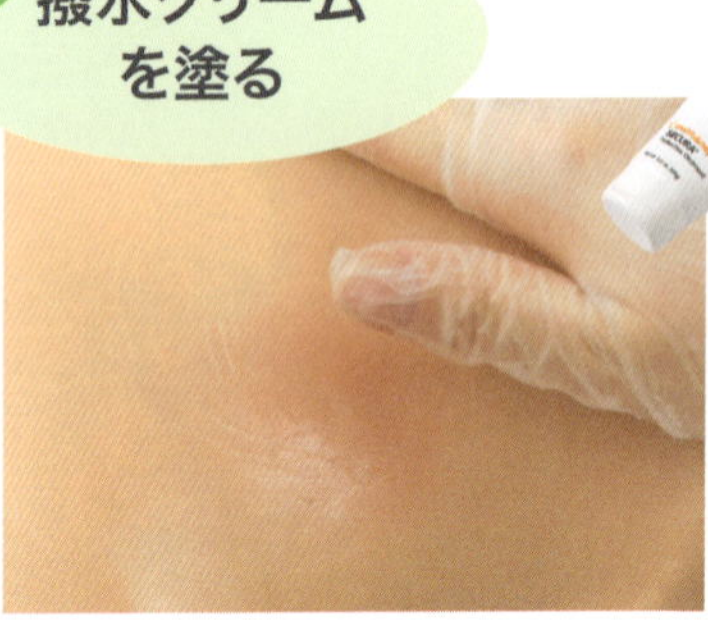

撥水クリームを塗り、排泄物での汚染による悪化を防ぐ。おしりの中央部から全体へ広げる。

泡で洗って薬を塗布。ドレッシング材かガーゼで保護

褥瘡《じょくそう》の深達度は、上記のステージⅠ～Ⅳ、そして「分類不能」「深部組織損傷疑い」の6分類に分けられます。「分類不能」は、表面が壊死組織で覆われていて、深達度が判定できないケース。「深部組織損傷疑い」は、皮膚に発赤がなくても、皮下軟部組織が損傷していると考えられる例です。

褥瘡の医療処置は一般に、「創とその周囲の洗浄」「必要な薬剤の塗布」「ガーゼかドレッシング材で保護」という手順でおこないます。弱酸性の洗浄剤をよく泡立てて、創と創周囲を広範囲に洗い、ぬるま湯でよく洗い流してください。

褥瘡ケアに用いる薬剤やドレッシング材にはさまざまなものがあります。**深達度だけでなく、浸出液の量や創の状態、経済性、介護力なども考慮して選択します。**

家族や訪問介護員が処置の一部を担う場合、**浸出液の増加、排膿、異臭などの症状があったら、早めに連絡してもらいます。**創の腫脹、創周囲の皮膚の発赤、熱感、疼痛、発熱など、感染が疑われる場合も同様です。

撮影協力：株式会社高研（褥瘡モデル）

深達度に合った薬、

ステージⅣ 全層組織欠損

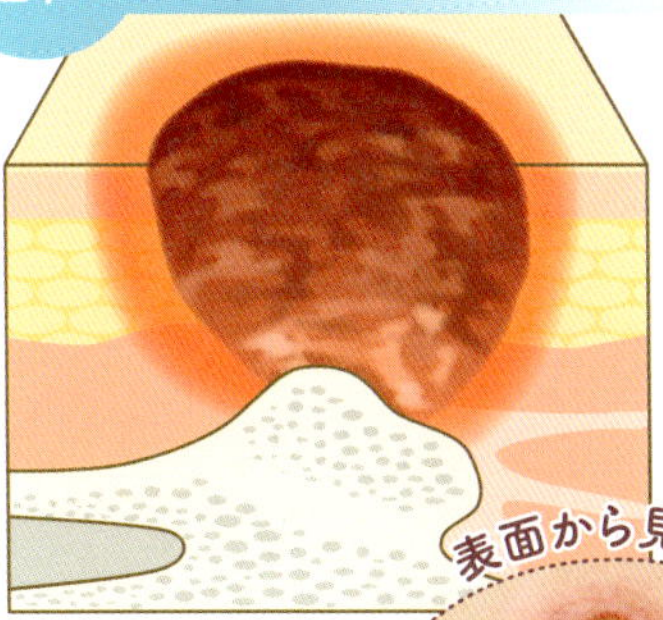

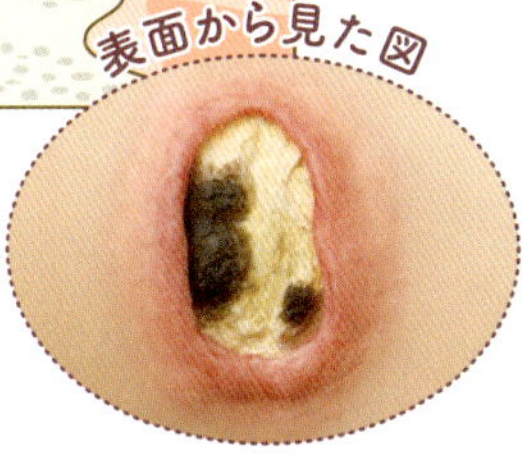

骨や腱、筋肉が露出した状態。多くはポケットや瘻孔を伴う。黄色壊死組織や黒色壊死組織の付着もある。

ステージⅢ 全層皮膚欠損（脂肪層の露出）

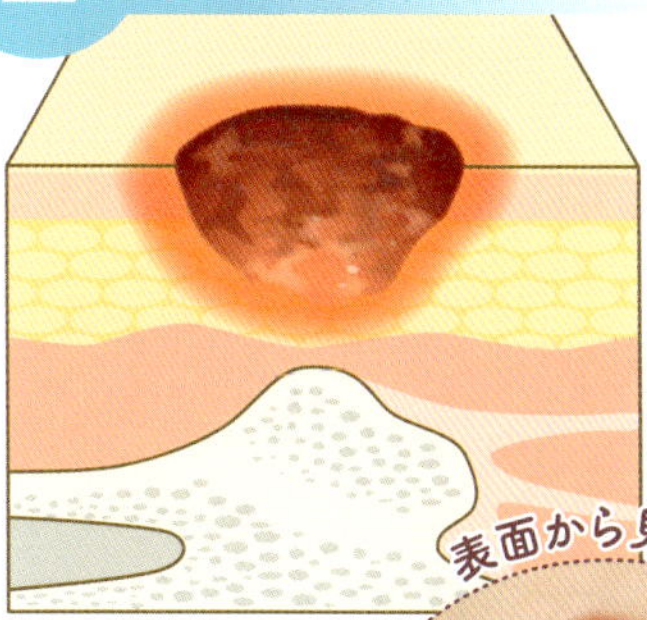

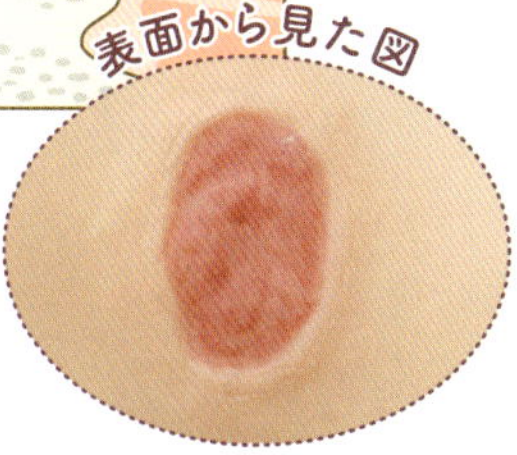

皮膚が欠損し、皮下脂肪が露出した状態。黄色壊死組織やポケット、瘻《ろう》孔《こう》を伴うことも。

深い

例 外科的処置後、ドレッシング材を貼ることも

感染創には使用しない。医師と相談しながら適切な製品を選択する。

例 軟膏を塗る

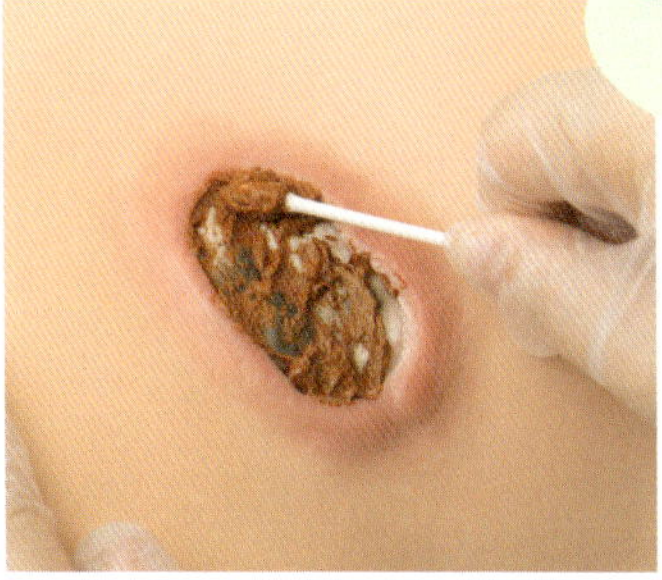

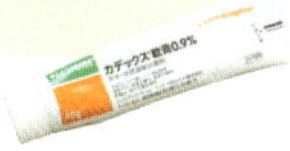

ポケットがある場合はよく洗い、古い軟膏を落としてから軟膏をつけ、ガーゼで保護する。

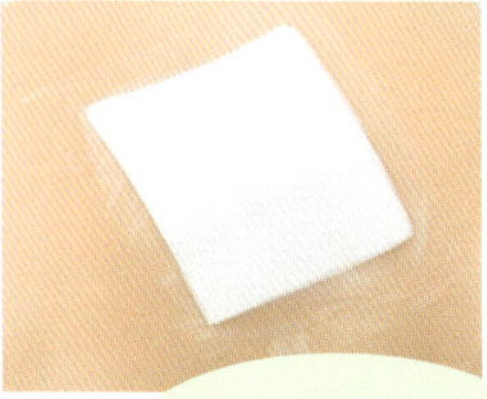

ガーゼで保護

ガーゼがずれないよう、テープでの固定も検討。

ドレッシング材の特徴を理解する

ポリウレタンフィルム	保険適用外。創面の保護のために用いられる。二次ドレッシング材としても使用される
ポリウレタンフォーム	滲出液の吸収力が高く、滲出液が多い際に用いられる。クッション性があり創部への衝撃を緩和する効果もある
ハイドロコロイド	創面を閉鎖し、創面に湿潤環境を形成する。比較的、滲出液が少なく浅い潰瘍に使われる
ポリウレタンフォーム／ソフトシリコン	滲出液の吸収にすぐれたポリウレタンフォームと、皮膚の保護効果の高いソフトシリコンを一体化させたタイプ
ハイドロジェル	乾燥した創を湿潤させる。壊死組織のみを融解し、健常皮膚の損傷なくデブリードマン効果（壊死組織を除去する効果）を促進する
ハイドロファイバー	内部に吸収した滲出液の広がりが少なく、健常皮膚の浸軟が抑えられる。吸水力が高く、長時間の貼付が可能
アルギン酸塩	滲出液を吸収してゲル化し、創面の湿潤環境を保持する。強力な止血効果を有する

（『見てできる臨床ケア図鑑　在宅看護ビジュアルナーシング』東京訪問看護ステーション協議会編、学研メディカル秀潤社、2017より引用）

ドレッシング材の代表的な種類としては、左記のものがある。

V

移動・移乗のケア

転びにくい環境を整えて 必要な動きをサポート

動作の介助は、理学療法士や訪問介護員と連携しておこないます。訪問看護師が考えるべきは、まず環境整備。動く力を保つためのリハビリと、その動機づけとなる声かけも重要です。

高齢者の10人に1人が転倒から要介護に

「移動」とは、目的地まで車椅子や歩行で体を運ぶことをいいます。「移乗」は平面からほかの平面に移ること。たとえば、ベッドから車椅子に移るなど、人がほかの対象物の上に移ることを意味します。

移動や移乗は、日常生活のさまざまな場面でおこなわれる動作ですが、高齢者にとっては転倒の危険を伴う動作でもあります。65歳以上の3人に1人は、1年間に1回以上転倒するとされ、転倒で救急搬送された高齢者の4割以上が入院を要するけがを負っています。**もっとも問題なのは、転倒が要介護状態を招く直接的な原因になること**。厚生労働省の「平成25年国民生活基礎調査」によれば、骨折・転倒は、脳血管疾患、認知症、衰弱に続く要介護の原因となっており、全体の12・2%を占めています。

QOL（生活の質）を維持し、要介護・寝たきり状態にさせないために、転倒予防はたいへん重要です。**転倒の発生場所は居室・寝室が多いことからも、訪問看護師の果たす役割は大きいと考えられます**。

何を大切に生きてきたか。その思いを尊重する

転倒を招く要因には、療養者自身がもつ「内的要因」と、環境に存在する「外的要因」があります。看護師は転倒リスクを見極め、可能なものは除去をめざします。

けれども、リスク除去の提案は慎重におこなうべきです。訪問先の中には、足の踏み場がないほど物が散乱していて、危険な動線で暮らしている療養者もいます。そこで訪問後すぐに「全部片づけてください」と指導するのはどうでしょうか。看護師から見たら「不要で危険なもの」でも、療養者にとっては「必要で大事なもの」です。また、看護師が考えた動線は「絶対に安全で正しい動線」ですが、療養者にとっては「不慣れで不安な動線」かもしれません。

一方的に転倒リスクを指摘するのではなく、療養者や家族の価値観を尊重しながら、いっしょに考えていく姿勢が大切です。生活環境や習慣を変えるには、数年単位の時間がかかることもあります。提案を受け入れてくれるような信頼関係を、根気よく築いていきましょう。

本人の要因と環境要因から、転倒リスクを見極める

転倒リスクは、療養者が抱える疾患、治療薬の影響などの内的要因と、物品や室内環境をはじめとする外的要因の両面からアセスメントする。

1 内的要因

加齢による変化

筋力のほか、注意機能も低下する

加齢によって筋肉量が減少し、バランス感覚も低下するため、転びやすくなる。視覚機能の低下や注意機能の低下も転倒リスクを高める。

病気による変化

脳卒中の後遺症などで動きにくくなる

脳卒中後の片麻痺や半側空間無視、パーキンソン病などによる運動機能障害のほか、認知症における認知機能の低下も、転倒リスクを高める。

治療による変化

薬でふらついたり、管につまずくことも

内服治療時の副作用として、めまい、ふらつきが生じる。抗精神病薬、抗不安薬、睡眠薬などが原因に。医療機器の管につまずく危険もある。

転倒のリスクを高める薬

【眠気やふらつきが出やすい】
・抗不安薬　・抗うつ薬
・催眠・鎮静薬　・抗精神病薬
・抗アレルギー薬
・鎮痛薬（麻薬系）

【めまい、立ちくらみが出やすい】
・降圧薬
（α遮断薬、ACE阻害薬、利尿薬など）

【体に力が入りにくい】
・筋弛緩薬 など

2 外的要因

衣類のリスク

サイズの合わない服や靴は危険

ズボンの裾を踏んだり、靴下がすべったりして転倒する例が多い。サイズの合わない靴、サンダルやスリッパなどのかかとが覆われていない靴も転倒を招く。

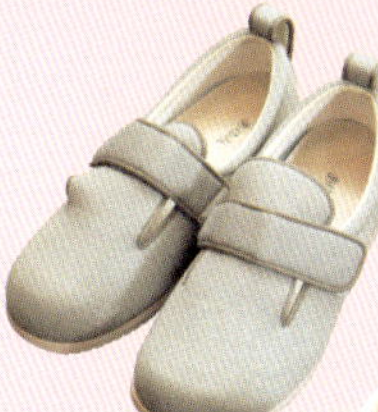
サイズの合った
リハシューズが必要

福祉用具のリスク

メンテナンスが不十分だと、事故の原因に

療養者の自立を助ける福祉用具も、ときに転倒リスクを高める。車椅子や杖、手すりなどの不適切な選択、メンテナンス不足、操作ミスなどで転倒してしまう。

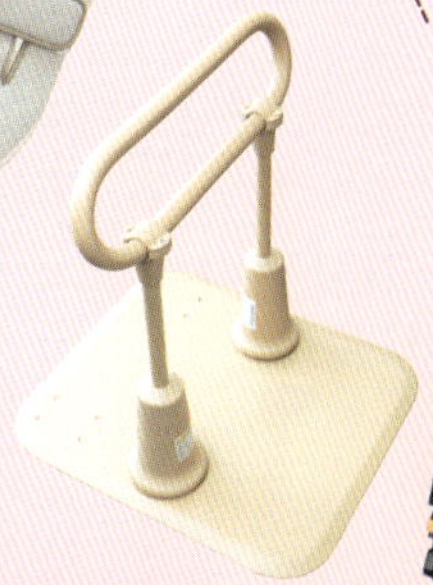
転びやすい
場所に
手すりを設置

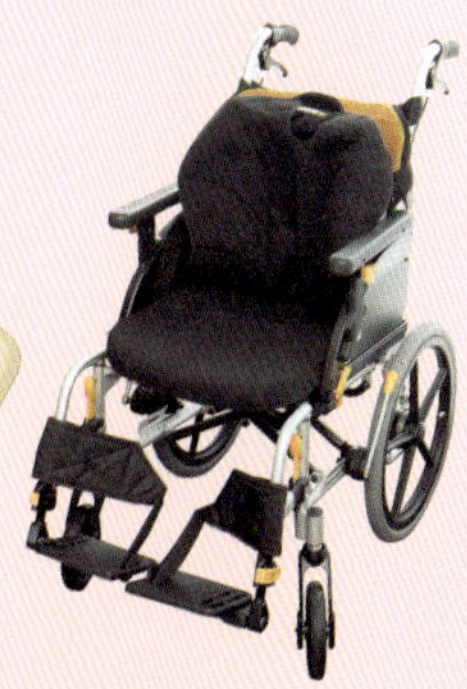
車椅子のサイズ
合わせも忘れずに

住まいのリスク

段差やすべりやすさ、足もとの暗さをチェック

じゅうたんなどの段差につまずいたり、床ですべって転倒しやすい。夜間のトイレなどで足もとが見えづらいのもリスク要因のひとつ。普段の動線をよく確認。

介護中のリスク

介護者の技術不足で転倒させてしまう

移動・移乗などの介護の際、介護者の技術が未熟なために転倒が起こることも。ケアにかかわるスタッフ全員で事故内容を把握し、再発防止に努めることが大切。

環境整備

動きやすくなる工夫を提案

転倒のリスクであるマット類の撤去、移動を楽にする手すり、福祉用具の使用などを提案する。

段差をなくす

Before / After

キッチン

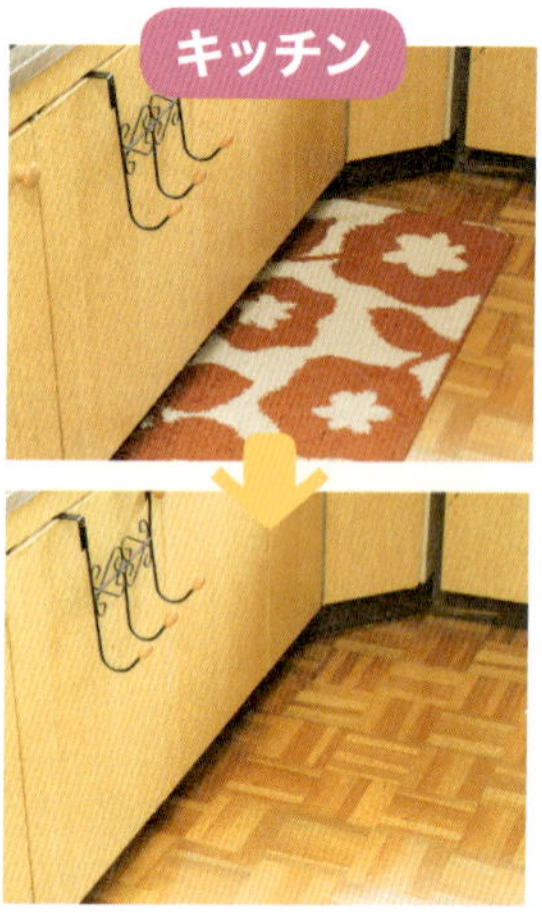

キッチンマットも撤去したほうが安心。掃除もしやすい。

居間

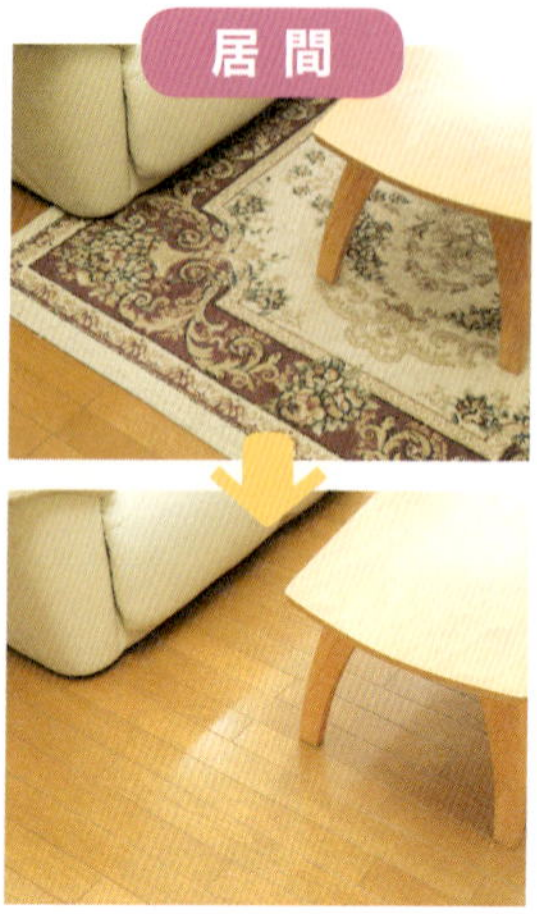

ラグマットを撤去。こたつ布団なども転倒を招くので注意。

手すりをつける

お風呂

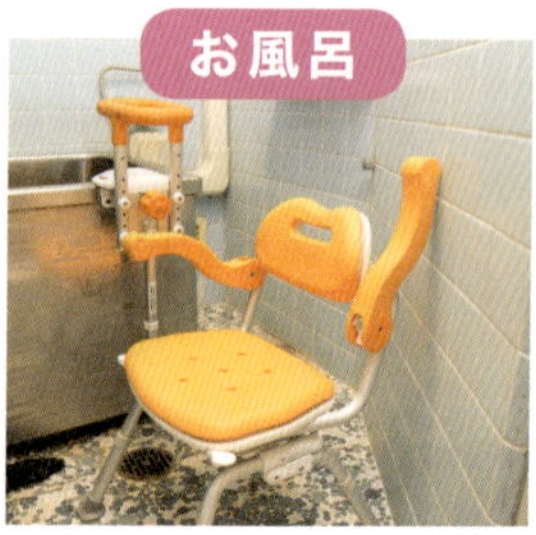

ひじかけつきの浴用椅子、浴槽の手すりも必要。

トイレ

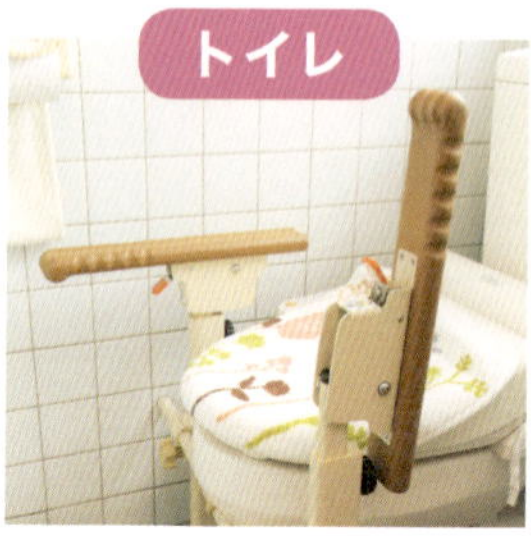

跳ね上げ式の手すりがあると、立ち座りが楽。

玄関

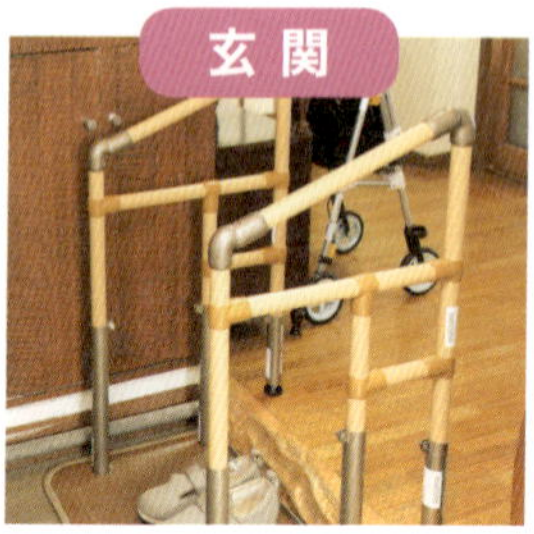

場所を問わずに使える、置き型の手すりもある。

福祉用具の活用

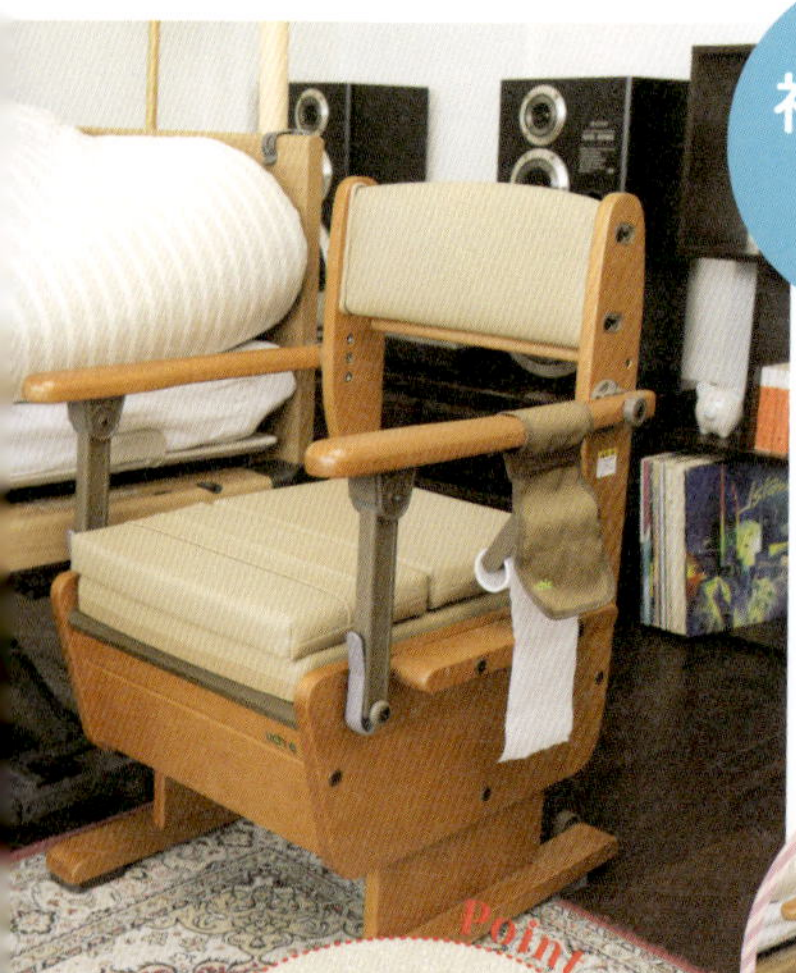

Point

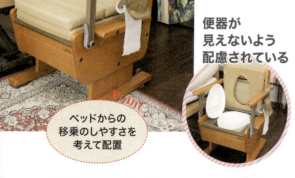

ベッドからの移乗のしやすさを考えて配置

ポータブルトイレを設置すれば、自分で排泄が可能なケースもある。

便器が見えないよう配慮されている

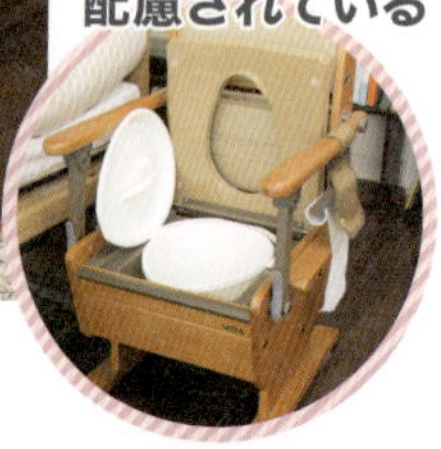

福祉用具専門相談員の力を借りよう

「福祉用具専門相談員」は、福祉用具によって高齢者の自立生活をサポートする専門職です。介護保険の指定を受けた福祉用具貸与・販売事業所には、2名以上の配置が義務づけられており、用具の選定や活用法、住宅改修などの相談にのってくれます。

まかせっきりにせず、**「どんな機能をもつ福祉用具がほしいのか」をきちんと伝えて、協議するようにしてください。**

ADLの維持

離床の動機づけを考える

療養者が「気持ちいい」「楽しい」と感じられる提案を。
離床の動機づけとなり、廃用症候群の予防につながる。

座る力を保つため足浴を提案！

1 たらいに足をつけてもらう

ビニールシートとバスタオルを敷き、40 〜42℃の湯を入れたたらいを置く。足をつけてもらう。

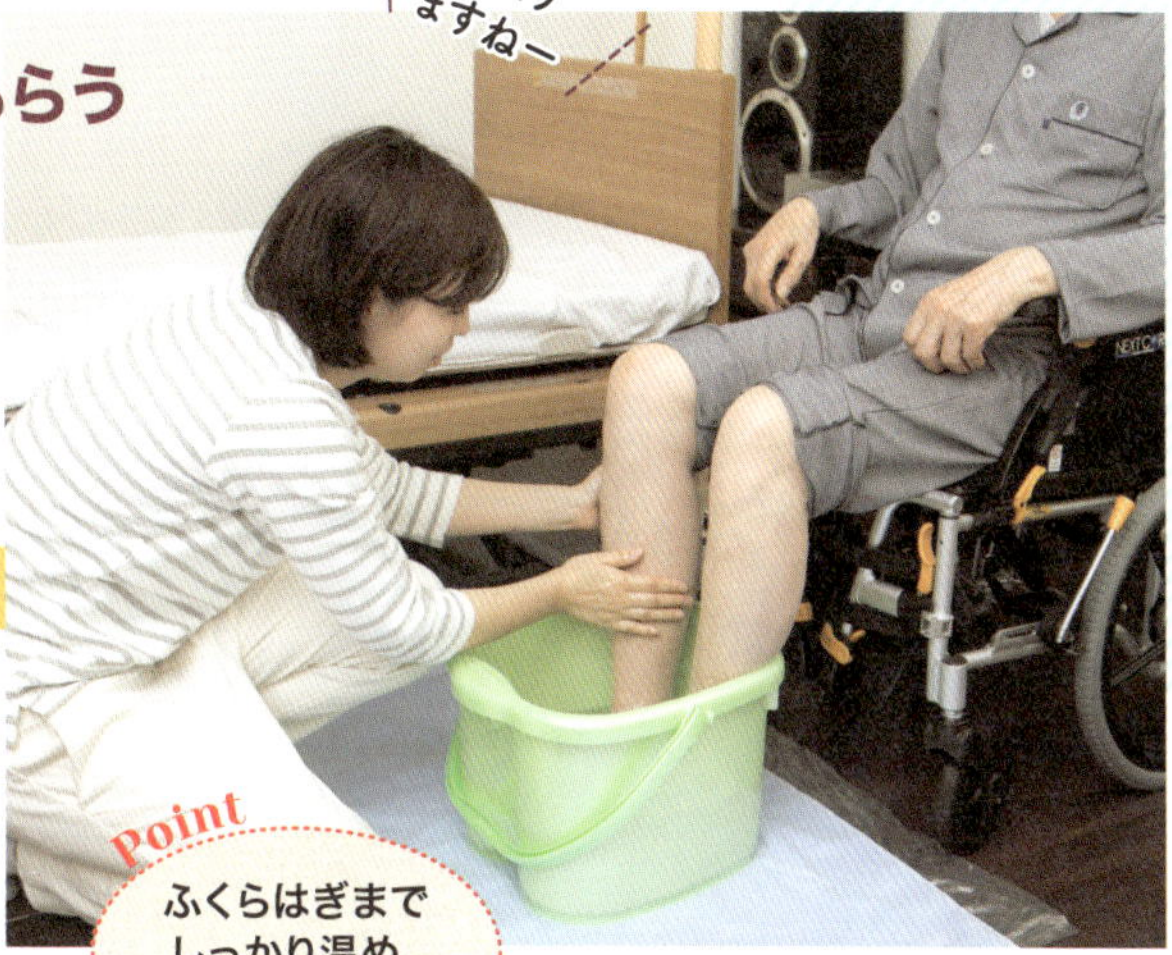

Point ふくらはぎまでしっかり温め、血行をよくする

2 片足ずつタオルにのせる

10〜15分足浴したら、たらいから足を出す。皮膚や爪の状態もチェック。

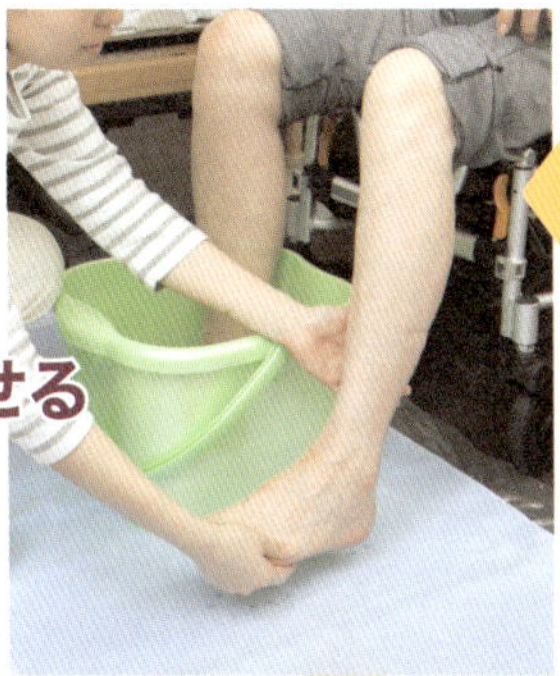

3 水気を拭きとる

水分が残っていると、白癬《はくせん》菌の繁殖やしもやけの原因になる。

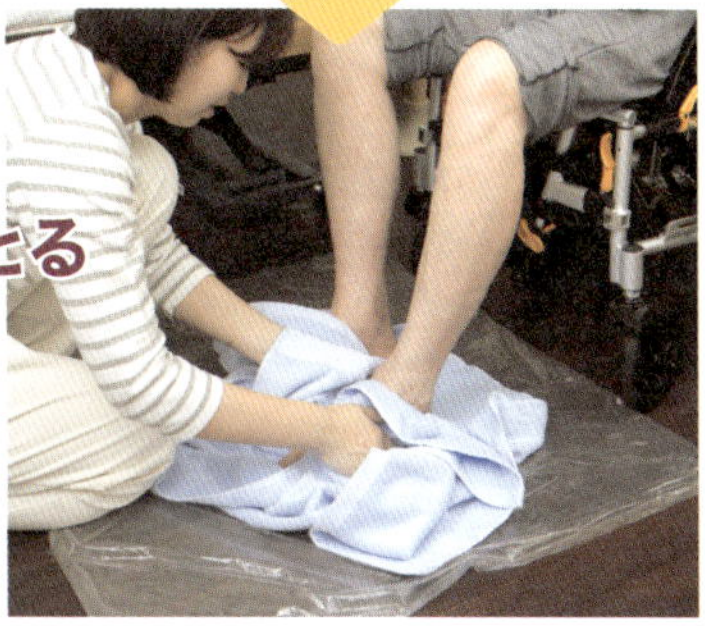

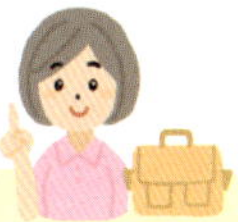

訪問看護師の心得

寝る前の足浴で生活にメリハリを

足浴は家族にしてもらうこともできる。寝る前の習慣にすると、生活にメリハリがつく。末梢の血液循環がよくなるため、不眠になりやすい高齢者に入眠を促す効果もある。

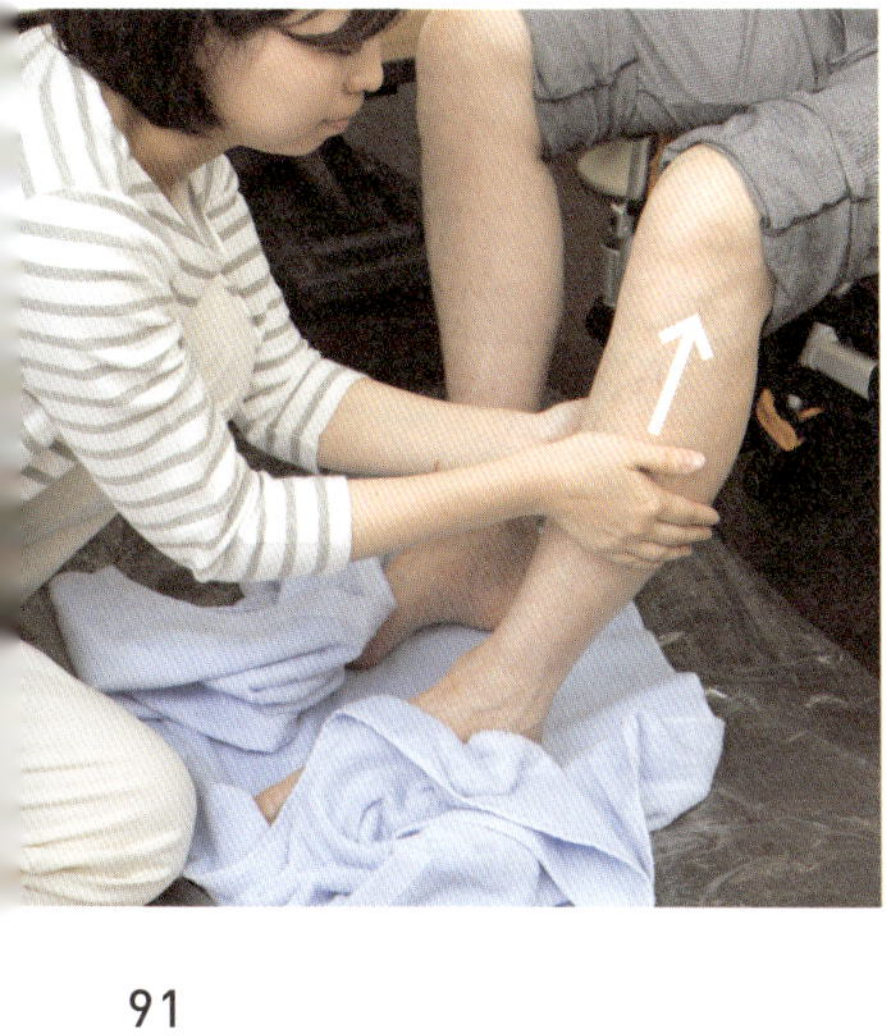

スキンケアも同時にできる！

4 保湿剤を塗る

乾燥している部位にワセリンなどを塗る。爪切りをするときは、このタイミングで。

自立支援は訪問看護師の腕の見せどころ

訪問看護の時間内では専門的なリハビリは難しく、理学療法士（ＰＴ）に依頼することがほとんど。でも、**療養者の残存能力を生活のなかでいかす方法は提案できます。**たとえば、座位を保つ能力があるのに寝てばかりいる人には、座位での足浴を提案します。ほかにも、植木の水やりや孫の出迎えなど、楽しみながらＡＤＬ（日常生活動作）を維持する工夫を考えましょう。

移乗の介助

動く力がある人には、部分介助をする

麻痺のある人では、非麻痺側に、これから移乗する対象物（車椅子など）を設置する。

1 ギャッチアップする

ベッドの軸と股関節の位置を合わせ、リモコンで上半身を上げる。

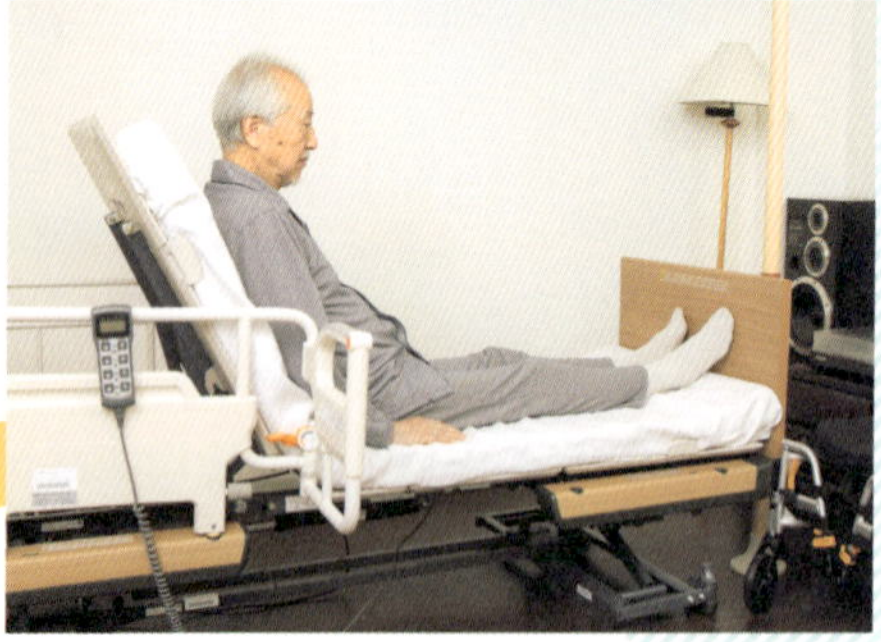

2 端座位《たんざい》に誘導する

「ここに足を下ろしてください」と、端座位《たんざい》に誘導。体を寄せて注意深く見守る。

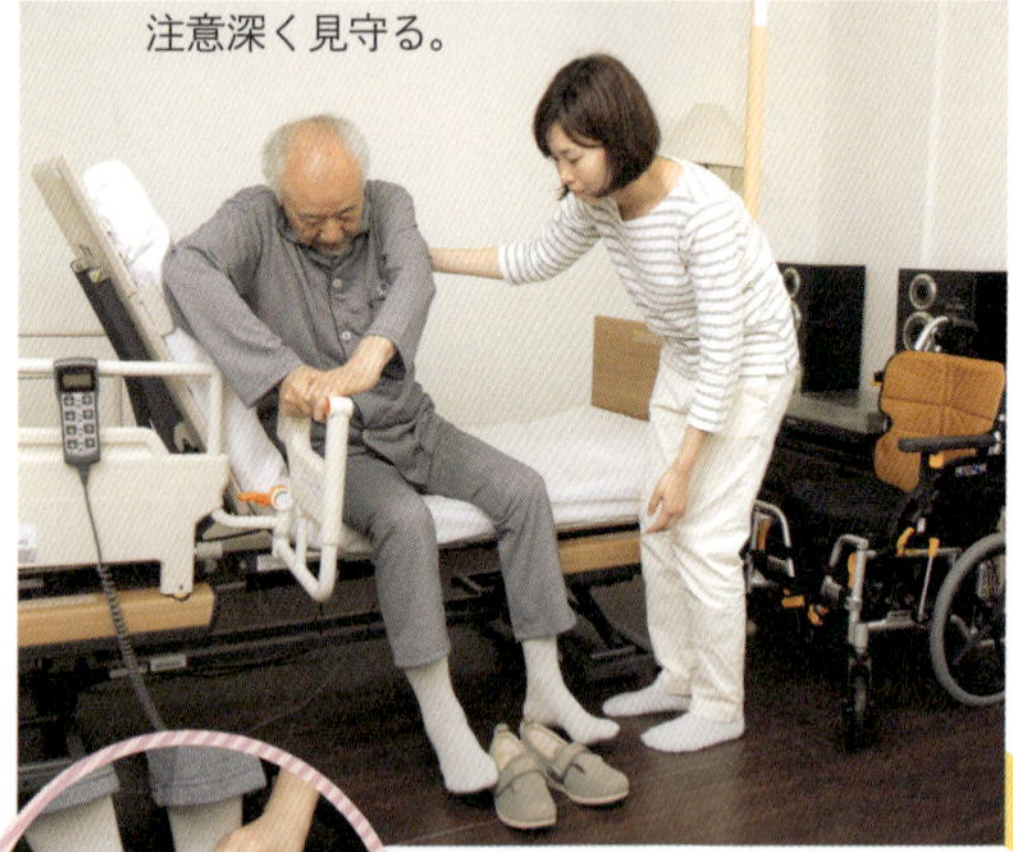

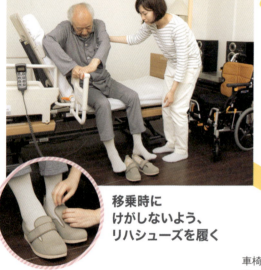

移乗時にけがしないよう、リハシューズを履く

3 車椅子を寄せ、立ち上がりを誘導

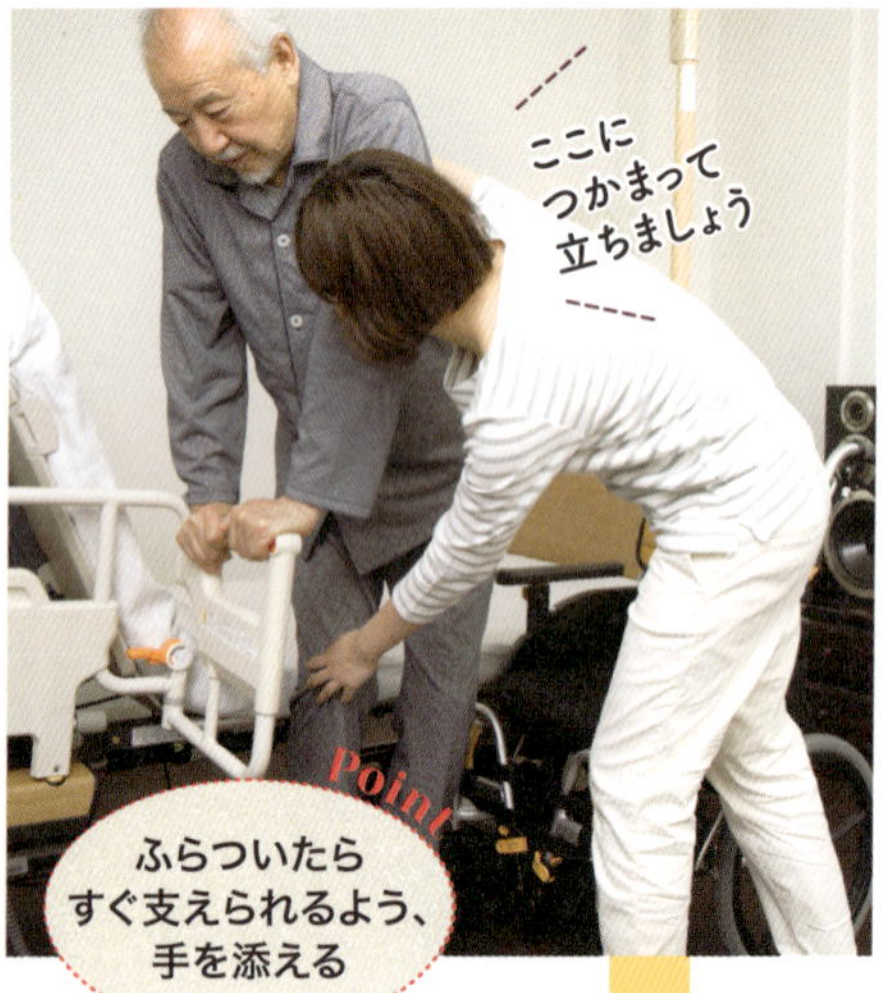

車椅子をベッドに寄せ、ブレーキをかける。ベッドの柵を支えに立ち上がってもらう。

Point
ふらついたらすぐ支えられるよう、手を添える

4 片足を前に出してもらう

車椅子に近い側の足（写真左足）を一歩前に出してもらう。

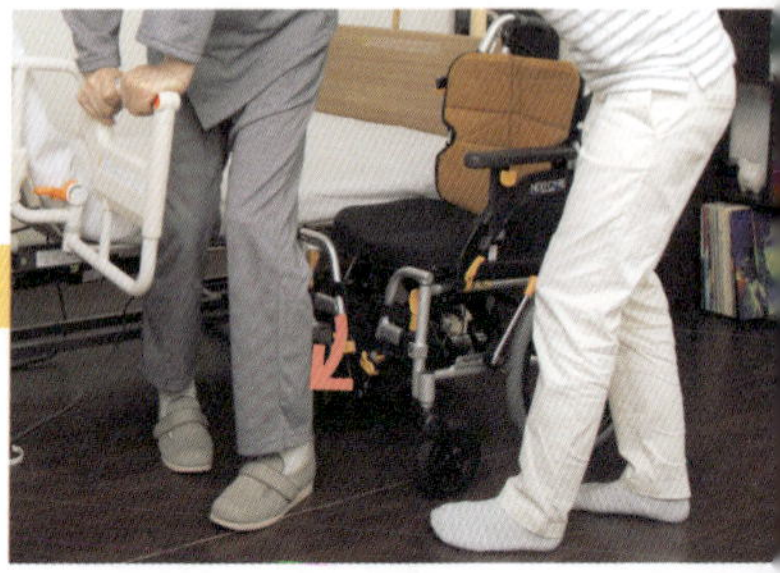

5 反対の足を引いてもらう

反対の足（写真右足）を後ろに引き、両足を揃えてもらう。

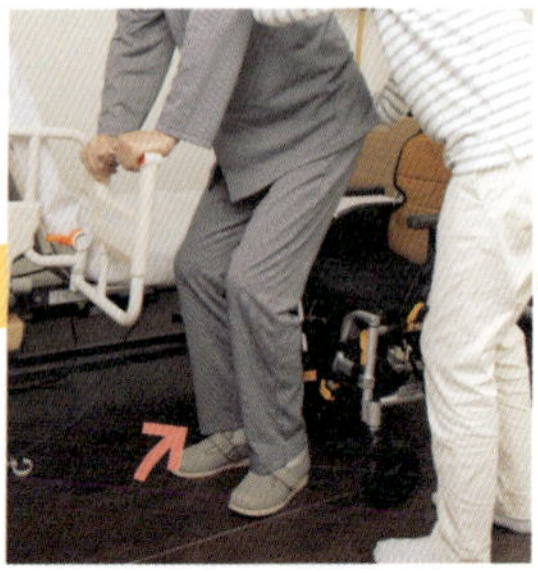

6 おしりを下ろしてもらう

「ゆっくり腰を下ろしてください」といって座ってもらい、ひじかけを下ろす。

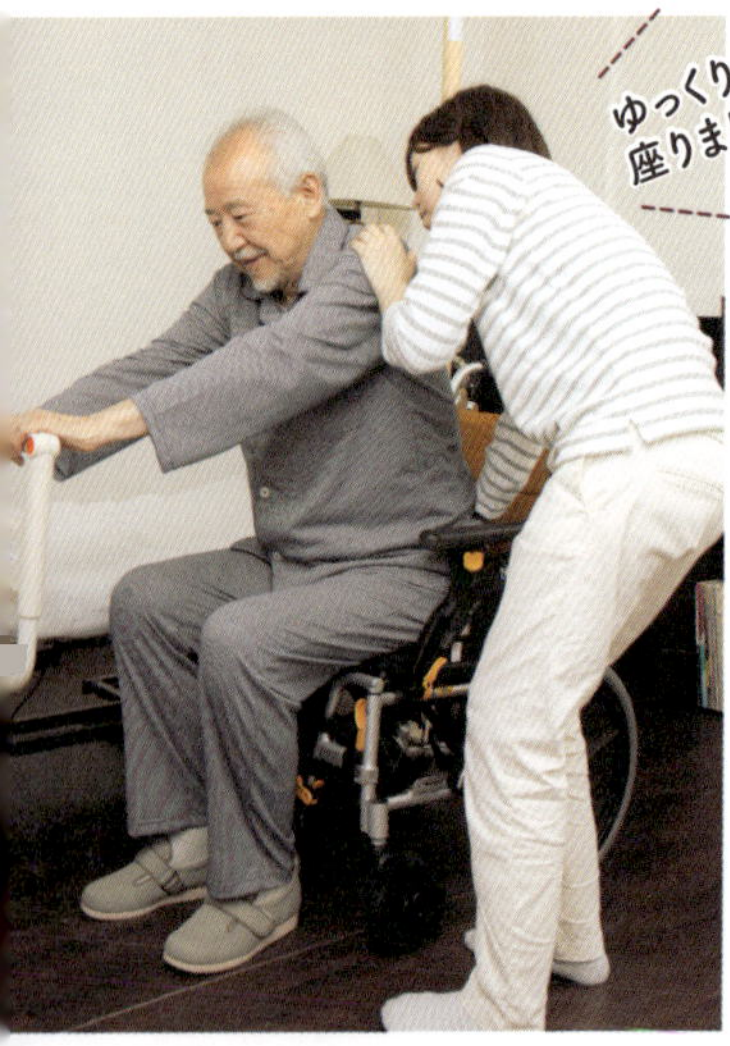

理学療法士、訪問介護員と注意点を共有しておく

ＡＤＬ（日常生活動作）維持・向上のリハビリテーションを始める際、**最初の身体機能の評価は、理学療法士（ＰＴ）に依頼するのが理想的です**。痛みの場所や程度、筋力、関節可動域などを評価し、ＡＤＬとの関連性を見極めてもらいます。

そのうえで、**家族や療養者、訪問介護員からも情報を集め、リハビリの目標を設定し、生活上の注意点をチームで共有します**。

看護師は療養者の心身と生活全体を見る専門家として、「スキン‐テア（↓Ｐ81）が起こりやすいので、リハビリや介助のときに関節を支えるように持ってほしい」「リハビリの疲労がはげしいので、負荷を軽くしてほしい」などの依頼、アドバイスをします。

なお、転倒した経験のある人は、療養者自身も家族も「また転んだらどうしよう」という不安を抱えています。心配のあまり、家族が過度に介助したり、療養者の活動を制限したりすることも。**安全な動きかたや安全な介助法をくり返し指導し、不安をとり除くことも、看護師の役割です**。

動く力がない人には、全介助の移乗ケアを

体を抱えて持ち上げる介助法では、療養者の関節や皮膚を傷めやすく、
介助者も腰痛を起こす。療養者の重心を移動させる方法で介助しよう。

1 片手をひじかけに誘導

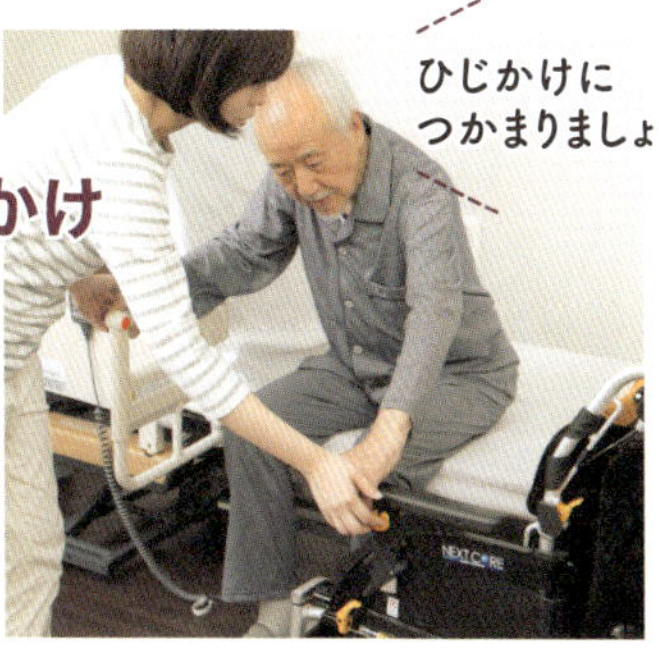

車椅子のひじかけをつかんでもらう。少し距離があるほうが、重心を移しやすい。

2 体を前に倒し体重を預けてもらう

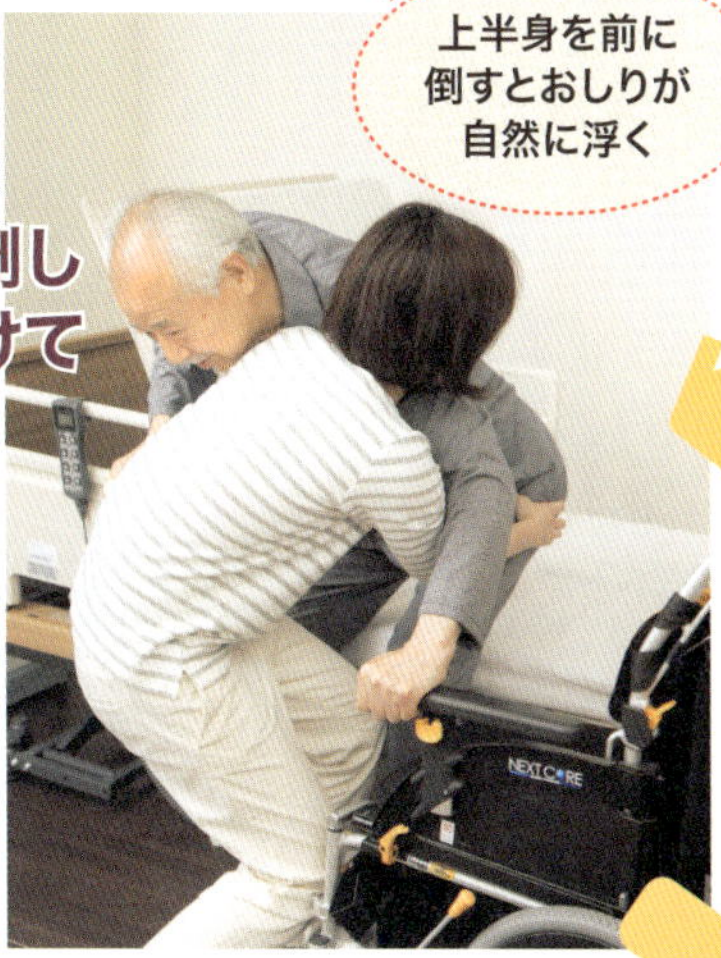

Point
上半身を前に倒すとおしりが自然に浮く

療養者の両ひざのあいだに片足を入れ、体を支える。手は腰の骨に添える。

3 車椅子側に腰をまわす

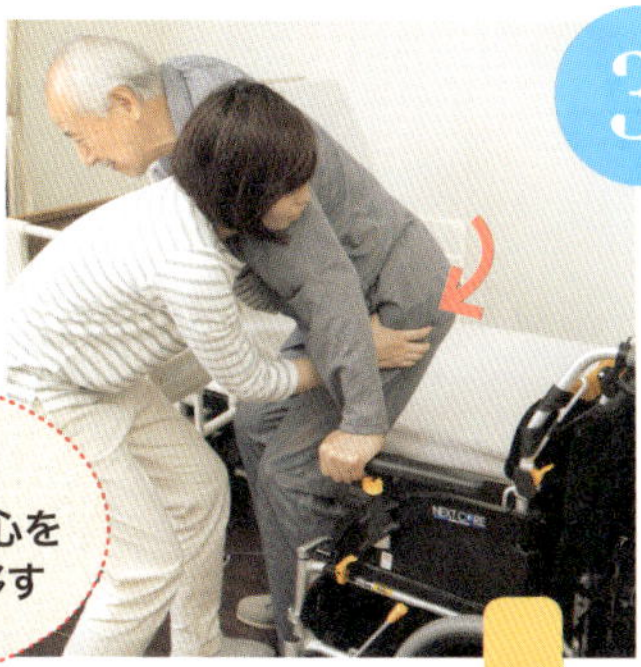

Point
看護師も腰をまわし重心を反対の足に移す

「向きを変えますね」と声をかけながら、腰を車椅子側にまわす。

4 おしりを下ろす

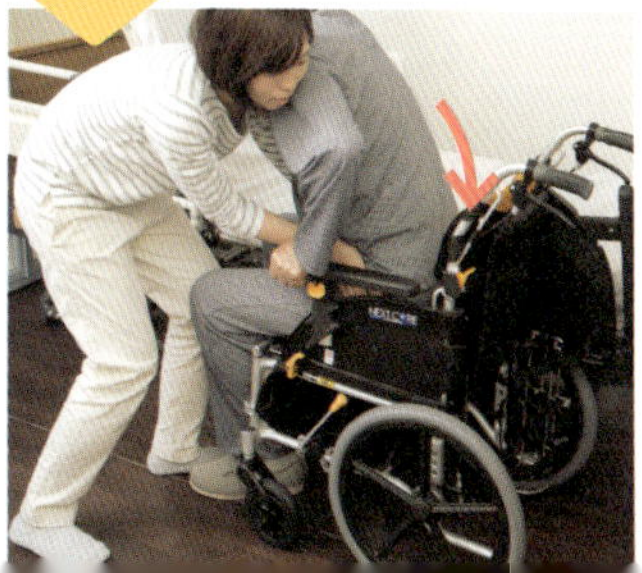

手すりをつかんでもらい、ゆっくり腰を下ろす。

5 姿勢を整える

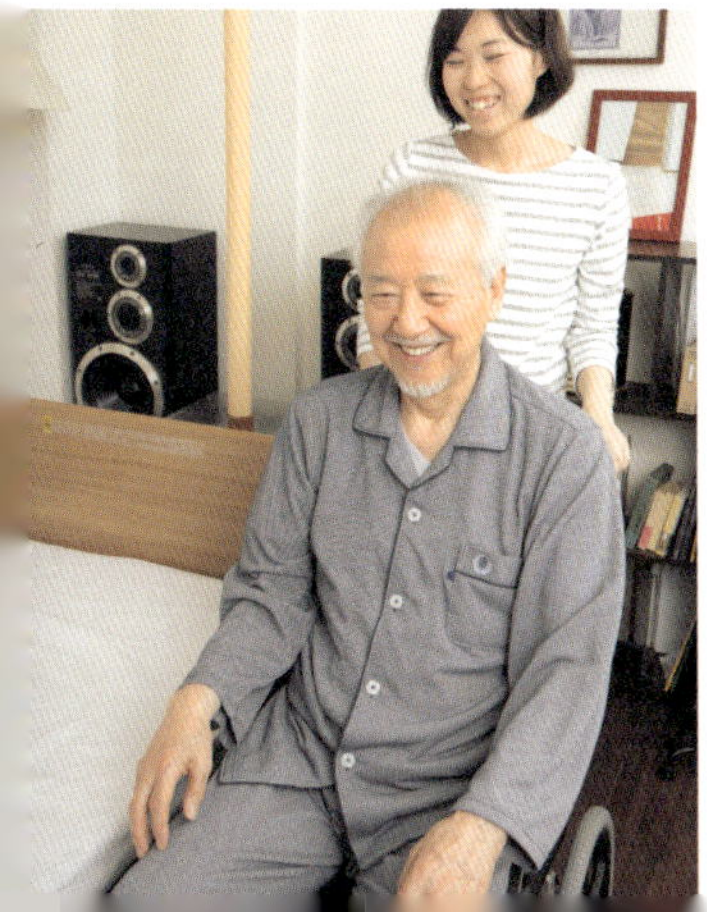

ひじかけを下ろし、仙骨《せんこつ》が立つように姿勢を整える。

Ⅵ

浮腫のケア

局所性、全身性の鑑別を。四肢を動かす日常ケアも指導する

浮腫には、静脈やリンパ管の異常で起こる「局所性浮腫」と、全身疾患から起こる「全身性浮腫」があります。局所性浮腫では、とくに療養指導が重要です。

浮腫の種類、原因によって必要な対策は異なる

成人の体重の約6割は水分です。体内の水分は、細胞の外にある「細胞外液」と細胞内にある「細胞内液」とに分けられます。細胞外液には、「血漿」「リンパ液」「脳脊髄液」「間質液」などがあります。

間質液とは、細胞と細胞の隙間を満たす液体。血液中の二酸化炭素や老廃物は、この間質液にいったん排出された後、再び毛細血管やリンパ管を経て心臓へと回収されます。**通常、間質液の量は一定に保たれていますが、何らかの原因で組織間液が異常に増えることがあります。**これが「浮腫」、いわゆるむくみです。

浮腫はさまざまな原因で起こります。おもに、**静脈やリンパ管の異常で起こる「局所性」のものと、心臓や腎臓の病気が原因となる「全身性」のものとがあります。**原因によって、治療やケアが異なるので、まずは原因を見極めることが大切。診断は医師がおこないますが、食事や運動、排泄などの生活状況から浮腫の原因を予測し、医師に伝えていきましょう。

食事の蛋白質と塩分、水分量は必ずチェック

とくに、浮腫と関連の深い生活要因が食事です。チェックすべきポイントは3つあります。**まず1つめは「蛋白質」。蛋白質の摂取量が少ないと、血漿膠質浸透圧《けっしょうこうしつしんとうあつ》が低下します。**すると、老廃物を含む間質液の回収がうまくいかなくなり、浮腫を招きます。**2つめのポイントは「塩分」です。**摂取量が多いと、体は水分をため込もうとするので、浮腫が起こりやすくなります。

そして3つめが「水分」です。摂取量が少ないと脱水をきたしますし、多すぎると浮腫の原因に。水分摂取量と同じくらいの尿量が出ているかをチェックしてください。

症状によっては、塩分や水分の制限が必要です。一般に、高齢者は塩分の濃い食事を好む傾向があり、減塩食では食欲が低下することもあります。制限を守りながらも、食事を楽しめるような工夫を提案します。

なお、**処方された利尿薬をきちんと飲めていないことが、浮腫の原因になっているケースもあります。**薬剤性浮腫の可能性も含め、服薬状況も確認しておきましょう。

局所性と全身性、それぞれのタイプを理解する

浮腫には局所性と全身性がある。全身性浮腫では、原因疾患の治療が第一。
次ページ以降の療養指導ではおもに、局所性浮腫に対するケアを紹介する。

局所性

静脈やリンパ管の閉塞、炎症などの異常から起こる。とくにリンパ浮腫が多い。

タイプ	原因疾患	浮腫の特徴	浮腫以外の症状
静脈性浮腫	・血栓性静脈炎 ・静脈瘤 ・がん など	静脈炎では痛みが強く、発赤、熱感、痛みを伴う	・静脈の怒張 ・色素沈着 ・皮膚炎 ・潰《かい》瘍《よう》の形成 など
リンパ浮腫	・リンパ節切除 ・リンパ管炎 ・放射線治療 など	四肢の体幹に近い部位に発生し、びまん性に腫脹する	・象皮症 （徐々に悪化し、慢性化すると象皮症をきたすことがある）
炎症性浮腫	・炎症 ・リウマチ ・アレルギー など	炎症発生部位を中心とした腫脹	炎症反応 ・発赤 ・熱感 ・圧痛 など

（『生活機能からみた 老年看護過程＋病態・生活機能関連図』山田律子・萩野悦子・内ヶ島伸也・井出 訓編、医学書院、2016より引用、一部改変）

リンパ浮腫の病期分類を知っておこう

0期	リンパ浮腫輸送が障害されているが、浮腫があきらかでない潜在性または無症候性の病態
Ⅰ期	比較的蛋白成分が多い組織間液が貯留しているが、まだ初期であり、四肢を上げることにより治まる。圧痛が見られることもある
Ⅱ期	四肢の挙上だけではほとんど組織の腫脹が改善しなくなり、圧《あっ》痕《こん》がはっきりする
Ⅱ期後期	組織の線維化が見られ、圧痕が見られなくなる
Ⅲ期	圧痕がみられないリンパ液うっ滞性象皮症のほか、アカントーシス（表皮肥厚）、脂肪沈着などの皮膚変化が見られるようになる

がんの手術でリンパ節を切除した人などに多い。左右どちらかの足が強くむくむ。

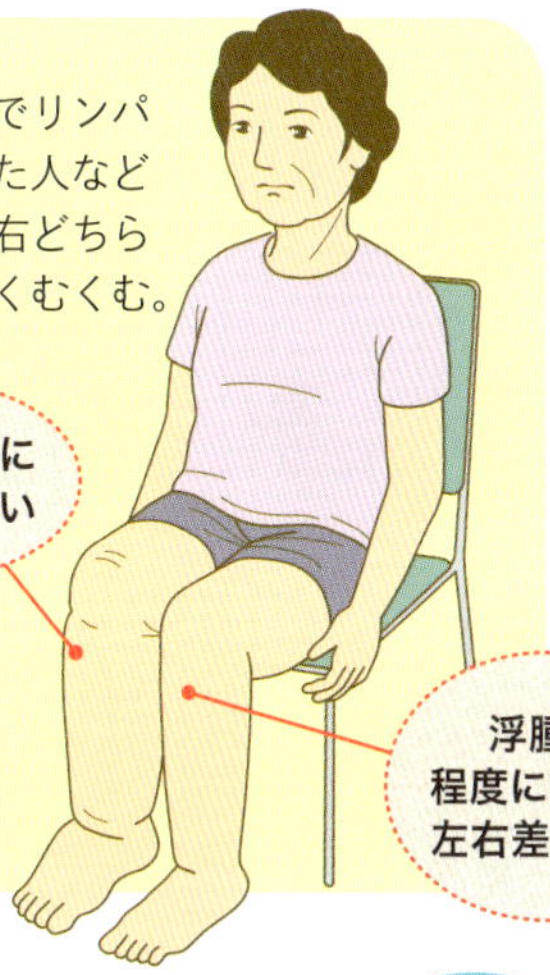
Point
皮膚の色に変化はない
Point
浮腫の程度には必ず左右差がある

（『リンパ浮腫診療ガイドライン 2014年版』日本リンパ浮腫研究会、金原出版、2014より引用）

全身性

左のような基礎疾患や薬剤が原因で、体液の循環が悪くなることで起こる。

タイプ	原因疾患	浮腫の特徴	浮腫以外の症状
心性浮腫	・心不全 ・弁膜症 ・心筋梗塞 など	重力に影響され、下肢または臥位では腹背部に強い	・咳 ・呼吸困難 ・起坐呼吸 ・肝腫脹 など
腎性浮腫	・腎不全 ・ネフローゼ症候群 など	重力の影響を受けずに全身に出現する。眼瞼など顔面に強い	・倦怠感 ・食欲不振 ・蛋白尿 ・高血圧 など
肝性浮腫	・肝硬変 ・肝炎 ・肝がん など	肝硬変では腹水が著明に出現する	・肝障害の症状（黄疸など） ・門脈圧亢進に伴う症状 （臍傍静脈が怒張する「メドゥーサの頭」など）など
栄養障害性浮腫	・低栄養 ・がん ・吸収不良症候群 など	下肢に強く出現する。臥位では腰背部にみられる	・総蛋白、アルブミン、コレステロールなどの低下
内分泌性浮腫	・甲状腺機能低下症 ・橋本病	おもに下肢に出現する	・甲状腺機能低下による症状（倦怠感など）
薬剤性浮腫	・ホルモン剤 ・解熱鎮痛薬 ・降圧薬 など	原因薬物により異なる	原因薬物により異なる

Point
食事の療養指導が重要！蛋白質をしっかりとってもらう

（『生活機能からみた 老年看護過程＋病態・生活機能関連図』山田律子・萩野悦子・内ヶ島伸也・井出 訓編、医学書院、2016より引用、一部改変）

アセスメント

局所性の浮腫では皮膚の状態を観察

局所性浮腫の視診では、浮腫がどこにあるか、左右差はあるか、皮膚の色はどうかなどをチェックします。

多くは下肢や腕に現れますが、**寝たきりの人では背部や仙骨部《せんこつぶ》がむくむこともあります。見逃さないようにしてください。**左右差があれば、局所性浮腫と考えられます。

次に、圧迫痕《あっぱくこん》の深さと痕が戻るまでの時間から、重症度を判定します。

そのほか、心性浮腫なら咳や呼吸困難、腎性浮腫なら倦怠感や食欲不振などの症状があらわれていることも。必要に応じて専門家と連携を図りながら、浮腫の原因疾患を念頭に置いてアセスメントします。

浮腫のサイン、前回訪問時との変化をチェックする

浮腫が起こっている皮膚はバリア機能が低下している。傷つけないよう、注意してふれるようにしよう。

触診

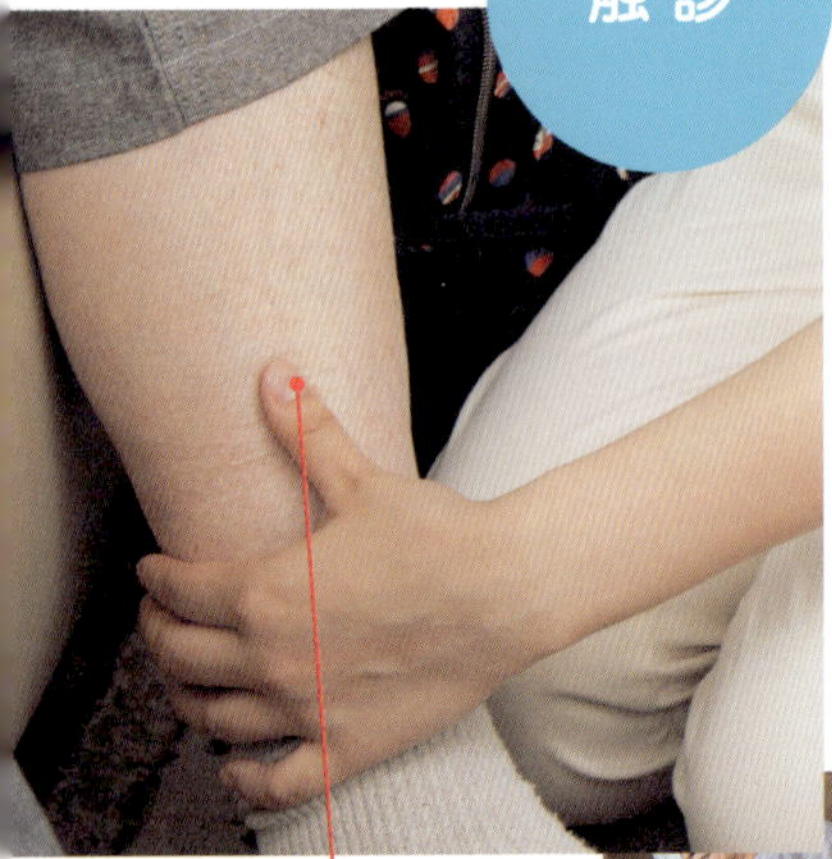

足の甲やふくらはぎを押し、どのくらいで痕が消えるか見る。寝たきりの人では、体の下になっている側に手を入れて圧を確認。

Point
10～15秒押してもとに戻らなければ、「圧迫痕《あっぱくこん》あり」

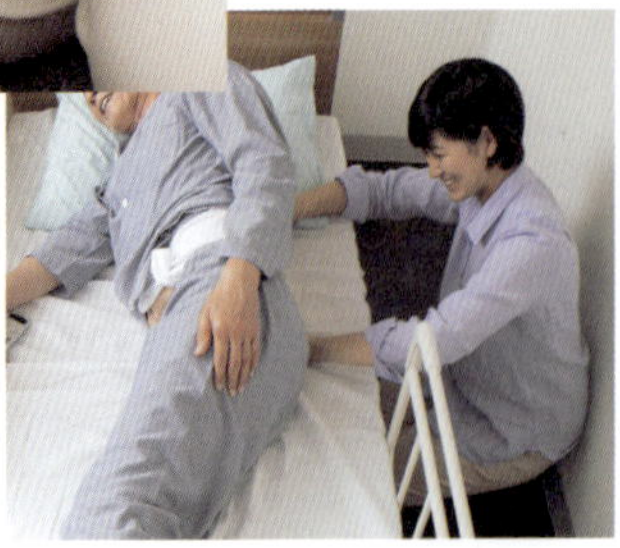

サイズ測定

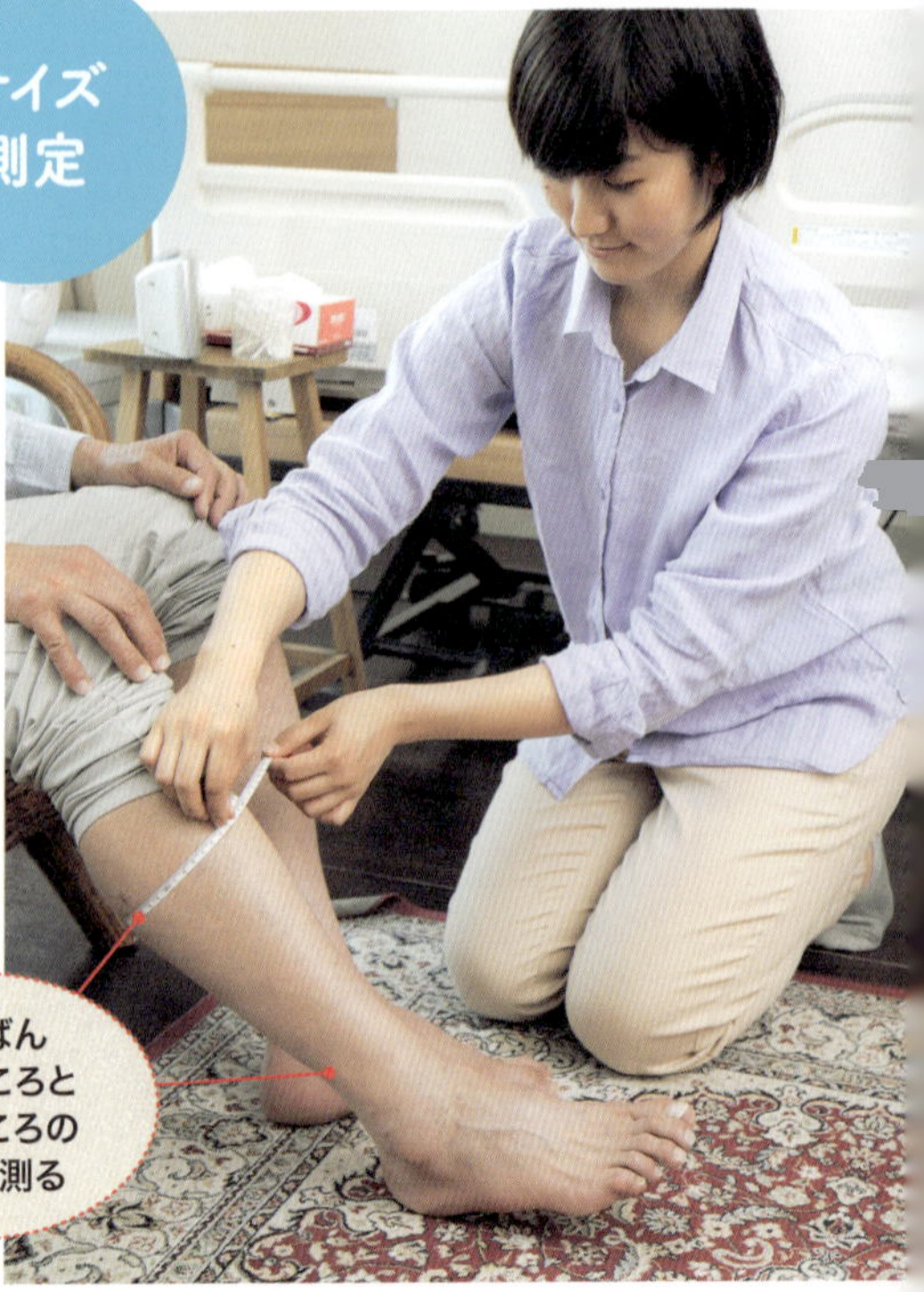

Point
いちばん太いところと細いところの両方を測る

靴下を脱いでもらい、両足の周径を測定。日内変化があるので、同じ時間帯に同じ姿勢で測定する。

体重測定

全身性の浮腫では、体重を測定。数日で2 ～3kg以上の増加時は浮腫を疑う。

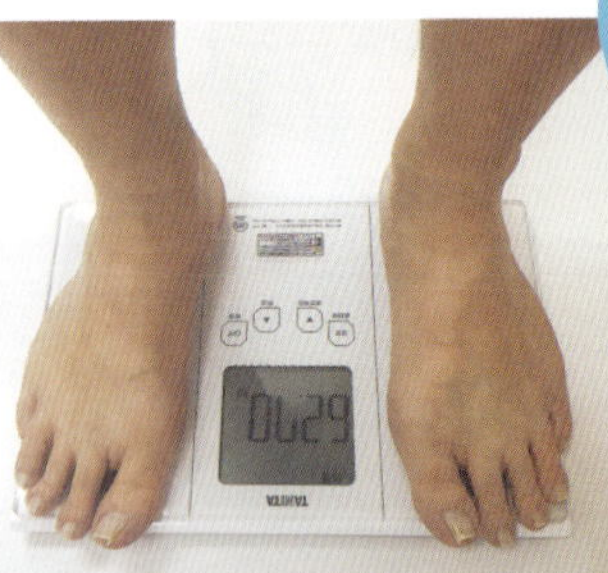

Point
1日のうちで変化があるかも注意してもらう

軽い浮腫は、手足を動かして改善

運動は予防にも治療にもなる。簡単な体操でかまわない。
歩ける人は、少しでも歩いてもらうよう促す。

予防的ケア

足首体操

足首を曲げる

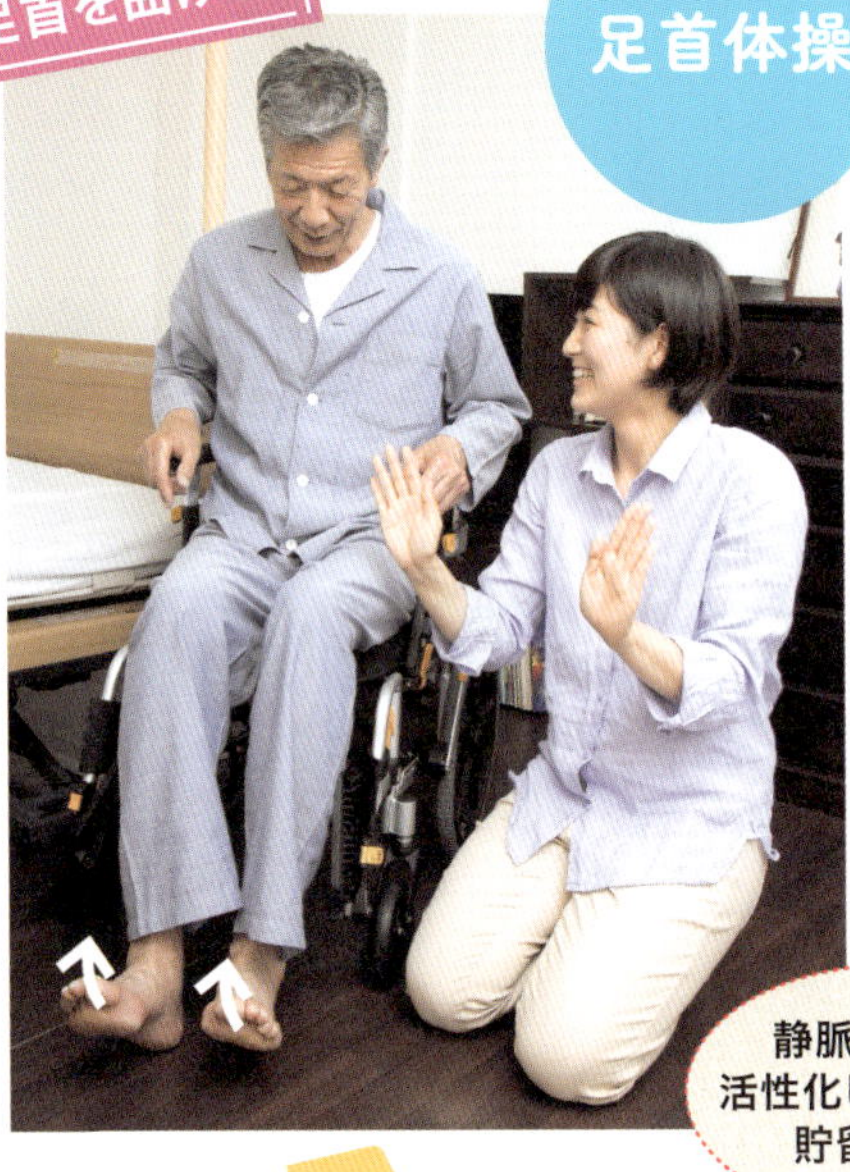

Point
静脈ポンプを活性化し、間質液の貯留を防ぐ

足首を伸ばす

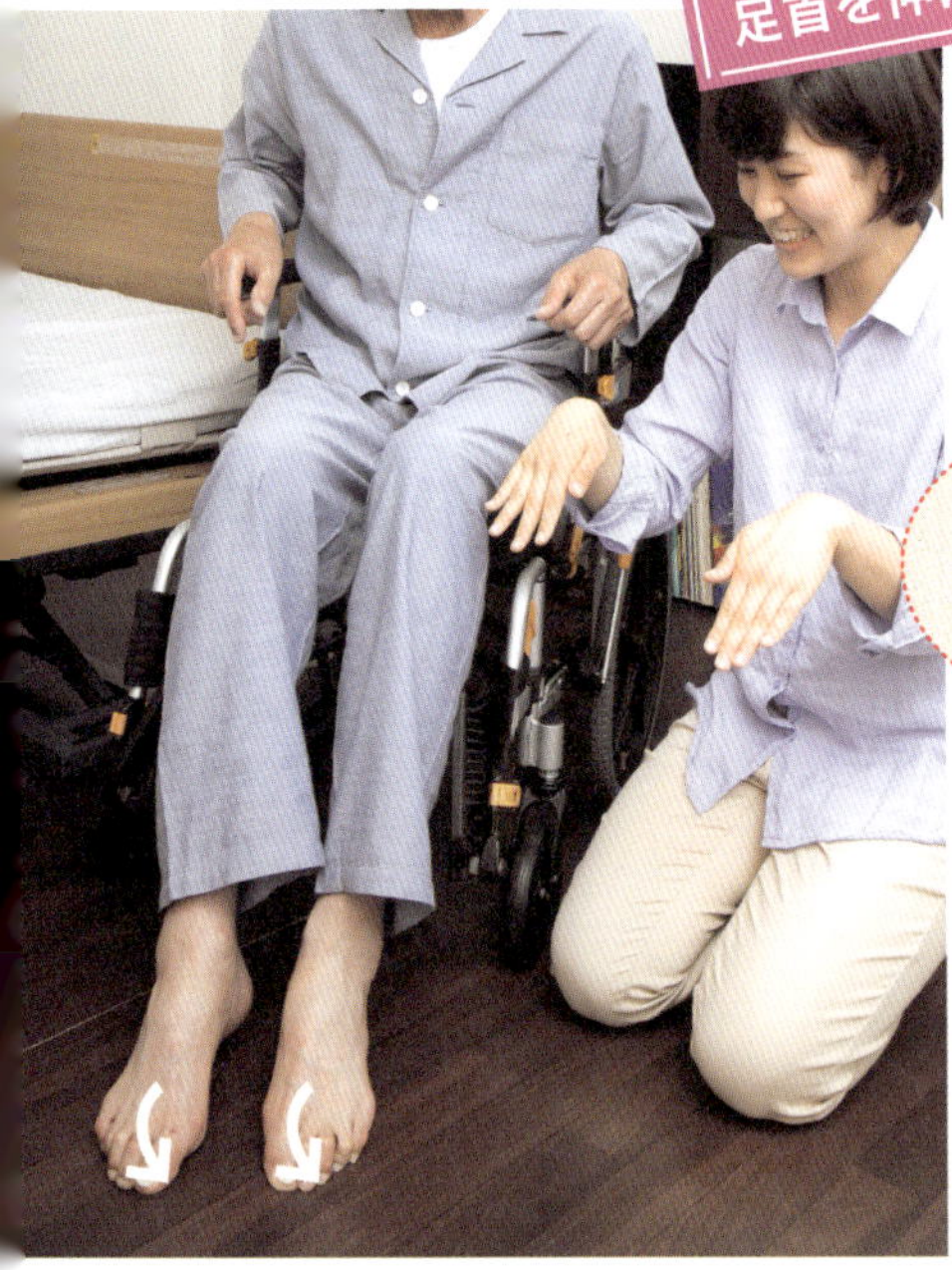

Point
関節可動域を拡げ、拘縮《こうしゅく》や転倒を防ぐ効果もある

足首をゆっくり曲げたり伸ばしたりする。端座位《たんざい》では後ろに倒れる危険があるので、背もたれのある椅子や車椅子でおこなう。

離床

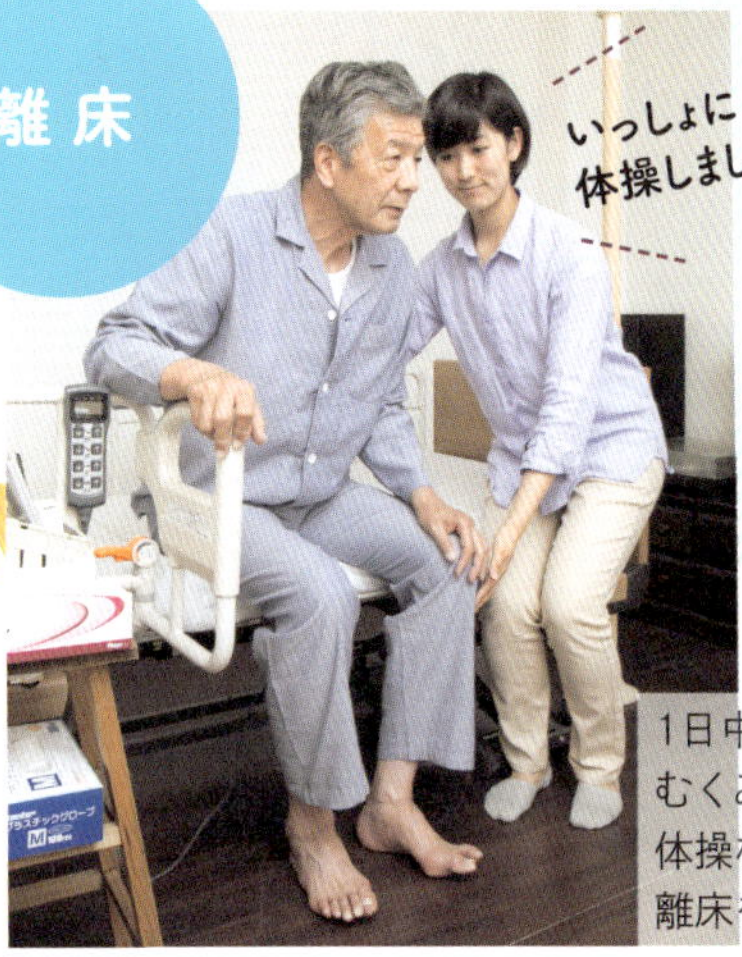

1日中同じ姿勢だとむくみやすくなる。体操などを提案して、離床を促す。

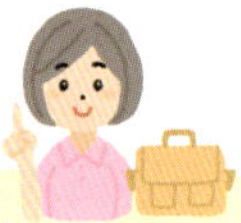

訪問看護師の心得

昼間のうちに一度、手足を動かす習慣づけを

特定の部位にたまった水分をリセットするため、昼間のうちに、体操などで手足を動かす。座位で過ごす人なら、短時間だけ横になるのも効果的。

浮腫のリスクが高い人、軽度の人は、まず運動を

1日中同じ姿勢で過ごしていると、体内の水分は重力の影響で下がり、浮腫を起こしやすくなります。自分で動ける人なら、**少しでも体を動かすことが、浮腫の予防や改善に効果的。筋肉を動かすことで静脈を刺激し、心臓への還流を促します。**

足首を動かすだけでも効果があります。むくみのつらさがとれることを伝え、生活の中で習慣づけられるように提案します。

治療的ケア

圧迫療法で下肢のむくみをとる

日中は弾性ストッキングや弾性包帯を活用。1日に1回は外し、皮膚の状態を見ておく。

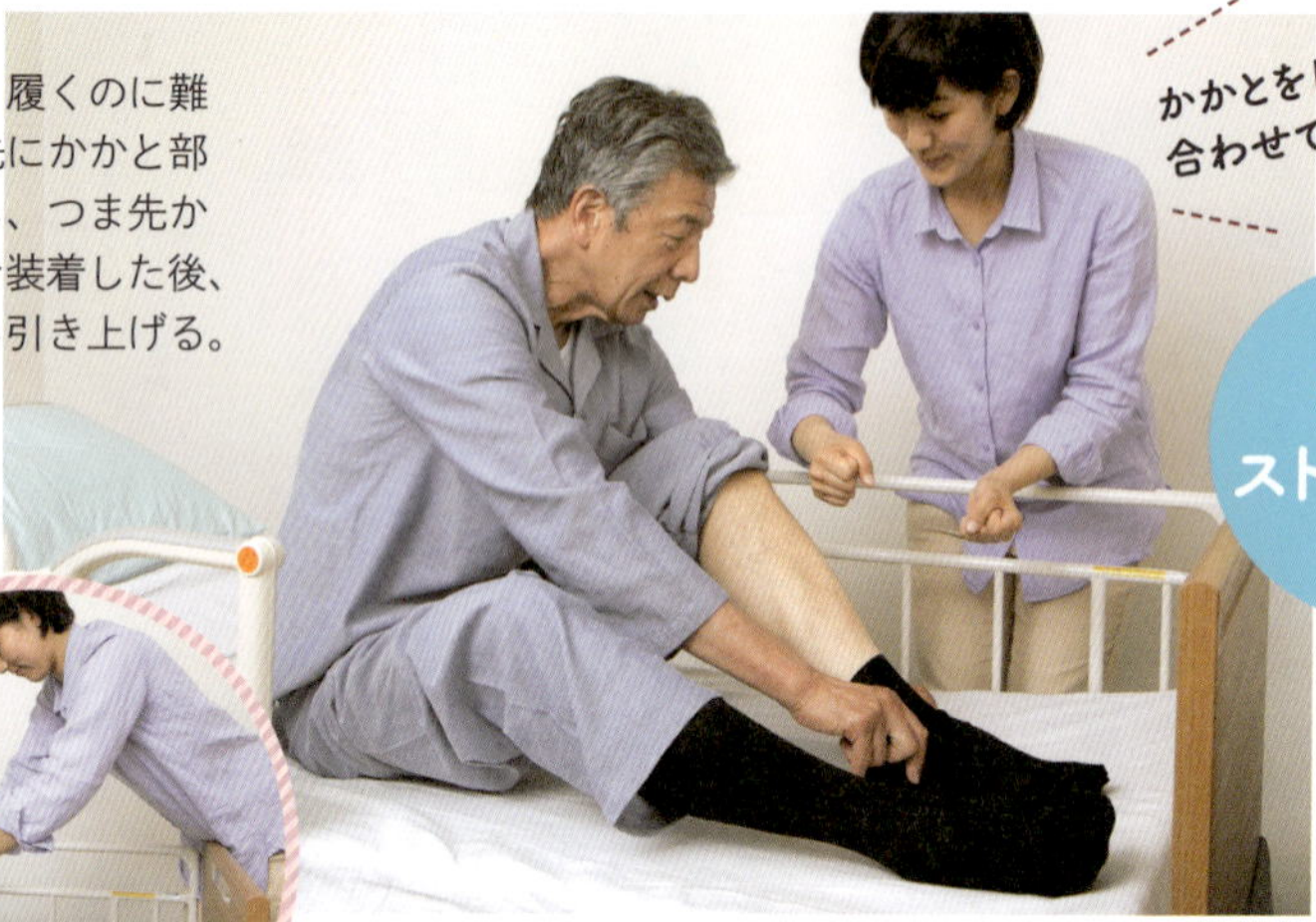

圧がきつく、履くのに難儀しがち。先にかかと部分まで裏返し、つま先からかかとまで装着した後、裏返しながら引き上げる。

かかとをしっかり合わせてくださいね

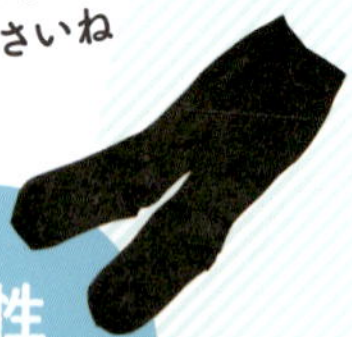

弾性ストッキング

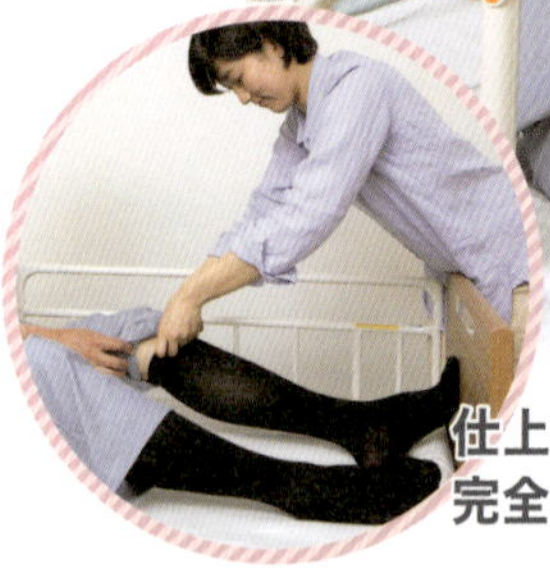

仕上げを手伝い、完全形を覚えてもらう

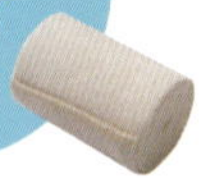

弾性包帯

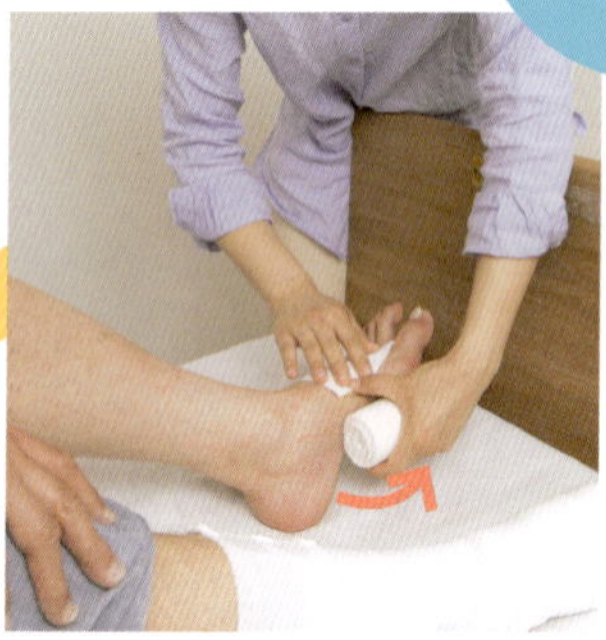

1 足背から巻く

足背から巻き始め、下から上へと巻いていく。

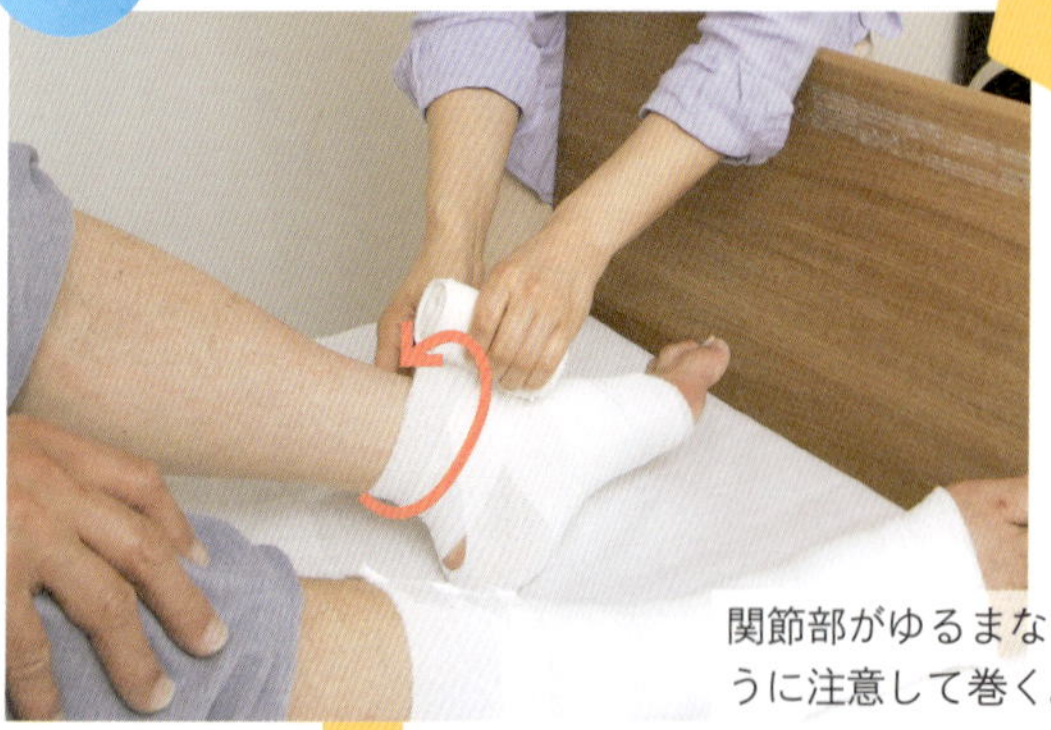

2 かかとから足首まで巻く

関節部がゆるまないように注意して巻く。

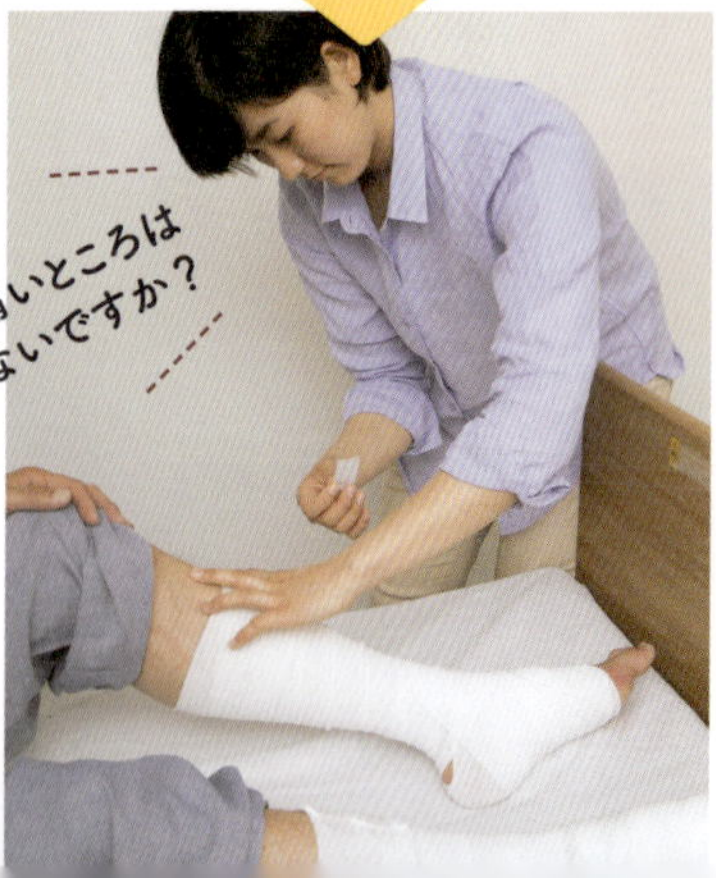

痛いところはないですか？

3 巻き終わりを留める

包帯を少し重ねるように巻き上げ、テープなどで留める。膝《しつ》蓋《がい》骨《こつ》の外側上顆より上には巻かないよう注意。

必要に応じて圧迫、挙上をおこなう

浮腫の原因疾患により、圧迫の適応は異なります。**医師に確認し、圧迫が有効と判断される場合におこなってください。**圧迫には、医療用の弾性ストッキング、弾性包帯を用います。きつく巻きすぎて、浮腫を増悪させないよう、巻くときの強さも説明します。また、**下肢を挙上する場合は、股関節が圧迫されないよう、少し上げる程度にします。**

生活機能を落とす二次的障害を防ぐ

浮腫があると、感染症などの疾患、活動性低下などの生活機能障害が起きやすい。予防に努め、QOL（生活の質）を落とさないように配慮する。

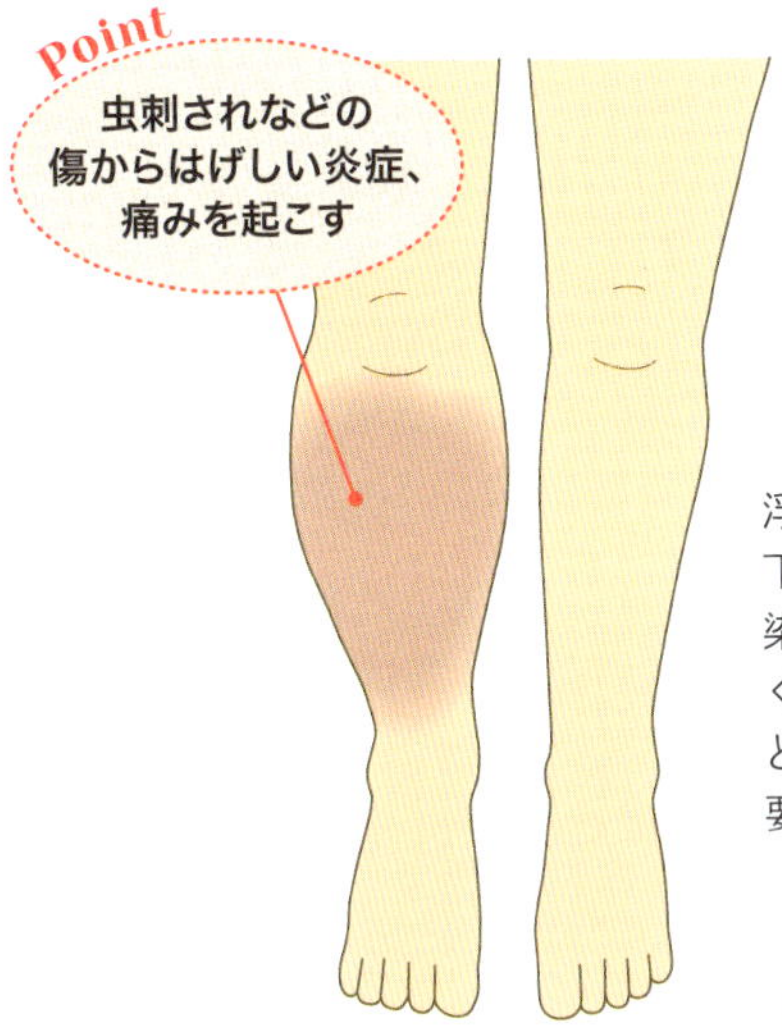
Point
虫刺されなどの傷からはげしい炎症、痛みを起こす

Point 1 蜂窩織炎《ほうかしきえん》に早期に対応

虫刺されにはすぐに薬を。危険な蜂窩織炎を防ぐ

浮腫を起こした皮膚はバリア機能が低下し、細菌や真菌（白癬《はくせん》菌など）に感染しやすい。かゆみによるかき傷を防ぐためにも、保清・保湿を心がける。とくに蜂窩織炎《ほうかしきえん》の早期発見と対応は重要。悪化すると敗血症を招くことも。

Point 2 外傷を予防

傷ができやすく、治りにくい。スキンケア&体位変換で対策を

浮腫のある皮膚は伸展して薄くなっている。外傷を受けやすく、治りにくいため、保清、保湿、保護の基本のケアが重要。皮膚をこすらないよう注意し、スキンケアや体位変換をこまめにおこなう。

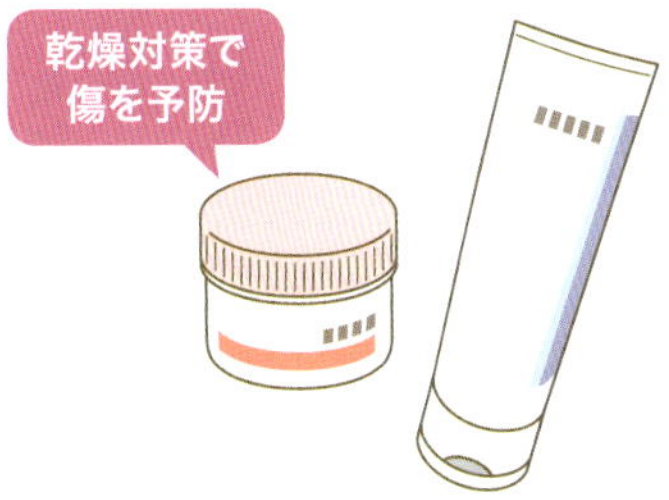
乾燥対策で
傷を予防

Point 3 日常生活での不調に注意

おなかの不調は内臓浮腫のサイン。倦怠感の症状にも、早めに気づく

消化管に浮腫が起こると、腹部膨満感で食欲が低下したり、排便異常をきたす。また、むくみがあると体が動かしにくく、倦怠感も出やすいため、活動性も低下。浮腫がさらに強くなるという悪循環を招く。

糖尿病などの易感染状態では とくに、二次的障害に注意

浮腫の治療は、原因に応じた全身管理が第一です。同時に、圧迫療法や体位の工夫、運動などで、症状の軽減をめざします。

リンパ浮腫に対しては、用手的リンパドレナージもよくおこなわれます。ただし専門的知識がないと、悪化させる恐れもあり、むやみにおこなうことは勧められません。

日常生活ではまず、体を締めつけないことが大切です。寝衣や下着、靴下などは、血液循環を阻害しない、ゆとりのあるものを選ぶようアドバイスします。

浮腫による二次的障害にも注意が必要です。**浮腫がある皮膚には「酸素や栄養素が行き届いていない」「引き伸ばされて薄くなっている」「乾燥している」という3つの障害が生じています。**非常にもろく弱くなっているため、感染や外傷が起こりやすく、治りにくいのです。

こうしたリスクを療養者や家族に説明し、訪問介護員と連携しながら、予防的ケアを徹底することが大切。とくに糖尿病の人は感染症を起こしやすいので注意しましょう。

Ⅶ

服薬サポート

訪問薬剤師の協力も得て正しく飲める環境をつくる

慢性疾患の治療でもっとも大切なのが、日々の服薬です。どうすれば確実に飲み続けられるか、療養者の病状、残存機能、性格などを見ながら提案していきます。

薬をセットすることが看護師の仕事ではない

在宅療養者は皆、慢性疾患を抱えており、薬物療法をおこなっています。長い療養生活のなかで、適切に薬物療法を進めていくためには、服薬のサポートが不可欠です。

といっても、**「服薬カレンダーに薬をセットすればＯＫ」というわけではありません。**たとえば、錠剤が飲みにくいようなら、別の剤形に替えてもらう必要があるでしょう。1日2食しか食べないのに、1日3回毎食後の薬が出ていたら、主治医に相談して処方を見直してもらうこともあります。療養者ひとりでの服用が難しい場合は、訪問介護員や家族のいる時間帯に合わせて、処方を変えてもらう方法も考えられます。

療養者が薬を飲める環境をつくること、そして〝自分の体を守るために薬を飲もう〟という意識づけが大切です。療養者の生活に、いかにうまく「服薬」という医療行為を組み込んでいくかを考えるのが、訪問看護師の仕事。**近年は、訪問薬剤師の活動も広がりつつあります。積極的に協働しながら、服薬をサポートしていきましょう。**

種類、回数が多すぎるなら状況を主治医にフィードバック

看護師は医師の処方から治療方針を把握したうえで、療養者に服薬指導をしていきます。それぞれの薬の服用目的を、わかりやすく伝える工夫が大切です。

主治医が療養者を診るのは月2回の往診時ですが、**訪問看護師は毎週、療養者の生活を見ています。そこで得た情報を医師にフィードバックすることも重要な役割です。**

たとえば、降圧薬を処方しているのに血圧が高い人がいれば、医師は薬を増やすことを考えるでしょう。そこで「薬を飲めていないから高い」という情報を提供できるのは、訪問看護師だけです。また、**いくつもの医療機関を受診している人では、多剤併用で1日3回の薬と1日2回の薬があるなど、複雑な処方になっていることもあります。**主治医やケアマネジャーに情報を伝え、服薬しやすく、効果が正しく得られる環境をつくっていきます。

最新の薬物治療につねに関心をもち、知識と技術を身につける努力を怠らないことも大切です。

服薬状況、服薬目的をいっしょに確認

「なぜ薬が必要なのか」「飲まないとどうなるのか」を、くり返し説明する。
自分のための服薬であるという意識を高め、種類や飲みかたを覚えてもらう。

服薬カレンダー

受診時にはお薬手帳も活用

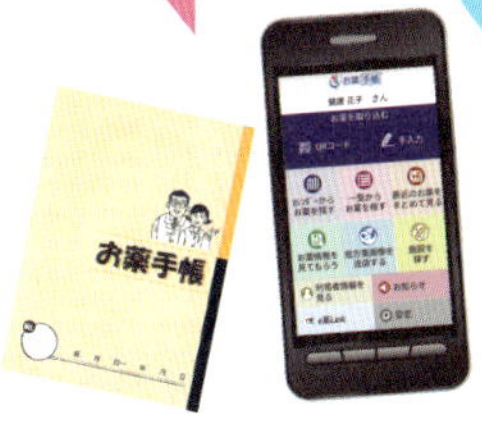
お薬手帳

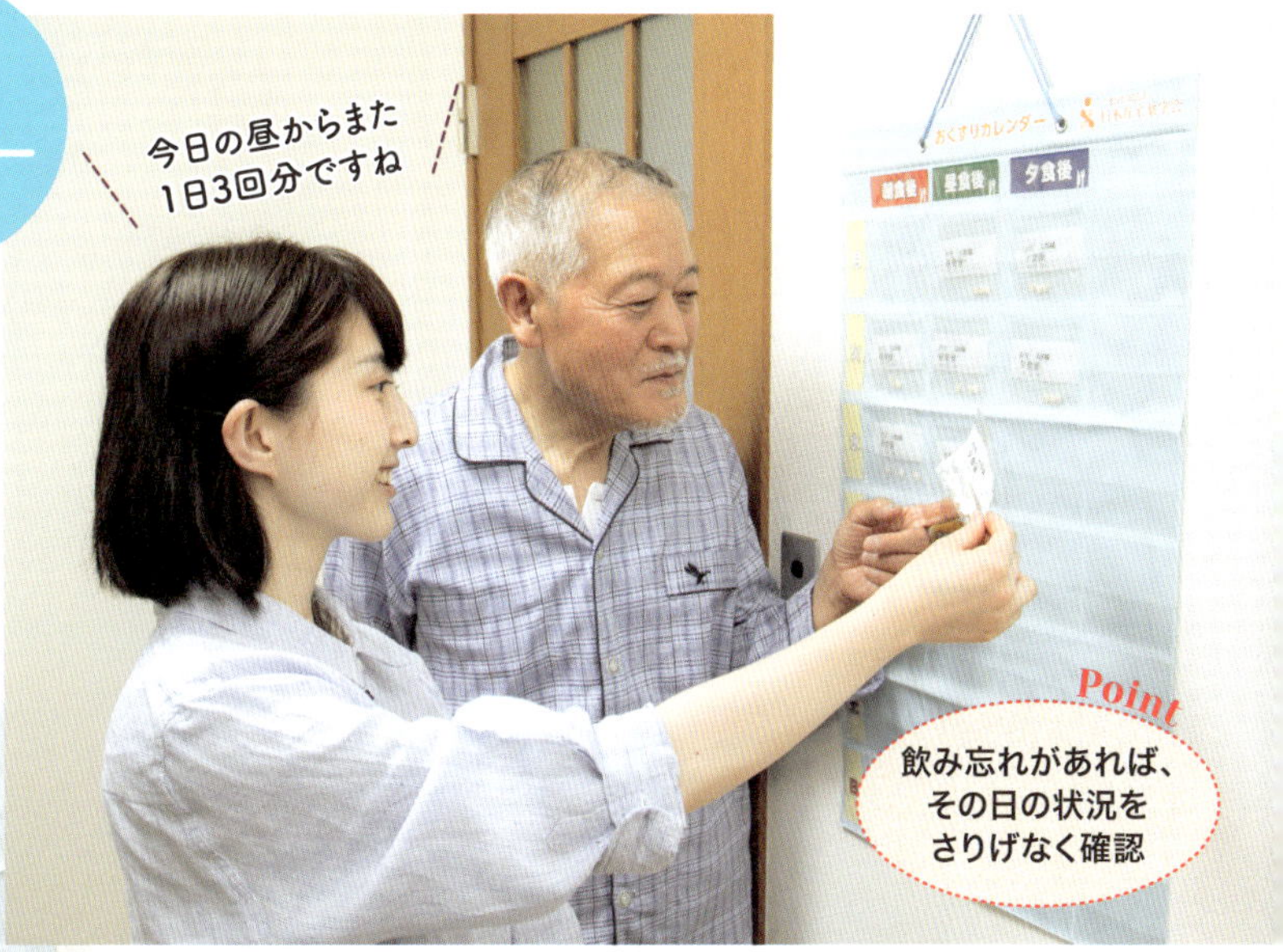
今日の昼からまた1日3回分ですね
Point
飲み忘れがあれば、その日の状況をさりげなく確認

訪問時に服薬カレンダーをチェック。薬が残っているときには、どのような原因で飲み忘れたかを、会話のなかで探る。

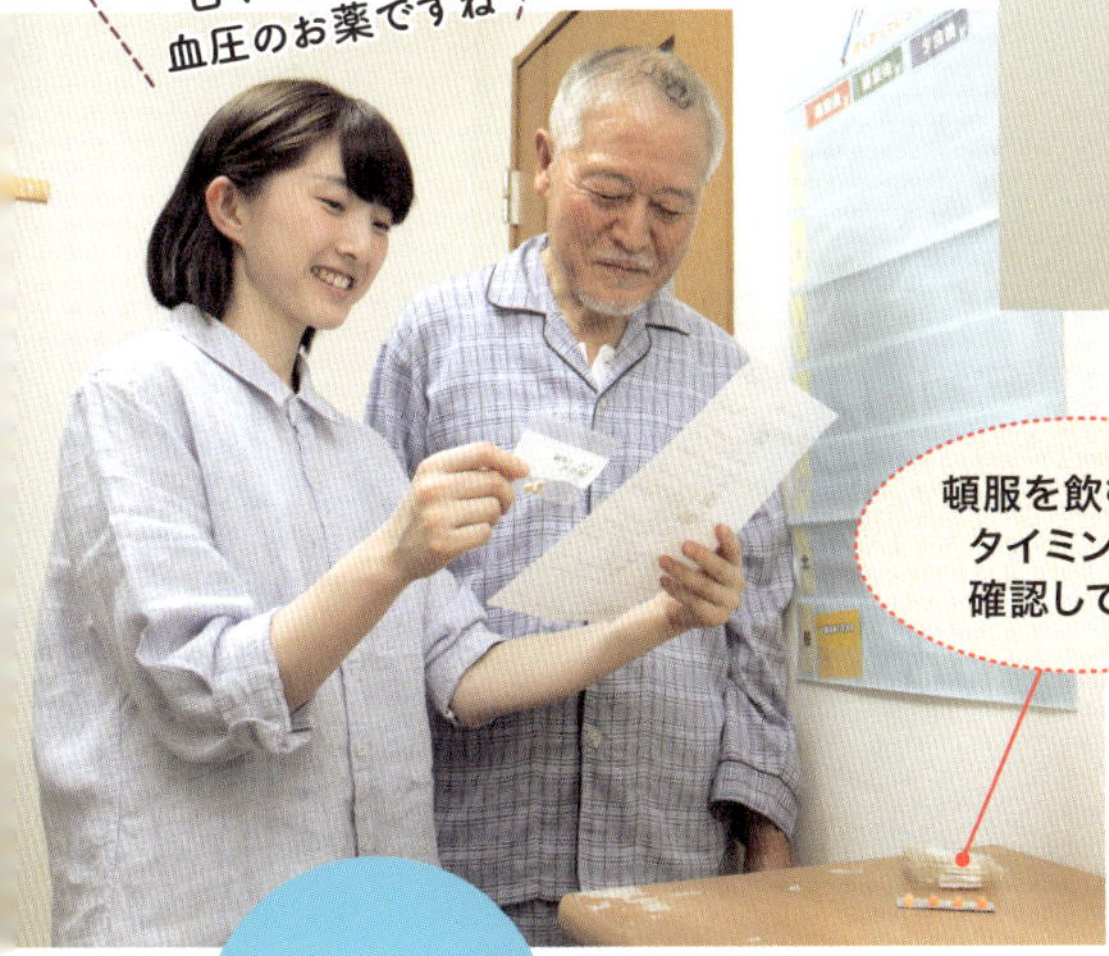
白くて丸いのが血圧のお薬ですね
Point
頓服を飲むべきタイミングも確認しておく

薬の種類&説明書

薬の種類、効果、副作用を説明。「食前」「食後」は何分以内か、「頓服」はどんなときに飲むのかも具体的に伝える。

服薬管理能力

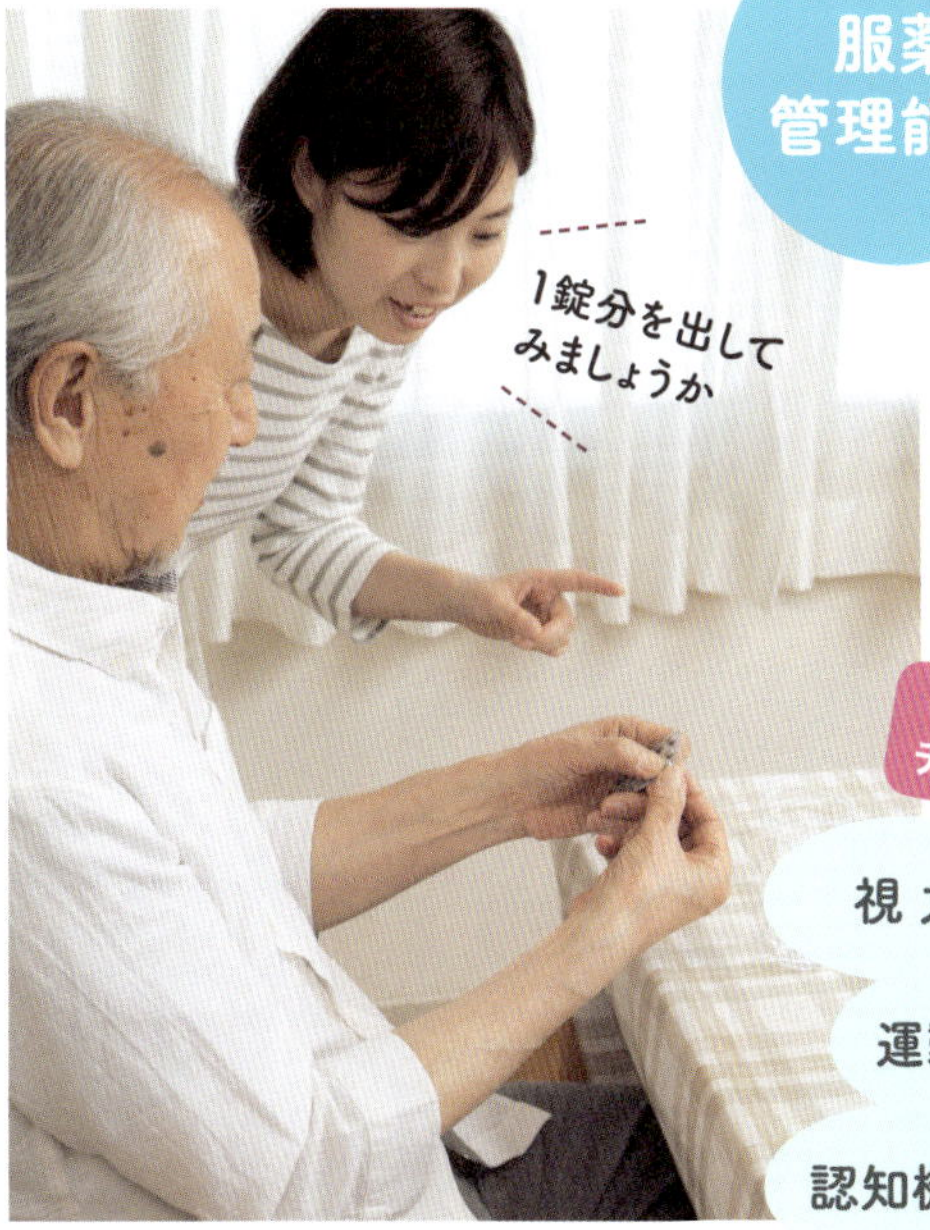
1錠分を出してみましょうか

包装から薬をとり出せるか、色や形の識別はできるか、飲み込みはどうかなど、運動機能、認知機能などもアセスメント。

ここをチェック！

- 視力
- 運動機能
- 認知機能
- 嚥《えん》下《げ》機能

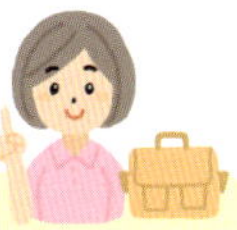

訪問看護師の心得

すべて一包化しなくていい。残存機能を大切に

多剤を安全に服用するために、一包化は有効な方法。けれども、自分で薬を包装から出して、「これは血圧の薬」と確認しながら服用できる人に一包化をおこなうと、その能力は低下してしまう。療養者ごとに、一包化が必要かどうかを考えよう。

 撮影協力：一般社団法人 日本在宅薬学会（おくすりカレンダー）、公益社団法人 日本薬剤師会（eお薬手帳、お薬手帳）

剤形別の飲みかた、使いかたを指導する

内服薬は、口腔内が乾燥していると飲みにくいので、水で湿らせておく。
認知症の人は、薬の包装材を飲み込むことも。薬をとり出したらすぐに処分を。

内服薬
〈散剤〉

むせやすく飲みにくいようなら
服薬ゼリーを活用

コップ1杯の水か白湯で服用。服薬ゼリーなどを使うと飲みやすい。オブラートは口の中で大きな塊になって詰まることもあるので注意。

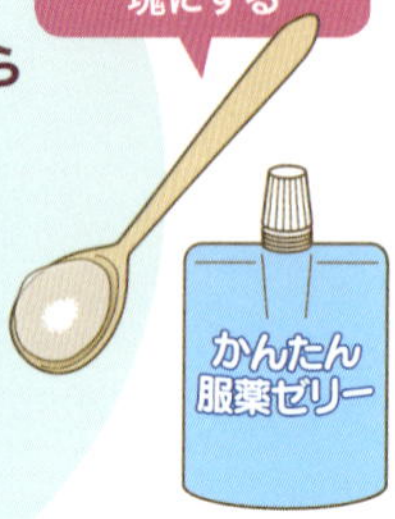

内服薬
〈錠剤・カプセル〉

嚥《えん》下《げ》機能が落ちていると
食道に張りつくこともある

コップ1杯の水か白湯で服用する。錠剤を砕くと、効きかたが変わることもあるので薬剤師に確認する。カプセルは中身を出して飲まない。

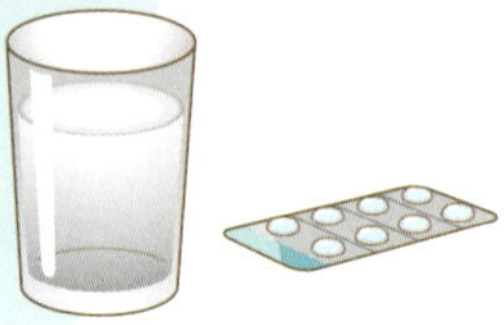
ジュース類でなく水で飲む

舌下薬・トローチ

そのまま飲み下さないよう注意。
心臓の薬では、バイタルを確認

かみ砕いたり、飲み込まないよう注意を。狭心症などに用いる舌下薬は、服用前後にバイタルなどを必ず確認。舌下スプレー剤は複数回押さないように。

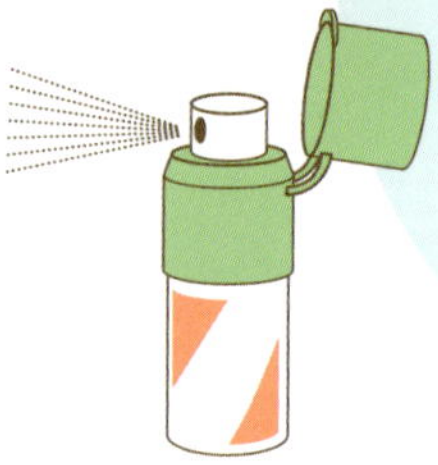
何度も押していないかチェック

座薬

口でゆっくり息を吐くなど、
スムーズな入れかたを指導

静脈から直接吸収されるため、速効性がある。先端にワセリンをつけ、口から息を吐いてもらうと挿入しやすい。家族への指導も重要。

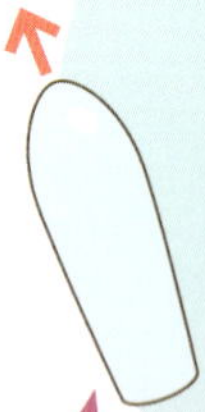

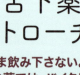

在宅で心配なのは飲み忘れよりも過量服用

療養者のなかには「薬を飲み忘れると看護師さんに怒られるから」と、残薬を隠してしまう人もいます。けれども、毎日の生活のなかで、薬を飲み忘れたり、途中でやめてしまうのは、誰にでもあること。それを責めても仕方がありません。**「薬を隠すと、先生は薬を増やしちゃうから、そのままにしておくほうがいいですよ」と伝えます。**

そして、なぜその薬が必要なのかをよく説明し、理解してもらうことが大切です。

服薬状況は、療養者や家族からの話に加え、訪問介護員も活用する連絡ノートも使って、確認します。

また、飲み忘れたときの対処法も、「1日3回の薬なら、次の回から飲む」など、具体的に伝えておきます。高齢者は副作用が出やすく、過量服用すると、転倒事故などの恐れも。とくに、糖尿病のインスリン製剤の過剰投与は注意が必要です。

認知症で薬の管理が難しい場合は、訪問薬剤師に薬の保管や服薬状況の確認を依頼するケースもあります。

点鼻薬

使う前に鼻をかんでいるか、吸収できているかを見る

使用前に、鼻をかんで鼻腔内をきれいにする。点鼻後は鼻腔内に薬を行きわたらせるために、鼻をつまむか、頭を後ろに反らせて数秒間鼻で呼吸する。

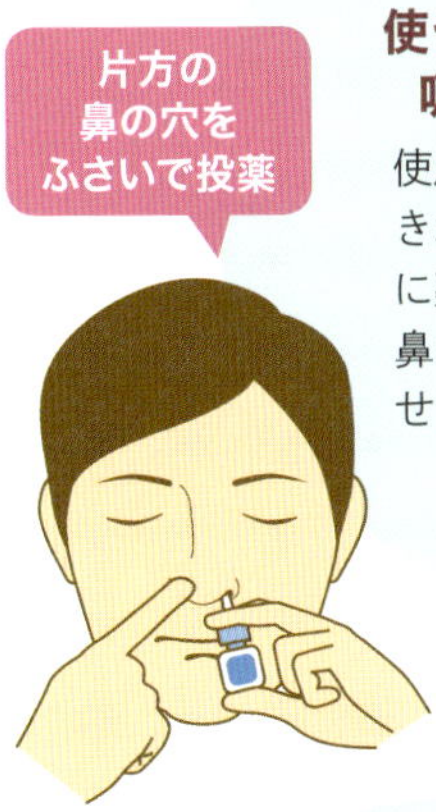
片方の
鼻の穴を
ふさいで投薬

点眼薬・眼軟膏

手指の微細な運動が難しくちゃんと入っていないことも

軽く目を開いて1～2滴点眼。涙《るい》嚢《のう》部《ぶ》を押さえて1～2分間目を閉じる。眼軟膏は綿棒に小豆大をとり、水平に動かすように、まぶたの内側に塗る。

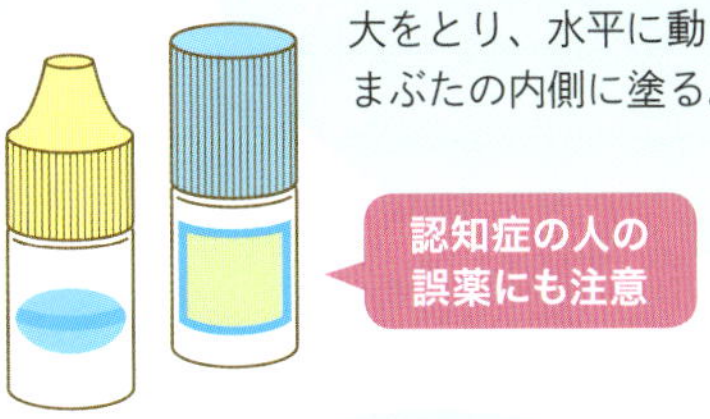
認知症の人の
誤薬にも注意

塗り薬

厚く塗っても効かないことを理解してもらう

抗真菌薬、副腎皮質ステロイド、抗生物質などがある。清潔な手に適量をとり、薄く伸ばしながら塗る。厚く塗っても効果は変わらないと伝える。

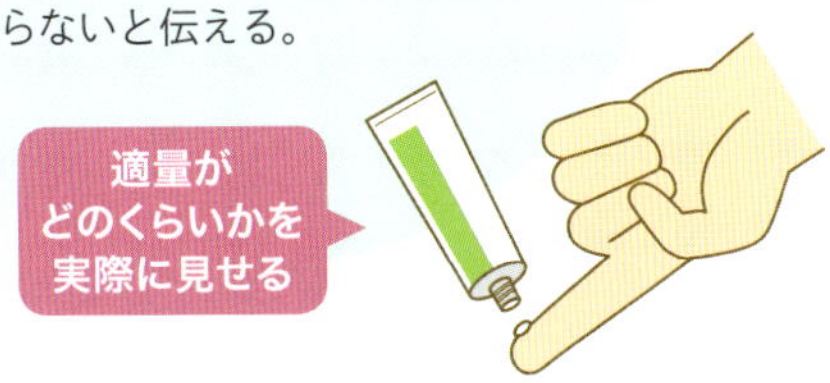
適量が
どのくらいかを
実際に見せる

貼付薬

効果の強い薬が多い。管理方法にも注意する

皮膚から吸収され、全身に作用。狭心症治療薬、気管支拡張薬、がん性疼痛用麻薬、認知症治療薬などがある。貼付部位は毎回変えて刺激を減らす。

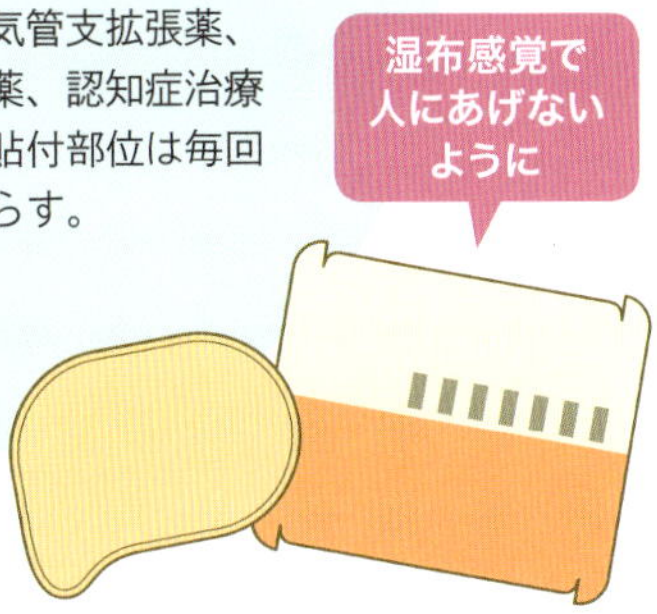
湿布感覚で
人にあげない
ように

食事との相互作用を知り、指導にいかす

下記は代表的な相互作用の例。飲食物との相互作用は数多く、サプリメントや市販薬と相互作用を起こす薬もある。薬剤師に確認して、服薬指導、療養指導につなげる。

薬剤	食品・飲料	予想される相互作用
降圧薬 ・カルシウム拮抗薬 ・AⅡ受容体拮抗薬の一部（ロサルタンカリウム） ・レニン阻害薬（アリスキレンフマル酸塩） など	フラノクマリンの多い食品 ・グレープフルーツジュース ・グレープフルーツ ・スウィーティ ・はっさく など	フラノクマリンが、肝臓の代謝酵素CYP《シップ》3A4を阻害。CYP3A4で代謝される薬が代謝されにくくなり、効果も副作用も強まる
抗凝固薬 ・ワルファリンカリウム	ビタミンK豊富な食品 ・納豆 ・青汁 ・抹茶 ・緑の野菜（春菊、ブロッコリーなど） など	ビタミンK豊富な食品には血液を凝固させる作用があり、薬の作用が打ち消される
抗生物質（テトラサイクリン系） 骨代謝改善薬（エチドロン酸二ナトリウムなど）	カルシウム豊富な食品 ・牛乳 ・チーズ など	薬の成分がカルシウムと結合し、薬が効きにくくなる

VIII

災害対策

療養者の安全を守るため物品&防災マップを準備する

療養しながら自宅で暮らす人の生活を、どのように守るか。日々のケアとは異なりますが、各家庭で用意すべき非常用品、各地域の避難場所など、被災時の対策について考えます。

すぐには駆けつけられない。だからこそ、家庭での備えを

災害が発生したとき、訪問看護師がすぐに利用者宅に駆けつけるのは困難です。**各家庭で非常持ち出し品や連絡先リストを準備しておくのに加え、療養者や家族で最低限のケアを継続できる力を身につけてもらうことが重要です。**

たとえば、膀胱留置カテーテルや経管栄養の管の扱いかた、停電時の対処法を指導しておく必要があります。被災時の薬の持ち出しかたについても、伝えておきます。

また、療養者の多くは自宅で長い時間を過ごしています。自宅の建物の安全性も、療養者や家族といっしょに確認しておきましょう。阪神・淡路大震災では、家屋や家具の下敷きになって亡くなった人が9割近くを占めました。**療養者のベッドまわりに、落ちてきそうなものや倒れてきそうなものはないか、避難経路は確保できるかなどを確認します。**家具の固定やガラス飛散防止のフィルムを貼るのも有効です。避難時のけがを防ぐために、足の甲をしっかり覆う履物も忘れずに用意しておきましょう。

静止期のうちに、できる範囲でリスクを想定

自然災害による影響は5つの時期に分けられる。静止期のうちに、できる限りの準備を。

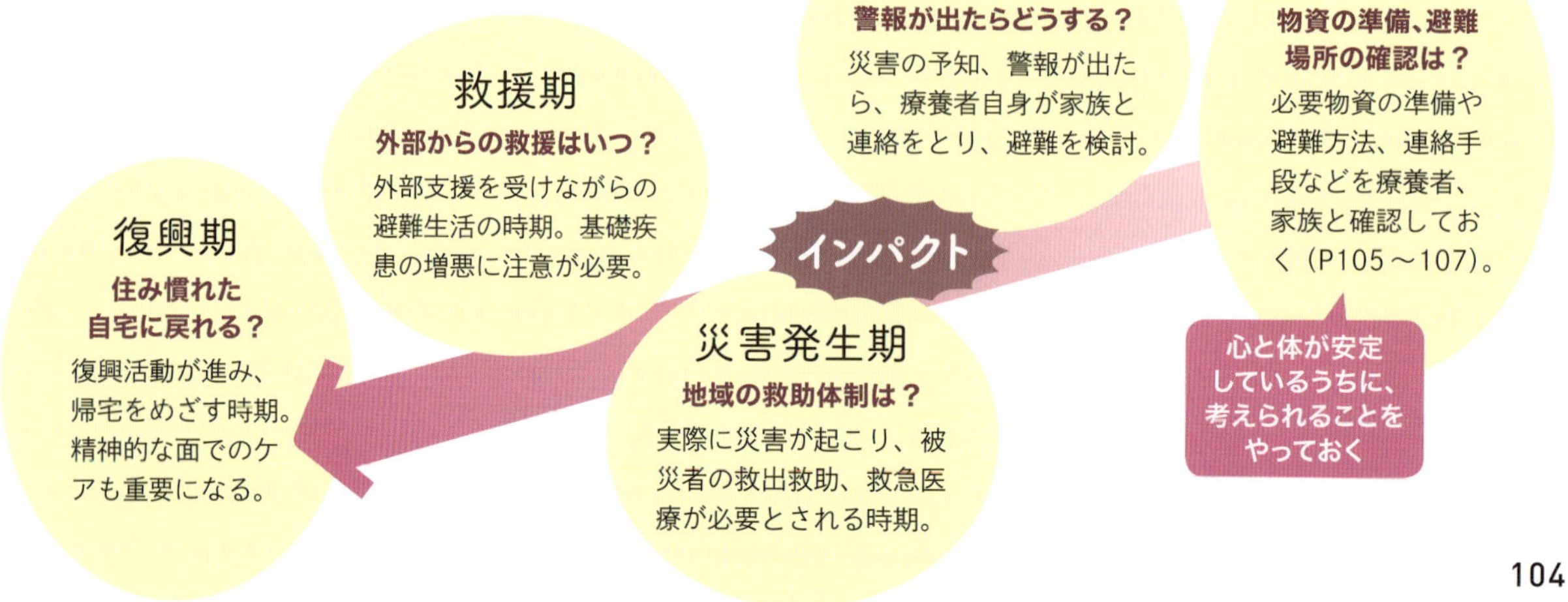

静止期
物資の準備、避難場所の確認は？
必要物資の準備や避難方法、連絡手段などを療養者、家族と確認しておく（P105～107）。
心と体が安定しているうちに、考えられることをやっておく
前災害期
警報が出たらどうする？
災害の予知、警報が出たら、療養者自身が家族と連絡をとり、避難を検討。
インパクト
災害発生期
地域の救助体制は？
実際に災害が起こり、被災者の救出救助、救急医療が必要とされる時期。
救援期
外部からの救援はいつ？
外部支援を受けながらの避難生活の時期。基礎疾患の増悪に注意が必要。
復興期
住み慣れた自宅に戻れる？
復興活動が進み、帰宅をめざす時期。精神的な面でのケアも重要になる。

家庭での災害対策をいっしょに考える

基本の非常用品は、看護師自身も療養者も同じ。そのほかに必要となるのは、薬や医療機器など。
療養者、家族と話し合って、可能な範囲で用意しておく。

基本の非常用品

- □ 懐中電灯
- □ 携帯ラジオ
- □ 電池
- □ ろうそく
- □ マッチorライター
- □ 軍手
- □ タオル
- □ ポリ袋
- □ ティッシュ、ウェットティッシュ
- □ メモ、ペン
- □ はさみ
- □ 缶きり、ナイフ
- □ 紙コップ、割り箸
- □ 防寒シート
- □ 下着
- □ オムツ
- □ 現金、カード
- □ 印鑑、通帳など
- □ ドライシャンプー
- □ カイロ
- □ 3日間分の水
- □ 3日間分の非常食（乾パン、缶詰、インスタントラーメン、総合栄養食品など）

物資は最低3日分。首都圏では物資の到着に時間がかかる。1週間分の備えをしておきたい。

非常時連絡先リスト

消防・救急……………………119
地域の消防署……［　　　　　］
警察……………………110
災害用伝言ダイヤル………171

氏名：　　　　　　生年月日：
緊急連絡先 ①
②
③
医療機関名：　　　連絡先：　　　主治医名：
近隣の災害拠点病院名：　　　連絡先：
訪問看護ステーション名：　　　連絡先：
使用中の医療機器：　　　設定：
医療機器メンテナンス会社：　　　連絡先：
電力会社名：　　　連絡先：
避難場所：
福祉避難場所（保健センターなど）：　　　連絡先：
自治会の代表者名：　　　連絡先：

家族や親類縁者だけでなく、医療機器の設定やメーカーの連絡先も必要。誰が見てもわかるように、名称と連絡先を一覧にしておく。

病気、病状に応じて必要となる

薬＆医療機器

薬／お薬手帳

インスリンなどは必須。内服薬はカレンダーごと

インスリンや抗てんかん薬などは必ず準備。内服薬は服薬カレンダーごと持ち出す。お薬手帳は普段から非常用袋に保管しておきたい。

医療機器

予備バッテリーは必ず用意しておく

医療機器を使用している人は、予備のバッテリーやボンベを用意しておく。吸引器は手動式のものも用意し、使えるようにしておく。

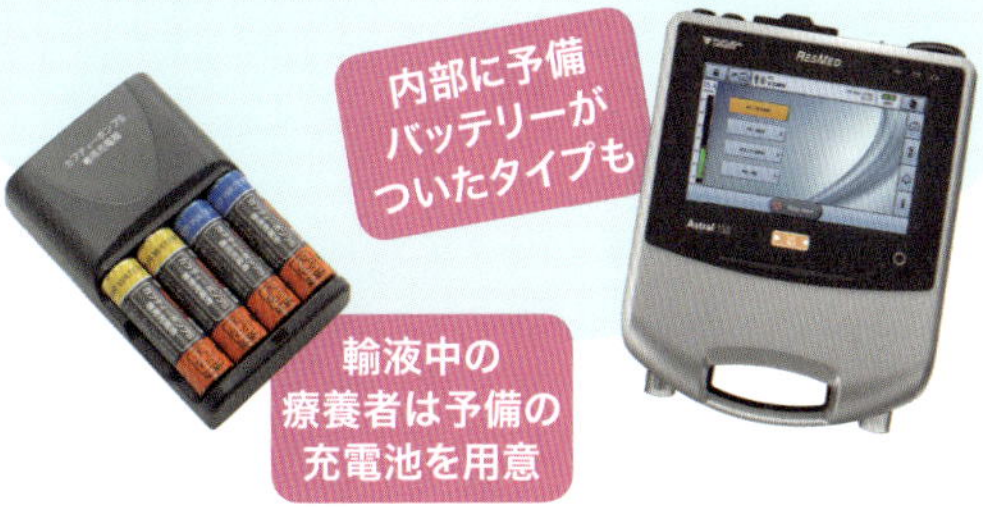

内部に予備バッテリーがついたタイプも
輸液中の療養者は予備の充電池を用意

近隣住民や自治会とのつながりを大切に

訪問看護サービスなどの「地域包括ケアシステム」の支援体制に加え、普段から自治会や近隣住民との関係を密に。どんな療養生活を送っているかを知ってもらう。

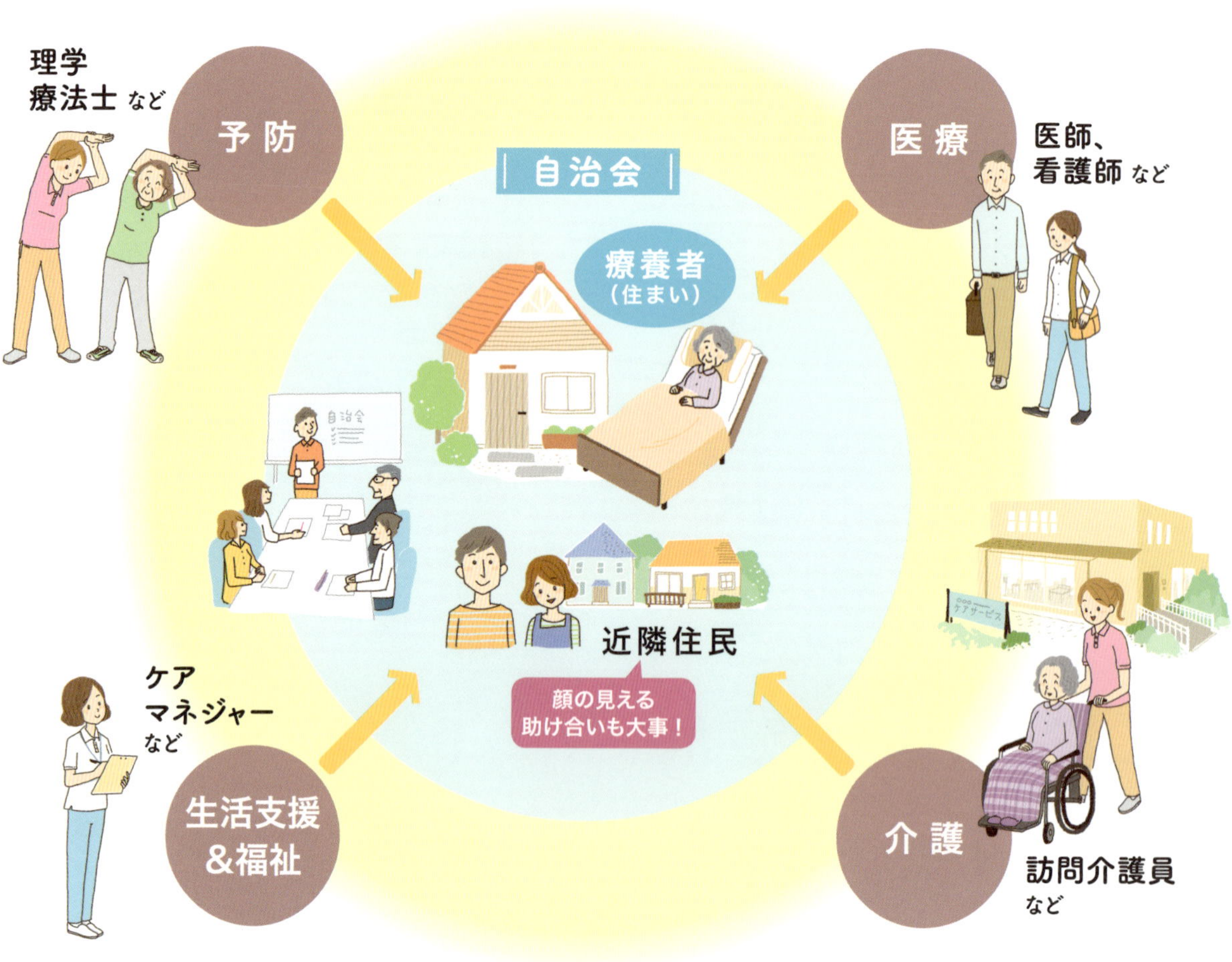

家族との連絡手段をいくつか決めておく

家族との連絡手段としては、携帯電話のほか、「災害用伝言ダイヤル」サービスも活用できます。毎月1日と15日に体験利用ができますから、練習をしておきましょう。

避難場所は区域によって決められていますが、**療養者の場合、一時避難場所ではなく福祉避難所に移動することもあります**。福祉避難場所として予定されている施設も確認しておきます。

被災時に、もっとも頼りになるのは身近な人とのつながりです。自治会や町内会などが「あの家には寝たきりの人がいる」という情報をもっていれば、自治体や自衛隊の支援が早く受けられます。避難所で集まったときに、「あの家の認知症のおばあちゃんが来ていない」とわかれば、すぐに捜索活動が始められるでしょう。避難所で〝顔見知りがひとりもいない〟状態では、避難生活もいっそう困難なものになります。

日頃から、どんな生活をしているのかを知っておいてもらい、隣近所に助けを求められる関係をつくっておくことが大切です。

エリアの防災マップ&ハザードマップを入手する

ひとたび災害が起きれば、療養者だけでなく、看護師自身も被災者となる。自分の安全を確保するためにも、防災マップは訪問鞄に入れておく。

防災マップ

避難場所の位置がひと目でわかる

区域ごとの避難所、公共施設、医療機関、消防署、避難経路などを示した地図。地方自治体のホームページで入手できる。

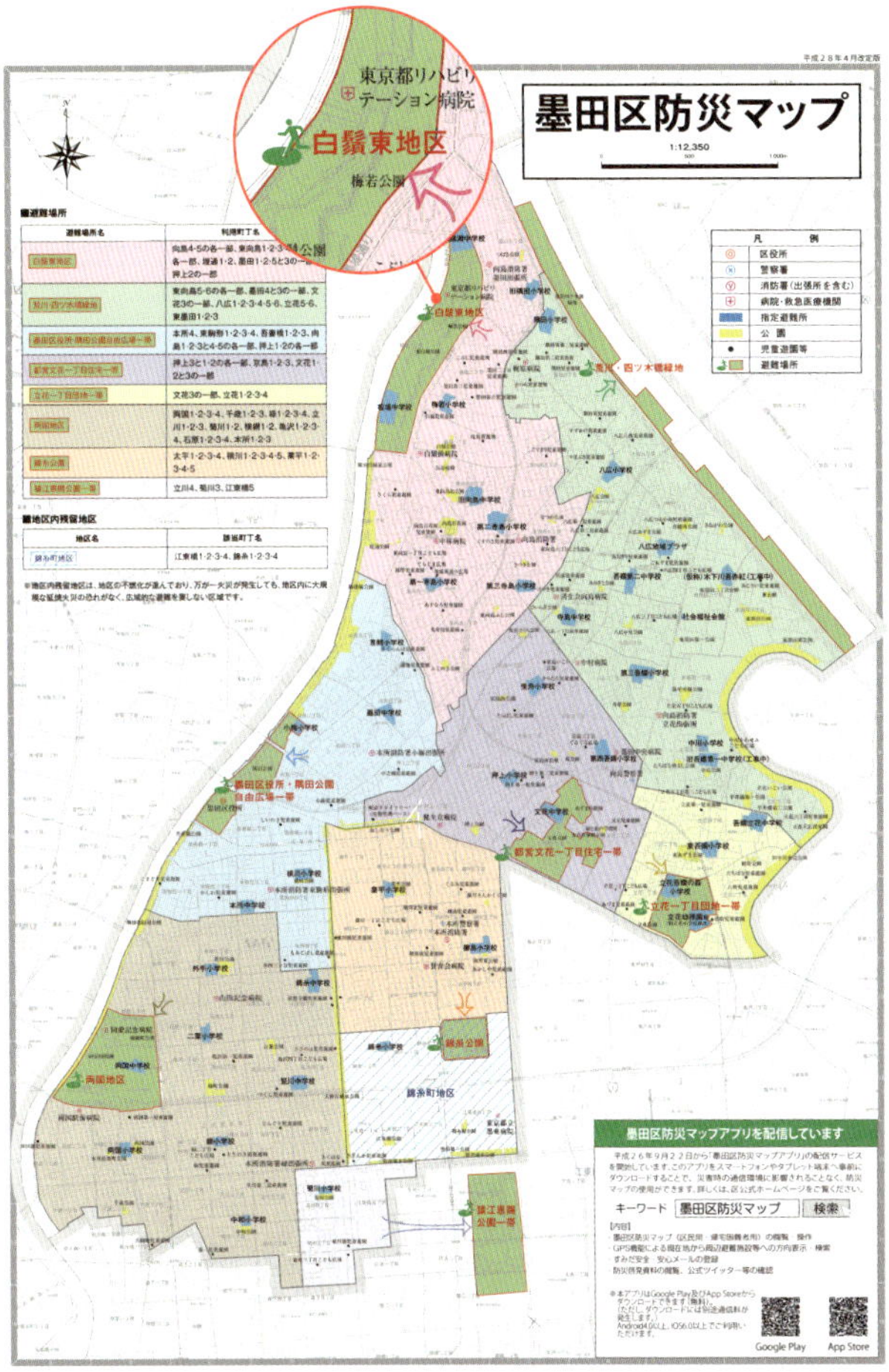

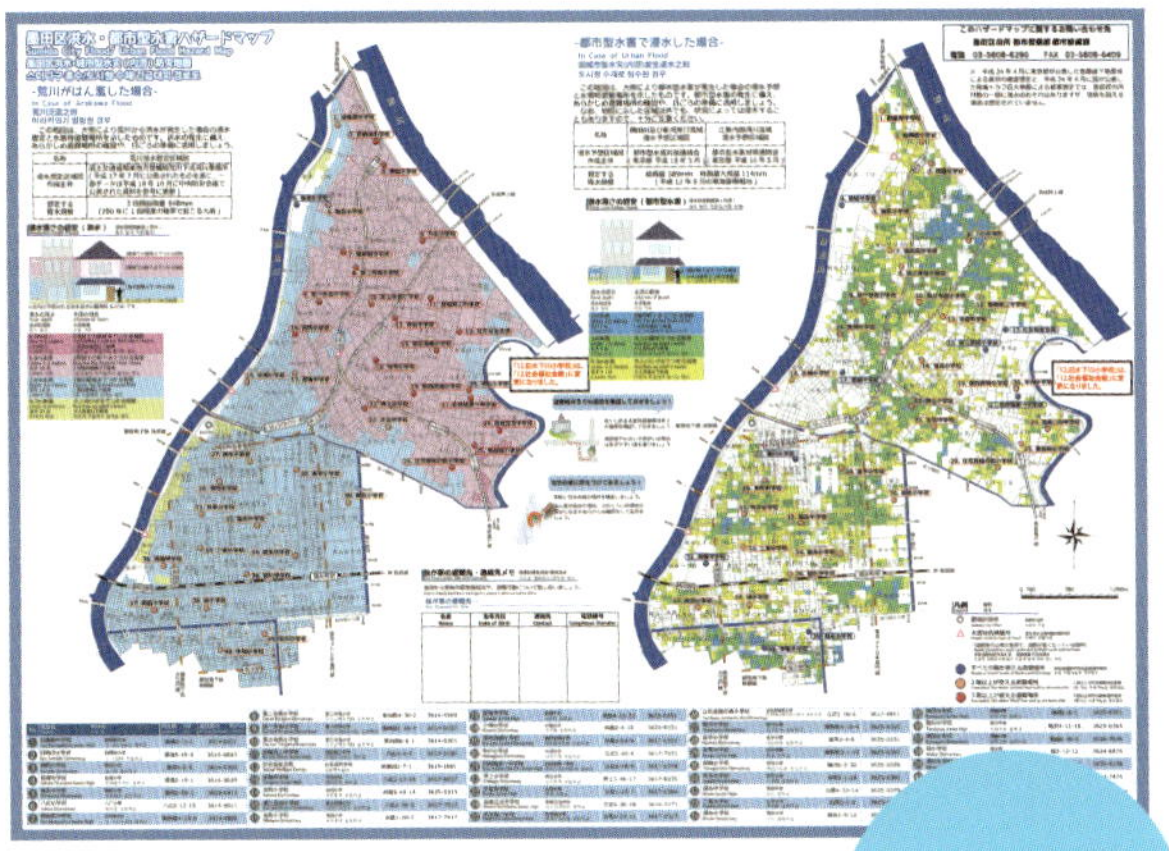

ハザードマップ

浸水などの危険を地理的条件から予測

国土交通省の「ハザードマップポータルサイト」で、各自治体によって公表されているものを印刷しておく。

看護師自身の避難にも防災マップは欠かせない

病棟の看護師なら、病院内だけで災害対応を考えますが、訪問看護師はそうはいきません。一か所にとどまらず、担当地域を自転車や車でまわって活動しているからです。「もし、今ここで大きな地震が起こったら」と考えてみましょう。避難場所や避難経路はわかりますか。倒壊が予想されるような家屋やブロック塀はないでしょうか。川の決壊や津波のリスクはどうでしょうか。

災害から身を守るためには、「防災マップ」が欠かせません。療養者の各家庭に備えるとともに、自分の担当エリア全域の防災マップを携帯しておきましょう。被災時にどこをまわっているかによって、避難場所や避難経路は異なるからです。自然災害による被災想定範囲などを示した「ハザードマップ」も用意しておきます。

また、訪問鞄に、ビニール袋や軍手、懐中電灯など、被災時に必要な最低限の物品も入れておくとよいでしょう。**自分の身を守らなければ、支援もできません。まずは自分の身を守ることを考えてください。**

画像提供：墨田区役所防災課

自分たちの安全を確保。療養者リストも用意する

ステーションで担当している療養者のリスト、スタッフの緊急連絡網を用意。
療養者のリストには、疾患やケアに関する最低限の情報も記しておきたい。

療養者全員の基本情報がわかるよう、下表のようにリスト化しておく。療養者の主治医や県外の親戚などの連絡先も記す。

利用者リスト

氏名		Aさん	Bさん
生年月日			
疾病名			
血液型			
緊急連絡先など	家族・親戚など	氏名 電話番号 住所	氏名 電話番号 住所
		氏名 電話番号 住所	氏名 電話番号 住所
	県外の親戚など	氏名 電話番号 住所	氏名 電話番号 住所
	主治医	氏名 電話番号 住所	氏名 電話番号 住所
病状の経過			
ケア提供内容			
ほかのサービスの利用状況			
利用者が望む連絡優先順位			

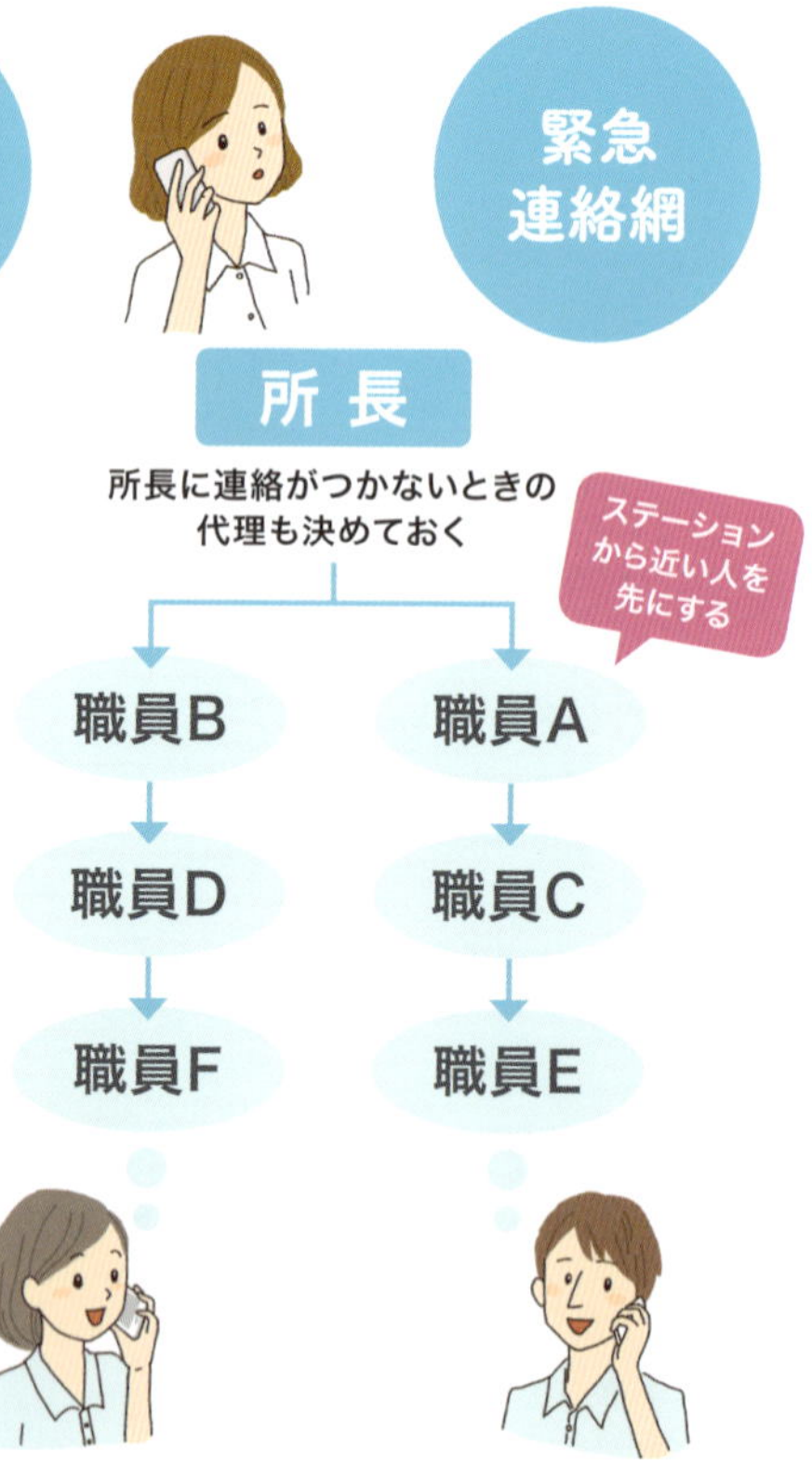

緊急連絡網はステーションや各スタッフの自宅に保管。電話回線が不通の場合に活用できる通信システムも把握しておく。

避難法や連絡手段のマニュアルに沿って動く

訪問看護ステーションでは、災害時の行動を定めたマニュアルが個別に作成されています。どの程度の災害ならステーションに戻るか、地域の避難所に直行するかなど、ステーションごとのルールに沿って行動します。緊急連絡網などを使い、自身の安否を所長に知らせることも必要です。

療養者の安否確認のためには「利用者リスト」を作成し、ステーションとそれ以外の場所で保管しておきます。また、災害時は、他機関の応援スタッフが安否確認に行くこともあります。**スムーズに連携できるように、利用者の名前や病名、緊急連絡先、常用薬、ケア内容などをまとめた「個人票」を利用者宅に備えておくことも勧められます。**

なお、マニュアルが用意されていても、慌ててしまって実際に使えなければ意味がありません。**日頃から、スタッフ全員で被災時の対処法について十分に話し合っておくこと、定期的に訓練をしておくことが重要です。**

PART

3

在宅で必要な看護技術を理解する

呼吸機能が著しく低下していたり、自発呼吸が困難であったりして
酸素療法、人工呼吸療法を在宅でおこなう人も多くいます。
胃《い》瘻《ろう》や中心静脈栄養法など、栄養摂取のための手段が必要なことも。
訪問時におこなうべき、基本のケアと医療処置を身につけておきましょう。

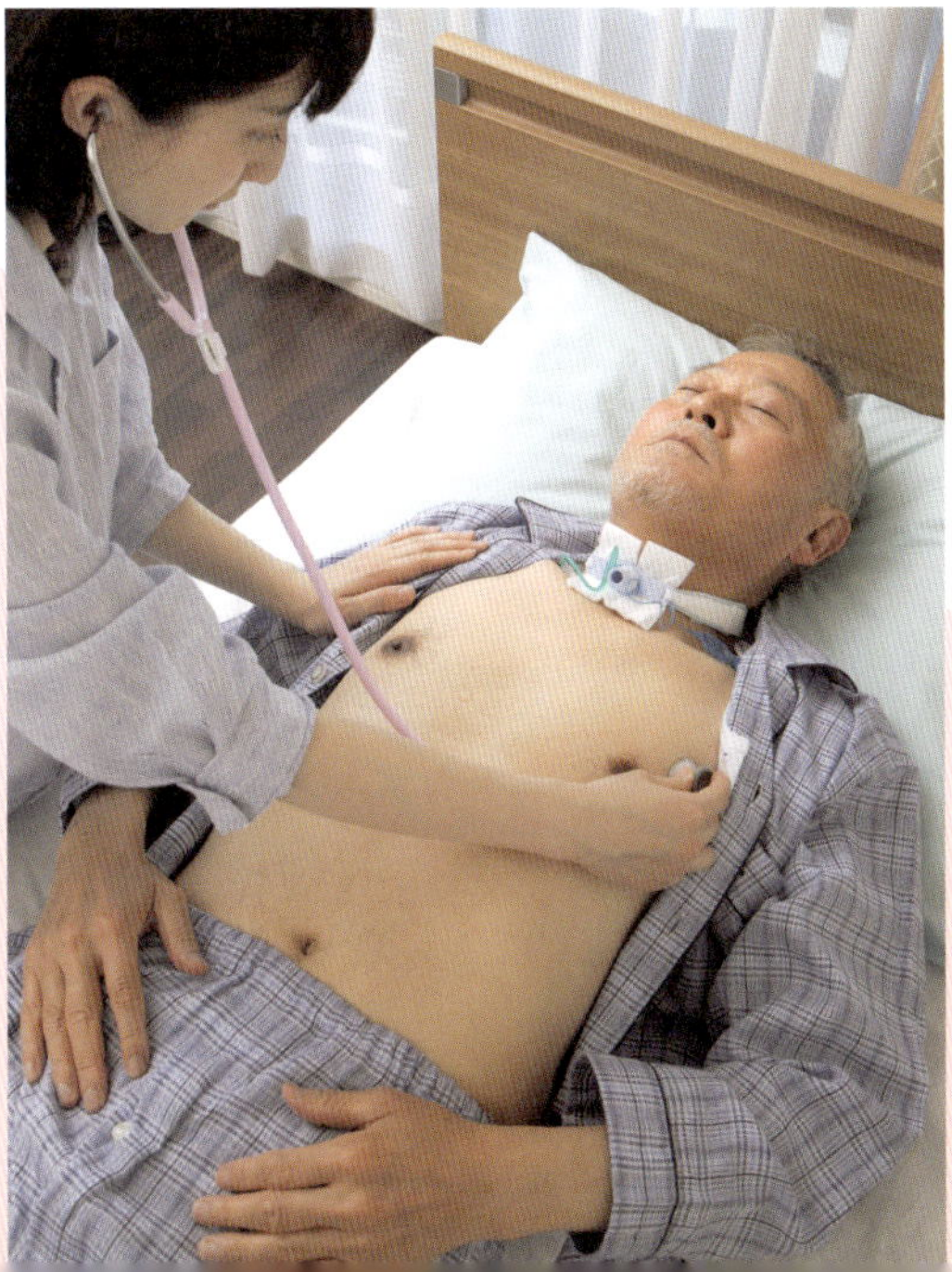

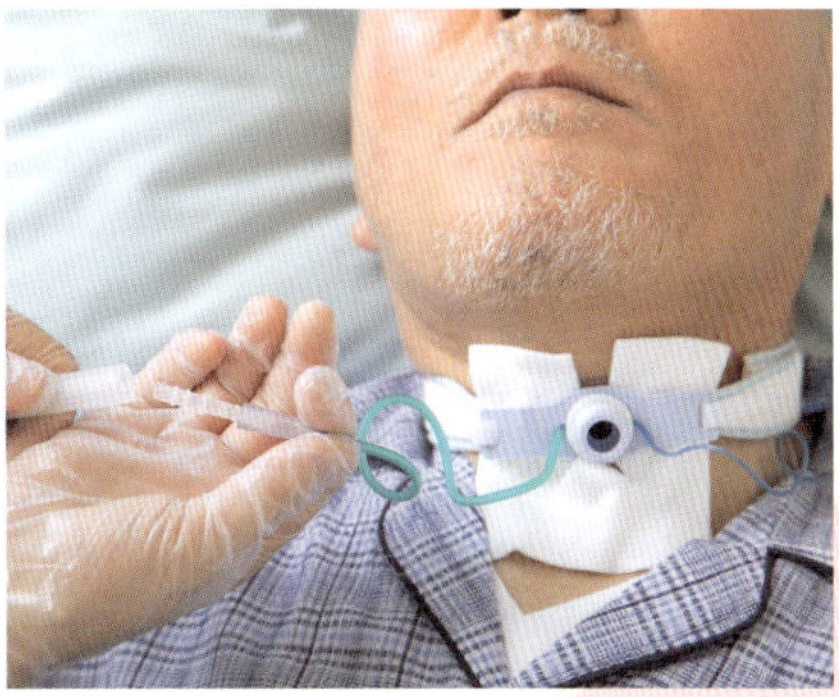

ケアの方法は療養者によっても、ステーションによっても異なります。ステーションの上司によく確認したうえで、おこなってください。

在宅での医療処置

基本は病棟の処置と同じ。必要なのは自己管理の指導

現在では多くの医療処置が、自宅で継続できます。大切なのは、適切な処置のための自己管理。療養者と家族が機器や用具を正しく扱えるようにサポートします。

療養者と家族を励ましながら自己管理への動機づけを

在宅の医療処置の方法は、基本的には病棟と同じです。違うのは、療養者本人や家族が担う部分が大きいこと。病院では24時間、医療者が待機して処置をおこないますが、在宅ではそうはいきません。**看護師がいないときも適切な処置ができるよう、自己管理への意欲を高め、方法を指導します。**

もうひとつ、病棟と異なるのは、医療処置導入における考えかたです。病棟では普通、「疾患の治療のために必要かどうか」を基準に導入を決定します。しかし、**在宅療養では「療養者がどのような生活を望んでいるか」が最重視されます**。たとえば、食べられなくなったときに胃瘻《いろう》を造設し、管から栄養をとるか。呼吸ができなくなったら、人工呼吸をおこなうか。これはその人の生きかた、考えかたに関わる問題です。

どこまでの処置を望むのか、療養者と家族に考えてもらいましょう。訪問看護師には、**〝その医療処置を導入したら、どんな生活になるか〟を説明したうえで、療養者の意向を正しく汲みとることが求められます。**

本当に必要な処置か、倫理的に考える

在宅では病状のほか、療養者の意向や管理能力、環境を考慮し、医療処置の導入を判断。年月とともに変わりゆく療養者や家族の考えを正しく捉え、多職種間で共有する。

要因 1

どこまでの医療を望んでいる？

医療処置はできる限り、すべてやってほしいのか。口から食べられなくなったときは管から栄養をとるか、呼吸器が必要になったときはどうするのかなど。

要因 2

どんな最期を迎えたい？

最期の日々をどう過ごし、どのような最期を迎えたいのか。容体急変時には救急車をよぶのか、気管切開はするのか。どこまでの延命処置を望むのかなど。

要因 3

自己管理の意欲、能力はある？

自己管理の意欲と能力があるか、そのための環境が整っているかなど。たとえば禁煙の意思がない人では、火事の危険があるため、在宅酸素療法の導入は困難。

慢性疾患のケア、病棟とはここが違う！

病棟と在宅療養のケアの違いは、おもに以下の3つ。病棟では医療を中心に生活するが、在宅療養では生活の一部に医療がある。望む生活を最優先として、医療行為をおこなう。

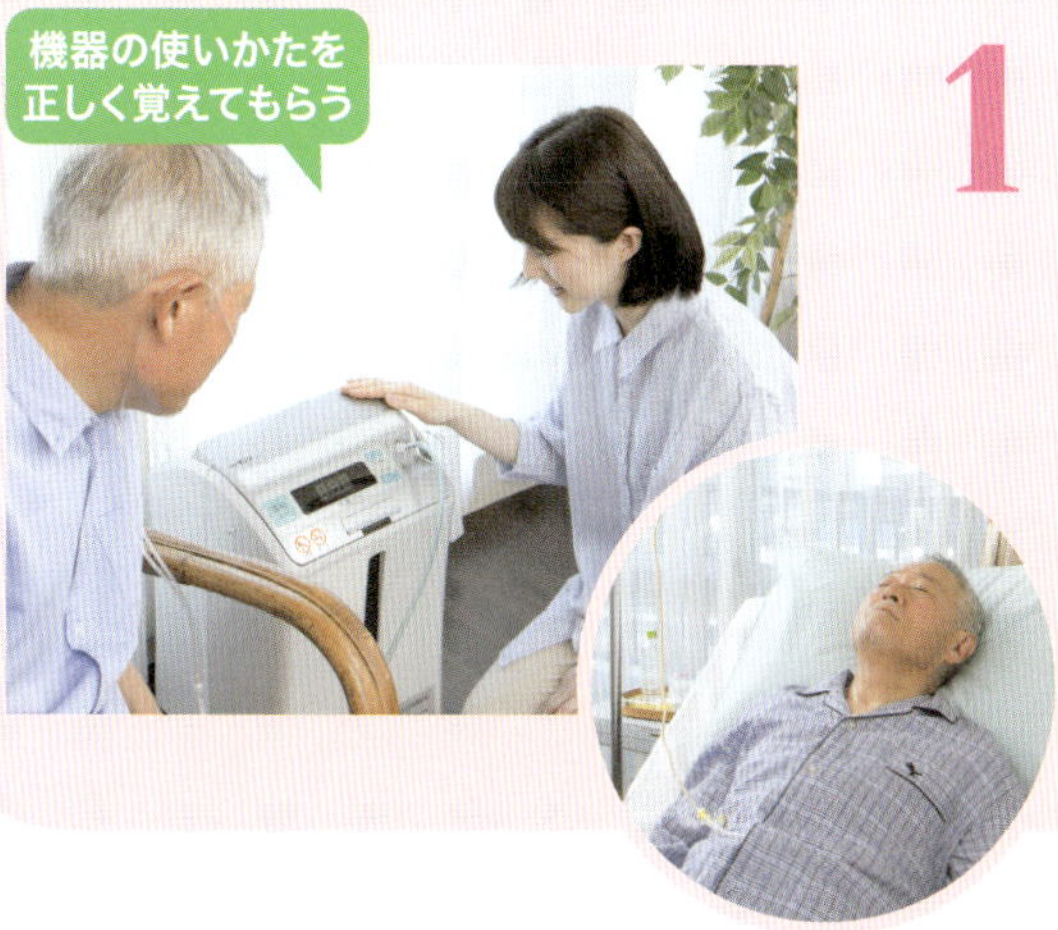
機器の使いかたを
正しく覚えてもらう

1 ケアの担い手の違い

療養者本人と家族とで日々の処置、ケアを続けていく

在宅では療養者や家族が日々の処置をおこなうため、能力と環境に合った処置の方法を指導しなくてはならない。また、適切な管理を続けるためには、動機づけも不可欠。なぜその処置が必要なのかをくり返し説明し、自分のこととして、日々の処置にとり組んでもらう。

2 機器＆物品の違い

中央配管方式でなく小型機器で吸引や酸素供給をする

病棟での吸引や吸入は中央配管方式だが、在宅では、小型の吸引器や酸素供給機器を用いる。また、病院から処方される医療材料のほかに、コスト面や使い勝手を考慮して、市販品や手づくりのものを利用することもある。

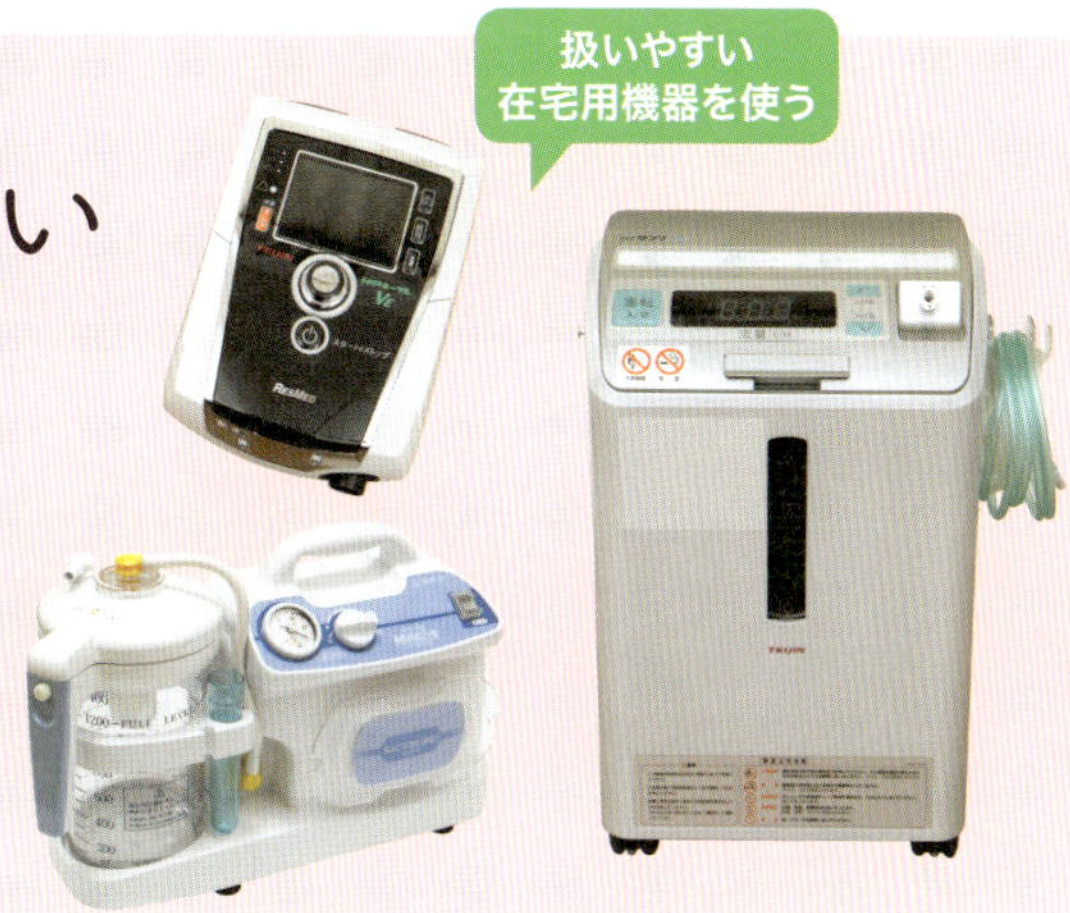
扱いやすい
在宅用機器を使う

3 外出を含む生活様式の違い

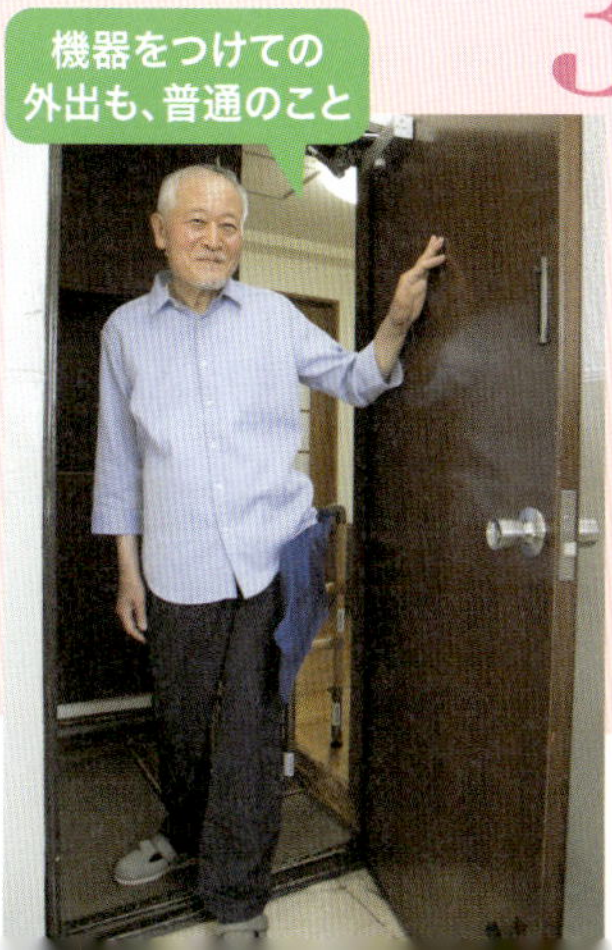
機器をつけての
外出も、普通のこと

これまでどおりに暮らせるよう、生活様式に合ったサポートを

在宅では、医療が最優先ではない。療養者が望む生活を送れるよう、できる限り支援する。生活を考えたとき、〝外出〟はごく自然なこと。医療機器が外せない場合には、機器をカートや車椅子に積んで出かける方法を指導する。

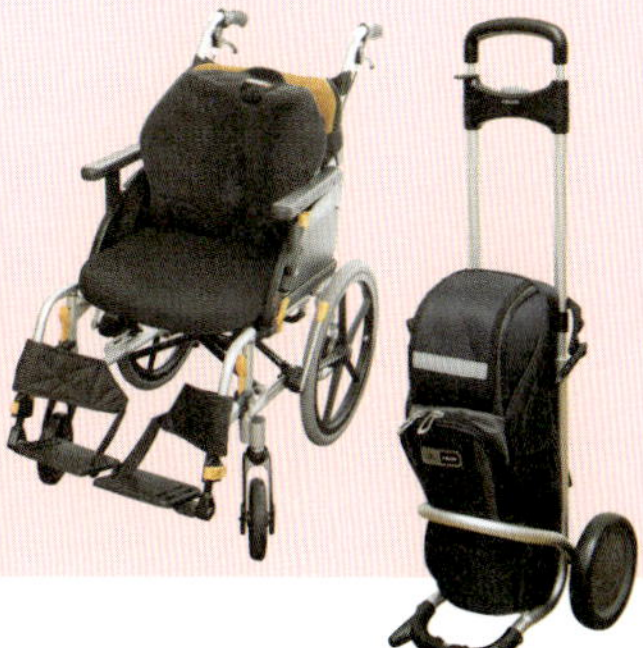

呼吸機能のケア

息苦しさをなくし、快適な療養生活を支援

**呼吸不全が続くと、生活の質が著しく低下します。
快適な生活を保つための代表的な治療法について、
機器の扱いかたや管理のしかたを覚えておきましょう。**

人工呼吸に頼っていても心地よい暮らしを実現できる

呼吸が障害されると、生体の正常な機能が奪われます。息苦しさから死の恐怖を感じて不安になり、さらに症状が悪化するという悪循環に陥ります。**息切れへの不安から生活範囲がせばまり、閉じこもりや寝たきりにつながることもよくあります**。

呼吸機能のケアは、息苦しさをとり除き、穏やかな療養生活を送るための重要な支援です。生活面では、新鮮な酸素が肺に届くような環境づくりのほか、排便時の負荷を軽減する工夫、呼吸法などを提案します。

高度の慢性呼吸不全では、在宅酸素療法や人工呼吸器の使用を検討します。従来は病院でしかできなかった処置も、近年は在宅で可能となり、その人らしい療養生活を実現できるようになっています。

訪問看護師は、在宅で使う医療機器の知識、管理の技術を身につける必要があります。また、在宅酸素療法や人工呼吸器を導入する場合、条件に該当すれば、身体障害者手帳を取得できます。制度についても理解し、案内できるようにしておきましょう。

療養環境を整えて、呼吸機能をできるだけ保つ

**呼吸困難には、原因となる疾患だけでなく、
環境要因や精神的要因も大きくかかわっている。**

基本のケアⅠ
気道の確保

高い枕を使っていたり、肩が内側に入っていると、気道がせまくなって呼吸しづらい。基本的な療養環境と姿勢をまず見直す。

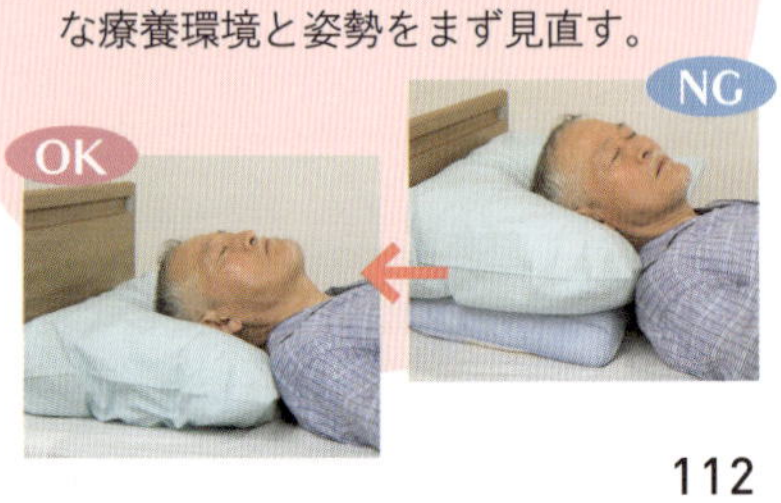

基本のケアⅡ
居室、寝室の換気

1日数回は換気をして、新鮮な空気を吸い込める環境をつくる。臭気やホコリを排出し、結露によるカビを防ぐ効果もある。

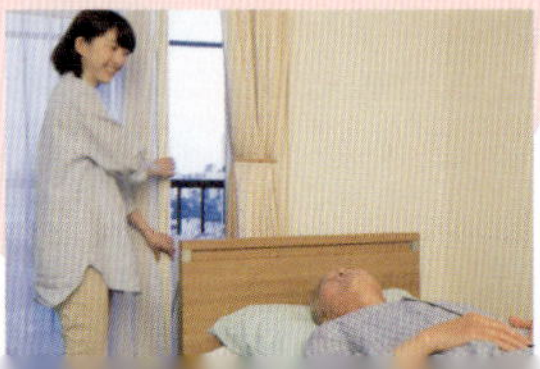

基本のケアⅢ
口腔ケア

口腔が乾燥していると、痰などがこびりつきやすい。ブラシやガーゼで潤いを与え、汚れをとる。誤嚥《ごえん》性肺炎の予防にもなる。

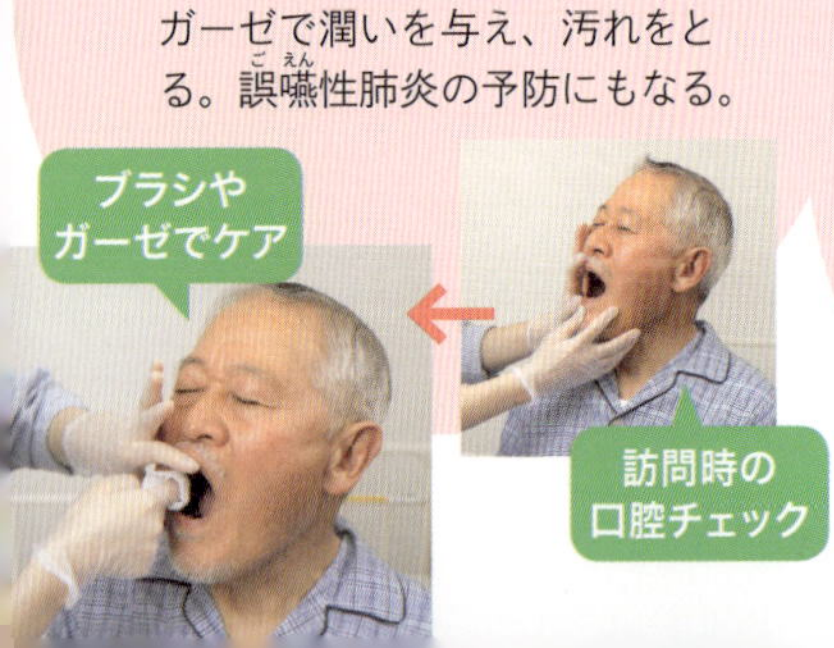

ブラシや
ガーゼでケア
訪問時の
口腔チェック

慢性呼吸不全を、在宅でケアする

動脈血酸素分圧（PaO_2）60mmHg以下の状態が1か月以上続く場合を、慢性呼吸不全という。病状に応じて、医療機器を用いた下記の治療法を検討する。

慢性呼吸不全

薬物治療だけで改善できない

気道確保が必要

気道は確保されている

換気障害あり

換気障害なし

高二酸化炭素血症

自覚症状 呼吸困難感、起床時の頭痛・頭重、過度の眠気

肺性心の症状 体重増加、頸静脈怒張、下肢の浮腫

肺胞での換気が低下し、動脈血二酸化炭素分圧（$PaCO_2$）が上昇。$PaCO_2$45mmHg以下をⅠ型呼吸不全、45mmHgを超える場合をⅡ型呼吸不全という。

低酸素血症

- PaO_2≦55Torr
  または
- PaO_2≦60Torr以下で睡眠時または運動時に著しい酸素不足に陥る

血液中の酸素濃度が低くなった状態。呼吸困難、息切れなどの症状があらわれる。神経筋疾患、COPD（慢性閉塞性肺疾患）や肺結核後遺症などの慢性呼吸器疾患が原因となる。

人工呼吸器の使用

呼吸器疾患では$PaCO_2$55mmHgを超えた場合に、呼吸器の導入を検討。神経筋疾患では50mmHgが基準となる。

TPPV
（気管切開下侵襲的陽圧換気療法）

咽頭の気管切開部に回路をつなぎ、換気する

気管切開下で人工呼吸器と回路をつなぎ、呼吸を代行。神経筋疾患に対する生命維持装置として、24時間導入されることが多い。機器の管理のほか、気管カニューレや気管切開部の管理も必要。多くは発声が困難になる。

→P120～、132～

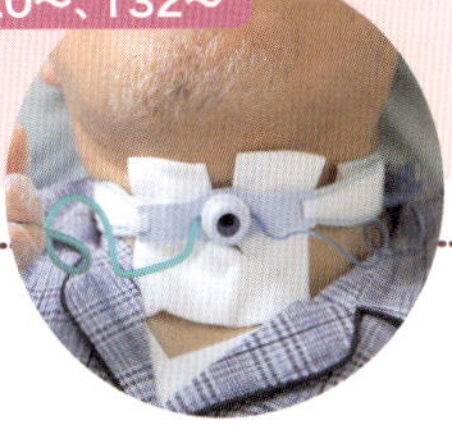

NPPV
（非侵襲的陽圧換気療法）

マスクを使って、回路を通して換気する

人工呼吸器とつないだマスクを装着して呼吸を補助。意識障害のない呼吸器疾患で、夜間のみ使用するケースが多い。TPPVより導入は容易だが、療養者と家族の理解と管理能力は不可欠。

→P132～

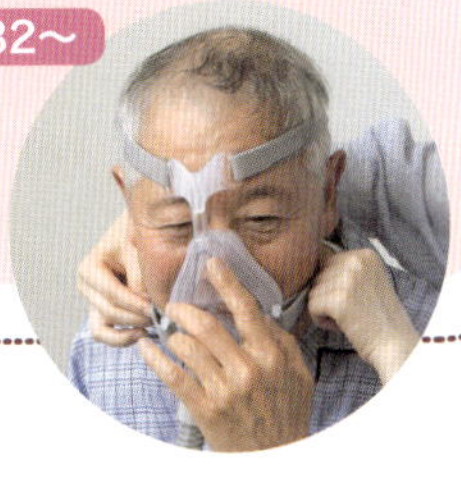

HOT
（在宅酸素療法）

鼻カニューレを装着し足りない酸素を補う

在宅用の酸素供給装置から酸素を送り込み、症状を軽減。療養者の理解、管理能力が必要だが、QOL（生活の質）の向上に役立つ。外出をはじめ、これまでどおりの生活を送れる。

→P126～

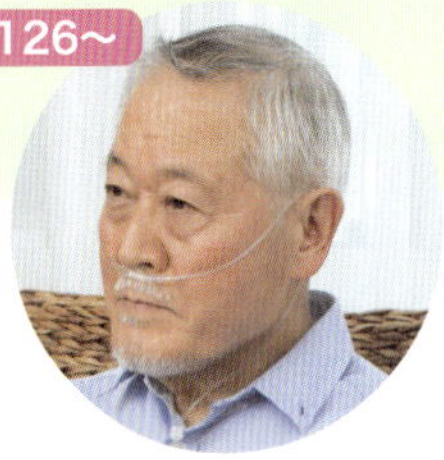

I

排痰・吸引

湿度などの環境をまず調整。排痰できないときは吸引器を

体力や呼吸機能が低下すると、痰を自力で出しにくくなります。療養環境を見直して、痰を出しやすくしましょう。喀出が困難なときは、吸引器を使って痰をとります。

医療処置の前に 痰を出せる環境づくりを

痰は、肺の中の分泌物や空気中の異物が気道粘膜に付着したものです。痰がたまると、呼吸困難や感染を起こしやすくなります。咳が出やすくなり、不眠の原因になることも。窒息を防ぐためにも排痰は重要です。

痰は通常、気道粘膜の線毛運動や咳によって排出されます。しかし、気道粘膜が乾燥すると、線毛の動きが悪くなったり、痰の粘性が高まって、排出しにくくなります。

そこで大切なのが環境づくりです。適度な温度と湿度を保つことで、気道粘膜の乾燥を防ぎます。**療養者の居室（とくに寝室）には、温度計と湿度計を備え、訪問介護員や家族などと連携しながら、温度と湿度を調節していきます**。加湿器を用いる場合は、カビの発生に注意してください。

また、高齢者は脱水になりやすく、気づきにくい傾向があります。口腔内が乾燥すると痰の粘性が高まるので、水分を十分にとることも大切です。**食事以外に、1日1Lの水分をとってもらうようにします。口腔ケアで、口腔内を潤すのも効果的です**。

小型吸引器で 痰を吸引する

排痰を促す方法には、環境調整のほか、呼吸法やマッサージ、体位変換もあります（→P116）。

それでも自力で排痰できない療養者には、口腔内吸引、または鼻腔内吸引をおこないます（→P118）。気管切開のある療養者には、気管内吸引をします（→P122）。

病院では中央配管方式で吸引をおこないますが、家庭では卓上に設置して使える、小型の電動式吸引器を用います。吸引器は介護保険や医療保険の適用外なので、各家庭で実費で購入するか、レンタルしてもらいます。身体障害者手帳などがあれば、助成制度による給付も受けられます。

吸引前には、自覚症状、呼吸状態、動脈血酸素飽和度（SpO_2）などをチェックし、聴診で痰がどこにたまっているのかを確認しておきましょう。痰がたまっている場合は、低温性の連続音（グーグー）や粗い断続音（ブツブツ、バリバリ）が聞こえます。終了後は、痰が除去できたかどうかを聴診で確認します。

生活環境の3大要因をチェック

口の中が乾燥していると、痰がかたまって出にくくなる。
環境を整えて口の中の乾燥を防ぎ、痰を出しやすくする。

自宅にあるものでできる加湿法

- 霧吹きで、空中に水をスプレーする
- 洗濯物を居室、寝室に干す
- ストーブにやかんをのせる
- 水を張った洗面器を置く

1 温度＆湿度

加湿器をつけて、湿度40%以上をキープ

夏なら温度22±2℃・湿度45～65%、冬なら温度19±2℃・湿度40～60%をめやすに、冷暖房や加湿器で調節。冷房だと体が冷えることもあるので、除湿機能や扇風機を使うといい。各家庭で器具の手入れができない場合は訪問介護員などにおこなってもらう。

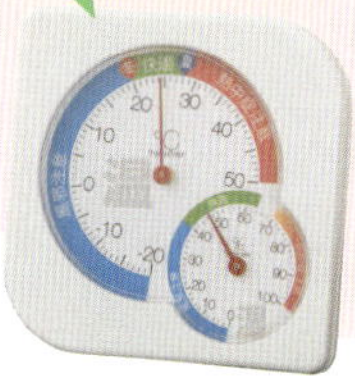
加湿器をつけて、
湿度40%以上をキープ

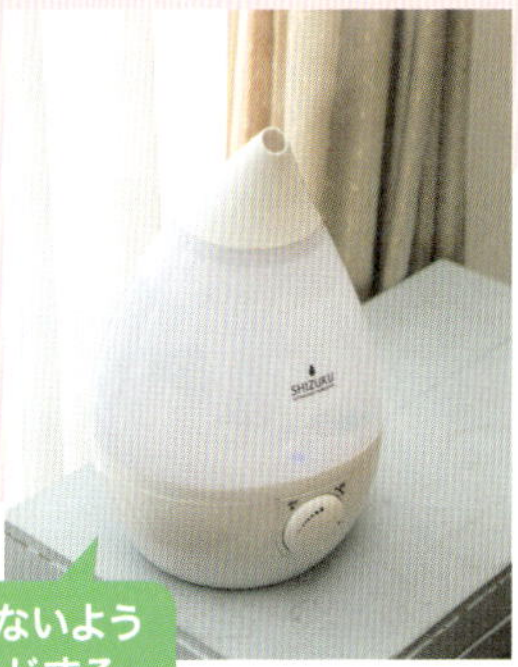
雑菌がたまらないよう
週1回はそうじする

2 水分量

1日1Lとれているか、ノートをチェック

口腔内や気道粘膜が乾いていると、痰が出しにくくなる。3度の食事以外に1日1Lの水分をとってもらう。500mLのペットボトルで水分を用意し、そこからグラスに注いで飲んでもらうと、摂取量が正確にわかる。ほかのスタッフとも記録ノートで情報を共有する。

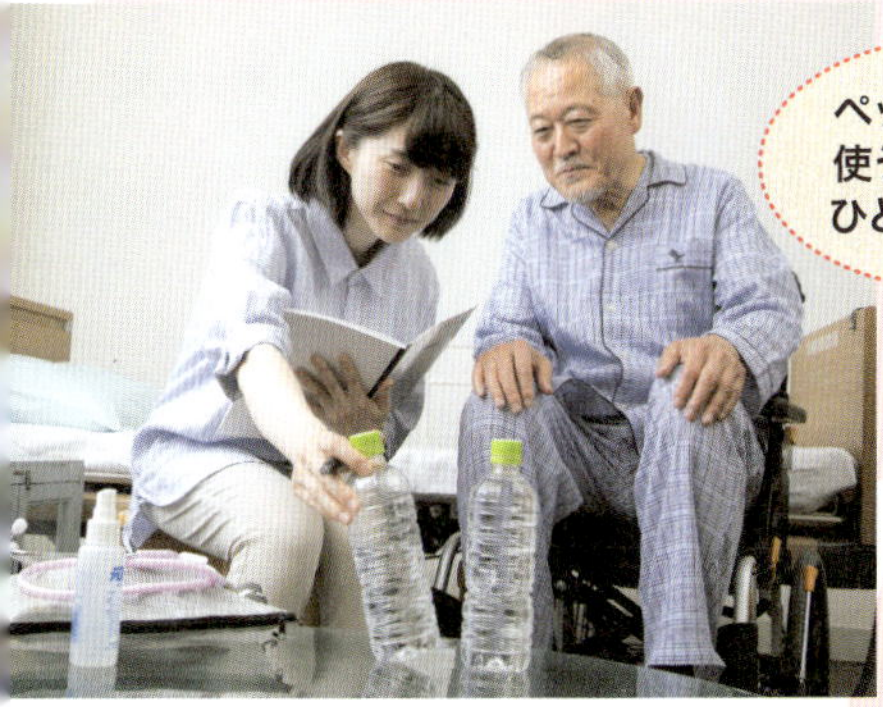

Point
ペットボトルを
使うと1日量が
ひと目でわかる

3 口腔ケア

口が乾いていると、痰が張りつく

高齢者は唾液分泌量が低下するため、口腔内が乾燥していることが多い。口腔内を潤し、痰や汚れがかたまって張りつくのを防ぐために、口腔ケアが重要。誤《ご》嚥《えん》性肺炎の予防にもつながる。うがいができる療養者なら、こまめにうがいを。

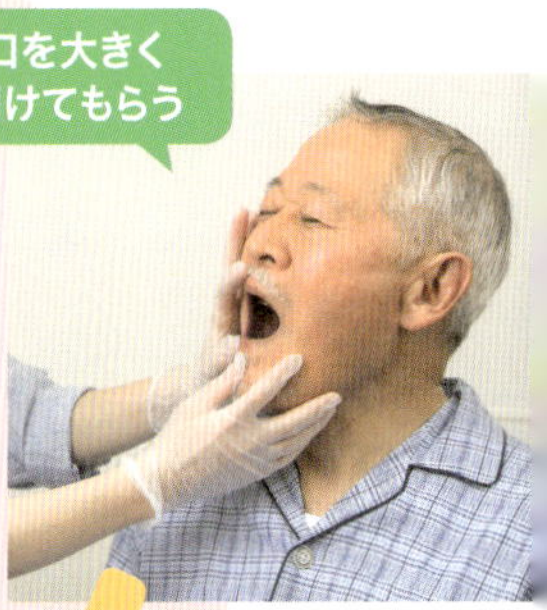

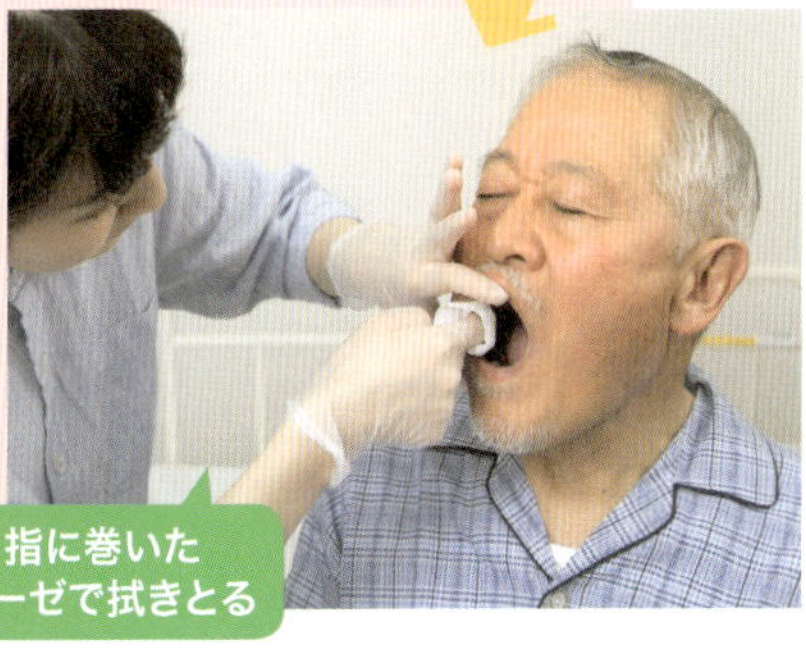

あると便利な口腔ケアグッズ

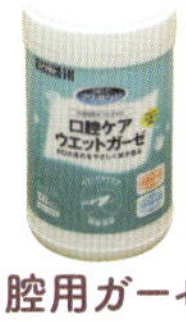

口腔用ガーゼ
汚れを拭きとりたいときに。療養者や家族も簡単に使える。

スポンジブラシ
水で濡らし、軽く水気を切って口に入れ、口腔内を湿らせる。

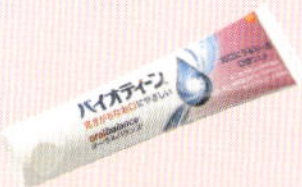

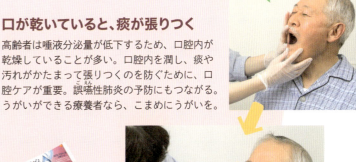

口腔ジェル
口腔内の保湿に。痰などの除去時に粘膜が傷つくのも防げる。

1分でできる！　毎日の排痰ケア

体操や深呼吸で、胸郭を開いて空気の流れをよくする。
動けない療養者にはマッサージをおこなう。

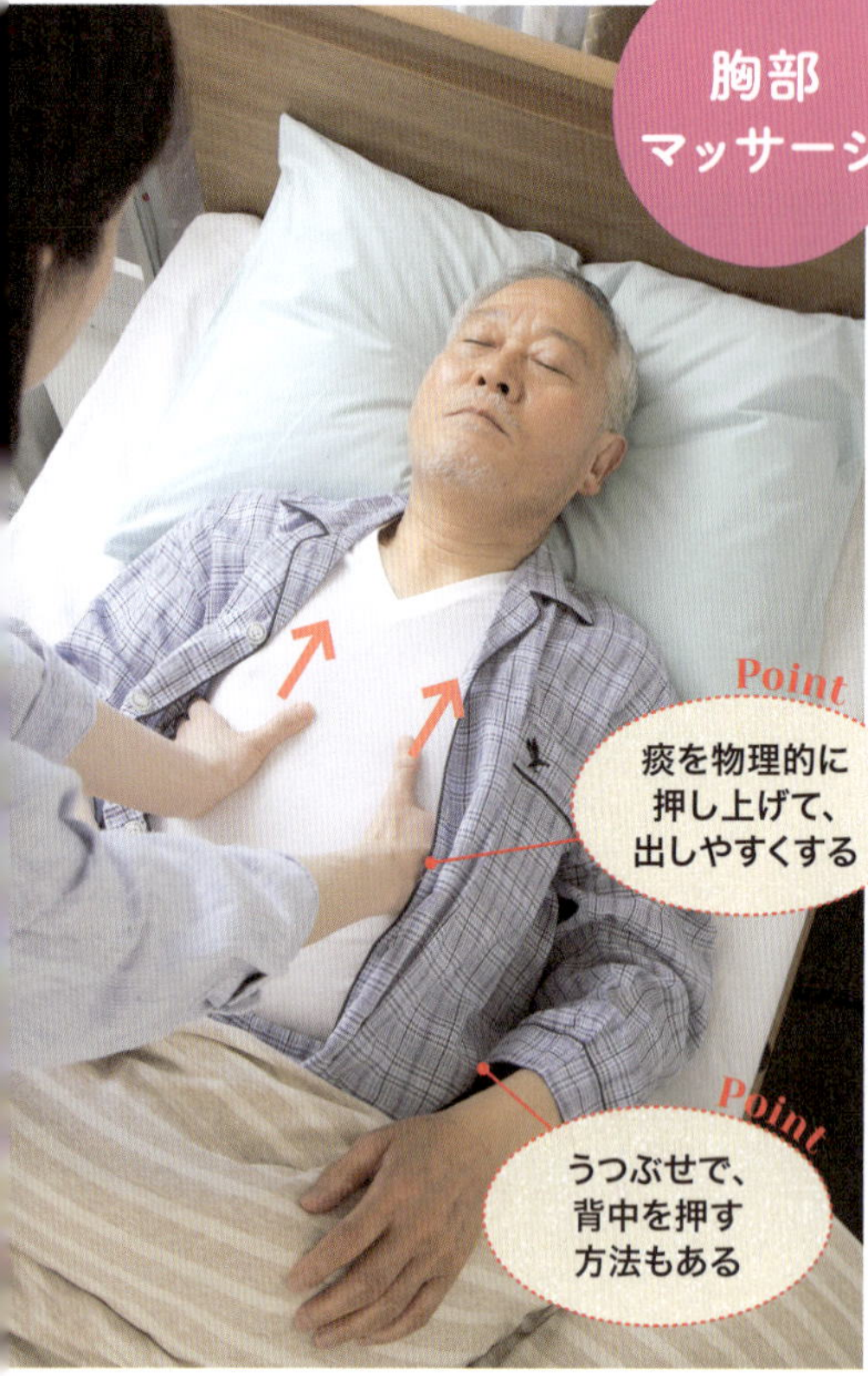

息を吐くタイミングで胸部を軽く押し上げ、痰を上部に移動させる。寝たきりの人は背中側に痰がたまりやすく、背中をさする方法も効果的。

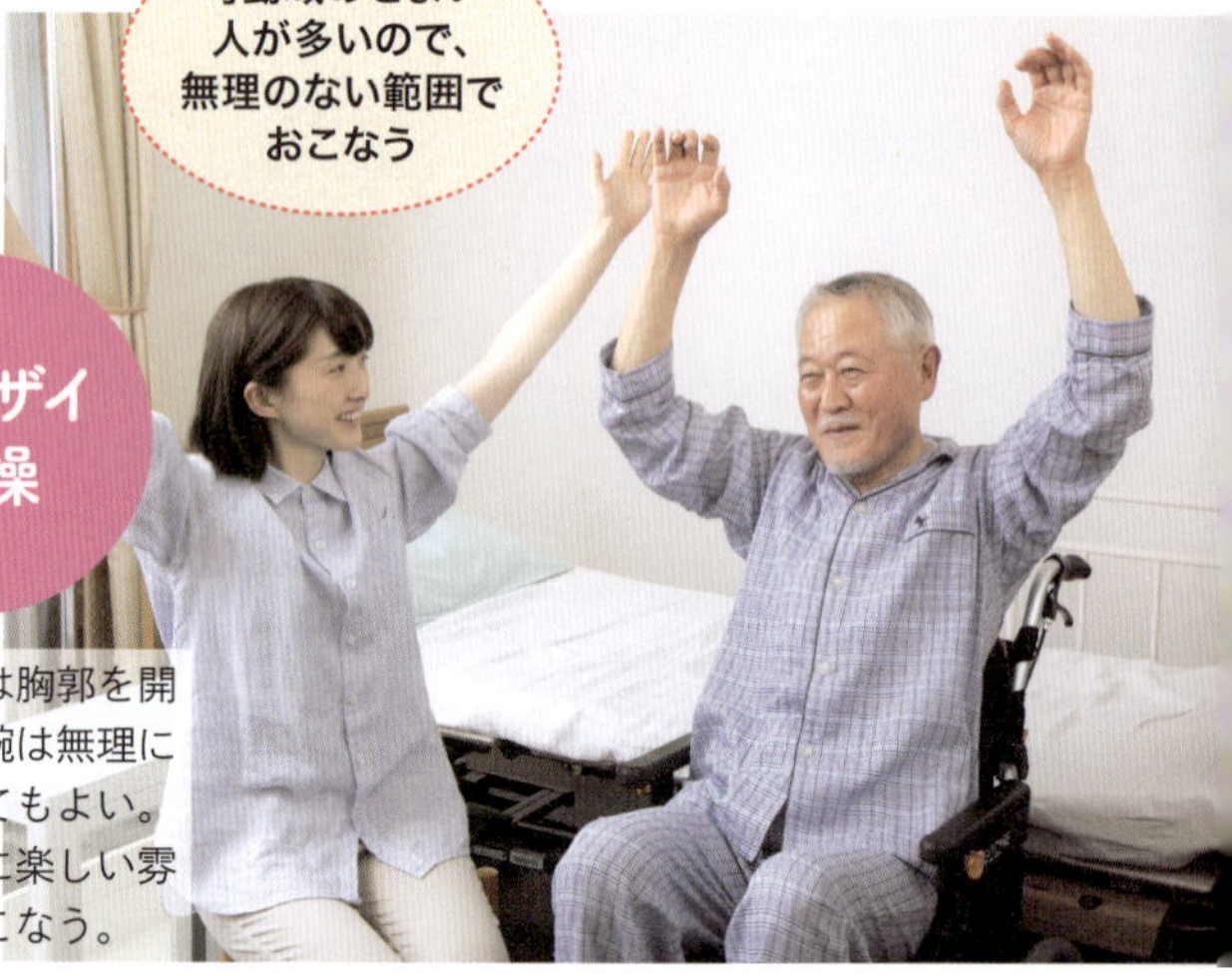

Point
可動域のせまい人が多いので、無理のない範囲でおこなう
バンザイ
体操

大切なのは胸郭を開くこと。腕は無理に上げなくてもよい。いっしょに楽しい雰囲気でおこなう。

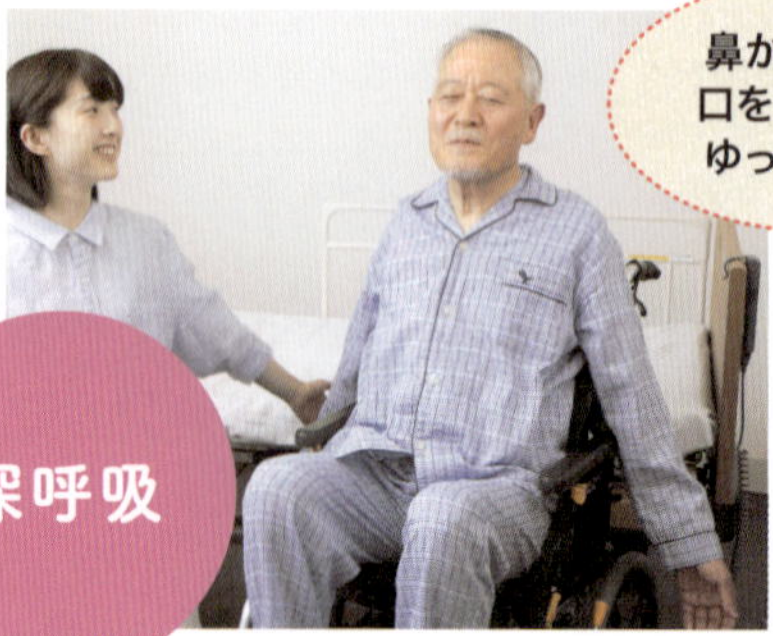

Point
鼻から吸い、口をすぼめてゆっくり吐く
深呼吸

声をかけながらいっしょに。「1・2」の声で鼻から息を吸い、「3・4・5・6」で口をすぼめて吐く。

胸を開いて動かすだけで痰が出やすくなる

自分で動ける療養者なら、胸郭を広げてあごを引くだけでも気道が拡がり、呼吸が楽になります。深呼吸や体操をいっしょに楽しみながらおこなうと、気分転換にもなるでしょう。胸部マッサージも有効です。

体位も重要です。いつも同じ体位だと、特定の部位に痰がたまりやすくなります。**寝るときやテレビを観るときなど、いつも同じ体位をしているなら、体位を変えるよう提案します**。痰がたまっている側が上になるようにすると、重力によって痰がのどもとに集まり、排痰しやすくなります。

自分で動けない療養者の場合は、仰臥位《ぎょうがい》、右側臥位《みぎそくがい》、左側臥位《ひだりそくがい》の時間が1日のなかで均等になるよう、体位変換ができれば理想的です。褥瘡《じょくそう》の予防にもつながります。

しかし、在宅療養で頻繁に体位変換をおこなうのは難しいもの。**「最低でも1日1回は向きを変える」「スライディングシートなどの介助用品を使って、家族にも体位変換をしてもらう」**など、**療養者の状態や介護力に応じて検討します**。

体位を変えて、特定の位置にたまるのを防ぐ

特定の部位に痰がたまらないよう、なるべくこまめに体位を変える。
動く力がある人には、寝る向きを変えることの大切さを理解してもらう。

1 上になる側の腕を曲げる

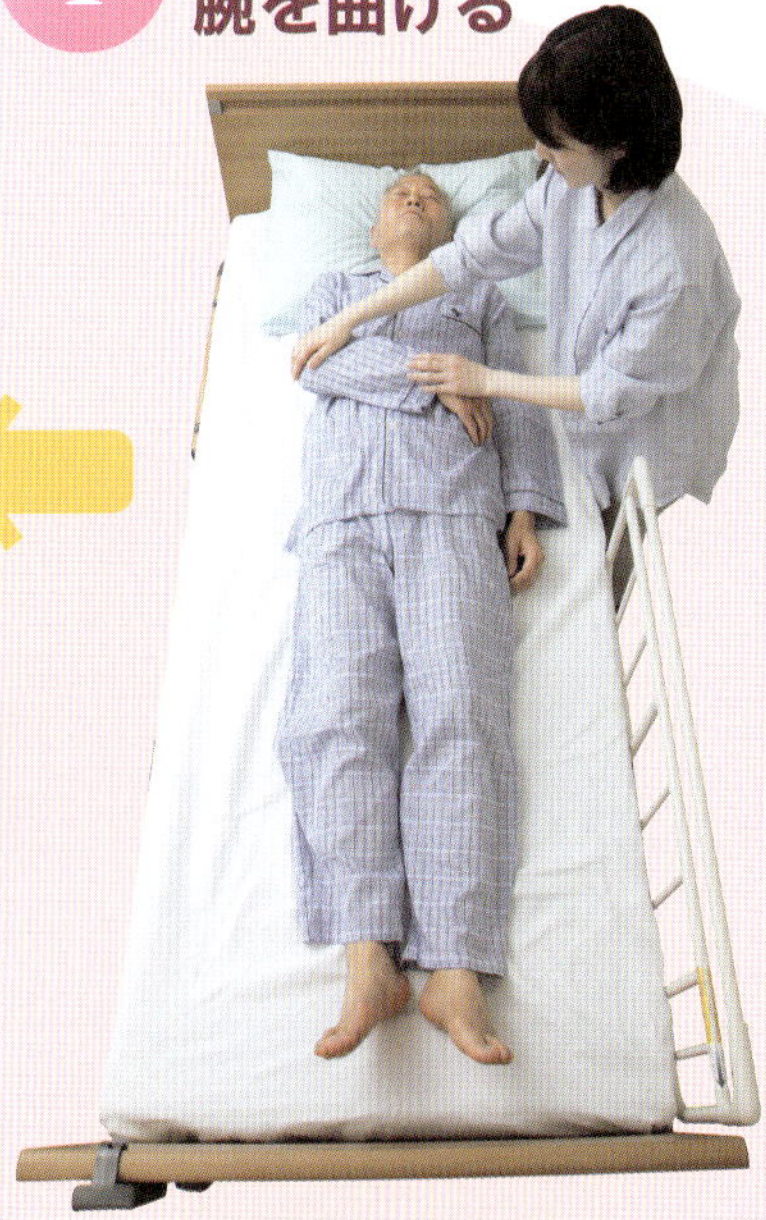

痰が右側にたまる場合は、左《ひだり》側《そく》臥《が》位《い》に。「左側に向きを変えますね」と声をかけ、右腕を軽く曲げる。

2 足を持ち、ひざを曲げる

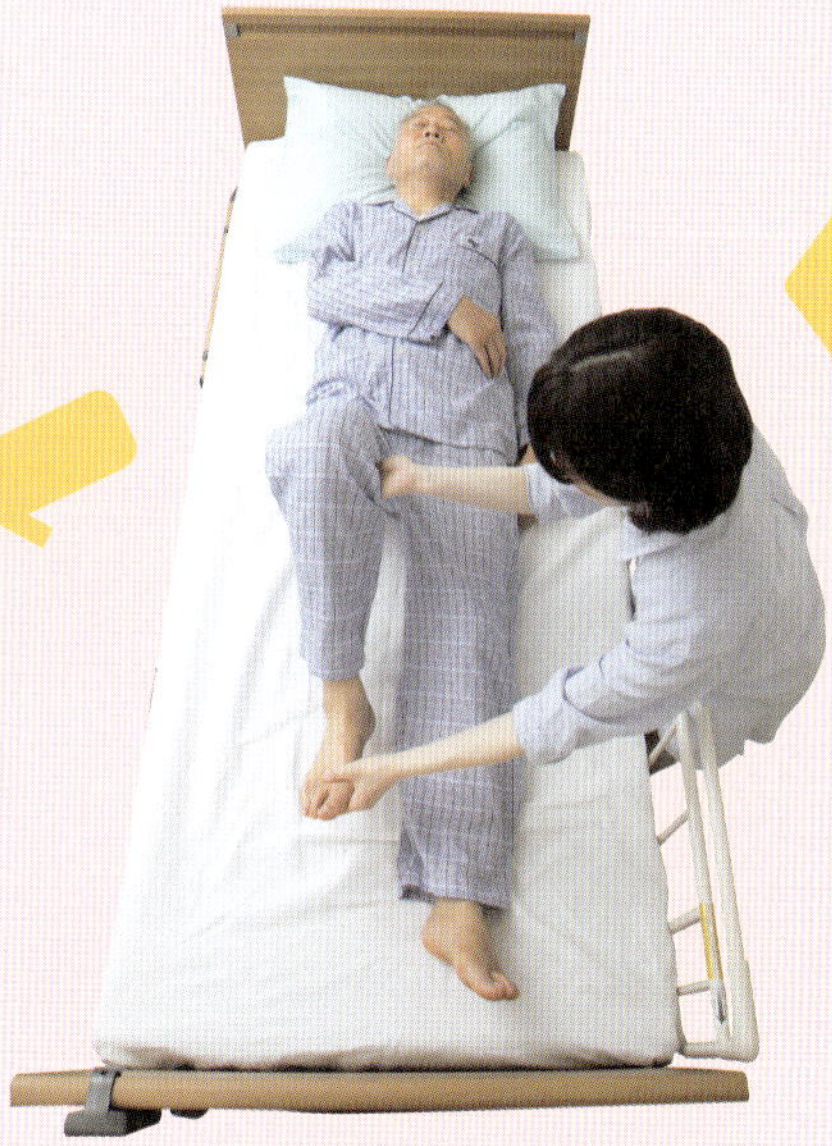

右ひざを曲げる。足を引きずらないよう、右ひざと右足を支えるように持つ。

3 腰とひざを手前に倒す

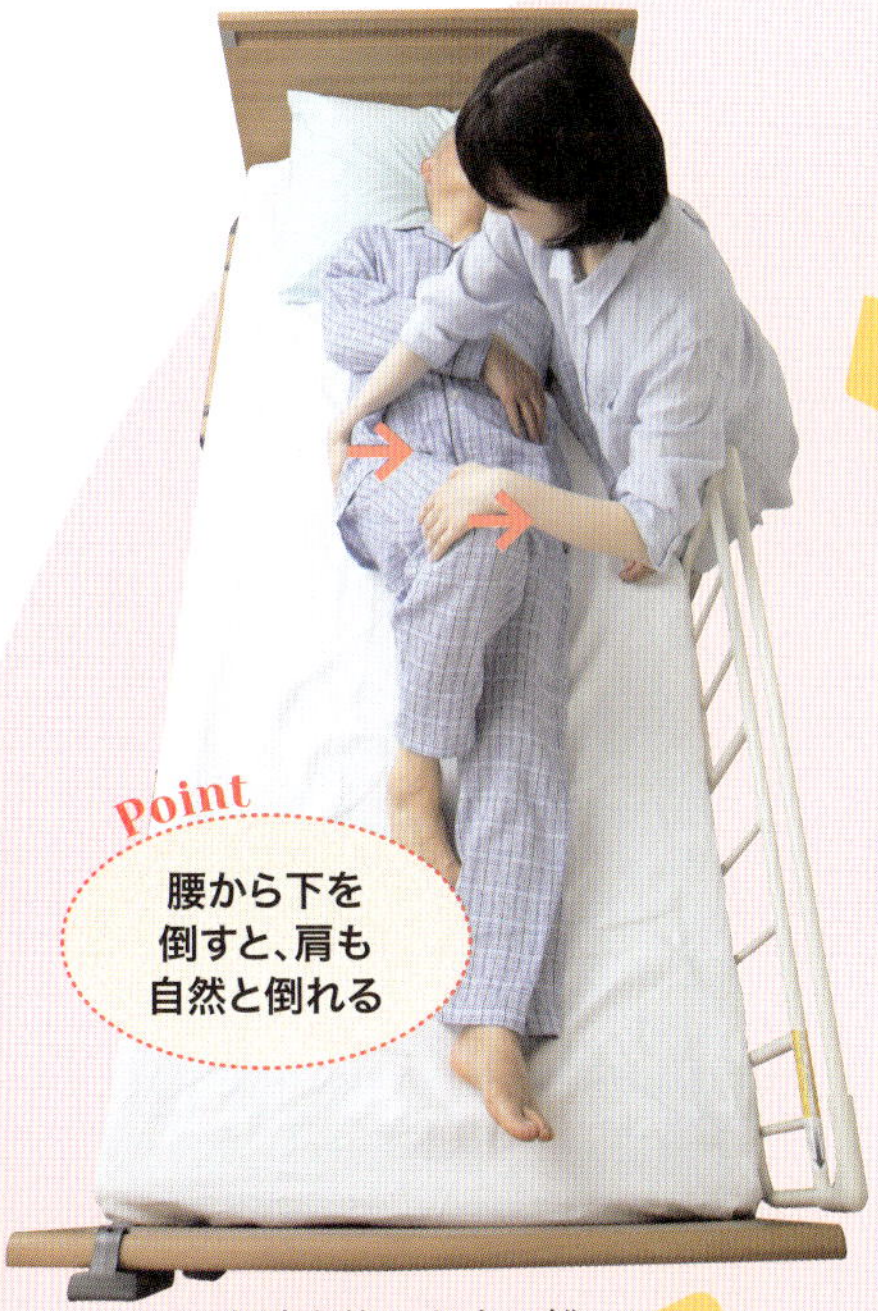

Point
腰から下を倒すと、肩も自然と倒れる

左腕を体から少し離す。腰とひざに手をあてて体を手前に倒し、左側臥位にする。

4 体の位置を中央にずらす

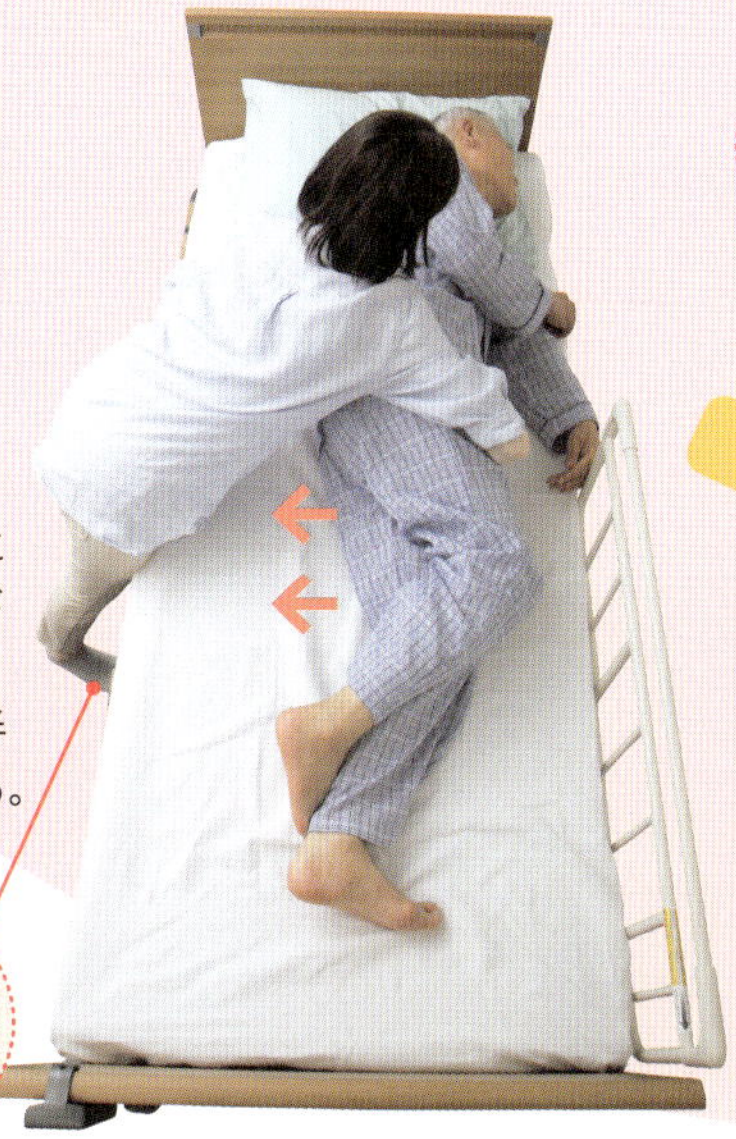

両ひざを抱えるように持ち、下半身をベッドの中央に移動させる。次に腰を抱えて、上半身を中央に移動させる。

Point
動かしたい側にまわりこみ、立ち位置を変える

5 クッションで支える

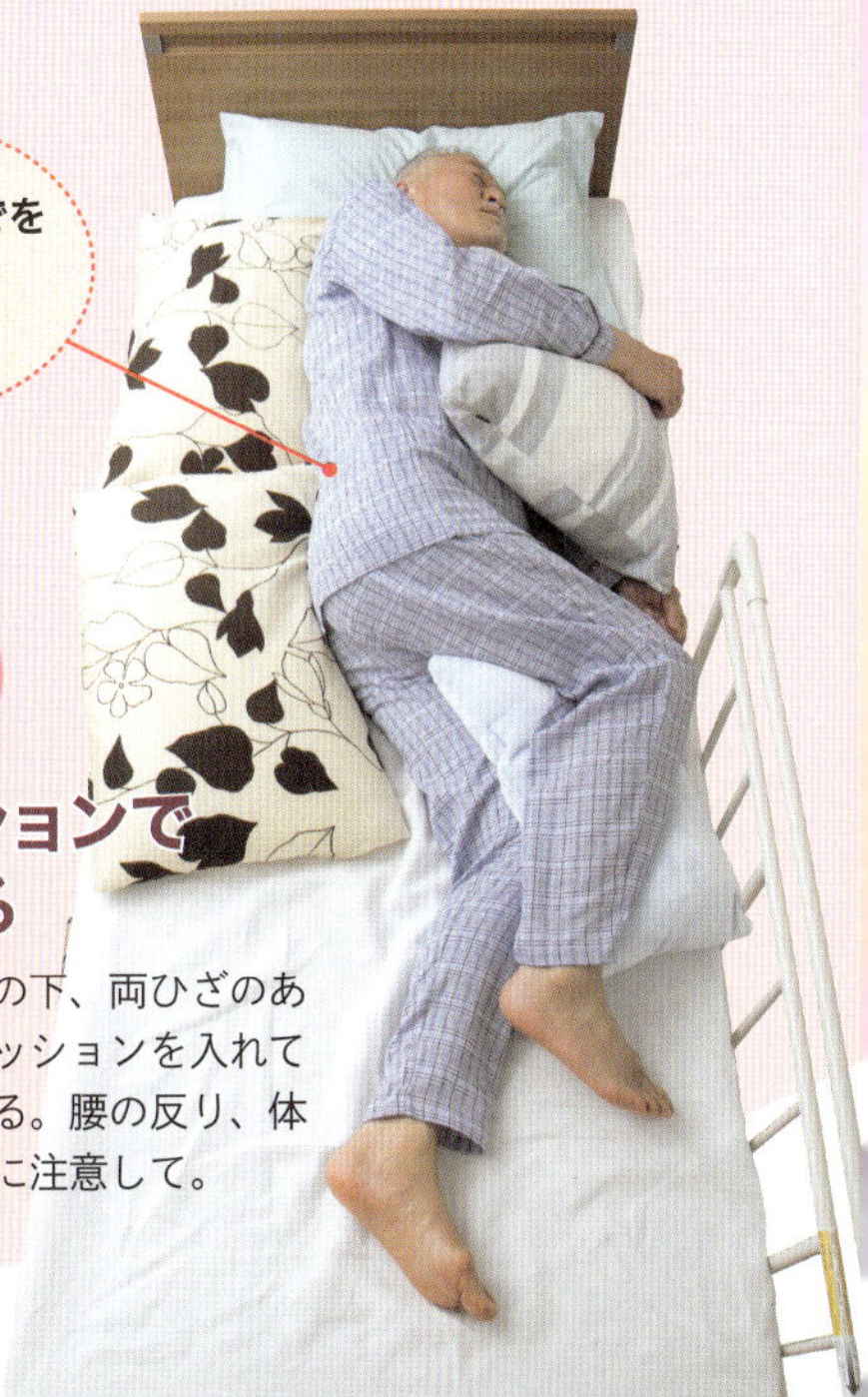

Point
肩〜おしりまでを一直線にし、安定させる

背中、腕の下、両ひざのあいだにクッションを入れて安定させる。腰の反り、体のねじれに注意して。

家庭に置ける小型吸引器で、痰をとる

**小型吸引器や保存容器は各家庭で購入してもらう。
吸引器の価格は機能により異なるが、電動式の標準タイプで4万円前後。**

用意するもの

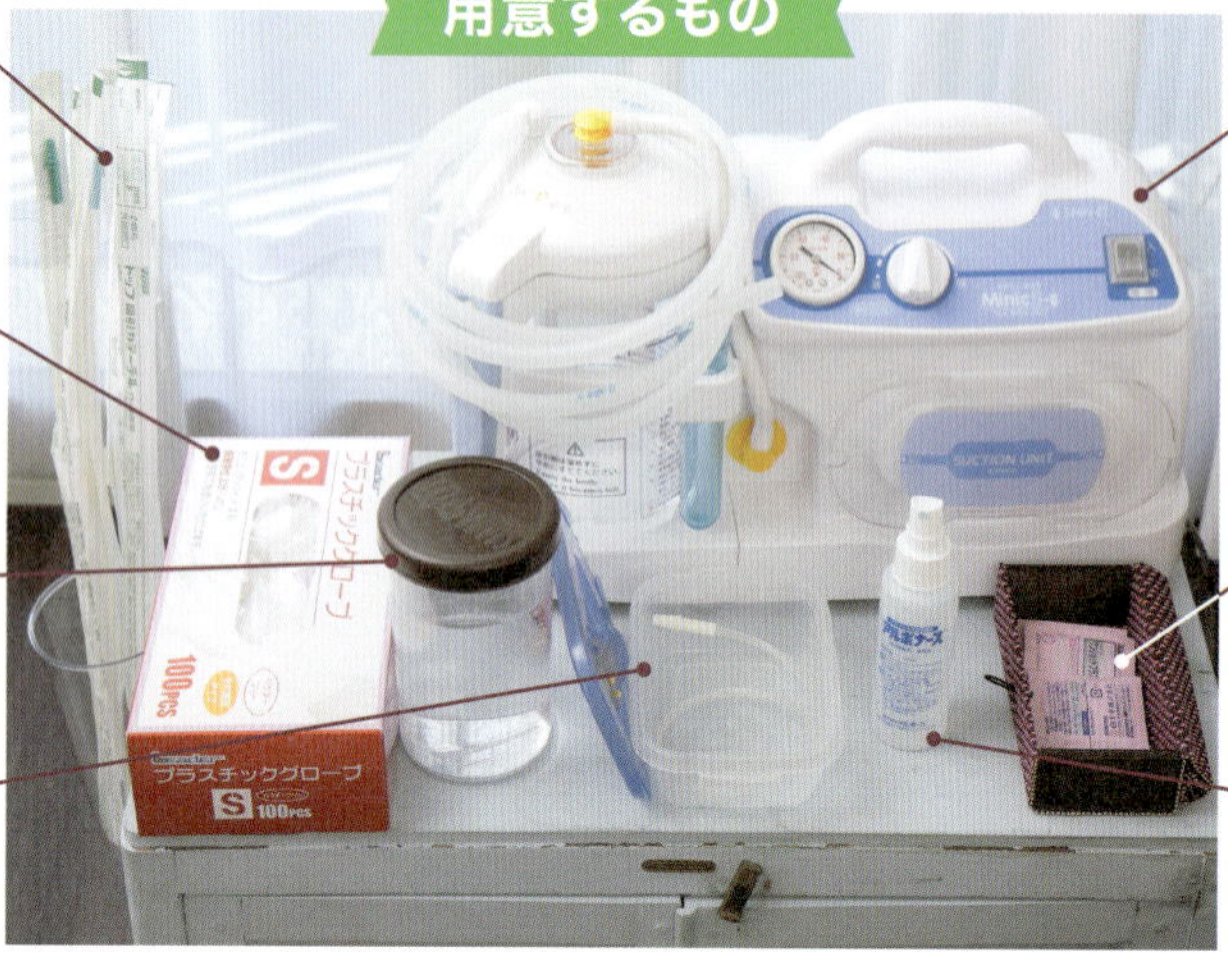

カテーテル
痰の量、気道の広さで、やや太めの14Frか細めの12Frから選択。

手袋
使い捨て手袋。使用後は裏返しに外してから処分。

蒸留水
薬局で買ってもらう。カテーテル内の洗浄に。

保存容器
フタつきの容器。使用後のカテーテルを保管。

小型吸引器
ここではシンプルで使いやすい「ミニックS-II」を使用。使用前に、痰をためるボトルに水道水を入れておく。

アルコール綿
個包装のものを使用。カテーテルの消毒に。

消毒液
速乾性の擦式消毒液を、手首まですりこむ。

1 手を消毒する

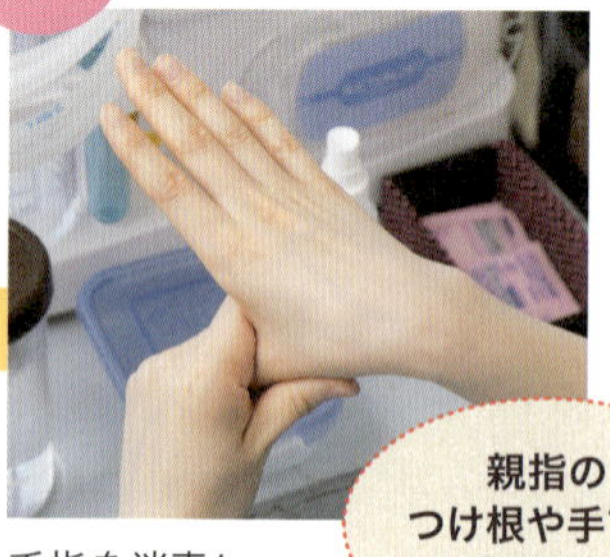

手指を消毒し、手袋をはめる。

Point
親指のつけ根や手首も念入りに

2 ホースにカテーテルをつなぐ

カテーテルを持ち、吸引器のホースの端についているカテーテルコネクタに接続。

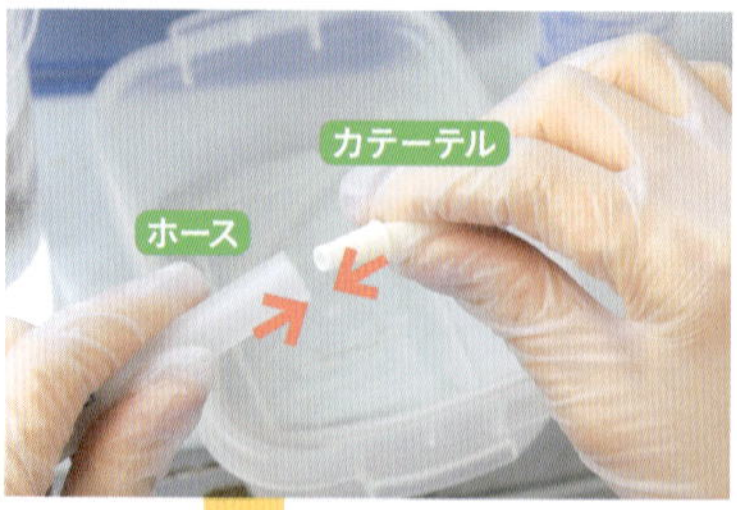

3 電源を入れる

ホースを持ったまま、吸引器の電源スイッチを押す。

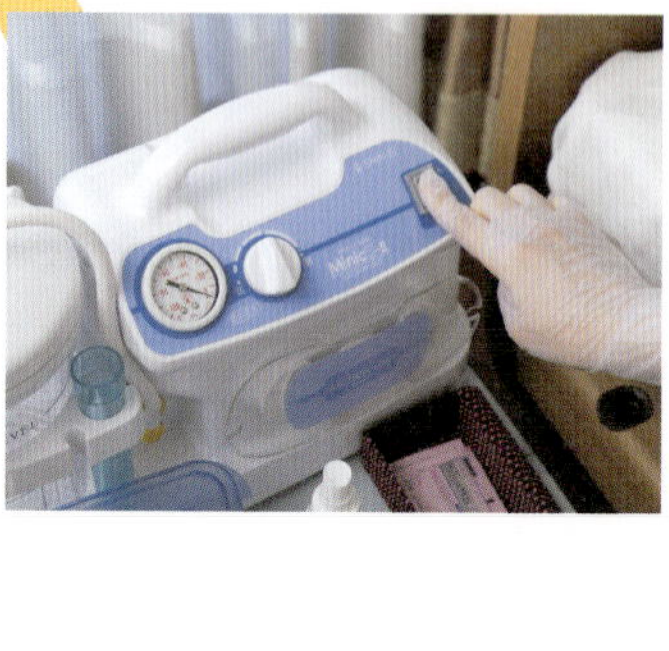

4 カテーテルを消毒する

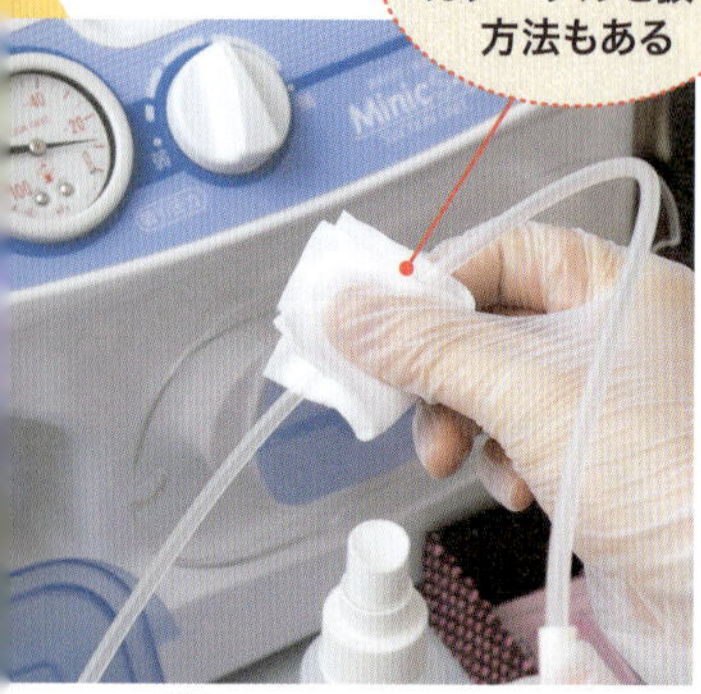

Point
アルコール綿ごと持ち、カテーテルを扱う方法もある

アルコール綿で拭く。エビデンスは不十分だが、アルコール綿でカテーテルを持って操作する方法も。

手早く吸引し、低酸素血症を防ぐ

痰の吸引中は呼吸ができません。気道内の空気も吸引されるため、低酸素血症のリスクもあります。**1回の吸引は10〜15秒以内で済ませてください。**

吸引用カテーテルの保存法には、乾かしておく「乾燥式」（左ページ参照）と、消毒液に漬ける「浸漬《しんし》式」があります。

撮影協力／新鋭工業株式会社
（吸引器 ミニックS-II）

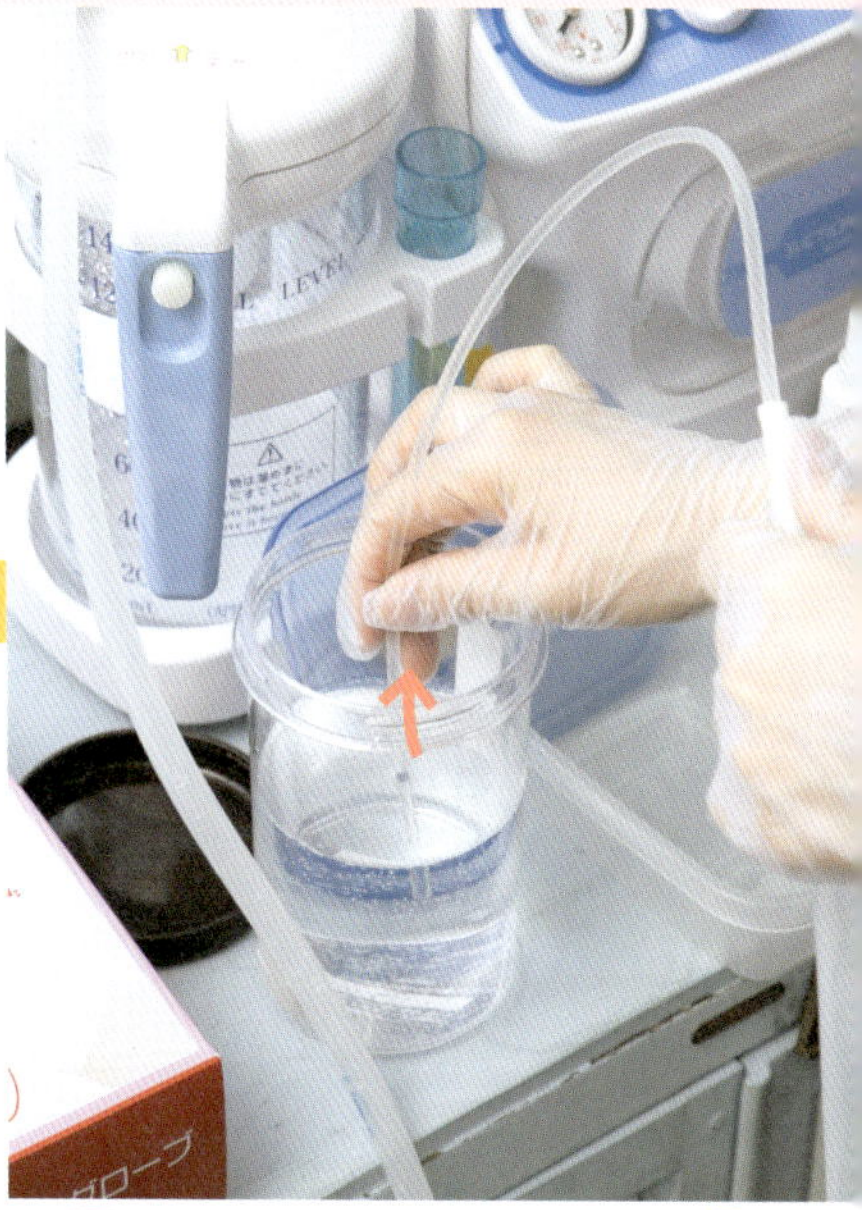

5 蒸留水を吸い上げる

カテーテルを蒸留水に入れて少量吸い上げ、吸引圧を確認。圧は20kPaがめやす。

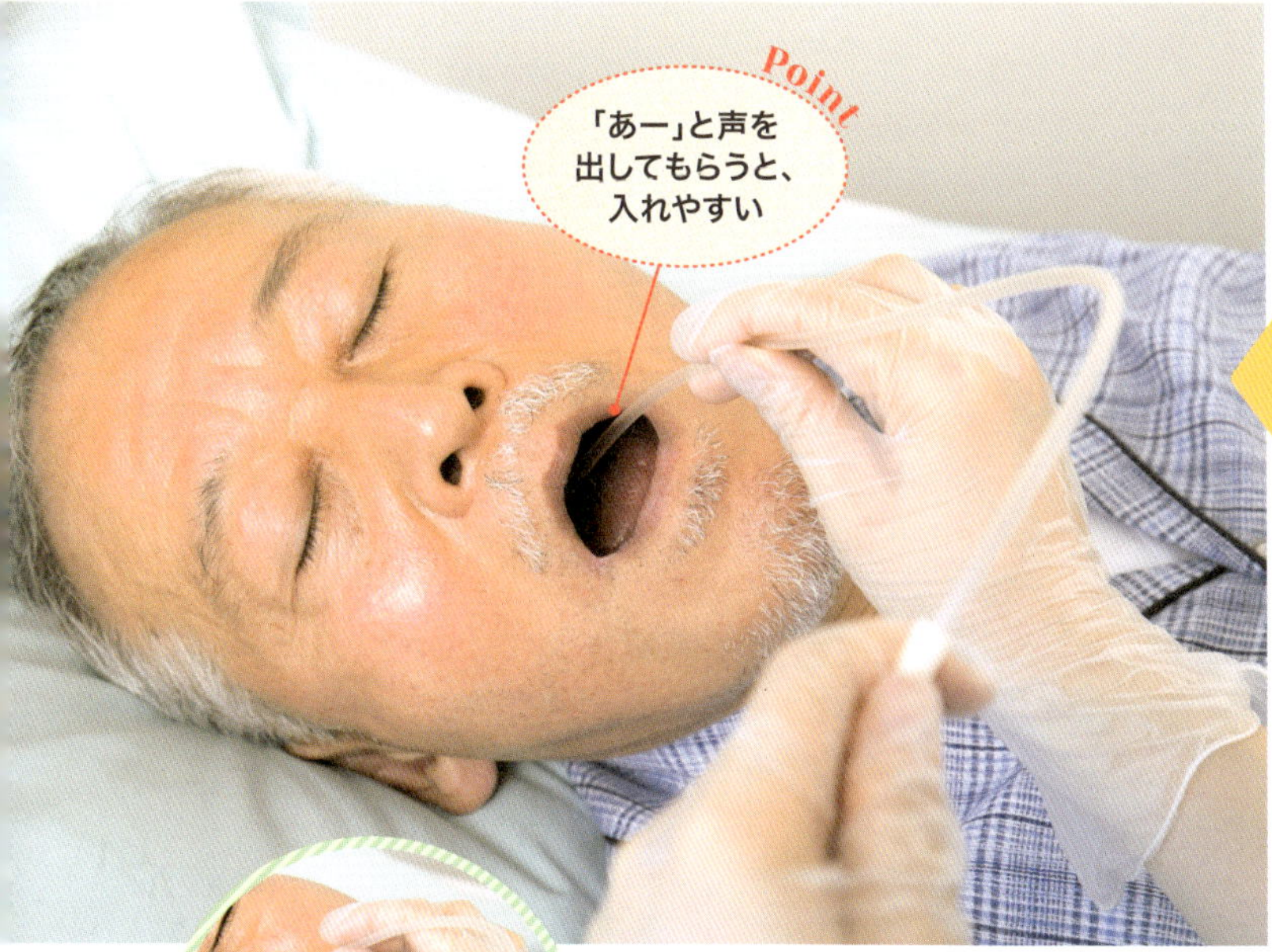
Point
「あー」と声を
出してもらうと、
入れやすい

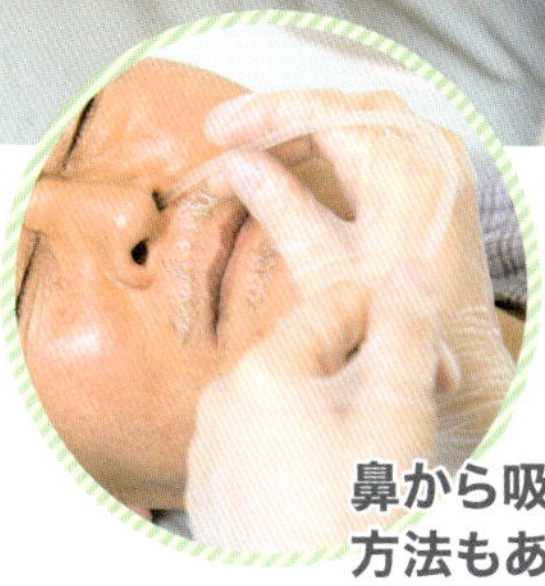

鼻から吸引する
方法もある

6 カテーテルを入れて痰を吸いとる

口腔なら13㎝、鼻腔なら15㎝の深さをめやすにカテーテルを挿入。吸引圧をかけて痰を吸引し、カテーテルを抜く（10 ～15秒以内）。

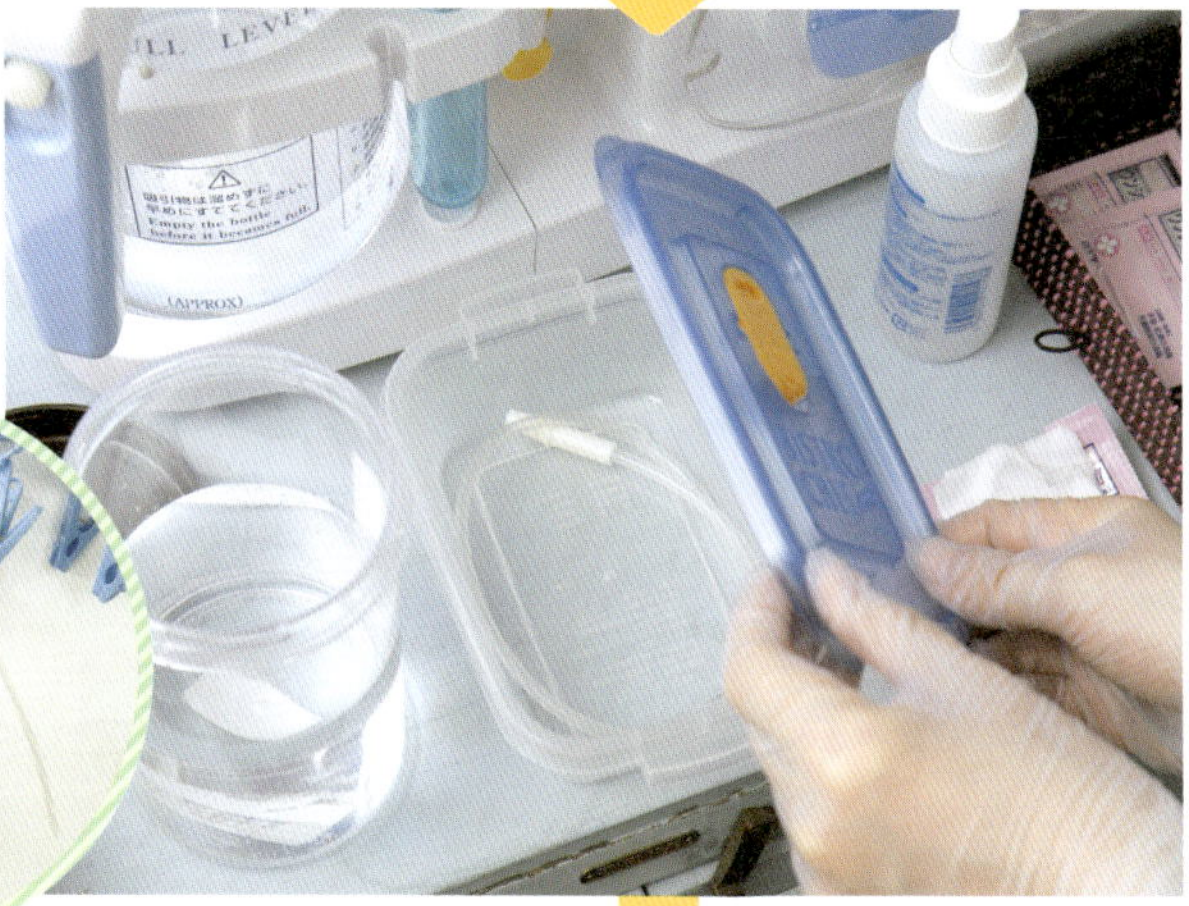

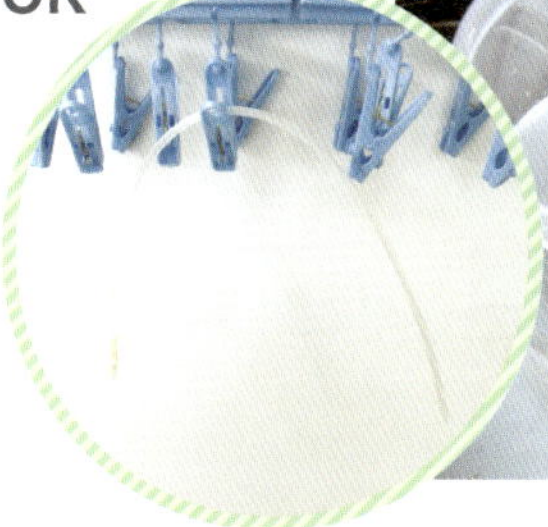

吊るして
乾燥させても
OK

7 カテーテルを消毒し、乾燥させる

アルコール綿で拭き、容器に保管。小物干しに吊るす、ペットボトルにU字型に入れるなどの方法も。

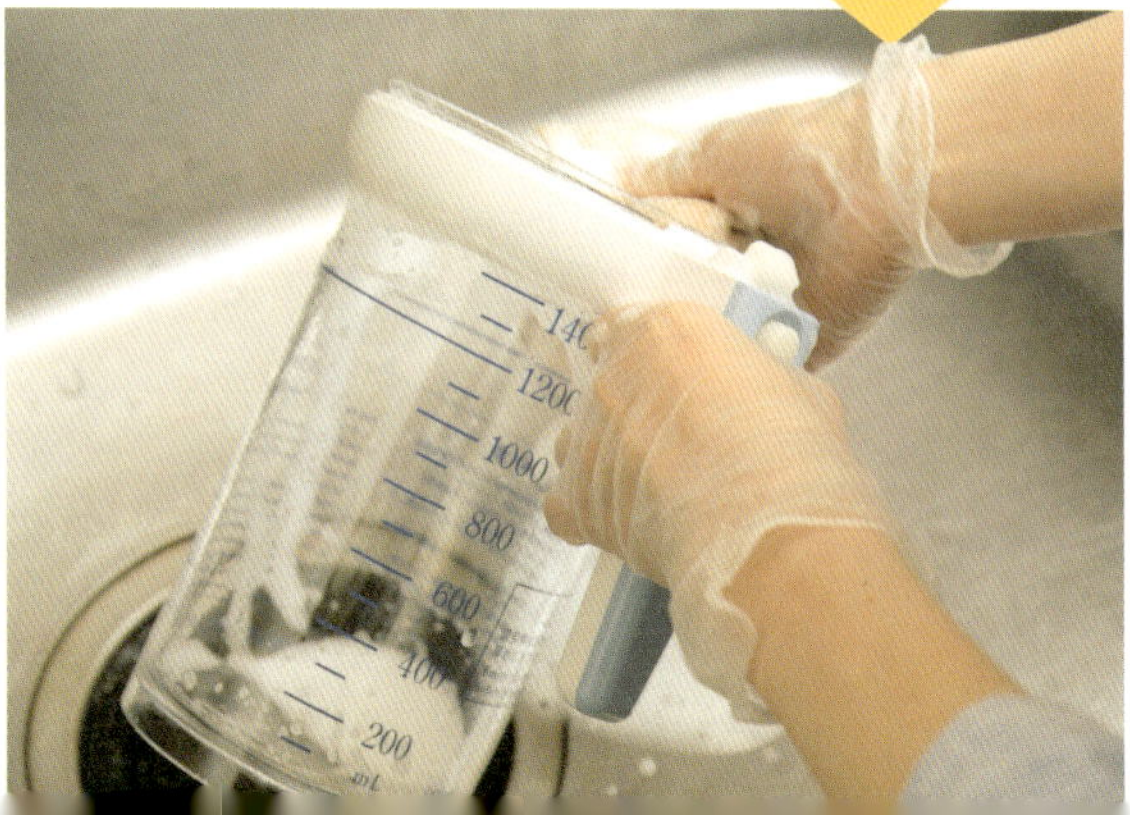

8 中性洗剤で器具を洗う

痰のたまったボトルとホースを、吸引器本体から外す。ボトル内の水と痰を捨て、ボトルは台所用スポンジと中性洗剤で、ホースは専用ブラシで洗う。

Ⅱ 気管カニューレの管理

排痰により、換気機能を保つ。皮膚トラブルもチェック

気管切開をしている療養者にとって、気管カニューレは命に関わる呼吸経路です。訪問時は必ず気管カニューレと切開部を確認し、痰が詰まっているようなら吸引処置をします。

気管切開部からの換気が正常にできるようサポート

気管カニューレとは、気道を確保するために、気管を切開して留置するチューブのことです。肺換気が十分にできず、長期にわたる呼吸管理を要する場合や、気道分泌物を自力で排出できない場合などが適応となります（下記参照）。在宅療養では、**神経難病、長期の意識障害、COPD（慢性閉塞性肺疾患）、重度の脳血管障害の後遺症などで、気管を切開し、気管カニューレを留置するケースが多く見られます**。

気管カニューレの選択や交換は、医師がおこないます。月1回をめやすに、気管カニューレを交換するのが一般的。訪問看護師は、気管カニューレ内部に付着した痰の吸引や、気管切開部のケアをおこない、正常な換気をサポートしていきます。

家族など、介護者への支援も大切な仕事です。**介護者は、気管切開部と気管カニューレの管理を毎日おこなわなければなりません。生命維持に直結するものですから、その負担は心身ともに大きいもの**。介護者の不安な思いにも耳を傾けてください。

気管切開＆気管カニューレが必要となるのは、こんなとき

長期間の気道確保が必要な場合に気管切開が適応となる。以下の3つのケースがある。

人工呼吸が必要な病気

例
- COPD（慢性閉塞性肺疾患）
- 呼吸筋の麻痺

COPDや神経筋疾患、胸壁動揺などで、呼吸不全の状態となった場合に、長期間にわたって呼吸を確保するために適応となる。

気道分泌物で換気ができない

例
- 意識レベルの低下
- 誤嚥《ごえん》

意識障害などで、自力での気道分泌物の排出が困難な場合や、誤嚥による窒息の危険性が高い場合に適応となる。

上気道が閉塞・狭窄している

例
- 口腔がん、咽頭がん、喉頭がん
- 舌・咽頭・喉頭の浮腫

腫瘍や炎症性浮腫で、口腔内や喉頭が閉塞している場合。また、外傷や異物によって上気道が損傷・閉塞しているときも適応となる。

気管カニューレのしくみとタイプを知る

気管カニューレにはカフつき・カフなしなどの種類があり、病状と療養者のニーズに応じて使い分ける。管理を適切におこなうために、構造を理解しておきたい。

カニューレのしくみ

気管とその上部の皮膚を切開し、気管にカニューレを挿入・留置。咽頭全摘出で気道自体を切断する例も一部にある。

留置後は気管カニューレが換気経路、気道分泌物の排出路となる。

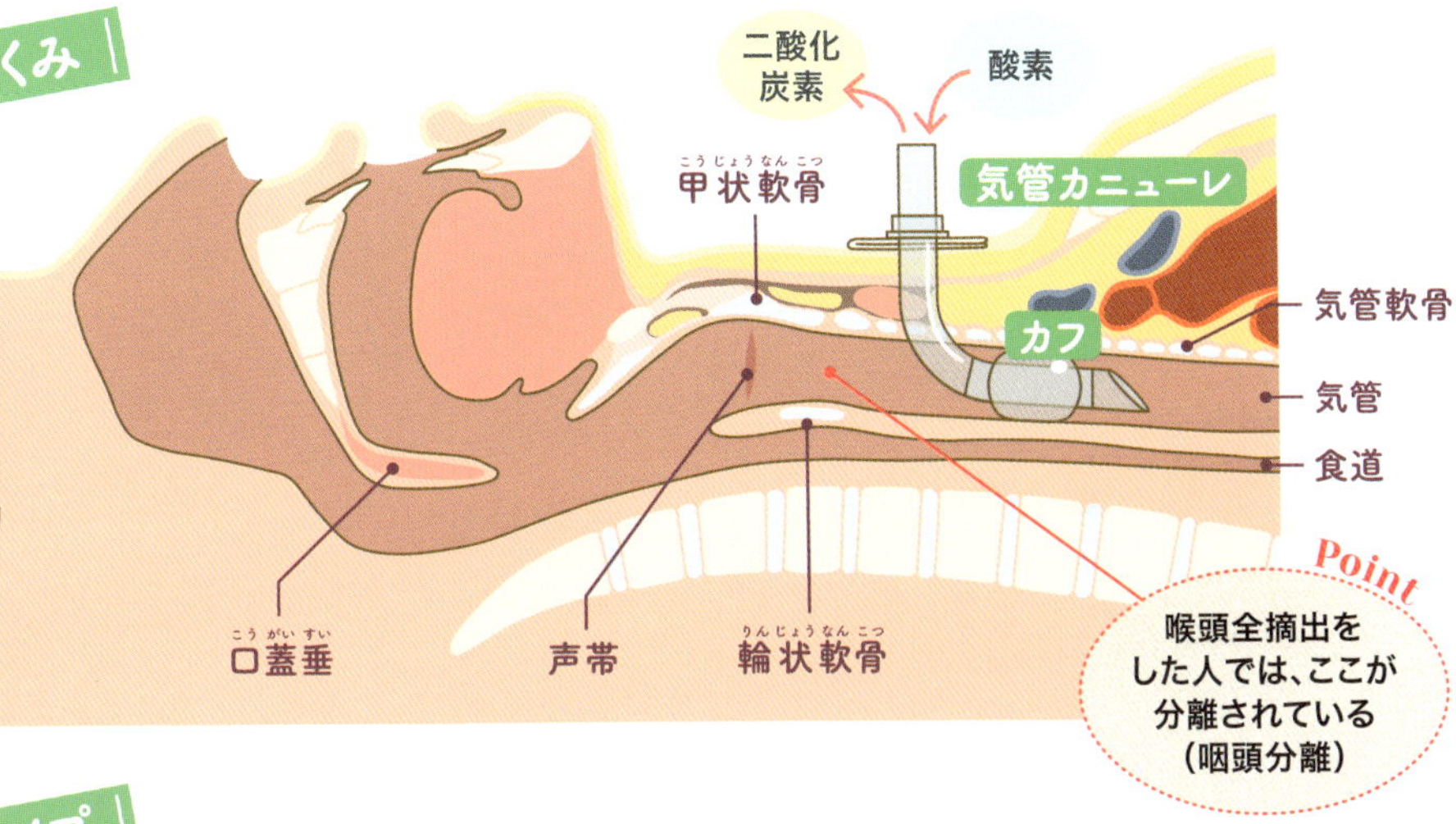

カニューレのタイプ

1 カフつきチューブ

人工呼吸器が必要な人に

空気を入れると風船のように膨らむ「カフ」がついたタイプ。空気もれや誤嚥を防ぐ役割があり、人工呼吸器が必要な人に使用。単管タイプと、内筒のある複管タイプがある。

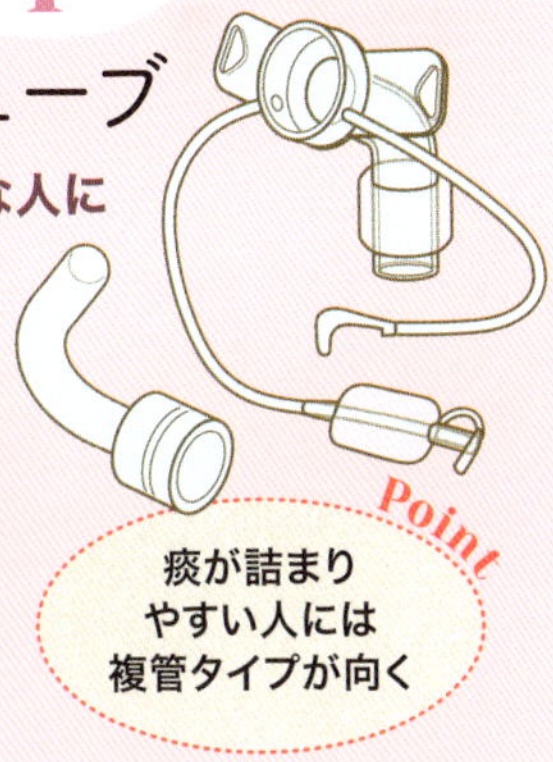
Point
痰が詰まりやすい人には複管タイプが向く

2 カフなしチューブ

人工呼吸を必要とせず、誤嚥の心配がない人に

人工呼吸器が不要で、誤嚥による窒息の危険性が低い人に適応となる。空気が声帯を通るので発声は可能。痰が多い人には複管タイプ、そうでない人には単管タイプが向く。

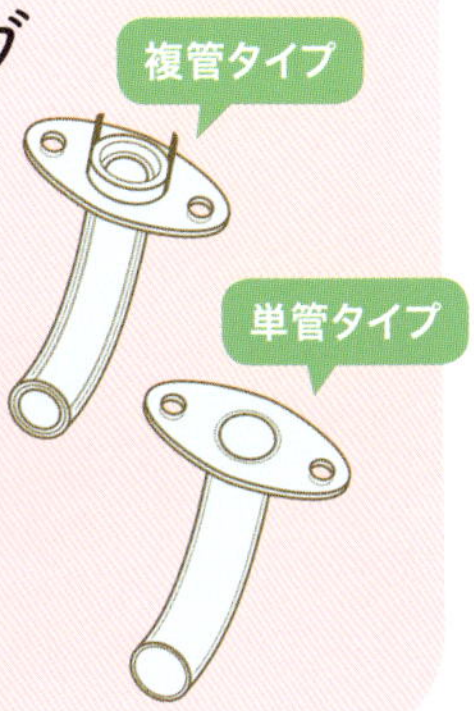

3 スピーチカニューレ

人工呼吸器が不要で発声機能を残せるときに

通常の気管カニューレでは発声できないが、スピーチカニューレなら発声が可能。人工呼吸が不要で、喉頭の機能が良好な場合に適応となる。カフつき・カフなし、単管・複管がある。

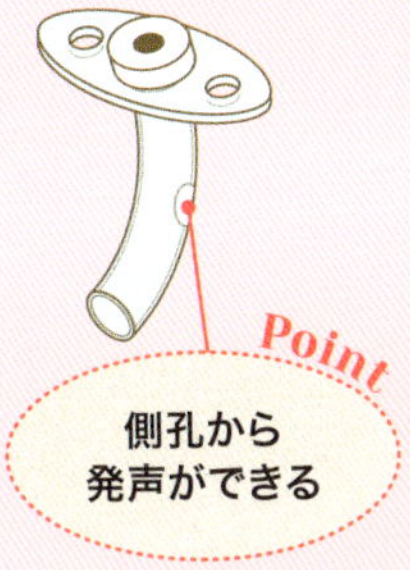
Point
側孔から発声ができる

4 その他のタイプ

咽頭がん、喉頭がんなどで切開孔を閉じられない人に

レティナは、気管切開孔の保持を目的とした器具。Tチューブは、気道狭窄の治療に用いるもの。どちらも発声が可能。

人工呼吸が不要で、誤嚥の危険がない人が適応となる。

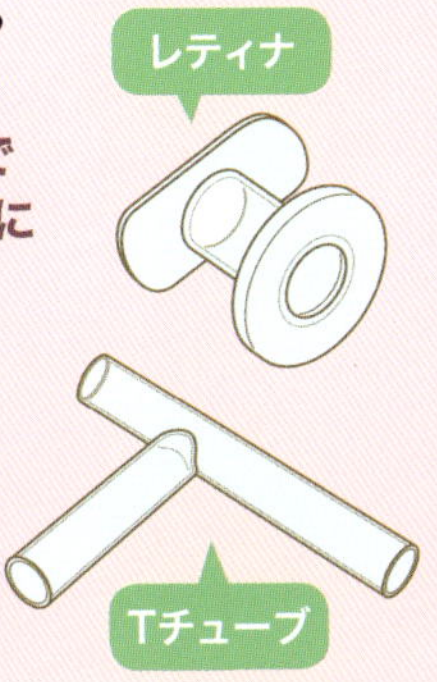
レティナ
Tチューブ

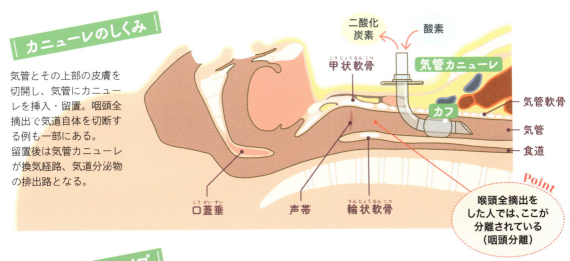

吸引器で、気管チューブ内の痰をとる

痰の吸引は、気管カニューレ管理の基本。カフつきカニューレに、カフ上部の痰を吸引する「サイドチューブ」がついている場合の流れを示した。

1 準備をする

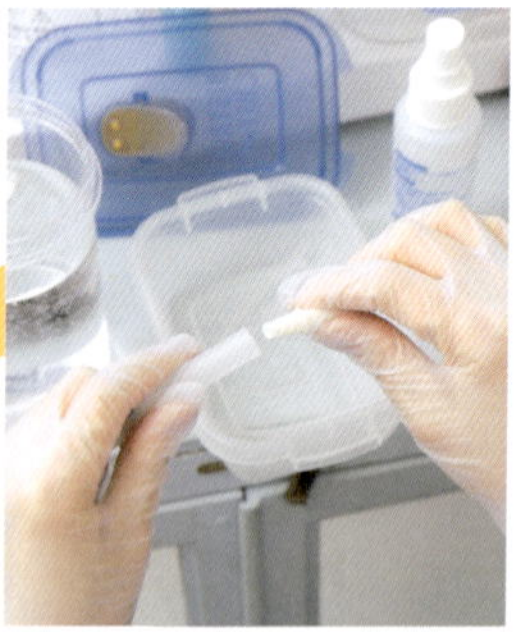

P118と同様の吸引器、物品を用意。手指を消毒し、吸引器の接続チューブを吸引カテーテルにつなぐ。

2 気管内の痰を吸引する

吸引カテーテルを気管カニューレにゆっくり挿入。吸引器のスイッチを入れ、気管内の痰を吸引する。

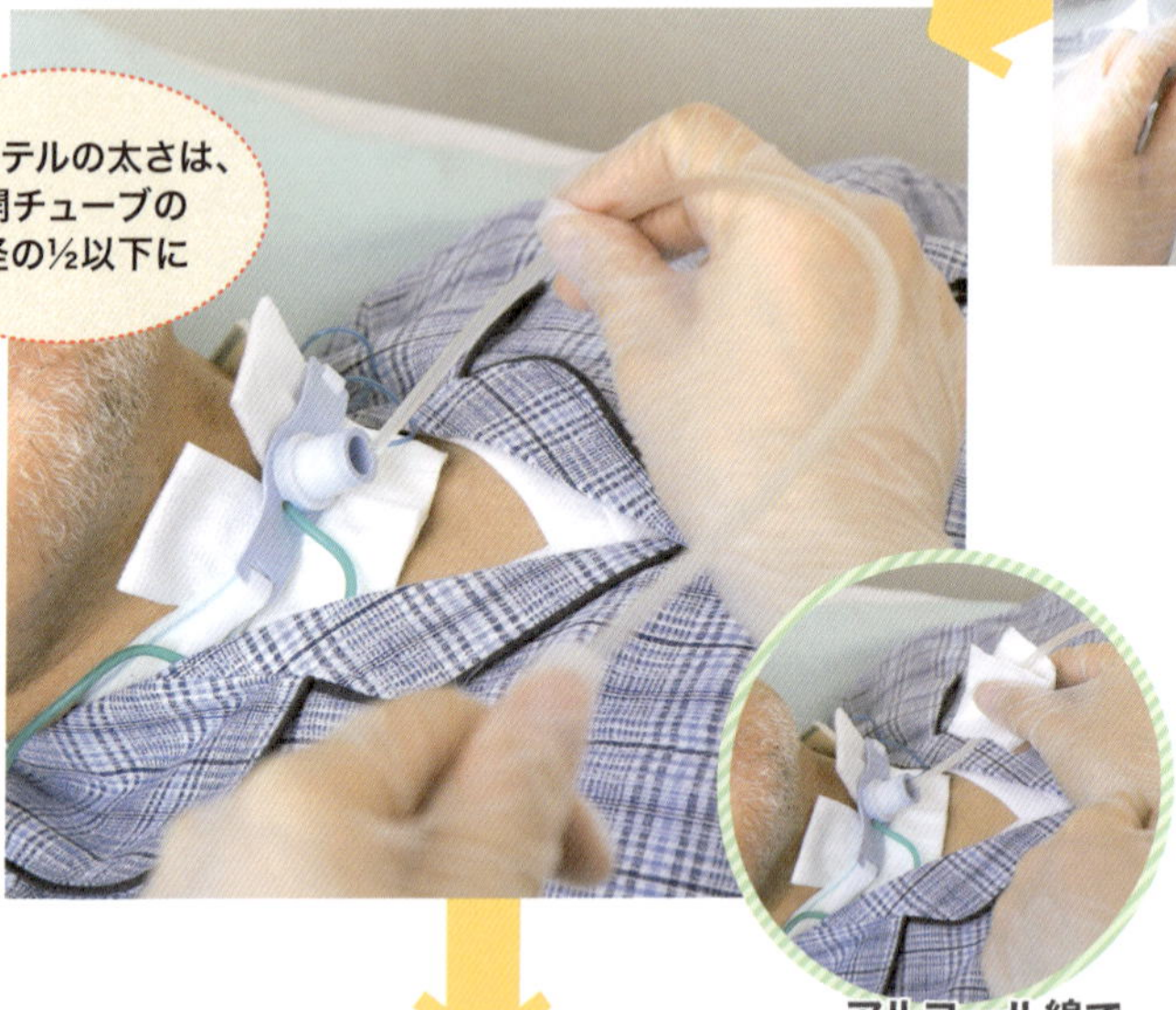

Point
カテーテルの太さは、切開チューブの内径の½以下に

アルコール綿で操作する方法も

3 サイドチューブからカフ上部の痰を吸引

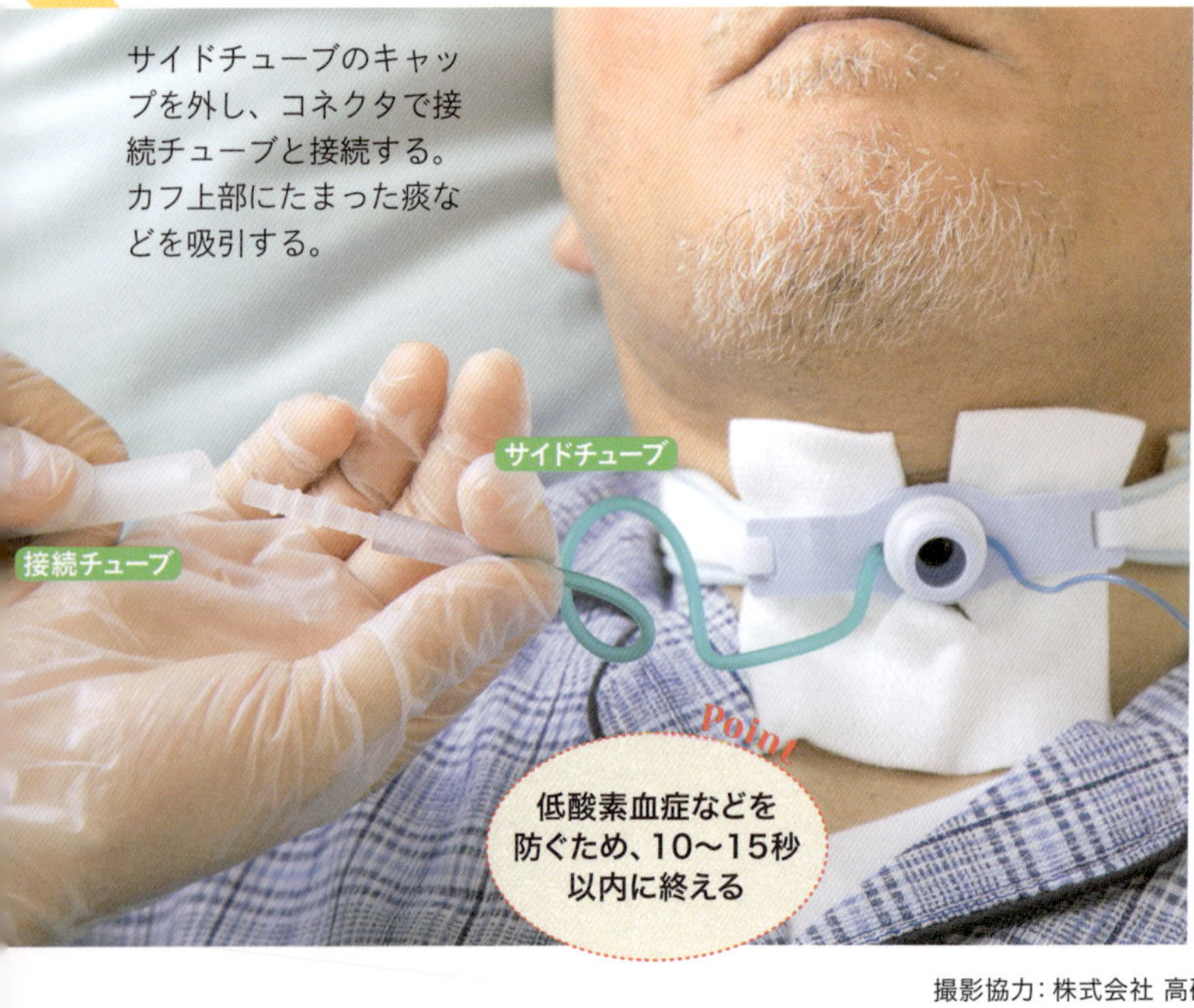

サイドチューブのキャップを外し、コネクタで接続チューブと接続する。カフ上部にたまった痰などを吸引する。

Point
低酸素血症などを防ぐため、10～15秒以内に終える

チューブに痰がたまると換気量が減ってしまう

気管切開をしている療養者には、**「吸引」「気管切開部の管理」「気管カニューレの交換・管理」という3つのケアが必要です。**

吸引は正常な換気のために不可欠。気管カニューレに痰がたまると、内腔がせまくなって、呼吸困難に陥ります。**呼吸のようすや動脈血酸素飽和度、聴診などから必要性を判断し、吸引器で吸引します。**

合併症を防ぐため、操作は慎重に、できるだけ短時間に済ませましょう。カテーテル挿入中に抵抗を感じた場合は、気道粘膜損傷のリスクを避けるため、カテーテルを1～2㎝戻してから吸引してください。

撮影協力：株式会社 高研（コーケンカニューレホルダースタンダード成人用）
新鋭工業株式会社（吸引器 ミニックS-Ⅱ）

4 バルブにシリンジを入れる

カフに空気を注入する。まず、カニューレに付属のパイロットバルーンにシリンジを差し込む。

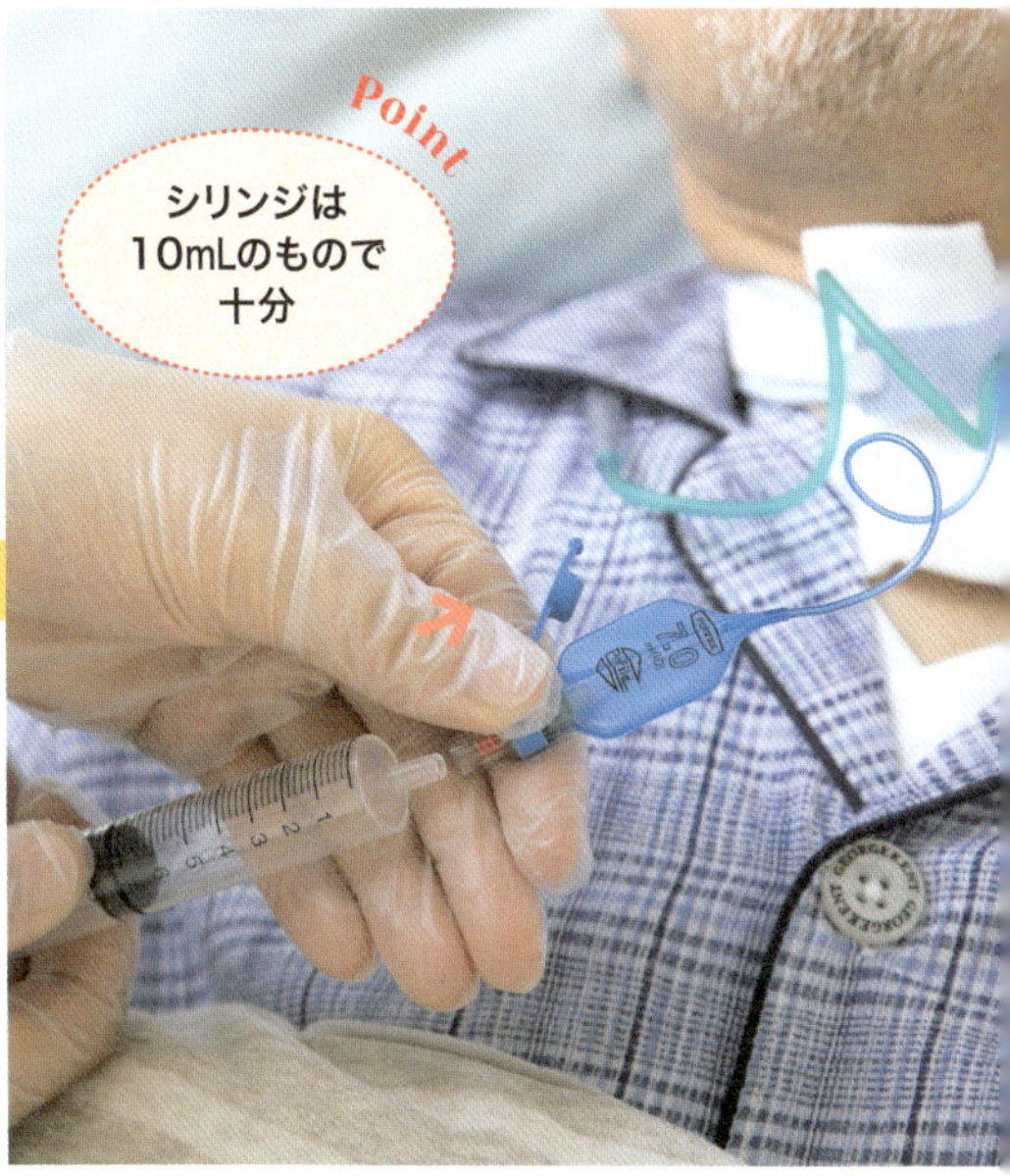
Point
シリンジは10mLのもので十分

5 シリンジで空気を注入

空気を注入し、パイロットバルーンを膨らませる。空気の量は療養者の状態で異なる。カフ圧計でカフ圧もチェック。20 ～25㎝ H_2Oが至適範囲とされる。

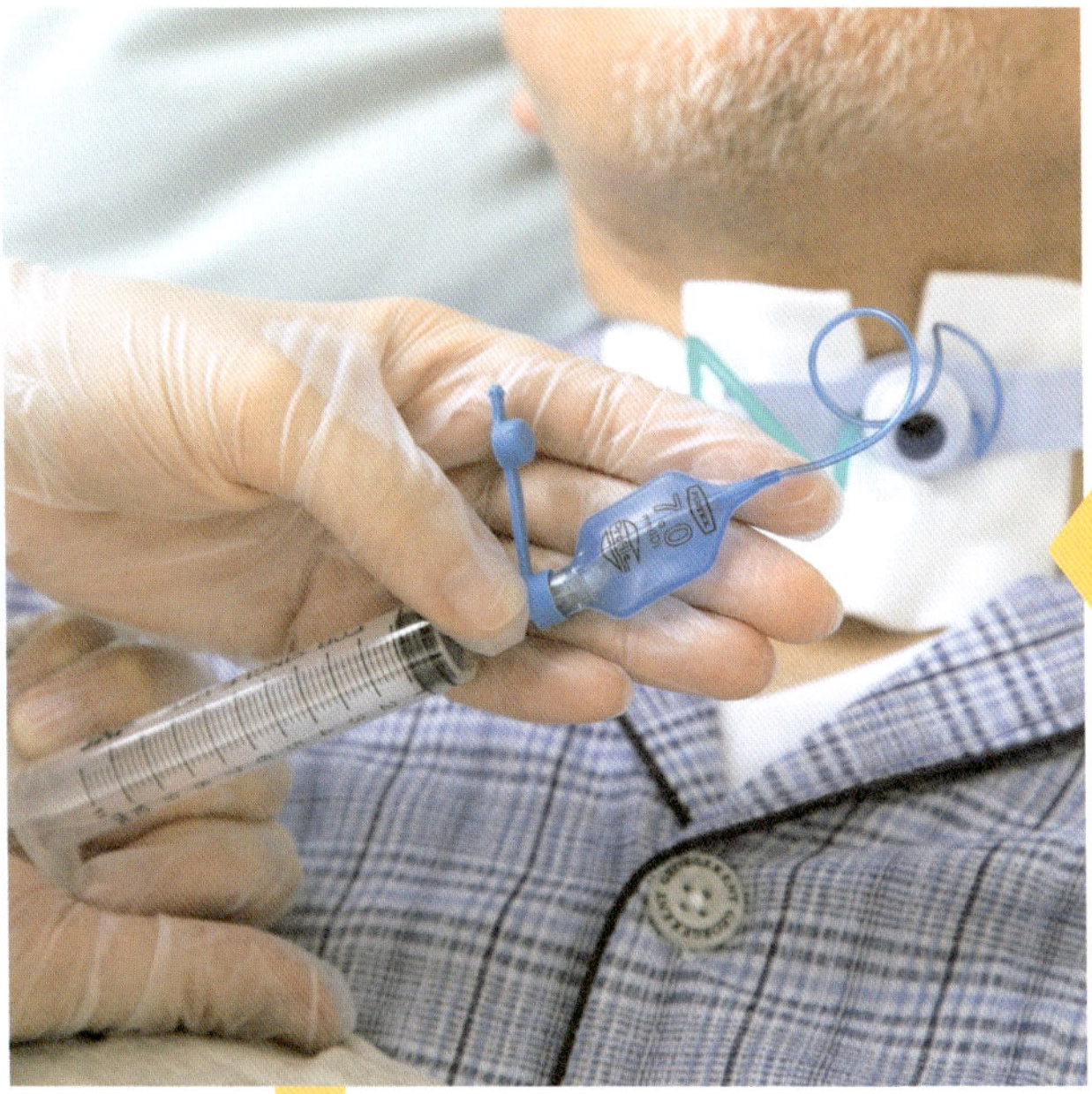

6 聴診し、バイタルも確認

分泌物の性状を確認。聴診をして、血圧、脈拍などのバイタルもチェック。

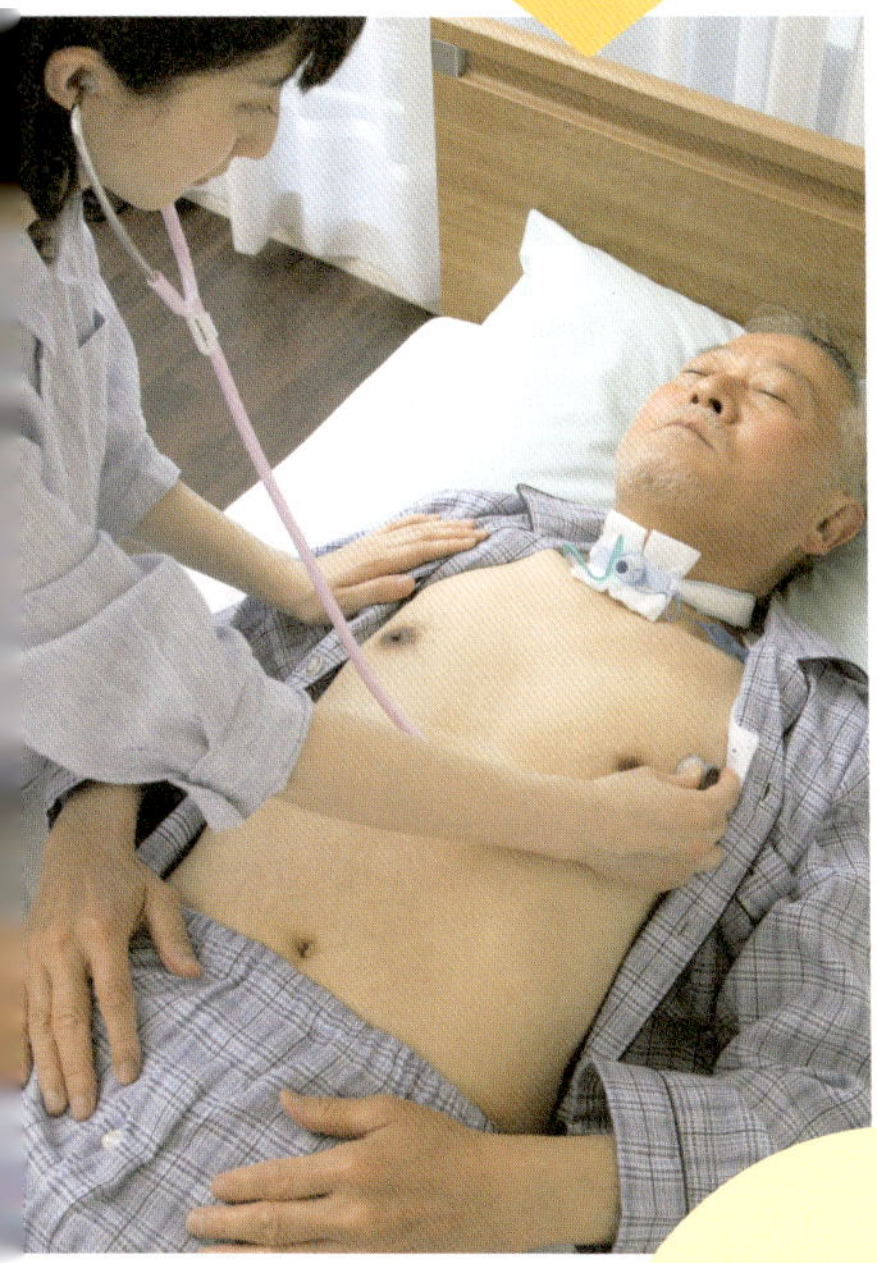

吸引による合併症、体調の変化をチェック

吸引中の合併症としては、おもに下記のものがある。療養者の痛みや疲労度にも注意する。

低酸素血症

吸引中はほぼ無呼吸のため、低酸素にはチアノーゼの有無、動脈血酸素飽和度を確認。

バイタル変動

迷走神経反射による血圧低下や不整脈などで、心停止をきたすこともある。

吐き気・嘔吐

嘔吐した場合は、口腔内の吐物を吸引する。さらに誤《ご》嚥《えん》の有無や脈拍、血圧をチェック。

気管支攣《れん》縮《しゅく》

吸引刺激で誘発されることがある。気管支狭窄音、呼気延長の有無を聴診で確認する。

気道粘膜の損傷

吸引カテーテルで粘膜を傷つけることも。吸引した分泌物に血液が混じっていないか確認。

切開部に皮膚トラブルがないか見る

訪問時には必ず切開部を視診し、皮膚トラブルや肉芽《にくげ》、出血がないかを見る。カフつきカニューレの場合は、カフ圧は適切かどうかも確かめる。

カニューレと皮膚のあいだのYガーゼを交換。最近はガーゼを使わないことも多い。

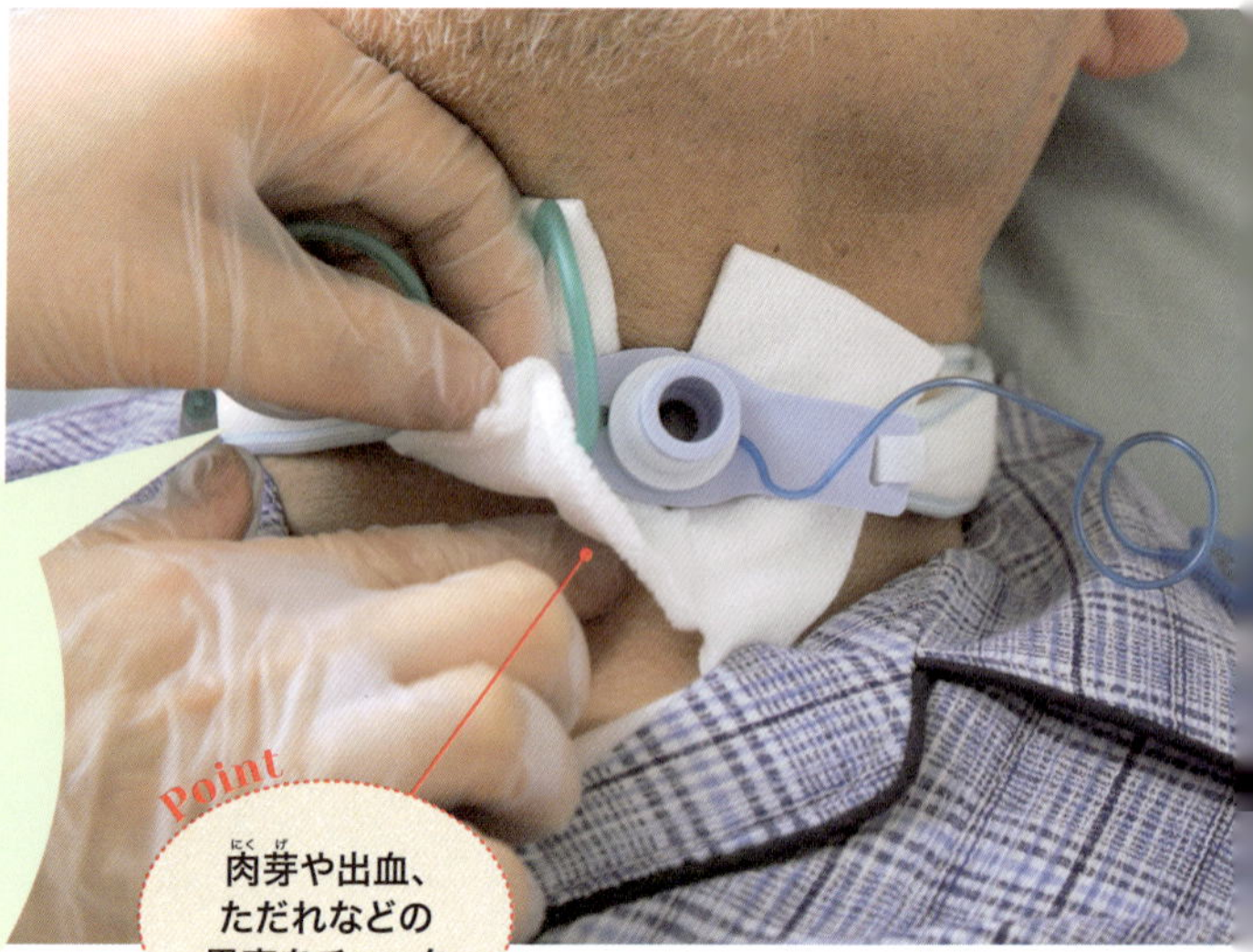

カニューレバンドで首の皮膚トラブルを防ぐ

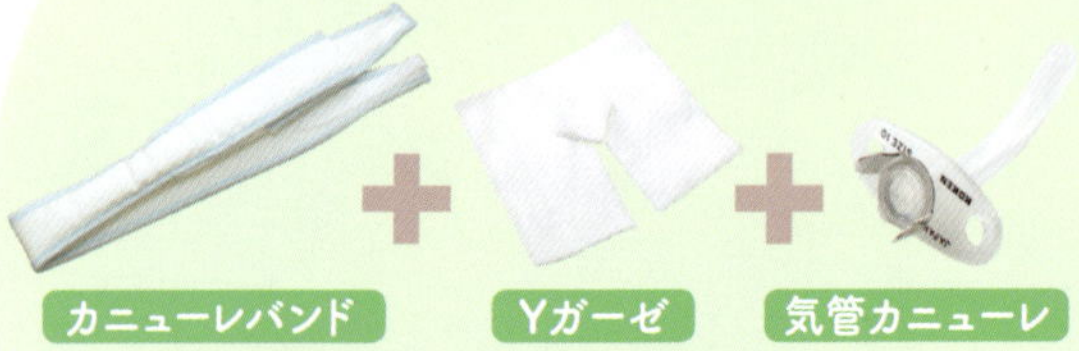

気管カニューレの固定に綿テープを使うと、皮膚トラブルが起こる人もいる。市販のカニューレバンドを購入するほか、好みの布で手づくりするのもいい。

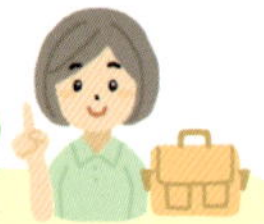

訪問看護師の心得

早めの診察が必要か、画像を携帯で送って見てもらう

皮膚トラブルを発見し、主治医に連絡すべきか迷う場合もある。そのようなときは皮膚の状態を撮影し、画像をステーションの上司や先輩に送って判断してもらおう。

肉芽がひどくなると気管カニューレが入らないことも

気管切開部はつねに観察し、皮膚トラブルがあれば早期に対処します。**トラブルとしては、ただれや出血のほか、肉芽《にくげ》がよく見られます。**肉芽は、機械的な刺激や炎症に対する組織の修復反応で、気管カニューレを長く使っている人に起こります。ひどくなると、カニューレの交換ができなくなることもあり、注意を要します。

気管切開孔に多いトラブル

気管切開孔周囲の皮膚トラブルで多いのは、以下の3つ。予防法、対処法を覚えておこう。

皮膚障害

軟膏などを塗布し、清潔を保つ

気管切開孔周囲の発赤、ただれなど。軽いものならワセリンなどで、炎症が強ければ軟膏などで対処する。気管カニューレ周囲の保清が、予防につながる。

肉《にく》芽《げ》

気管切開歴が長い人ほど注意する

肉芽は、機械的な刺激や炎症をくり返すことで形成される。肉芽による出血や閉塞でカニューレの交換が難しい場合は、医師の外科的処置でとり除くこともある。

出血

気管カニューレ交換後に起きやすい

気管切開をおこなってすぐの時期や、気管カニューレ交換直後から翌日くらいまでは、出血することがある。医師の判断により、軟膏などで対処する。

自己抜去時の対応も家族がおこなうのが基本

カフつきの気管カニューレでは、1日に1回はカフ圧を確認するよう、家族に指導します。適切なカフ圧は療養者の状態で異なりますが、20～25㎝H_2Oが一般的です。

複管タイプの気管カニューレでは、内筒の手入れも家族がおこないます。**内筒に痰がたまっていると、十分に換気できません。少なくとも1日1回は洗浄してもらいます。**誤嚥《ごえん》防止のために口腔ケアも有効です。

気管カニューレの交換は基本的に医師がおこないますが、自己抜去時など、家族がおこなわざるをえないことも。**緊急時に備えて、主治医から挿入方法を指導してもらいましょう。予備のカニューレも必要です。**

なお、気管切開により発声できなくなった場合は、コミュニケーションの工夫も求められます。カードや文字盤、パソコン、筆談などのうち、療養者にとって使いやすいツールでコミュニケーションをとります。

簡単な問診の際には、うなずきで応えてもらったり、「はい」「いいえ」で答えられるクローズドクエスチョンで確認をします。

日ごろのケアを家族に覚えておいてもらう

複管タイプの気管カニューレでは、内筒を取り出して洗う必要がある。
気管カニューレの種類を問わず、入浴時の対処法なども話しておく。

入浴時の防水

Point 人工鼻やトラキマスクを使う方法もある

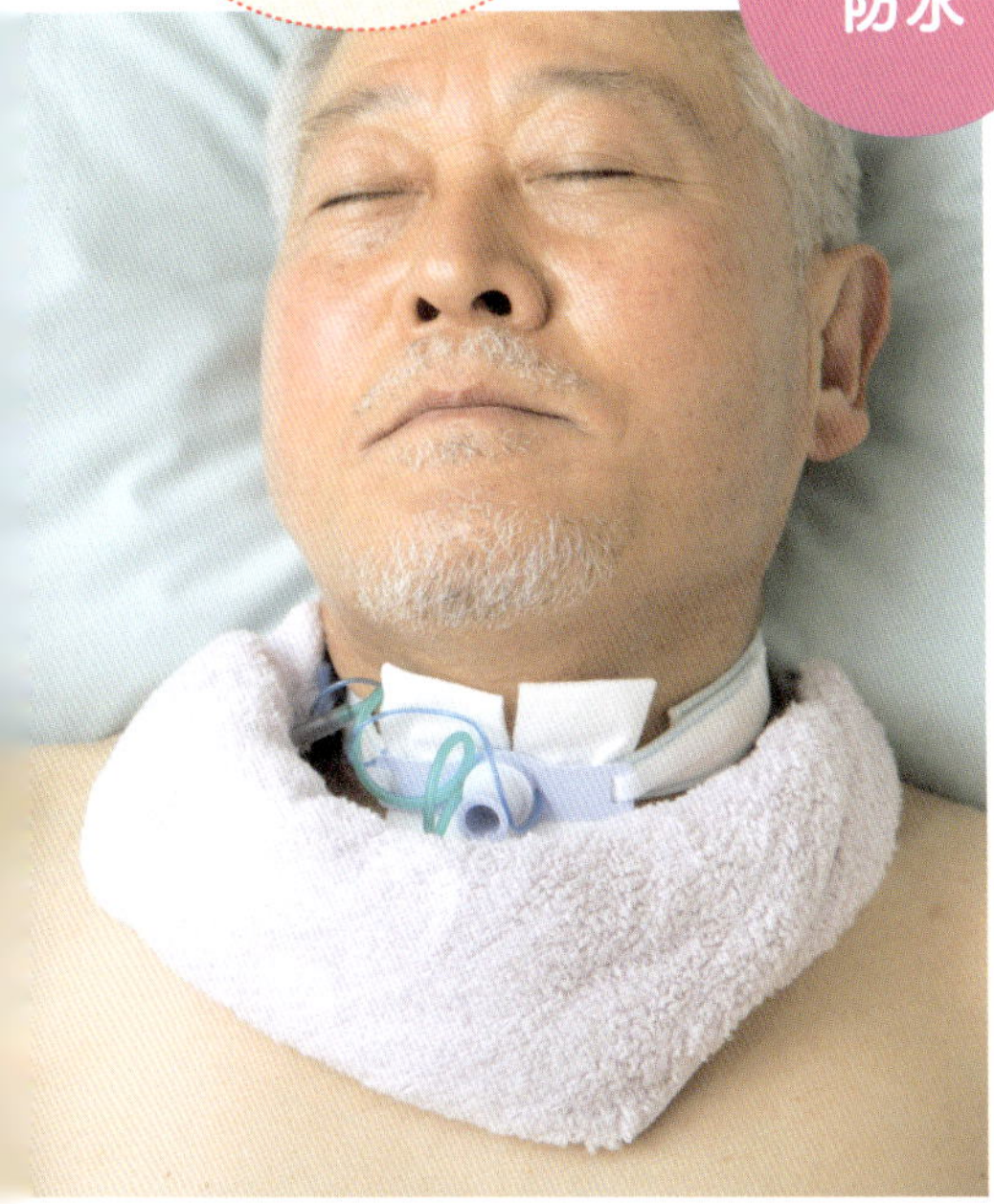

タオルを首もとに巻いて、気管切開部が濡れないようにする。シャンプーハットに切り込みを入れたものを首にあててもよい。

内筒の洗浄

1 ブラシで洗い、痰をとる

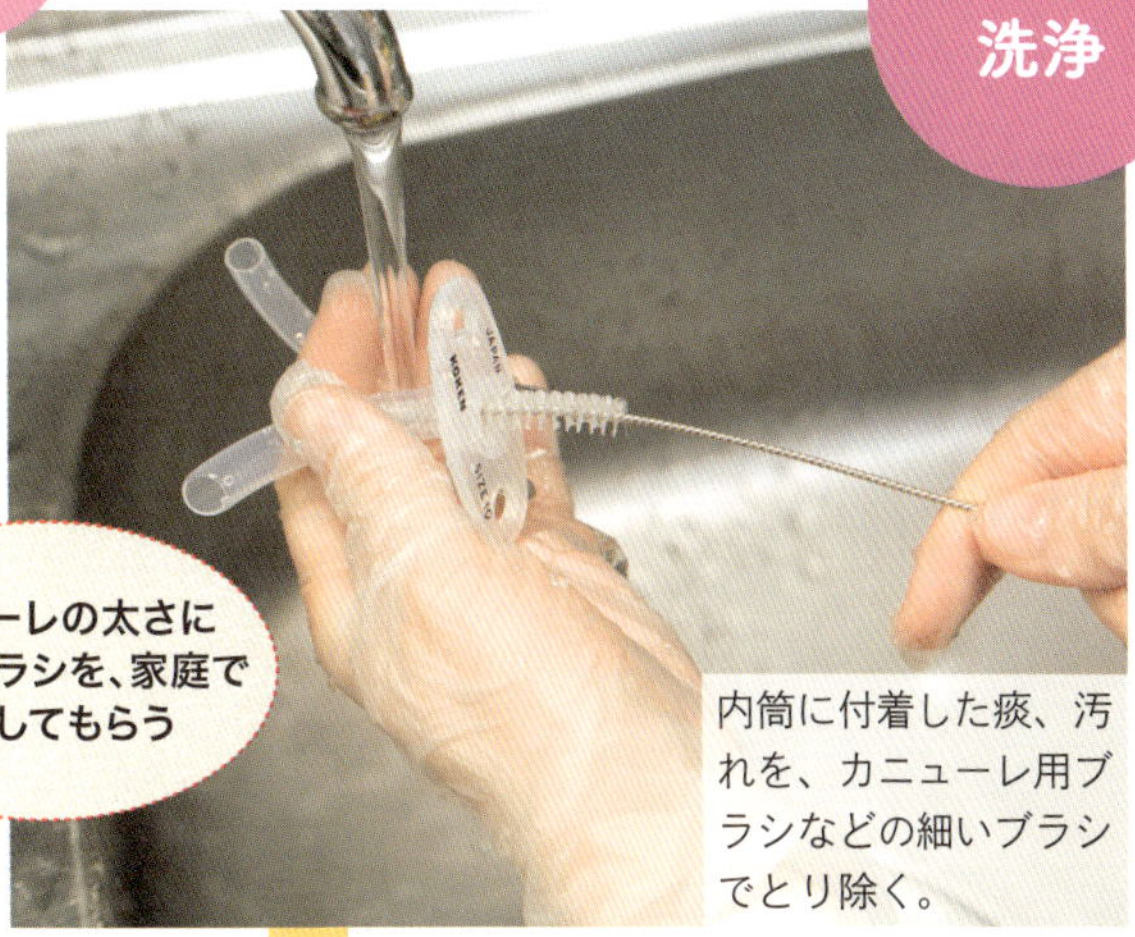

Point カニューレの太さに合ったブラシを、家庭で購入してもらう

内筒に付着した痰、汚れを、カニューレ用ブラシなどの細いブラシでとり除く。

2 密閉容器で保管する

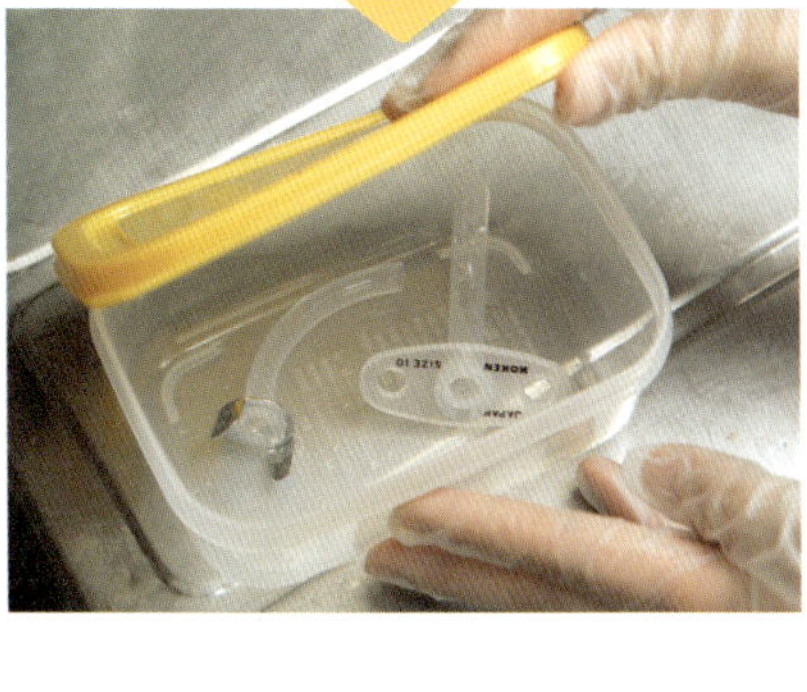

流水または滅菌蒸留水で洗い流し、乾かしてから密閉容器で保管。

 撮影協力：株式会社 高研（高研式気管カニューレ複管）

Ⅲ

在宅酸素療法（HOT）

酸素流量と使いかた、動脈血酸素飽和度などをチェック

COPD（慢性閉塞性肺疾患）や心不全による息苦しさは、日常生活を困難にします。活動量を保ち、快適に過ごせるよう、HOTの自己管理法を身につけてもらいます。

基本は自己管理。正しく使えているかを見る

在宅酸素療法（ＨＯＴ）は、慢性の呼吸器疾患や心疾患、神経疾患などによる低酸素状態に対して、酸素を供給する治療法です。１９８５年に健康保険の適用となったことから急速に広まり、現在は17万人以上がＨＯＴを受けています。

ＨＯＴは自己管理が基本。管理方法は入院中に指導・教育を受けますから、訪問看護師は、正しい管理ができているかどうかを見ていきます。長い療養生活のなかでは、気がゆるんだり、間違えたりすることもあるでしょう。それを軌道修正するのが仕事です。ＨＯＴはそれ自体が目的なのではなく、**ＨＯＴの導入によって、ＡＤＬ（日常生活動作）を向上させて、ＱＯＬ（生活の質）を高めることが目的です。**

しかし呼吸苦は、麻痺などと違い、他人からはわかりにくい症状です。つい無理をして病状を悪化させてしまうこともあります。呼吸苦のために外出を避けたり、うつ傾向になったりする人もいます。精神的な面も含めてサポートしていきましょう。

酸素療法が必要なのは、こんなとき

下記のような高度の慢性呼吸不全にあてはまる場合に、HOTが適応となる。

神経疾患などによる低酸素血症

筋《きん》萎《い》縮《しゅく》性《せい》側《そく》索《さく》硬《こう》化《か》症《しょう》や筋ジストロフィー などの難病で、低酸素血症をきたしている場合。

チアノーゼ型先天性心疾患

先天性の心疾患で、発作時に低酸素状態か無酸素状態になる人への救命法としておこなう。

慢性心不全

慢性心不全で、NYHA※Ⅲ度以上、睡眠時のチェーンストークス呼吸があるなど、一定の基準にあてはまる場合。

※NYHA…ニューヨーク心臓協会による心不全の重症度分類。Ⅰ～Ⅳ度に分けられる

慢性の呼吸器疾患

COPD（慢性閉塞性肺疾患）などがあり、動脈血酸素分圧が55㎜Hg以下の場合。

肺高血圧症

肺に血液を送る肺動脈の血圧が上昇する「肺高血圧症」で、医師が必要と判断した場合。

機器の種類と、導入の流れを理解する

HOTの機器としてとくに多いのが、下記のタイプ。このほかに、
液体酸素を気化させて酸素を供給する液体酸素装置がある。

在宅酸素療法を始めるときの流れ

Step 1 症状、環境から適応を決める

症状だけでなく、病態の認識や機器の管理ができるか、環境、介護力なども含めて、主治医が適応を検討する。

Step 2 機器を選び、業者に依頼

酸素の必要量、療養者の活動性、環境などを考慮して、主治医が酸素供給機器を選定し、業者に依頼する。

Step 3 使いかたを指導する

業者の担当者や看護師などが、療養者と家族に対し、機器のとり扱い、調節法、生活上の注意などの教育・指導をおこなう。

Step 4 自己管理で正しく使う

訪問看護師の大きな役割はここ!

日々の自己管理をサポート。機器の使用法、緊急時の連絡体制やパルスオキシメータの使いかたなどを指導する。

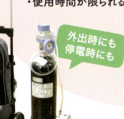

撮影協力:
エア・ウォーター・メディカル株式会社(設置型酸素濃縮装置〈左〉小夏3SP/酸素ボンベ&カート〈左〉)
帝人ファーマ株式会社(設置型酸素濃縮装置〈右〉ハイサンソ3S/サンソセーバー5、酸素ボンベ&カート〈右〉)

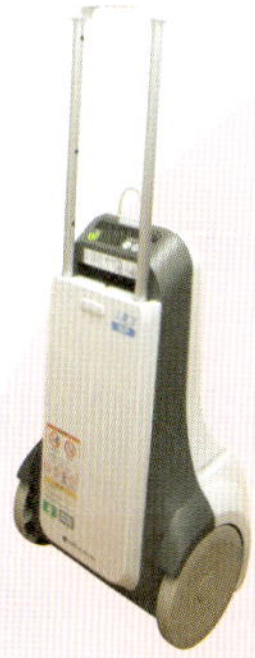

自宅での使用に最適

設置型酸素濃縮装置

空気中の酸素を活用する。自宅や施設でよく使われる

空気中の酸素を濃縮し、供給する装置で、電源が必要。「膜型」と「吸着型」があり、空気中の窒素を吸着材で吸着し、濃度90%以上の酸素を供給する吸着型が一般的。メンテナンスは3か月に1回ほど。

メリット

- リモコン機能つきもあり、操作しやすい
- 連続して使え、残量の心配がいらない

デメリット

- 電気代がかかる
- 停電時は使えない

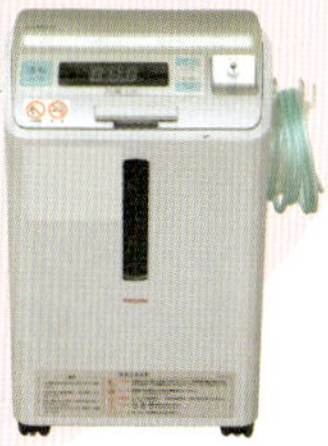

外出時などに便利

酸素ボンベ

電源いらずでどこでも使える。外出用カートも普及している

圧縮された医療用酸素が入った軽量のボンベで、電源はいらない。外出時に使うことが多く、持ち運びに便利な専用のキャリーカートもある。停電時などにも役立つが、長時間は使用できないことに注意。

メリット

- 携帯しやすい

デメリット

- 使用時間が限られる

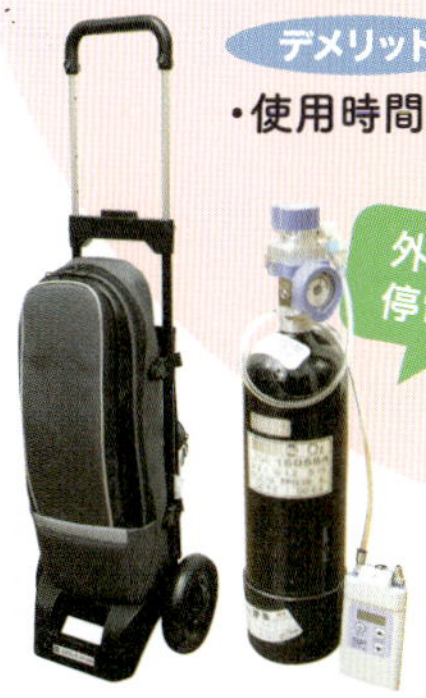

外出時にも停電時にも

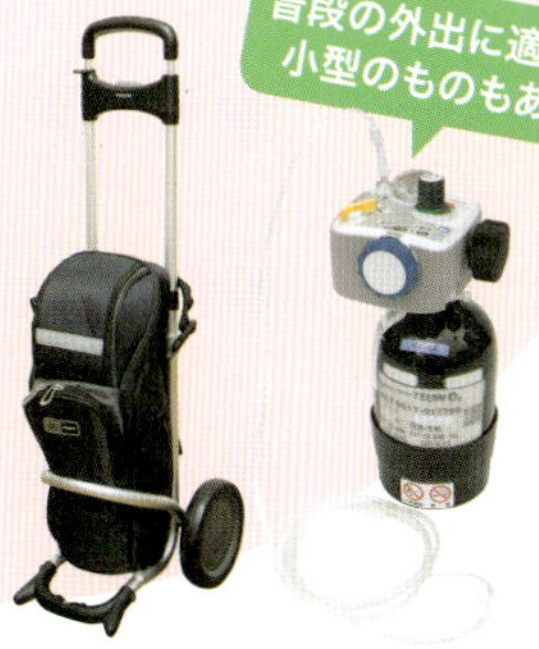

普段の外出に適した小型のものもある

訪問時には、機器の使用状況を確認

療養者の生活範囲に合わせて、ガスコンロなどの火気から2m以上離して設置。訪問時には環境面での安全性や、酸素流量の設定などを必ず確認しておく。

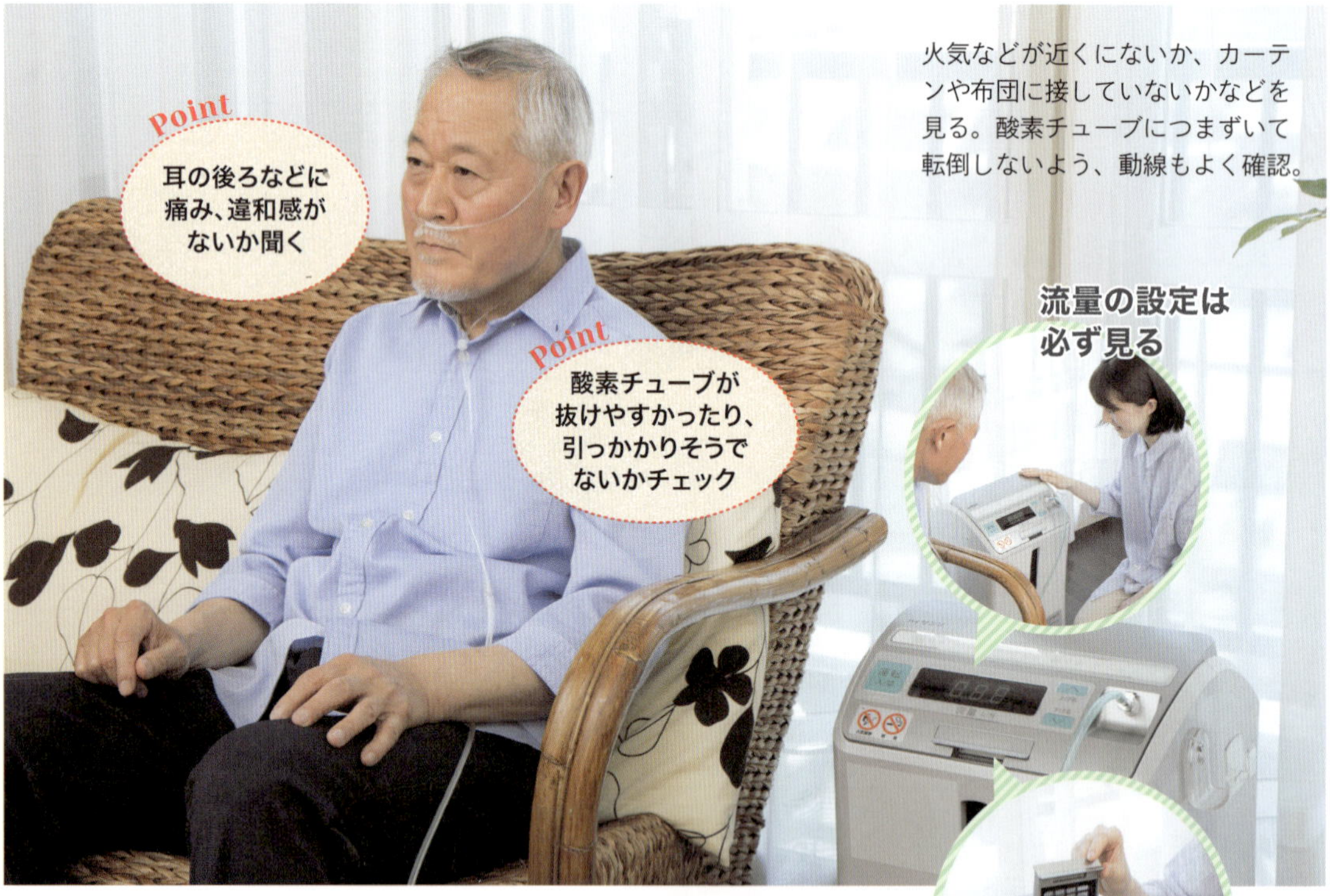

火気などが近くにないか、カーテンや布団に接していないかなどを見る。酸素チューブにつまずいて転倒しないよう、動線もよく確認。

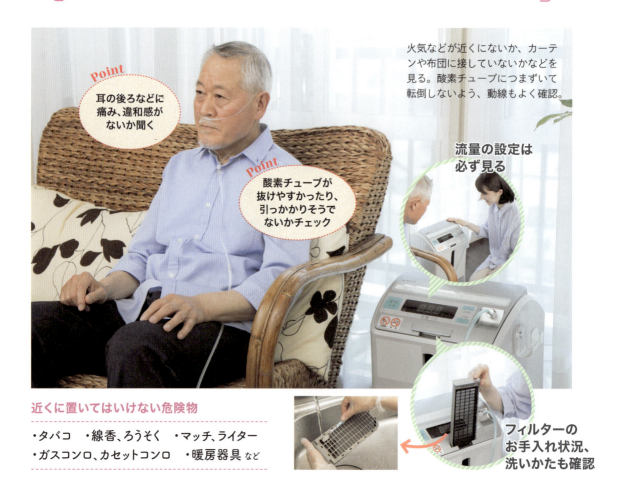

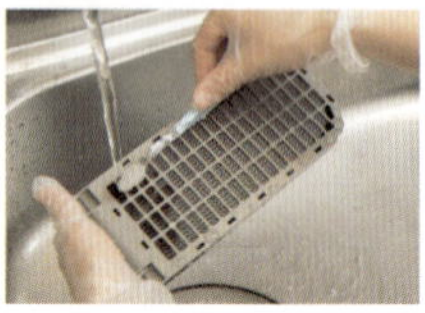

近くに置いてはいけない危険物

・タバコ　・線香、ろうそく　・マッチ、ライター
・ガスコンロ、カセットコンロ　・暖房器具 など

安静時と労作時の流量が正しく守れているか

吸入する酸素流量は医師が決定します。通常は「安静時が何L、労作時が何L、増量しても何Lまで」といった指示が出ます。それを守っているかをチェックしましょう。労作終了後に、安静時の酸素流量に戻し忘れていることもあり、注意が必要です。

「苦しくないから」といって、酸素カニューレを外してしまう人もいます。自覚症状がなくても、心臓などの臓器に負担をかけていることをよく説明しましょう。動脈血酸素飽和度は訪問時に測りますが、家庭でもパルスオキシメータを用意し、毎日測定してもらうのがベスト。呼吸状態を把握し、自己管理意識を高めるのに役立ちます。

環境面では、機器の設置状況を確認。酸素チューブをペットにかじられる例もあり、その場合はコンセントカバーなどで対処します。火気にも注意を払い、コンロは可能ならIH調理器に換えます。こまめな換気、消火器の設置も指導してください。

なお、酸素カニューレが時間とともに劣化してきたときは、新しいものに換えます。

酸素飽和度と胸の音は、必ずチェック

息苦しさが少しでも気になると、じっとして過ごす時間が増えてしまう。
これまでどおりの活動量を保てるよう、生活状況も含めてアセスメントする。

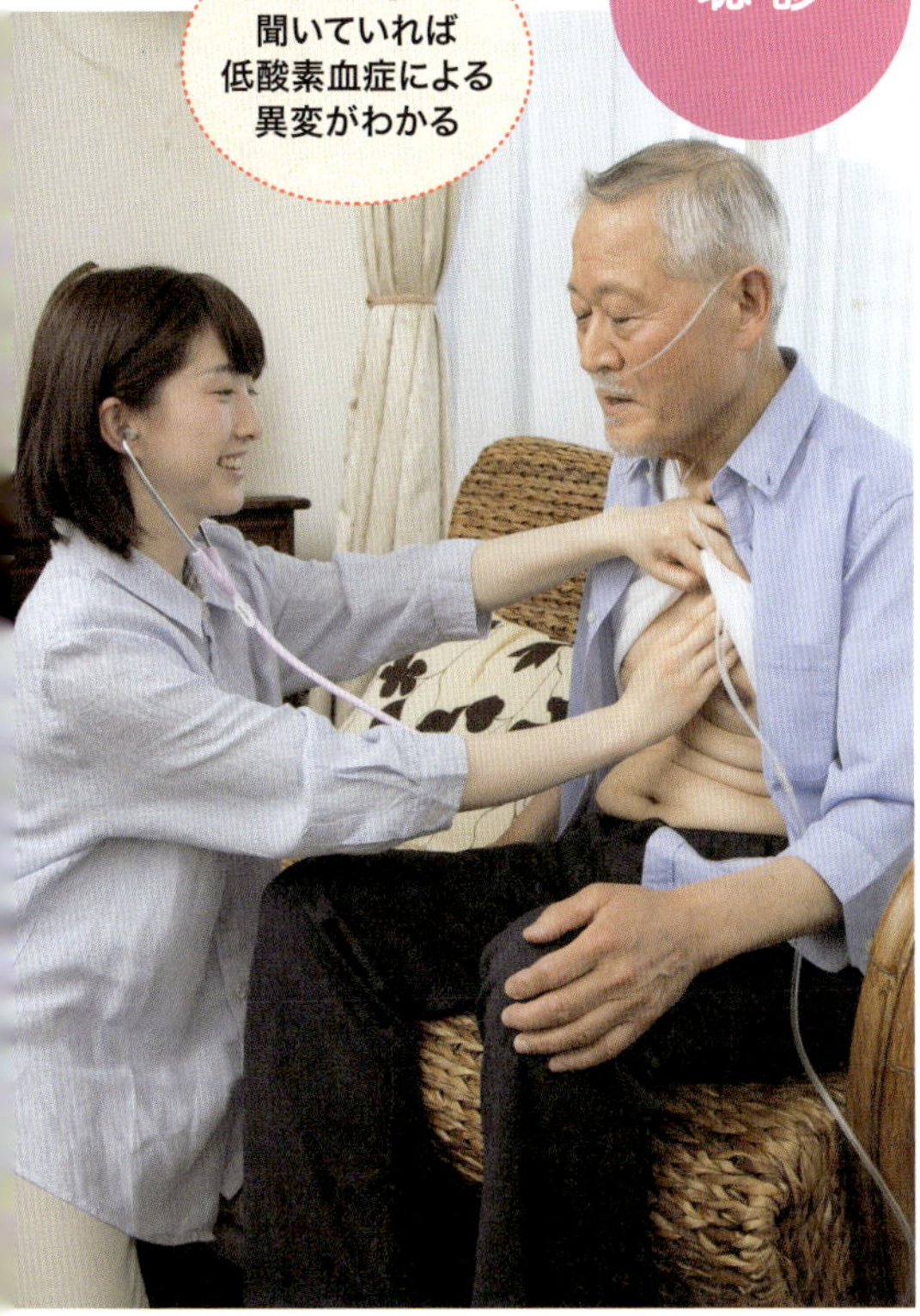

呼吸の回数、リズム、深さのほか、音に異常がないかを確認。異変があれば、心疾患、呼吸器疾患などの悪化の可能性も。

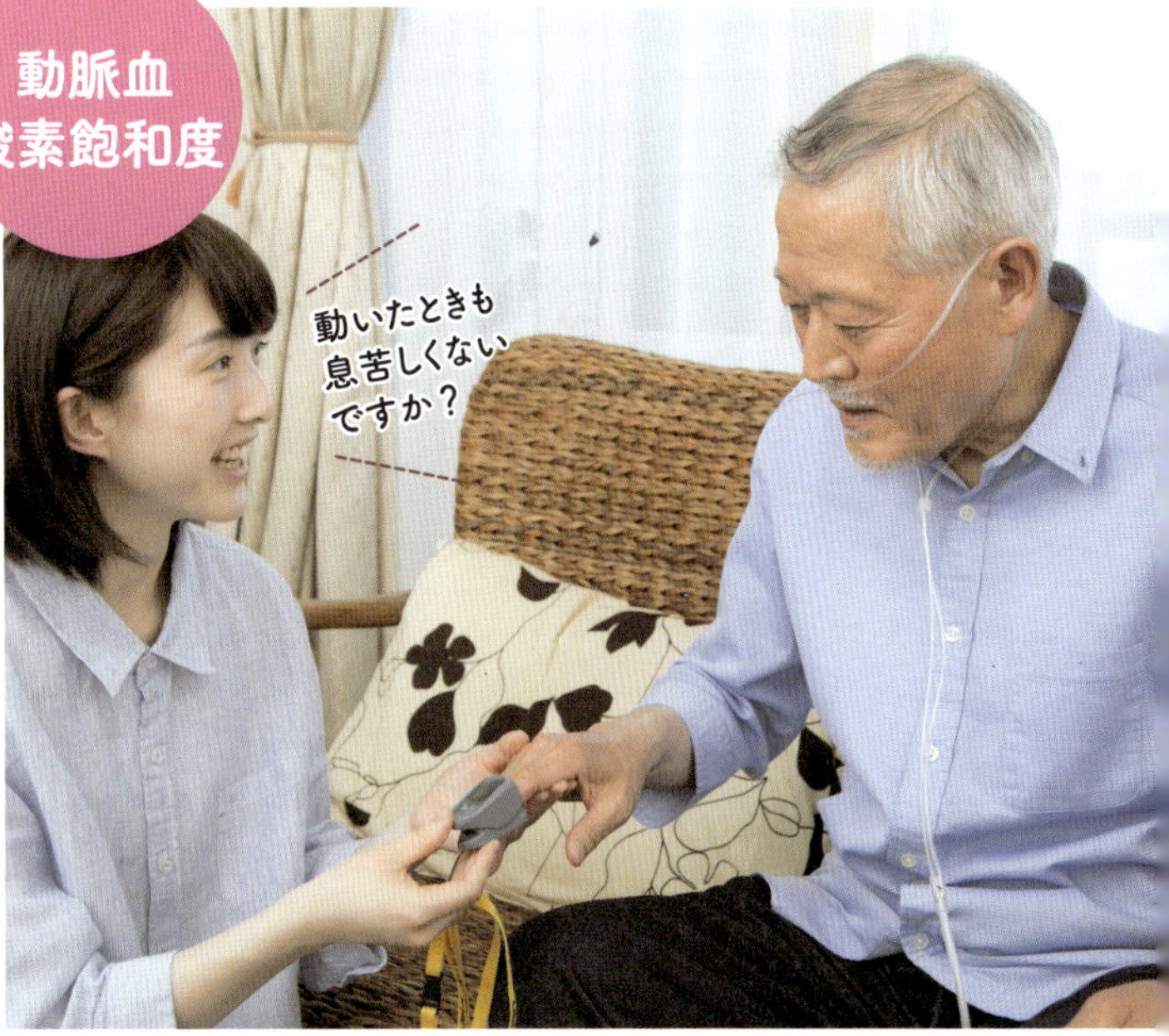
動脈血
酸素飽和度
動いたときも
息苦しくない
ですか？

動脈血酸素飽和度、脈拍を測る。療養者自身がパルスオキシメータを正しく使えているかも確認を。

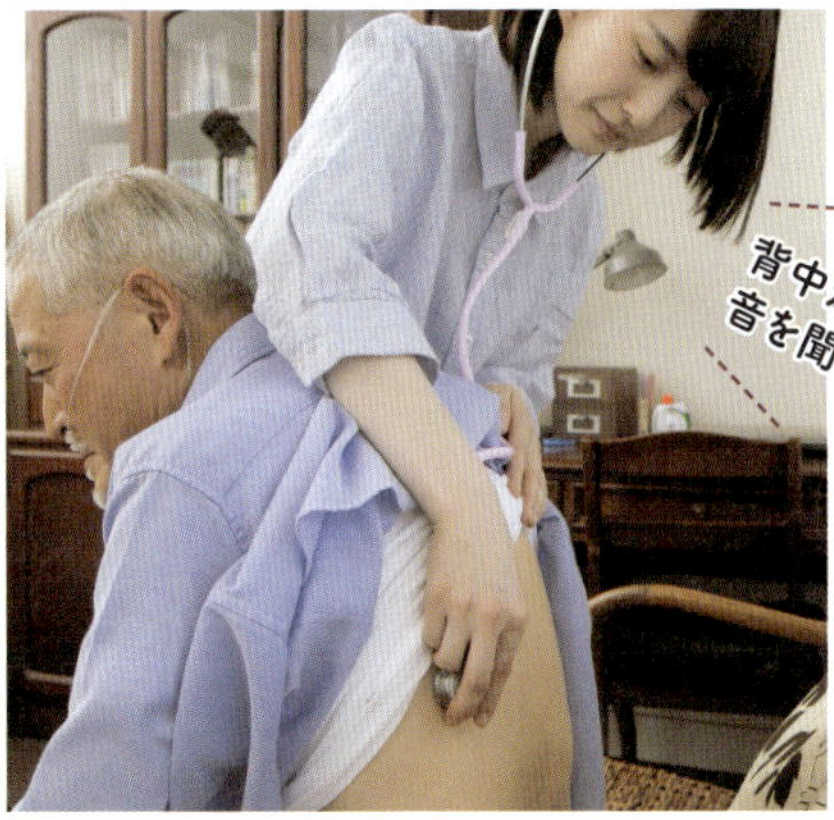

酸素状態は、視診と会話からもわかる！

- **顔色** いつもと違って、青白くないか
- **唇、爪の色** いつもと違い、紫がかっていないか
- **意識** 眠ってばかりいたり、うわごとをいったりしないか
- **頭痛** 低酸素血症や高二酸化炭素血症による頭痛が起きていないか
- **胸の痛み** 胸に痛みはないか。ある場合は、どんなときに起きるか
- **冷や汗** 低酸素状態で冷や汗やめまい、動悸、吐き気などの症状が出ていないか
- **咳・痰** 咳の回数と痰の量、色、粘性に変化がないか。乾いた咳が出ていないか
- **浮腫** 顔や手足がむくんでいないか。1日のうちに体重が増減していないか

息苦しさなどがないかを本人に確認し、「普段と違う点はないか」という視点で観察。意識が清明でないときは、酸素の過剰吸入で起こるCO_2ナルコーシスを疑う。

排泄、入浴時にも酸素チューブは外さない

酸素チューブは最長約20mまで延長できるので、入浴時、排泄時もつねに吸入を。
酸素チューブに引っかかって転倒しないよう、扱いかたに問題がないかも見ておく。

排泄

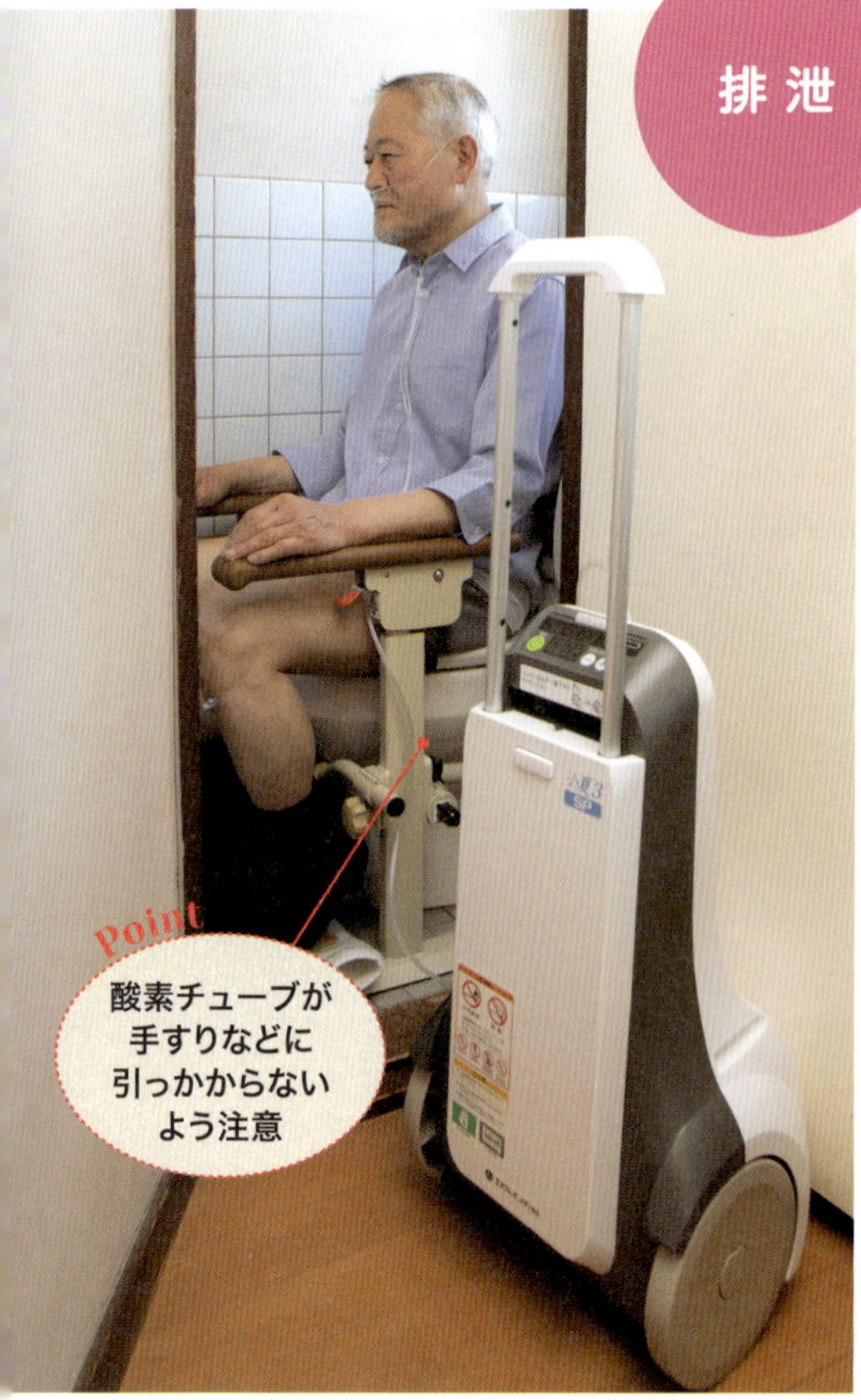

和式より洋式トイレのほうが、排便時の呼吸負荷が少ない。口をすぼめて息を吐きながらいきむと、負荷をより減らせる。

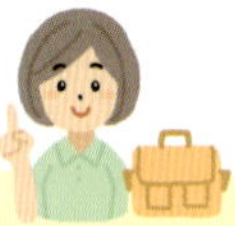

訪問看護師の心得

便をやわらかくする療養指導で排便時の負荷を減らす

排便時に強くいきむと、無呼吸状態になり息苦しくなる。スムーズに排便できるよう、呼吸法だけでなく、食事内容の改善や腹部マッサージなどもアドバイスする。

水分を十分にとれているかもチェック。便秘がひどい場合は下剤や摘便も検討する。

入浴

1 酸素チューブをつないだまま服を脱ぐ

座ったまま更衣する。かぶるタイプの服では、先に腕を抜く。できれば前開きの服がよい。

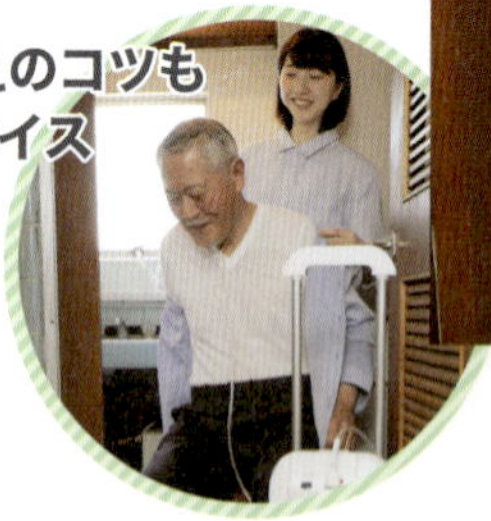

着替えのコツもアドバイス

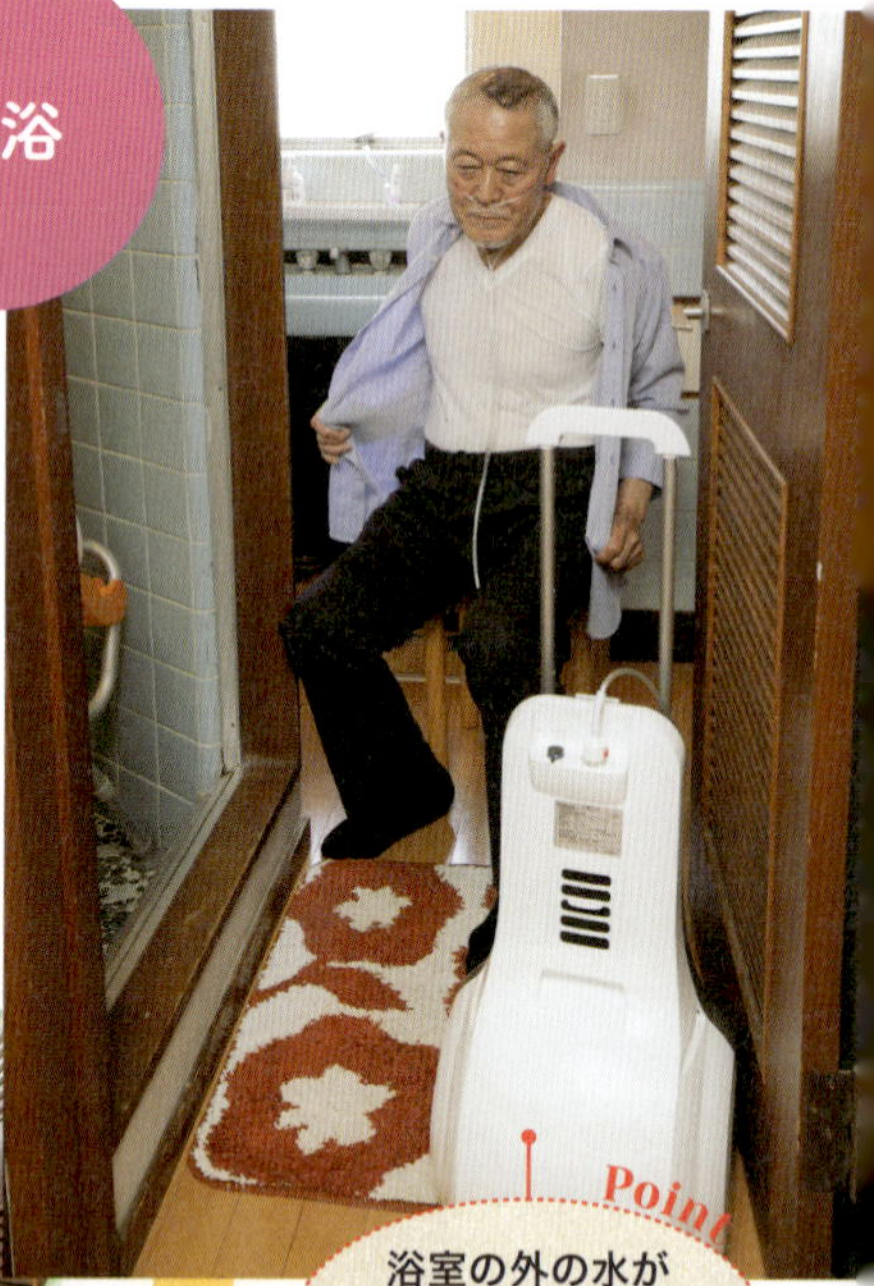
かからないところに
酸素濃縮装置を置く

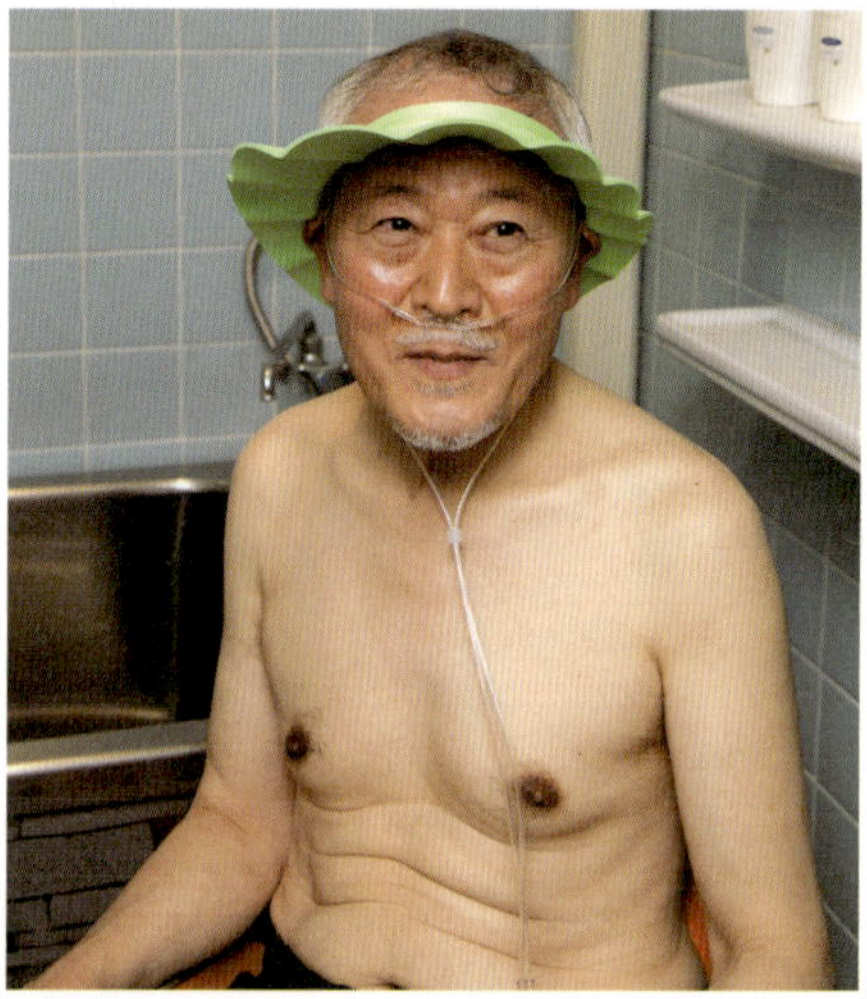

2 シャンプーハットで水をよける

シャンプーハットで、顔に水がかからないようにすれば、シャワーも入浴も通常どおりできる。

外出時のボンベ、呼吸同調器の操作を確認する

携帯用のボンベに呼吸同調器を併用すると、使用可能時間が2〜3倍延びる。
半日以上を外で過ごすような場合に備え、外出用ボンベの予備も用意する。

1 外出セットを確認

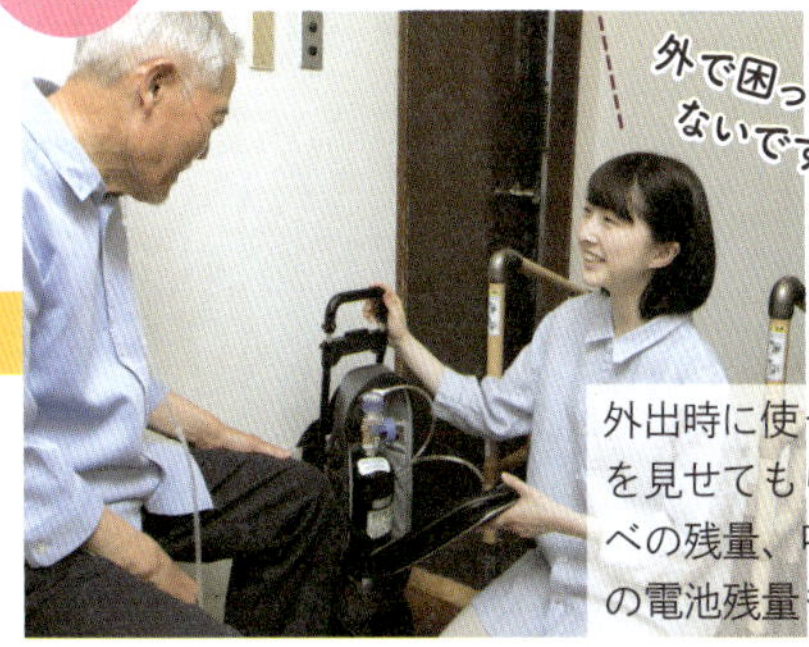

外出時に使っている物を見せてもらう。ボンベの残量、呼吸同調器の電池残量も見ておく。

2 呼吸同調器をつなぐ

Point
一度いっしょにやってみて、正しく操作できていればOK

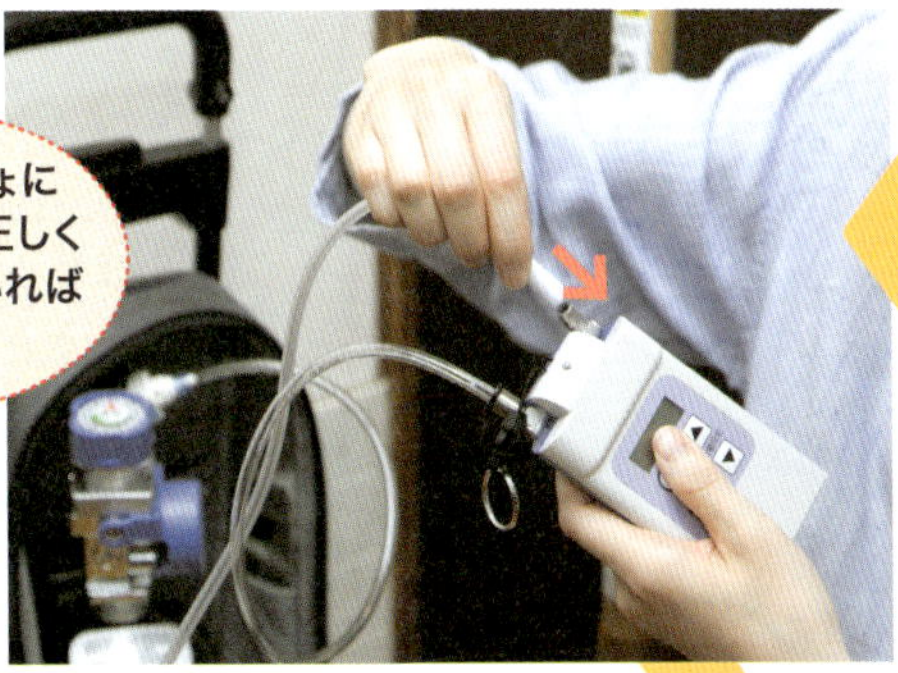

同調器の酸素出口ノズルに酸素カニューレを接続。酸素カニューレの破損もチェックしておく。

3 流量を調節する

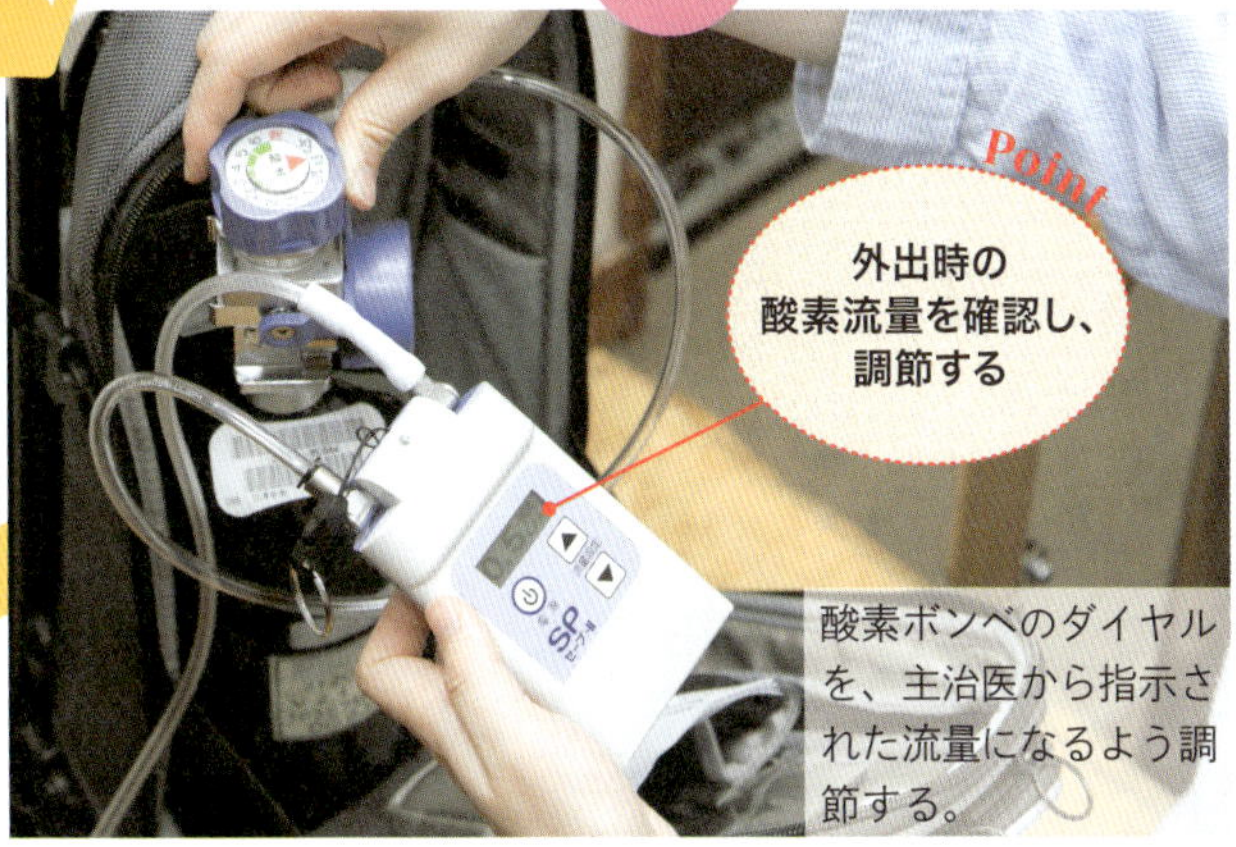

Point
外出時の酸素流量を確認し、調節する

酸素ボンベのダイヤルを、主治医から指示された流量になるよう調節する。

4 同調／連続の設定も確認

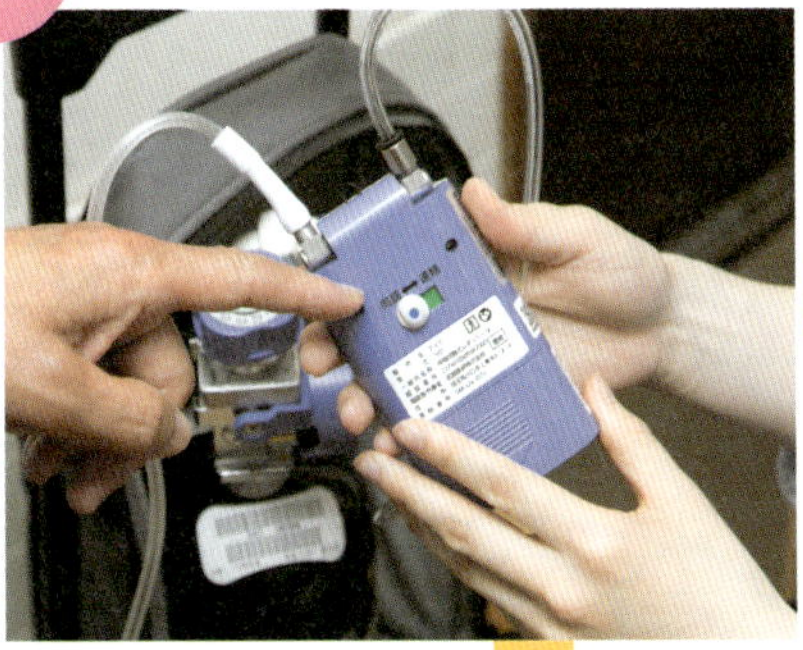

呼吸に合わせて酸素流量を調節する「同調」モードになっているかを確認。

問題なければ普段どおりに外出

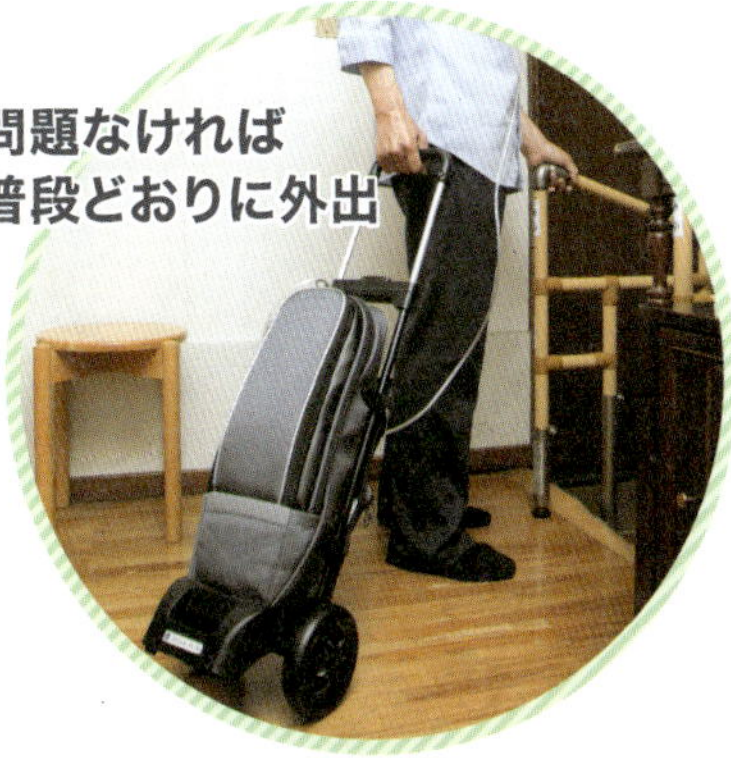

呼吸の同調が難しいならボンベと酸素チューブでOK

労作時は必要な酸素量が増えます。排泄や入浴も、酸素を使用した状態でおこないます。息切れしにくい呼吸法も指導します。

また、発熱、痰や咳、息切れの増加などの症状があった場合は、看護師に連絡するよう伝えます。機器の異常時には業者に連絡を。24時間対応で自宅に来てくれます。

外出時には、呼吸同調器と酸素ボンベを併用すると、酸素量を節約できます。ただ、鼻呼吸がうまくできないと、同調が難しいこともあります。その場合は、容量の多い酸素ボンベを使用し、普段どおりに酸素チューブをつないで外出してもらいます。

Ⅳ

人工呼吸療法（NPPV／TPPV）

日常点検表を使って呼吸器のトラブルを未然に防ぐ

自発呼吸だけでは酸素を補えない人は、マスクを使って圧をかけ、呼吸を助けるNPPVを、神経筋疾患などで自発呼吸ができない人には、気管切開をして人工呼吸器を使います。

人工呼吸の8割がNPPV。夜間のみ使う人が多い

在宅人工呼吸療法は、慢性の呼吸障害に対して、装置を用いて呼吸を補助、または代行する治療法です。**気管切開を要する「TPPV（気管切開下侵襲的陽圧換気療法）」と、マスク装着による「NPPV（非侵襲的陽圧換気療法）」があります。**以前はTPPVが主流でしたが、現在は約8割がNPPVです。**NPPVは夜間の睡眠時に使うのが一般的で、発声や食事も可能です。**

一方、TPPVは生命維持装置となるため、24時間の介護体制を要します。短時間のエラーでも生命にかかわるので、家族などの介護者には強い精神的重圧がかかりますし、療養者自身の不安感も非常に大きいもの。訪問看護師は人工呼吸器をつけるという選択の重さを十分理解したうえで、サポートしていくことが求められます。

NPPV、TPPVが必要な人の病態を知る

いずれも病状が安定しており、主治医が「在宅人工呼吸療法が適当」と認めた場合に導入する。

NPPV（非侵襲的陽圧換気療法）

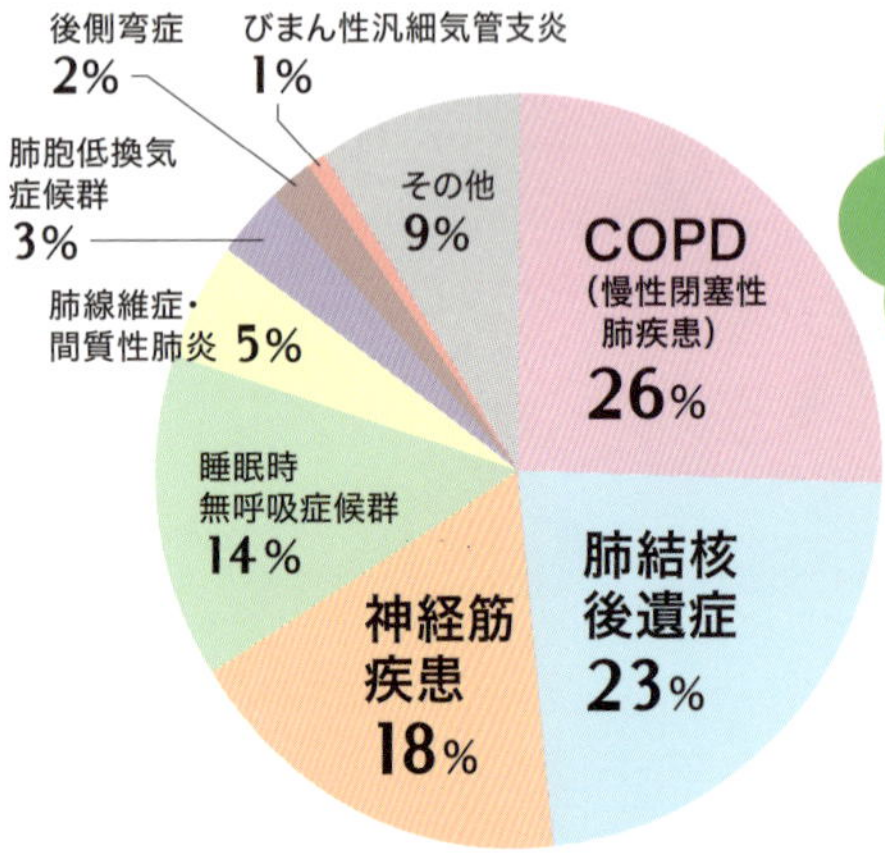

慢性呼吸器疾患が多い。在宅NPPV患者のうち、61%が在宅酸素療法（→P126）を併用。

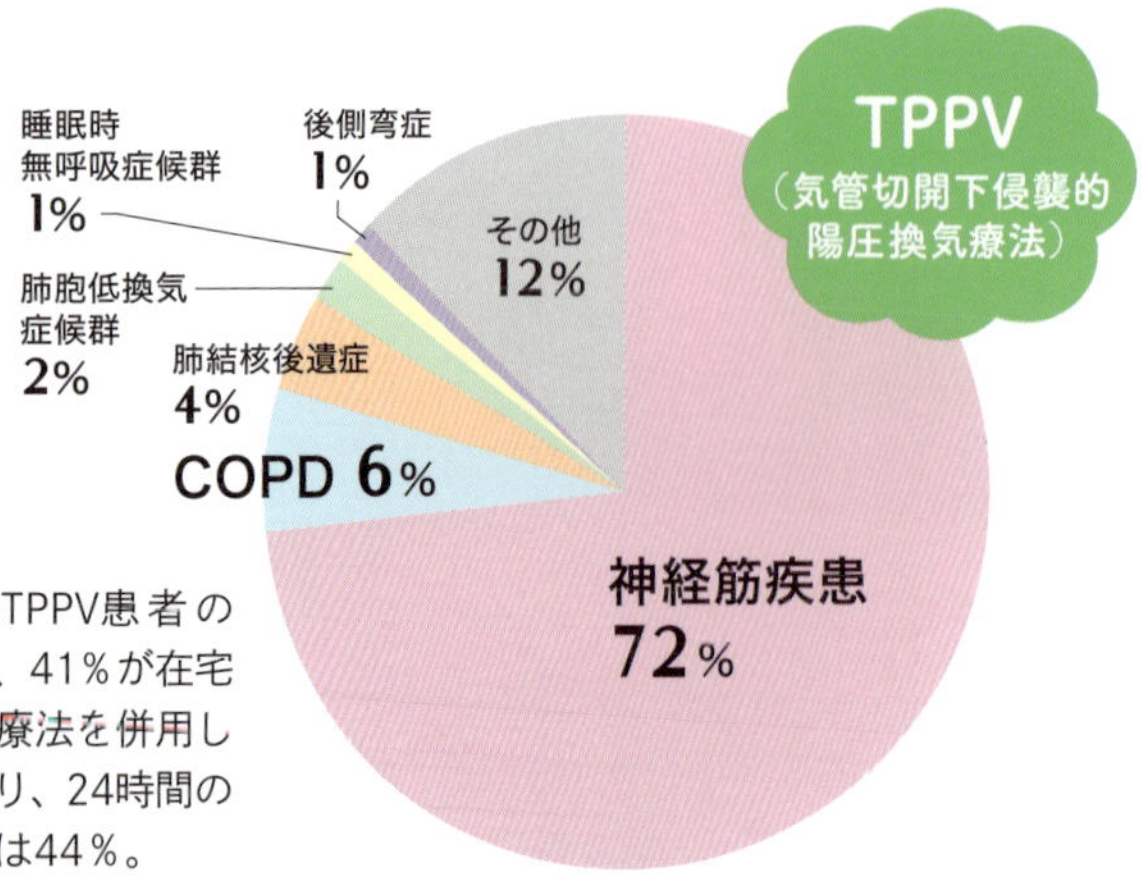

在宅TPPV患者のうち、41%が在宅酸素療法を併用しており、24時間の処方は44%。

（「在宅呼吸ケア白書要約」日本呼吸器学会肺生理専門委員会 在宅呼吸ケア白書ワーキンググループ編、メディカルレビュー社、2010より引用）

呼吸器の基本構造、換気モードを理解する

人工呼吸器には換気方法（換気モード）が複数あり、自発呼吸の有無などに応じて選択される。NPPVではマスクを装着し、TPPVでは気管切開孔の気管チューブ経由で呼吸する。

基本の機器

本体に回路を接続し、さらにマスクなどの器具につなぐ。TPPVでは回路に人工鼻も接続。

人工呼吸器本体

NPPV専用器（写真右）と、TPPVでも使える機器（写真左）がある。NPPVでは、設定どおりの圧をかける「従圧式」、TPPVでは設定どおりの換気量を保つ「従量式」が基本。

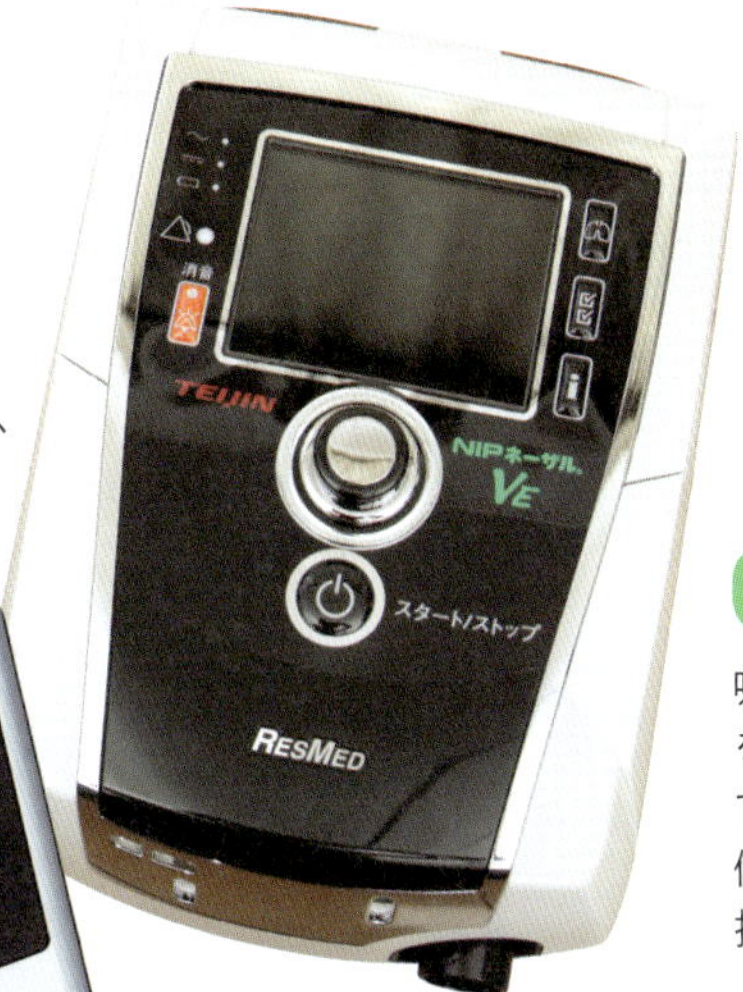

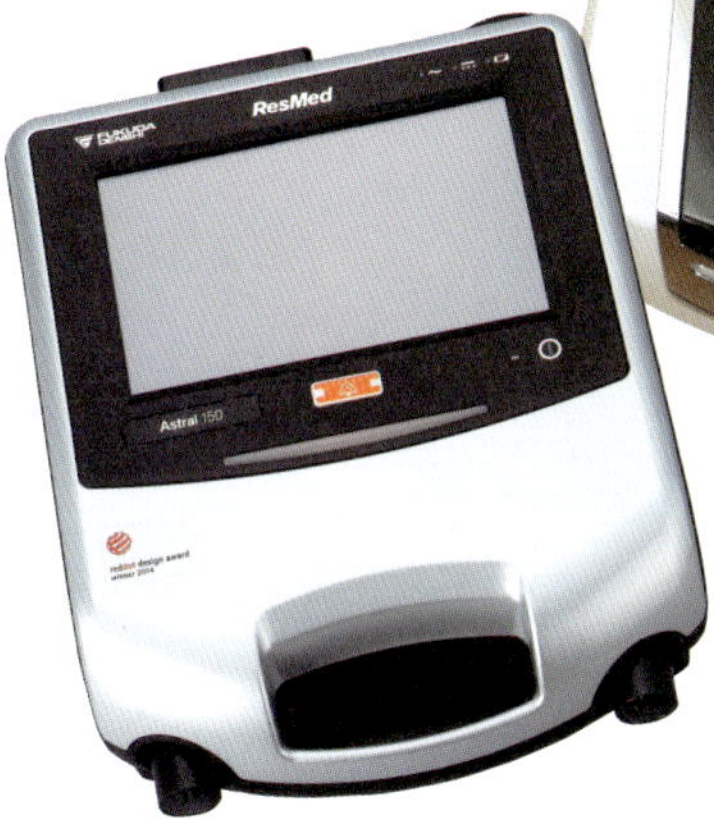

回路

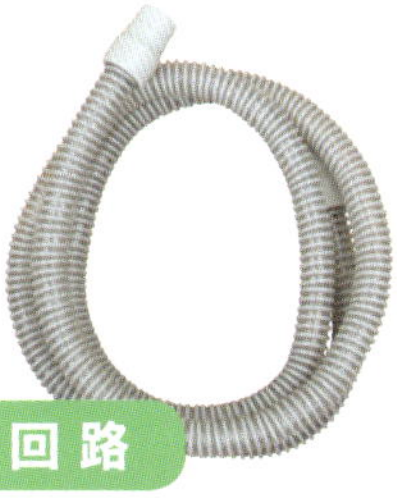

吸気と呼気のやりとりをするルート。NPPVでは洗浄してくり返し使うが、TPPVは使い捨ての場合もある。

人工鼻

TPPVで使用

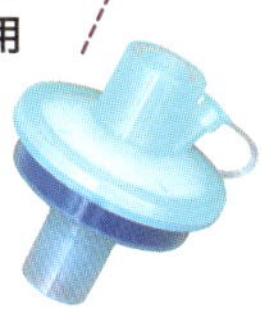

TPPVで使用。回路に組み入れて、吸気ガスの加湿・加温をする。

マスク

NPPVで使用

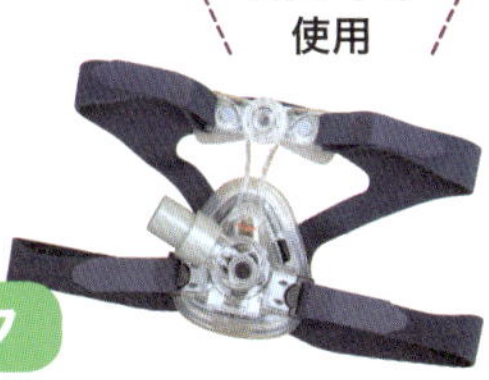

いくつか種類があるが、写真の鼻マスクが一般的。必ず試着して選ぶ。

換気モード

NPPVの場合

NPPV専用器には、一定の圧をかける「CPAPモード（持続気道陽圧）」と、吸気時と呼気時で圧を変える「bilevel PAP（二相式気道陽圧）方式」がある。

bilevel《バイレベル》 PAP《パップ》方式

Sモード

Spontaneous

自発呼吸に合わせて、呼吸を補助する

自発呼吸時にのみ、換気を補助。療養者の呼吸回数、吸気時間、呼気時間により、吸気気道陽圧（IPAP）、呼気気道陽圧（EPAP）が調節される。

Tモード

Timed

設定どおりの呼吸数と時間で、換気する

呼吸数、吸気時間・呼気時間をすべて設定して、強制的に圧をかけ、調節換気をおこなう設定。二酸化炭素濃度が下がらないときなどに選ぶ。

STモード

Spontaneous/Timed

Sモードを基本に、自発呼吸がないときにも反応

SモードとTモードを組み合わせた設定。設定した時間内に自発呼吸を感知できない場合には、自動でIPAPが供給され、強制換気をおこなう。

CPAP《シーパップ》モード

Continuous positive airway pressure

呼気、吸気ともに一定の圧をかけ続ける

吸気時も呼気時にも一定の圧をかけ続けて、気道を拡げて換気を促す。自発呼吸が十分にある睡眠時無呼吸症候群、心不全の人に用いられ、肺の残存機能を維持する効果もある。

撮影協力：フクダライフテック株式会社（人工呼吸器〈左〉Astral150／回路／人工鼻）
帝人ファーマ株式会社（人工呼吸器〈右〉NIPネーザルV-E／アクティバLTマスク）

療養者と家族が、機器を正しく扱えているか見る

HOT（→P126）と同様、自己管理が基本。機器の設定が正しいか、マスクの洗浄やフィルター交換を定期的にできているかなどを見る。

マスク装着の確認

ヘッドギアを締めすぎていないか、顔とマスクフレームは平行か、マスクからの空気のもれ（リーク）がないかなどを確認。

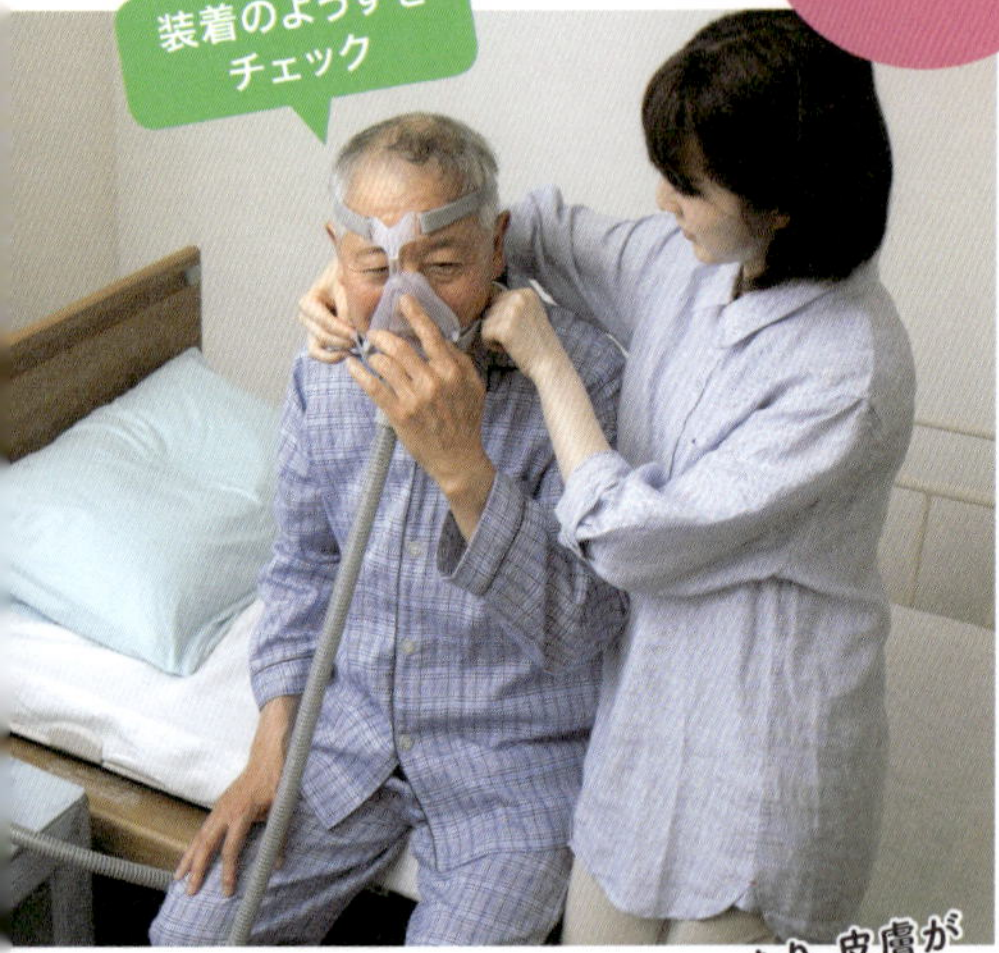

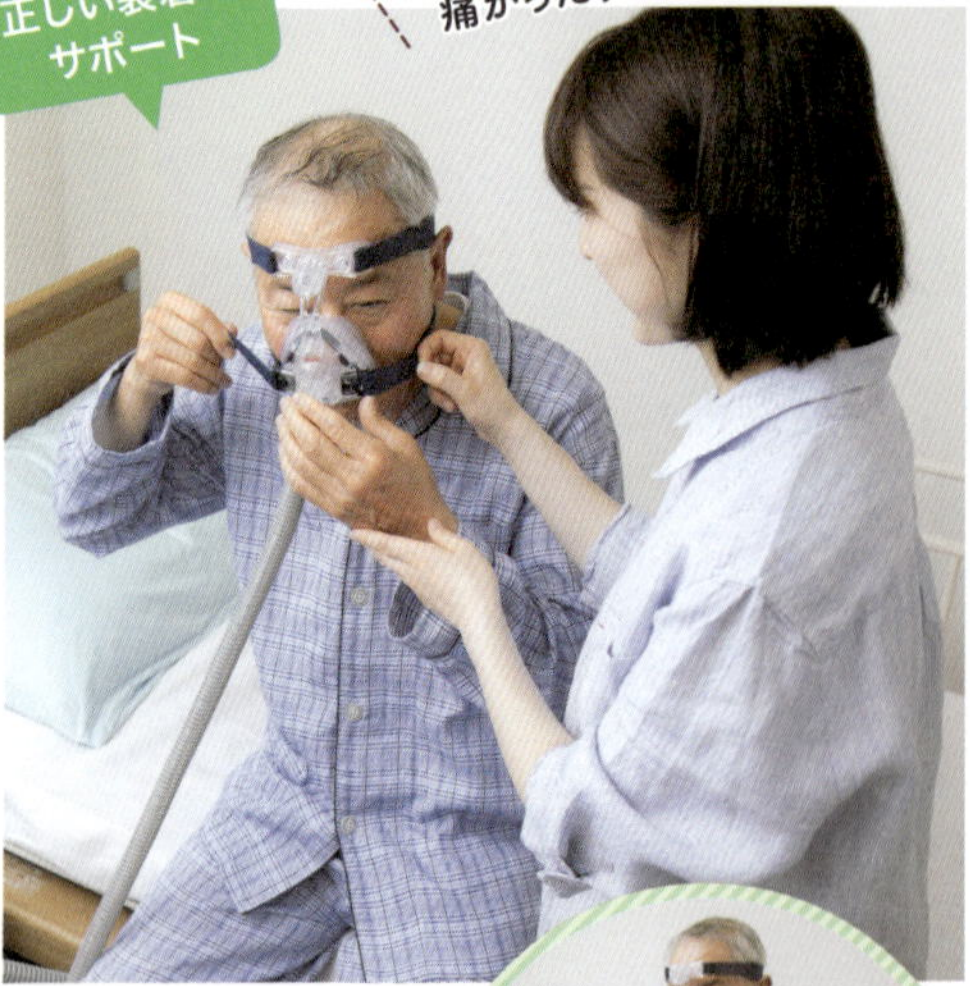
きつかったり、皮膚が痛かったりしませんか？

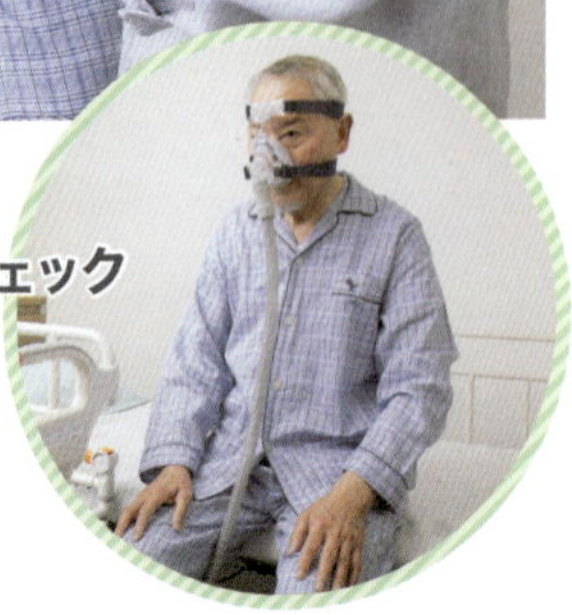

回路の接続に問題がないかもチェック

回路は正しく接続されているか、ホースに破損などがないか。予備の回路やマスクを用意しているかも確認。

設定・動作の確認

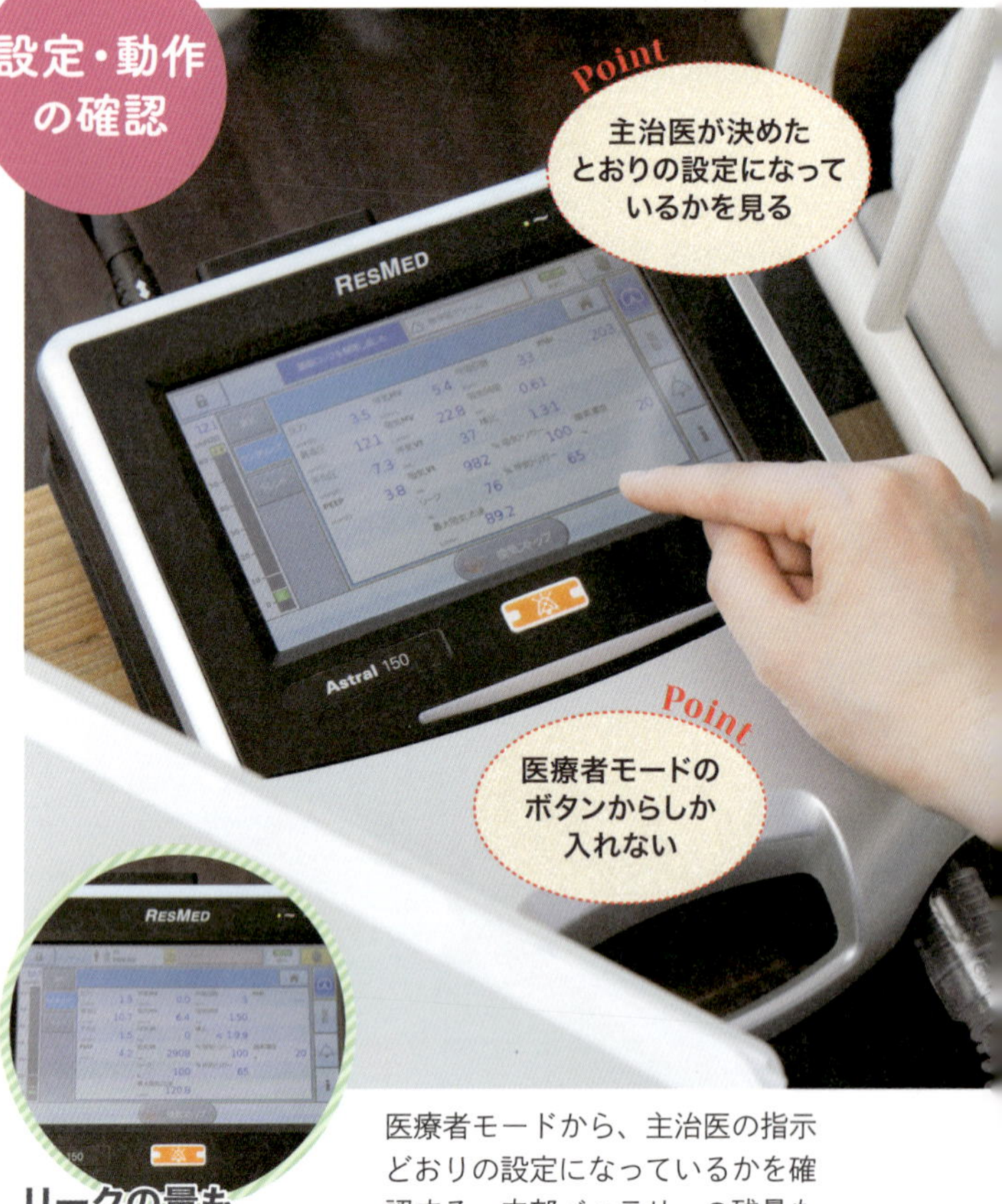

リークの量も画面でわかる

医療者モードから、主治医の指示どおりの設定になっているかを確認する。内部バッテリーの残量も必ずチェックを。

動脈血酸素飽和度、胸の音のほかリークが多くないかも確認

訪問時にはHOTのときと同様、酸素飽和度や聴診などでフィジカルアセスメントをします。加えて、空気のもれている量（リーク量）に注意してください。**多少のリークは機器により補正されますが、増大すると、必要な換気量が確保できません。**リークによって目が乾燥することも。マスクがずれていないか、口を開けていないかなどを確認して対処します。リークの許容範囲は最大で60L／分です。

アラームが鳴っていたら、原因を突き止める

呼吸器のアラームが鳴るおもな原因として、以下の4つが考えられる。
訪問時以外に鳴ることがほとんどなので、対処法を療養者、家族に伝えておく。

Case 1

低圧アラームが鳴っている

➡ 回路の脱落やリークはない？

気道内圧が低くなることで鳴る。回路の破損、回路接続部のリーク、カフ圧の減少によるリークはないかを確認。回路の交換や再接続、カフ圧の調節で対処する。

Case 2

高圧アラームが鳴っている

➡ 回路の折れや詰まり、気道の閉塞は？

気道内圧が高くなることで鳴る。回路の折れや閉塞を確認。痰が詰まっていれば、吸引で排出する。自発呼吸との調節がうまくいかないファインティングも原因になる。

Case 3

バッテリー異常を知らせている

➡ コンセントが引っかかり、抜けていない？

プラグやコンセントの抜けに気づかず、バッテリーを使い切ってしまうことがある。プラグ類が抜けていないか確認を。停電の場合はブレーカーなどの電気系統を見る。

Case 4

停止or異常作動を知らせている

➡ 原因がわからなければすぐ業者に連絡を！

手動で換気をおこなう「アンビューバッグ」で対応し、すぐに業者に連絡。アンビューバッグはつねに手近に用意し、業者の連絡先もわかりやすい場所に掲示しておく。

Point
音を消さないままで動作確認をする

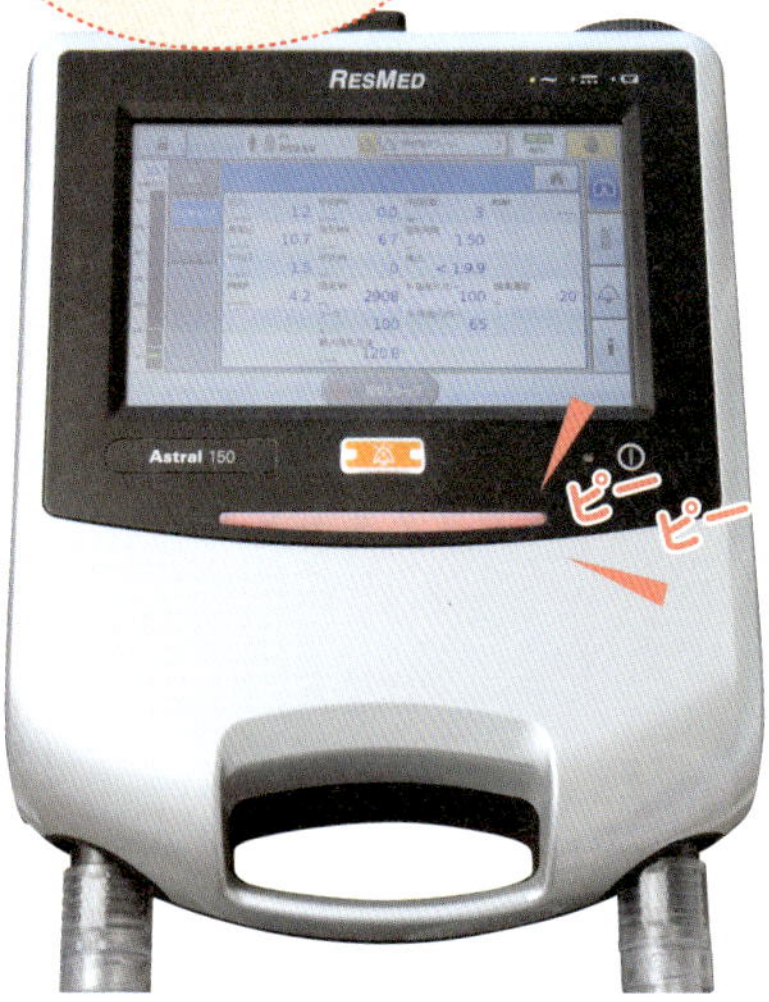

耳の遠い療養者、家族には補聴器を

アラームが聞こえないままでは、呼吸が止まる恐れもある。耳が遠い療養者や介護者には、つねに補聴器をつけてもらうよう指導する。

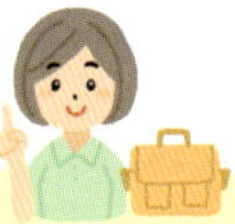

訪問看護師の心得

マスクは洗剤で洗い清潔を保つよう指導する

　マスクは皮脂や痰などで汚れやすいため、清潔に保つよう指導する。スポンジに中性洗剤をつけてていねいに洗ってよくすすぎ、乾燥させてから組み立ててもらう。できれば1日1回、日中のうちに洗っておく。

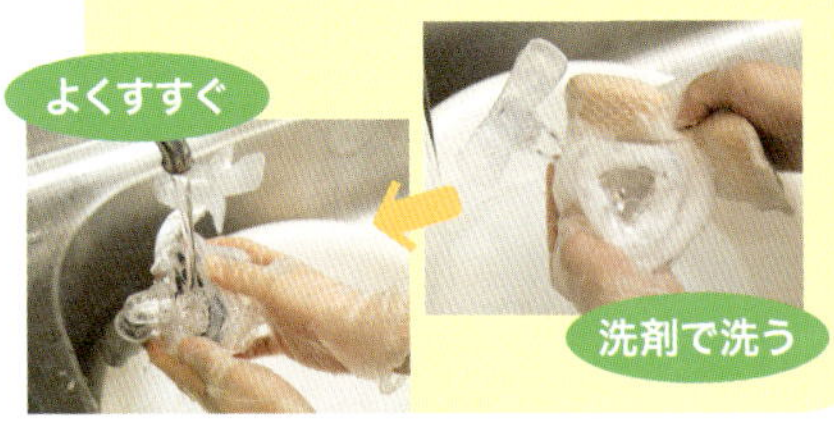

回路交換は週1回。往診時以外は家庭でおこなう

ＮＰＰＶの回路は、洗浄してくり返し使うのが一般的で、目に見える汚染や破損がある場合などに交換します。一方、ＴＰＰＶの回路はディスポーザブルタイプで、在宅では１か月に１回交換するのが一般的です。交換は２人以上でおこない、可能なら療養者か家族が交換できるように指導します。できなければ、医療者が訪問時に実施。**バッグバルブマスク（通称アンビューバッグ）で換気を確保し、予備の回路にすみやかに交換します**。交換前後には、バイタルサインや換気量、リーク量を確認します。

毎回の訪問時に日常点検表をつける

下記のような点検表を用い、訪問時に本体や回路の異常がないかチェックする。機種により設定条件などが違うので、主治医と相談しながら項目を調整する。

訪問のたびに点検をおこない、異常の早期発見に努める。NPPVは自発呼吸を補助するものなので、療養者の状態の変化にも注意する。

NPPV編

人工呼吸器機種：

	点検項目		内容・設定	月　日 （　）	月　日 （　）
本体	電源・コンセント		AC電源ランプ・コンセントの具合、ホコリなど		
本体	異常音・異臭		呼吸器からの音・臭い		
本体	フィルター		吸気フィルターの清掃／交換		
換気条件の設定項目※	モード				
換気条件の設定項目※	IPAP		(hpa・cmH_2O)		
換気条件の設定項目※	EPAP(CPAP)		(hpa・cmH_2O)		
換気条件の設定項目※	バックアップ回数／分		回／分		
換気条件の設定項目※	バックアップ吸気時間		秒		
換気条件の設定項目※	ライズタイム				
換気条件の設定項目※	低圧アラーム		(hpa・cmH_2O)		
換気条件の設定項目※	低換気アラーム		L／分		
換気条件の設定項目※					
回路	接続				
回路	蛇管、気道内圧・呼気弁ポート(弁)の水貯留				
回路	加温加湿器の電源確認				
回路	加湿器の水位確認				
回路	マスク	マスクの汚れ	マスクの手入れ		
回路	マスク	装着部皮膚	発赤やびらん		
回路	マスク	固定ベルト	汚れや位置調整		
酸素	流量		L／分		
酸素	接続の確認				
療養者	呼吸回数／分		回／分		
療養者	リーク量				
療養者	SpO_2(動脈血酸素飽和度)		%		
療養者	脈拍		回／分		
療養者	本人の訴え(呼吸苦、唾液量など)				
療養者	呼吸器の使用状況・時間				
バッテリー	外部バッテリーの充電確認				
バッテリー	内部バッテリー(ある場合)の充電確認				
点検者サイン					

※機種によって設定条件等が異なるため、医師と相談する

(「難病患者在宅人工呼吸器導入時における退院調整・地域連携ノート」東京都福祉保健局、2013より引用)

Point
家族にも動脈血酸素飽和度などを記入してもらう

TPPVのトラブルは生命の危機に直結する。アンビューバッグの保管場所を確認し、介護者が使えるよう指導しておくことも重要。

TPPV編

人工呼吸器機種:	回路の種類:

点検項目		内容・設定	月　日 (　)	月　日 (　)
本体	電源・コンセント①	コンセントを抜いてインジケーターの確認		
	電源・コンセント②	コンセントを差し込んでインジケーターの確認		
	異常音・異臭	呼吸器からの音・臭い		
	フィルター	吸気フィルターの清掃／交換		
換気条件の設定項目※	換気モード			
	Vt(1回換気量)	mL		
	吸気圧(IPAP)	(hpa・cmH_2O)		
	PEEP(EPAP)	(hpa・cmH_2O)		
	吸気トリガー			
	呼吸回数(Backup数)	回／分		
	I/E・吸気流量・吸気時間			
警報の設定	低圧アラーム	(hpa・cmH_2O)		
	高圧アラーム	(hpa・cmH_2O)		
	換気量アラーム			
回路	回路接続／亀裂			
	加温加湿器の電源確認			
	加湿器の水位確認			
	人工鼻使用者は点検・交換			
酸素	酸素流量	L／分		
	接続の確認			
実測値	Vt(1回換気量)	mL		
	気道内圧	(hpa・cmH_2O)		
	換気回数	回／分		
装着時間	呼吸器装着時間	h／日		
療養者	SpO_2(動脈血酸素飽和度)	%		
	脈拍	回／分		
バッテリー	充電状況			
点検者サイン				

※機種によって設定条件等が異なるため、医師と相談する

経管栄養のケア

日常の栄養摂取とともに導入時の意思決定も支援

食事を経口摂取できなくなったら、経管栄養を導入するか。最初に求められるのは、その意思決定支援です。導入を決めた療養者には、日々の経管栄養の管理をサポートします。

食べられなくなったとき、何を望むかをよく理解して

経口摂取が難しくなった場合は、人工的な水分・栄養補給法を検討します。**胃に直接栄養剤を注入する「胃瘻《いろう》」、鼻腔に挿入したチューブから栄養剤を注入する「経鼻経腸栄養法」などがあります。**

経鼻経腸栄養法より苦痛が少なく、肺炎のリスクが低いことから、胃瘻が普及していますが、回復の見込みのない延命措置としての胃瘻は、人間の尊厳を損なうのではないかという倫理面が問題となっています。

調査によれば、胃瘻造設時の本人の判断能力はなかったというケースが半数以上を超えています。訪問看護師は、主治医とともに、食べられなくなったらどうしたいか、どこでどのような最期を迎えたいと考えているのかを、療養者や家族が話し合えるように情報を提示し、意思決定の道のりを支援します。

意思決定の支援には、日本老年医学会『高齢者ケアの意思決定プロセスに関するガイドライン　人工的水分・栄養補給の導入を中心として』も参考となります。

胃《い》瘻《ろう》造設の原因疾患は、脳血管疾患が最多

経管栄養が必要となる基礎疾患、状況について理解しておきたい。

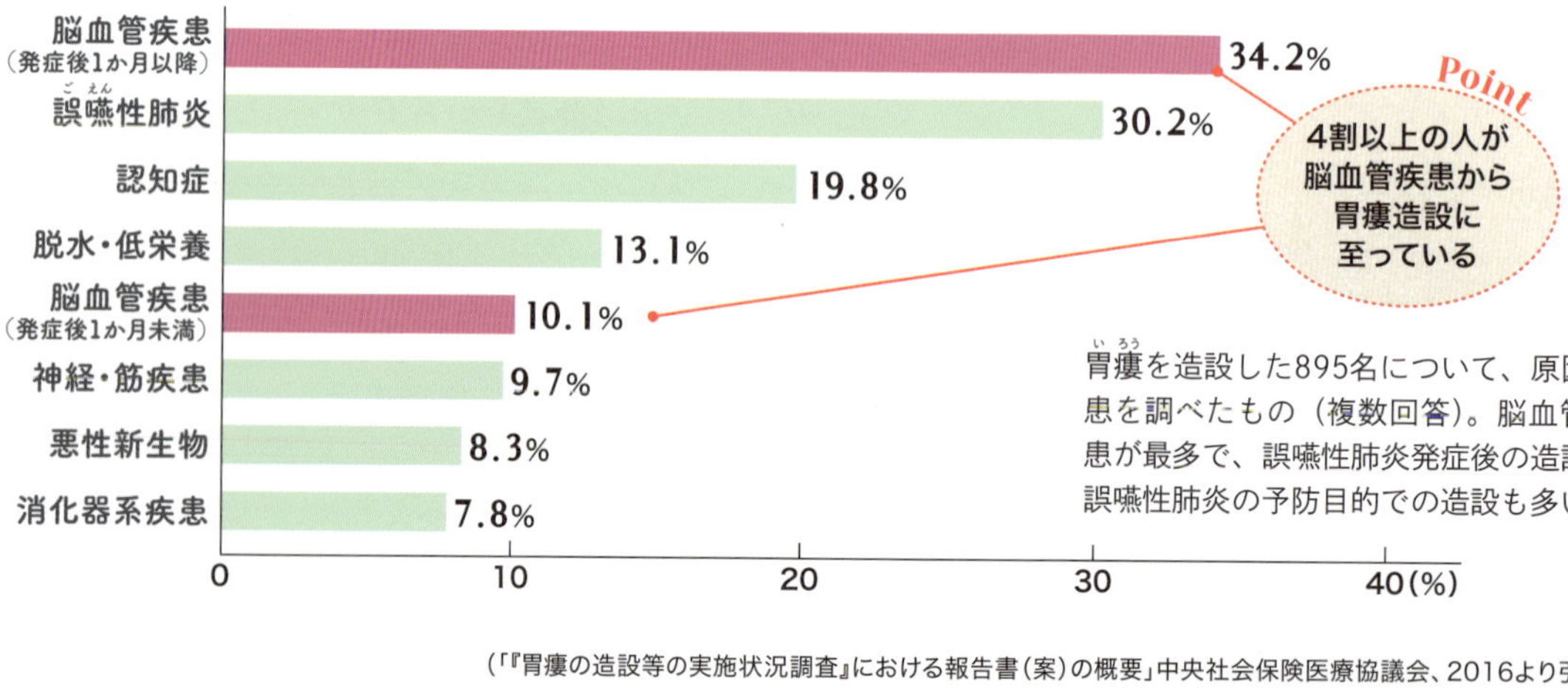

胃《い》瘻《ろう》を造設した895名について、原因疾患を調べたもの（複数回答）。脳血管疾患が最多で、誤嚥性肺炎発症後の造設、誤嚥性肺炎の予防目的での造設も多い。

（「『胃瘻の造設等の実施状況調査』における報告書（案）の概要」中央社会保険医療協議会、2016より引用）

消化管の機能や予想期間から、方法を考える

経口摂取が困難な場合は、消化管の機能などに応じて、下記の栄養法を検討。
ただし一律にあてはめることはせず、療養者の生きかた、考えかたを尊重する。

- ・栄養アセスメント
- ・摂食嚥下《えんげ》機能アセスメント

消化管が機能していない

静脈栄養法

末梢または中心静脈にカテーテルを留置して、栄養剤を注入する方法。

予想期間 7〜14日未満

末梢静脈栄養法

末梢静脈にカテーテルを留置して、低・中カロリー輸液を投与する。

予想期間 7〜14日以上

中心静脈栄養法

中心静脈を介して高カロリー輸液を投与する。胃瘻に次いで多い方法。

→P146

消化管が機能している

予想期間6週未満

経鼻経腸栄養法

鼻腔から消化管までチューブを挿入し、栄養剤を投与する。

誤嚥 リスクなし

経鼻胃管ルート

片側の鼻腔から胃までチューブを挿入して、栄養剤を投与する。

誤嚥 リスクあり

経鼻十二指腸・空腸ルート

片側の鼻腔から十二指腸・空腸までチューブを挿入し、栄養剤を注入。

予想期間6週以上

経皮経腸栄養法

消化管に瘻孔《ろうこう》を造設してチューブを留置し、栄養剤を注入。

誤嚥 リスクなし

胃《い》瘻《ろう》

胃内にチューブを留置し、栄養剤を直接注入する。もっとも普及している方法。

→P140

誤嚥《ごえん》 リスクあり

空腸瘻《くうちょうろう》

空腸・または十二指腸内にチューブを留置して、栄養剤を注入する。

在宅での経管栄養でとくに多いのが、胃に直接栄養を送り込む「胃瘻」。消化管を使えない場合は、中心静脈栄養法をおこなうことが多い。

胃瘻造設後の転帰

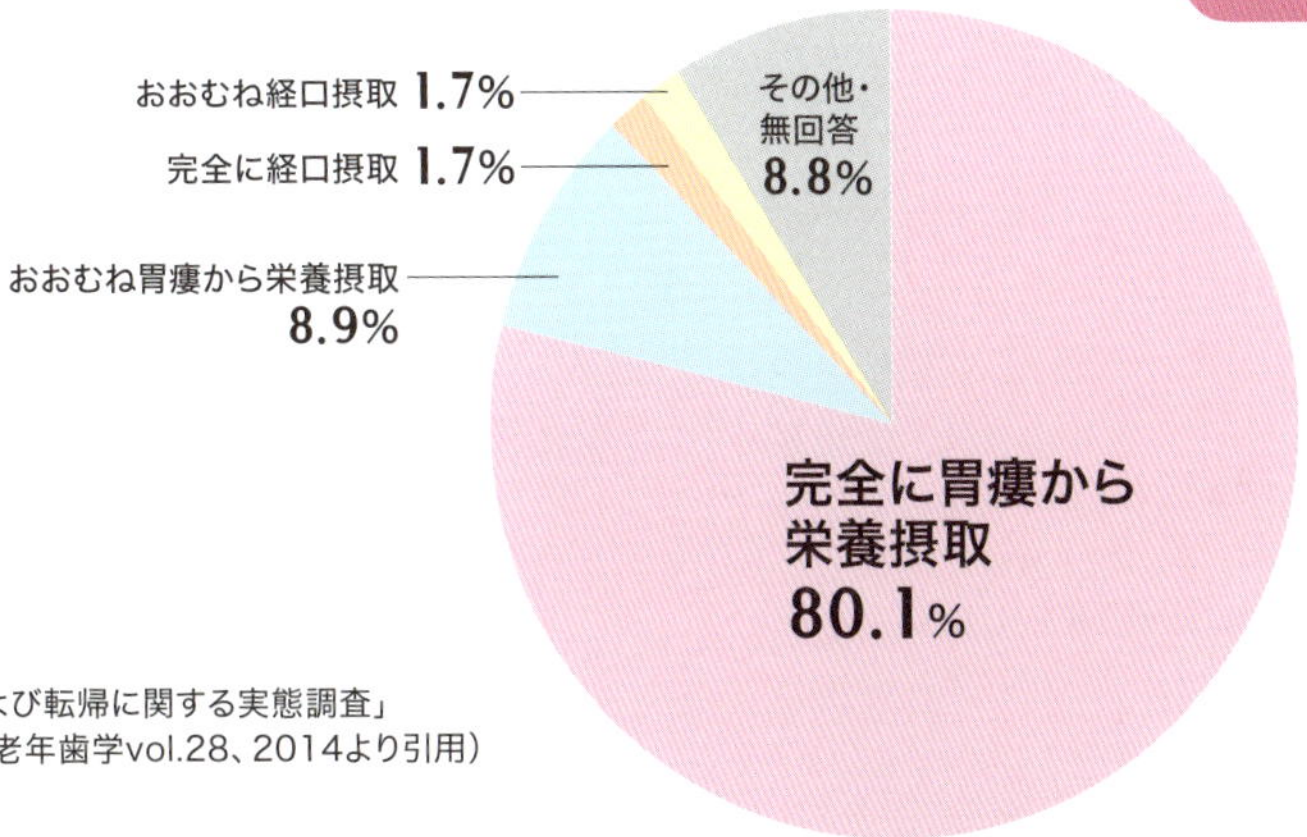

（「胃瘻の造設および転帰に関する実態調査」
奥山秀樹ほか、老年歯学vol.28、2014より引用）

摂食状況

胃瘻の造設は、経口摂取への回復をめざしておこなう場合もある。しかし現状では経口摂取の回復率は低く、約8割が胃瘻から栄養を摂取している。

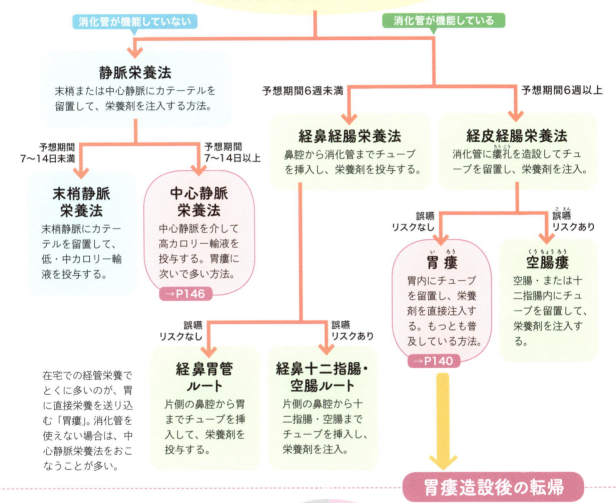

V

胃瘻《いろう》（PEG）

栄養剤の注入法、瘻孔《ろうこう》部のケアを家族に理解してもらう

胃瘻《いろう》の対象は、食事を経口摂取できず、かつ腸管の消化吸収機能が残っている人です。家族が食事として栄養剤を入れるため、正しく注入できるようにサポートしましょう。

毎日の食事として家族が栄養剤を入れる

「胃瘻《いろう》」は、外科的につくられた、胃と体表をつなぐ孔のこと。瘻孔《ろうこう》にカテーテルを留置し、食事としての栄養剤を胃に流し込みます。経皮内視鏡的胃瘻造設術（ＰＥＧ）での造設が広く普及しているため、胃瘻自体をＰＥＧとよぶのが一般的です。

在宅では通常、療養者や家族がPEGを管理します。訪問看護師のおもな役割は、管理法の指導です。注意したいトラブルには、下記のほか、内部バンパーが胃粘膜に埋没する「バンパー埋没症候群」があります。外部バンパーは１～２㎝のゆとりをもたせて固定し、１日１回は回転させたり、軽く上下させたりして、予防に努めます。

カテーテルを抜いてしまう「自己抜去」のリスクもあります。抜去後、数時間で瘻孔が閉鎖するため、早急に瘻孔を確保しなければなりません。予防としては、チューブを巾着袋に入れる、ボタン型に変更するなどの方法がありますが、認知症などで自己抜去が予想される人への胃瘻造設は、事前の慎重な検討が必要です。

胃瘻《いろう》造設時は、体調の変化に注意する

胃瘻《いろう》は病院で造設し、在宅で管理する。瘻孔《ろうこう》が安定するまでの期間は、1～2週間。毎日の適切なケアで清潔を保ち、感染などを起こさないよう注意する。

発熱、嘔吐

胃・食道の異変で熱が出ることがある

食道《しょくどう》裂孔《れっこう》ヘルニアや胃食道逆流症などが原因となる。栄養剤注入中に嘔吐した場合は注入を中止し、顔を横に向けて吐瀉物を出す。

皮膚トラブル

瘻孔まわりの肉芽《にくげ》や、ただれなどを見逃さない

皮膚の圧迫や栄養剤のもれ、瘻孔周囲の感染などから、発赤、びらん、潰瘍《かいよう》が起きる。カテーテルがこすれ、肉芽《にくげ》を形成することも。

下痢、便秘

栄養剤を変えたタイミングで下痢しやすい

下痢の原因は栄養剤の注入速度や濃度の問題、栄養剤の細菌感染など。便秘は胃食道逆流や嘔吐を招くため、便をやわらかくするケアを。

カテーテルは4種、栄養剤は3タイプに分けられる

カテーテルの種類は、体表に固定するストッパーと体内で固定するバンパーの組み合わせで決まる。栄養剤の種類は、消化のしやすさなどで分類される。

カテーテルの種類

外部ストッパー：ボタン型／チューブ型（カテーテル型）

内部バンパー：バンパー型／バルーン型

バンパー・ボタン型

動きやすく、破裂の恐れがない

ボタン型で体の動きを妨げにくく、違和感がない。バンパー型は破裂の恐れがないというメリットがある。

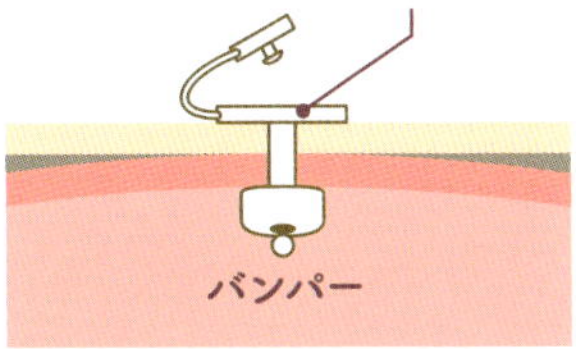

バンパー・チューブ型

接続しやすく抜けにくい

チューブ型は、栄養剤を入れるルートと接続しやすいのが利点。バンパー型のため、破裂の恐れがない。

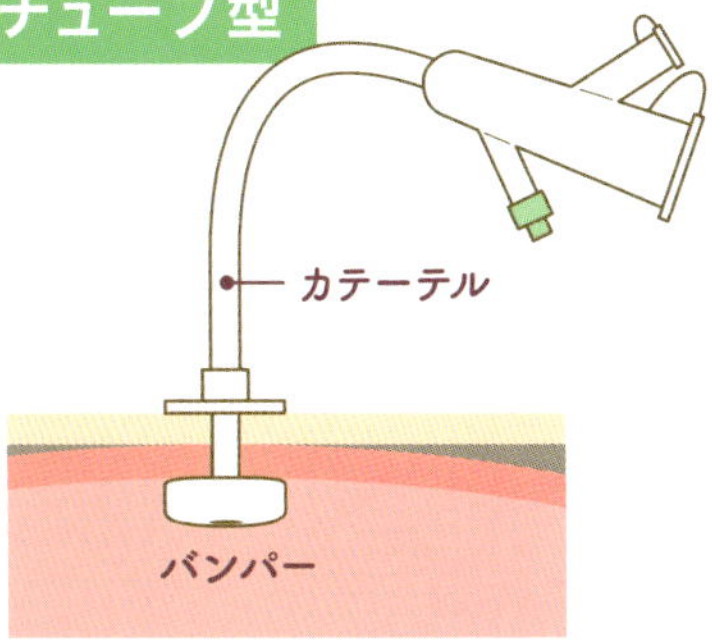

バルーン・ボタン型

動きやすく、交換しやすい

ボタン型で抜けにくく、自己抜去のリスクがほとんどない。バルーン型のため、交換がしやすい。

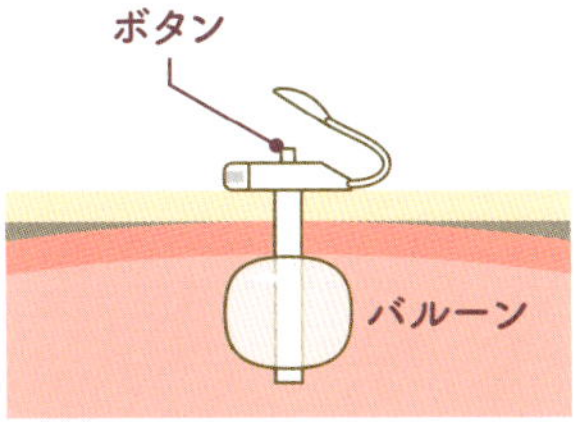

バルーン・チューブ型

カテーテルとの接続も交換もしやすい

栄養剤の注入、器具の交換ともに扱いやすい。ただしチューブ型のため自己抜去の恐れがある人には不向き。

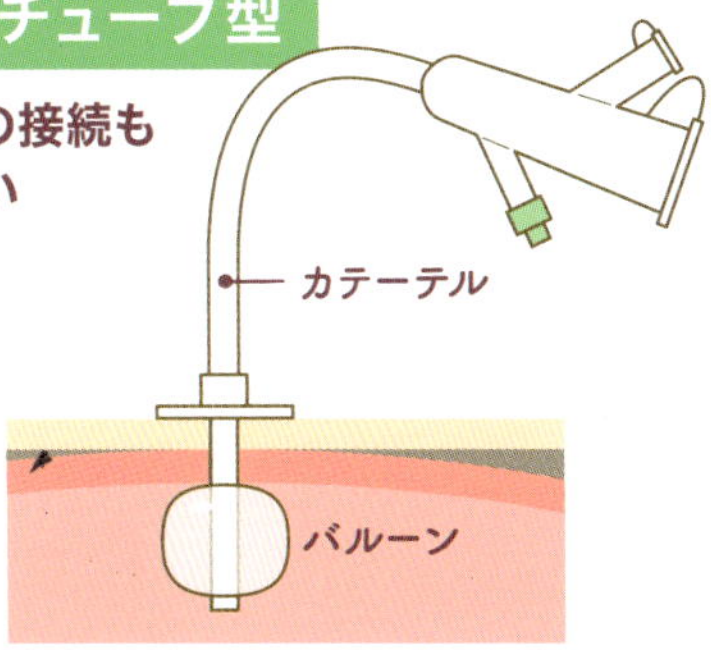

「ボタン型／チューブ型」「バンパー型／バルーン型」のそれぞれにメリット、デメリットがある。病状や各家庭の介護環境を考えて選ぶ。

栄養剤のタイプ

消化能力のない人には「消化態栄養剤」「成分栄養剤」を選択。商品によって、処方医薬品と、自費購入の食品がある。

種類		半消化態栄養剤	消化態栄養剤	成分栄養剤
栄養成分	窒素源	蛋白質、ポリペプチド	アミノ酸、ジペプチド、トリペプチド	アミノ酸
栄養成分	脂質含有量	比較的多い	少ない	きわめて少ない
栄養成分	繊維成分含有	水溶性、不溶性繊維	なし	なし
製剤の形状	消化機能	多少必要	ほとんど不要	不要
製剤の形状	残渣	少ない	きわめて少ない	きわめて少ない
製剤の形状	浸透圧	比較的低い	高い	高い
製剤の形状	粘稠性	やや高い	やや高い	低い
製剤の形状	剤形	液状製剤が多い	液状製剤が多い	粉末製剤
栄養チューブ内径		2～3㎜、8Fr	2～3㎜、8Fr	1～1.5㎜、5Fr
取扱い区分		医薬品、食品	医薬品	医薬品
商品例		エンシュア、ラコール、アイソカル、メディエフ	ツインライン、エンテミールR	エレンタール、エレンタールP、ヘパンED

（『看護実践のための根拠がわかる　在宅看護技術』正野逸子・本田彰子編著、メヂカルフレンド社、2008より引用、一部改変）

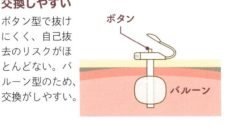

栄養剤の後に、白湯と薬も注入する

栄養剤の注入法を、家族に正しく伝えておこう。栄養剤だけでは必要水分量をまかなえないため、白湯も注入する。内服薬が必要な療養者には、薬も入れる。

用意するもの

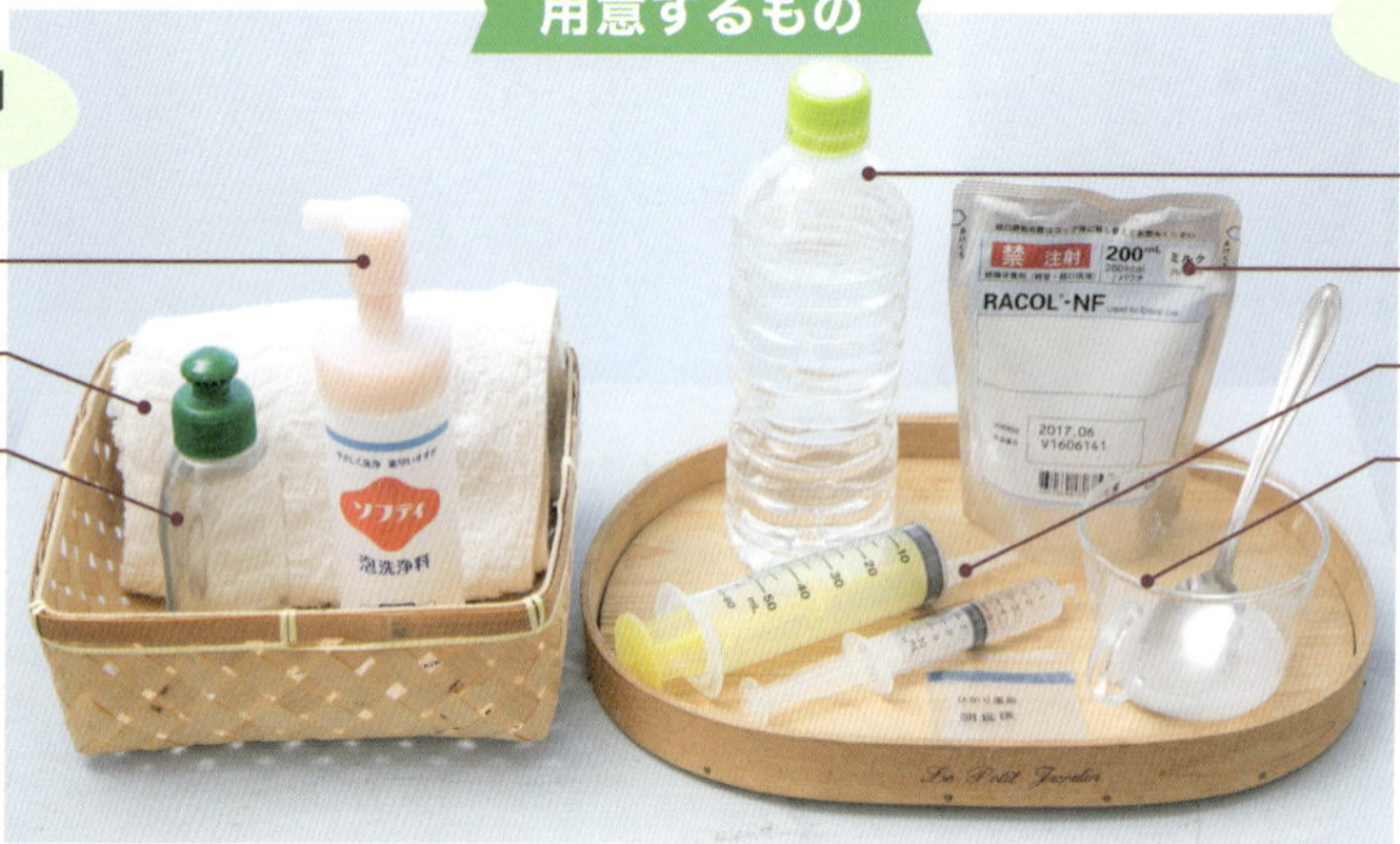

スキンケア用
→P145

洗浄剤

タオル

ぬるま湯

栄養剤注入後の、瘻孔《ろうこう》部のスキンケアに用いる。ぬるま湯は洗剤などの空きボトルに用意。

栄養剤の注入用

白湯

栄養剤

シリンジ

薬、お湯

ペットボトルに白湯を用意。薬は粉薬を湯に溶かすか、錠剤を砕いて溶かし、常温で置いておく。

1 クレンメが閉じているか確認

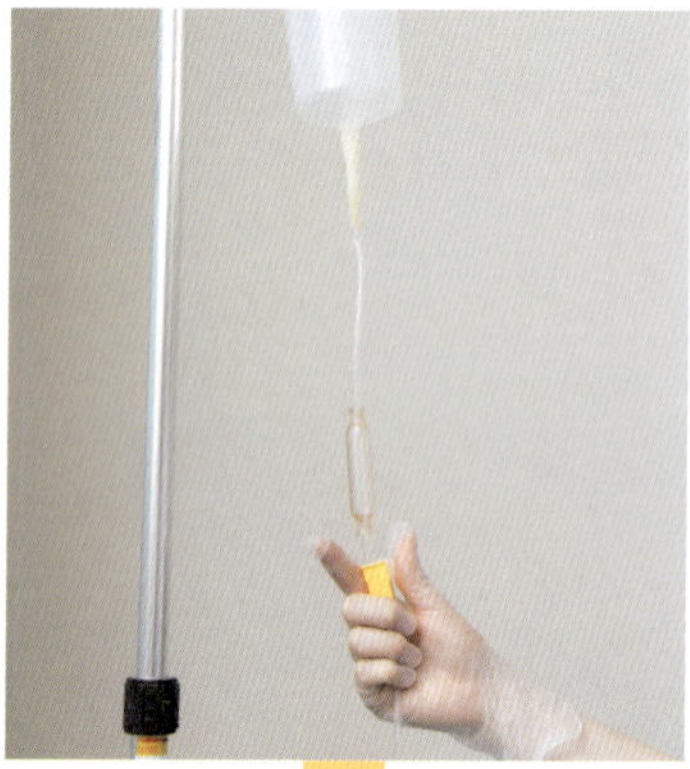

手を消毒し、手袋を着用。栄養剤用ボトルのルートで、クレンメが閉じているかどうかを確認する。

2 栄養剤をボトルに入れる

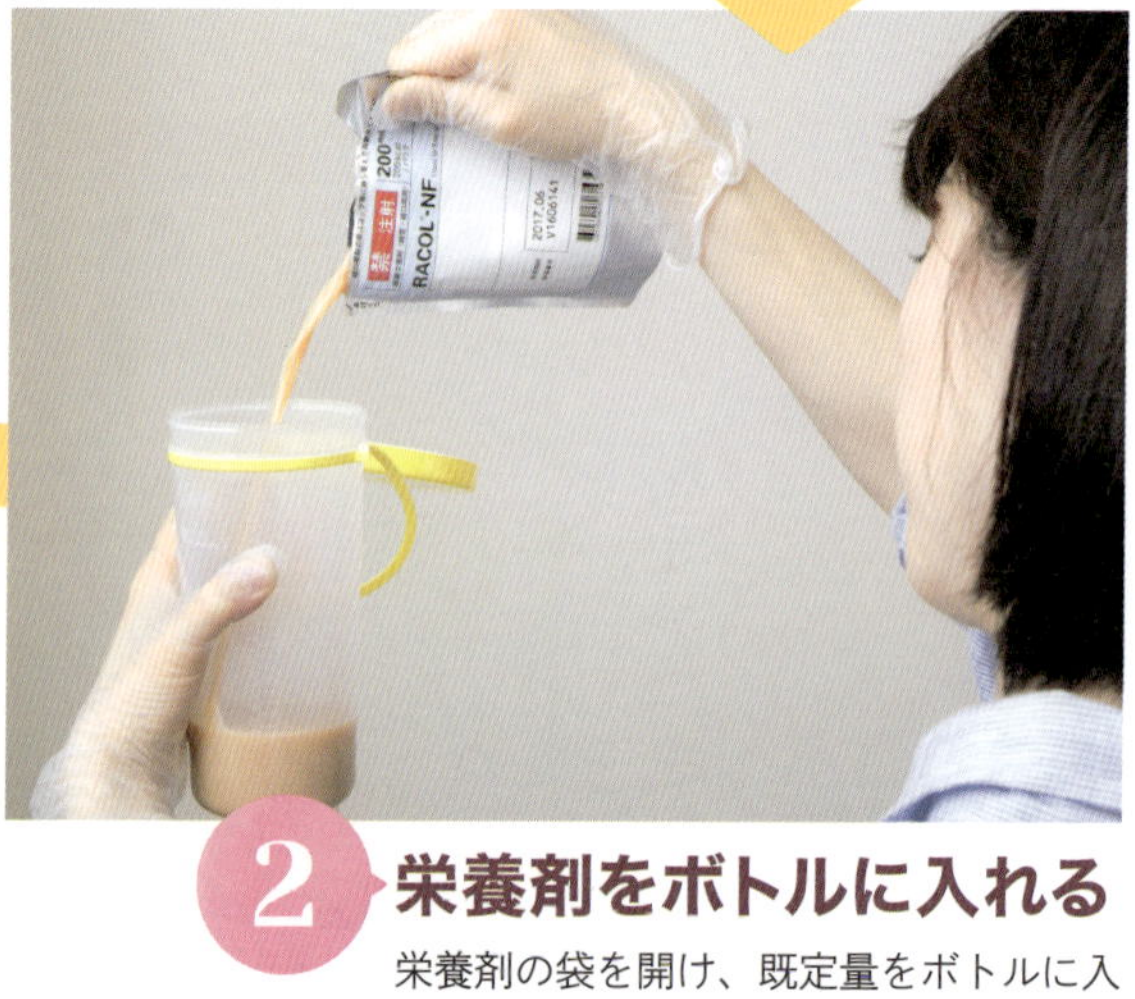

栄養剤の袋を開け、既定量をボトルに入れる。温めずそのまま使用する。

3 ルートの先端まで満たす

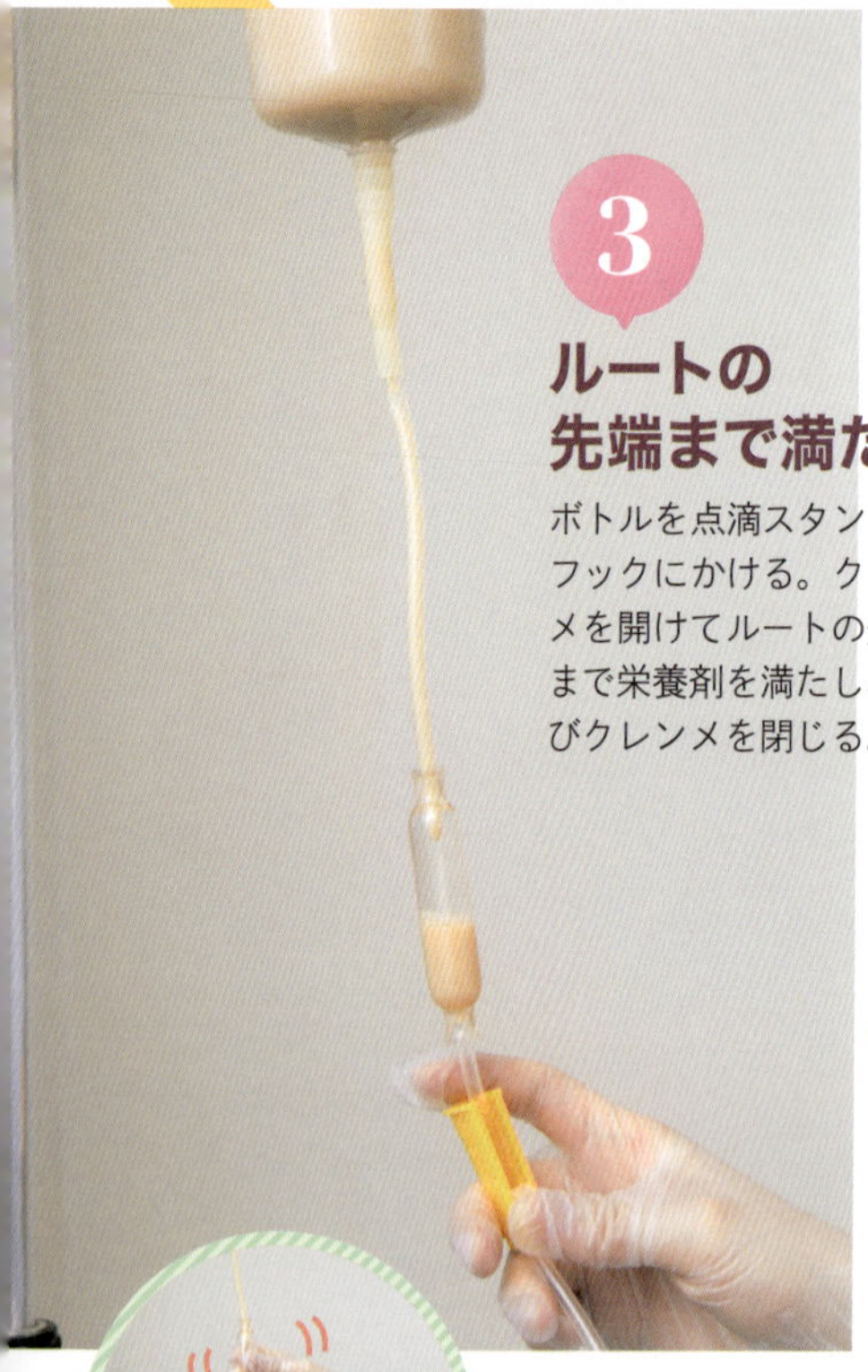

ボトルを点滴スタンドかフックにかける。クレンメを開けてルートの先端まで栄養剤を満たし、再びクレンメを閉じる。

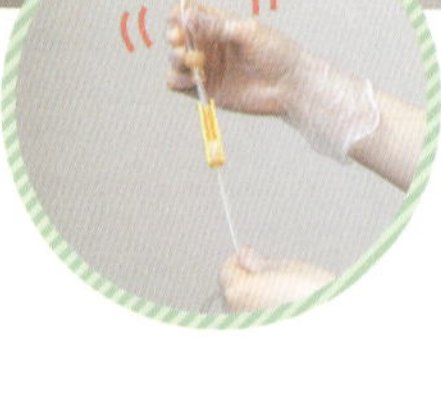

点滴筒をポンピングすると速い

4 30度にギャッチアップ

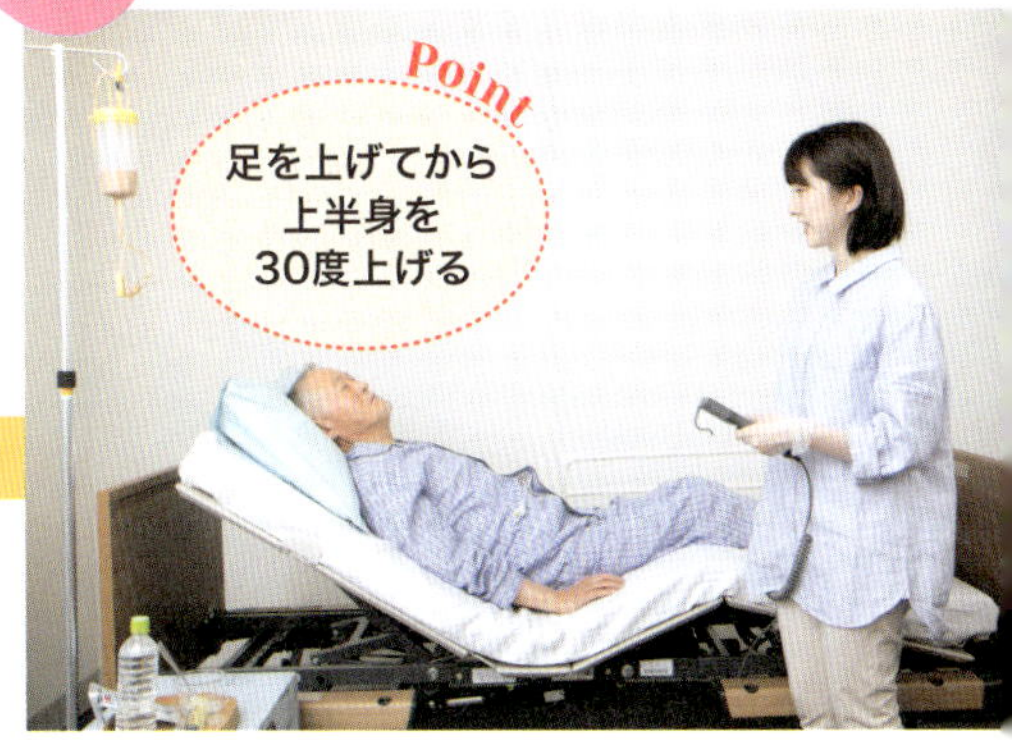

胃食道逆流や誤嚥《ごえん》防止のため、上体を30度にギャッチアップする。

5 チューブをつなぎ、滴下する

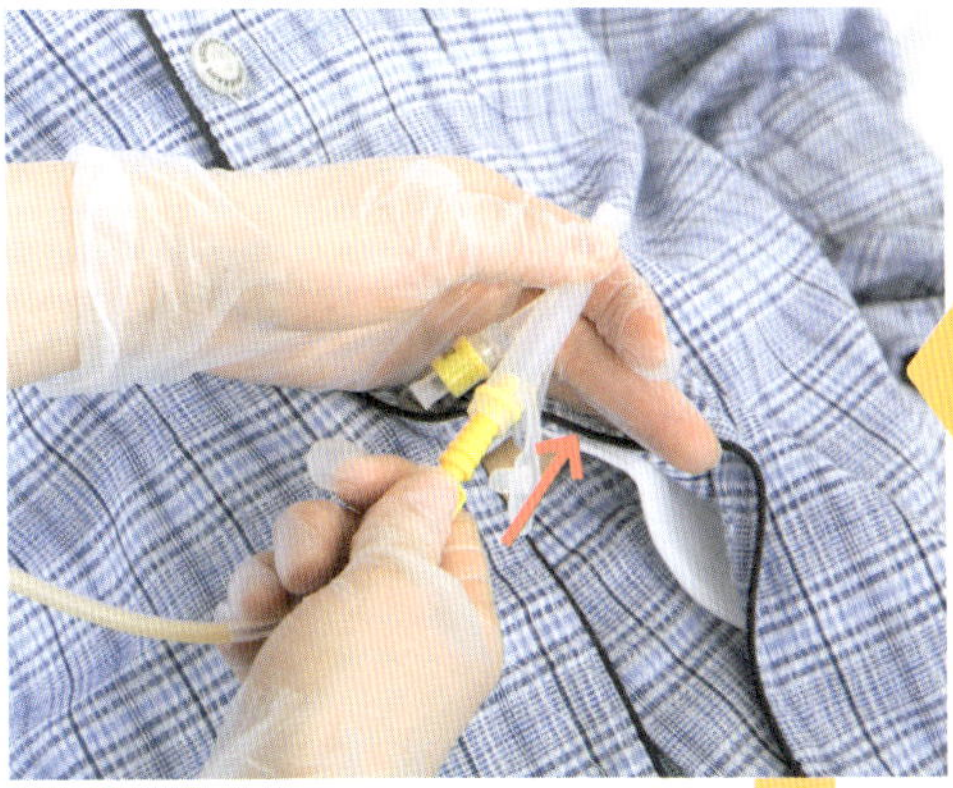

栄養剤ボトルのチューブを胃瘻《いろう》カテーテル（または接続チューブ）につなぐ。

6 30分～1時間ほどかけて注入

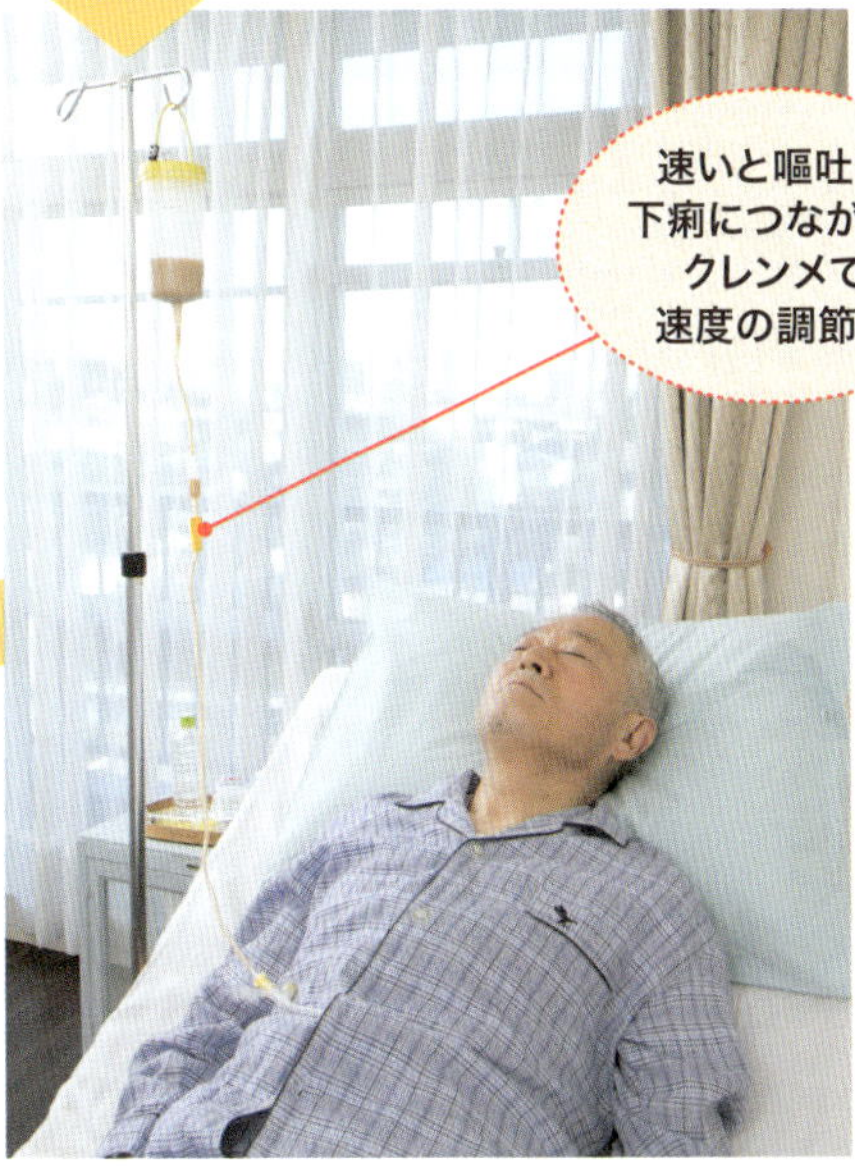
Point
下痢につながる。

30分～1時間かけて注入。ゆっくり過ごしてもらう。気分が悪くないかなどを途中で確認。

7 白湯を滴下する

注入が終わったらクレンメを閉じ、白湯を入れる。クレンメを開けて滴下する。

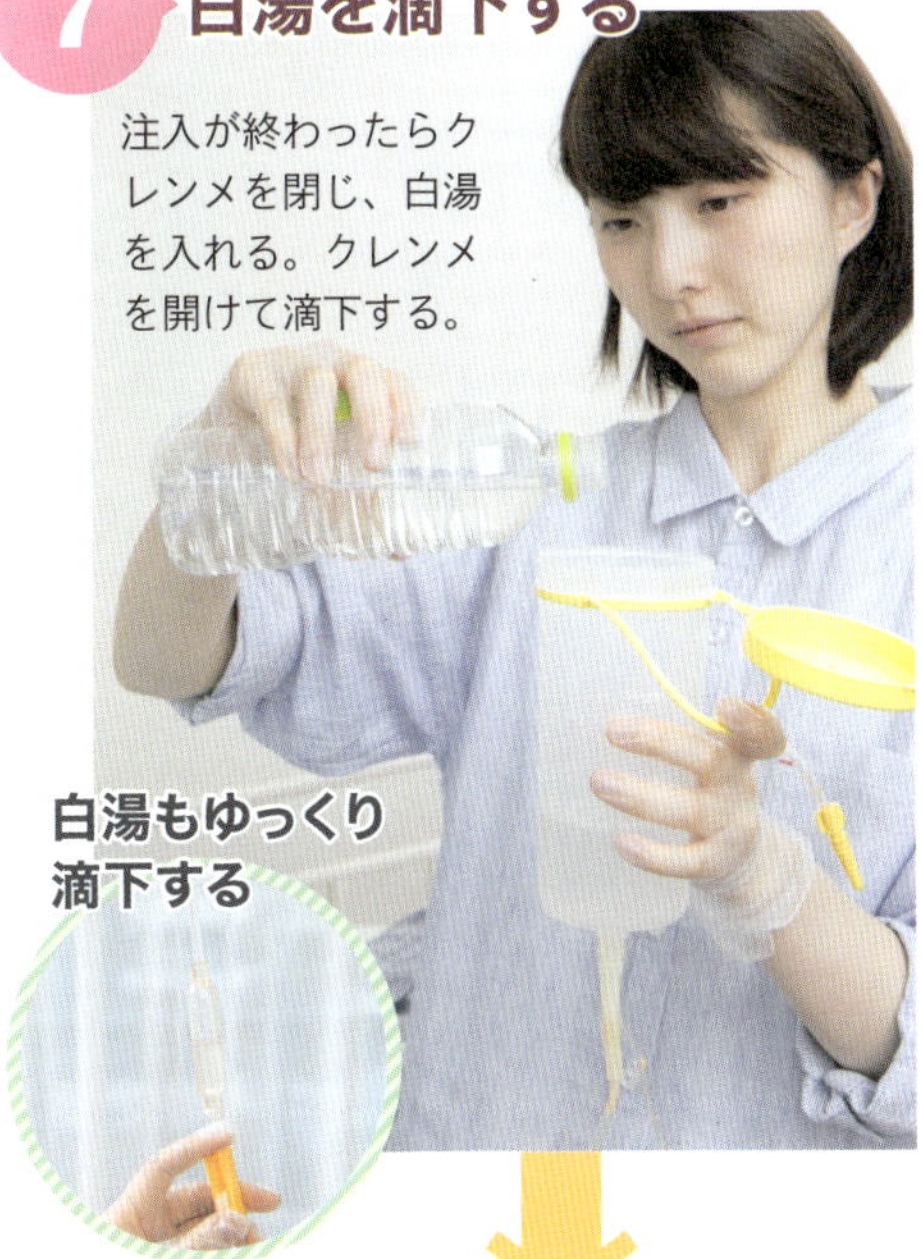

白湯もゆっくり滴下する

8 薬をシリンジで入れる

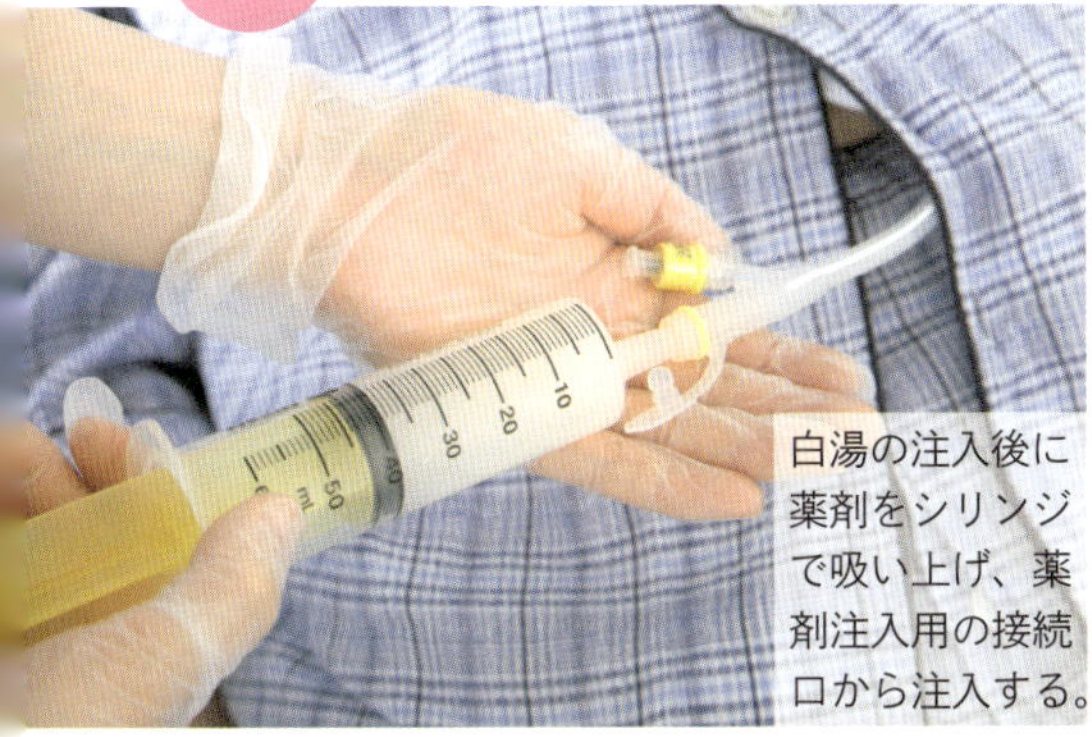

白湯の注入後に薬剤をシリンジで吸い上げ、薬剤注入用の接続口から注入する。

食後30分～1時間は30度仰臥位で過ごしてもらう

栄養剤の注入法は、胃瘻《いろう》造設時に病院で指導されます。手順が正しいか、自己流になっていないかを訪問時に確認しましょう。以前は栄養剤を温めてから注入していましたが、雑菌繁殖につながることから、現在は常温のまま注入します。**注入後は逆流を防ぐために、30分～1時間ほど30度仰臥《ぎょうが》位《い》で過ごしてもらいます。**

介護者には、呼吸や意識の変化、嘔吐、栄養剤のもれなどに注意しながら、ときどきようすを見てもらうようにしてください。

 撮影協力：オリンパス株式会社（胃瘻カテーテル、栄養剤チューブ）

使用後のボトル、ルートは洗剤で洗う

栄養剤のボトルやルートを使った後は、食器と同じように洗う。洗浄の際に、材質の変化や破損がないかもチェックしておく。

1 中性洗剤でボトルを洗う

Point
やりかたを家族に覚えてもらう

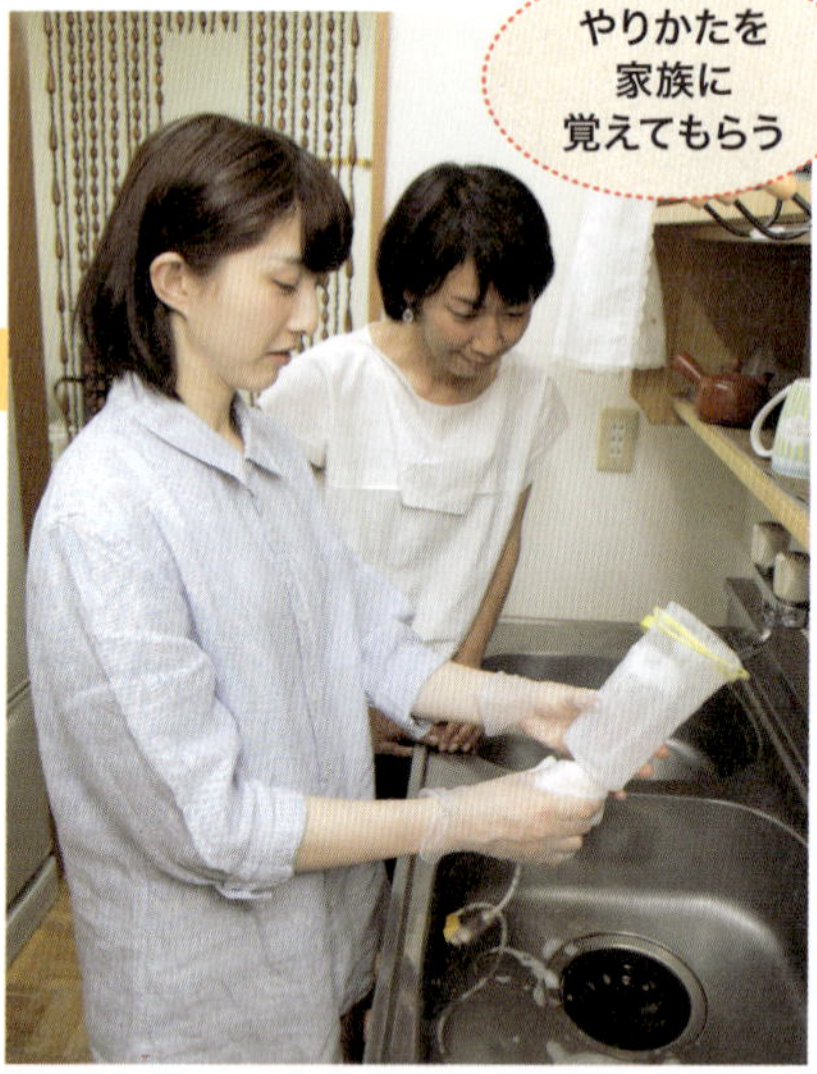

中性洗剤をスポンジにつけて、ボトルやチューブを洗い、よくすすぐ。

2 水をため、フックにかける

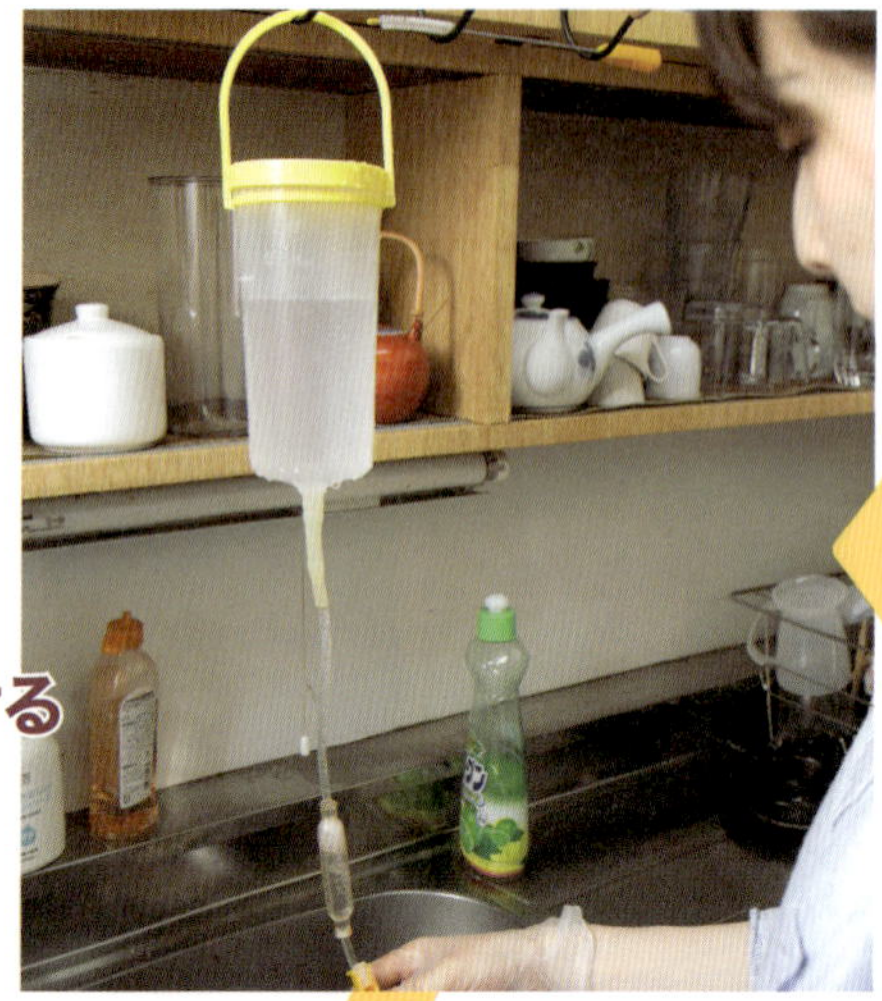

ボトルに水道水を入れて、高いところに設置したフックに吊り下げる。

3 クレンメを開ける

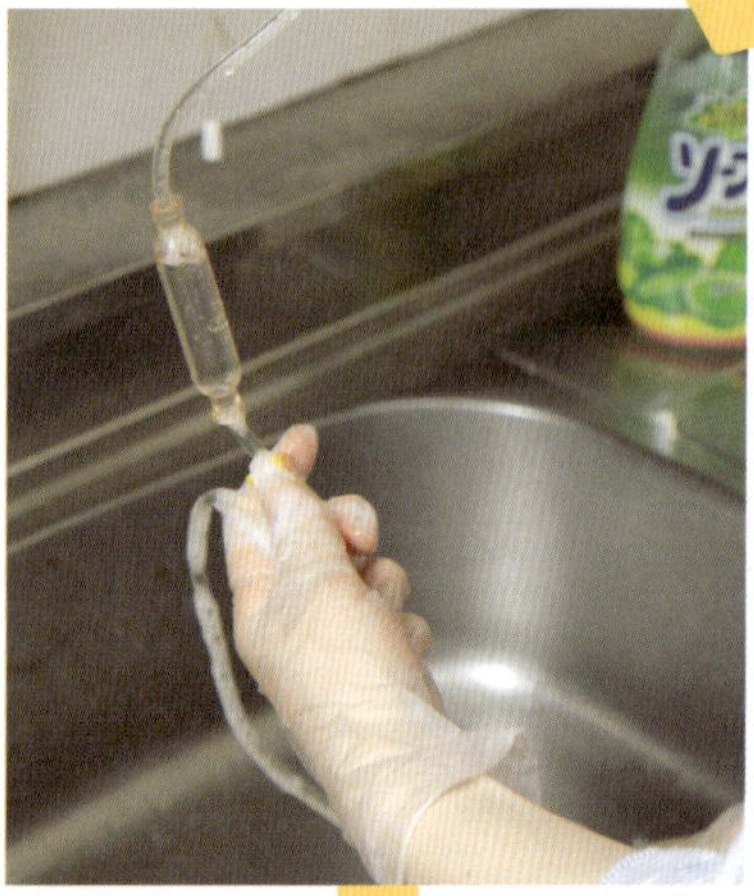

クレンメを開けて、ルートの内部に残った泡を洗い流す。

4 ルートの先まで洗い、乾かしておく

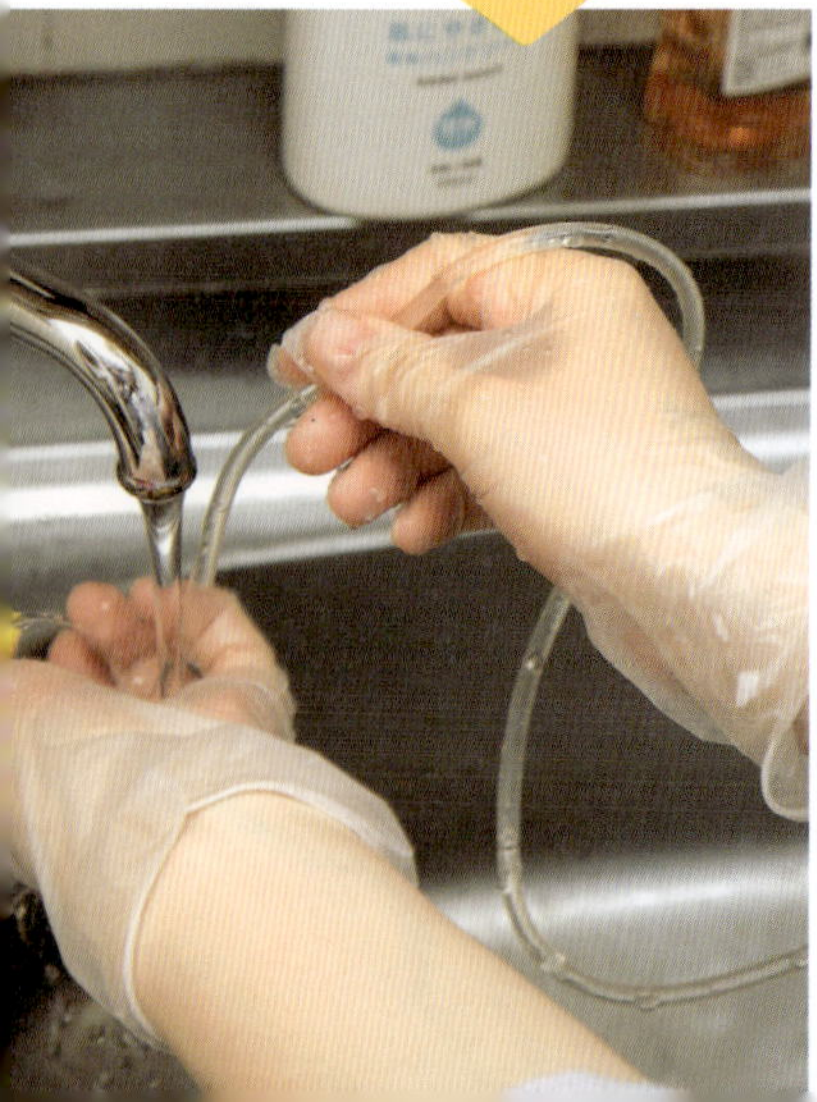

そのまま吊り下げておき、ルート内部まで自然乾燥させる。

ボトルが2つあれば、自然乾燥できる

乾かすのに時間がかかり、次の食事に間に合わないこともある。ルート内が少し濡れていても多くは問題ないが、ボトルを2つ用意して、交互に使うと安心。

開封後の栄養剤は食品同様、早めに使い切る

栄養剤は食品と同じ。直射日光のあたらない、涼しい場所に常温保管します。**開封後は雑菌が繁殖するので、放置せずに、すぐに使うようにしましょう。**余った場合は清潔な密閉容器に移して冷蔵保存し、開封後24時間以内に使い切るよう伝えます。

感染対策の面からは、クローズドタイプの栄養剤もおすすめ。ボトルに移し替えずに、そのまま注入することができます。

瘻《ろう》孔《こう》部を洗い、皮膚トラブルを防ぐ

瘻《ろう》孔《こう》部を清潔に保つため、入浴やシャワー浴ができない日には、ベッド上で洗う。瘻孔部周囲の皮膚に、発赤やびらん、腫れ、熱感、肉《にく》芽《げ》などがないかも確認する。

1 タオルで瘻孔部を囲む

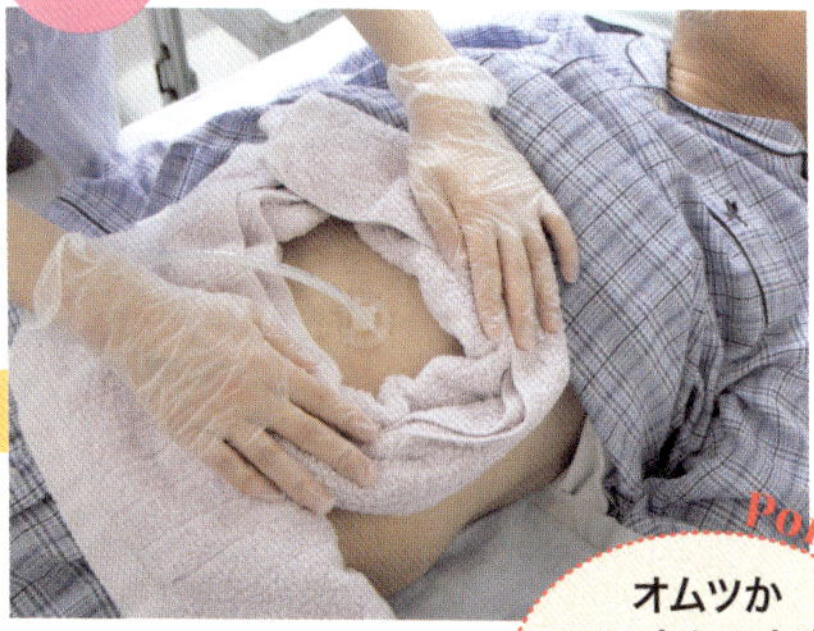

手を消毒して手袋を着用。衣類をぬらさないよう、ズボンにもタオルをはさむ。

Point
オムツかペットシートを敷いておくと、より安心

2 洗浄剤でやさしく洗う

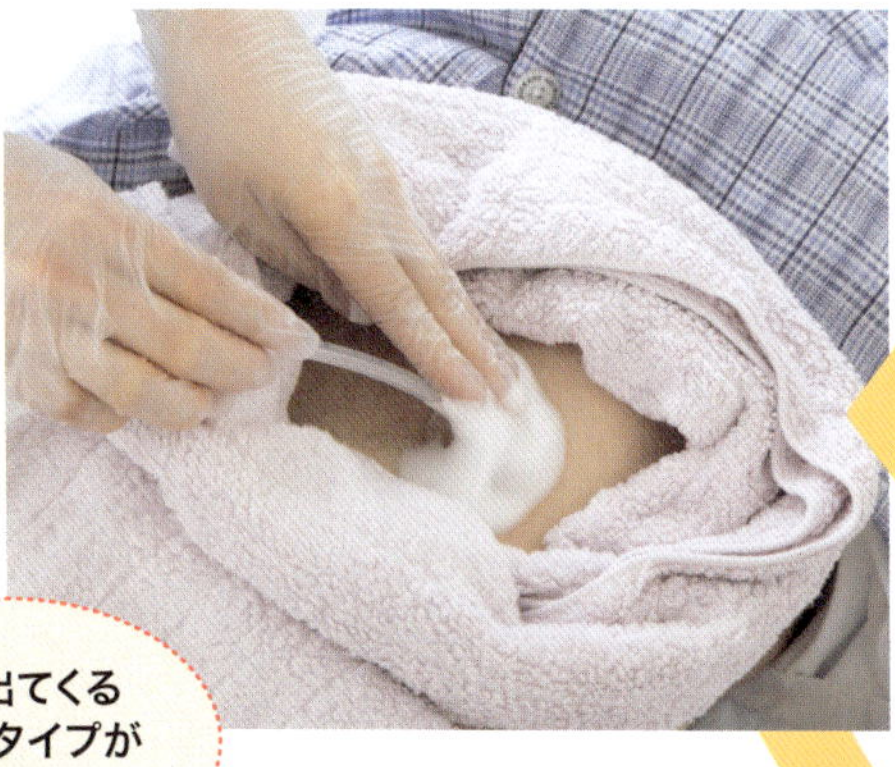

弱酸性の洗浄剤を泡立てて、瘻孔部をやさしく洗う。

Point
泡で出てくるボトルタイプが便利

3 ボトルのぬるま湯で流す

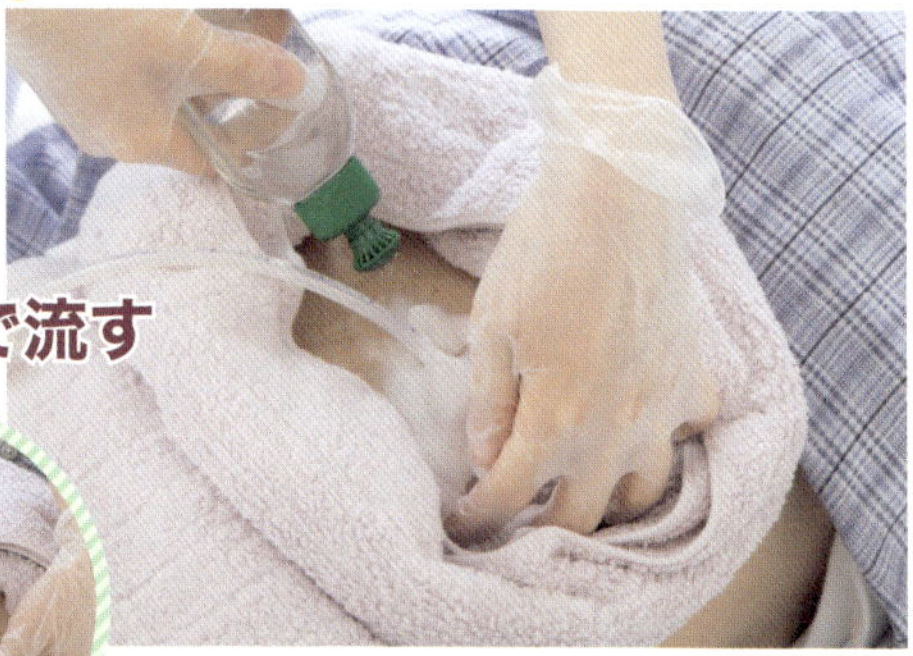

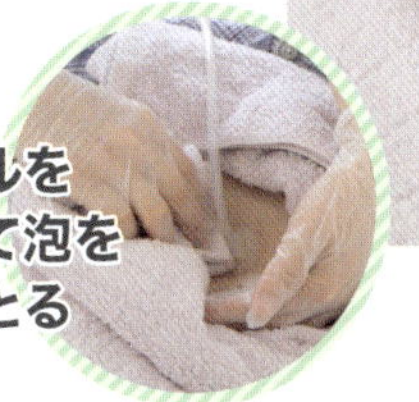

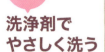

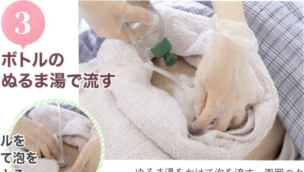

タオルを使って泡を拭きとる

ゆるま湯をかけて泡を流す。周囲のタオルで、いったん泡を拭きとる。

4 もう一度ぬるま湯で流す

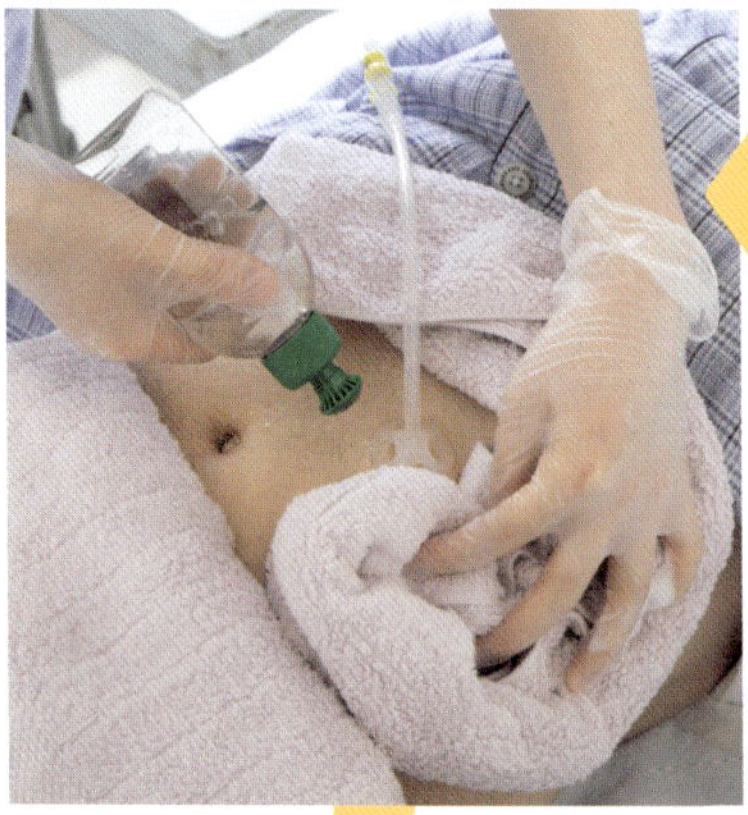

泡や汚れが残らないよう、もう一度ぬるま湯で洗い流す。

5 水分を拭きとる

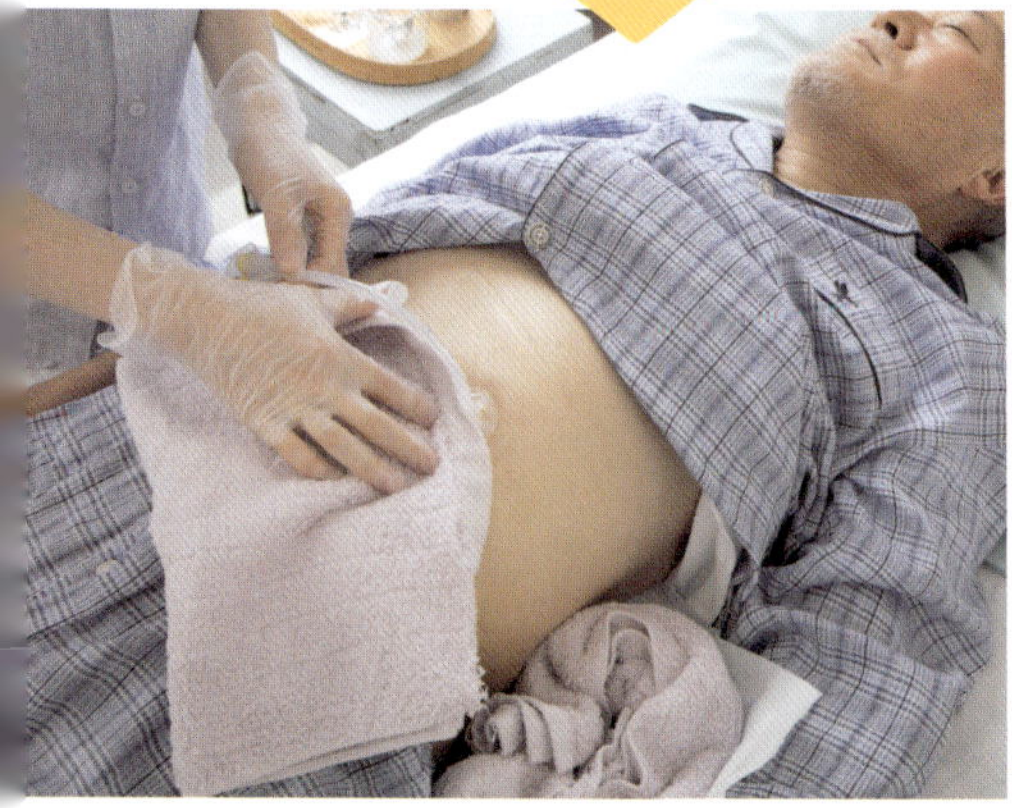

タオルで水分を拭きとり、衣服を整える。

カテーテルは約1か月で主治医に交換してもらう

カテーテルは定期的な交換が必要です。**バルーン型では1～2か月ごと、バンパー型では4～6か月ごとに医師が交換します。**交換時には、器具が胃内に正しく入っているかどうか、画像検査で確認することが推奨されています。そのため交換は病院でおこなわれるのが一般的です。ただしバルーン型は交換が容易なため、訪問診療時に家庭でおこなう医師もいます。

Ⅵ

中心静脈栄養法（TPN）

在宅ではCVポートが多い。訪問時に穿刺《せんし》・注入する

がんの手術などで腸管を大きく切除していたり、腸管の機能が著しく低下している場合は、カテーテルで高カロリー輸液を注入する「中心静脈栄養法」を検討します。

注入時以外はカテーテルを外しておける

中心静脈栄養法（TPN）は、中心静脈にカテーテルを留置し、そこから高カロリー輸液を注入する方法です。**病態は安定しているものの、消化管に問題があって経腸栄養法ができない場合に適応されます。在宅でのTPNは、在宅中心静脈栄養法（HPN）と呼ばれています。**

カテーテルは、「体外式カテーテル」と「皮下埋め込み式カテーテル（CVポート、またはポート）」の2つがあります。CVポートは、輸液投与時以外はカテーテルを外すことができます。行動制限がないことから、HPNでは主流となっています。

輸液の投与方法は、「24時間持続注入」と、8〜14時間かけて注入する「間欠的注入」があります。間欠的注入は、療養者の希望に応じて、日中または夜間におこないます。注入中以外は管につながれず、行動が制限されない反面、急激な代謝変動を起こしやすく、低血糖を起こしやすいというデメリットも。療養者の状態と家族の希望などをもとに、方法を選択しましょう。

訪問時に穿刺して入浴も済ませる

CVポート部に輸液を入れるときは、専用のヒューバー針を用います。胸に刺した**ヒューバー針は週に1回、看護師または主治医が交換するのが一般的。家族はヒューバー針のコネクタ部分に輸液ラインをつなぎ、一日に一度栄養剤を注入します。**ポート部の管理も家族と療養者自身でおこなわなくてはならず、HPNでは療養者と家族の理解、協力、手技の習得が不可欠です。

入浴やシャワーは、針を外したタイミングでおこないます。看護師が訪問し、抜針したタイミングで入浴をすませ、入浴後に新しい針を穿刺《せんし》することもできます。新しい針を刺す前に、外出して用事を済ませたいという人もいます。**療養者や家族の希望を配慮し、行動範囲をせばめないように訪問回数と時間を調整してください。**

なお、在宅療養では点滴篗がありません。どの製品をどのくらいの用量で輸液するのか、主治医にきちんと確認しましょう。指示書に書いてもらう、協定書を用意してもらうなど、確実な方法を考えます。

CVポートの構造と、トラブルの対処法を知る

HPNの医療的ケアは、看護師が中心となっておこなう。基本の構造とトラブル時の対処法を理解しておきたい。

CVポートの構造

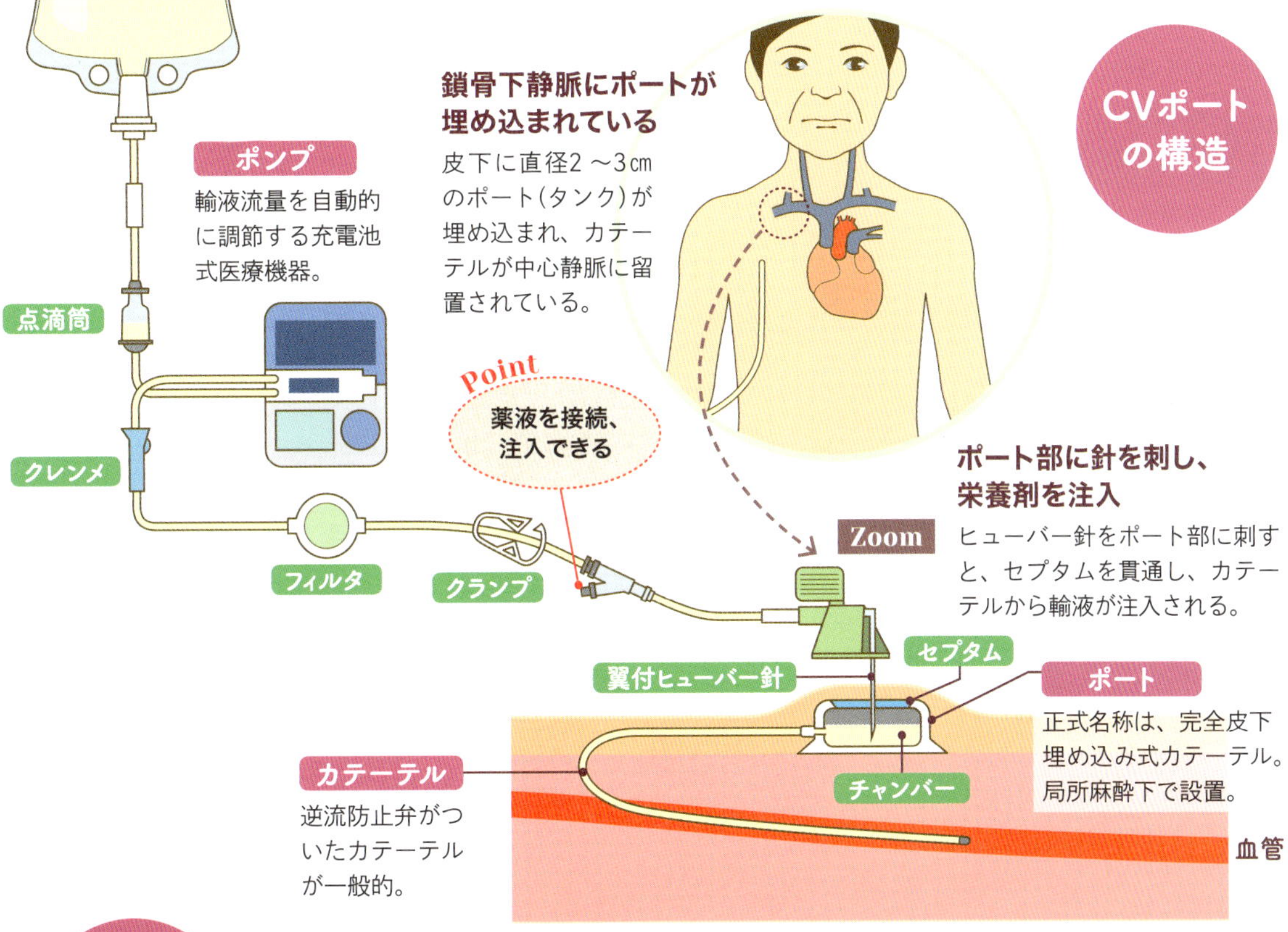

ポート部&機器トラブル

CVポートでは、右記のようなトラブルが起こりうる。

ルートのトラブル

ルートの詰まりによる滴下不良などに注意

輸液ルートの接続状況、ヒューバー針の固定状況をチェック。針浮きは、滴下不良や液もれの原因となるので注意する。

感染症

カテーテル式より少ないが、リスクはある

局所の感染だけでなく、全身に及ぶ感染のリスクもある。局所の発赤や腫れ、痛みのほか、発熱に注意する。

ポンプのトラブル

アラームが鳴ったときの対処法を話しておく

アラーム警報時は、輸液が空になっていないか、ルートに空気が入っていないか確認。原因がわからない場合は業者に連絡を。

合併症

胆石などに注意。皮膚の色をよく見て

胆石や胆嚢炎が起こることがある。黄疸、38℃以上の発熱、上腹部痛などがあれば合併症を疑い、医師に連絡する。

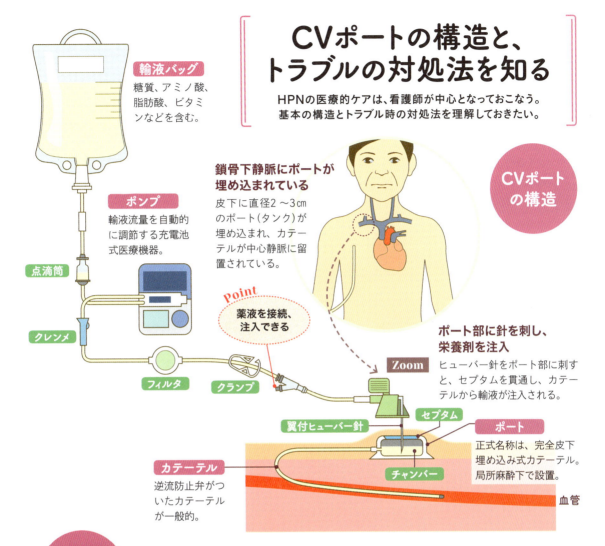

ポンプを使って、一定量の栄養剤を滴下する

輸液にルートと針をつなぎ、ポート部から注入。流量はポンプで調節する。針の穿《せん》刺《し》は看護師がおこなうことが多いが、家族にも手順をよく覚えてもらう。

用意するもの

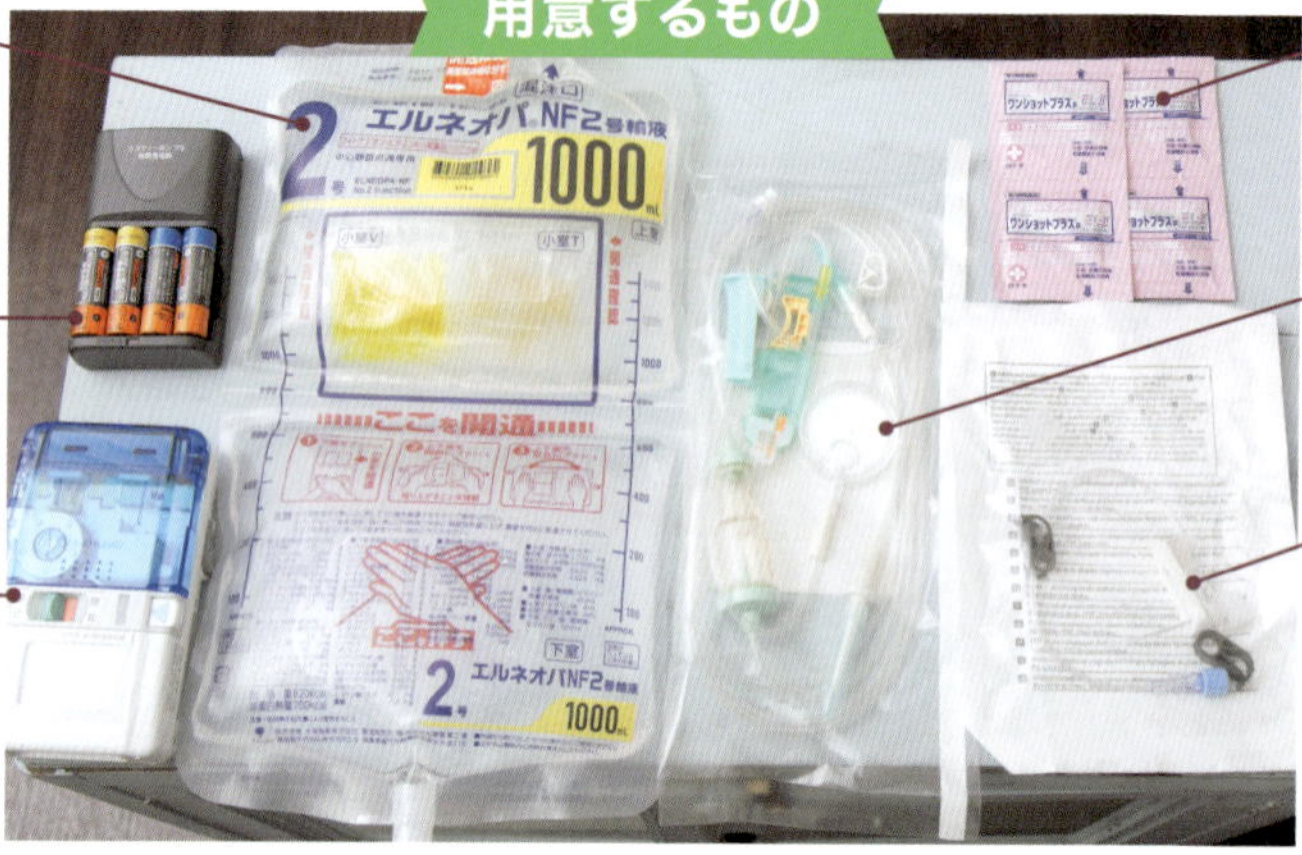

輸液
ここでは、多室式輸液バッグを使用。

専用充電器、電池
ポンプ用電池をあらかじめ充電しておく。

ポンプ
ここでは「カフティーポンプS」を使用。

アルコール綿
個包装されているものを用意する。

輸液ルート
1本の管としてつながった閉鎖式を使用。

ヒューバー針
ルートと接続するコネクタがついている。

1 輸液を混合する

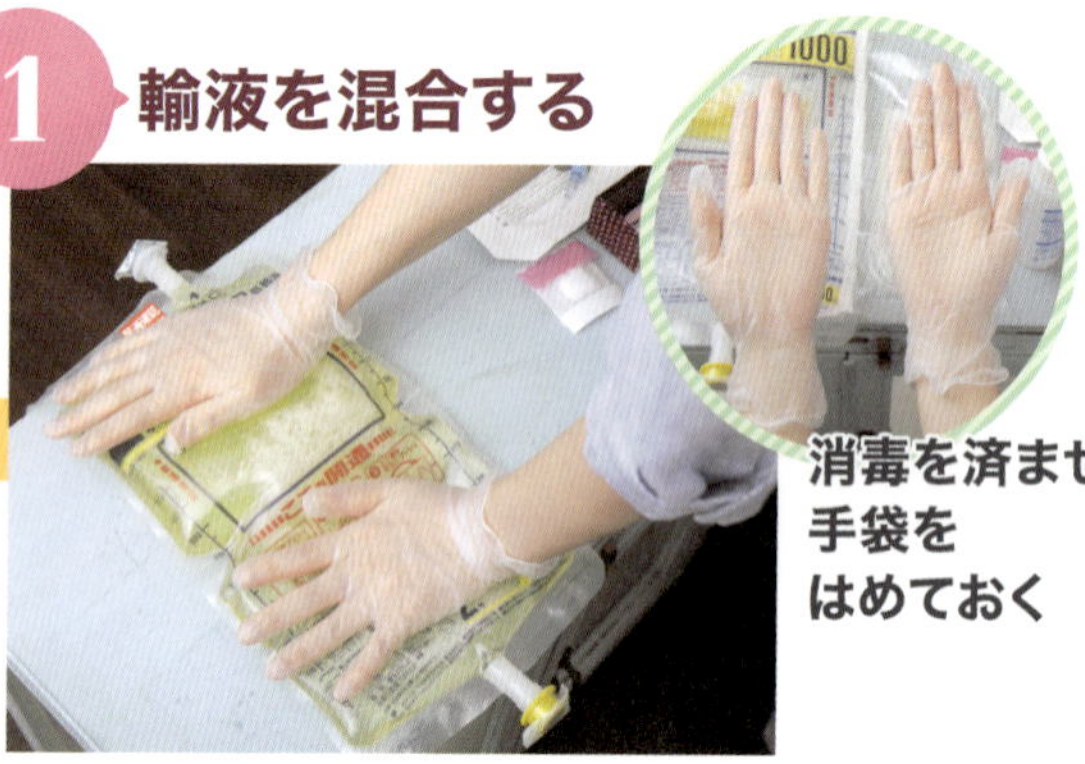

消毒を済ませ、手袋をはめておく

多室式の場合は両手で強く押し、薬液をしっかり混合させる。

2 針、ルートの滅菌バッグを開封

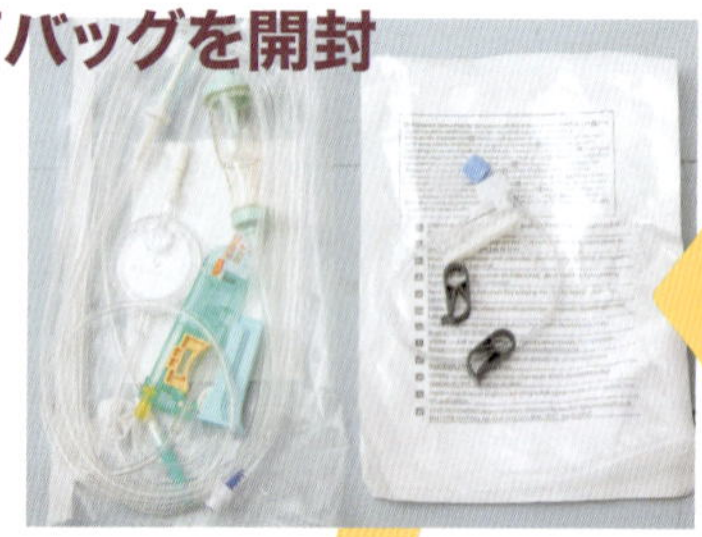

ヒューバー針の滅菌バッグ、輸液ルートの滅菌バッグを開封。

3 接続部のキャップを外す

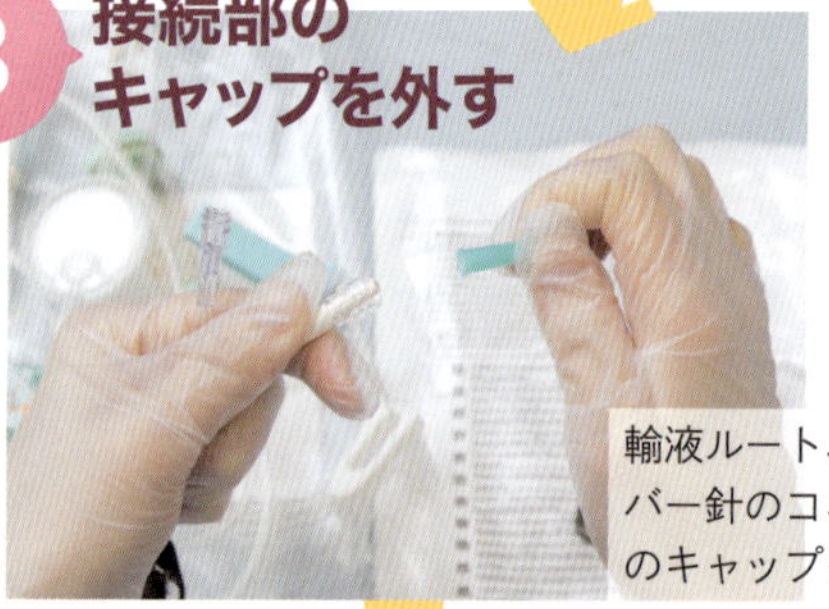

輸液ルート、ヒューバー針のコネクタ側のキャップを外す。

4 針とルートをつなぐ

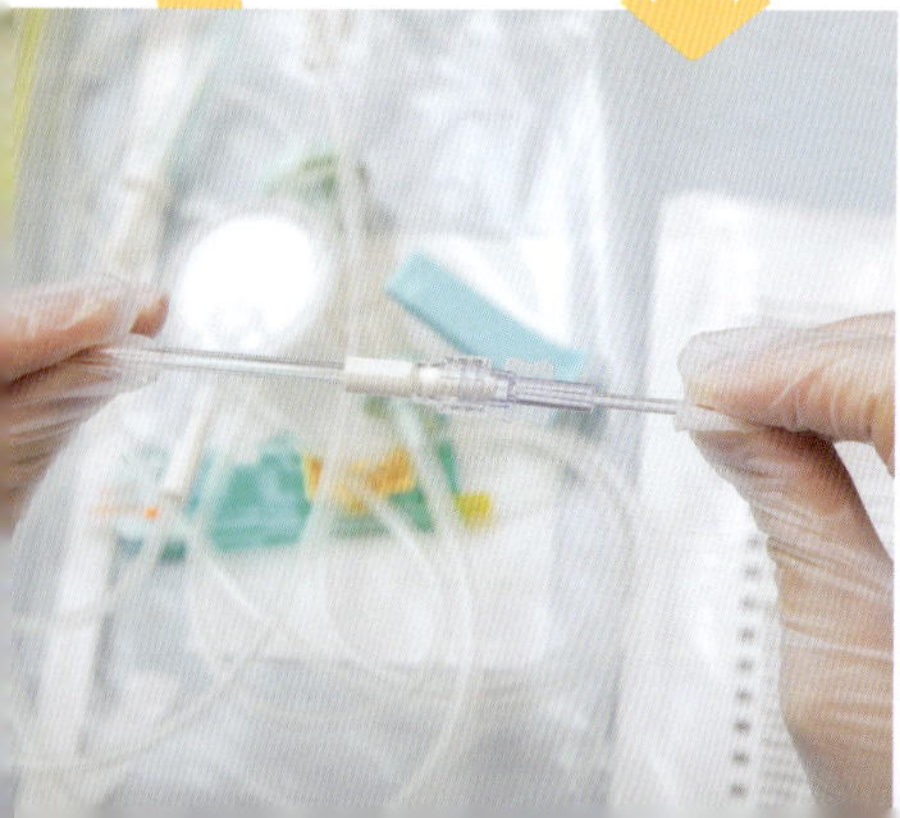

輸液ルートとヒューバー針のコネクタを接続。軽く引っぱり、抜けないことを確認。

標準予防策は完璧に！清潔区域内で物品を扱う

カテーテル感染を防ぐために、家族にも、手洗いや手指消毒、手袋着用の徹底を指導します。病棟と同じ感染対策の基本です。**物品を扱うときは、テーブルなどに設けた清潔区域内でおこないます。**窓は閉めてホコリが入らないようにし、人やペットの出入りも控えます。器材の接続部や混注口にはふれないよう、注意してください。

撮影協力：エア・ウォーター・メディカル株式会社
（カフティーポンプS、カフティーポンプ用チューブセット）

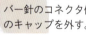

5 針のキャップを外す

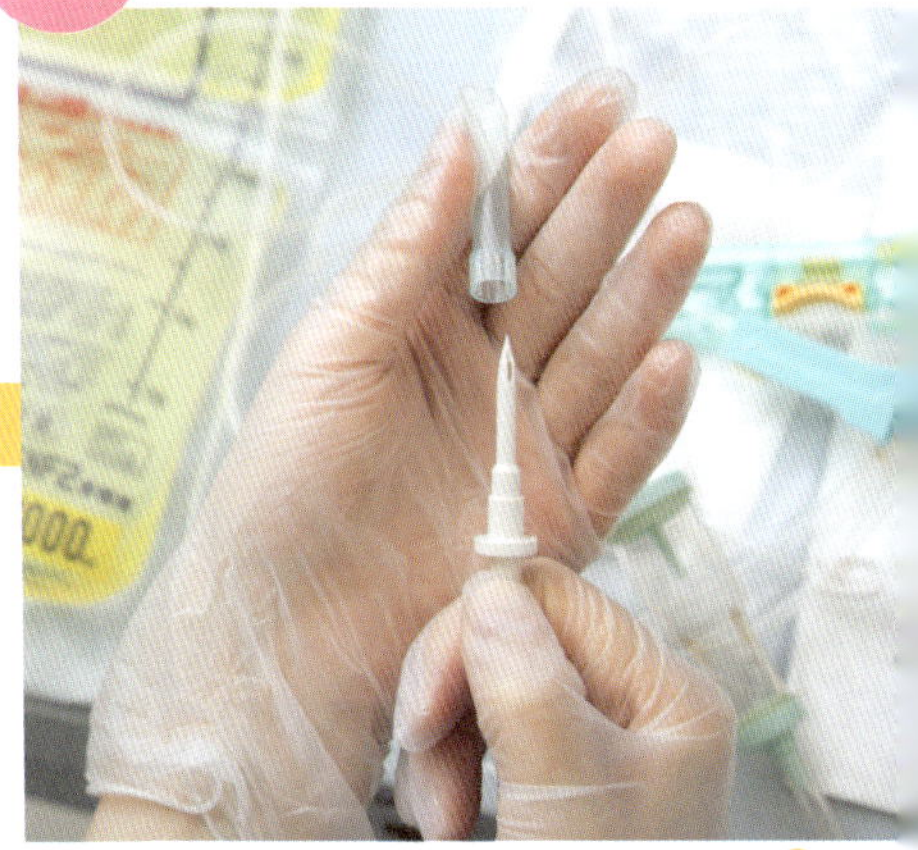

びん針（輸液剤との接続部分）のキャップを外す。

6 輸液ルートの針を刺す

輸液バッグのゴム栓のシールをはがして消毒し、びん針をゴム部分の○印にまっすぐ差し込む。

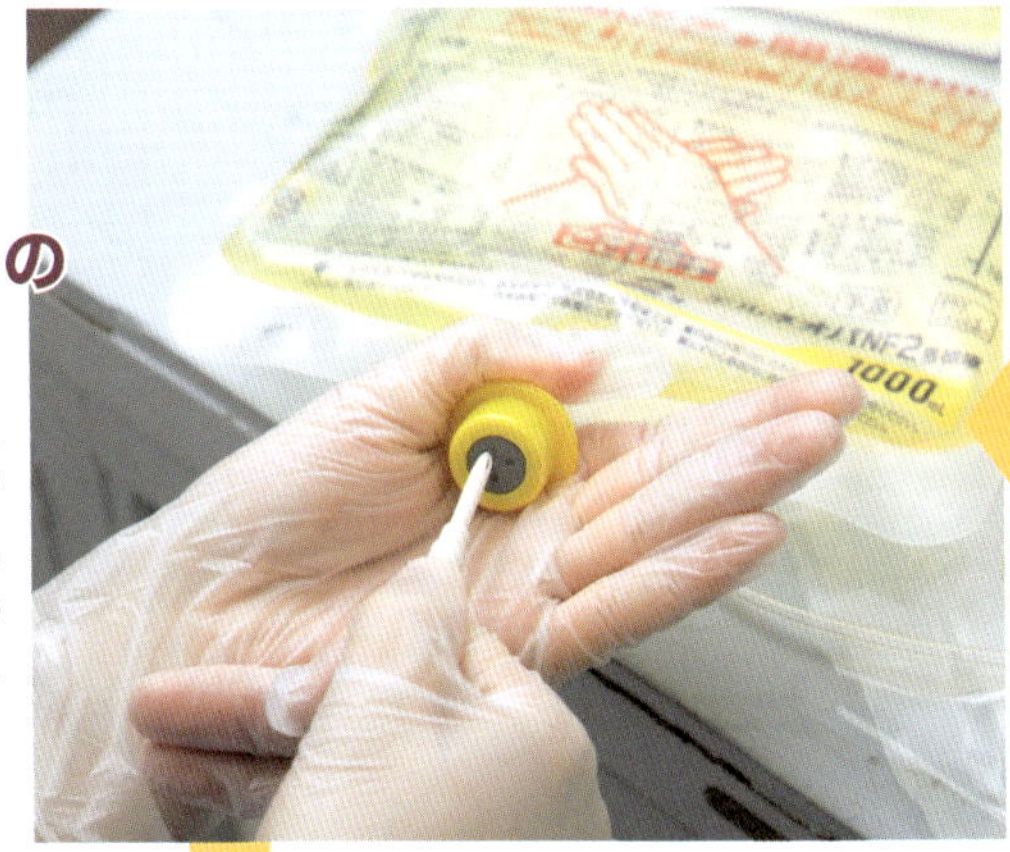

7 点滴筒をポンピングする

輸液バッグを点滴スタンドなどに吊り下げ、輸液ルートの点滴筒をポンピングする。

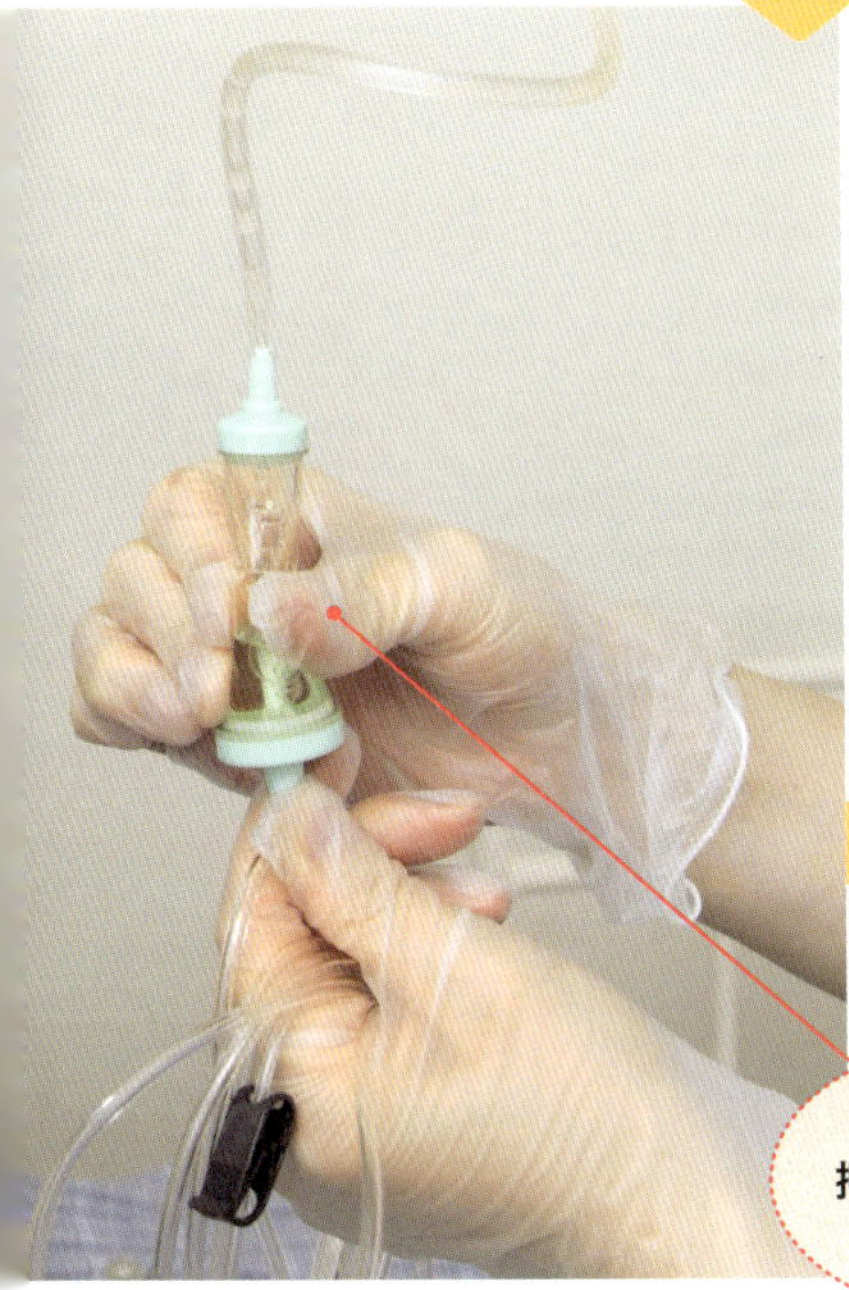

Point
指でゆっくり
押して離すことを、
数回くり返す

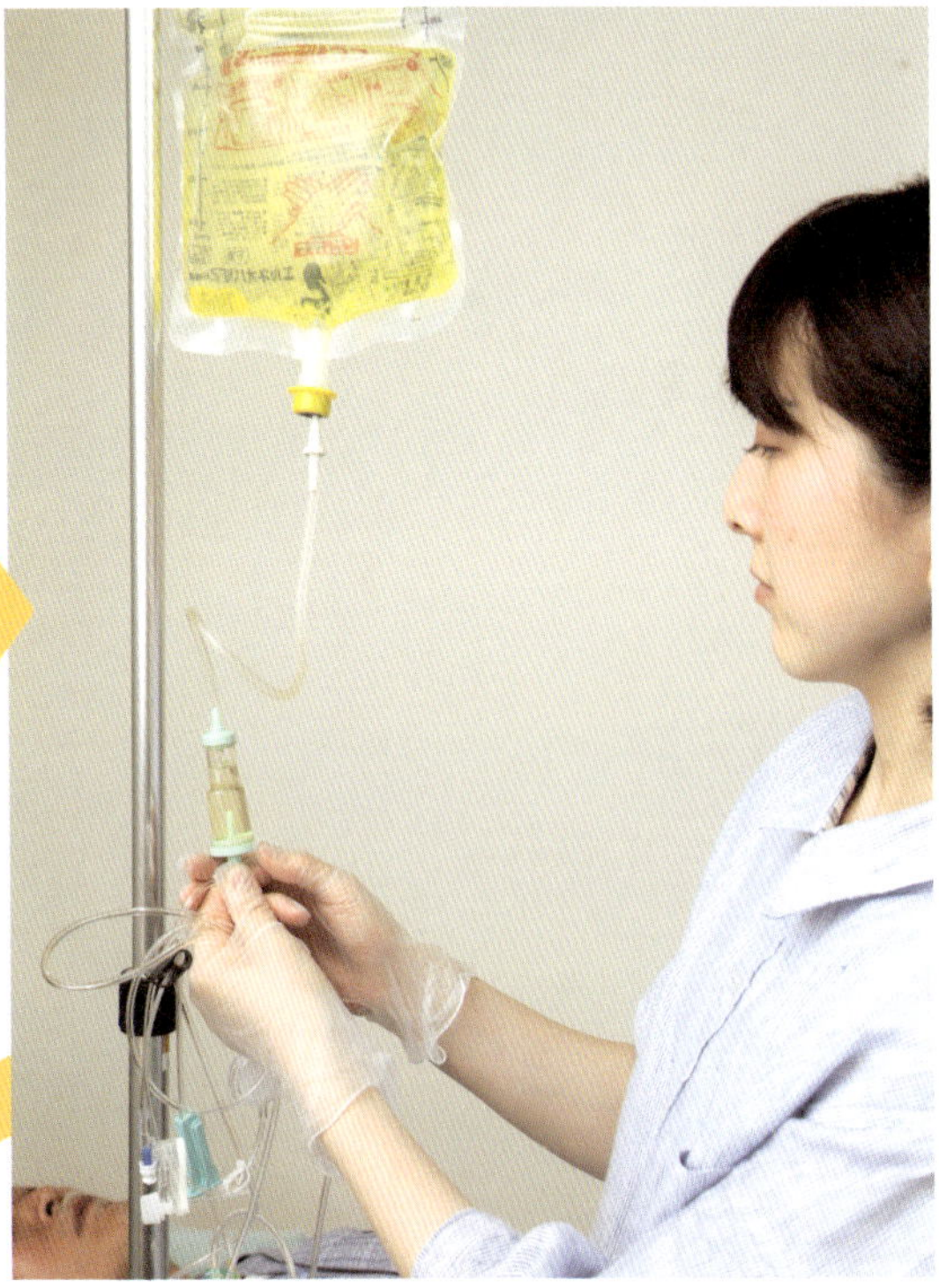

8 ルート内を輸液で満たす

クレンメを徐々に開け、空気が残らないように先端まで液を満たす。

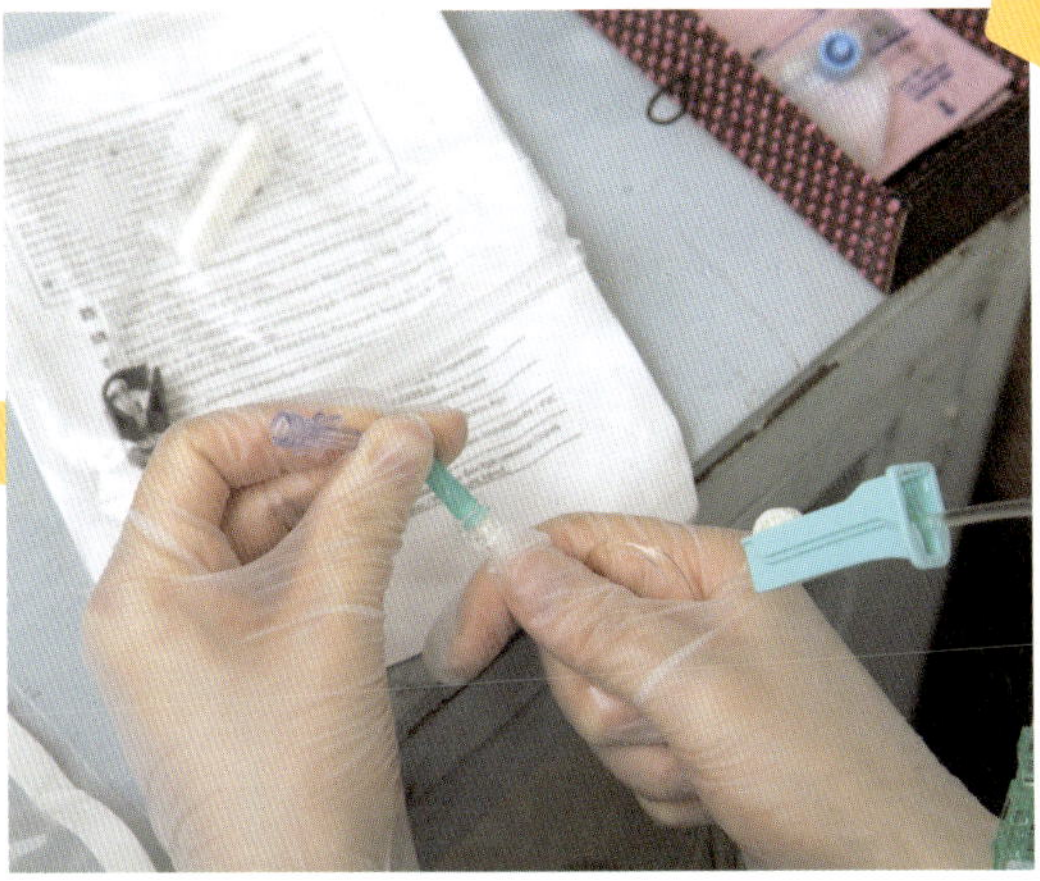

9 ルート内と接続部を確認

ルート内に空気の混入がないか、接続がゆるんでいないかを確認。

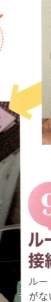

10 クレンメを閉じる

輸液ルートのクレンメを閉じる。輸液の準備はこれで完了。

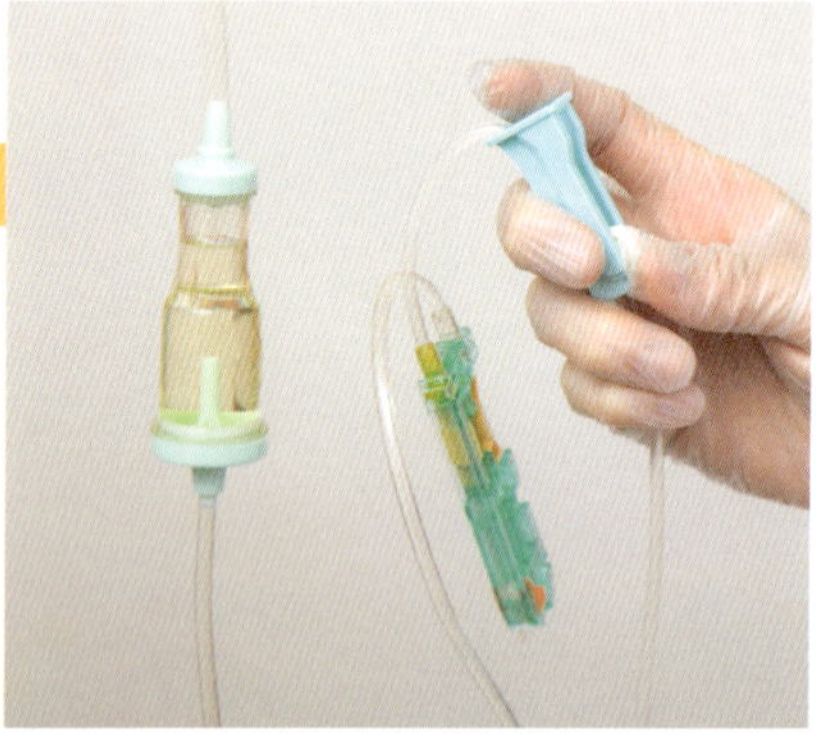

11 [ポンプの準備] カバーを開ける

電池を入れると、本体の電源が自動で入る。ポンプのカバーを開ける。

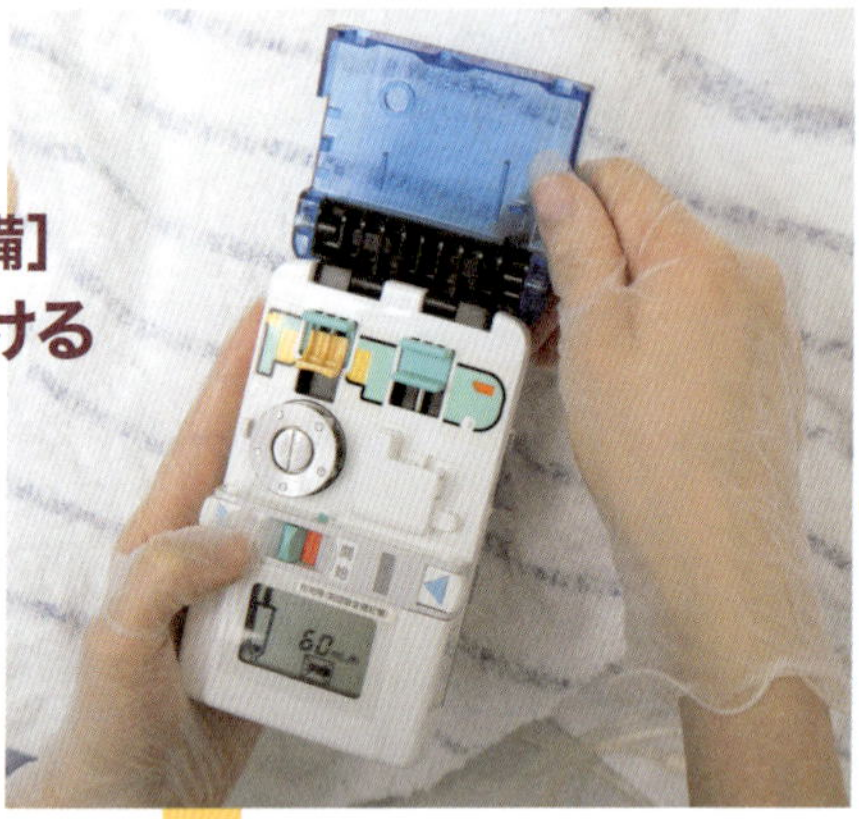

12 [ポンプの準備] カセットを格納

カセットについているシールをはがし、カセットをポンプに格納。

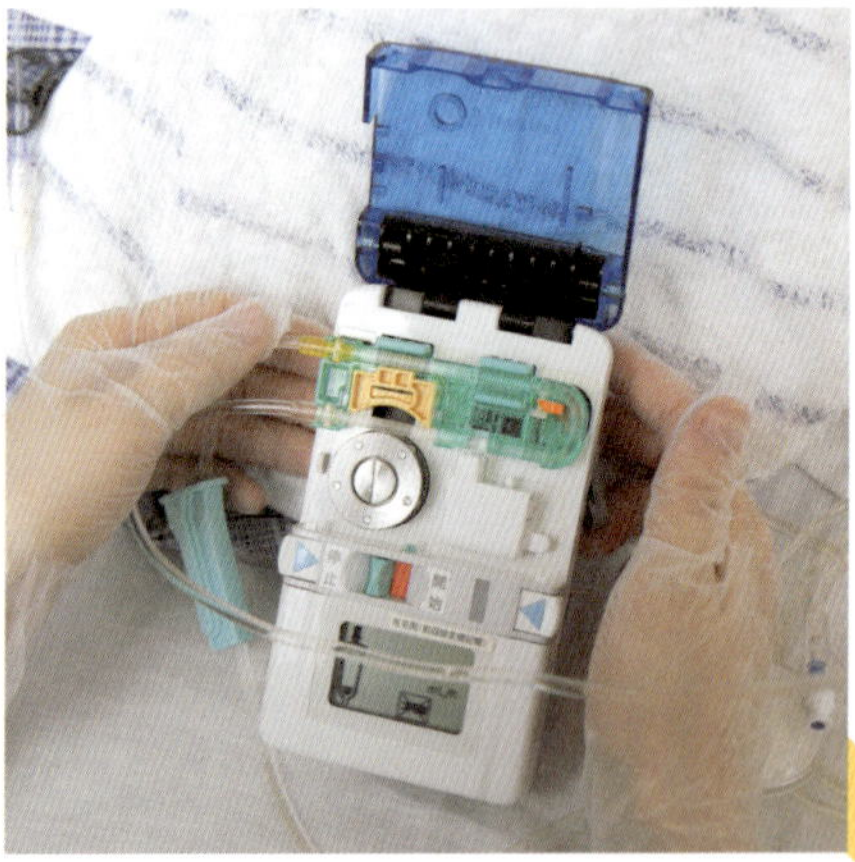

13 ポート部に針を刺す

ポート位置を確認し、消毒液で消毒。ヒューバー針を垂直に穿《せん》刺《し》する（生理食塩水で内部を満たしたヒューバー針で穿刺する場合もある）。

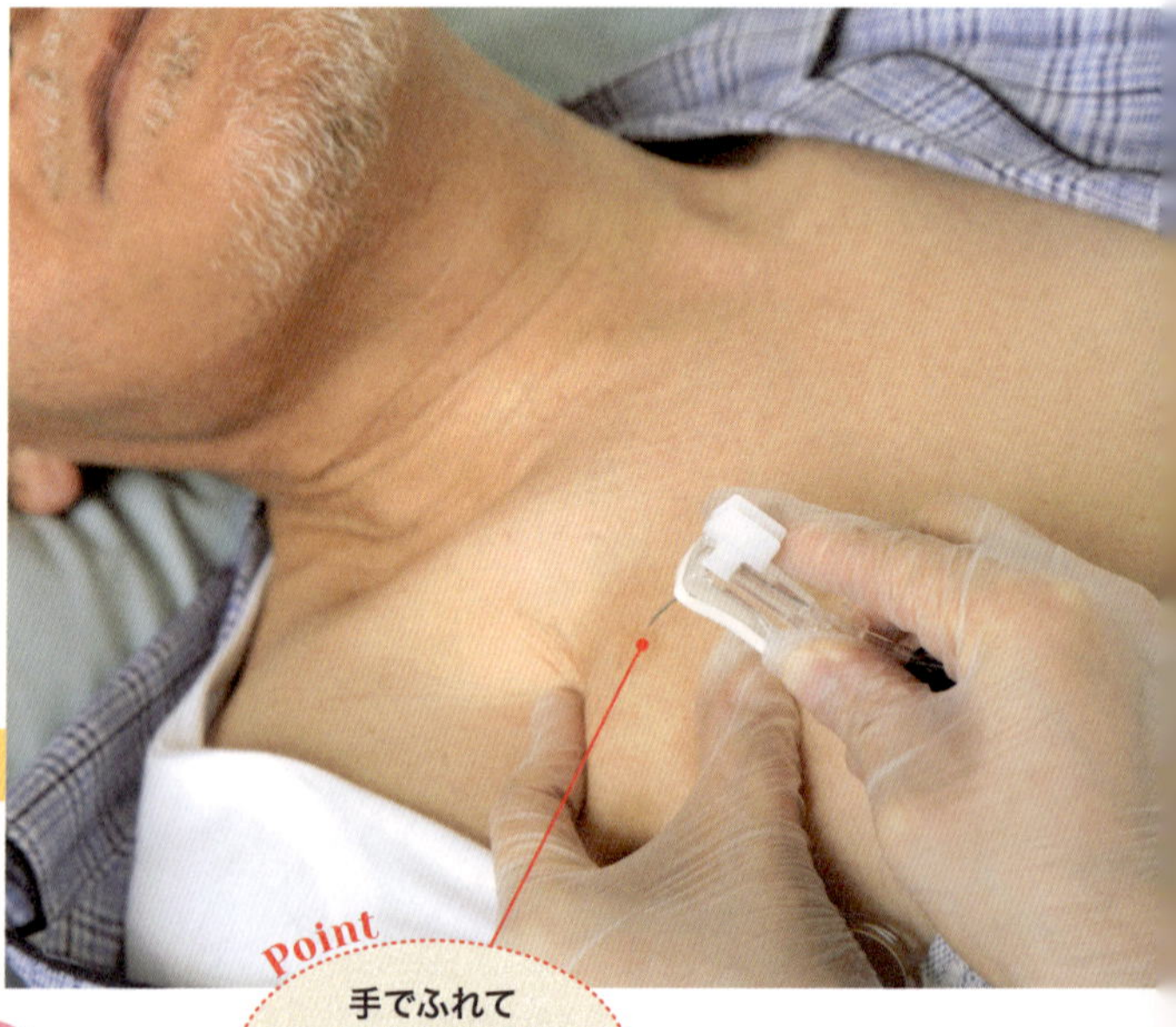
ポート部を確認
(＊実際にはもう少し
盛り上がっている)

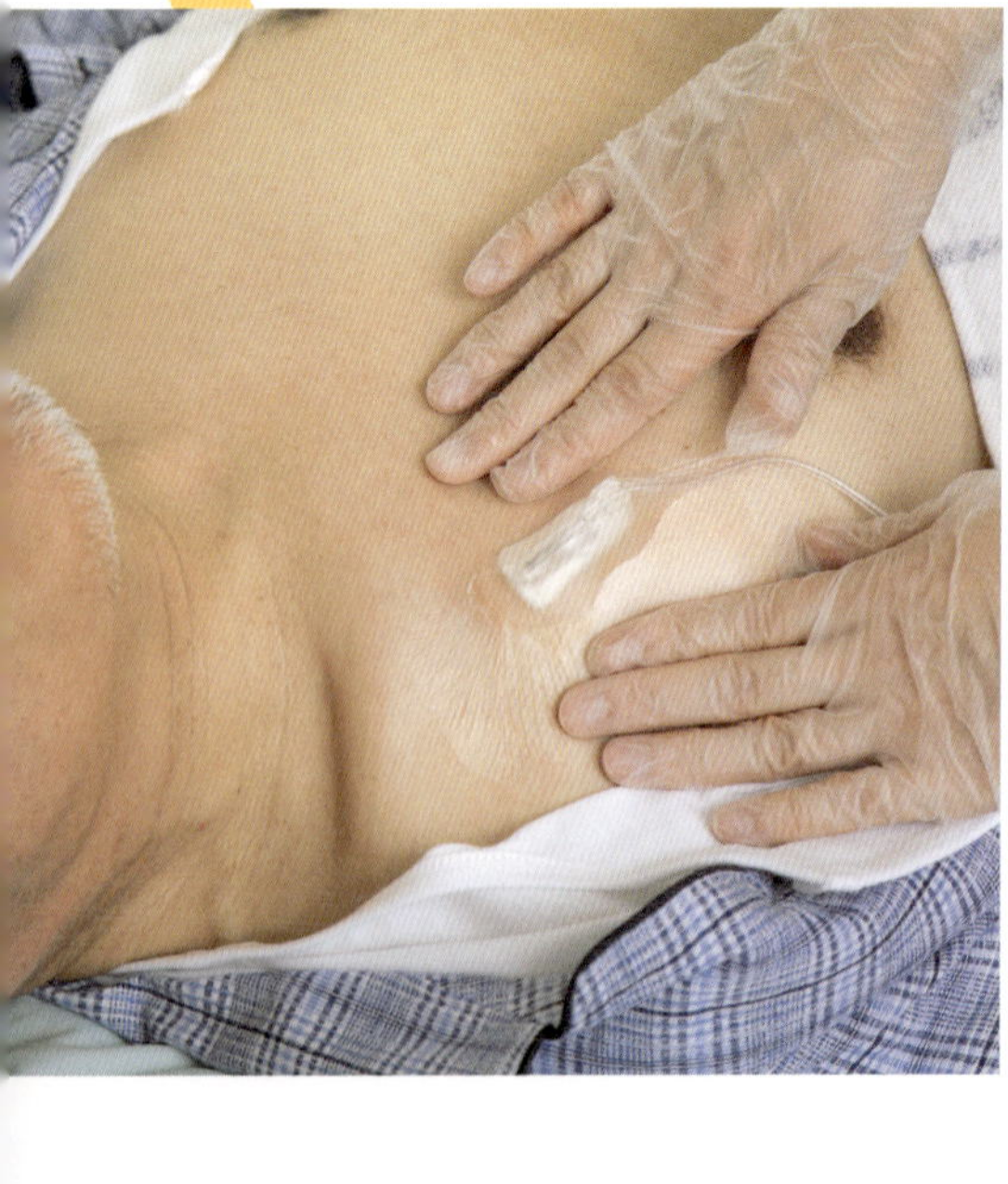

14 フィルム材で固定

刺入部を観察しやすいよう、透明フィルム材で全体を覆い、固定する。生理食塩水で内部を満たしたヒューバー針で穿刺した場合は、ここで輸液ルートと接続。

15 流量を確認する

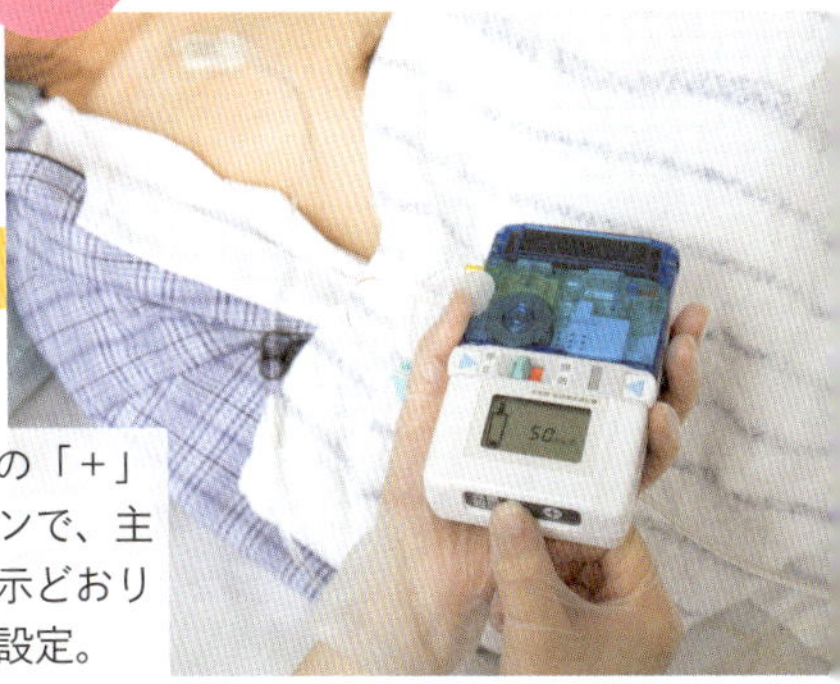

流量設定の「＋」「－」ボタンで、主治医の指示どおりの流量に設定。

16 クレンメを全開にする

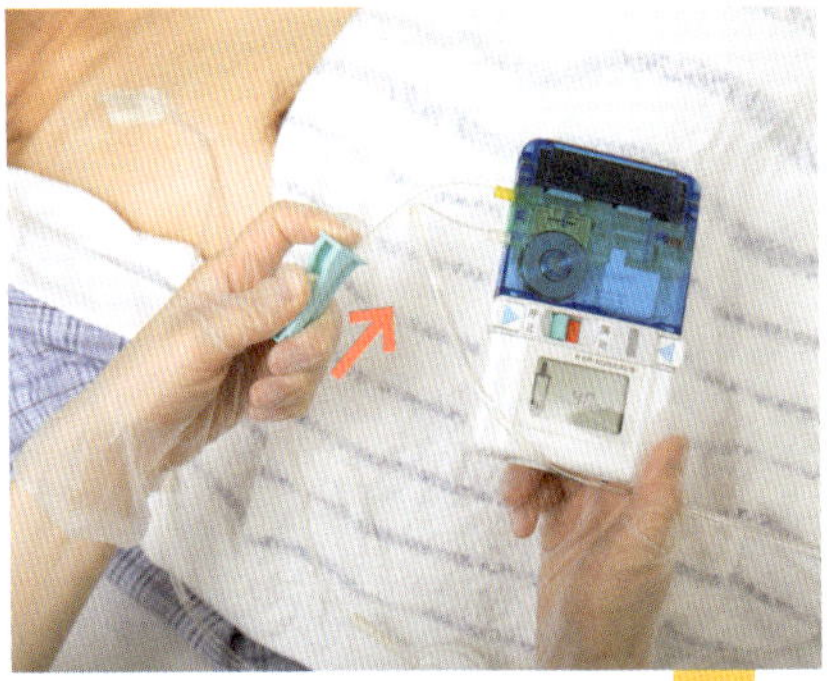

輸液ルートのクレンメを全開にする。

17 輸液を注入する

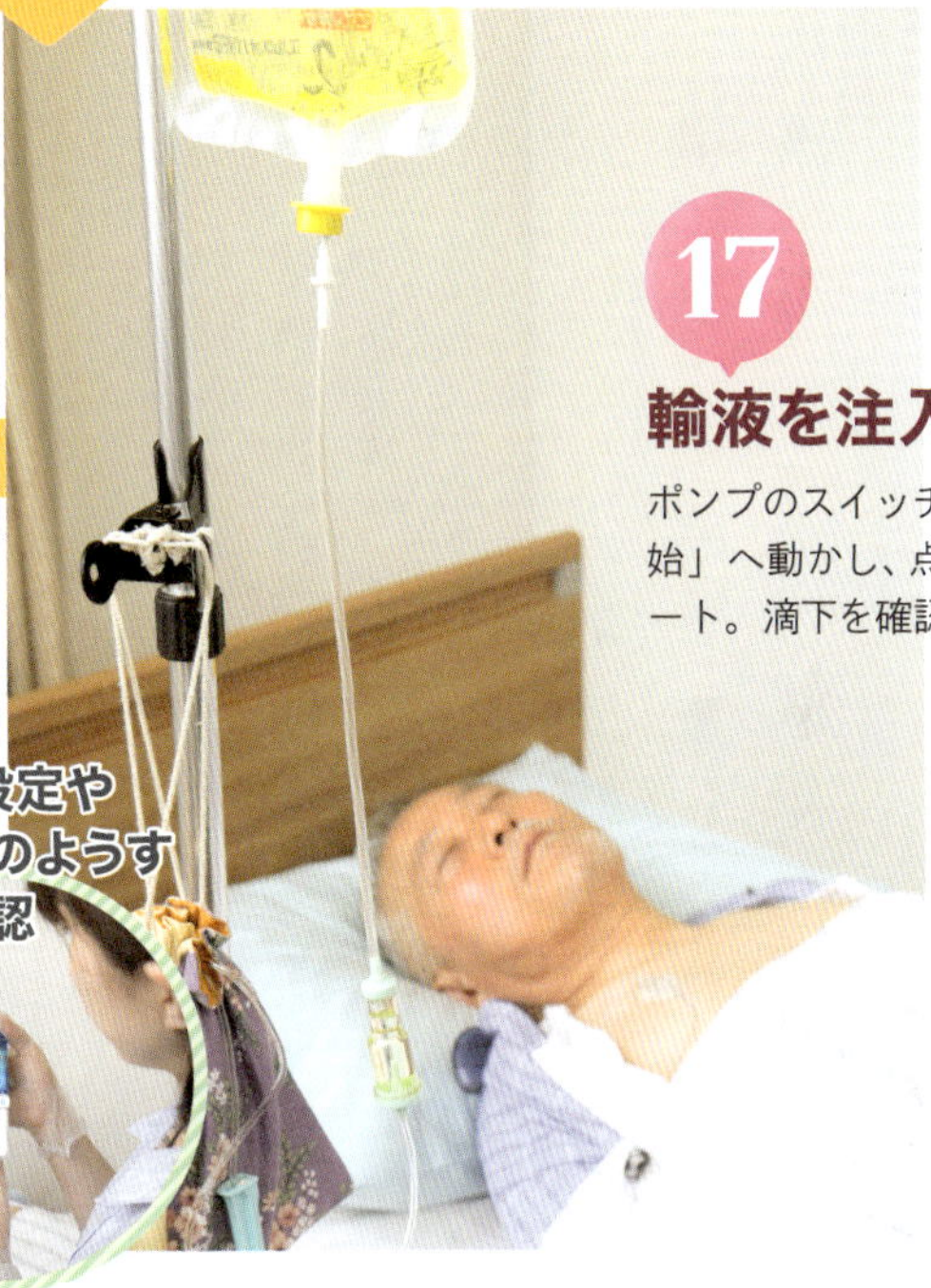

ポンプのスイッチを「開始」へ動かし、点滴スタート。滴下を確認する。

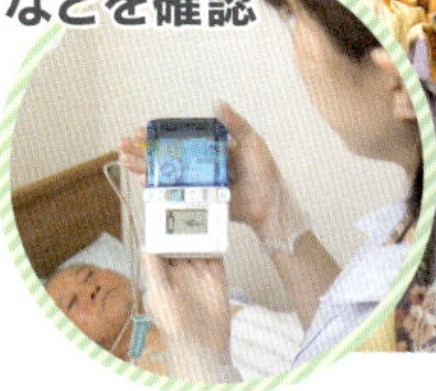

途中で、設定やポート部のようすなどを確認

18 終了後に抜針する

滴下終了後、スイッチを停止して、クレンメを閉じる。閉塞予防のため、生理食塩水など（医師の指示による）でカテーテルロックし、抜針する。

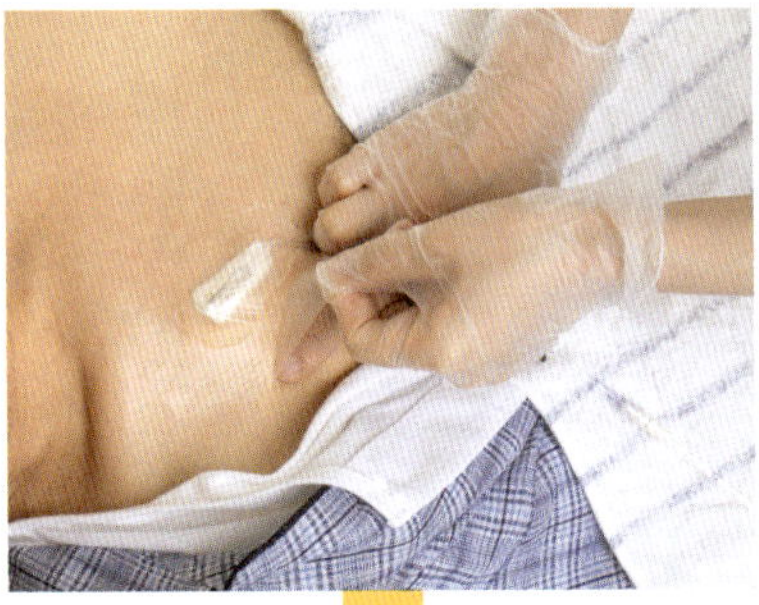

19 刺入部のケアをする

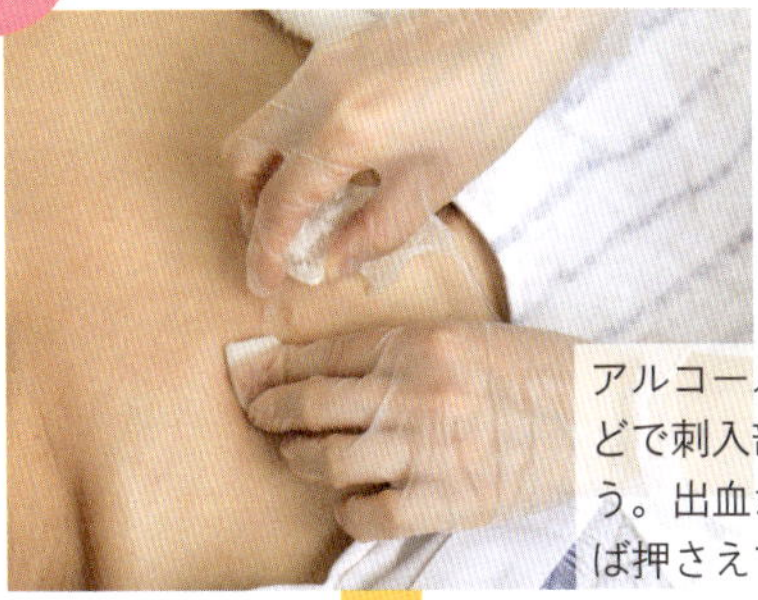

アルコール綿などで刺入部を覆う。出血があれば押さえて止血。

20 フィルム材を貼る

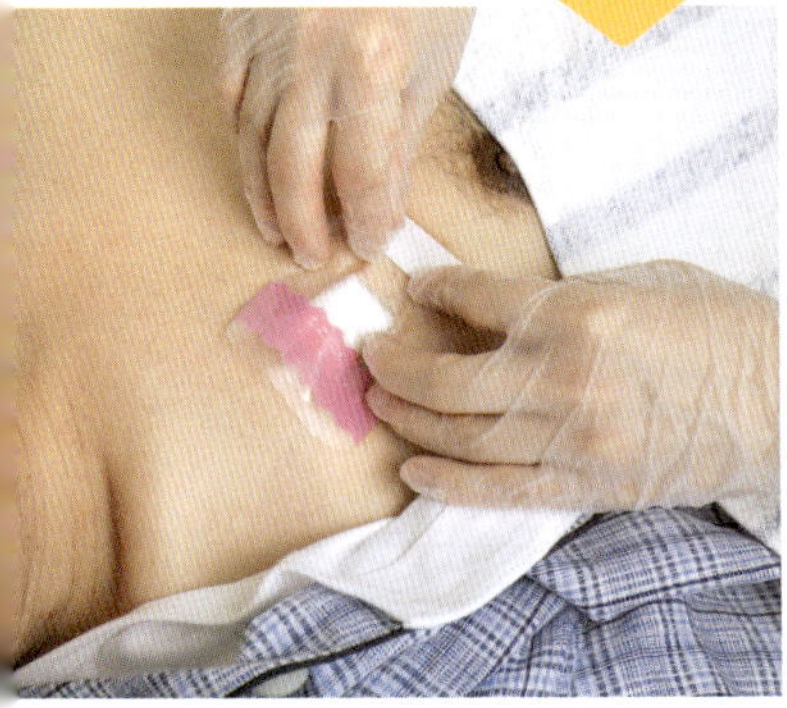

皮膚や刺入部に異常がないか確認し、アルコール綿の上から、新しいフィルム材を貼る。

家族がおこなうときの手順を説明しておく

看護師の訪問時には、上記の流れで針の交換までおこないます。

家族が輸液を入れるときには、上記写真の「17 輸液を注入する」までの手順を実施します。その後はポンプのスイッチを切り、クレンメを閉めます。輸液ルートをポンプから外し、使用済みの輸液ルート、輸液バッグを処分します。

次に輸液を入れる際には、P148「1 輸液を混合する」の手順から再開します。

排泄経路のケア

尿路カテーテルとストーマの管理をサポート

在宅では、管を通して排尿する「膀胱留置カテーテル」をおこなう療養者、「ストーマ（人工排泄口）」を保有する療養者も多くいます。まずはその背景を理解しておきましょう。

膀胱留置カテーテルは短期の使用で感染を防ぐ

膀胱留置カテーテルは、尿路感染症や尿路結石、膀胱萎縮、膀胱刺激症状といった合併症のリスクが高いため、できる限り、短期間に留めるべき医療処置です。

適応となるのは、尿閉や神経因性膀胱があったり、褥瘡《じょくそう》汚染の防止、水分出納管理の必要な場合です。

緩和ケアの一環としておこなわれたり、介護者の負担軽減のために長期間留置するケースもありますが、抜去できる可能性があるかどうか、十分な検討が必要です。病状によっては、感染リスクの低い「膀胱瘻《ぼうこうろう》」を造設する療養者もいます。

抜去後に、スムーズに排尿するための支援も欠かせません。

尿閉がある場合は、「清潔間欠導尿」への移行が勧められます。一定時間ごとに、自分で尿道にカテーテルを挿入して排尿する方法で、感染のリスクを抑えることができます。療養者にとっても、行動範囲の拡大やQOL（生活の質）の向上といったメリットが期待できます。

膀胱留置カテーテルは、終末期ケアにも使われる

膀胱留置カテーテルが用いられる状況とその目的について、理解しておきたい。

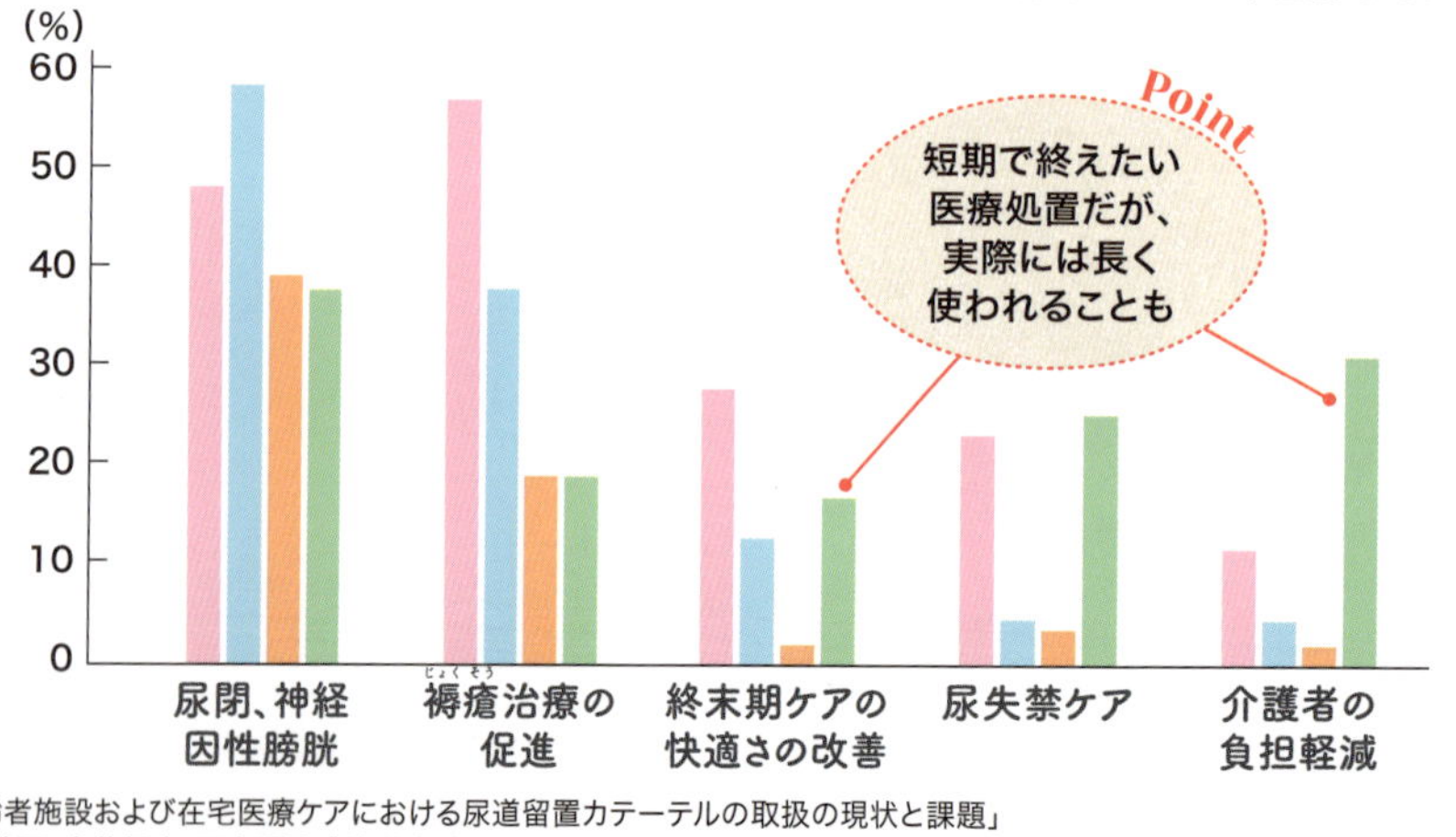

療養型病床
介護老人保健施設
特別養護老人ホーム
訪問看護ステーション

高齢者施設や在宅で膀胱留置カテーテルを使用している療養者について、使用目的を調査した結果。「尿閉」「神経因性膀胱」が最多で、在宅では「介護者の負担軽減」や「尿失禁ケア」が多い。

（「高齢者施設および在宅医療ケアにおける尿道留置カテーテルの取扱の現状と課題」盛次浩司・齋藤信也、日本環境感染学会誌vol.32、2017より引用、一部改変）

ストーマの装着状況、生活の悩みを理解する

どのような療養者がストーマを設置しているのか、設置による悩みは何か。その背景と思いをよく理解したうえで、訪問時のケアをおこなう。

生活上の問題、悩み

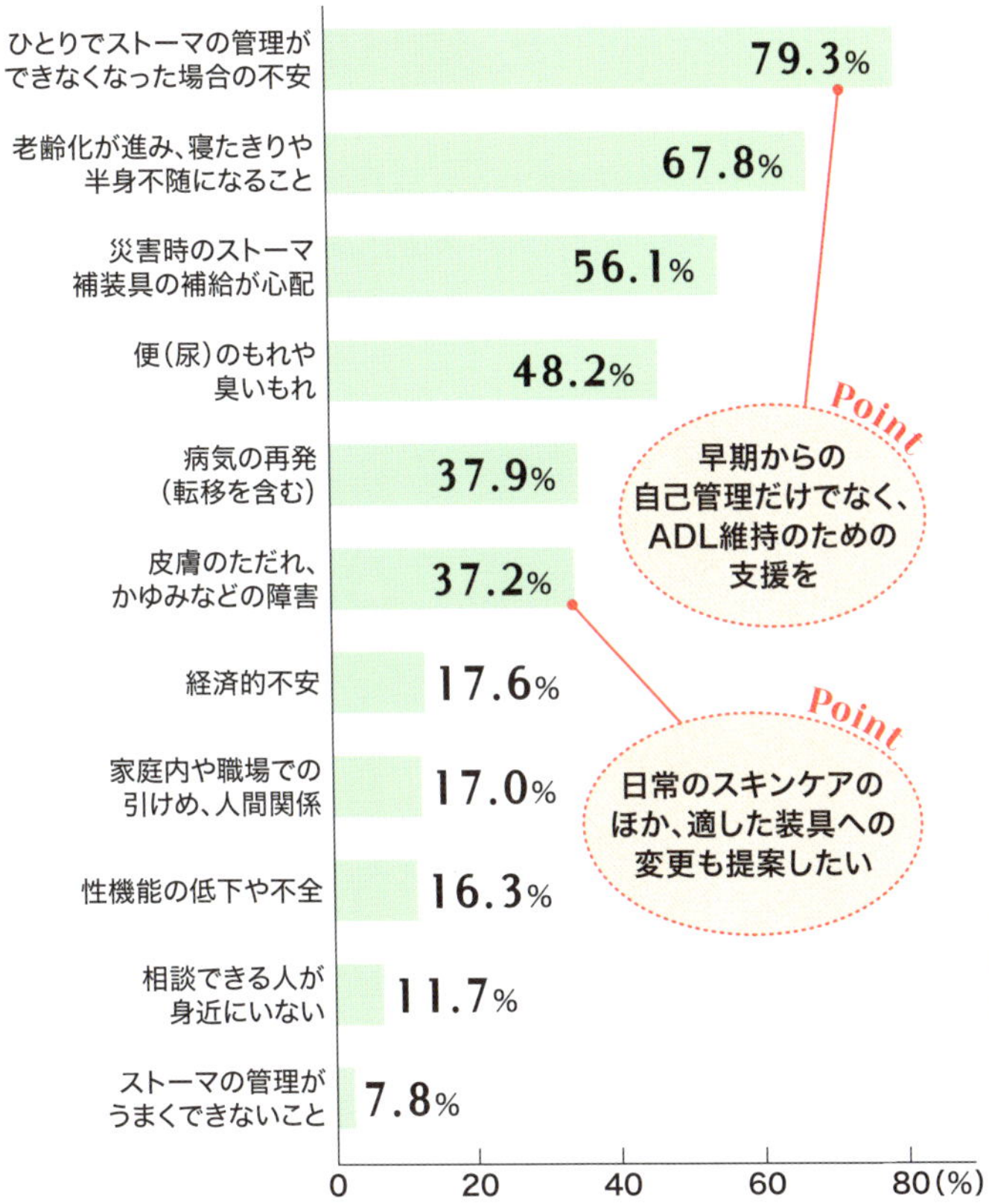

ストーマの種類

ストーマの種類によって、必要なケアが異なる。日本オストミー協会の調査では、大腸がん手術後の結腸ストーマ導入例がもっとも多い。

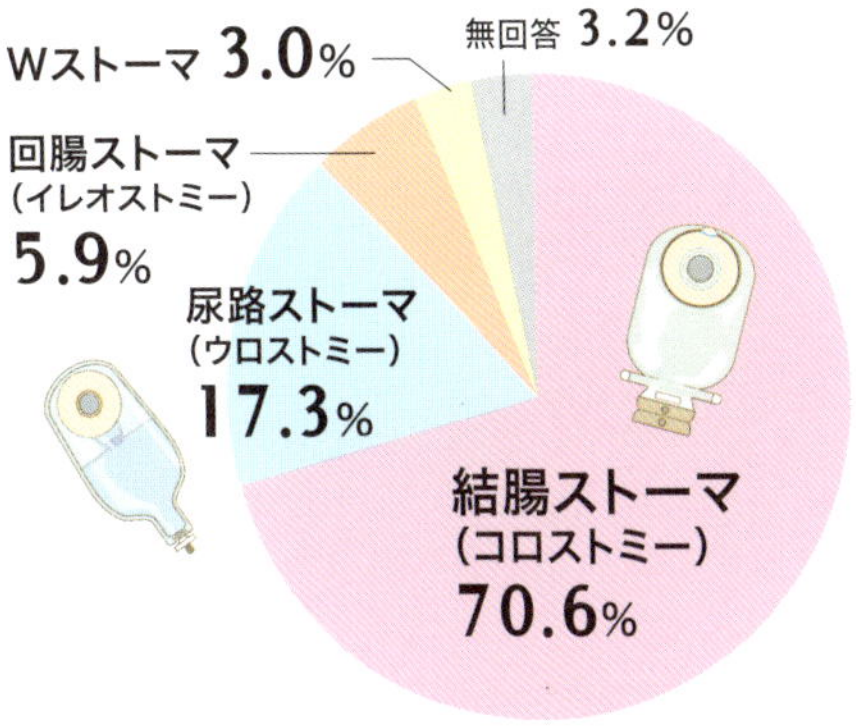

将来的な不安を考えると、ADL（日常生活動作）を維持する介入とともに、ADL低下時の介護環境を早期に調整することが重要。そのほかの悩みでは、装具の選びかた、使いかたの指導で対処できるものも。

（「第6回 オストメイト生活実態基本調査 調査報告書」社団法人 日本オストミー協会、2007より引用）

ストーマは一生もの。いかに快適さを高めるかが課題

同じ排泄関連のケアでも、膀胱留置カテーテルとストーマ（人工排泄口）とでは、目的と背景が大きく異なります。ストーマ保有者の平均年齢は約72歳。高齢とはいえ、大腸がんなどを完治させ、自立した生活を送れる年齢です。**ストーマがあってもQOL（生活の質）を維持できるよう、適切な装具選びとケア方法の提案が求められます。**

退院前にストーマ使用に関する教育を受けていても、現実に自分でできるとは限りません。療養者の理解度や習得度を見極めながら、きめ細かく支援していきます。

現在は、ストーマケアに精通した皮膚・排泄ケア認定看護師も増えています。ストーマケアに関する知識を高めるとともに、より専門的な知識が必要な場合は、専門家の力を借りることも検討しましょう。

また、セルフケアが困難になる理由として、病状の変化や、高齢化によるADLの低下があげられます。**食事や活動状況、睡眠など生活全体を見ながら、病状の悪化とADLの低下を防ぐ視点が必要です。**

Ⅶ

膀胱留置カテーテル

尿の量、色、混濁の有無を見る。ベッドなどの療養環境も指導

膀胱留置カテーテルのケアでは、カテーテル感染の予防がもっとも重要です。水分摂取量は十分か、清潔ケアは適切にできているかなどをよく観察します。

長期に使うほど感染リスクが高まる

膀胱留置カテーテルは、尿道からカテーテルを挿入して膀胱内に留置し、人工的に尿を体外に排出するものです。

尿閉や尿路の閉塞により、自力での排尿ができない場合や、仙骨《せんこつ》や臀部の褥瘡《じょくそう》、陰部の皮膚炎などがあって、排泄による汚染の可能性がある場合に適応となります。ターミナル期で排泄の苦痛が強い場合や、はげしい頻尿で本人や介護者の負担が重い場合におこなわれることもあります。

膀胱留置カテーテルの管理でもっとも注意が必要なのは、感染です。**留置期間が長いほど尿路感染を起こしやすく、留置後30日で、細菌尿のリスクが100%に近づくといわれます。**したがって、長期間の留置はできる限り避け、定期的な交換が必須です。交換時期は材質によって異なり、シリコンタイプは4週間に1回、ラテックスタイプは2週間に1回の交換が一般的です。

訪問看護師は、早期のカテーテル抜去の可能性を探りながら、適切なカテーテル管理の方法を指導していきます。

膀胱洗浄はしない。基本の陰部洗浄をていねいに

感染予防の基本は、陰部洗浄です。

尿道口や膣からの分泌物、便などによる汚染が感染の原因となるため、1日1回は陰部洗浄をおこないます。家族や訪問介護員にも陰部洗浄の重要性を説明し、正しい方法を指導しましょう。なお、かつては膀胱洗浄が広くおこなわれていましたが、感染リスクが高まることがわかり、現在ではあまりおこなわれていません。

感染症以外に、**結石などによる「カテーテルの閉塞」や、療養者がカテーテルを抜いてしまう「自己抜去」といったトラブルもあります。**

カテーテルが閉塞した場合は、主治医に依頼し、新しいカテーテルを再挿入します。カテーテルの交換が急遽必要となるケースもあるので、予備のカテーテルを用意しておいてもらいましょう。

そのほかのトラブルとして、膀胱の無抑制収縮による「尿もれ」や、カテーテルの長期留置により膀胱の弾力性が失われる「萎縮膀胱」が起こることもあります。

カテーテル留置中の3大トラブルを防ぐ

膀胱留置カテーテル中にとくに多いのが、下記のトラブル。訪問時に予兆を見逃さないようにする。自己抜去時には、すみやかに看護師に連絡してもらう。

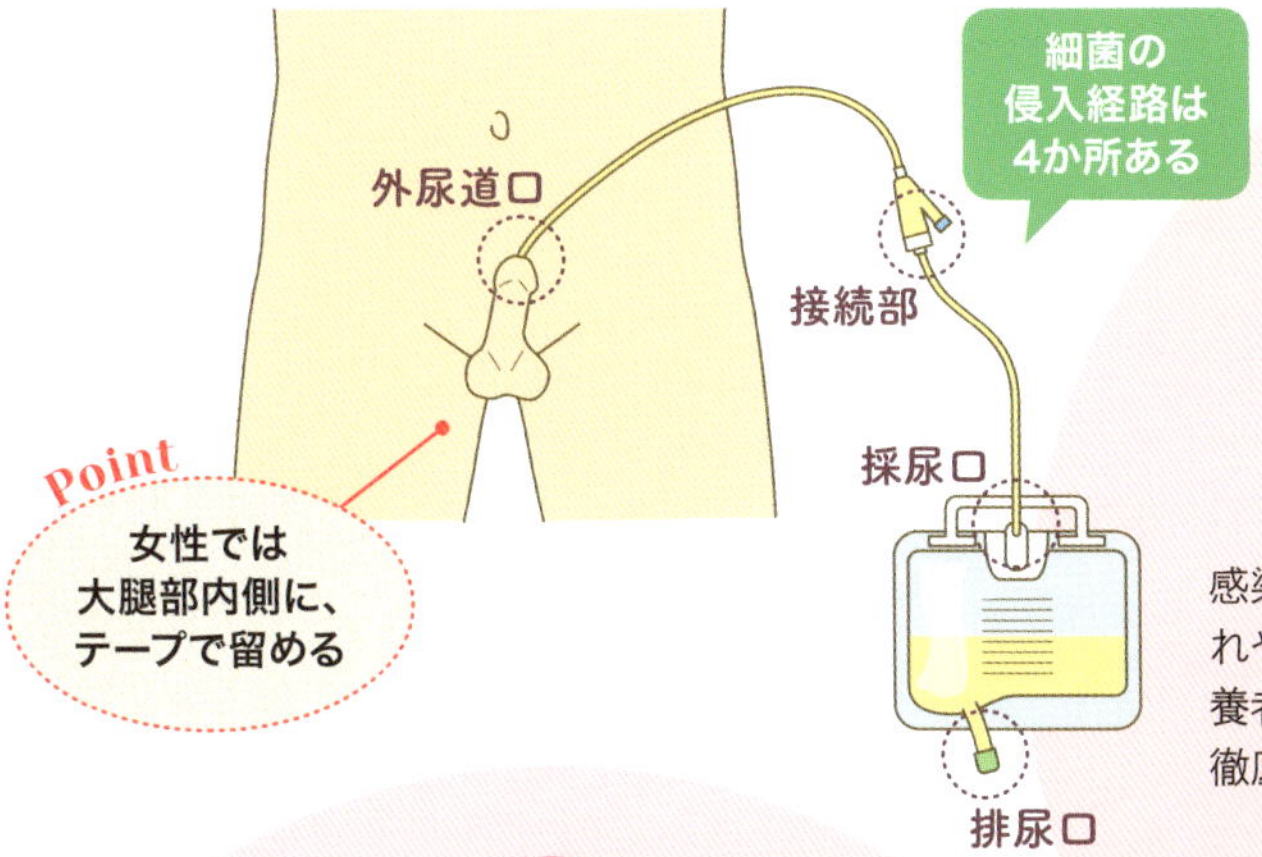

1 感染症

毎日の陰部洗浄をていねいに。訪問介護員に依頼しておく

感染経路は左図の4つがある。とくに尿道口は汚染されやすいため、陰部洗浄で清潔を保つことが重要。療養者や家族、訪問介護員などにも、基本の感染対策を徹底するよう、依頼しておく。

基本の感染対策を守る

- 陰部を洗浄し、清潔を保つ
- 1日1000mL以上の水分をとる
- 定時に尿を捨て、ためすぎない
- 閉鎖式採尿バッグを使う。接続部は開けない
- 感染徴候があれば、すみやかに抜く

2 カテーテルの閉塞

詰まったら主治医に相談。カテーテルを交換する

挿入部位から尿もれがあったり、オムツが濡れる場合などは、浮遊物や結石、血塊《けっかい》などによる閉塞が疑われる。医師に相談のうえ、カテーテルの交換を検討する。どうしても必要な場合は、膀胱洗浄を検討。

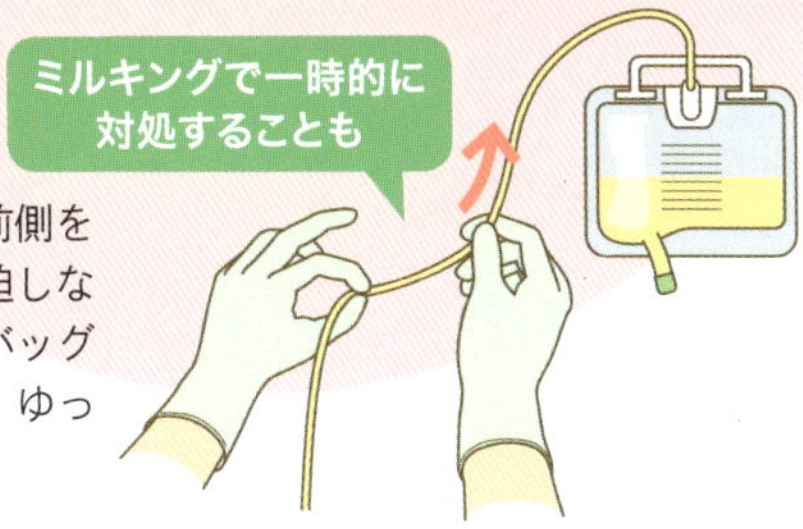

閉塞部の手前側を指で軽く圧迫しながら、排尿バッグに向かって、ゆっくり流す。

3 自己抜去

主治医に相談して、レッグバッグの活用も検討

カテーテルの自己抜去時は、主治医か看護師が下図のような方法で再挿入する。認知症の療養者では自己抜去が多いため、本人が気にならない固定の工夫が必要。足に固定するレッグバッグが有効なこともある。

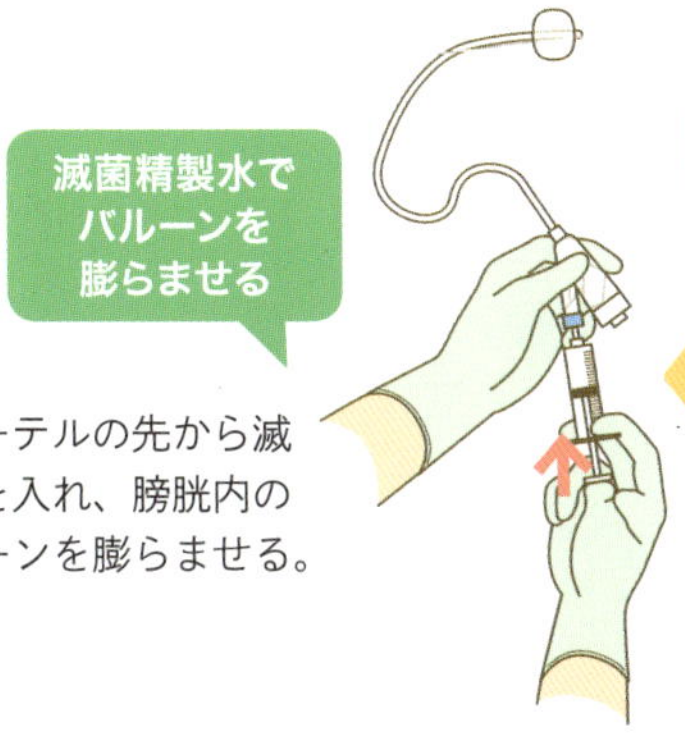

カテーテルの先から滅菌水を入れ、膀胱内のバルーンを膨らませる。

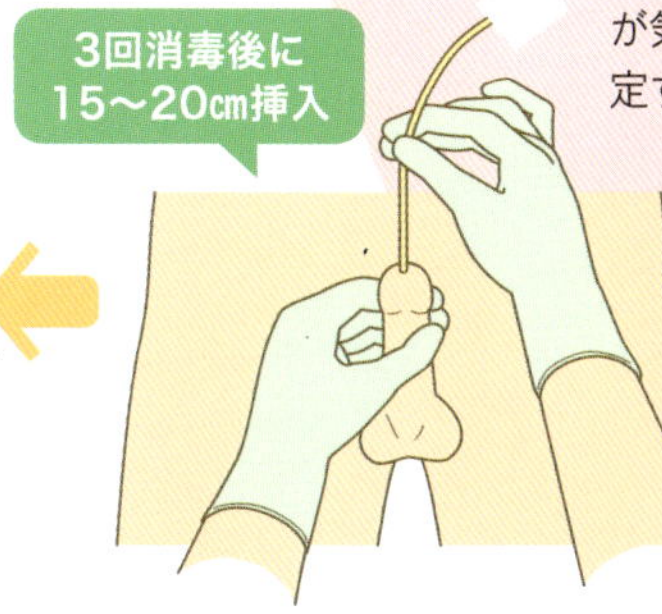

尿道口の消毒後に、ゼリーをつけたカテーテルを挿入する。

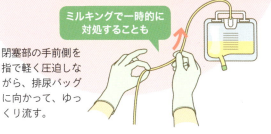

カテーテルの使用状況、尿の状態を見る

蓄尿バッグが適切な位置に置かれているか、カテーテルが詰まっていないかなどを確認。異変に早期に気づけるよう、尿の色や濁りの有無、量の変化なども必ずアセスメントする。

環境と尿のアセスメント

カテーテルの屈曲や圧迫がないかも確認。尿の状態は、療養者や家族にも観察してもらい、あきらかな異常があれば連絡するよう伝える。なお、実際の処置の際には必ず手袋をはめること。

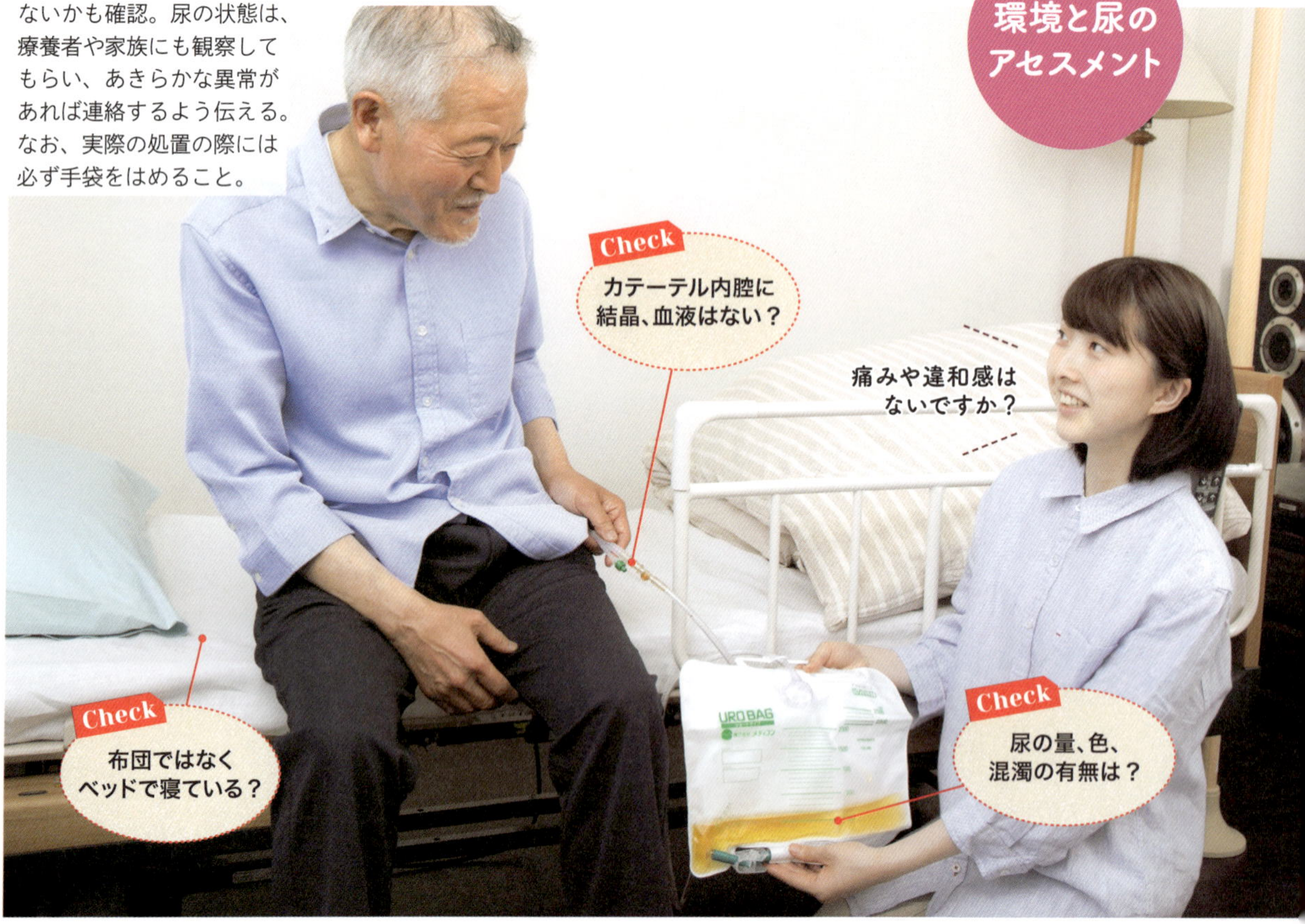
Check
カテーテル内腔に
結晶、血液はない？
痛みや違和感は
ないですか？
Check
布団ではなく
ベッドで寝ている？
URO BAG
Check
尿の量、色、
混濁の有無は？

基本のケアは病棟と同じ。外出、入浴時などのアドバイスを

訪問時には、使用状況をチェックします。**ポイントは〝尿が流れる環境かどうか〟です。カテーテル内の尿が停滞していると、感染や結晶化の原因になりますから、採尿バッグは膀胱よりも低い位置に置くのが原則。**ただ、採尿バッグを床につけると、排出口から感染する恐れがあります。床に直置きすることは避けてもらいましょう。

また、尿の量や色、混濁の有無、臭いも必ず確認します。感染があると、尿が濁ったり、悪臭が生じたりします。結石ができやすい人では、砂のような浮遊物が増えることも。「元気がない、落ち着きがない」なども、感染症のサインのことがありますから、注意してください。

外出や入浴は、採尿バッグをつけたままでできます。具体的な方法と注意点を療養者や家族に指導し、できるだけ活動性を落とさないようアドバイスしていきます。そのほか、使用済みのカテーテルや採尿バッグの処分についても、自治体のルールに沿って伝えておきましょう。

食事、水分量を記録。外出や入浴は自由に

水分量などを確実に管理しつつ、活動性を保つことが感染予防にもつながる。
管理状況をよく見ながら、できるだけ療養者が動けるような提案をしていく。

食事、水分量

IN/OUTをチェック

尿量は1日1回測定。記録ノートを活用して、IN（飲水量）、OUT（尿量）のバランスを見る。

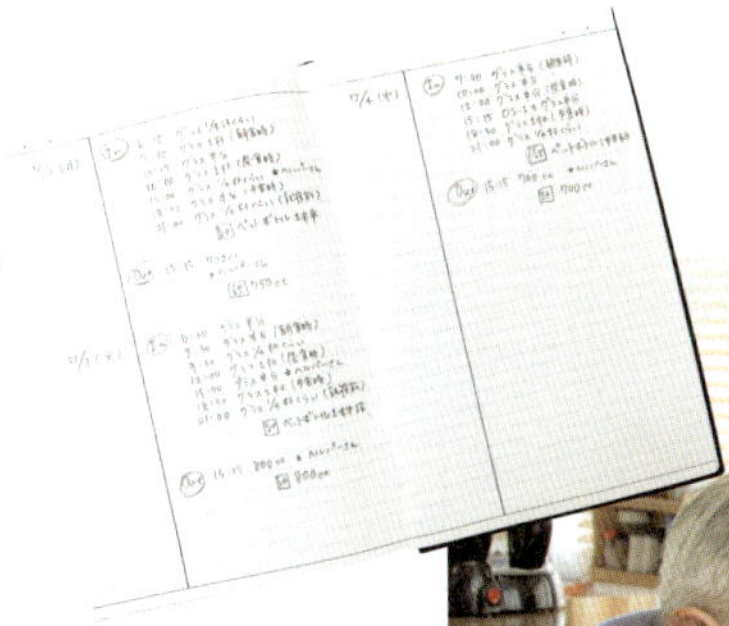

1日1Lを目標に、水分摂取量をノートに記録。尿の混濁が続くときには、食事内容の見直しも検討。

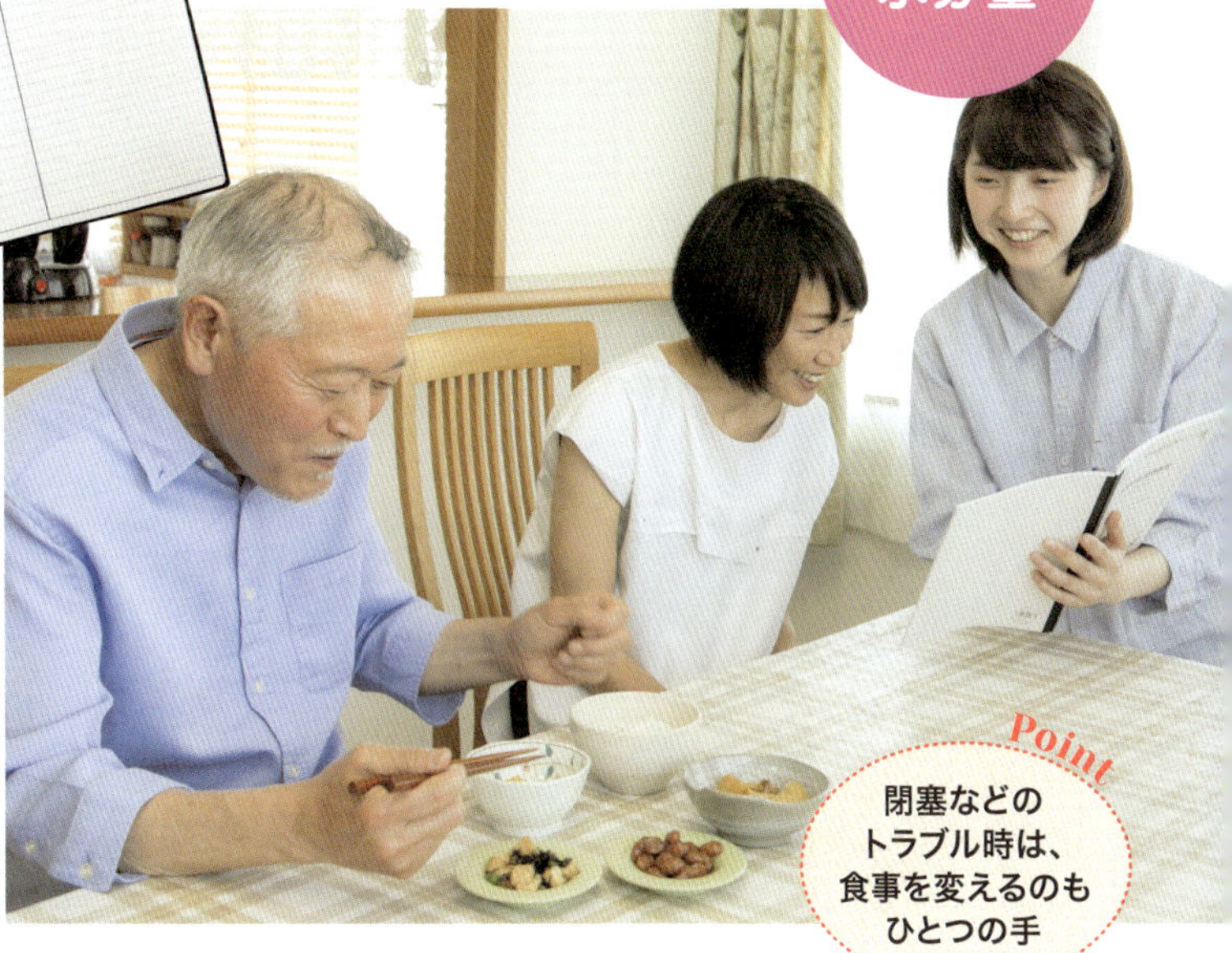

クランベリージュースで混濁を予防

果汁100％のクランベリージュースには尿の混濁、尿路結石の再発予防効果が期待される。飲みやすい濃度に調節することも。

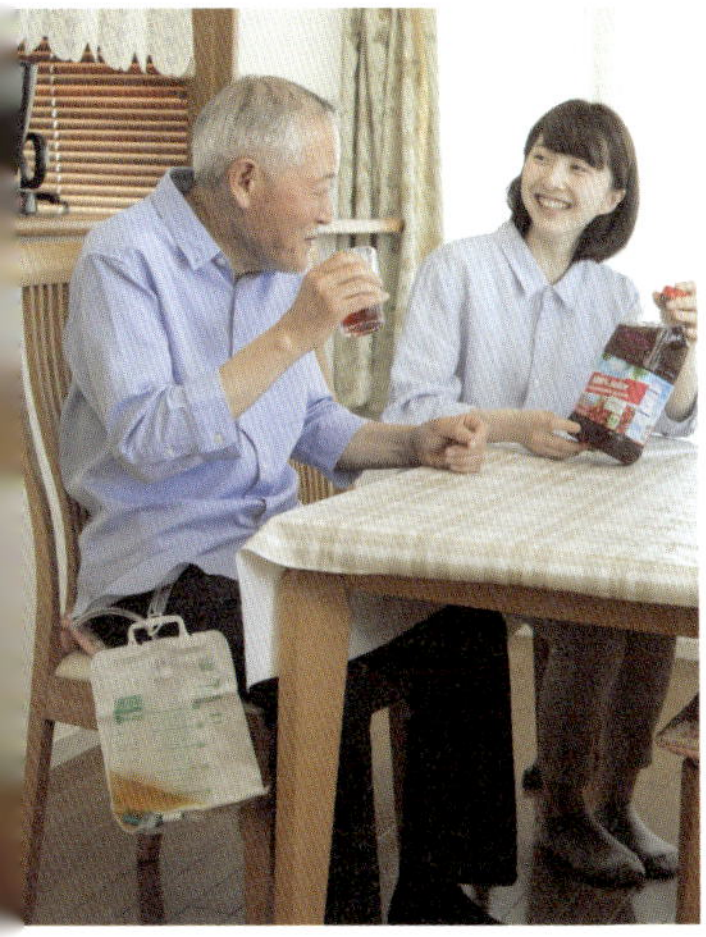

Point
閉塞などのトラブル時は、食事を変えるのもひとつの手

入浴

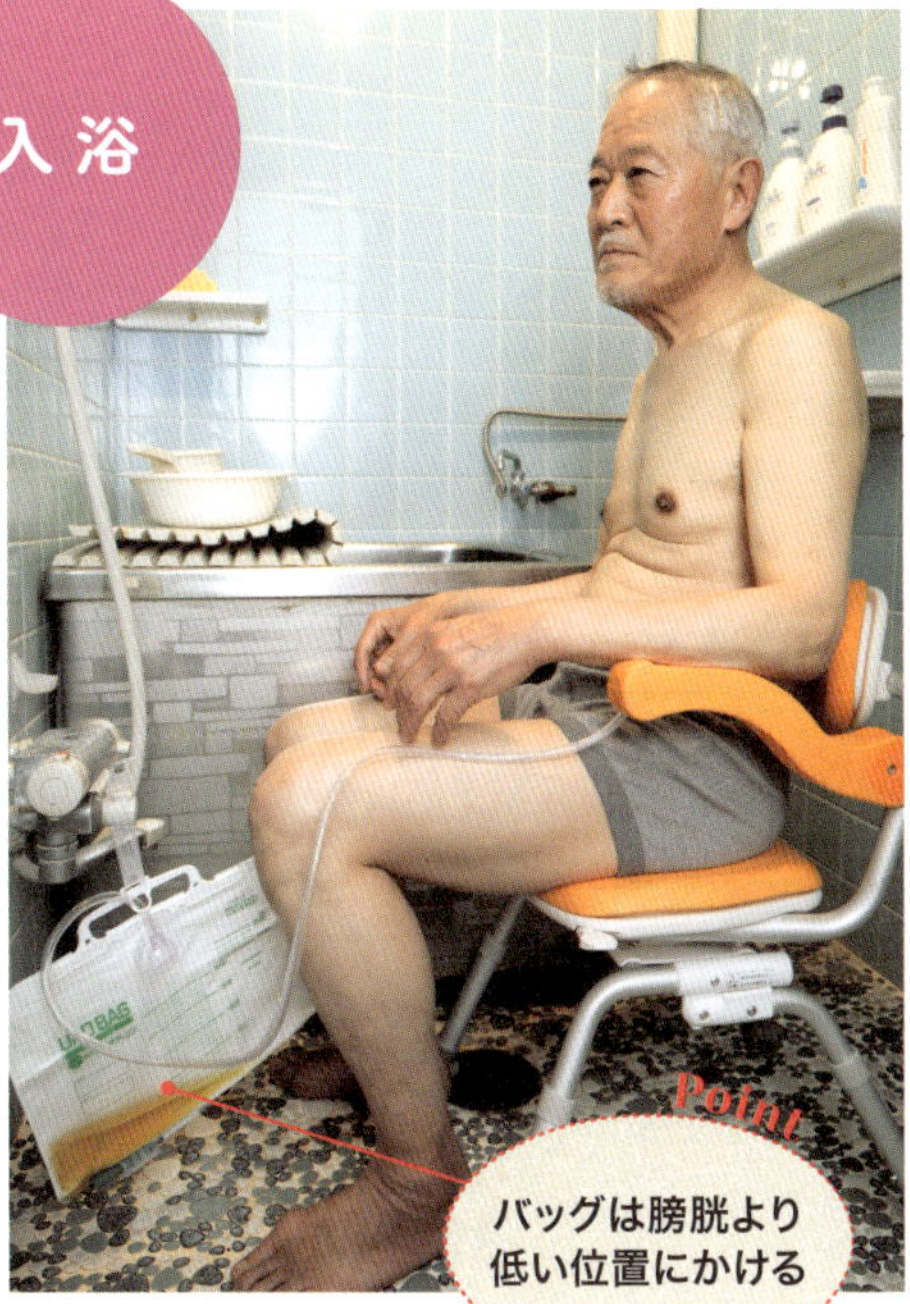

シャワーや入浴も蓄尿バッグをつけたままで。カテーテルの屈曲や閉塞に注意。

Point
バッグは膀胱より低い位置にかける

外出

バッグの入れかたを教える

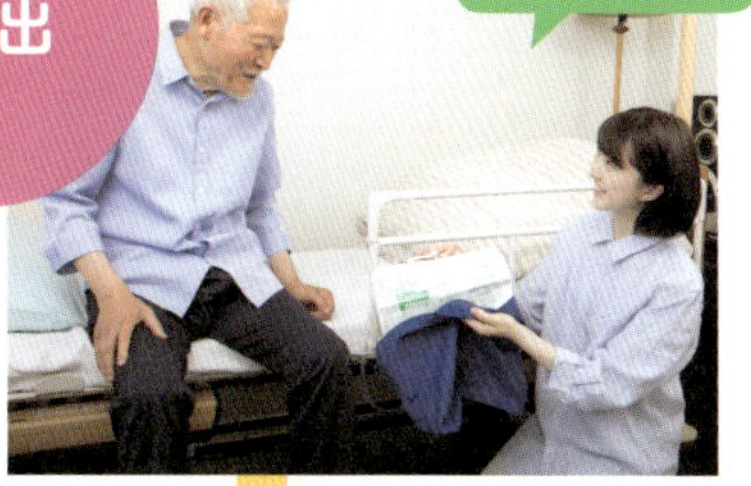

普段どおりに外出

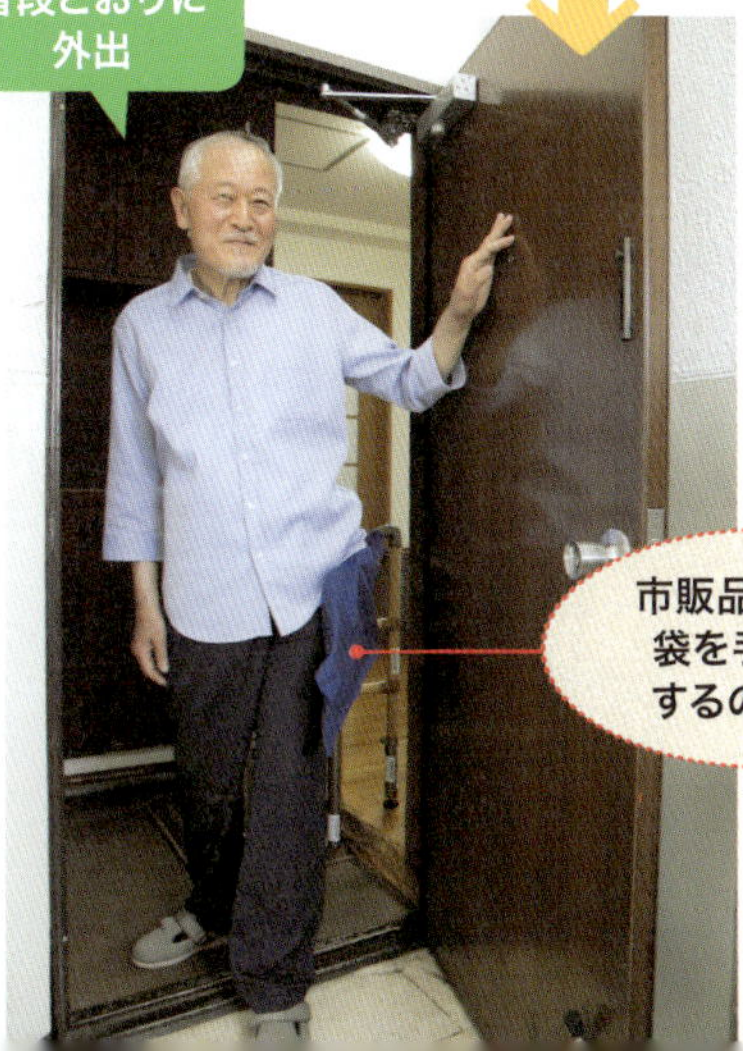

蓄尿バッグ用のバッグに入れれば、人目が気にならない。肩かけタイプもある。

Point
市販品のほか、袋を手づくりするのもいい

Ⅷ

ストーマケア

セルフケア法を覚えてもらい生活の質を維持する

大腸がんの手術などによりストーマを造設すると、生活習慣が変わります。心理的抵抗感も含め、ストーマと上手につきあっていくための支援が必要です。

大腸がんの手術後に造設されることが多い

ストーマとは、尿や便を排出するために、腹壁に造設した排出口のことです。便を排泄する「消化管ストーマ」と、尿を排泄する「尿路ストーマ」があります。

消化管ストーマは、大腸がん治療で造設されるケースがあり、造設する位置から、「回腸ストーマ」と「結腸ストーマ」に分けられます。ストーマの数がひとつの「単孔式」が一般的ですが、排泄孔がふたつある「双孔式」もあります。

ストーマの装具には、便をためる「ストーマ袋」と、ストーマ袋の土台として皮膚に貼りつける「面板《めんいた》」があり、ストーマの状態に合わせて選びます。皮膚保護剤や剥離剤（リムーバー）なども活用し、療養者の便の性状や頻度、生活に合わせたストーマケアを進めます。

在宅では、加齢や疾患によって認知能力やADL（日常生活動作）が低下していて、ストーマの自己管理が困難なケース、ターミナルケアの一環としてストーマ管理が必要なケースがあります。

体の変化を受け入れるための心のケアも大切

消化管ストーマの造設により、療養者は2つの大きな変化を余儀なくされます。**1つは「排泄口が肛門から腹部になる」こと、もう1つは「自分で排泄をコントロールできず、不定期に排泄される」ことです。**

新しいボディイメージを受け入れることができずに、悲観的になる人もいます。これまでの社会生活ができなくなるのではないかと不安に思う人もいるでしょう。

ストーマは、療養者にとってはもちろんのこと、家族にとっても未知のもの。**訪問看護師には、療養者や家族の不安や思いを傾聴し、その生活に合わせたストーマケアを援助していくことが求められます。**

ストーマケアについては、「皮膚・排泄ケア認定看護師」が専門です。近隣の認定ケア看護師の情報を集めて、連携しながらサポートできると理想的です。また、公益社団法人日本オストミー協会がオストメイト（ストーマ装着者）の情報を発信するほか、各地の支部が災害時の対応拠点となっています。療養者に伝えておくとよいでしょう。

消化管ストーマ

ストーマの位置によって、便の性状が変わる

ストーマの位置は、体型やADLに応じて、セルフケアがしやすく、合併症を起こしにくい場所が選定される。

ストーマの種類

「回腸ストーマ」と「結腸ストーマ」があり、結腸ストーマはさらに4つに分類できる。

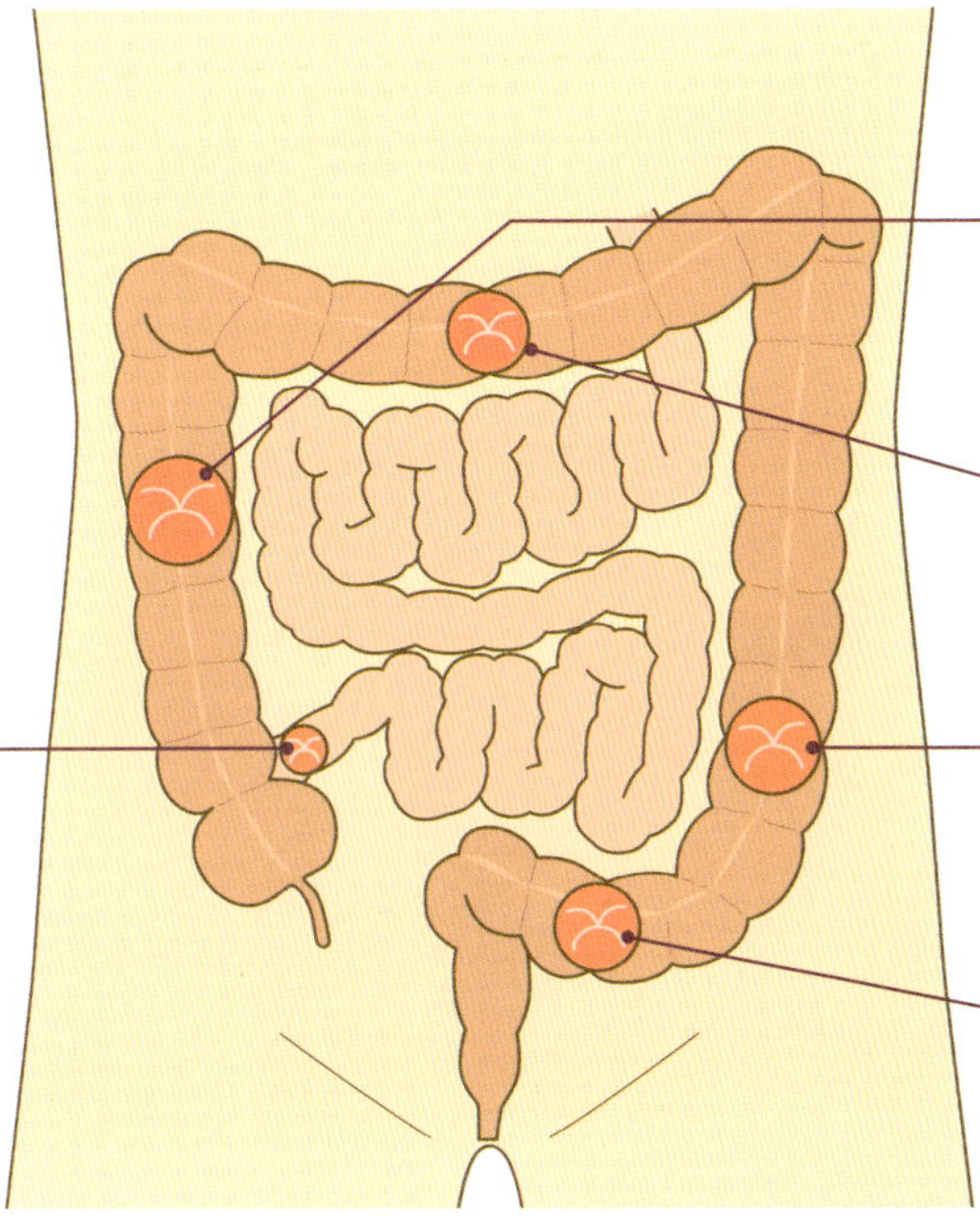

回腸ストーマ（イレオストミー）

食後30分～2時間ほどで水様便が排泄される。量は１日800mL以上あり、もれによる皮膚トラブルが起こりやすい。

結腸ストーマ（コロストミー）

上行結腸ストーマ

泥状便が1日約300～400mL排泄される。比較的もれやすい。

横行結腸ストーマ

泥状便から軟便が、1日300～400mL排泄される。比較的もれにくい。

下行結腸ストーマ

軟便から有形便が1日約100～200g排泄される。もれなどのトラブルは比較的少ない。

S状結腸ストーマ

有形便が1日100～200g排泄される。もれなどのトラブルは少ない。

装具の種類

面《めん》板《いた》とストーマ袋が一体化したのが「ワンピース装具」。操作が簡単で、袋が外れる心配がない。「ツーピース装具」は、状況に合わせて袋の交換ができる。

ツーピース（二品系）装具

Point ストーマ袋と面板が別々で、重ねて使う

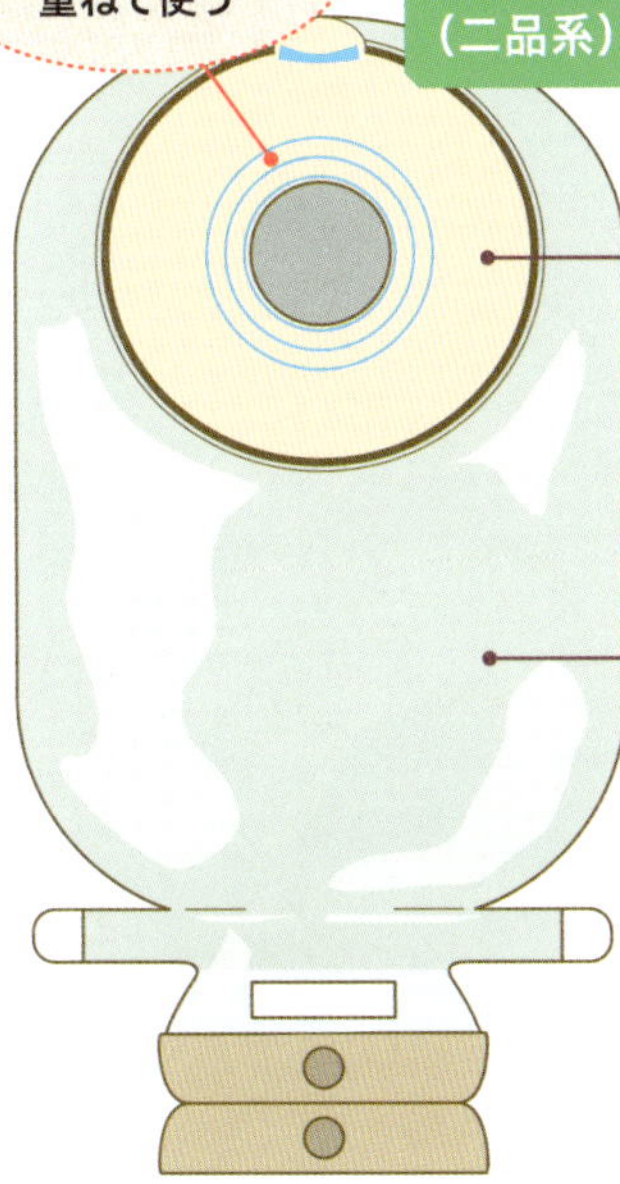

ワンピース（単品系）装具

Point ストーマ袋と面板が最初からセットになっている

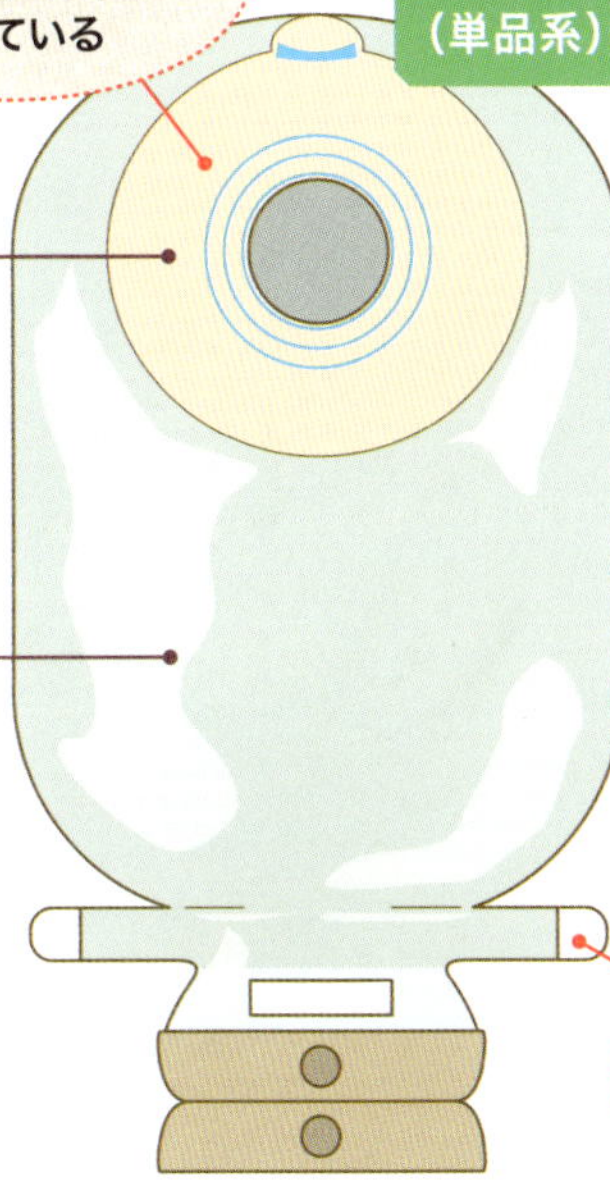

面《めん》板《いた》

中央の孔にストーマを合わせて貼る。袋との接合部は「フランジ」という。

ストーマ袋

便をためておく、透明や肌色の袋。排出口はマジックテープ式が多い。

Point マジックテープ式のほか、キャップ式もある

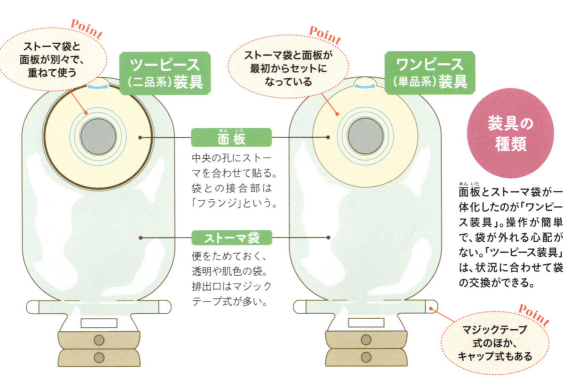

交換、廃棄は自分で。合併症の徴候も伝える

ストーマでの生活は基本的に一生続くため、自己管理のためのサポートが重要。交換は、起床時や食前など、排泄の少ない時間帯だと落ち着いておこなえる。

装具の交換

準備
リムーバーではがし、新しい装具を用意

装具と皮膚のあいだにリムーバーをつけ、上から下へ、皮膚を押さえながらやさしくはがす。周囲の皮膚を清拭し、スキンケア後、乾燥させておく。

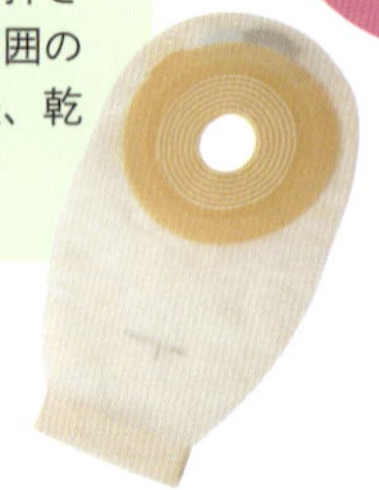

1 面板《めんいた》のシールをはがす

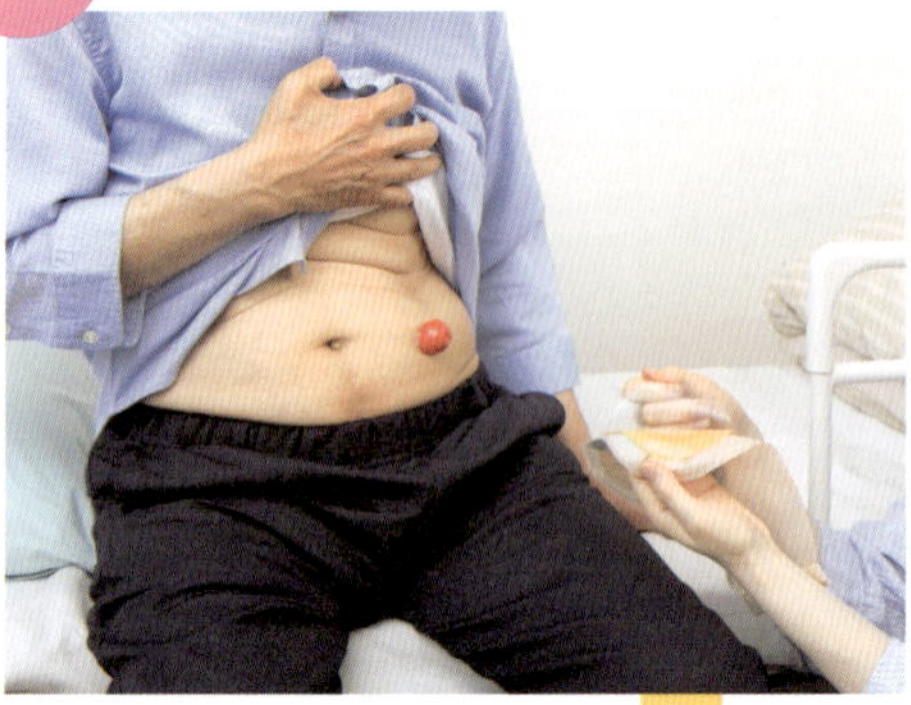

面板《めんいた》のシールをはがす。ツーピースの場合は、重ねた状態ではがす。

2 ストーマの状態を観察。装具をあてる

周囲の皮膚に発赤、びらん、出血がないかを確認し、必要に応じて皮膚保護剤を使用。装具の位置を合わせる。

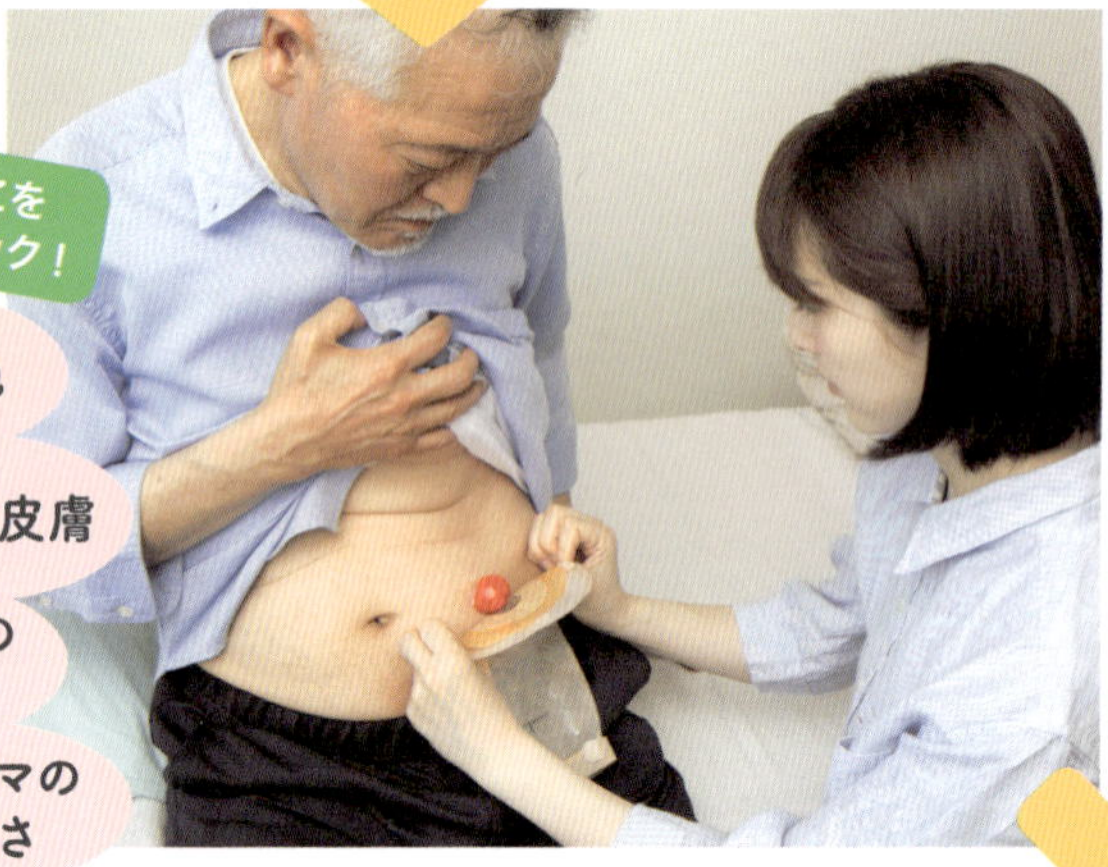

ここをチェック！

- 粘膜の色
- 周囲の皮膚
- ストーマの高さ
- ストーマの大きさ

3 面板を貼りつける

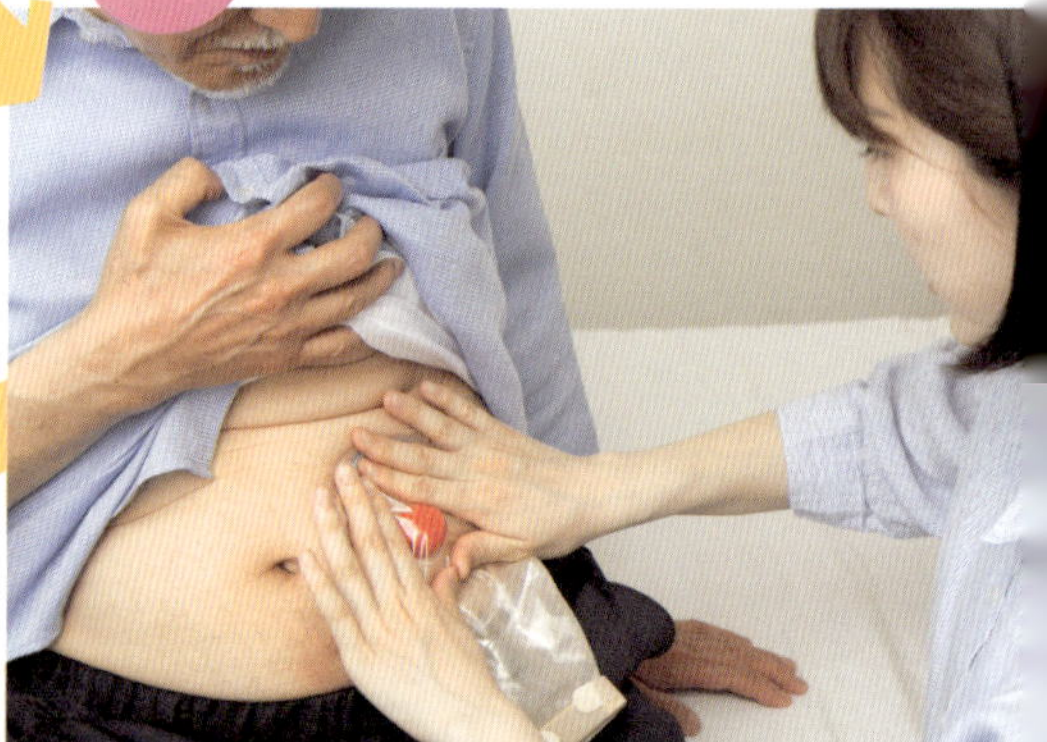

皮膚のシワを伸ばしながら、面板を下から上に貼りつける。

Point おなかをつき出し、おなかのシワを伸ばしてもらう

4 2〜3分、手で押さえる

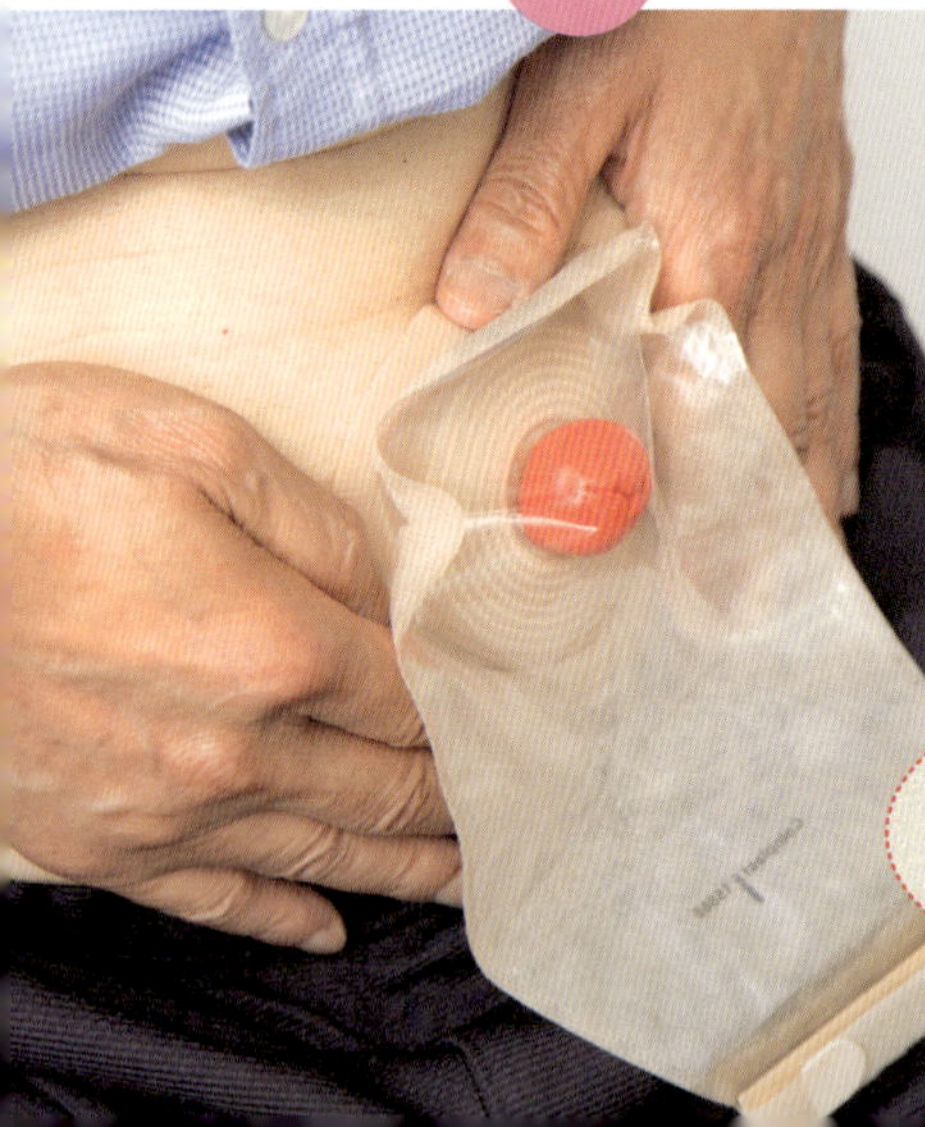

体温で粘着力が高まるため、手で押さえておく。装着が不十分なときは、ケアをやり直す。

Point 皮膚が濡れていたり、皮膚とのあいだに隙間があると、きれいにつかない

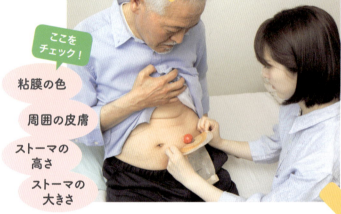

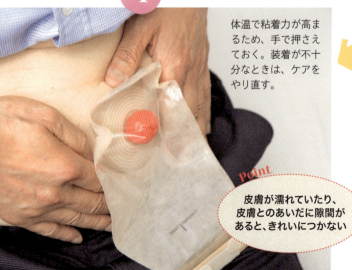

訪問看護師の心得

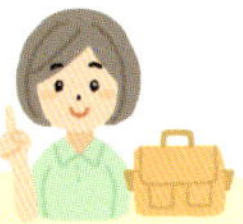

担当エリアでの装具の処分法を知っておこう

使用後のストーマ袋や面板は、中身が見えないように新聞紙で包んだり、不透明のビニール袋に入れたりして処分する。処分法は地域によって異なるため、担当エリアの処分法を確認したうえで、療養者や家族に伝えておく。

排泄物の廃棄

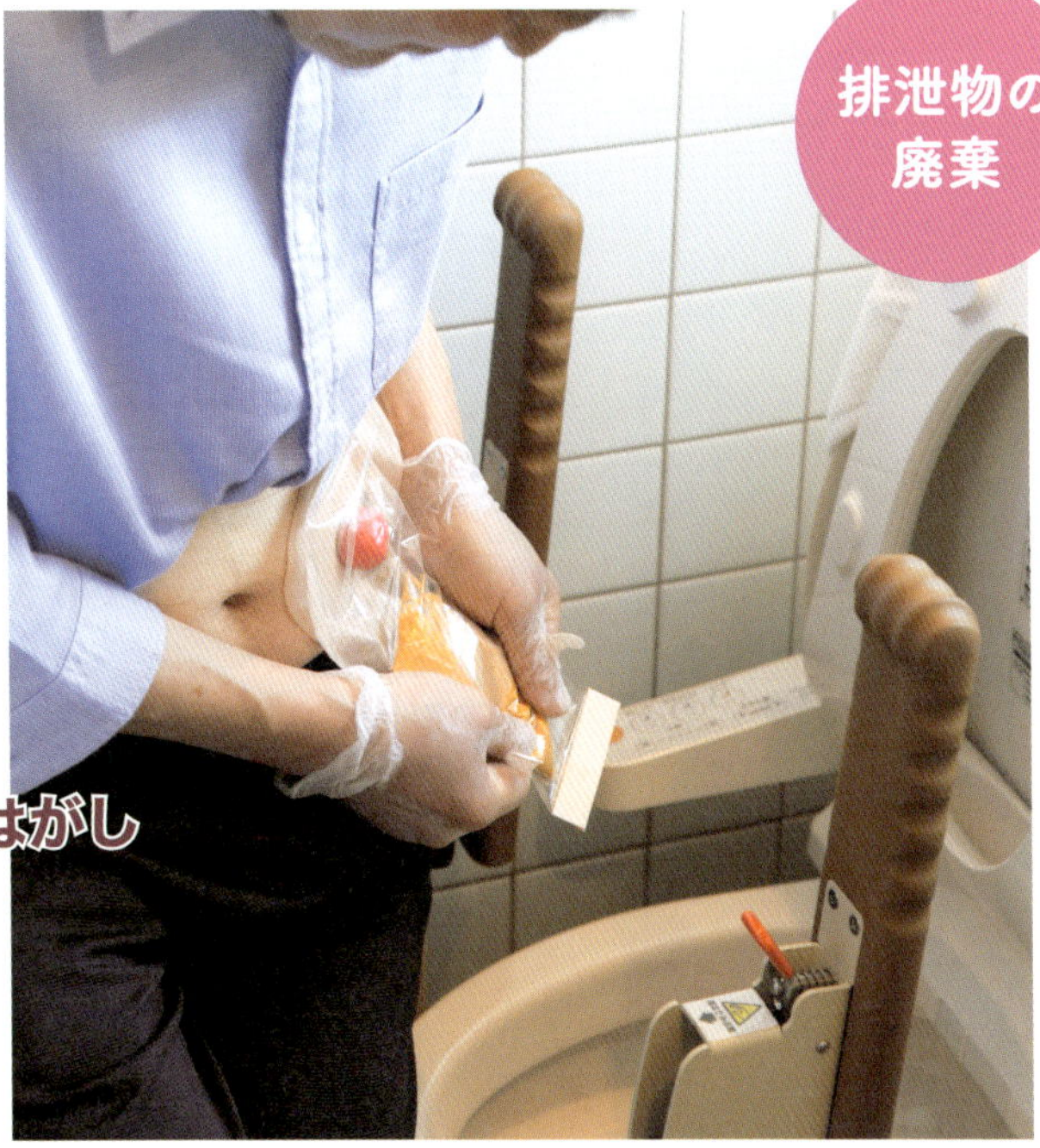

マジックテープをはがし中の便を出す

便やガスがたまったら、便をトイレに流す。便器の中にトイレットペーパーを敷いておくと便が付着しにくい。

合併症＆トラブル対処

ストーマで起こりやすい合併症やトラブルには、以下のものがある。

便のもれ

体型や便柱の変化を日頃から確認。ストーマの周囲などにシワやくぼみがある場合は、装具を見直す。

ストーマ脱出、膀《ぼう》ヘルニア

強い腹圧や急激な体重増加などで起こる。腹痛や便秘、ストーマの色の変化は、医師に相談し、早めに対処。

ストーマからの出血

面板の孔が小さすぎないか、衣服でストーマを刺激していないかをチェック。出血が止まらない場合は病院へ。

皮膚のかぶれ

便の付着や面板をはがすときの器械的刺激で生じる。装具交換の方法や間隔の見直し、皮膚保護剤で対処する。

自分で交換できないと便がもれるなどのトラブルに

ストーマは自己管理が基本。療養者の状態にもよりますが、少しずつでも自分で管理できるように指導します。**「排泄物がもれない」「臭わない」「皮膚トラブルや合併症がない」状態を維持するのが目標です。**

ストーマ袋に便がたまりすぎると、面板《めんいた》が外れ、便がもれてしまいます。便が3分の1程度たまったら、トイレで便を排出してもらいます。どうしても自分で交換できない人には、「もれてしまったら、オムツパットやタオルをあてる」などの対処法を伝えておきましょう。

装具交換の間隔は商品により異なるので、メーカーの表示を参照してください。週に2～3回の交換がめやすですが、面板の保護剤などによっても異なります。交換までの期間が長すぎたり、短すぎたりすると、皮膚がかぶれたり、排泄物がもれることもあるので、注意します。

交換の際は、ストーマと周囲の皮膚を泡立てた洗浄剤で洗い、よく水分を拭きとって乾かしてから、新しい装具をつけます。

食事の療養指導で、排便の悩みを改善

食事制限は必要ないが、食事で便の性状やガスの量、臭いが変わる。
療養者ごとの悩みに、適切なアドバイスができるようにしておきたい。

外出が不安な人に

便・ガスの臭い

臭いが強くなる食品

にら、にんにく、たまねぎ、長ねぎ、アスパラガス、チーズ、貝類、かに、えび、卵 など

Point 脂質が多い食品など、消化のよくない食品に注意

臭いを抑える食品

ヨーグルト、パセリ、レモン、グレープフルーツジュース、クランベリージュース など

臭いが強くなる上記の食品を避けるほか、排便処理時に潤滑消臭剤を排出口から注入する方法も有効。

デイサービスの前などに気をつけたい

ガスの量

ガスが出やすくなる食品

さつまいも、ごぼう、栗、豆類、たまねぎ、長ねぎ、だいこん、キャベツ、カリフラワー、白菜、えび、かに、貝類、炭酸飲料、ビール、ラーメン、豚肉 など

ガスを抑える食品

ヨーグルト、乳酸菌飲料、パセリ、レモン など

根菜類や炭酸などはガスの量が増えやすい。装具の脱臭フィルターの目詰まりにも注意。

回腸ストーマではとくに注意

便の性状

消化のよくない食品

きのこ類、ごぼう、れんこん、海藻類、こんにゃく、たけのこ、脂身の多い肉 など

便がやわらかくなる食品

アイスクリーム、揚げもの、かんきつ類、ぶどう、生卵、炭酸飲料、アルコール飲料（ビールなど） など

便が硬くなりやすい食品

ごはん、もち、パン、うどん、里いも、じゃがいも、白身魚 など

Point 便がゆるくて困っているときは、炭水化物を多めに

回腸ストーマでは、消化のよくない食品で閉塞を起こすことも。小さく切って調理する。

体型が変わればストーマも変わる

便の性状や臭い、ガスの量などは、ストーマの造設場所のほか、食事の内容・量によっても変わってきます。排泄の悩みで日常生活が制限されることのないよう、サポートしていきましょう。

便秘の場合、水分は十分にとっているか、体を動かしているか、服薬状況はどうかなどもチェックしてください。それでも改善しない場合は、主治医の指示のもと、下剤で対処することも。S状結腸ストーマなら、洗腸という方法もあります。

回腸ストーマでは、水分や電解質が吸収されずに排出されるので、脱水や電解質バランスにも注意が必要です。水分補給に、イオン飲料をとり入れるなどで対処します。

また、**体重の増減によってストーマの大きさや高さ、皮膚の状態が変わると、装具の見直しが必要になることもあります**。体型の変化や商品の品質変化などを考慮して、装具の買いだめは避け、多くても3〜4か月分にしておきましょう。高温多湿を避けて平らな状態で保管し、劣化を防ぎます。

外出、旅行などを楽しむ方法を伝える

入浴や外出、旅行なども、少しの工夫でこれまでどおり楽しむことができる。

ストーマがあってもいままでどおりに暮らせることを伝え、快適に生活する工夫を提案する。

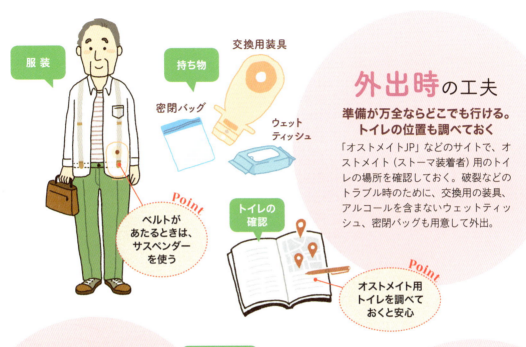

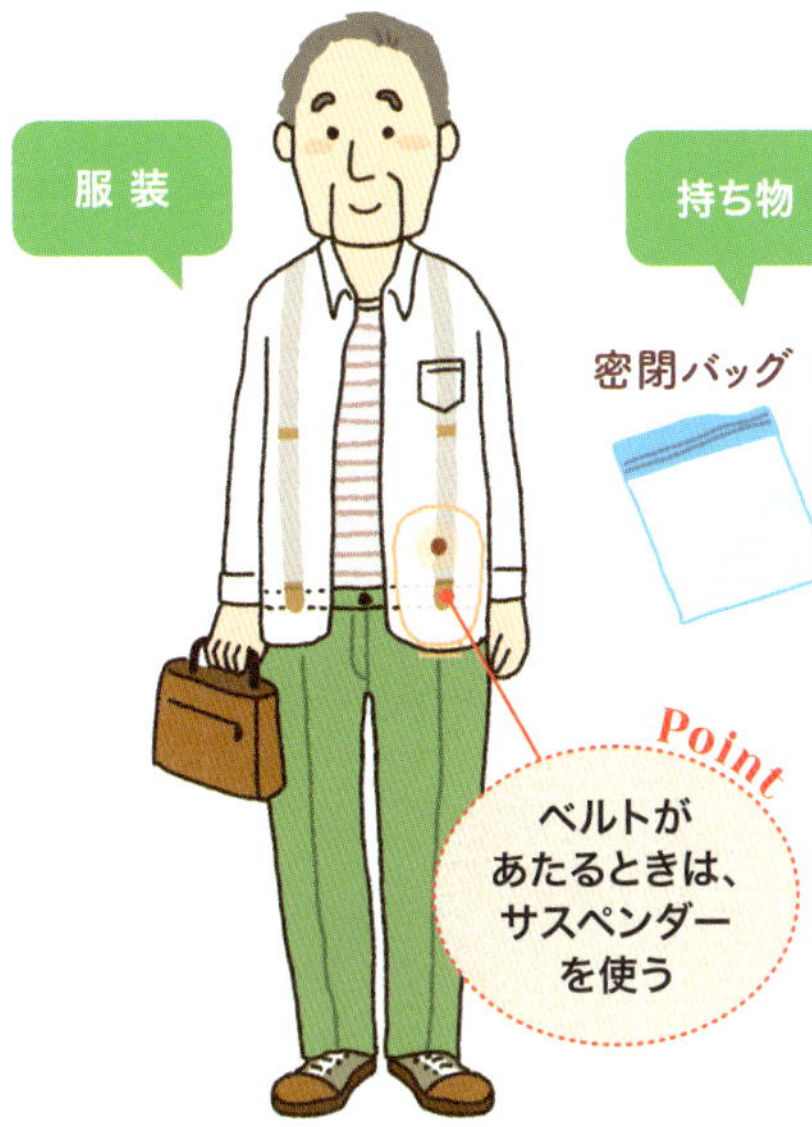
服装
Point
ベルトがあたるときは、サスペンダーを使う

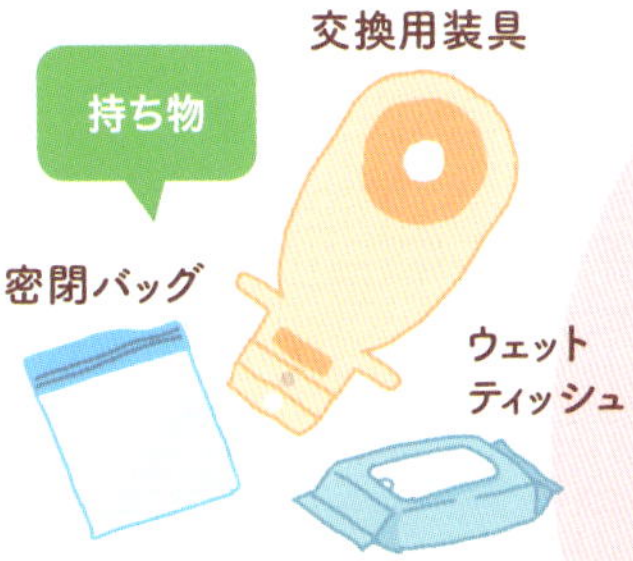
持ち物
交換用装具
密閉バッグ
ウェットティッシュ

外出時の工夫

準備が万全ならどこでも行ける。トイレの位置も調べておく

「オストメイトJP」などのサイトで、オストメイト（ストーマ装着者）用のトイレの場所を確認しておく。破裂などのトラブル時のために、交換用の装具、アルコールを含まないウェットティッシュ、密閉バッグも用意して外出。

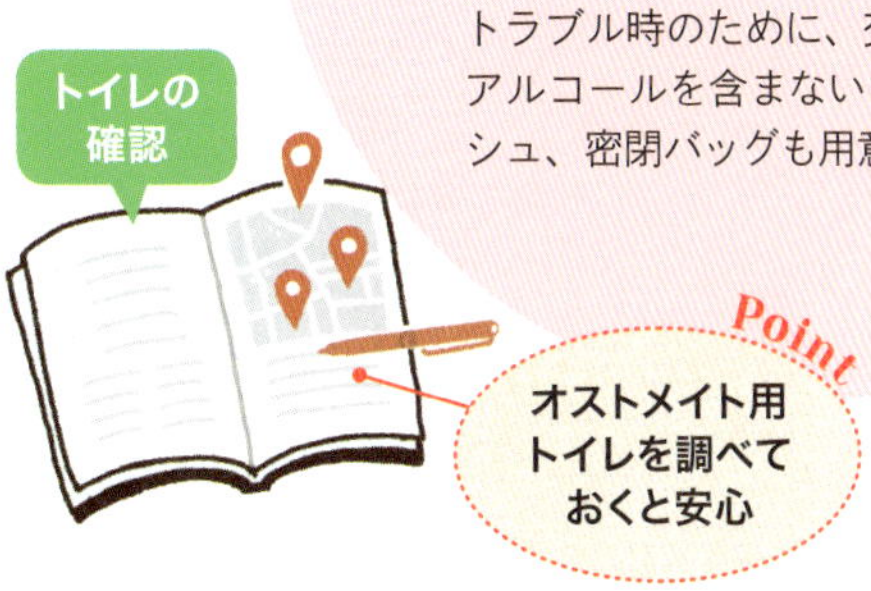

旅行時の工夫

トイレに近い席を確保。消臭スプレーもあると安心

旅のスケジュールに合わせて、交換場所を決めておく。交換装具は2、3枚多めに、消臭スプレーも用意。移動時はトイレに近い席を確保する。飛行機内にははさみを持ち込めないので、ツーピース型の面《めん》板《いた》はカットしておく。

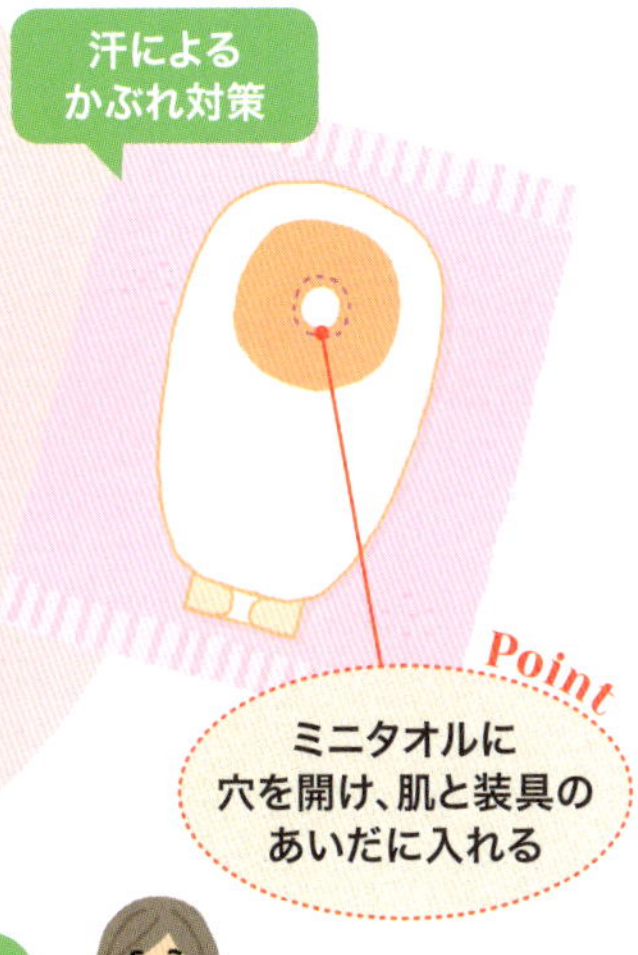
汗によるかぶれ対策
Point
ミニタオルに穴を開け、肌と装具のあいだに入れる

入浴時の工夫

自宅では、つけたままでも外しても。公共の浴場ではつけておく

自宅での入浴は、装具を外しても、つけたままでもOK。公共浴場ではつけたまま入浴する。小さなストーマ袋や入浴用キャップを利用するとめだちにくい。いずれも排泄の少ない時間帯を選び、入浴前に排泄物は処理しておく。

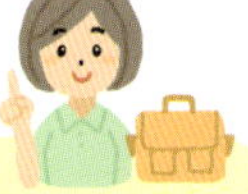

訪問看護師の心得

障害者手帳の制度も理解しておこう

永久的なストーマを造設した人は、身体障害者手帳の対象となり、装具の給付や税金の減免などの福祉サービスが受けられる。制度がわからず、手帳を取得していない療養者にも案内できるよう、概要だけでも理解しておきたい。

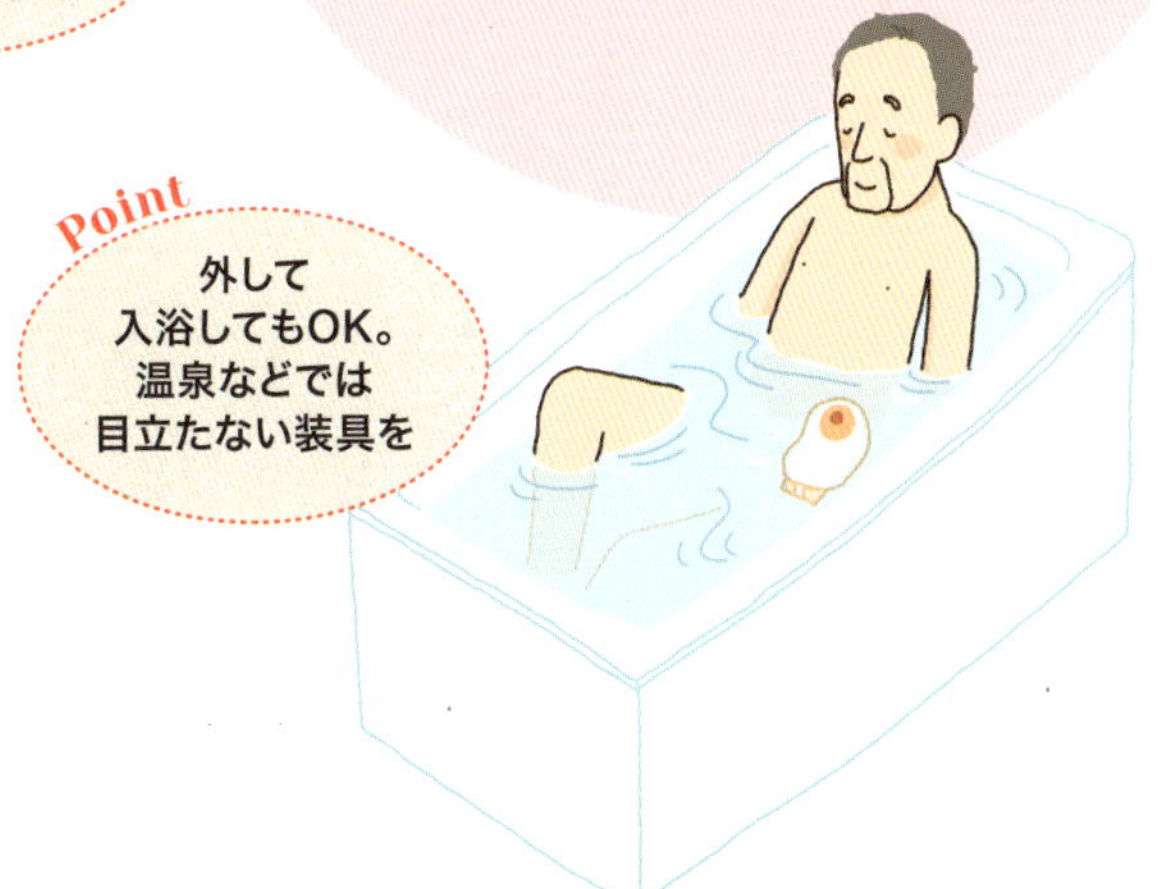
Point
外して入浴してもOK。温泉などでは目立たない装具を

尿路ストーマ

回腸の一部をストーマに。尿管を外に出すことも

尿路ストーマは「回腸導管」と「尿《にょう》管《かん》皮《ひ》膚《ふ》瘻《ろう》」が代表的。
尿管皮膚瘻では、カテーテルを挿入することもある。

ストーマの種類

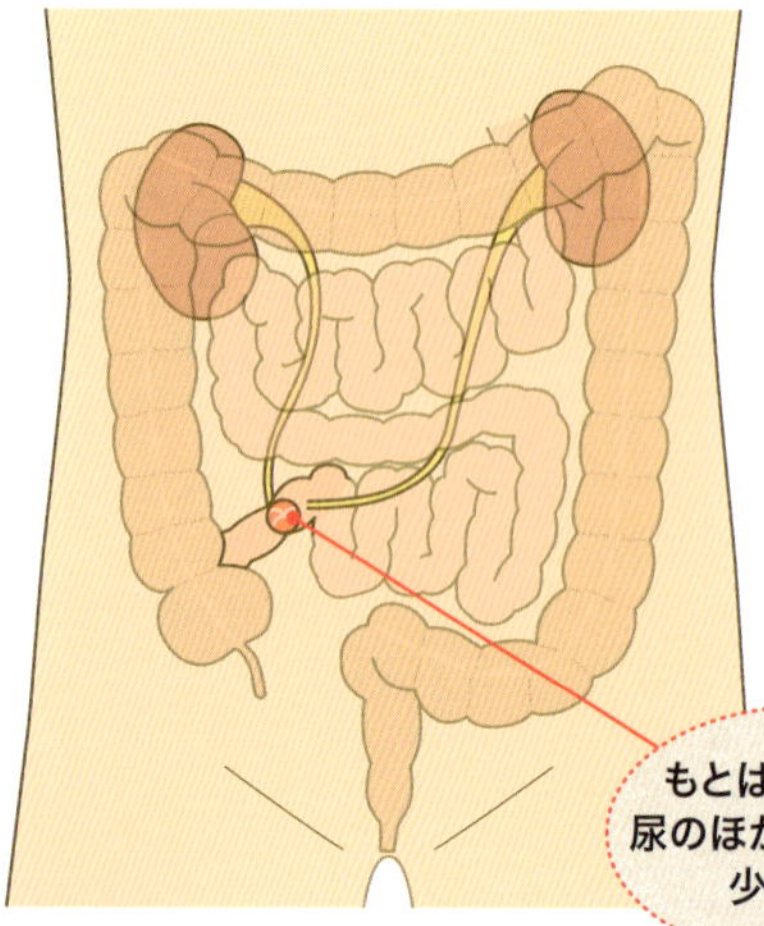

回腸導管

回腸の一部が尿の出口になる

回腸の一部を切り離して尿管と吻合。切り離した回腸の端（肛門端）がストーマとなる。尿中には腸粘膜の分泌液が混ざる。

Point
もとは腸なので、尿のほかに腸粘液も少量出る

尿《にょう》管《かん》皮《ひ》膚《ふ》瘻《ろう》

尿管の端を皮膚の外に出す

2本の尿管を吻合して体表に出し、ストーマとする。2本を吻合せずにストーマをつくる「両側性」もある。

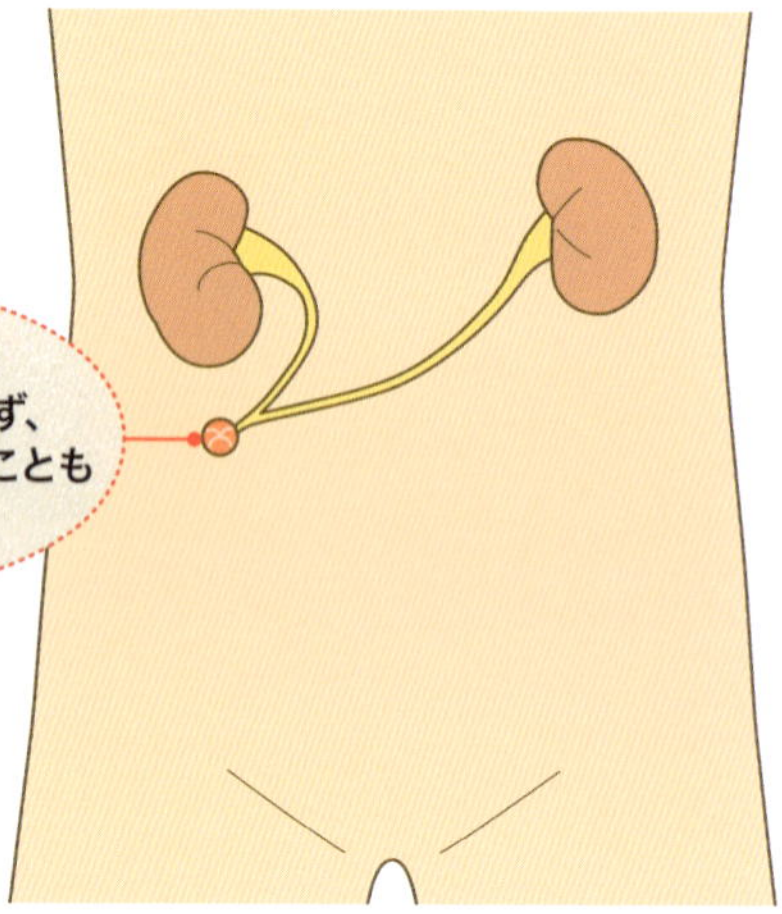

Point
2本の尿管を1か所にまとめず、左右2か所に出すことも（両側性）

装具の構造

消化管ストーマと基本の構造は同じ

逆流防止機能がある。蓄尿袋を使うときは、接続管が必要。

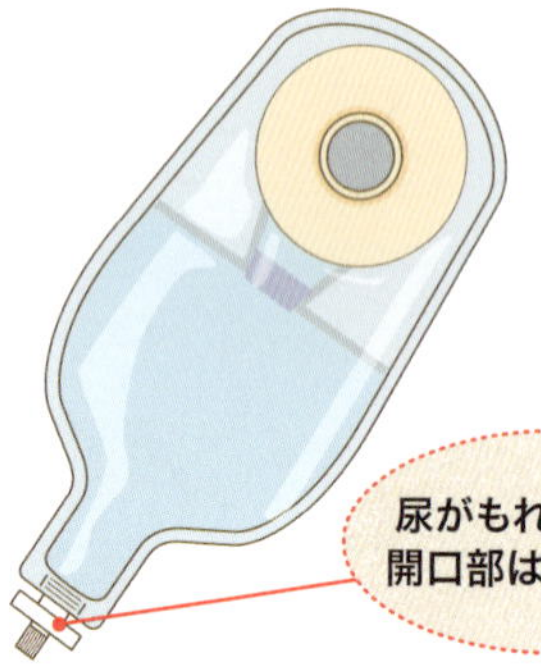

Point
尿がもれないよう、開口部はキャップ式

膀胱がんの手術などで尿道から出なくなったときに

尿路ストーマは、おもに膀胱がんなどで、膀胱や尿管を切除し、尿道から排尿できなくなった場合に造設します。

膀胱には「尿をためる」「尿意を感じる」「尿意を我慢する」「排尿する」という4つの機能がありますが、**尿路ストーマにあるのは排尿機能だけです。そのため、数十秒おきに尿が流出した状態となり、尿を出したときのスッキリ感はなくなります。**

尿の量や性状は、食事の内容や量、水分の量、腎機能で変わります。ストーマの管理や外出時の工夫などは消化管ストーマと同じですが、つねに尿が流出しているので、入浴も装具を装着したままおこないます。また、睡眠時には蓄尿バッグ、外出時にはレッグバッグを利用することもできます。

消化管ストーマと違うのは、尿路感染のリスクがあること。とくに、カテーテルを挿入している場合は要注意です。1日1L以上の水分を摂取できるようにし、発熱や尿の混濁などのサインがあれば、早めに連絡するよう伝えておきましょう。

PART

4

病気、病状に応じたケアを覚える

慢性疾患を悪化させず、望む生活を続けるには
毎日の服薬管理、生活改善が何より大切です。
代表的な慢性疾患別に、基本の療養指導を理解しておきましょう。
ターミナルケア、看取りについての理解も欠かせません。

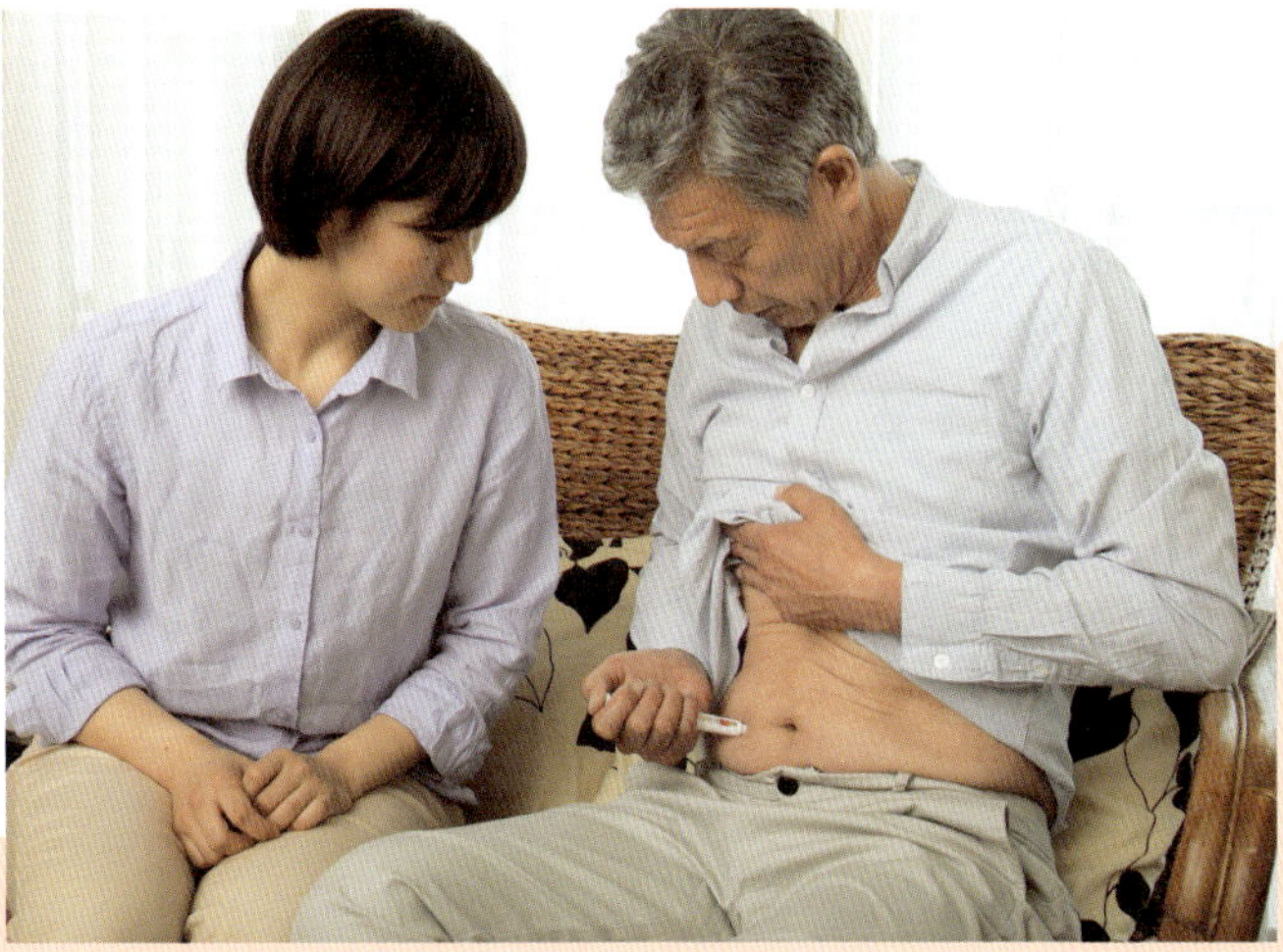

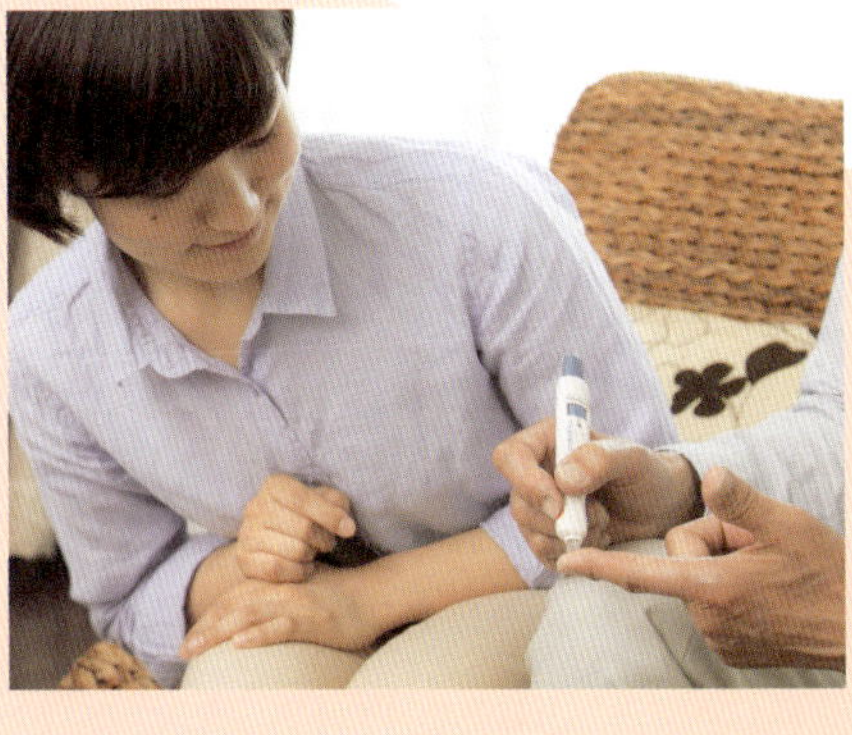

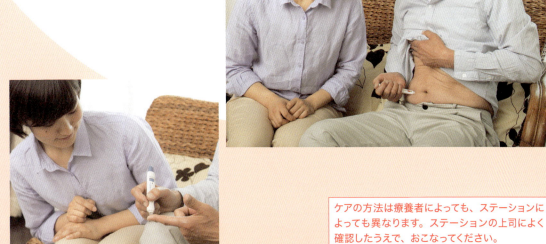

ケアの方法は療養者によっても、ステーションによっても異なります。ステーションの上司によく確認したうえで、おこなってください。

慢性疾患のケア

病状を安定させ、望む生活をできるだけ長く送る

療養者は心疾患、糖尿病、腎臓病など、何らかの慢性疾患を抱えていることがほとんど。安定した状態を保つには、服薬をはじめとする療養指導が不可欠です。

慢性疾患治療の基本は薬をはじめとする自己管理

在宅での慢性疾患のケアの基本は、内服管理です。服薬の動機づけと服薬しやすい環境を整えて、服薬をサポートします。

複数の医療機関を受診している場合は、薬が重複していたり、大量の薬が処方されていることも。主治医に処方の変更を相談するほか、薬剤師などとの連携も大切です。

塩分制限や禁煙などの生活改善も必要ですが、正しいことだからといって、押しつけはよくありません。**療養者は「患者」ではなく、自分なりの価値観をもって、何十年と生きてきた「生活者」です。**その人の価値観や生活を大事にし、何ができるかをいっしょに考えてください。

転倒などのリスクを減らすことも大切です。必要に応じて、手すりをつけたりしますが、**看護師の見立てだけで環境を変えると、かえって危険なことも。療養者の生活状況、動線をよく把握したうえで、検討しましょう。**福祉用具にもさまざまなものがあります。情報を集めて、安全性と活動性の確保をめざします。

どの病気を見るときも、3つの視点を忘れずに

どのような慢性疾患でも、下記の3つの視点で生活をサポートすることが大切。

1 服薬への動機づけ

飲めないことに理解を示しつつ、飲めるようになる工夫を考える

飲み忘れを責めるのは逆効果。気持ちと環境の両面から、服薬をサポートする。医師、薬剤師、訪問介護員との連携も重要。

2 生活改善の支援

正しさを押しつけない。やる気を引き出す声がけを

生活改善の押しつけは、療養者を不快にするだけ。本人の生活を大事にし、やる気を引き出すような働きかけを工夫する。

3 リスクの最小化

けがをしても、大けがはさせない。将来の介護予防も重要な視点

活動性を確保し、転倒しても大けがにならないような環境整備を考える。療養者の活動性を保つことが介護予防にもなる。

病状の悪化をゆるやかに。入院は短期に留める

長期の入院は、高齢者にとって、ADL低下のリスク要因になる。
できるだけ短期間で済ませ、慣れた自宅に戻れるよう、急性増悪のサインを見逃さない。

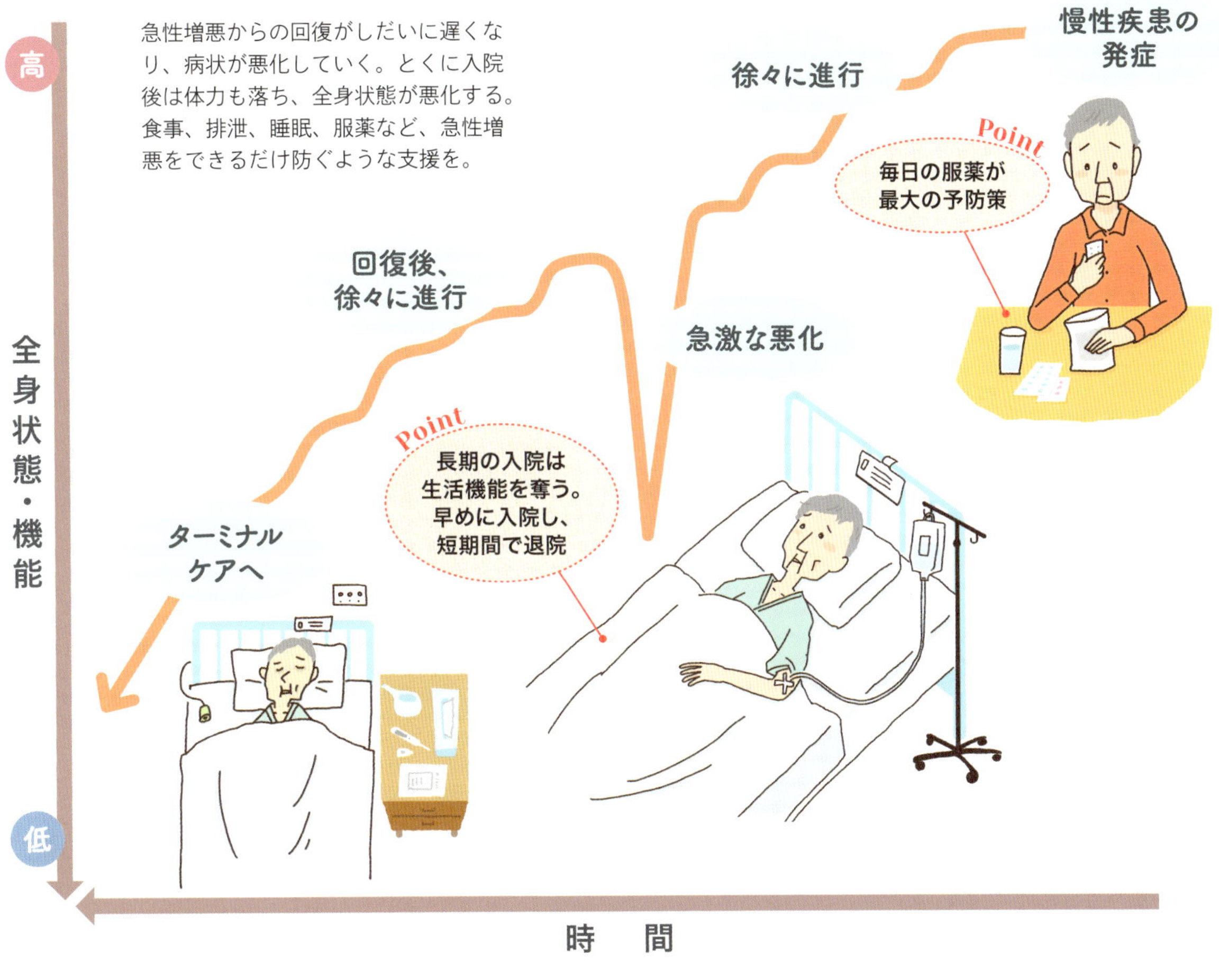

急性期には病院へ。なるべく早く退院し、機能を保つ

高齢者の慢性疾患は、内服管理でしばらく安定していても、次第に急性増悪をくり返すようになります。徐々に回復が遅くなって病状が悪化し、ターミナルに至ります。

近年は在宅でもエコー診断をおこなう医師が増え、心肥大や胸水貯留など、急性増悪の診断もできるようになりました。可能なら在宅でそのまま治療を続けますが、難しい場合は、入院治療がおこなわれます。

けれども、**入院は高齢者にとって大きなリスクです**。病院では家事をすることもありませんし、生活時間もまるで違います。ADL（日常生活動作）が低下したり、せん妄を引き起こすことも。3日程度の入院なら、ADLが落ちても、1～2週間ほどで回復します。しかし1か月入院すると、回復までに3か月～半年かかるかもしれません。

入院はできるだけ短期間に留め、ADLを保つことが大切です。受診を拒む人もいますが、「今だったら、入院しても早く戻ってこられるから」などと話し、病状が悪化する前に受診してもらうこともあります。

I 心疾患のケア

服薬を欠かさないよう注意。尿量チェックなどの管理も促す

訪問看護で見る慢性疾患で、もっとも多いのが心疾患。進行して心不全に至っている人が多いのが特徴です。再入院せずに済むよう、セルフケアへの意識づけをおこないましょう。

服薬、セルフケアの動機づけも訪問看護師の役割

心疾患には、狭心症や心筋梗塞、弁膜症、不整脈など、さまざまなものがありますが、ほぼすべてが心不全に到達します。

慢性心不全は手術で根治するものではなく、長期にわたる療養生活が必要です。**訪問看護師は、セルフケアと服薬管理で増悪を防ぎ、QOL（生活の質）を保てるよう支援していきます。**セルフケアと服薬を続けていくには、「なぜそれが必要なのか」という理由も含めて提案することが大切です。

もうひとつ大切なのが、医師の言葉を〝翻訳〟すること。受診時に医師の説明を受けても、よくわからないままうなずいている療養者が少なくありません。しかし、本人が病状や治療方針を理解していなければ、療養生活を前向きに続けることは困難です。**病状や心電図などの検査結果、治療方針をわかりやすく説明し、療養生活の動機づけをするのが、訪問看護師の役目です。**

なお、ペースメーカーを入れている人は、半年に1回、定期検査が必要です。忘れないように声がけし、受診を促しましょう。

右心不全と左心不全、それぞれの特徴を復習

心不全は右心不全と左心不全があり、症状が異なるが、やがては両心不全となる。

Point
進行に伴い、やがては両心不全となる

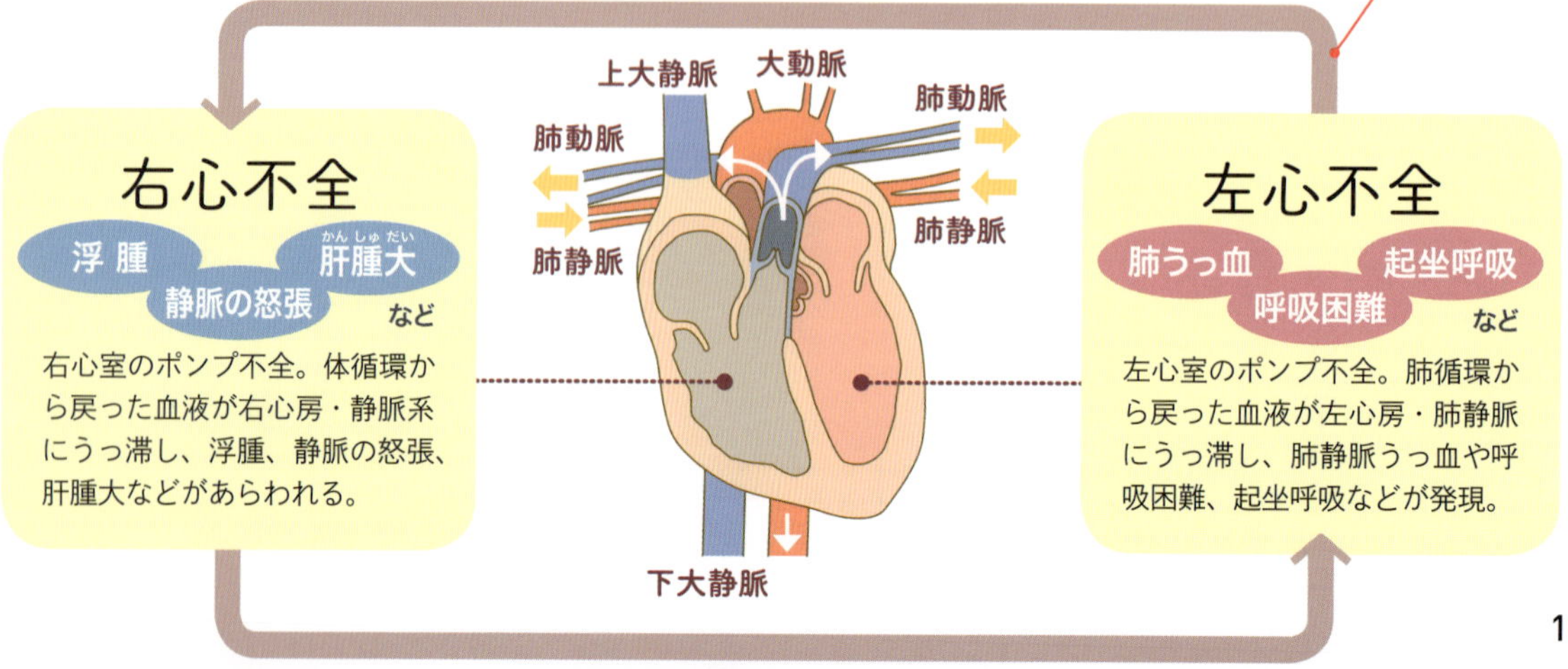

右心不全
浮腫
肝腫大《かんしゅだい》
静脈の怒張
など
右心室のポンプ不全。体循環から戻った血液が右心房・静脈系にうっ滞し、浮腫、静脈の怒張、肝腫大などがあらわれる。
上大静脈
大動脈
肺動脈
肺静脈
肺動脈
肺静脈
下大静脈
左心不全
肺うっ血
起坐呼吸
呼吸困難
など
左心室のポンプ不全。肺循環から戻った血液が左心房・肺静脈にうっ滞し、肺静脈うっ血や呼吸困難、起坐呼吸などが発現。

わかりやすい問診で、症状を的確につかむ

循環器系の疾患では下記の症状があらわれる。医療用語ではなく、
わかりやすい言葉で問診し、異常を見逃さないようにする。

浮腫

例 **「靴下の跡が残ったりしませんか？」「足はだるくないですか？」**

右心不全で静脈圧が上昇すると、浮腫が生じる。「靴がきつく感じますか？」という尋ねかたもある。体重の増減もチェックして。

息切れ、呼吸困難

例 **「ちょっと動くと息苦しくなったりしませんか？」**

肺循環で血液がうっ滞して起こる。「寝ているときは呼吸が苦しいけど、座ったら楽になる」という、起坐呼吸の有無も確認。

めまい、失神

例 **「気が遠くなることはないですか？」「意識を失ったことはないですか？」**

心拍出量の低下や不整脈で起こる。「目の前が暗くなる」「目がまわる」「ボンッと意識が遠のく」などの尋ねかたもある。

四肢の疼痛

例 **「歩いているときに、足のだるさや痛みはないですか？」**

血管の閉塞や狭窄で起こる。「しばらく歩くと足が痛くなって、休むとよくなる」という間欠跛行の症状も確認する。

動悸

例 **「胸のドキドキが気になることはありませんか？」**

不整脈で動悸があらわれることがあるが、個人差が大きい。「脈がとぶ」「胸がドキンとする」などの表現がわかりやすい。

胸痛

例 **「胸が痛くなることはないですか？」「胸にもやもやした感じはありませんか？」**

狭心症や心筋梗塞など、心筋の虚血で生じる。「締めつけられるような痛み」「引き裂かれるような痛み」と訴える人も。

心不全に使われるおもな薬を覚えておく

心不全には強心薬と、その他の降圧薬などが用いられる。適切な服薬指導ができるよう、効果と副作用を把握する。

	分類	一般名（商品名）	効果	副作用
強心薬	ジギタリス製剤	・ジゴキシン（ジゴシン） ・メチルジゴキシン（ラニラピッド） など	心筋の収縮力を高める。心房細動を合併する心不全に有効	ジギタリス中毒（高齢者、腎機能低下、低K血症時に多い） など
強心薬	カテコラミン（系）	・ドパミン塩酸塩（イノバン） ・デノパミン（カルグート） など	心筋の収縮力を高めるほか、頻拍・昇圧作用がある。ほかの薬で効果が出ない急性心不全時に	不整脈（頻脈、徐脈、心室頻拍など）、心悸亢進、頭痛など
強心薬以外	ACE阻害薬	・エナラプリルマレイン酸塩（レニベース） ・テモカプリル塩酸塩（エースコール） など	慢性心不全の第一選択薬とされる。心不全の病態を改善し、長期予後をよくする	血管浮腫、ネフローゼ症候群、めまい、ふらつき、咳 など
強心薬以外	アンジオテンシンII（AII）受容体拮抗薬	・カンデサルタンシレキセチル（ブロプレス） ・イルベサルタン（イルベタン） など	ACE阻害薬と同様の効果がある。ACE阻害薬が使えない慢性心不全に使われる	血管浮腫、高K血症、ショック、失神、間質性肺炎 など
強心薬以外	$\alpha\beta$遮断薬	・カルベジロール（アーチスト）	β_1受容体だけでなく、α_1受容体も遮断。血管抵抗を減らし、長期予後を改善する	徐脈、発疹、めまい、眠気 など
強心薬以外	β遮断薬	・ビソプロロールフマル酸塩（メインテート） など	血管抵抗を減らし、心不全の病態を改善。ACE阻害薬や利尿薬と併用	徐脈、心胸比増大、めまい、頭痛 など
強心薬以外	抗アルドステロン薬	・スピロノラクトン（アルダクトンA） など	K保持利尿薬であり、かつ重症心不全の予後も改善する	女性化乳房、閉経後出血、発疹、食欲不振 など
強心薬以外	心房性Na利尿ペプチド製剤	・カルペリチド（ハンプ） など	利尿作用と血管拡張作用の両方をもつ。尿量が減少する難治性心不全に使われる	血圧低下、徐脈、心室性不整脈 など

（『今日の治療薬（2017年版）』浦部晶夫・島田和幸・川合眞一、南江堂、2017より作成）

アセスメント

頸動脈と胸の音は、訪問時に必ずチェック

心音の聴診のほか、頸動脈・頸静脈も確認。ていねいな聴診ののちに、「いいですね」などと声をかけ、安心させて。

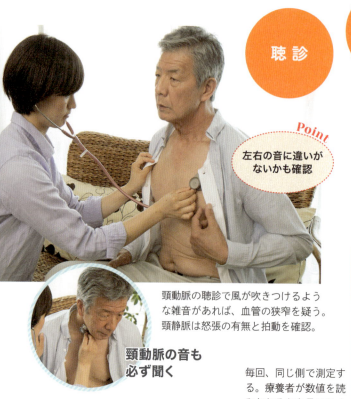

聴診

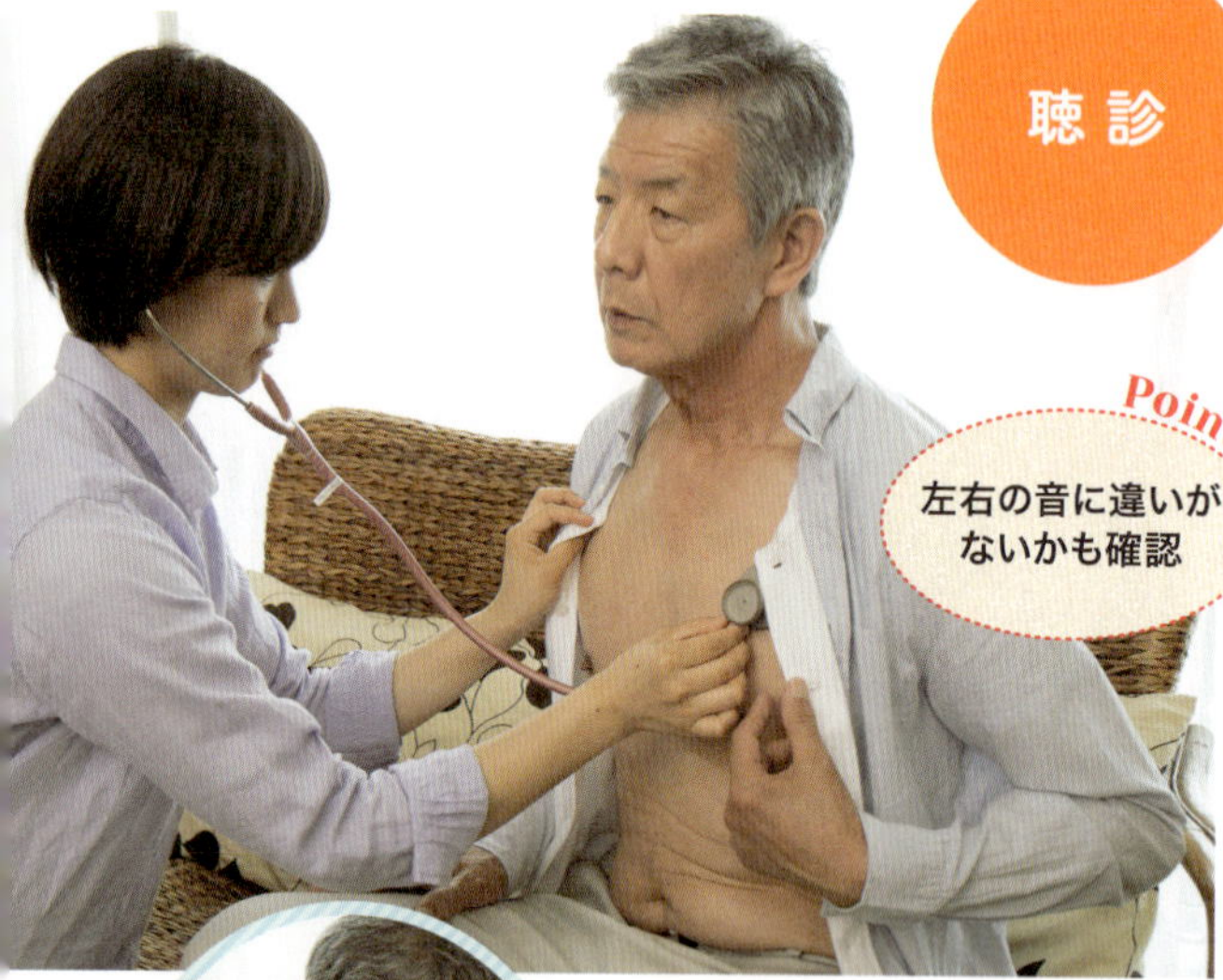

Point

左右の音に違いがないかも確認

頸動脈の音も必ず聞く

頸動脈の聴診で風が吹きつけるような雑音があれば、血管の狭窄を疑う。頸静脈は怒張の有無と拍動を確認。

血圧測定

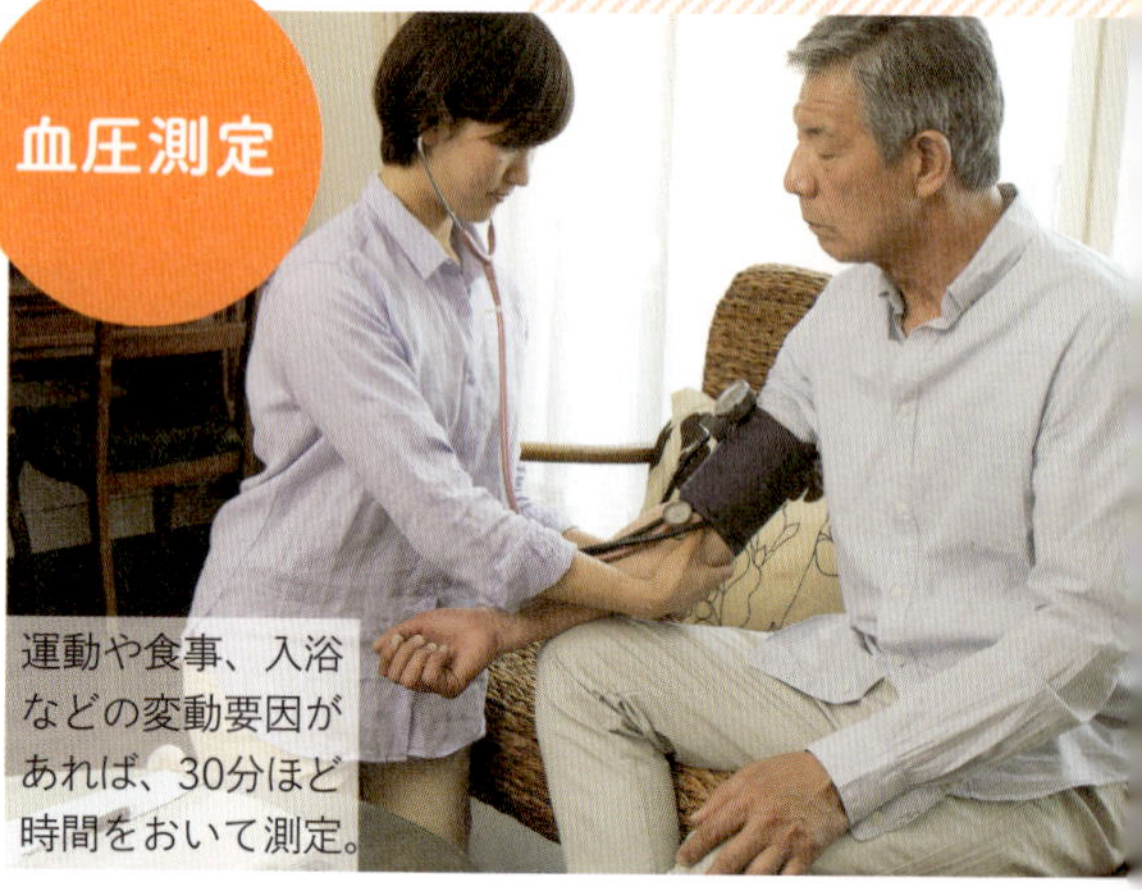

運動や食事、入浴などの変動要因があれば、30分ほど時間をおいて測定。

体温測定

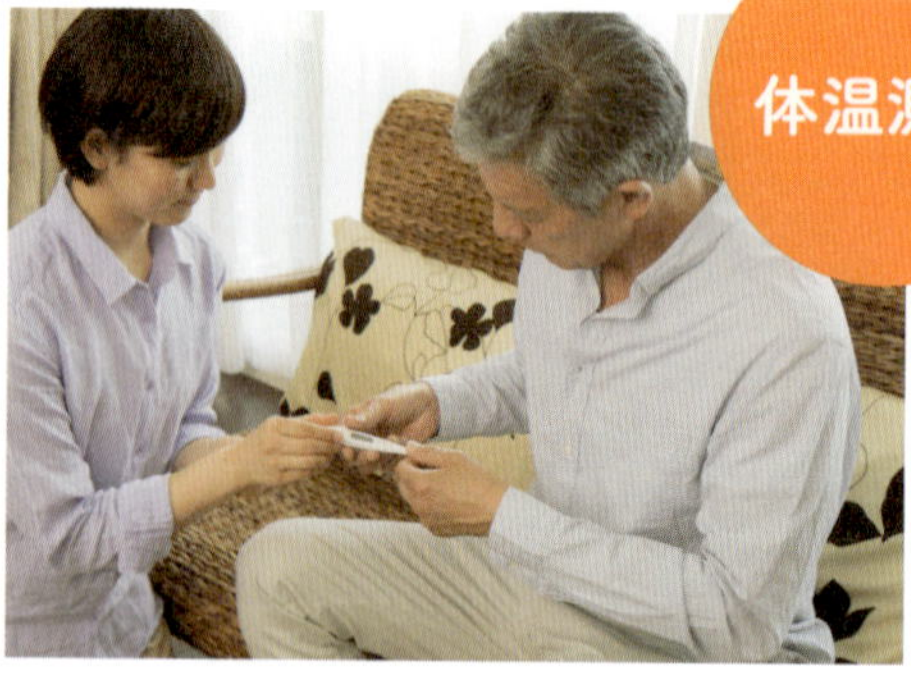

毎回、同じ側で測定する。療養者が数値を読みとれるかも見ておく。

動脈血酸素飽和度＆脈拍

Point

手でふれて脈も同時に測る。左右差もチェック

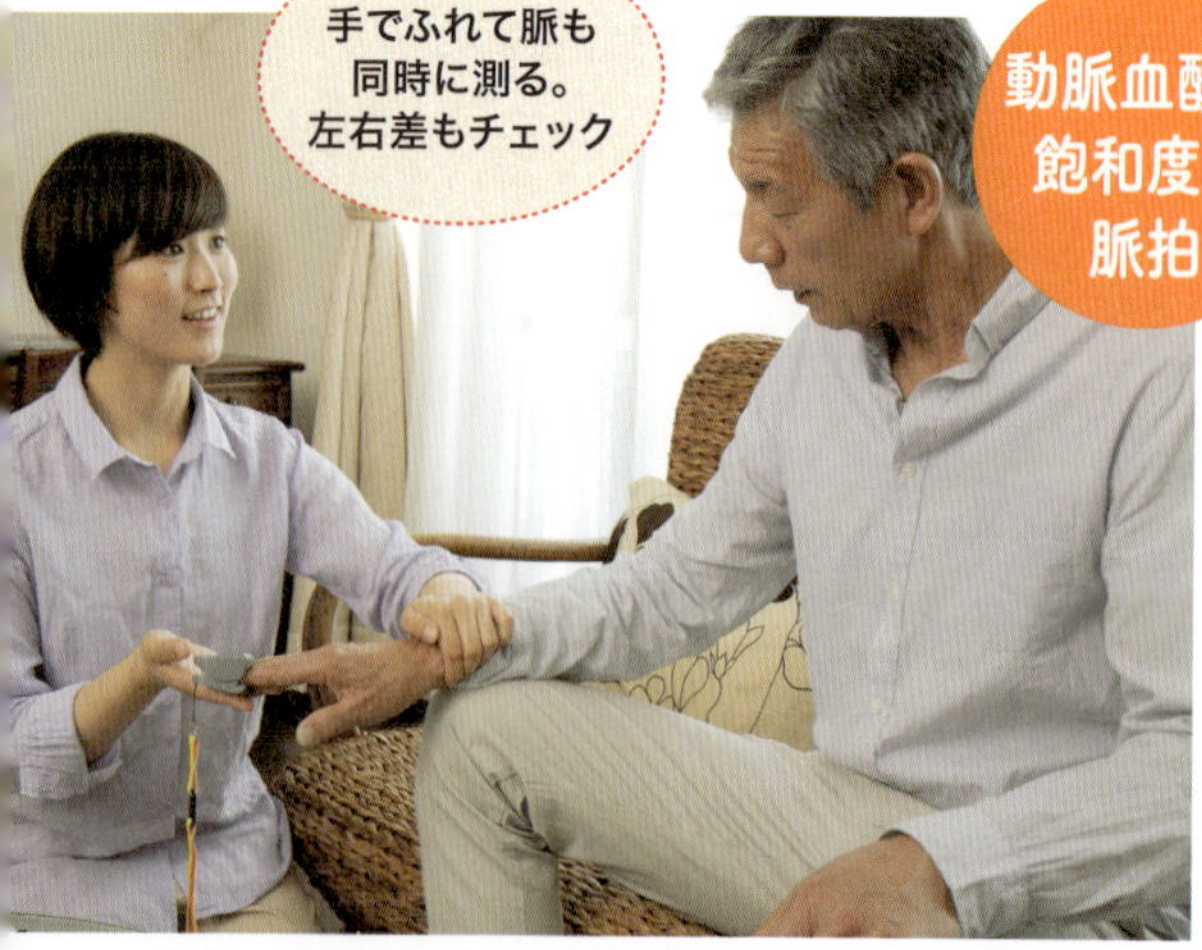

脈拍のリズムに乱れがあれば、聴診と同時に脈拍触知をおこなう。呼吸の深さやリズムなど、呼吸の状態も観察する。

基本のアセスメントは左右差を意識して

脈拍のふれかたに左右差がある場合は、片側の血管に狭窄や閉塞が起きている可能性があります。また、心不全で左室拡大がある場合は、心尖拍動《しんせんはくどう》が胸骨中線《きょうこつちゅうせん》より10㎝以上左方へずれ、拍動をふれる範囲も指2本以上と広くなります。さらに、心不全から肺水腫を引き起こすと、「ブクブク」などの低くて粗い断続性副雑音が認められます。

浮腫が強いときは、服薬確認、薬の調整につなげる

浮腫が強い場合は、水分摂取量と尿量のほか、利尿薬が正しく飲めているかどうか、服薬状況もチェック。きちんと服薬しているのに浮腫が強いなら、医師に相談を。

浮腫

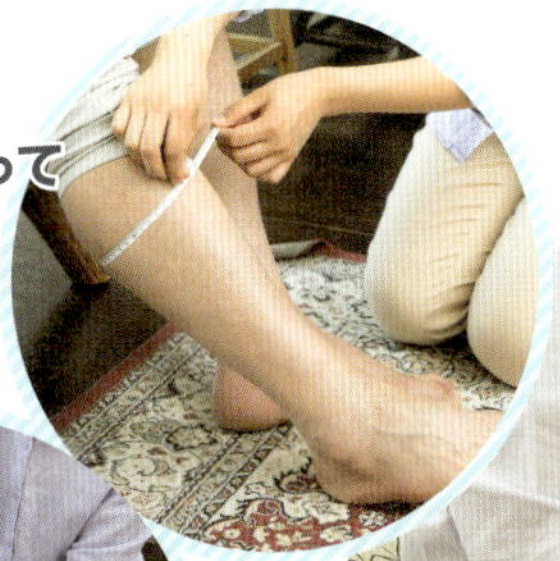

両足を測って左右差も調べる

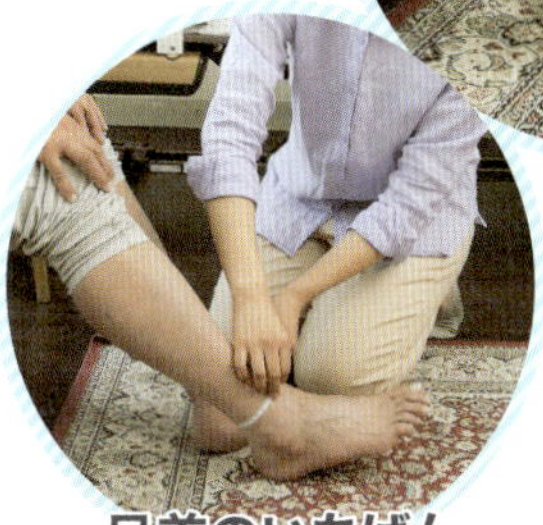

足首のいちばん細いところも測定する

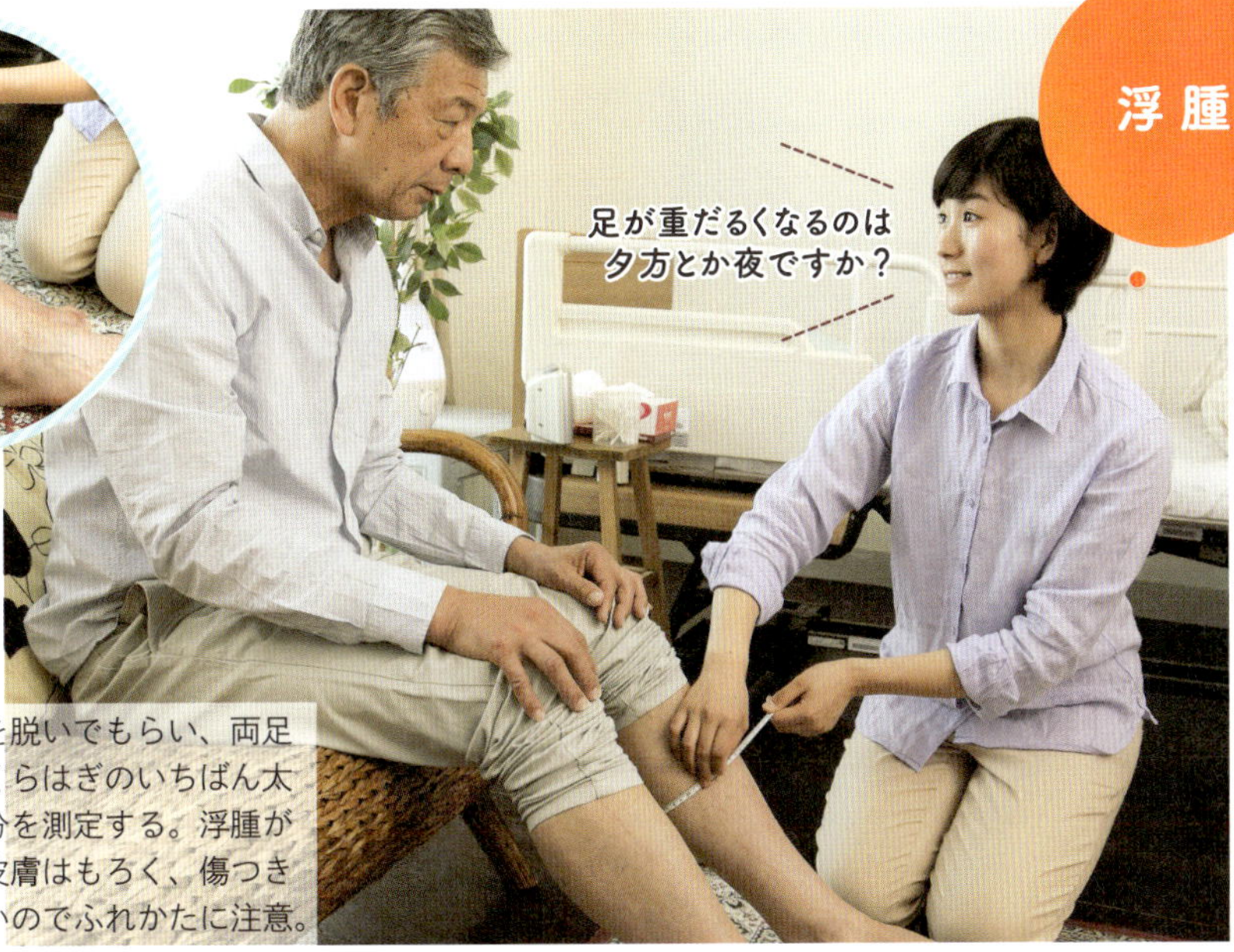

靴下を脱いでもらい、両足のふくらはぎのいちばん太い部分を測定する。浮腫がある皮膚はもろく、傷つきやすいのでふれかたに注意。

爪・皮膚の色

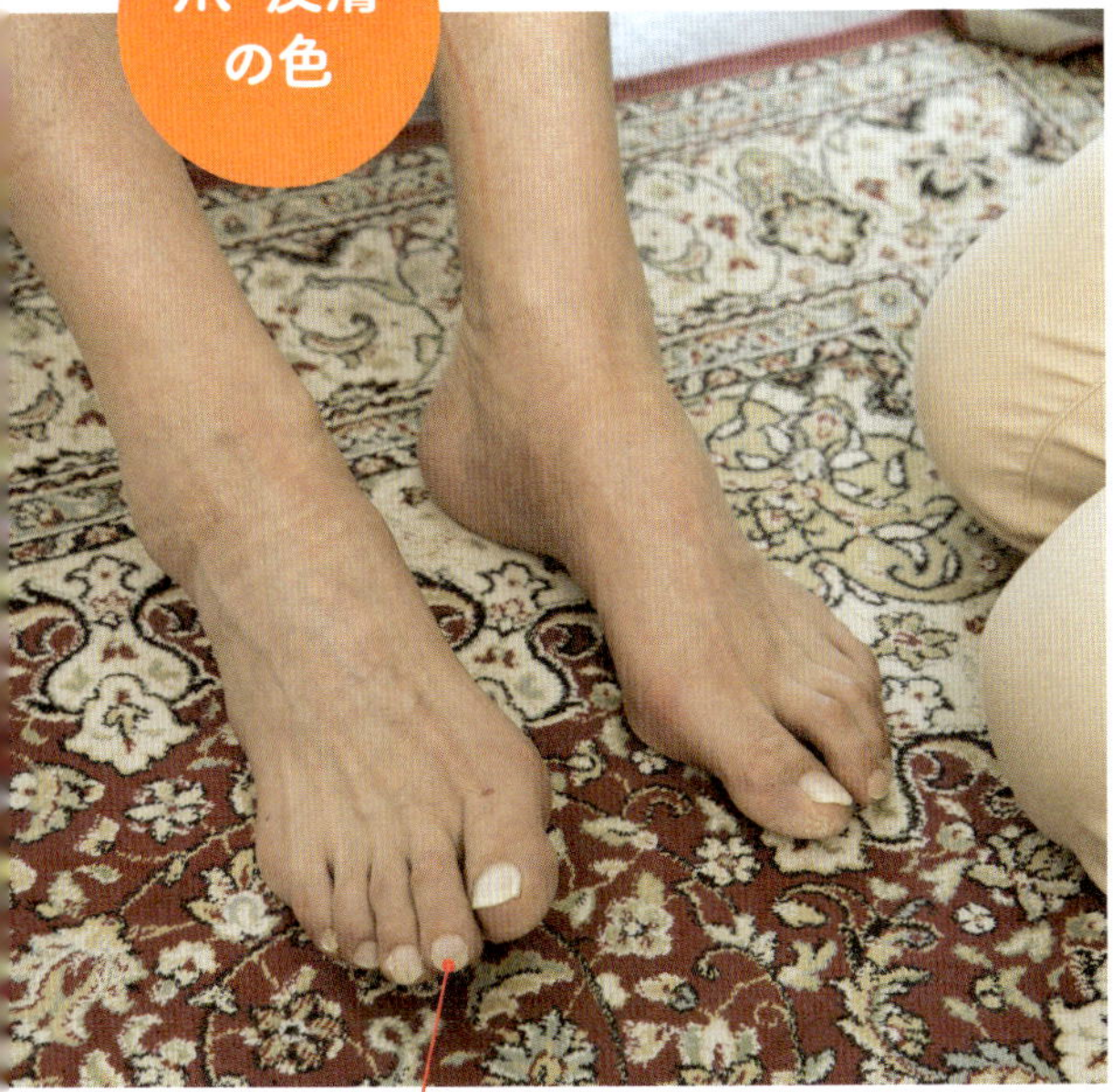

Point 爪床を圧迫して、すぐに色が戻るかを見る方法もある（爪床圧迫テスト）

爪や皮膚の色から、末梢血管障害をチェック。爪床《そうしょう》を圧迫する「爪床圧迫テスト」で、すぐに色が戻らなければ末梢血管障害がある。

ここもチェック！

末梢の皮膚温

上肢か下肢に手背をあてて、皮膚温を確認。末梢循環障害があると冷たく感じる。

背屈時の痛み

深部静脈血栓症も浮腫の原因のひとつ。仰臥位で足を背屈させると痛むことが多い。

右心不全では浮腫がはっきりと出る

右心不全では、静脈血圧の上昇により浮腫が生じます。多くは下肢ですが、寝たきりの人では背部や仙骨部《せんこつぶ》に生じることも。

また、**数日で2kg以上の体重増加は心不全増悪のサインです。医師に連絡して対応します。**左心不全では、手足や口唇、耳たぶ、爪床《そうしょう》にチアノーゼがあらわれたり、末梢の皮膚が冷たくなることがあります。いずれも、重要な臓器への血流を保つため、末梢血管が代償的に収縮して起こる症状です。

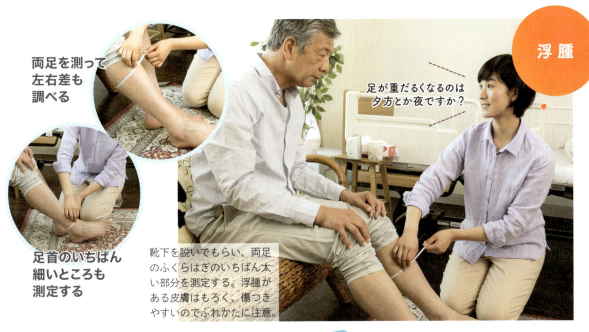

療養指導

IN/OUTと塩分を、本人、家族とともに管理

食事の内容、水分量などは訪問時だけではわからない。
病識を高める意味でも、療養者や家族に記録してもらう。

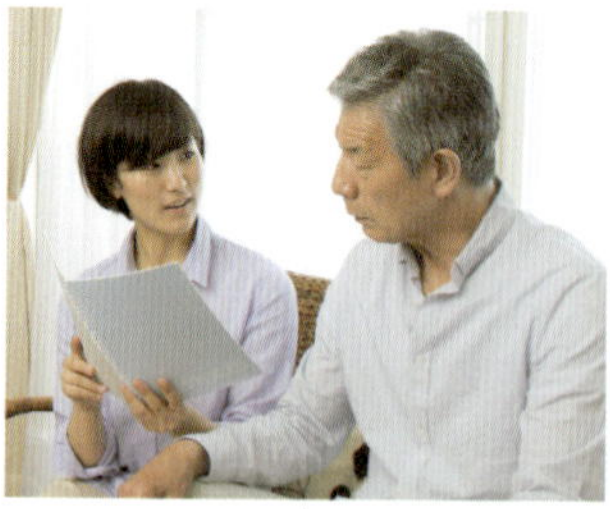

水分量や排泄回数は記録ノートで確認。水分量は、いつものグラスで、正確な量を把握して。

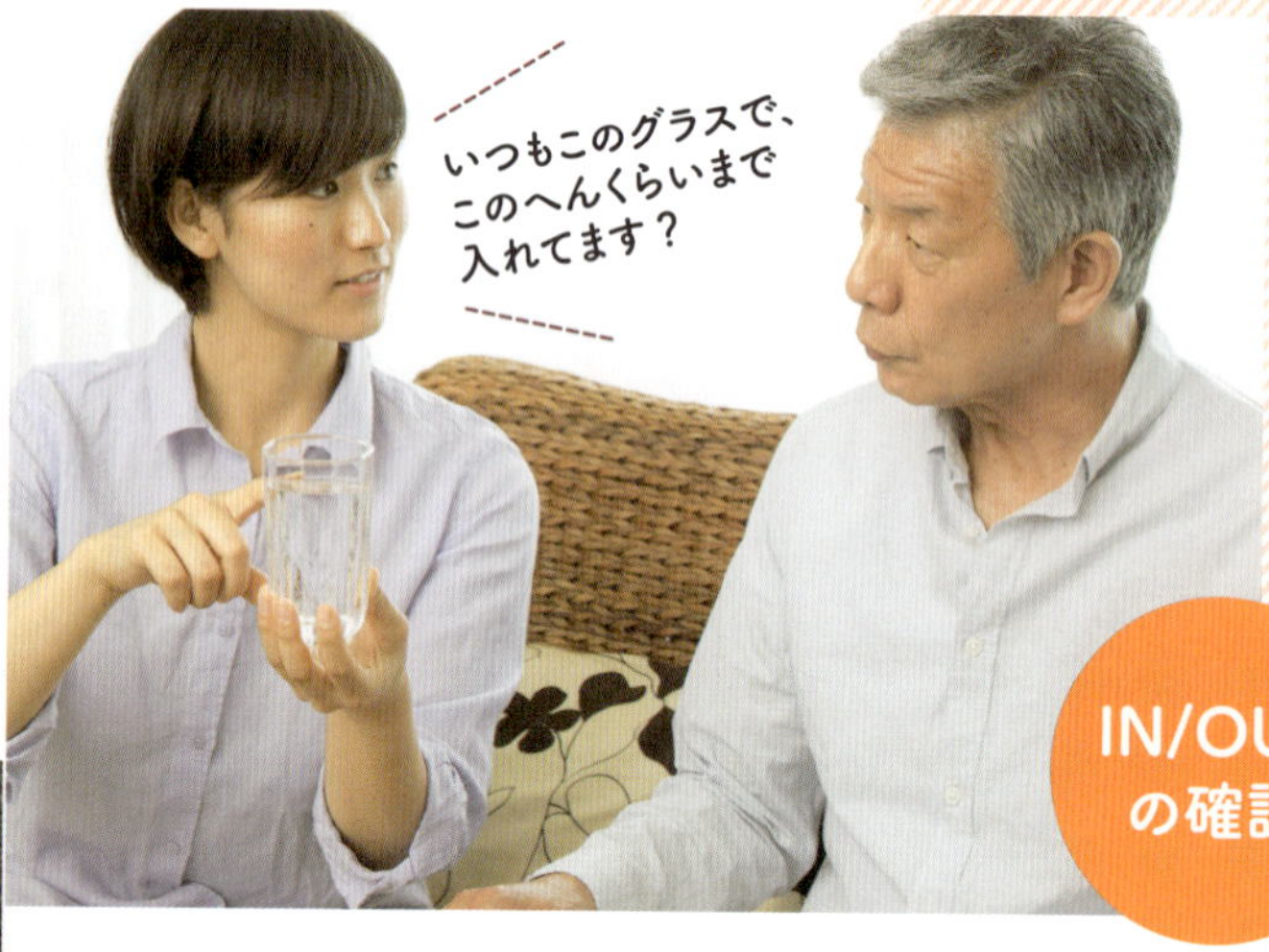
いつもこのグラスで、
このへんくらいまで
入れてます？
IN/OUTの確認

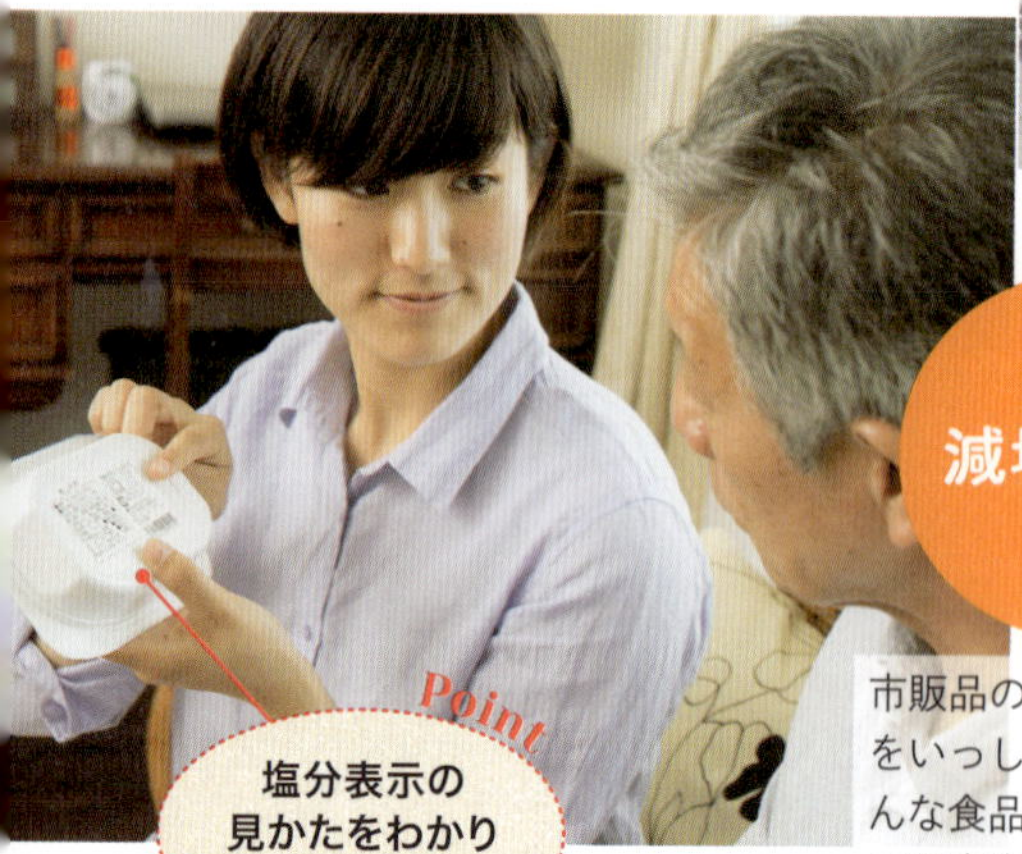
減塩指導
Point
塩分表示の
見かたをわかり
やすく伝える

市販品の栄養成分表示をいっしょに見て、どんな食品に、塩分がどの程度含まれるか説明。

塩分制限は、一品だけしっかり味つけするのがコツ

食欲のない人に塩分制限をすると、ますます食欲がなくなりやすい。好きなおかず1品はしっかり味つけし、ほかは薄味にするなど、味にメリハリをつけると不満を感じにくい。

尿量がいかに大事か、本人にわかってもらう工夫を

症状のある心不全の場合、塩分量は1日7g以下とされていますが、どこまで制限するかはケースバイケースです。**高齢者は食事量が少ないことも多く、食欲のない人に厳しい制限をすると、さらに食べられなくなる恐れもあるので注意してください。**

たとえば、何にでもしょうゆをかける人なら「漬け物には、しょうゆをかけないでおきましょう」など、療養者の食事量や食習慣などを見ながら、アドバイスしていきます。料理をする介護者への精神的なケアも忘れずにおこないましょう。

また、尿量も心疾患と深い関係がありますが、塩分ほど知られていません。心不全では排尿痛や残尿感はないものの、**「いつもより尿量が少ない場合は、心臓に負担がかかっている」ことをよく説明しましょう。**排尿回数を毎日記録してもらうなどで、普段から意識してもらうよう指導します。

感染症や過労も、心不全の増悪因子です。手洗いやうがいを徹底し、無理のない範囲で活動してもらうようにします。

呼吸を楽にし、血圧を上げない生活習慣を提案

減塩以外にも血圧対策はある。生活のなかで、呼吸を楽にし、
心臓への負担を軽減する工夫を提案していく。

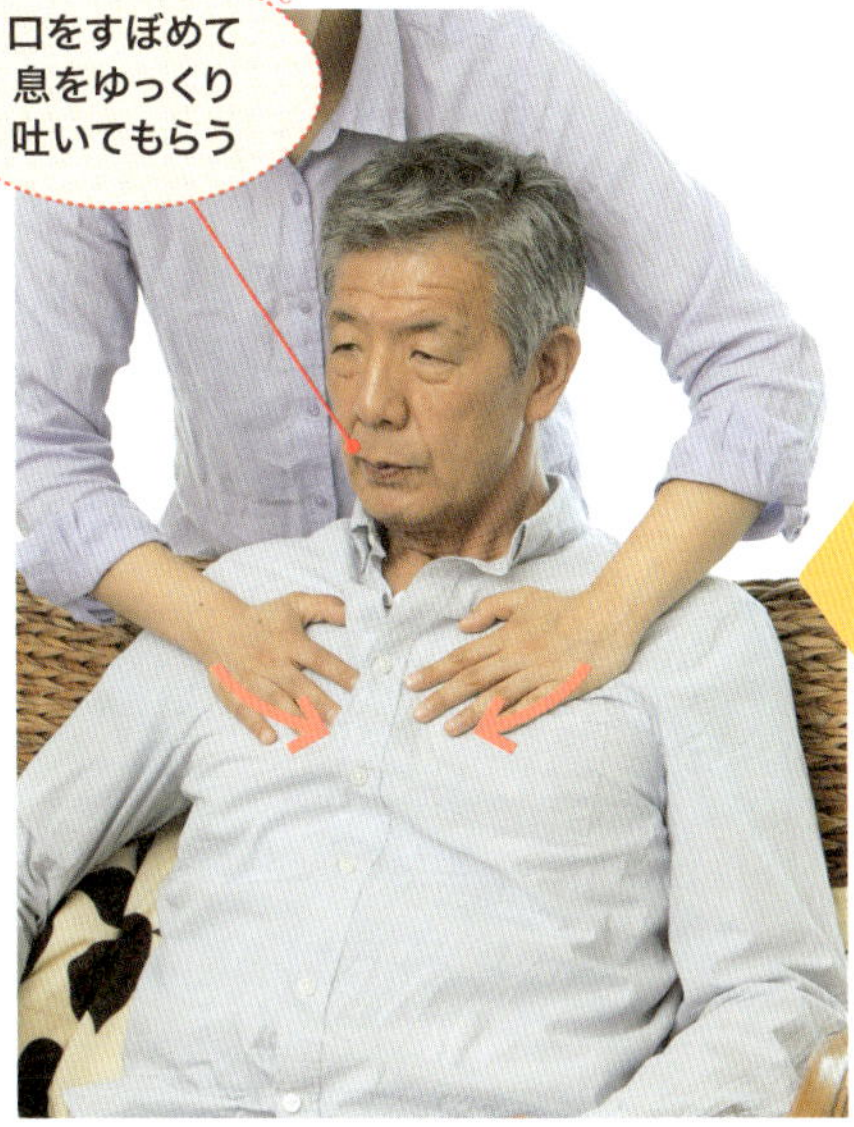

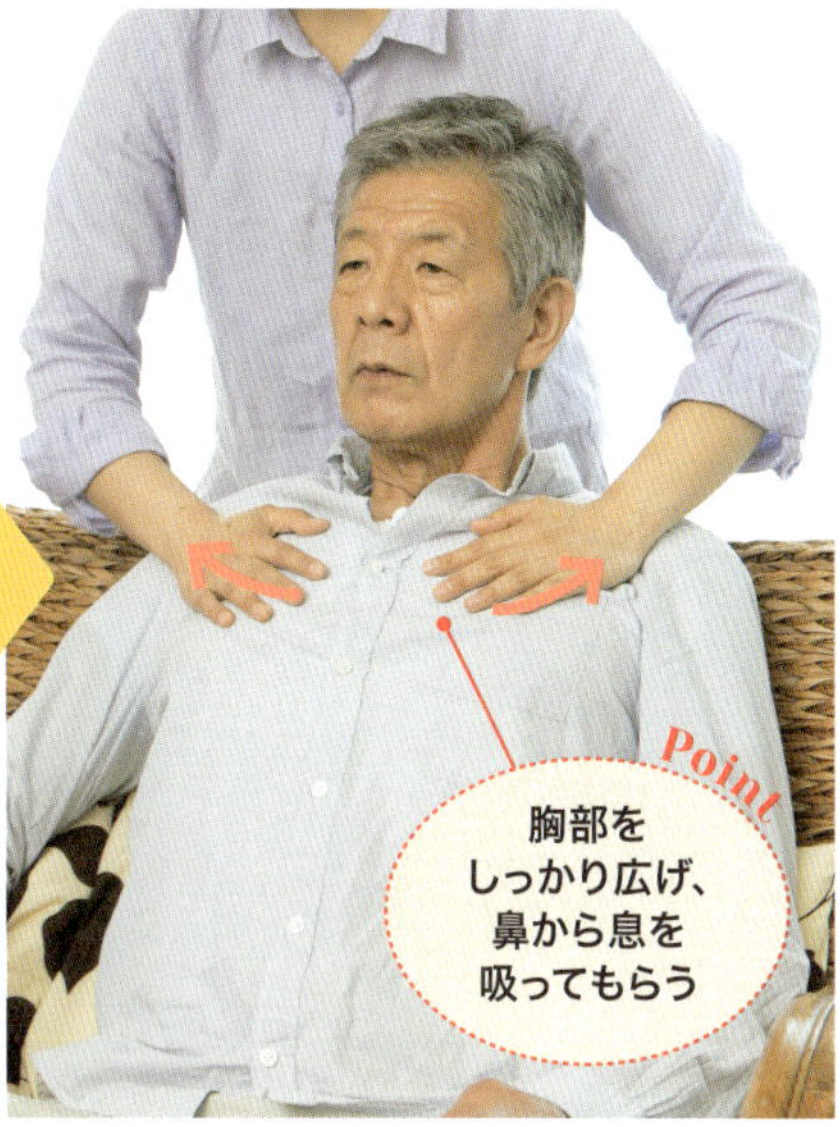
Point
胸部を
しっかり広げ、
鼻から息を
吸ってもらう

深呼吸&胸のストレッチ

「心臓病の人にはいちばん安全な体操ですよ」と深呼吸を提案。肩が内側に入っている人が多いので、胸郭を広げて呼吸しやすい姿勢にする。

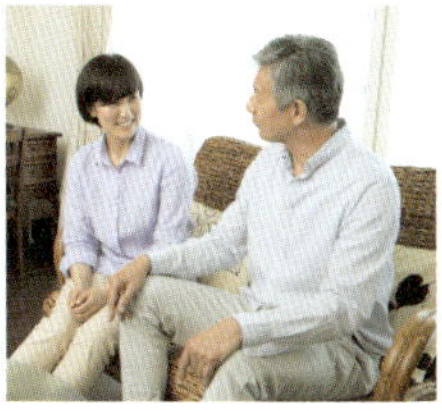

訪問時の1時間も途中で休憩を入れて

心不全の人は少しの労作でも疲れやすい。アセスメントやケアを1時間続けておこなうと疲れてしまうので、途中で休憩を。

温度差への対応

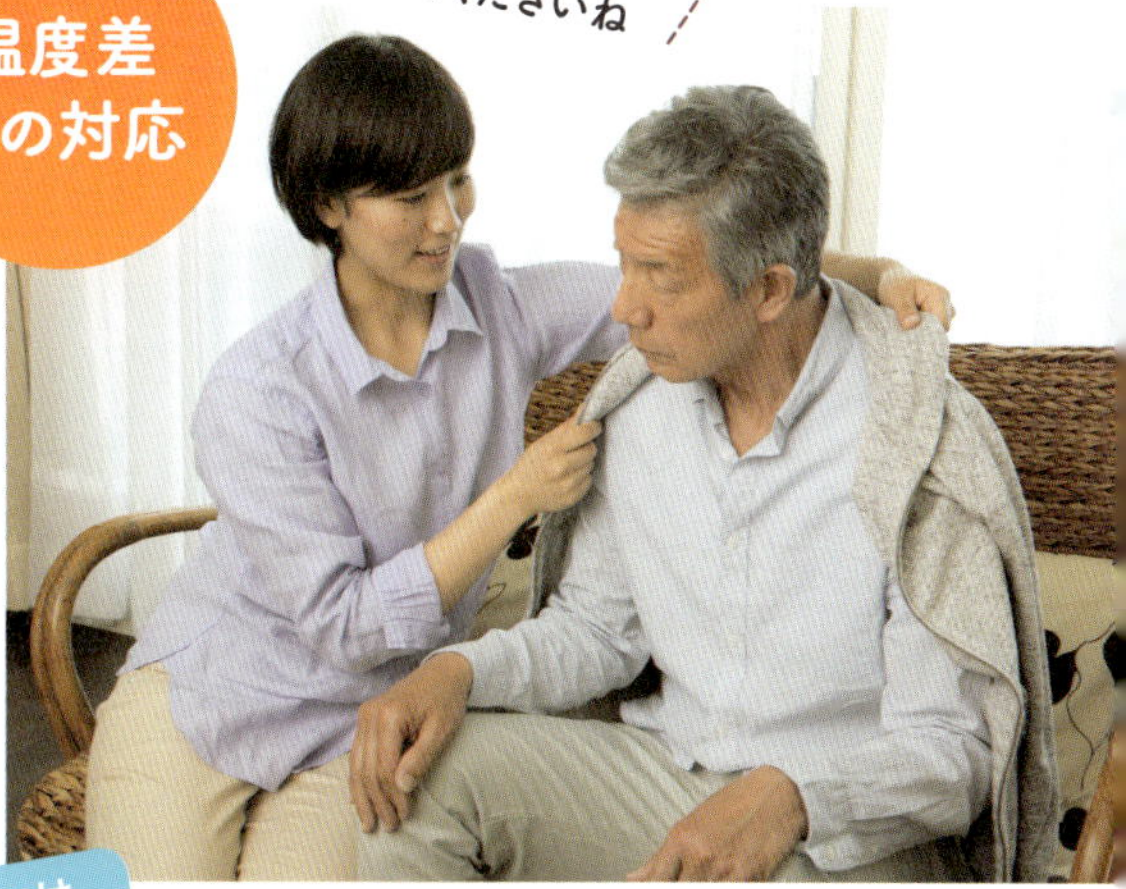

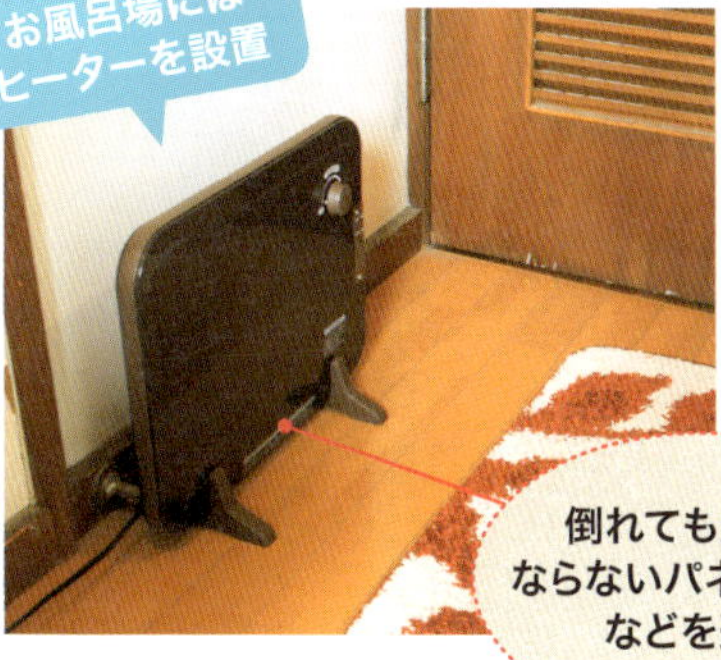
お風呂場には
ヒーターを設置
Point
倒れても火事に
ならないパネルタイプ
などを選ぶ

脱衣所にパネルヒーターを置く、夜中のトイレは1枚羽織るなど、具体的なアドバイスを。古い家屋は隙間風も多いのでとくに注意する。

排便時、入浴時の血圧上昇を防ぐ

療養指導では、生活のなかでの血圧変動が心臓に負担をかけることも、意識づけていきます。まず、**いきまなくても排便できるよう、排便コントロールをします。**

脱衣所と浴室、トイレと居室などの温度差にも注意。浴槽のお湯をシャワーでためると浴室全体が暖まります。ただし湯気で息苦しくなる人もいるので、症状に応じて。

Ⅱ

糖尿病のケア

血糖値の自己測定、インスリン自己注射を習慣化する

インスリン注射は命に直結するケアです。自己管理できるよう、少しずつ支援を。
認知機能の低下など、管理が困難になる要因も適切にアセスメントします。

インスリンの指導とともにできることから生活改善を

糖尿病の治療は、血糖コントロールで合併症を防ぐことが目的です。**高齢者では、認知機能やＡＤＬ（日常生活動作）、併発疾患、低血糖のリスクなどを考慮し、個別に血糖コントロール目標を設定していきます。**

糖尿病の服薬管理やインスリン注射の指導は、訪問看護の依頼が多い仕事のひとつ。全部やってあげるのではなく、療養者ができることを見極めて、支援していきます。

血糖降下薬やインスリン注射は、適切に投与しなければ効果がありません。**どんな薬なのか、なぜ決まった時間に投与するのかをていねいに説明し、療養者自身が治療に参加するよう促すことが大切です。**

食事療法は、摂取エネルギー量の適正化が基本。食事の回数や時間、食事の内容のほか、食事を準備しているのは誰かなど、生活全体を見ながら、できる範囲で見直します。その人らしい生活を尊重したうえで、糖尿病を悪化させないためにはどうすればよいかを、療養者や家族といっしょに考えていきましょう。

食事指導は、実現可能なレベルから

食事量や栄養バランスの偏りをチェック。ただし責めたり、叱ったりしないように。

After

どれかひとつ、低カロリーのものに変えてみましょうか

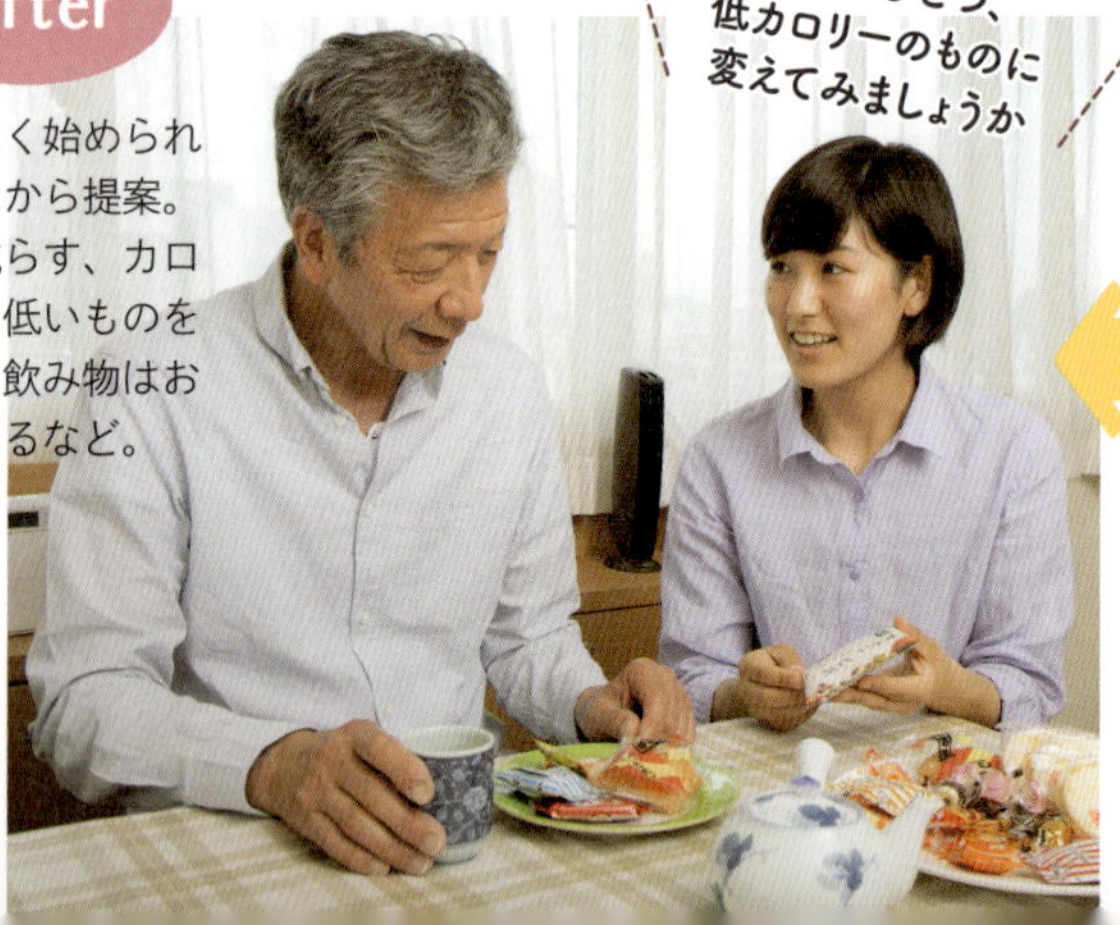

抵抗なく始められることから提案。量を減らす、カロリーの低いものを選ぶ、飲み物はお茶にするなど。

Before

おやつは毎日どのくらい食べてますか？

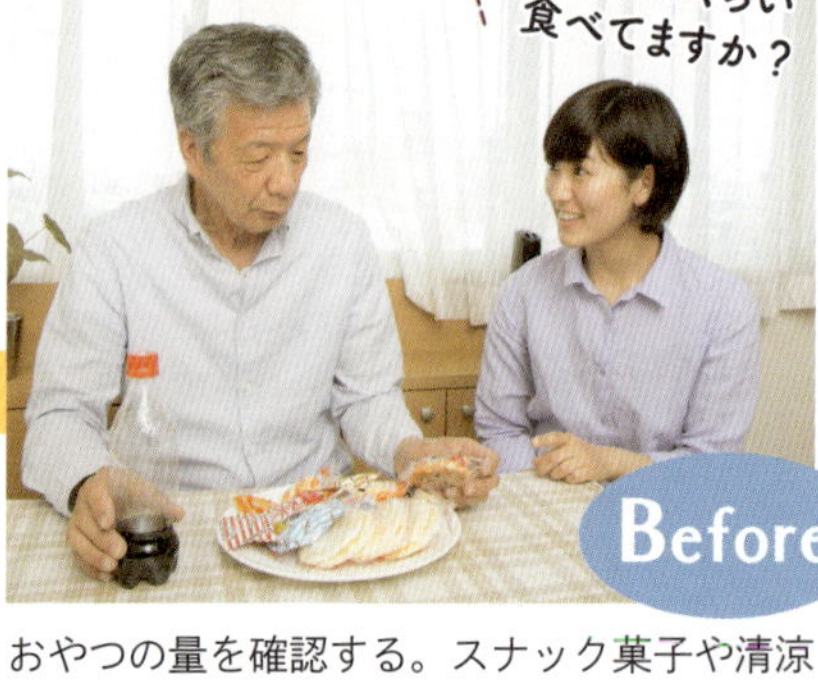

おやつの量を確認する。スナック菓子や清涼飲料水を食事代わりにしている人も多い。

末梢神経のアセスメントで、合併症の予兆に気づく

糖尿病に合併しやすいのが、糖尿病腎症、糖尿病神経障害、糖尿病網膜症の3つ。合併症から寝たきりになることもある。日ごろのケアで、予防と早期発見に努める。

むくみのチェック

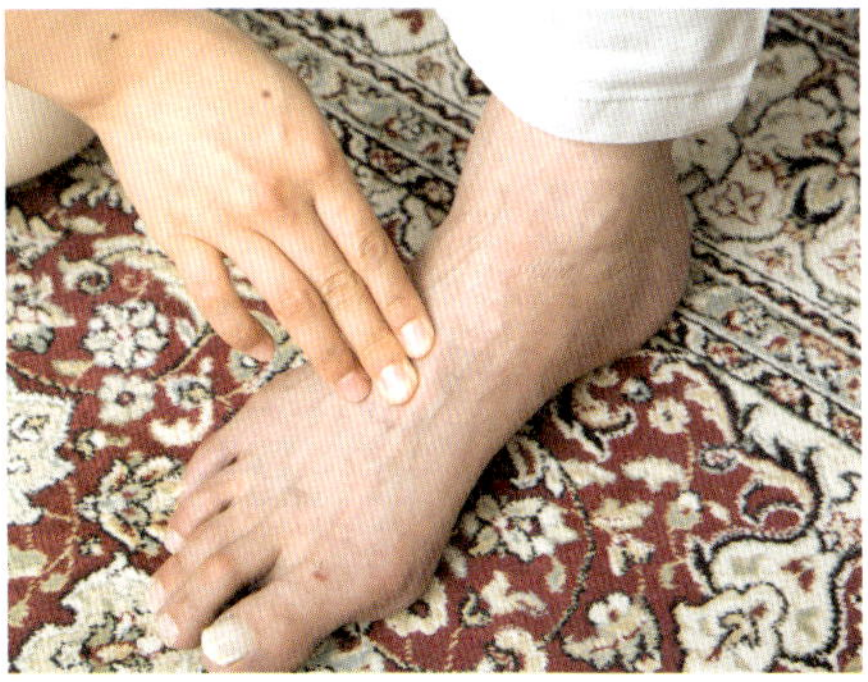

足首とふくらはぎの周囲径のほか、むくみの出やすい足背もチェック。

しびれのチェック

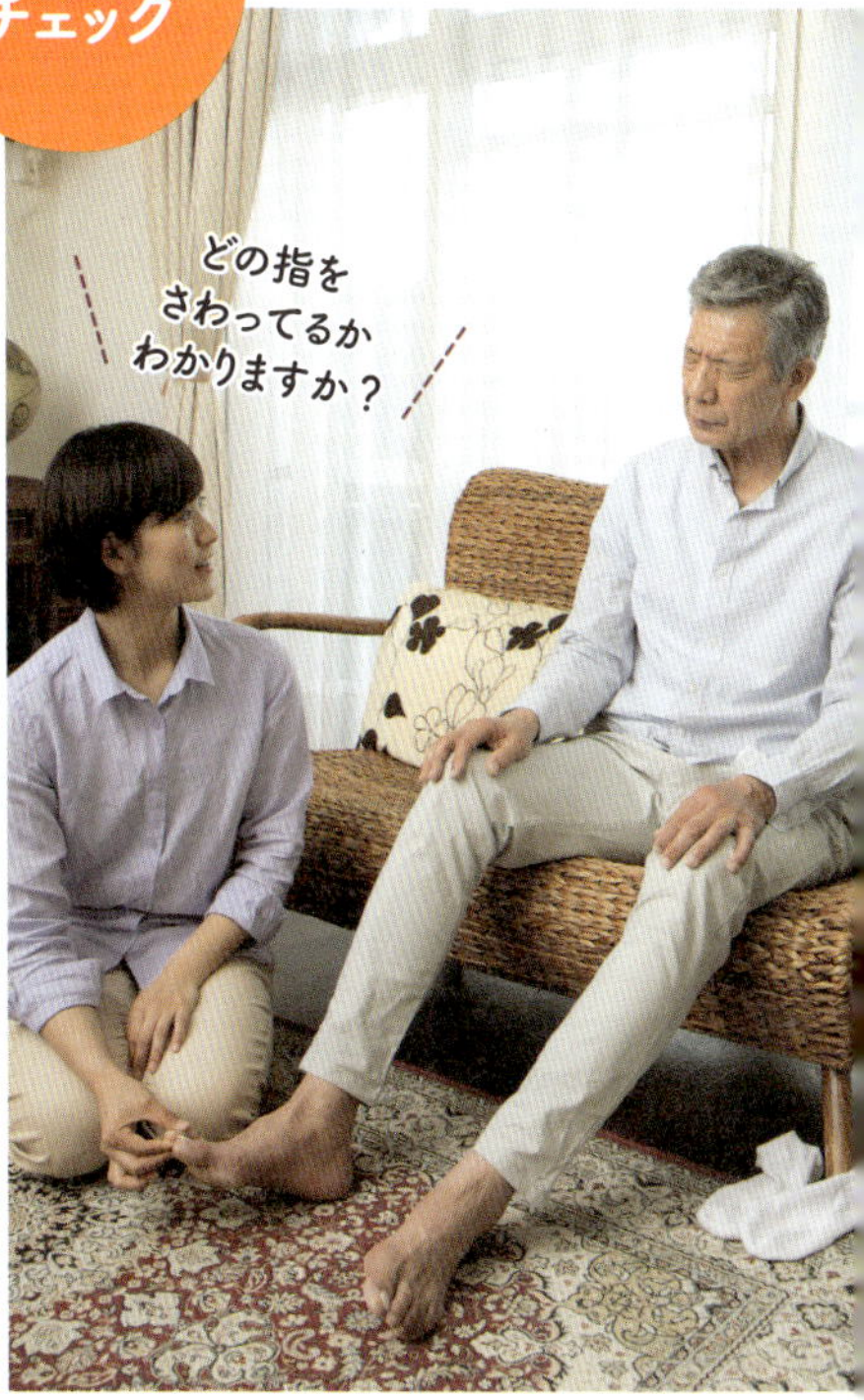

目をつぶってもらって足指にふれ、どの足指をさわっているかを尋ねる「圧触覚テスト」。末梢の感覚障害の有無を確認。

感染症予防

Point
爪が硬く、変形している人が多いので、ニッパー式で

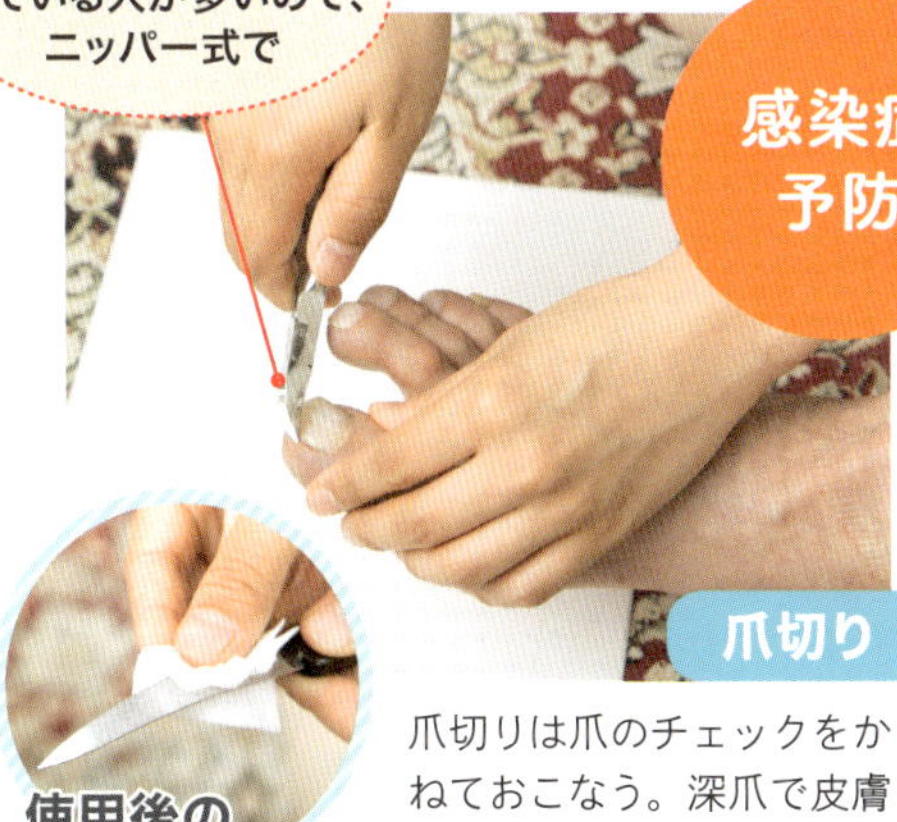

爪切り

使用後の消毒も忘れずに！

爪切りは爪のチェックをかねておこなう。深爪で皮膚を傷つけないように。

傷の確認

足の小さな傷や虫刺されがないかをチェックする。

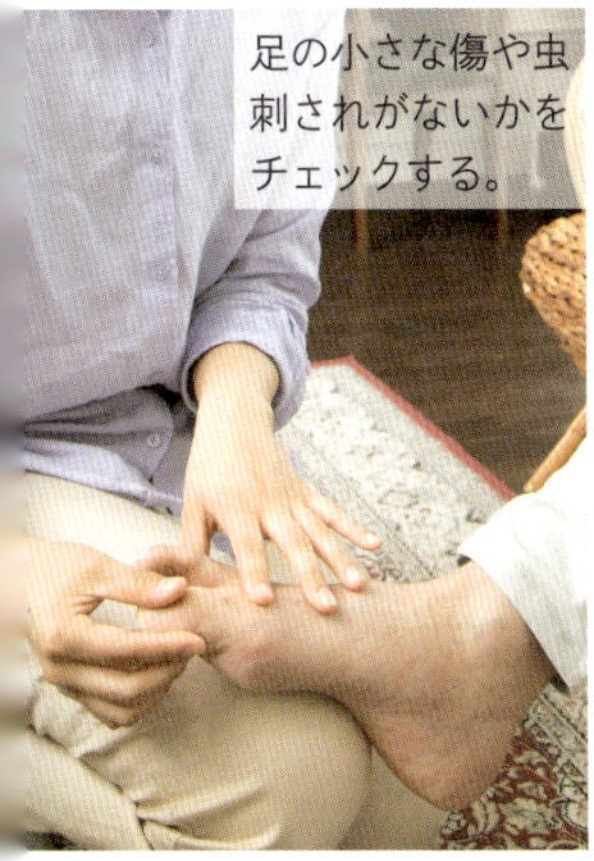

かぜ予防

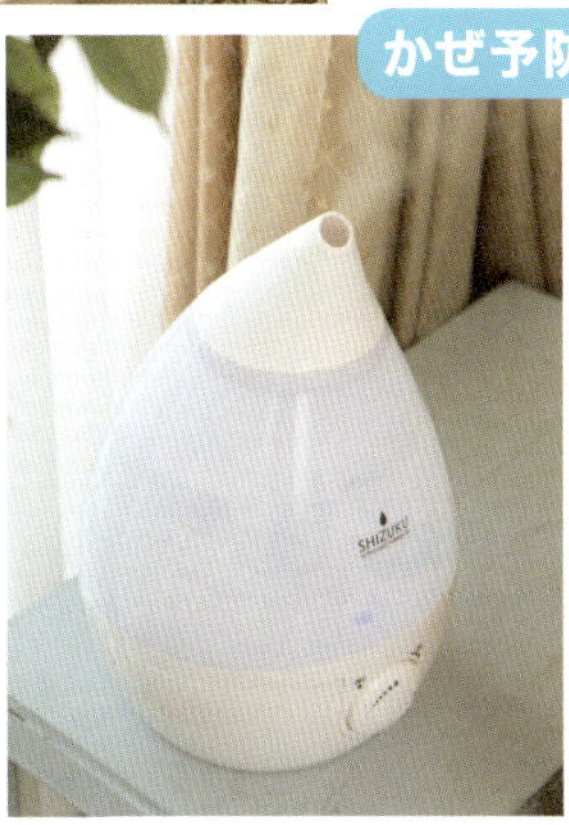

冬場は加湿器などを使って加湿し、かぜを予防する。

フットケアは、自宅でできる最大の合併症対策

合併症を引き起こすと、QOL（生活の質）の著しい低下につながります。日ごろから予防に努めることが大切です。

在宅の療養生活では、フットケアが最大の合併症対策。しびれやむくみ、足の傷の有無のほか、白癬《はくせん》、陥入爪《かんにゅうそう》、巻き爪、深爪などの爪の異常がないかをチェックします。

加齢で視力が低下すると、療養者や家族だけでは行き届かないこともあります。訪問看護師がとくに注意したいところです。乾燥により傷つきやすくなるので、靴選びに注意し、日々の保湿ケアも忘れずに。

合併症の早期発見には定期的な検査も欠かせません。眼科健診などを促しましょう。

血糖値の自己測定

“管理”ではなく、いっしょにおこなう雰囲気づくりを

全部やってあげるのでは、療養サポートにならない。
療養者のできないところを支援しながらおこなう。

用意するもの

測定器などは、高齢者が使いやすいものを選ぶ。センサーや穿刺針《せんしばり》は使い捨てなので、コスト面も考慮する。

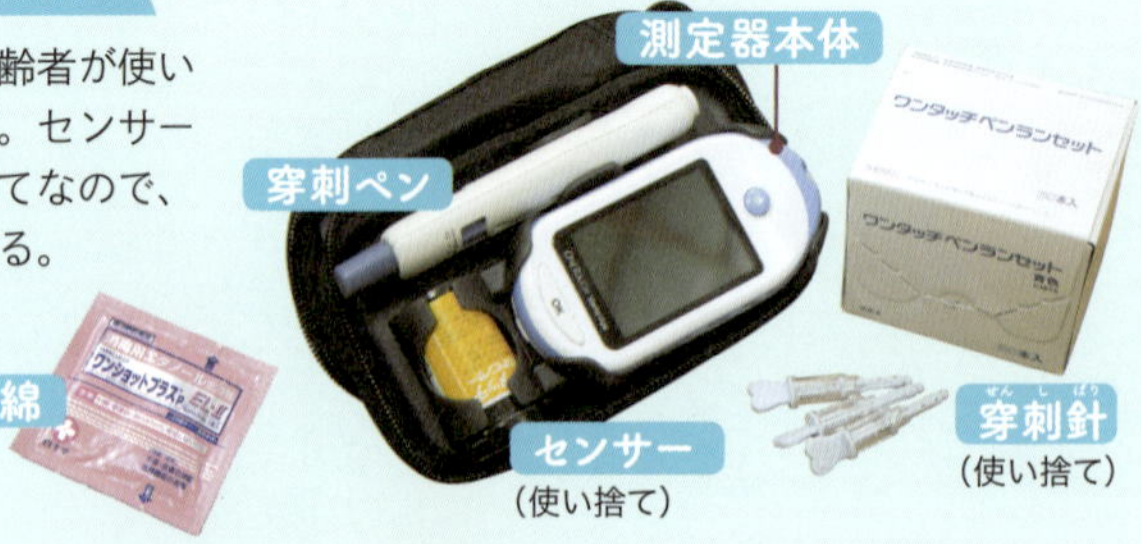

1 電源をオンにする

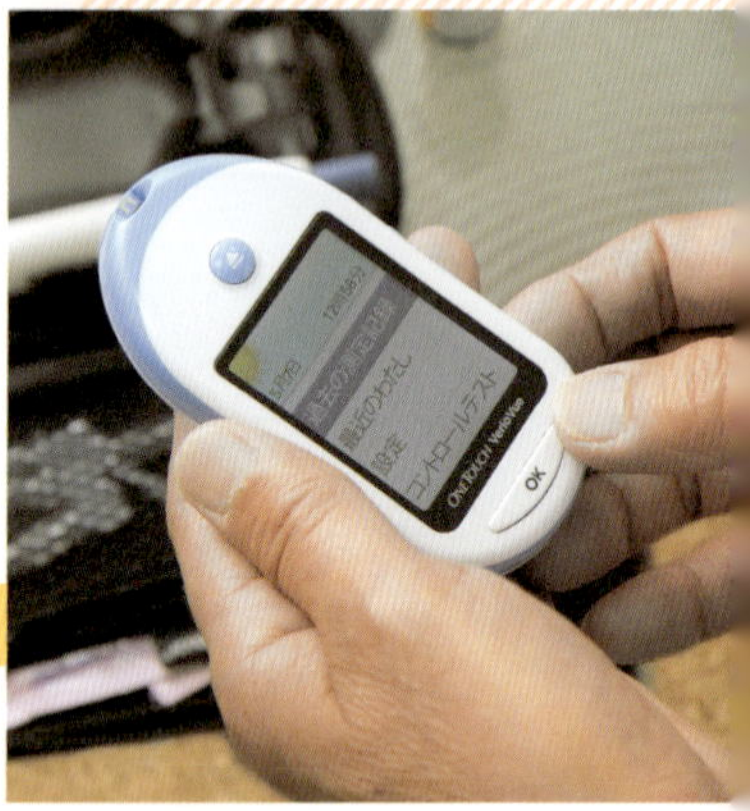

測定前に手を洗う。血糖測定器の電源を入れる。

2 センサーを挿入する

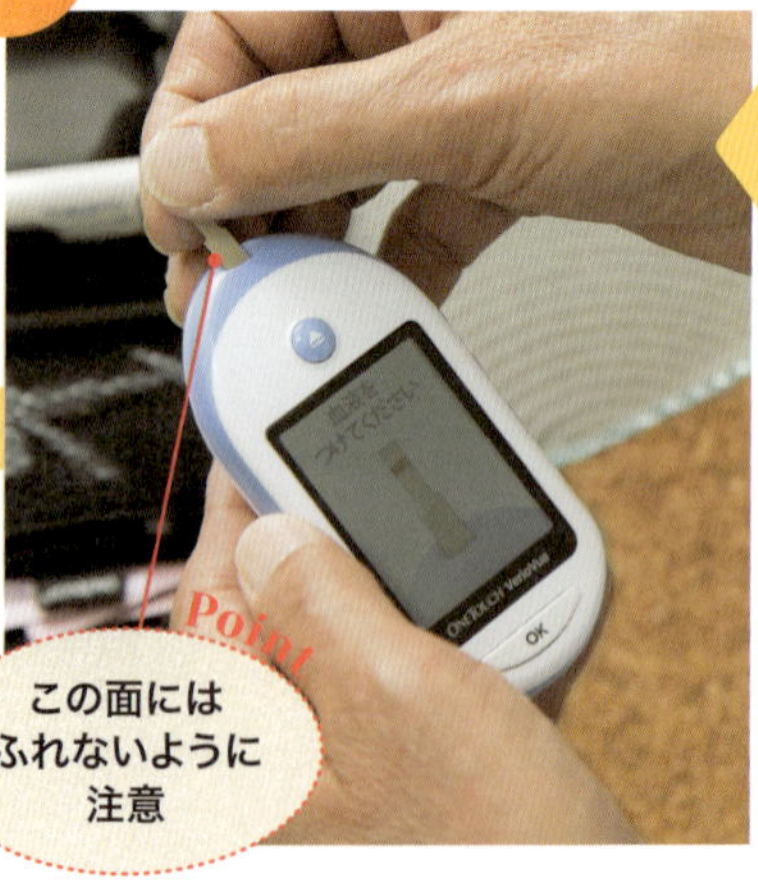

センサーを1枚とり、挿入口に入れる。血液吸引部分にはふれない。

3 穿刺針を入れる

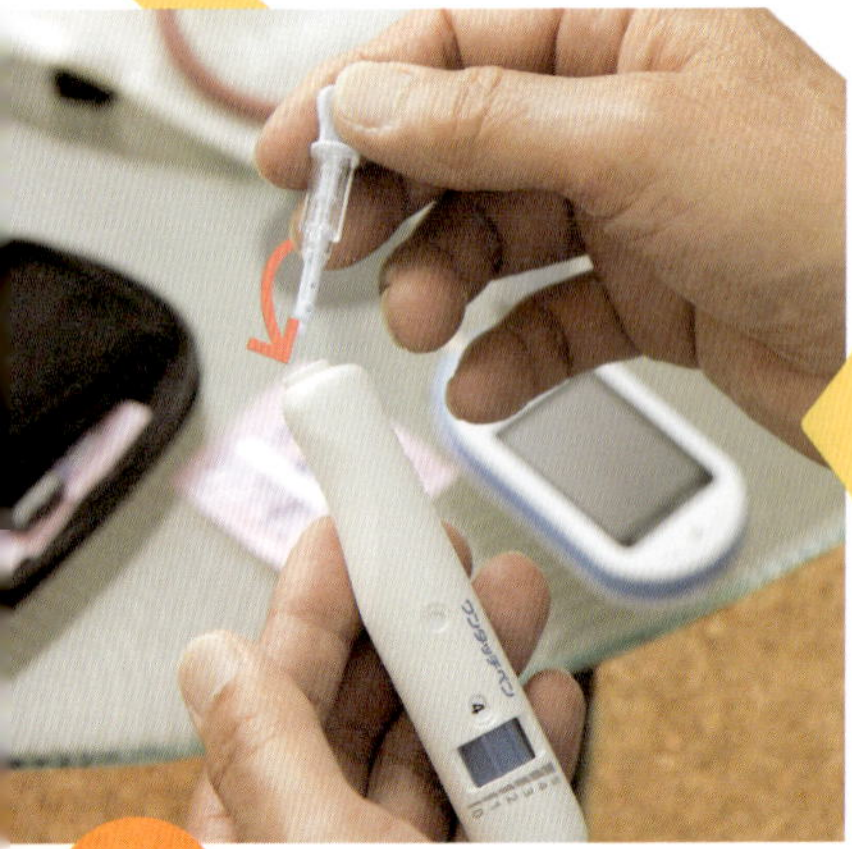

穿刺ペンの穿刺深度をダイヤルで調節。先端に穿刺針をセットする。

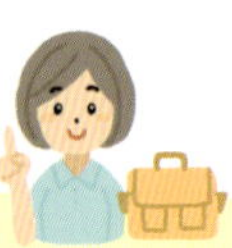

訪問看護師の心得

使い捨てのセンサー、チップの捨てかたも確認しておく

穿刺針は容器に入れ、病院または薬局に持参してもらう。センサーやアルコール綿は各自治体の処分方法に従う。療養者が正しく処分できているかを確認。

低血糖になったときや、シックデイの過ごしかたも話す

低血糖の典型的な症状は、動悸、手足のふるえ、冷や汗、顔面蒼白などです。しかし**高齢者では、倦怠感、落ち着きのなさ、めまい、目のかすみ、せん妄などがあらわれたり、自覚症状のないケースもあり、注意が必要です**。低血糖の症状と対処法は、療養者と家族に必ず伝えておきます。

また、**かぜなどの感染症、便秘や下痢、ストレス、食欲低下などが高血糖を招くことも**。このようなシックデイには、絶食は避けることと、自己判断で薬を中断せず医師の指示に従うことなどを、書面などでわかりやすく伝えておきましょう。

4 指先を消毒する

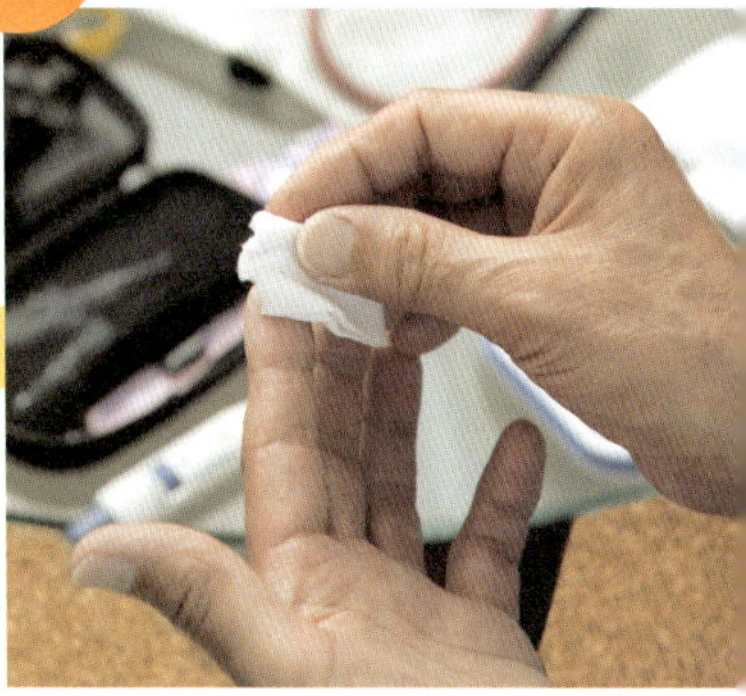

消毒後はよく乾燥させて、血液が出やすいようにもむ。

5 穿刺ペンで指先を刺す

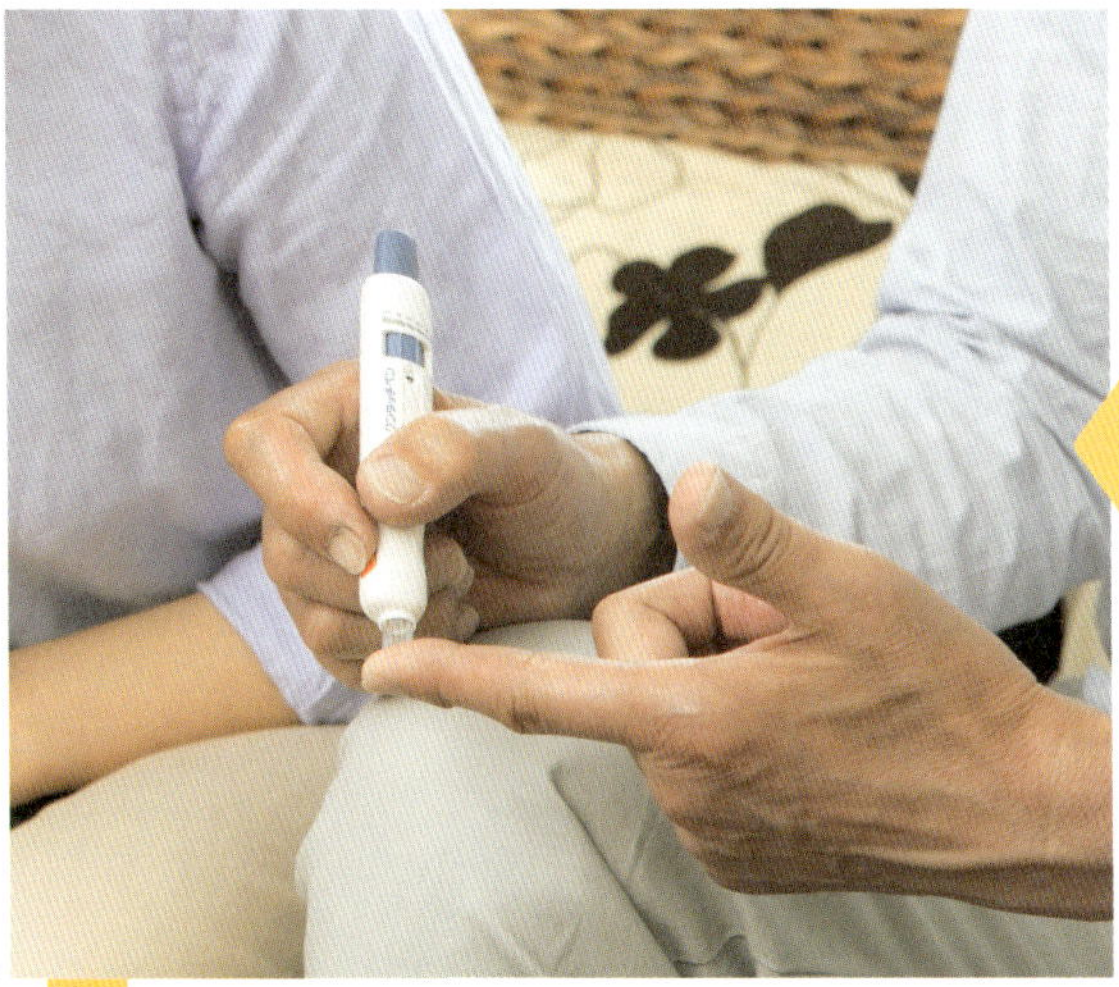

指先に穿刺ペンをあて、ボタンを押す。穿刺ペンが密着しているか確認。

6 血液を絞り出す

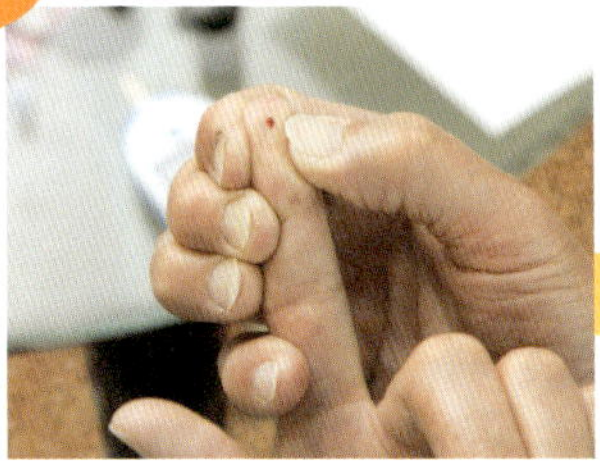

血液が固まる前に、利き手の指でしっかり押し、血液を絞り出す。

7 血液をセンサーに吸収させる

Point
真横から
センサーをあてると
確実に吸収する

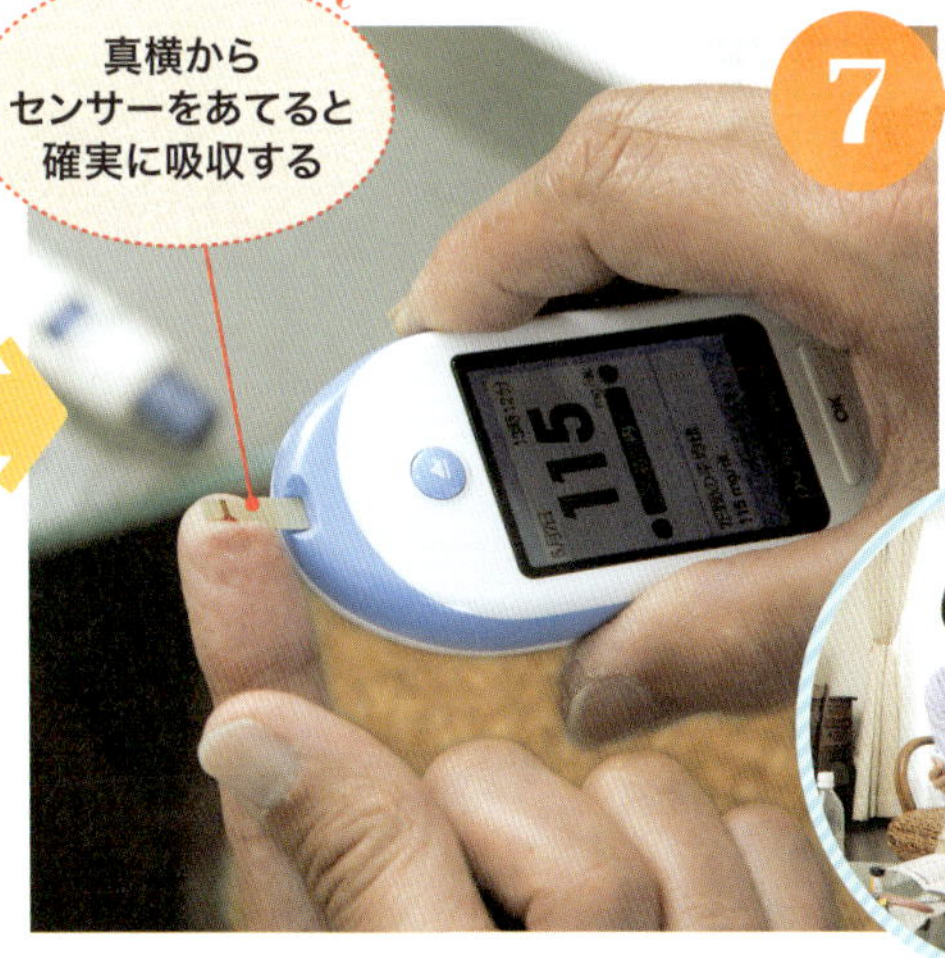

センサーの血液吸引部分から血液を吸引し、測定。穿刺部位をアルコール綿で止血する。

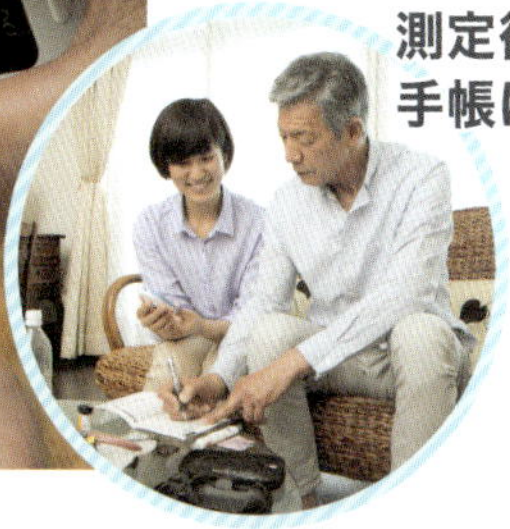

測定後は手帳に記入を

手帳の数値を控えておき、訪問記録に残す

手帳にメモ

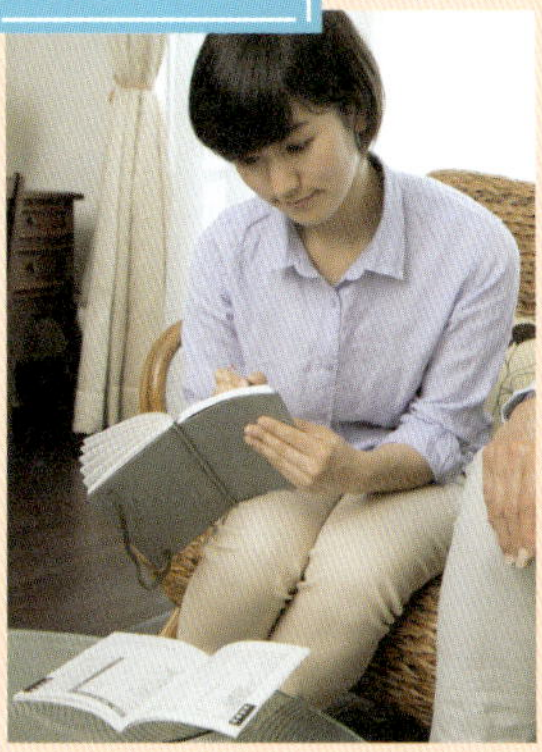

数値、安定していますね！

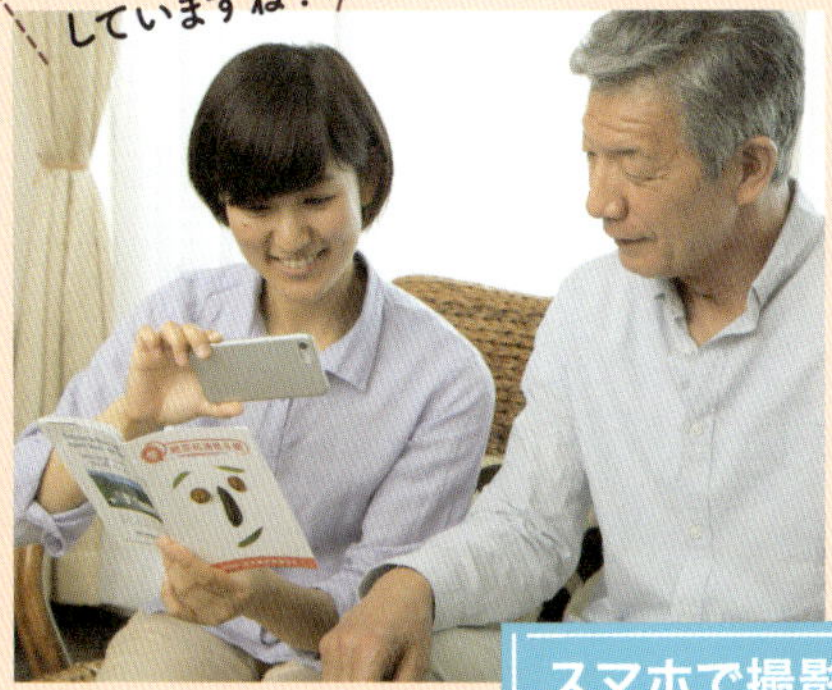

スマホで撮影

糖尿病連携手帳とは、療養者の自己管理や多職種連携に必要な情報をまとめた手帳。訪問看護師の療養指導にも役立つ。

訪問時に数値を手帳にメモしたり、スマホで撮影しておこう。

連携手帳を必ず用意してもらう

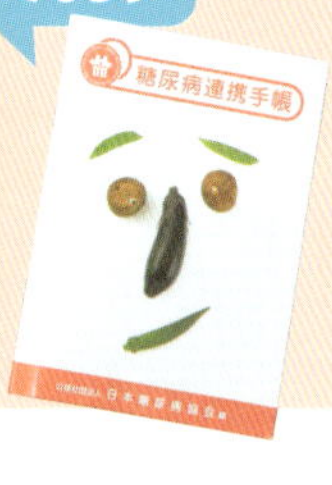

自己流の打ちかたになっていないか、確認を

手洗いや、ゴム栓のアルコール綿消毒も欠かさないよう指導。使用中の製剤は常温で、未使用の製剤は冷蔵庫で保管する。

1 ダイヤルで単位を合わせる

注射針をセット。ダイヤルを「2（単位）」に合わせて空打ちし、ダイヤルを0にする。次にダイヤルをまわして処方どおりの単位に。

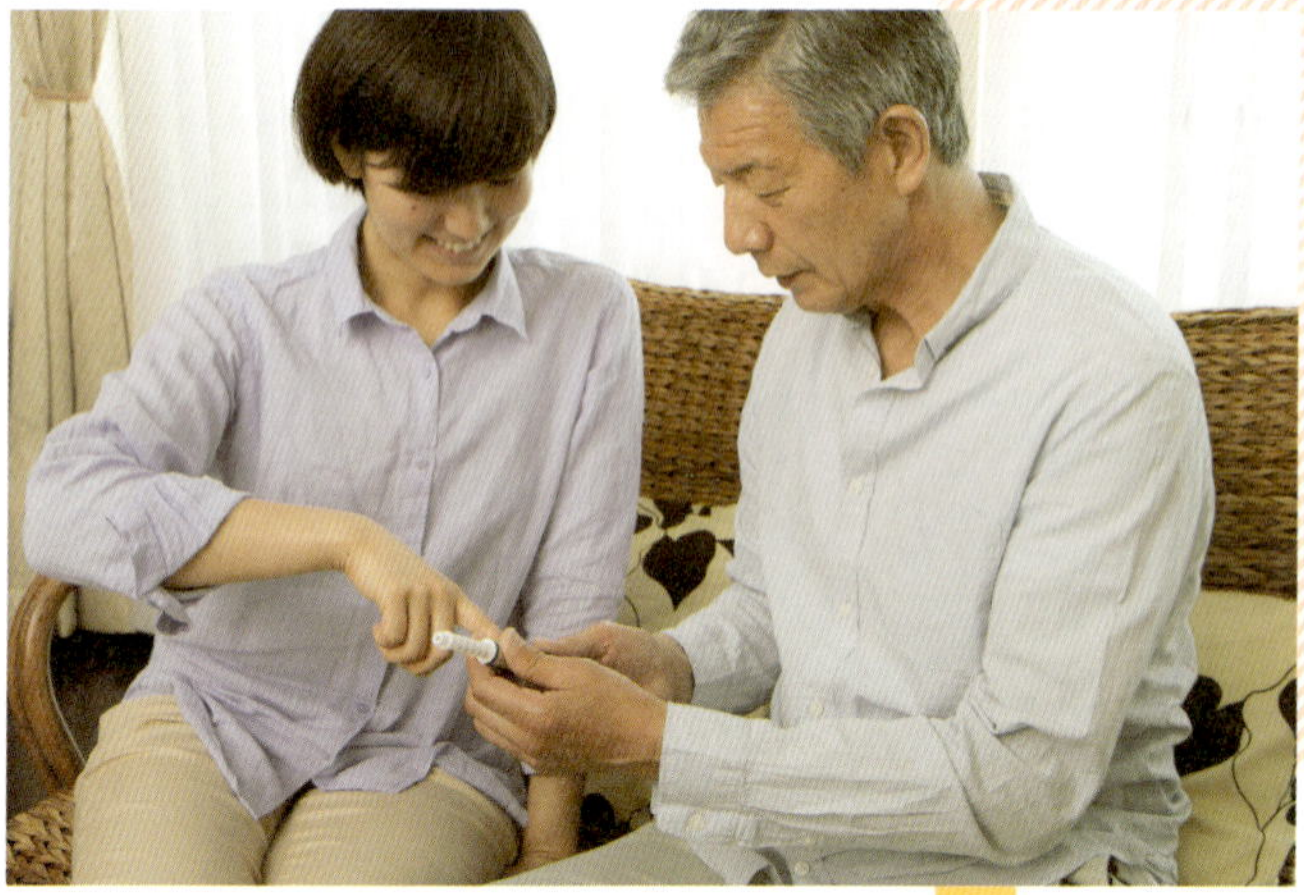

2 アルコール綿で腹部を消毒

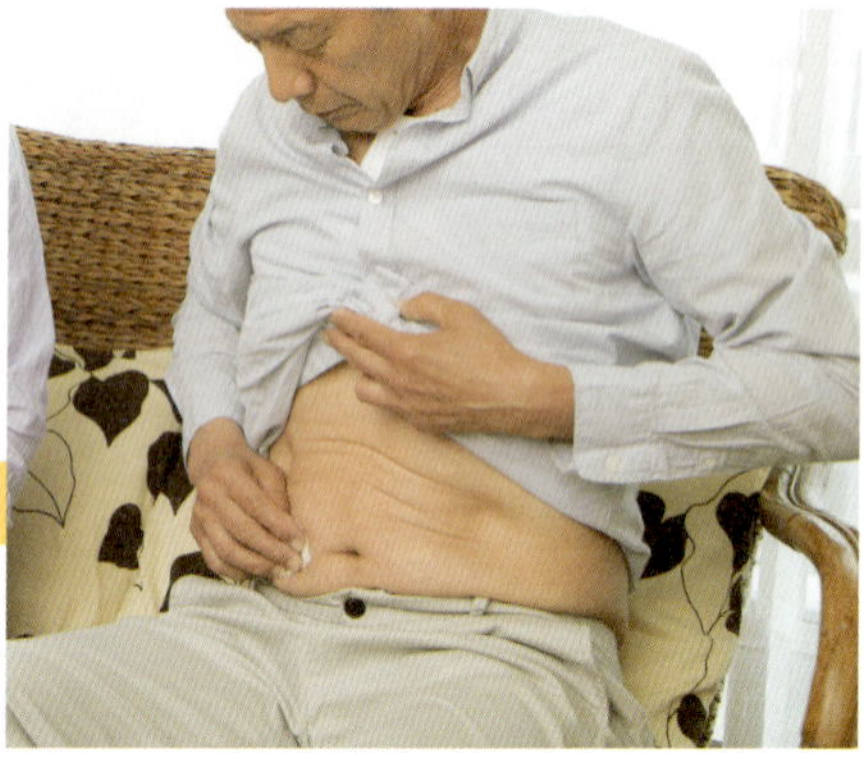

注射器をテーブルに置き、アルコール綿でおなかを消毒。このプロセスも省かないように。

3 注入ボタンを押す

注入ボタンを押す。表示が「0」になってから、6秒以上待って針を抜く。日付と打った単位を記録。

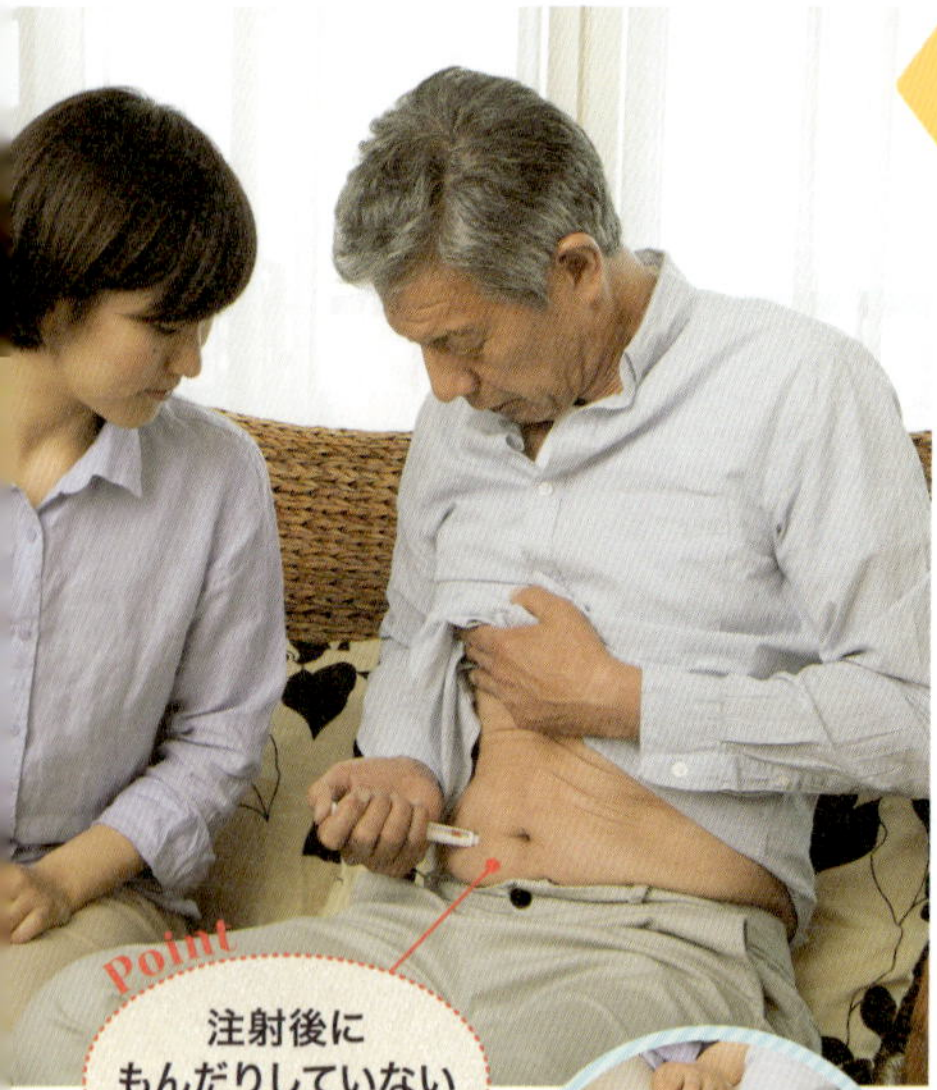
注射後にもんだりしていないかもチェック

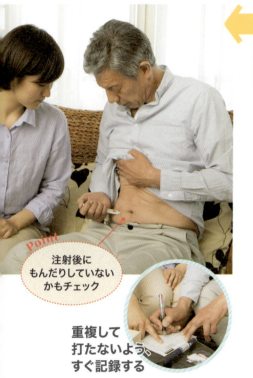

重複して打たないよう、すぐ記録する

認知症が進んで自己注射が難しくなることも

自己注射が困難になるいちばんの理由は、認知症です。注射器の目盛りをきちんと合わせられなくなったり、注射器の扱いかたがわからなくなったりします。

いちばん怖いのは、注射したのに「打っていないかもしれない」と思い、重複して打ってしまうこと。「打ったかどうかわからないときは、必ず連絡してくださいね」と伝えておきましょう。

訪問時には療養者の認知機能をアセスメントし、主治医や家族と連携して対処法を検討します。

製品ごとの特徴を理解し、正しく指導する

高齢者のインスリン療法では、病状やADL(日常生活動作)、認知機能、併発疾患などの要因を考慮して、血糖コントロール目標を設定する。

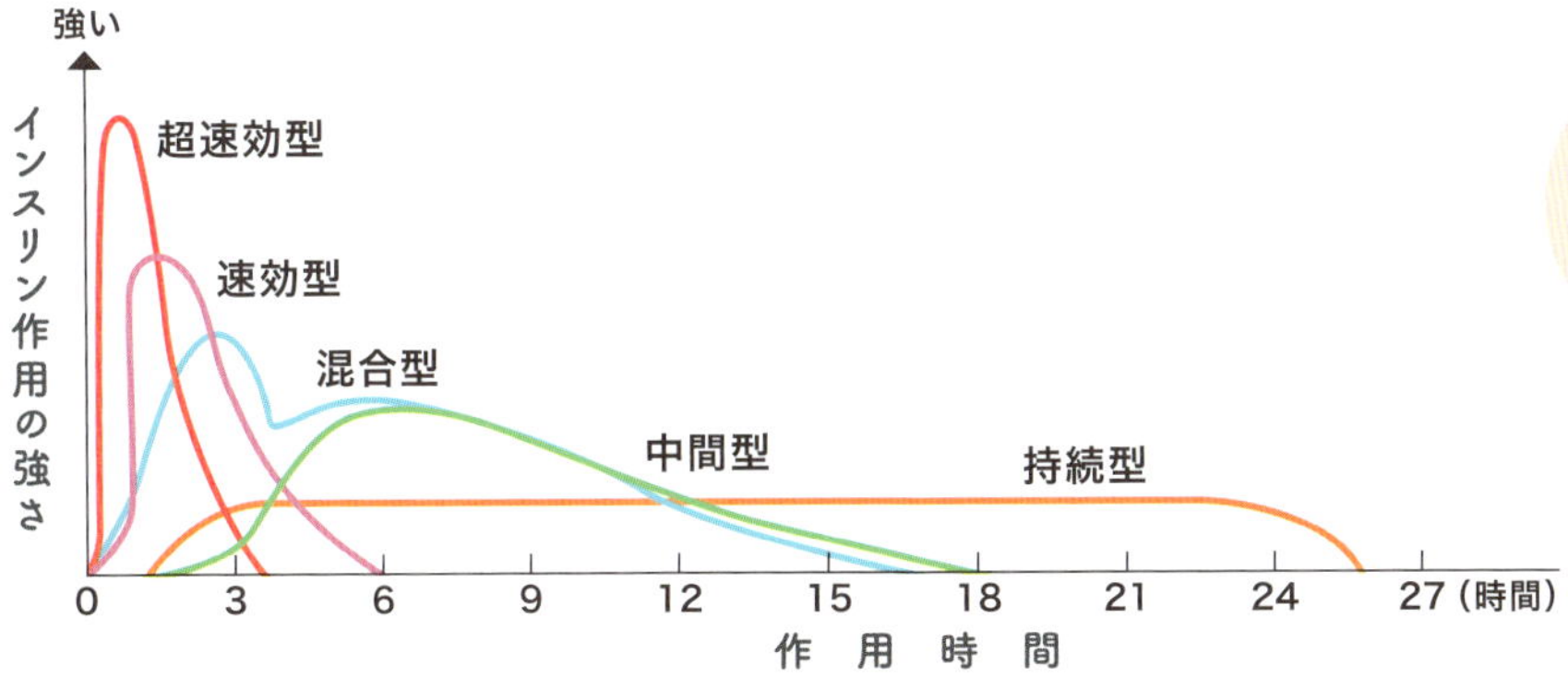

製剤によって効きかたがまったく違う

効果が出るまでの時間や作用持続時間によって、超速効型、速効型、混合型、中間型、持続型に分けられる。

インスリン製剤の種類とその特徴

薬ごとの作用の出かたをまとめたもの。投与量は最小注入量で、1回の投与量のめやすではないことに注意。

分類	おもな製品	投与量／タイミング	作用発現時間	最大作用時間(ピーク時間)	持続時間
超速効型	ノボラピッド注フレックスペン	1～60U／毎食直前	10～20分	1～3時間	3～5時間
	ノボラピッド注フレックスタッチ	1～80U／毎食直前	10～20分	1～3時間	3～5時間
	ノボラピッド注イノレット	1～50U／毎食直前	10～20分	1～3時間	3～5時間
	ヒューマログ注ミリオペン	1～60U／毎食直前	15分未満	30分～1時間半	3～5時間
	アピドラ注ソロスター	1～80U／毎食直前	15分未満	30分～1時間半	3～5時間
速効型	ノボリンR注フレックスペン	1～60U／毎食前	約30分	1～3時間	約8時間
	ヒューマリンR注ミリオペン	1～60U／毎食前	30分～1時間	1～3時間	5～7時間
混合型	ノボラピッド30･50･70ミックス注フレックスペン	1～60U／朝･夕食直前	10～20分	1～4時間	約24時間
	ノボリン30R注フレックスペン	1～60U／朝･夕食直前	約30分	2～8時間	約24時間
	イノレット30R注	1～50U／朝･夕食前30分以内	約30分	2～8時間	約24時間
	ヒューマログミックス25注ミリオペン ヒューマログミックス50注ミリオペン	1～60U／朝･夕食直前	15分未満	30分～6時間 30分～4時間	18～24時間
	ヒューマリン3/7注ミリオペン	1～60U／朝･昼食前30分以内	30分～1時間	2～12時間	18～24時間
配合溶解	ライゾデグ配合注フレックスタッチ	1～80U／主たる食事の直前に1回、または朝･夕食直前で2回	10～20分	1～3時間	42時間超
中間型	ノボリンN注フレックスペン	1～60U／朝食前30分以内	約1時間半	4～12時間	約24時間
	ヒューマリンN注ミリオペン	1～60U／朝食前30分以内	1～3時間	8～10時間	18～24時間
持続型溶解	レベミル注フレックスペン	1～60U／夕食前または就寝前	約1時間	3～14時間	約24時間
	レベミル注イノレット	1～50U／夕食前または就寝前	約1時間	3～14時間	約24時間
	トレシーバ注フレックスタッチ	1～80U／一定時刻に1日1回	―	あきらかなピークなし	42時間超
	ランタス注ソロスター	1～80U／朝食前または就寝前	1～2時間	あきらかなピークなし	約24時間
	インスリングラルギンBS注ミリオペン「リリー」	1～60U／朝食前または就寝前	1～2時間	あきらかなピークなし	約24時間
	ランタスXR注ソロスター	1～80U／朝食前または就寝前	1～2時間	あきらかなピークなし	24時間超

(『糖尿病治療ガイド2016-2017』日本糖尿病学会編、文光堂、2016より作成)

III

慢性腎臓病のケア

食事制限、服薬の基本を守る。透析室の看護師とも連携を

療養者のほとんどは、さまざまな生活習慣病を経て腎臓病に至っています。きびしい食事制限へのストレスもあります。その思いも含めてケアしましょう。

主治医の指示をいかに守るかが腎臓病治療の分かれ目

慢性腎臓病は、ひとつの疾患名ではなく、何らかの原因で腎障害や腎機能の低下が慢性的に続く状態をさします。**日本の患者数は、推定で1300万人にも上ります。**

慢性腎臓病が怖いのは、進行すると腎不全を招き、透析が必要になること。また、心血管疾患の危険因子であることもあきらかになっています。そのため、早い段階から適切な治療を始め、進行をくい止めることが重要です。**腎臓病の治療は生活上の制限が多く、つらいものです。訪問看護師には、療養者や家族の気持ちに寄り添いながら、主治医の指示を守れるようにサポートすることが求められます。**

なお、日本の透析患者数は右肩上がりに増えており、2015年の調査では、約32万5000人となっています。一般に「透析＝腎臓病の治療」というイメージが定着していますが、透析は延命治療のひとつ。**療養者や家族には、それを伝えたうえで、「延命のための透析を望むかどうか」を考えてもらうことも必要でしょう。**

透析例では糖尿病性腎症がもっとも多い

75歳以上の透析患者では、原疾患は糖尿病性腎症、慢性糸球体腎炎、腎硬化症が上位を占める。既往歴としては、脳梗塞、心筋梗塞のほか、大腿骨近位部骨折の割合がほかの年代より多い。

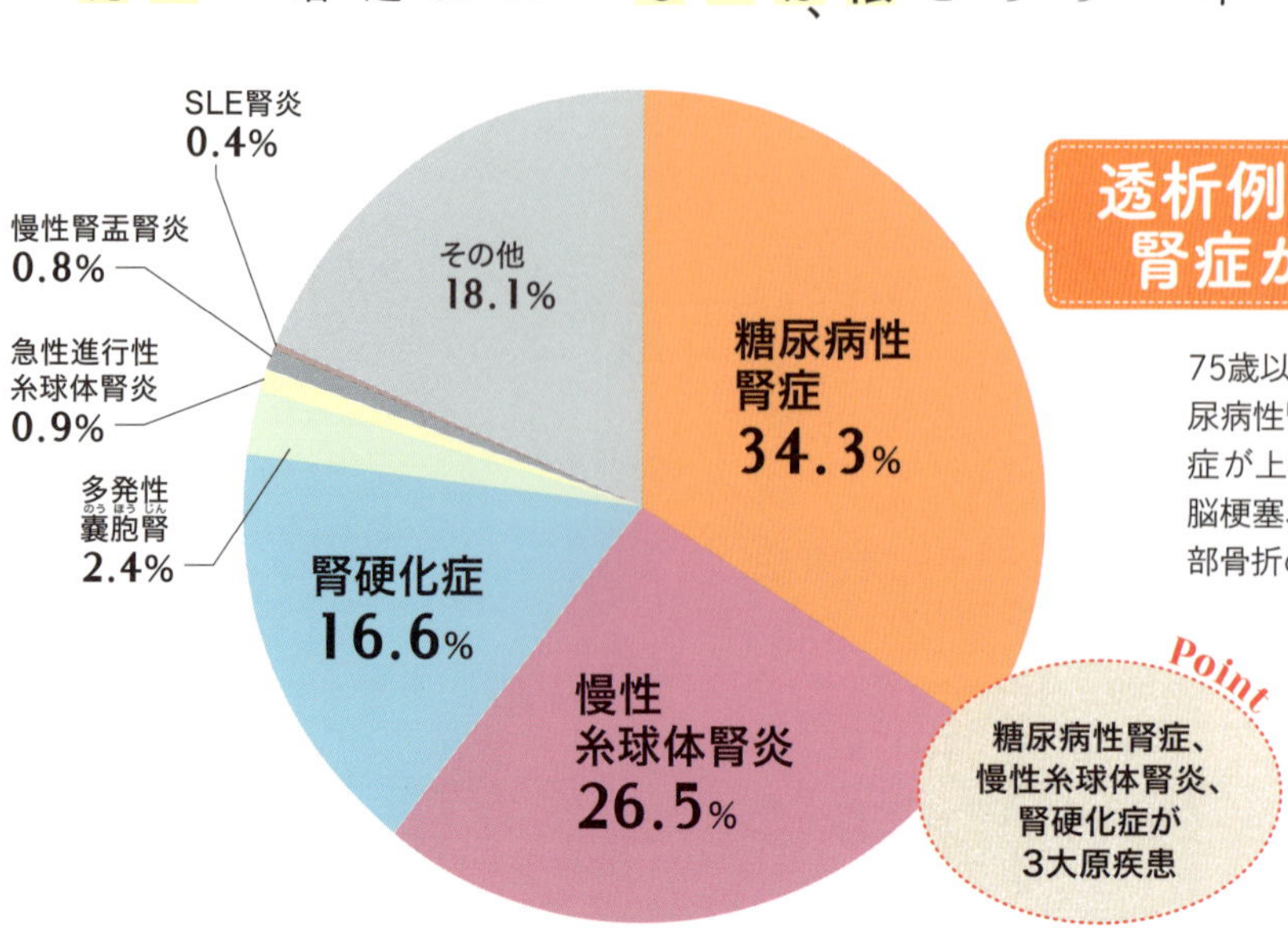

（「図説　わが国の慢性透析療法の現況」一般社団法人 日本透析医学会、2016より作成）

3大原疾患の治療とケアを理解する

透析の原因となる糖尿病性腎症、慢性糸球体腎炎、腎硬化症の病態や治療法を復習しておこう。血圧管理と、そのための食事指導はいずれも不可欠。

血糖コントロールの指標

		HbA1c	空腹時血糖値	食後2時間血糖値
コントロール優		5.8%未満	80～110mg/dL未満	80～140mg/dL未満
コントロール良		5.8～6.5%	110～130mg/dL未満	140～180mg/dL未満
コントロール可	不十分	5.8～6.5%	130～160mg/dL未満	180～220mg/dL未満
	十分	7.0～8.0%		
コントロール不可		8.0%以上	160mg/dL以上	220mg/dL以上

(『CKD診療ガイド2012』社団法人 日本腎臓学会編著、東京医学社、2012より引用)

Ⅰ 糖尿病性腎症

インスリン&内服薬による血糖コントロールが第一

長年の高血糖で糸球体が障害されて、腎機能が低下する。心血管病の発症率が高いのが特徴。食事療法・運動療法を基本に、必要に応じて内服薬やインスリンによる厳格な血糖コントロールをおこなう（左表参照）。

生活改善&服薬をサポート

- 食事療法　・禁煙指導
- 血圧管理（ACE阻害薬服用）
- 運動指導　・血栓予防（抗血小板薬服用）
- コレステロール・中性脂肪管理

Ⅱ 慢性糸球体腎炎

糸球体に慢性的な炎症が起きる。治療はステロイドを中心に

糸球体の慢性の炎症によって、蛋白尿や血尿があらわれる疾患の総称。降圧薬による血圧コントロールや、ステロイド薬で炎症を抑える治療がおこなわれる。

膜性腎症

糸球体に免疫複合体が沈着する病気。原因不明の特発性と二次性がある。

巣《そう》状《じょう》分《ぶん》節《せつ》性《せい》糸《し》球《きゅう》体《たい》硬《こう》化《か》症《しょう》

一部の糸球体が分節状に硬化する。多くは特発性だが二次性もある。

IgA腎症

糸球体にIgA（免疫グロブリン）が沈着。慢性糸球体腎炎のなかでもっとも多い。

微小変化型ネフローゼ症候群

ネフローゼ症候群のうち、光学顕微鏡で変化がないか、わずかな変化があるもの。

Ⅲ 腎硬化症

進行すると尿毒症の症状が出る。まずは血圧管理を徹底

長年の高血圧で腎臓の細動脈に動脈硬化が起こり、腎機能の低下をきたす。初期には無症状だが、進行すると全身倦怠感、食思不振、浮腫、貧血など、尿毒症の症状があらわれる。いかに無理なく減塩し、服薬指導を守ってもらえるかが、進行抑制には大切。

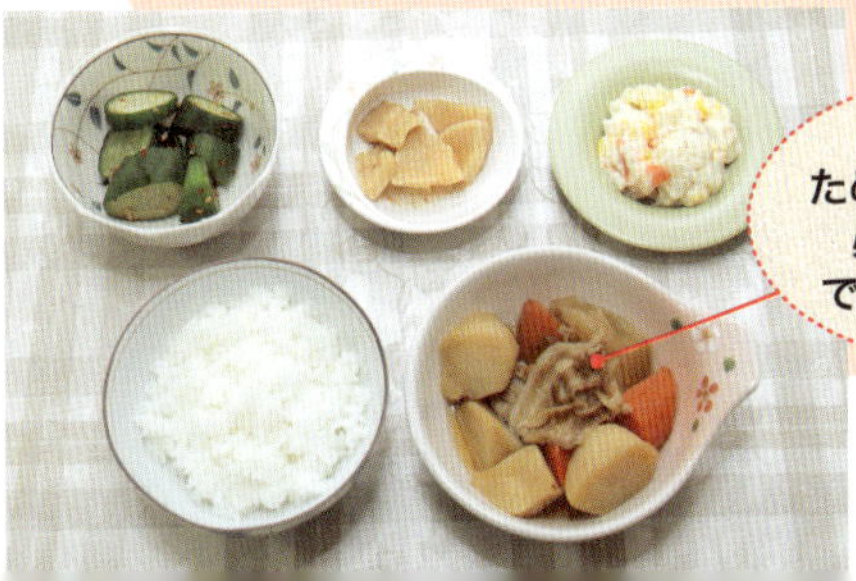

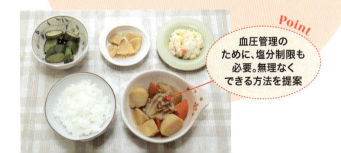

Point
血圧管理のために、塩分制限も必要。無理なくできる方法を提案

ステージ別の基本の治療方針、目標値を知る

糸球体濾過量(GFR)によってステージ1〜5の病期に分けられ、管理目標が異なる。

脂質管理	貧血管理	骨・ミネラル対策	カリウム・アシドーシス対策	尿毒素対策	そのほか
食事療法・運動療法 LDLコレステロール 120mg/dL未満	腎性貧血以外の原因検索 (腎機能的に腎性貧血は考えにくい)	ステロイド薬治療中や原発性副甲状腺機能亢進症では通常治療			
食事療法・運動療法 LDLコレステロール 120mg/dLL未満	腎性貧血以外の原因検索 (腎機能的に腎性貧血は考えにくい)	ステロイド薬治療中や原発性副甲状腺機能亢進症では通常治療			
食事療法・運動療法 LDLコレステロール 120mg/dL未満 薬物による横紋筋融解症への注意	腎性貧血以外の原因検索、鉄欠乏対策、腎性貧血は赤血球造血刺激因子製剤(ESA)でヘモグロビン(Hb)10〜12g/dL	リン(P)、カルシウム、副甲状腺ホルモン(PTH):基準値内 低アルブミン血症では補正カルシウムで評価 リン制限食	高カリウム(K)血症、アシドーシスの原因検索 カリウム制限(1500mg/day) ループ利尿薬・陽イオン交換樹脂で体外へ排泄 重炭酸ナトリウム(Na)によるアシドーシス補正		腎排泄性薬剤の投与量・間隔の調整
食事療法・運動療法 LDLコレステロール 120mg/dL未満 薬物による横紋筋融解症への注意	腎性貧血以外の原因検索 鉄欠乏対策 腎性貧血は赤血球造血刺激因子製剤でヘモグロビン10〜12g/dL	リン、カルシウム、副甲状腺ホルモン:基準値内 低アルブミン血症では補正カルシウムで評価 リン制限食	高カリウム血症、アシドーシスの原因検索 カリウム制限(1500mg/day) ループ利尿薬・陽イオン交換樹脂で体外へ排泄 重炭酸ナトリウムによるアシドーシス補正		腎排泄性薬剤の投与量・間隔の調整
食事療法・運動療法 LDLコレステロール 120mg/dL未満 薬物による横紋筋融解症への注意、フィブラート系はクリノフィブラート以外は禁忌	腎性貧血以外の原因検索 鉄欠乏対策 腎性貧血は赤血球造血刺激因子製剤でヘモグロビン10〜12g/dL	リン、カルシウム、副腎皮質ホルモン:基準値内 低アルブミン血症では補正カルシウムで評価 高リン血症では炭酸カルシウム($CaCO_3$)などのリン吸着薬 副腎皮質ホルモンが基準値を超える際は活性型ビタミンD	高カリウム血症、アシドーシスの原因検索 カリウム制限(1500mg/day) ループ利尿薬・陽イオン交換樹脂で体外へ排泄 重炭酸ナトリウムによるアシドーシス補正	球形吸着炭	腎排泄性薬剤の投与量・間隔の調整
食事療法・運動療法 LDLコレステロール 120mg/dL未満 薬物による横紋筋融解症への注意 フィブラート系はクリノフィブラート以外は禁忌	腎性貧血以外の原因検索 鉄欠乏対策 腎性貧血は赤血球造血刺激因子製剤でヘモグロビン10〜12g/dL	リン、カルシウム、副腎皮質ホルモン:基準値内 低アルブミン血症では補正カルシウムで評価 高リン血症では炭酸カルシウムなどのリン吸着薬 副腎皮質ホルモンが基準値を超える際は活性型ビタミンD	高カリウム血症、アシドーシスの原因検索 カリウム制限(1500mg/day) ループ利尿薬・陽イオン交換樹脂で体外へ排泄 重炭酸ナトリウムによるアシドーシス補正	球形吸着炭	腎排泄性薬剤の投与量・間隔の調整

(『CKD診療ガイド2012』社団法人 日本腎臓学会編著、東京医学社、2012より引用)

ステージ4以下の人は透析せずに済むよう管理を

慢性腎臓病の病期はステージ1〜5があり、ステージ5では透析が必要となります。ステージ4までの治療は、透析導入と心血管病を防ぐことが目的です。**通常、初期にはほとんど症状がありませんが、進行すると尿が出なくなり、倦怠感やめまい、食欲低下、浮腫などの尿毒症の症状があらわれてきます。**とはいえ、すべての人が同じ経過をたどるわけではありません。体内で何が起こっているのか、病態生理を考えて対処していくことが大切です。**原因疾患に応じた薬物療法と同時に、食事療法(→P184)、運動療法、生活習慣の改善もおこないます。**

慢性腎臓病は生活習慣病との関連が深く、高血圧、糖尿病、脂質異常症、喫煙、肥満などの生活因子が、慢性腎臓病を進行させます。**逆にこれらを改善すれば、慢性腎臓病の進行を抑えられますから、いかに自己管理してもらうかが最大のポイント。**療養者に血圧や体重の測定・記録をしてもらうなどして、自己管理能力を高めましょう。

Point
透析の人はステージ5。
4以下の人は
透析予防を目標に

Point
血圧が高い人では、
ステージを問わず
減塩が必要

ステージごとに治療方針が異なるが、3以降は食事療法、生活改善、薬物療法などで集学的治療をおこなう。そのため、かかりつけ医と腎臓病専門医との連携を、いかにとりもつかも重要。

CKD(慢性腎臓病)病期	方針	生活習慣改善	食事指導	血圧管理	血糖値管理
ハイリスク群	生活習慣によるリスク因子の軽減	禁煙 BMI<25	高血圧があれば 減塩6g/day未満	高血圧ガイドラインに従う	HbA1cは6.9%(NGSP値※)未満
ステージ G1 A2 G1 A3	専門医と協力して治療 (一般医>専門医) 腎障害の原因精査 腎障害を軽減させるための積極的治療	禁煙 BMI<25	高血圧があれば 減塩6g/day未満	130/80mmHg以下 原則的にACE阻害薬やARB (AII受容体拮抗薬)を処方	HbA1cは6.9%(NGSP値)未満
ステージ G2 A2 G2 A3	専門医と協力して治療 (一般医>専門医) 腎障害の原因精査 腎障害を軽減させるための積極的治療	禁煙 BMI<25	高血圧があれば 減塩6g/day未満	130/80mmHg以下 原則的にACE阻害薬やARB (AII受容体拮抗薬)を処方	HbA1cは6.9%(NGSP値)未満
ステージ G3a A1 G3a A2 G3a A3	専門医と協力して治療 (一般医>専門医) 腎機能低下の原因精査 腎機能低下を抑制するために集学的治療	禁煙 BMI<25	減塩6g/day未満 蛋白質制限食 (0.8〜1.0g/体重〈kg〉/day)	130/80mmHg以下 原則的にACE阻害薬やARB (AII受容体拮抗薬)を処方	HbA1cは6.9%(NGSP値)未満 インスリンおよびSU薬による低血糖の危険性
ステージ G3b A1 G3b A2 G3b A3	専門医と協力して治療 (専門医>一般医) 腎機能低下の原因精査 腎機能低下を抑制するために集学的治療	禁煙 BMI<25	減塩6g/day未満 蛋白質制限食 (0.8〜1.0/体重〈kg〉/day)	130/80mmHg以下 原則的にACE阻害薬やARB (AII受容体拮抗薬)を処方	HbA1cは6.9%(NGSP値)未満 インスリンおよびSU薬(スルホニル尿素薬)による低血糖の危険性 ビグアナイド薬は禁忌
ステージ G4 A1 G4 A2 G4 A3	原則として専門医での治療 腎機能低下の原因精査 腎機能低下を抑制するために集学的治療。透析などの腎代替療法の準備 腎不全合併症の検査と治療(CVD〈心血管疾患〉対策を含む)	禁煙 BMI<25	減塩6g/day未満 蛋白質制限食 (0.6〜0.8g/体重〈kg〉/day) 高カリウム血症があれば摂取制限	130/80mmHg以下 原則的にACE阻害薬やARB (AII受容体拮抗薬)を処方	HbA1cは6.9%(NGSP値)未満 インスリンによる低血糖の危険性 ビグアナイド薬、チアゾリジン薬、SU薬は禁忌
ステージ G5 A1 G5 A2 G5 A3	専門医による治療 腎機能低下の原因精査 腎機能低下を抑制するために集学的治療。透析などの腎代替療法の準備 腎不全合併症の検査と治療(CVD〈心血管疾患〉対策を含む)	禁煙 BMI<25	減塩6g/day未満 蛋白質制限食 (0.6〜0.8g/体重〈kg〉/day) 高カリウム血症があれば摂取制限	原則的にACE阻害薬やARB (AII受容体拮抗薬)を処方	HbA1cは6.9%(NGSP値)未満 インスリンによる低血糖の危険性 ビグアナイド薬、チアゾリジン薬、SU薬は禁忌

※NGSP値…全米グリコヘモグロビン標準化プログラムによる、HbA1cの国際標準値

透析中の療養指導は透析室ナースと連携して

ステージVは透析導入期。**透析には血液透析と腹膜透析があります**。血液透析では週に2〜3回通院し、1回あたり約4時間かけて、血液中の老廃物や余分な水分を除去します。

ただし透析を導入しても、生活の制限をなくすことはできません。透析と透析のあいだに、老廃物や余分な水分が体内に蓄積されるからです。**浮腫の程度に合わせて水分・塩分を制限し、透析間の体重増加は5%以内にコントロールします**。**透析の除水量を確認するなど、透析室のナースと連携しながら指導していきます**。リンやカルシウムの代謝異常を改善する薬物療法もおこなわれるので、服薬をサポートします。

シャントの管理法も指導します。シャントは、透析のために造設する血液の出入り口で、多くは前腕の動脈と静脈を皮下でつなぎ合わせます。シャントが閉塞すると、再手術が必要。**療養者に毎日、聴診器で「シャント音」を聞いてもらい、いつもと違う音がしないか確認してもらいましょう**。

食事内容、水分量を中心に、療養生活をサポート

血圧コントロール、減塩、水分制限などの療養指導をおこなう。
水分は多すぎても少なすぎても、腎臓に負担をかけることを伝える。体重の増減にも注意。

減塩指導

「しょうゆをかけるのは１品」など、無理なくできる減塩から指導。市販食の活用も提案。

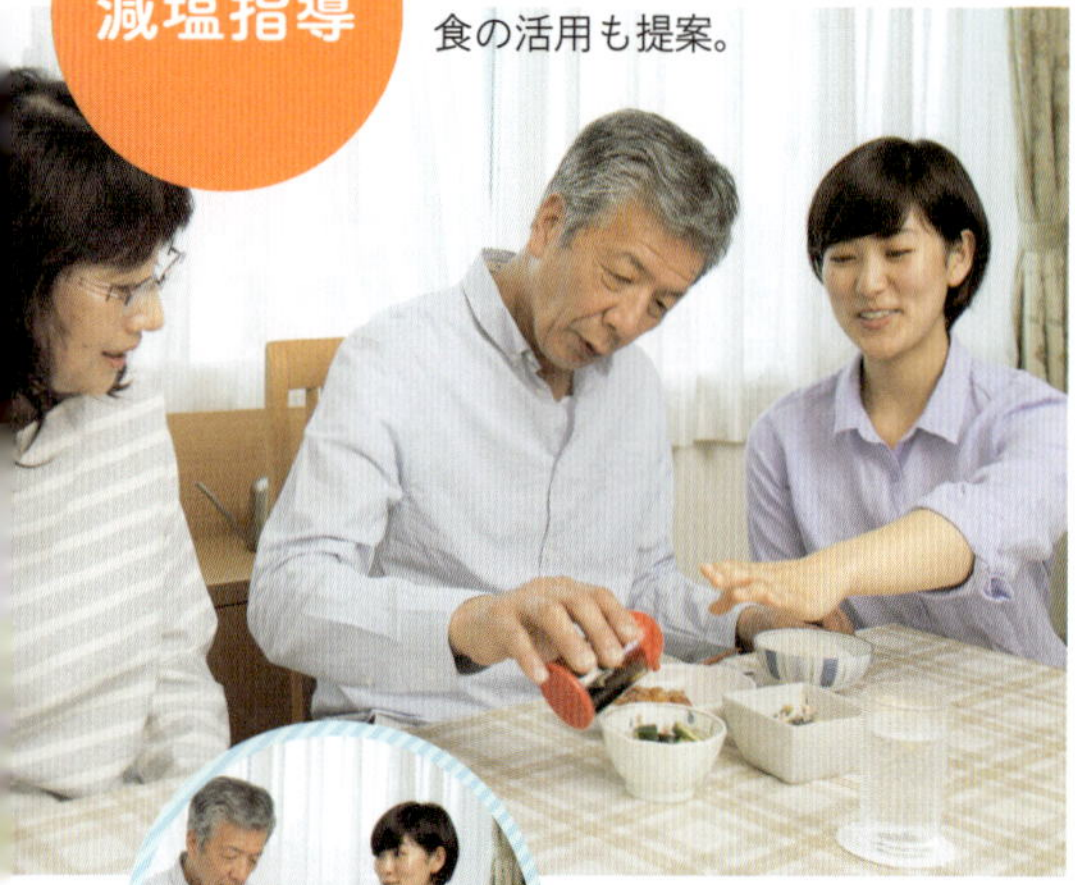

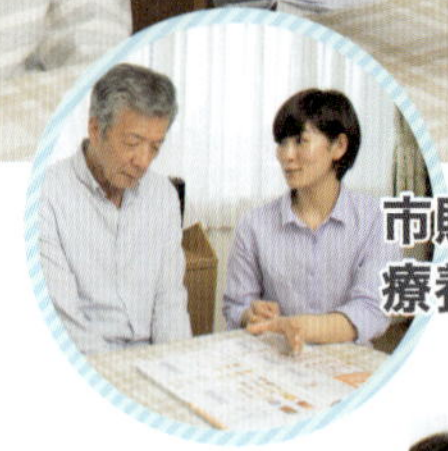

市販の腎臓病療養食を提案する

血圧管理

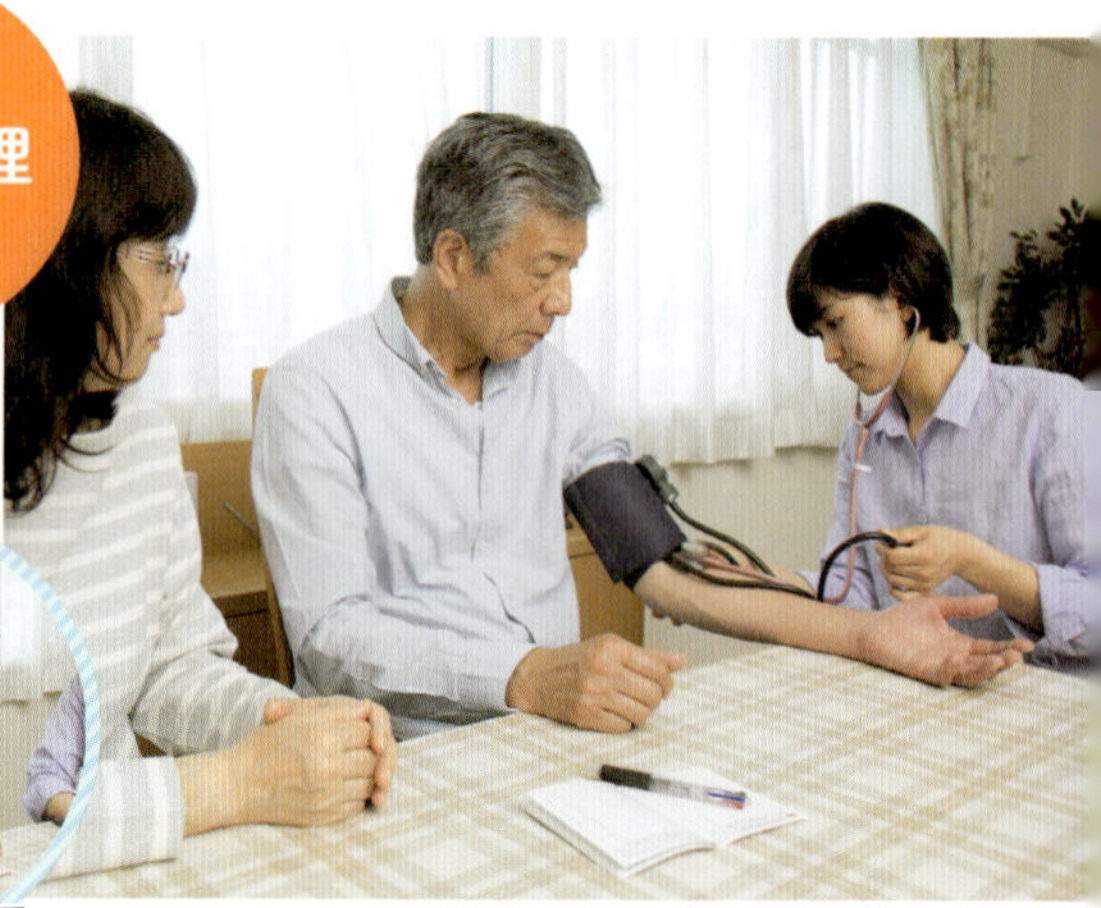

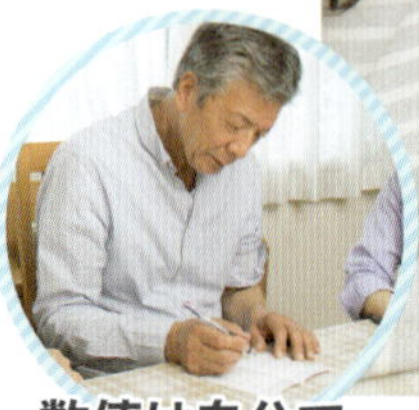

数値は自分で記入してもらう

血圧を測定。自分で血圧手帳に記入してもらい、自己管理意識を高める。

IN/OUTの管理

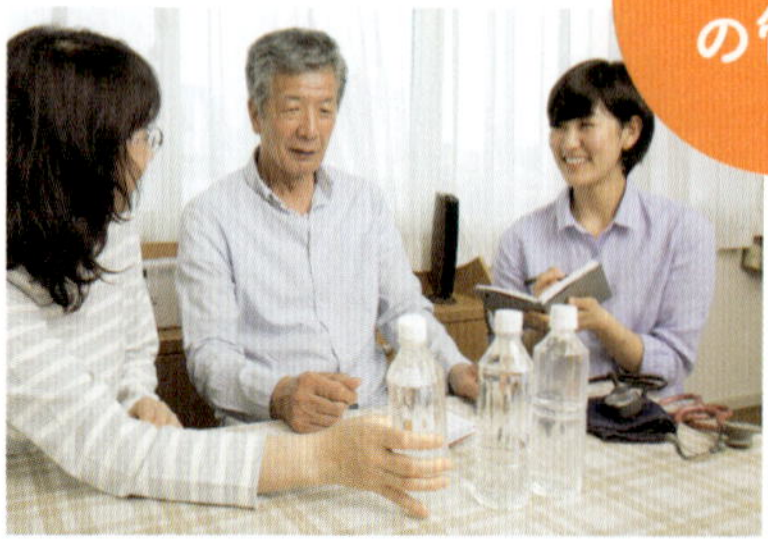

昼間と夜間の排尿回数を確認。水分摂取量は、医師の指示量を守る。

浮腫のケア

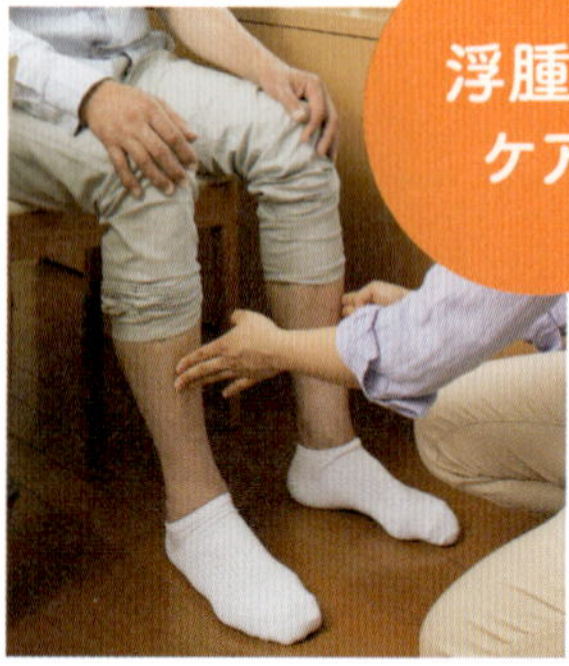

療養者の体位に応じ、足や背中などの浮腫の有無をチェック。皮膚状態もアセスメント。

家族の負担を理解して市販品なども勧める

慢性腎臓病の人の治療では、食事療法がとても重要です。腎臓に負担をかける塩分、カリウム、蛋白質などを制限する一方で、エネルギー量は確保しなければなりません。具体的な制限については、医師や栄養士の指示に従います。

訪問看護師の役割は、食事療法の必要性をよく説明し、理解してもらうこと。『腎臓病の食品交換表』が正しく使えているかどうか確認し、きびしい食事療法を上手に続けられるよう支えます。一気に調整を始めず、塩分だけ、カリウムだけなどひとつずつ調整しましょう。また、蛋白質を制限するとエネルギー不足に陥りがちです。**「体重が減った」「元気がない」「皮膚が乾燥し、ハリがない」など、エネルギー不足のサインに注意します。**

腎臓病食をつくる家族へのフォローも大切です。**日々の努力をねぎらって悩みを聞き、市販品の利用などで負担を減らしましょう。**独居の人では、配食サービスや市販の低蛋白ごはんが便利です。

完璧にできなくても、基準値に極力近づける

ステージごとに、食事療法の基準値が決められている。
療養者や家族の気持ちに配慮しながら、少しでも基準値に近づけるよう支援する。

		エネルギー	蛋白質	食塩	水分	カリウム(K)	リン(P)
ステージ1	尿蛋白量 0.5g/day未満	27〜39 kcal/kg/day	任意	10g/day未満	—	—	—
	尿蛋白量 0.5g/day以上	27〜30 kcal/kg/day	0.8〜1.0 g/kg/day	—	—	—	—
ステージ2	尿蛋白量 0.5g/day未満	27〜39 kcal/kg/day	任意	10g/day未満	—	—	—
	尿蛋白量 0.5g/day以上	27〜39 kcal/kg/day	0.8〜1.0 g/kg/day	6g/day未満	—	—	—
ステージ3	尿蛋白量 0.5g/day未満	27〜39 kcal/kg/day	0.8〜1.0 g/kg/day	3〜6g/day 未満	—	2000 mg/day以下	—
	尿蛋白量 0.5g/day以上	27〜39 kcal/kg/day	0.6〜0.8 g/kg/day	3〜6g/day 未満	—	2000 mg/day以下	—
ステージ4	(GFR15〜29)	27〜39 kcal/kg/day	0.6〜0.8 g/kg/day	3〜6g/day 未満	—	1500 mg/day以下	—
ステージ5	透析なし	27〜39 kcal/kg/day	0.6〜0.8 g/kg/day	3〜6g/day 未満	—	1500 mg/day以下	—
	血液透析(週3回)	27〜39 kcal/kg/day	1.0〜1.2 g/kg/day	6g/day未満	できるだけ少なく(15mL/kgDW※1/day以下)	2000 mg/day以下	蛋白質(g)×15mg/day以下
	腹膜透析	27〜39 kcal/kg/day	1.1〜1.3 g/kg/day	尿量(L)×5+PD除水※2×7.5(g/day)	尿量+除水量※3(3mL/day)	制限なし	蛋白質(g)×15mg/day以下

※1 DW(ドライウェイト)…透析患者における、適正水分量時の体重。透析後の心胸郭比、透析前後の血清総蛋白濃度など複数の要素をもとに、透析室のスタッフが計算、記録してくれる
※2 PD除水…PDは腹膜透析のこと。腹膜透析時に体外に排出した水分量をあらわす
※3 除水量…血液透析時に体外に排出した水分量をあらわす

(『コメディカルのためのCKD(慢性腎臓病)療養指導マニュアル』山縣邦弘編、南江堂、2010より作成)

最初は効果の出やすい、塩分とカリウムの調整から始めるとよい。採尿や採血で効果を判定し、療養者や家族に自信をもってもらうと、次の項目指導につなげやすい。腎臓病用食品も上手に利用を。

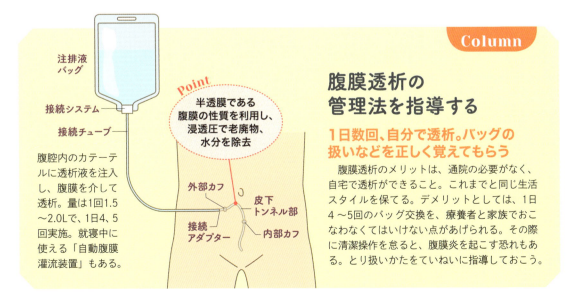

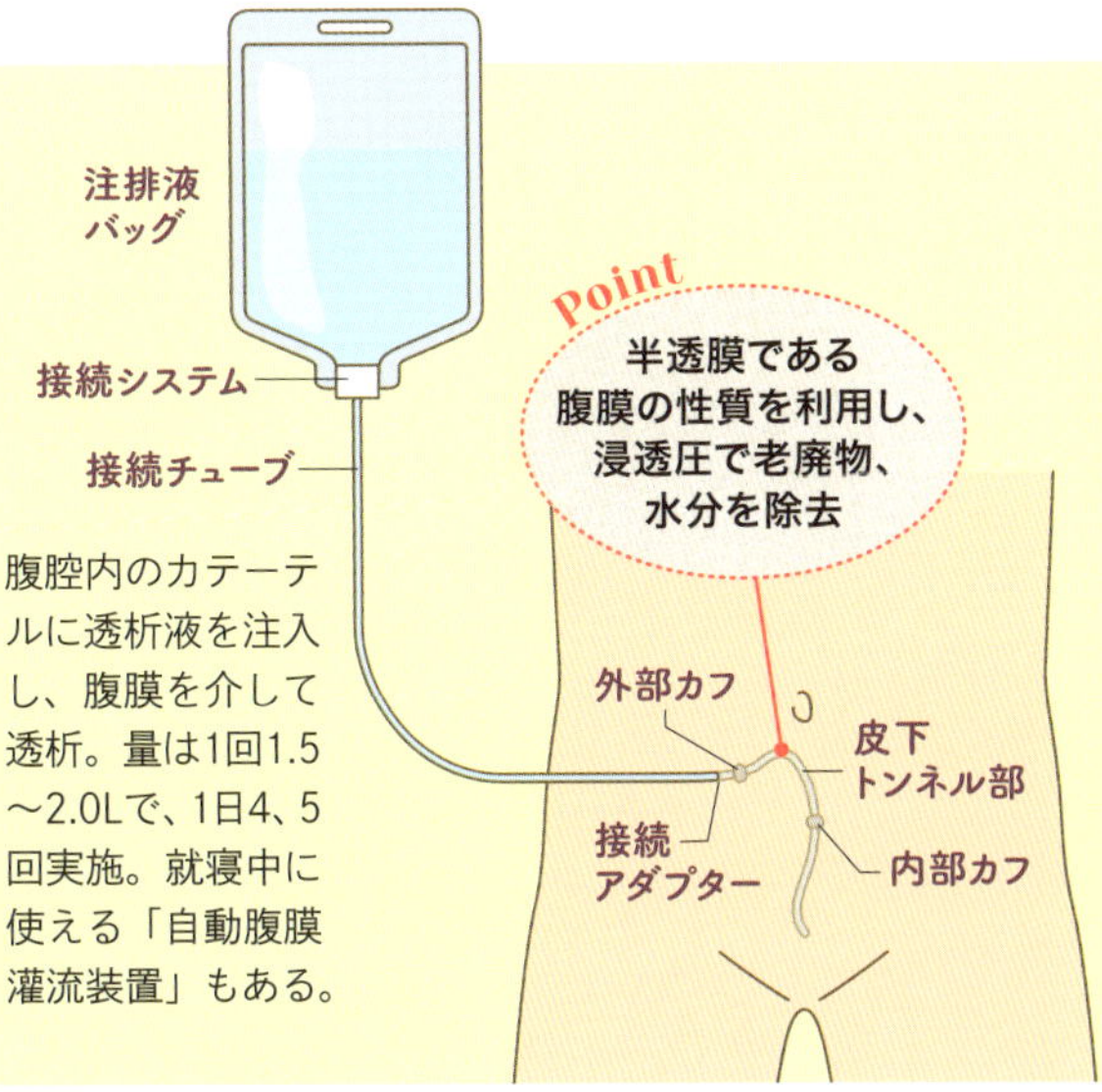

腹腔内のカテーテルに透析液を注入し、腹膜を介して透析。量は1回1.5〜2.0Lで、1日4、5回実施。就寝中に使える「自動腹膜灌流装置」もある。

Column

腹膜透析の管理法を指導する

1日数回、自分で透析。バッグの扱いなどを正しく覚えてもらう

腹膜透析のメリットは、通院の必要がなく、自宅で透析ができること。これまでと同じ生活スタイルを保てる。デメリットとしては、1日4〜5回のバッグ交換を、療養者と家族でおこなわなくてはいけない点があげられる。その際に清潔操作を怠ると、腹膜炎を起こす恐れもある。とり扱いかたをていねいに指導しておこう。

Ⅳ

脳血管疾患のケア

日常生活動作で機能を保つ。再発を防ぐ生活改善も重要

脳血管疾患の発症後は、運動機能や高次脳機能が障害されることがあります。残された機能を保ち、その人らしい生活を続けられるよう、サポートしていきます。

日常生活のなかでリハビリを続ける

脳血管疾患はかつて日本の死亡原因の第1位を占めていましたが、現在は第4位です。しかし命をとりとめても、障害された脳の部位や程度によっては、重篤な機能障害を起こすのが問題。脳血管疾患は、要介護状態となる原因でもっとも多いものです。

発症後は脳の障害を最小限にくい止めるための治療がおこなわれますが、それとともに重要なのがリハビリテーションです。

発症後数日以内には廃用症候群を防ぐため、「急性期リハビリテーション」を始めます。

全身状態が安定したら「回復期リハビリテーション」に移行。発症後2〜6か月以内に集中的にリハビリをおこない、ADL（日常生活動作）を改善します。理学療法士や作業療法士、言語聴覚士、看護師などによるチームで包括的にアプローチし、最大限の機能回復とADL改善をめざします。

退院後におこなうのが「維持期リハビリテーション」です。急性期や回復期で獲得した機能、ADLを保つのが目的。訪問看護師はおもに、この維持期にかかわります。

動脈硬化による脳梗塞がもっとも多い

脳卒中の発症年齢は70歳代がピークで、脳梗塞が約7割を占める。

Ⅰ 脳梗塞

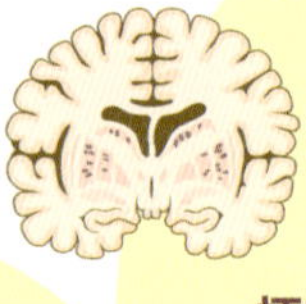

アテローム血栓性脳梗塞 …… 31%
ラクナ梗塞 …… 29%
心原性脳塞栓 …… 26%

梗塞巣が大きいのはアテローム性。ラクナ梗塞は多発により悪化する

アテローム血栓性脳梗塞は主幹動脈に起こることが多く、重篤な後遺症が残りやすい。ラクナ梗塞は細い動脈に起こるため梗塞巣は小さいが、多発して悪化することも。

Ⅱ TIA 7%（一過性脳虚血発作）

脳卒中のなかでは、重い後遺症が残りにくい

内頸動脈の血栓が脳の小動脈を閉塞させる。血栓はすぐに溶解するため、症状は一過性。

Ⅲ 脳出血

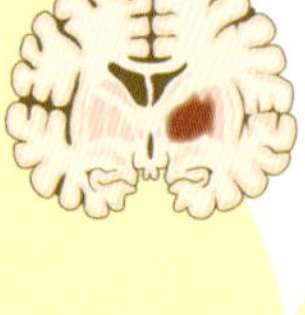

高血圧性脳出血 14%
くも膜下出血 …… 6%

神経症状が急激に進んでしまう

高血圧が長年続くと、脳血管に動脈瘤ができる。それが破裂して脳出血を招く。多くは活動中に突然の発作が起こり、片麻痺、感覚障害、言語障害などが急激に進行。

残存機能を保ちながら、障害を受け入れる支援を

脳血管疾患では、運動障害とともに高次機能障害もよく見られる。
失った機能ではなく、残っている機能に目を向けて、生活を組み立て直す支援をしていく。

日常生活能力

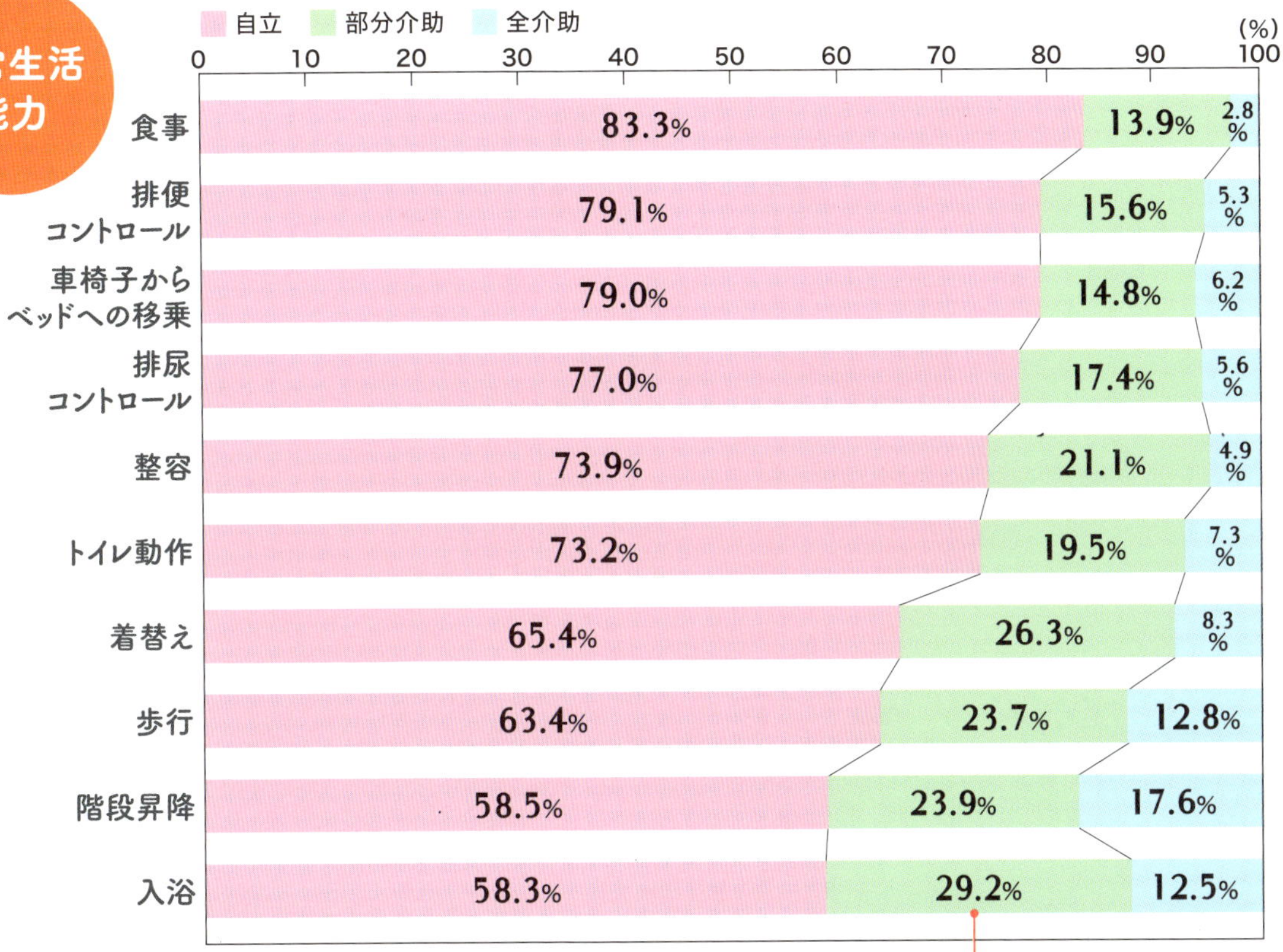

Point できないことを介助しながら、できることをいかに伸ばすかが重要

リハビリによって保たれている能力も多い

日常生活動作は、すべての項目で半数以上の人が自立している。病院のリハビリで維持できている能力も多く、在宅でもその能力を維持するのが目標。環境整備や適切な自助具の活用などで、ADLが自立することも多い。

Point 「意欲低下」「不安」「抑うつ」が3大精神症状

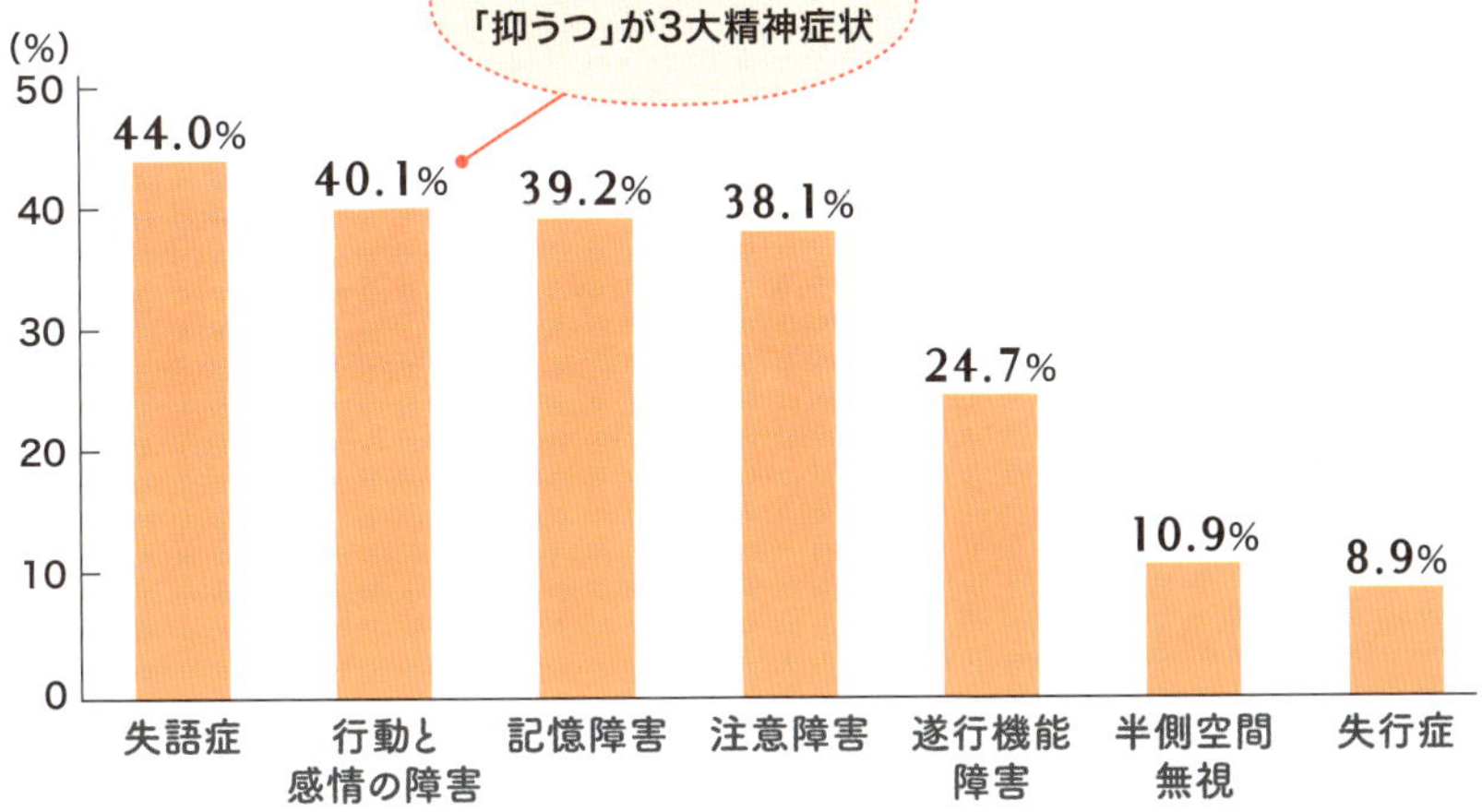

障害の内容

抑うつなどの精神症状を理解し、支えとなる

高次機能障害では、「失語症」「行動と感情の障害」「記憶障害」が最多。精神面では意欲の低下、抑うつ、不安が多い。リハビリによる機能向上が止まったときに気持ちが落ち込みやすく、そのケアも重要。

（「高次脳機能障害者実態調査報告書」東京都高次脳機能障害者実態調査検討委員会、2008より引用）

療養指導

食事、水分、服薬で再発を防ぐ

危険因子を減らし、再発を防ぐ。また、療養者だけでなく家族にも、睡眠や休息がきちんととれているか確認を。

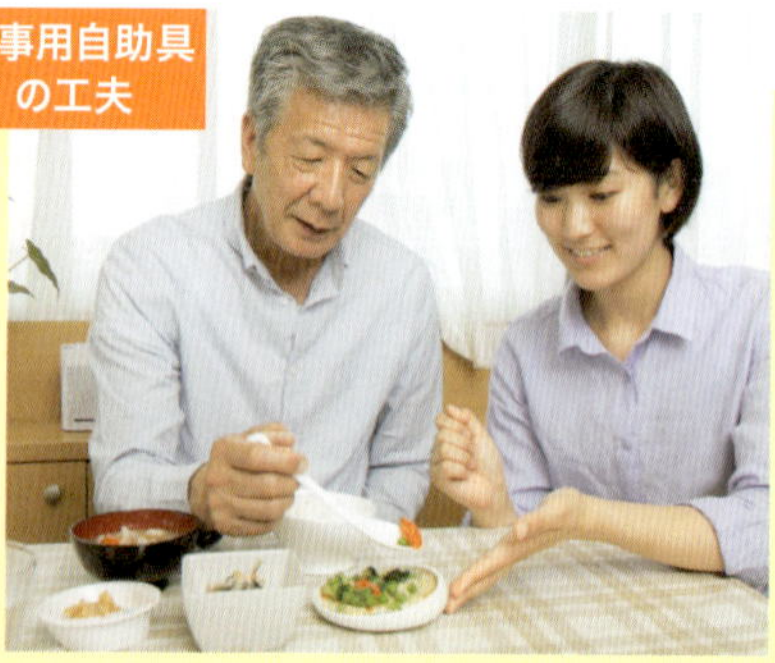

食事用自助具の工夫

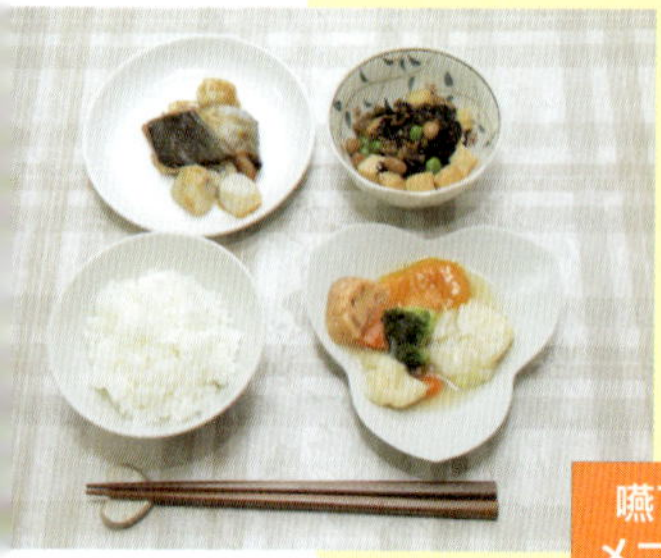

嚥下しやすいメニューの工夫

食事のケア

握りやすい食事用自助具を用意。嚥下《えんげ》のしやすさも考慮して

麻痺のある人には、非麻痺側から介助するのが基本。柄の太い食事用自助具や食べものがすくいやすい食器を利用し、残存機能を保つ。食事では飲み込みやすい形態の工夫とともに、減塩も心がけて。

服薬サポート

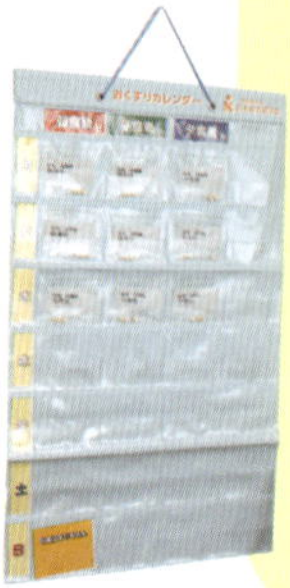

血圧を140/90㎜Hg未満に。抗血栓薬の服用も怠らない

降圧薬や抗血栓薬で、脳血管障害の再発を防ぐ。血圧は140/90㎜Hg未満が目標。薬の必要性と副作用を説明し、適切に服用できているか確認を。服薬カレンダーなどを利用し、訪問介護員や家族と連携しながらサポート。

脱水予防

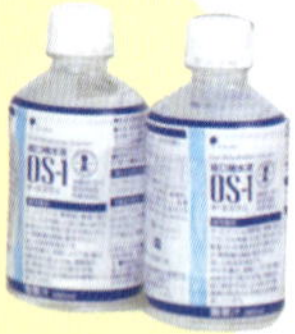

頭痛、めまい、倦怠感など脱水のサインも伝えておく

脱水になると血液が濃くなり、血栓が詰まりやすくなる。1日1000mL程度の水分摂取を指導。「皮膚の乾燥やハリの低下」「不穏」「興奮状態」「元気がない」などの脱水のサインを伝え、家族や訪問介護員にも注意してもらう。

呼吸、血圧は必ずチェック。日常動作もアセスメントする

訪問時は、脳血管疾患の再発を防ぐという視点で、生活をアセスメントしていくことが重要です。脳血管疾患を起こした人は、長年の生活習慣により、血管がダメージを受けている状態。同じ生活を続けていると、再発を防げません。生活習慣の見直しと適切な服薬で、少しでもよい状態を維持し、再発予防に努めます。

まず大切なのが、高血圧や糖尿病、脂質異常症などのコントロールです。胸の音も聞いて、痰がたまっていないか、誤嚥《ごえん》性肺炎が起きていないかをチェックします。もともと嚥下《えんげ》機能障害がある人はもちろん、新たな梗塞による仮性球麻痺《かせいきゅうまひ》が原因のケースも。話しかたや歩きかた、麻痺の程度なども含めて、アセスメントします。

さらに、**脱水にも要注意。とくに夏場は脱水から脳梗塞を起こしやすいので、室温・湿度調節と水分補給を徹底します。**

そのほか、持続する不快なしびれなどから、うつ状態を呈する人もいます。療養者の気持ちを傾聴することも大切です。

撮影協力：イーエヌ大塚製薬株式会社（摂食回復支援食「あいーと」）／株式会社大塚製薬工場（OS-1）
一般社団法人 日本在宅薬学会（おくすりカレンダー）

訪問時のリハビリ

限られた訪問時間でもできるリハビリを

首や舌の体操で口まわりの筋肉をほぐしてから、パタカラ体操をおこなうとよい。P63のアイスマッサージも有効。

首の体操

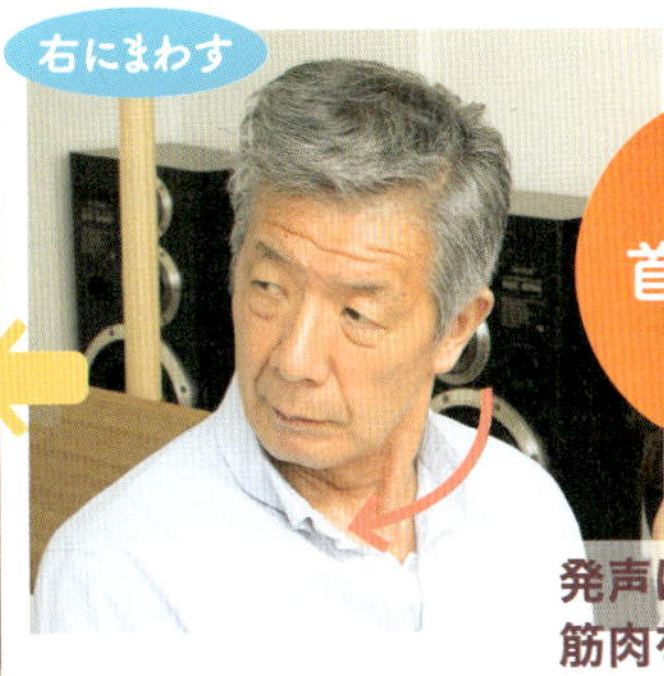
右にまわす

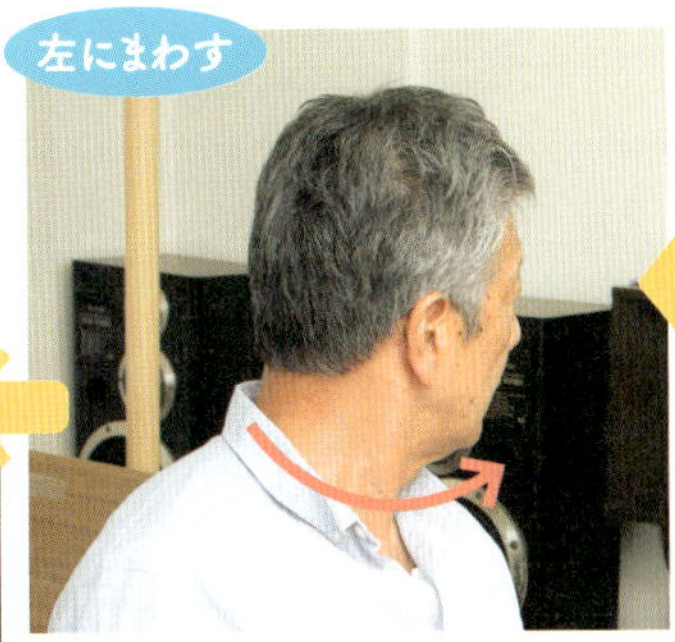
左にまわす

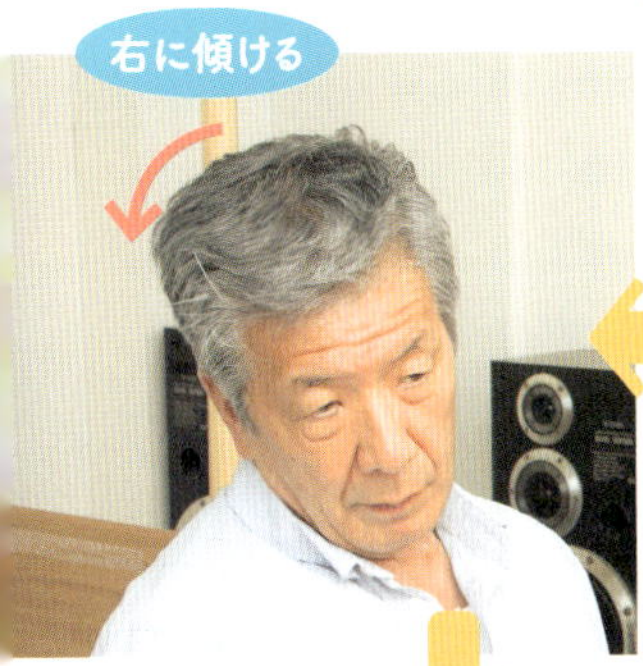
右に傾ける

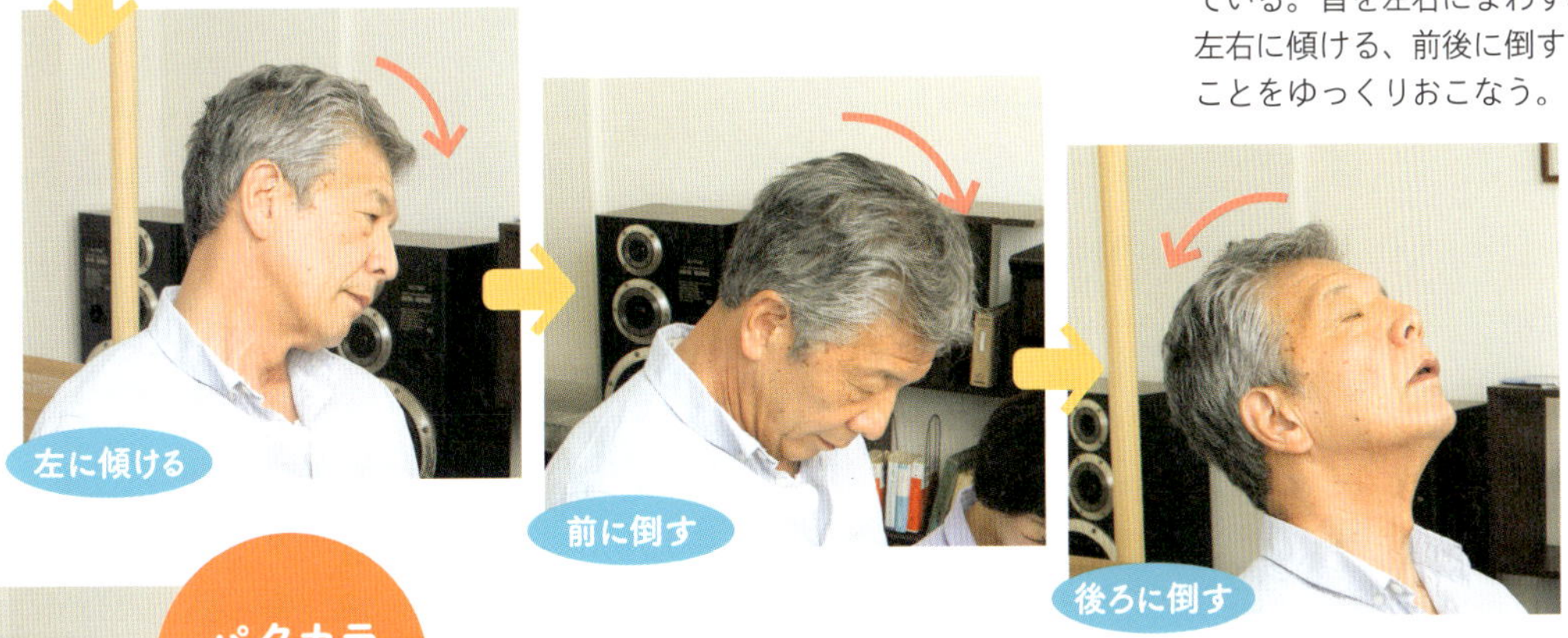
左に傾ける
前に倒す
後ろに倒す

発声にかかわる筋肉を刺激する

構音にかかわる神経、発声のための筋肉は首に集中している。首を左右にまわす、左右に傾ける、前後に倒すことをゆっくりおこなう。

パタカラ体操

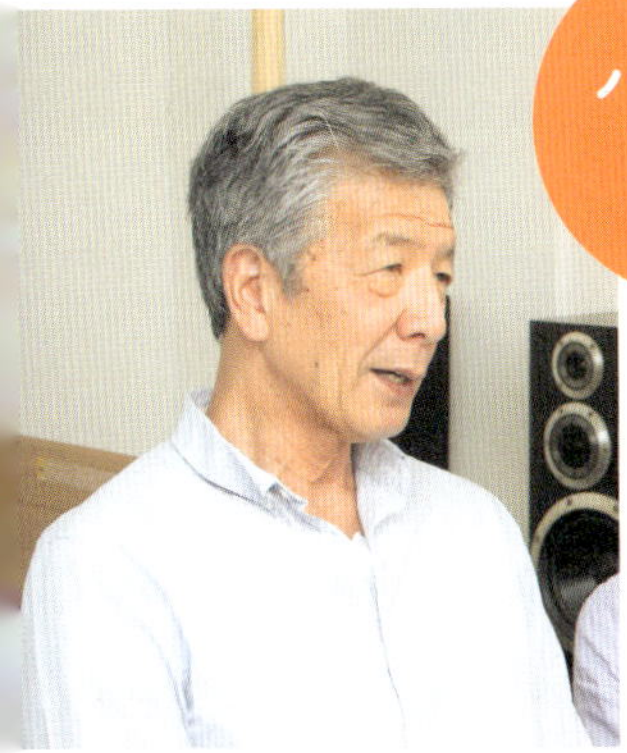

早口で「パタカラ」をくり返す

「パタカラパタカラ……」と早口でくり返す。嚥下機能が低下した人には、食事前におこなうと飲み込みがよくなる（→P62）。

舌の体操

舌を上下左右に動かし、発語機能を改善

舌を前に出す、引っ込める、上下左右に動かすという動作で、発音のリハビリを。自分で動かせなければ、介護者が舌先をガーゼにくるんで動かす。

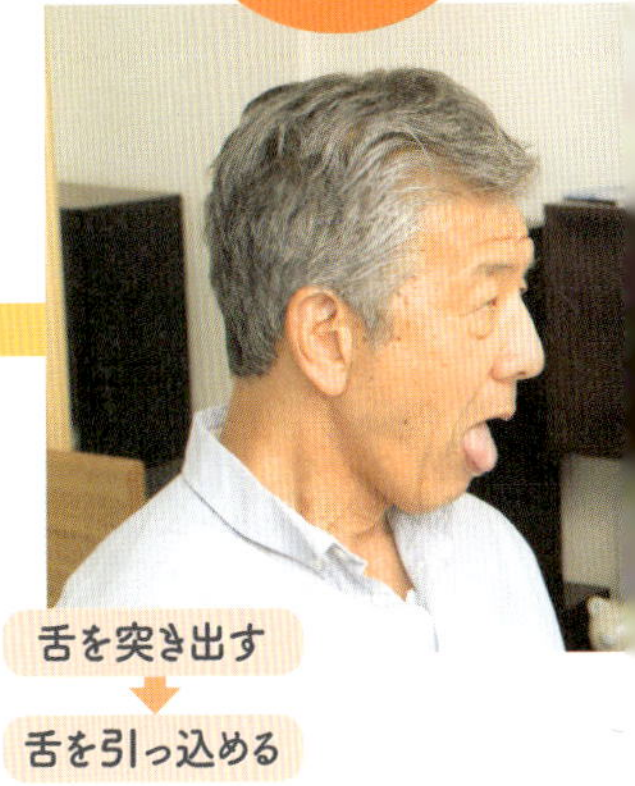

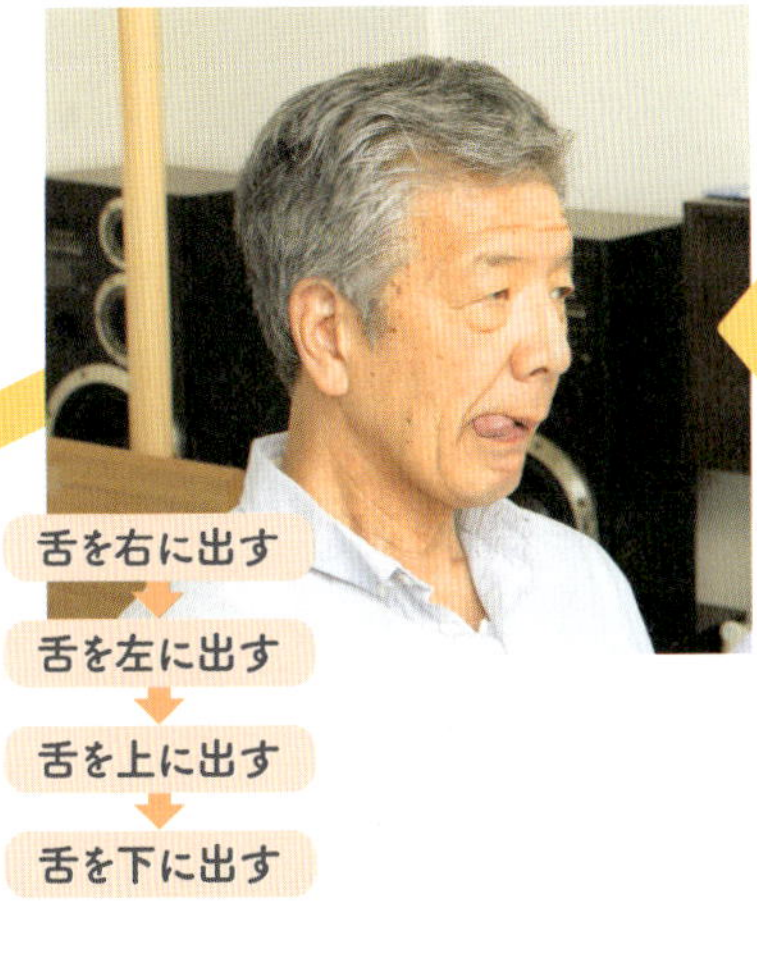

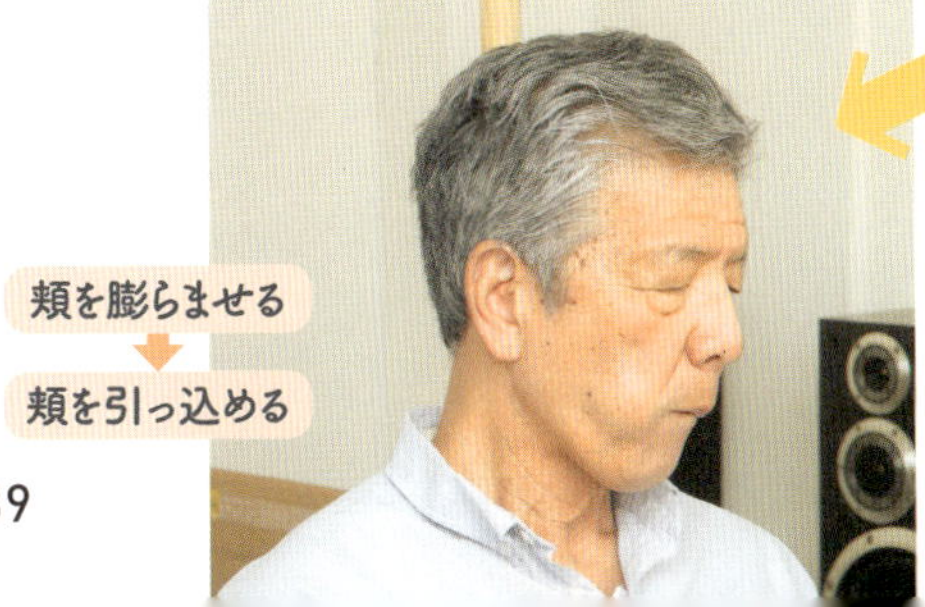

移動・移乗の介助

最低限の介助で、動く力をサポートする

自宅での生活そのものが、ADLのリハビリになる。
ふらつきによる転倒を防ぐため、必ずすぐそばで見守る。

起き上がり介助

1 ひざを曲げる

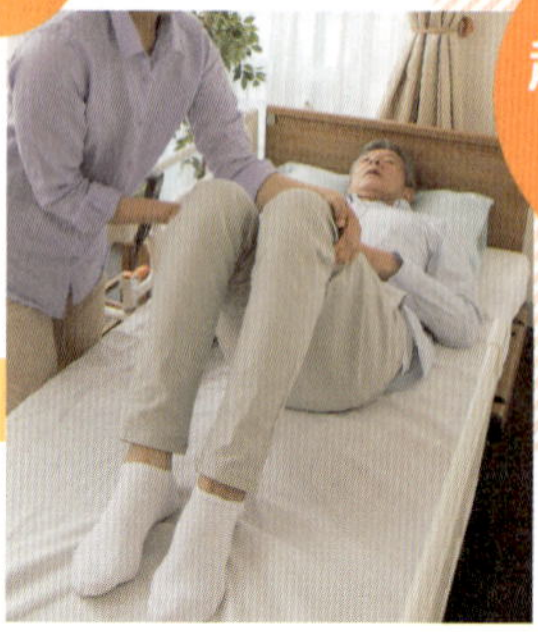

ひざの下に手を入れ、ひざを曲げる。足を引きずらないように。

2 身体を手前に倒す

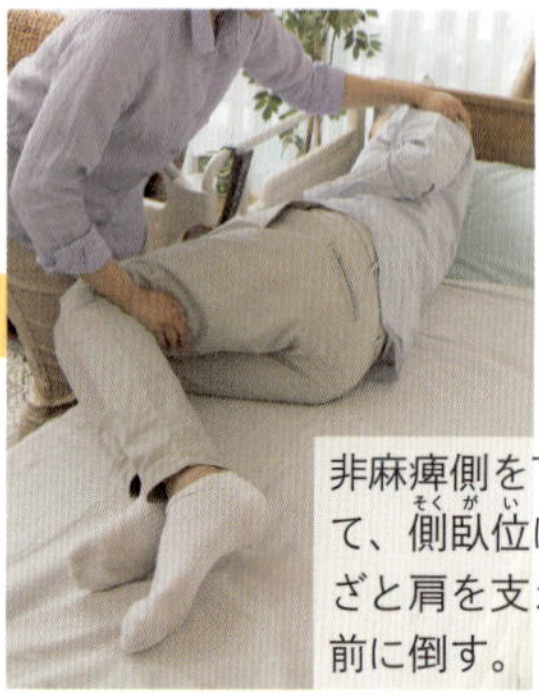

非麻痺側を下にして、側臥位《そくがい》に。ひざと肩を支えて手前に倒す。

3 足を下ろす

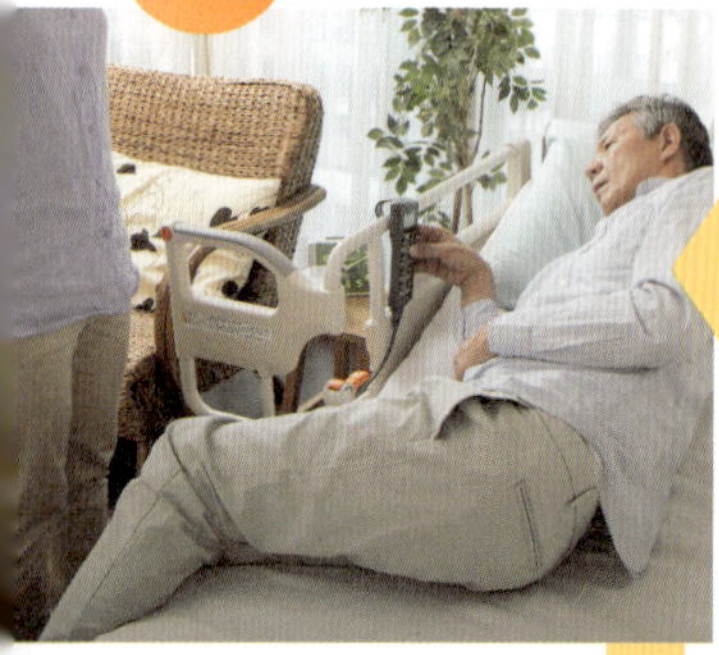

両足をベッドから下ろしてもらう。

4 30度にギャッチアップ

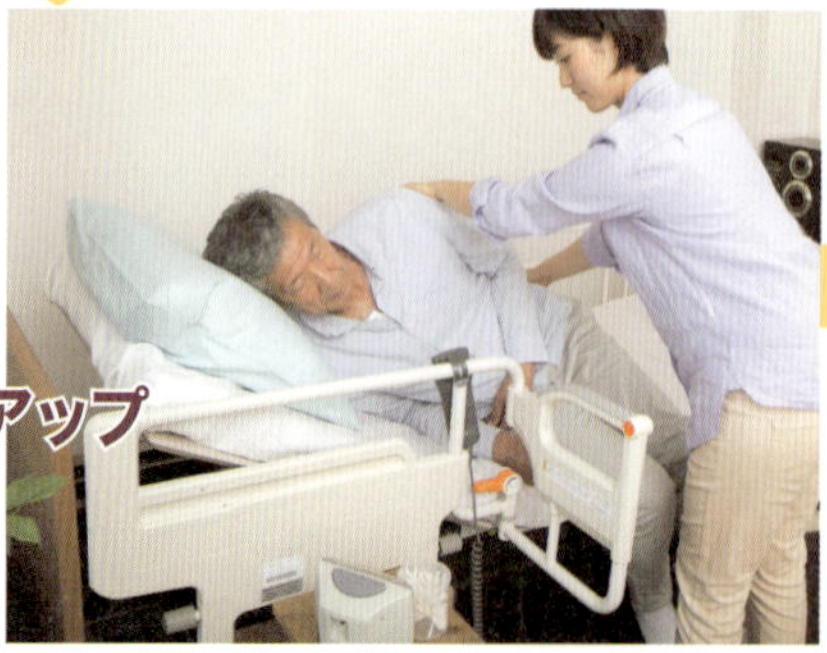

療養者自身にリモコンを操作してもらうのもリハビリになる。

5 非麻痺側を支えに起き上がる

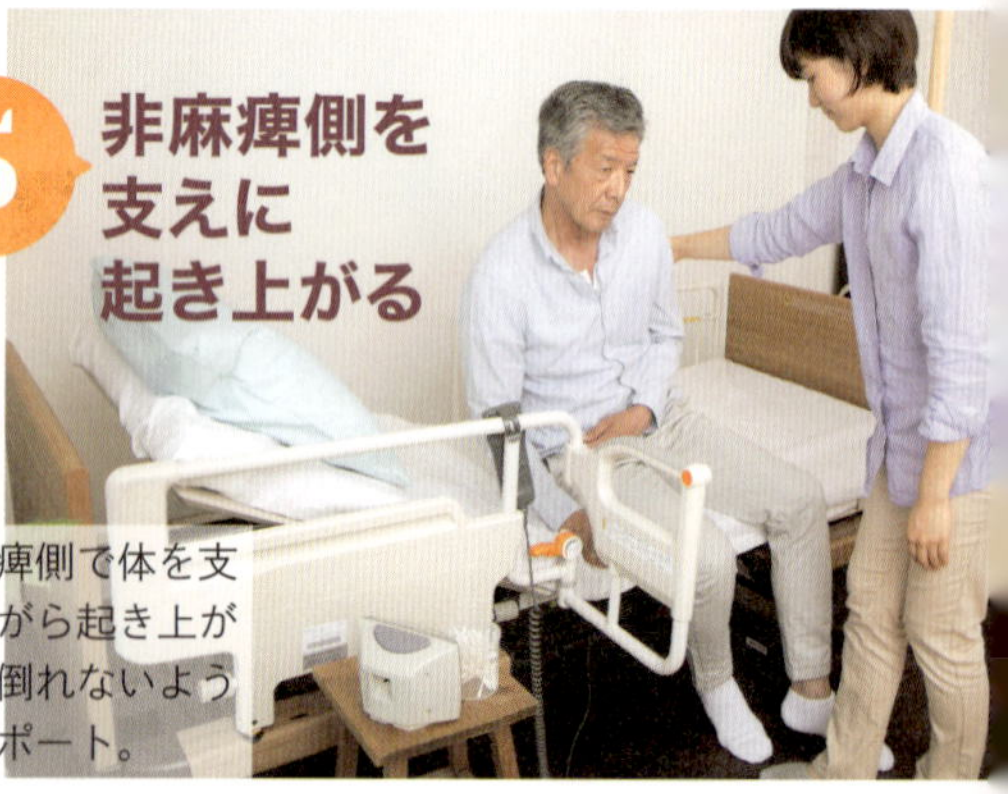

非麻痺側で体を支えながら起き上がる。倒れないようにサポート。

動作を説明し、動いてもらう。非麻痺側の負荷にも注意

病院の回復期リハビリと在宅の維持期リハビリは、まったく違います。病院ではリハビリの時間になると、理学療法士や作業療法士がよびに来てくれますが、自宅では誰も来ません。いっしょにリハビリする仲間もいません。いわば孤独な自主トレです。

また、**回復期のリハビリは、一生懸命やれば、それなりの結果が出ます。しかし、維持期の機能回復の伸びしろはわずかです。**かかわりかたしだいでは、回復した機能を維持できず、逆に落ちてしまうこともあります。維持期リハビリの特徴をよく理解したうえで、支援することが大切です。**療養者の気持ちに寄り添い、残された機能に光をあてて、生活の再構築をめざします。**

日常生活動作のリハビリでは、動作を説明して療養者自身に動いてもらうのが基本です。ただし**非麻痺側の手足を使いすぎると、麻痺側の筋肉の緊張が高まり、拘縮《こうしゅく》を招きます。理学療法士と連携して意見をよく聞きつつ、非麻痺側に過剰な負担をかけないようにします。**

立ち上がり介助

1 手すりをつかむ

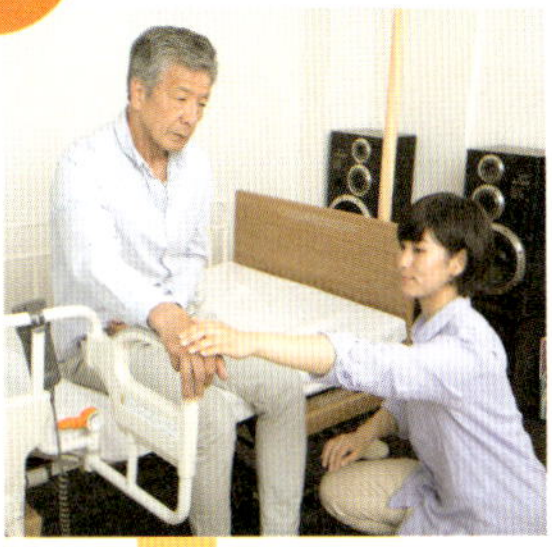

「ここをつかんでください」といって、非麻痺側の手を手すりに誘導。

2 麻痺側の足を支える

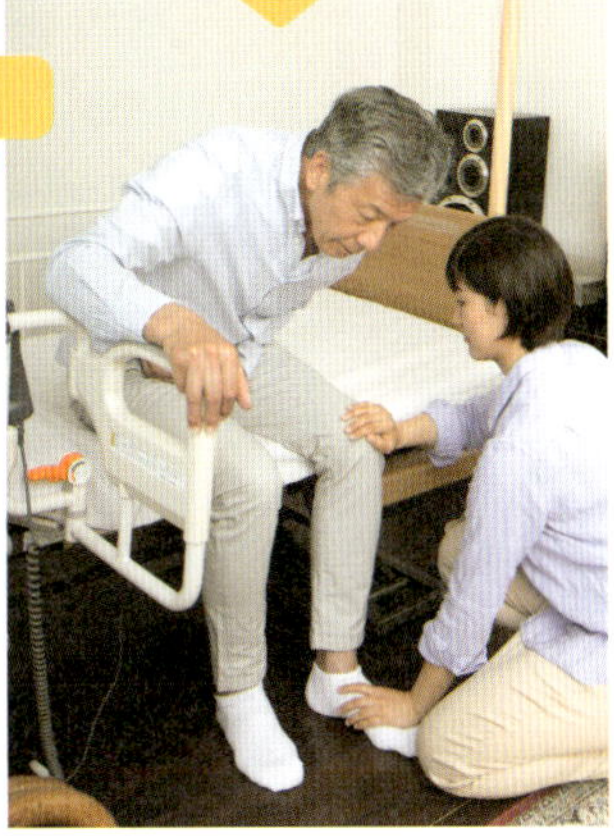

麻痺側がぐらつかないよう、ひざと足を押さえておく。

3 前傾しておしりを浮かせる

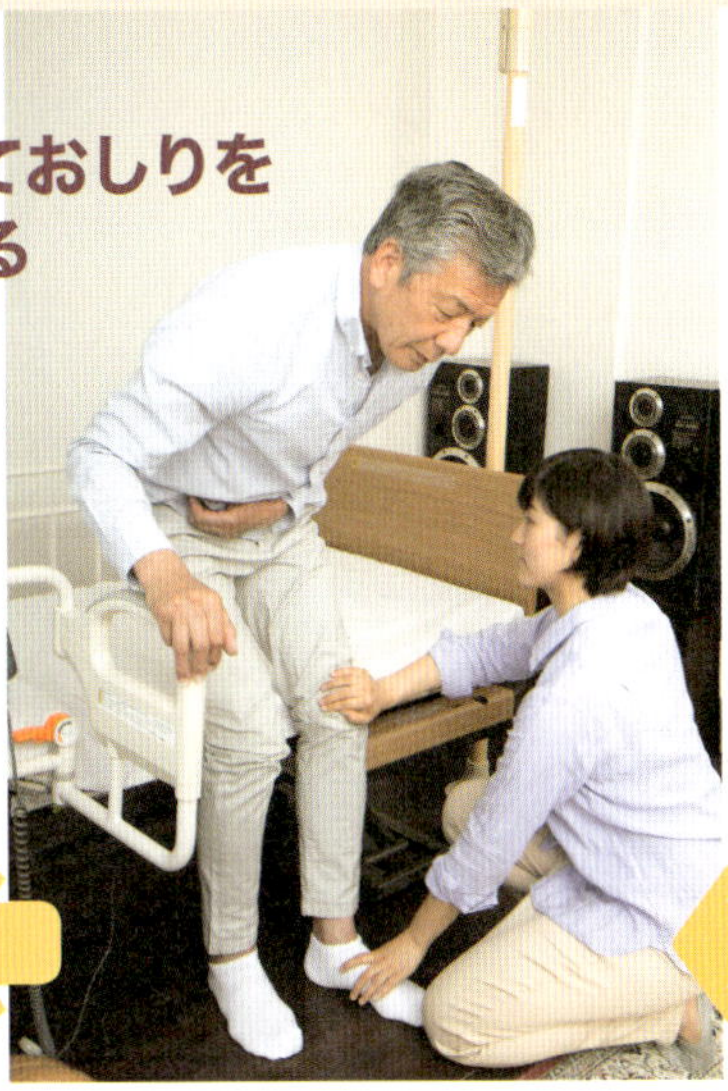

上体を前に倒してもらう。重心が移り、おしりが自然と浮く。

4 まっすぐに立つ

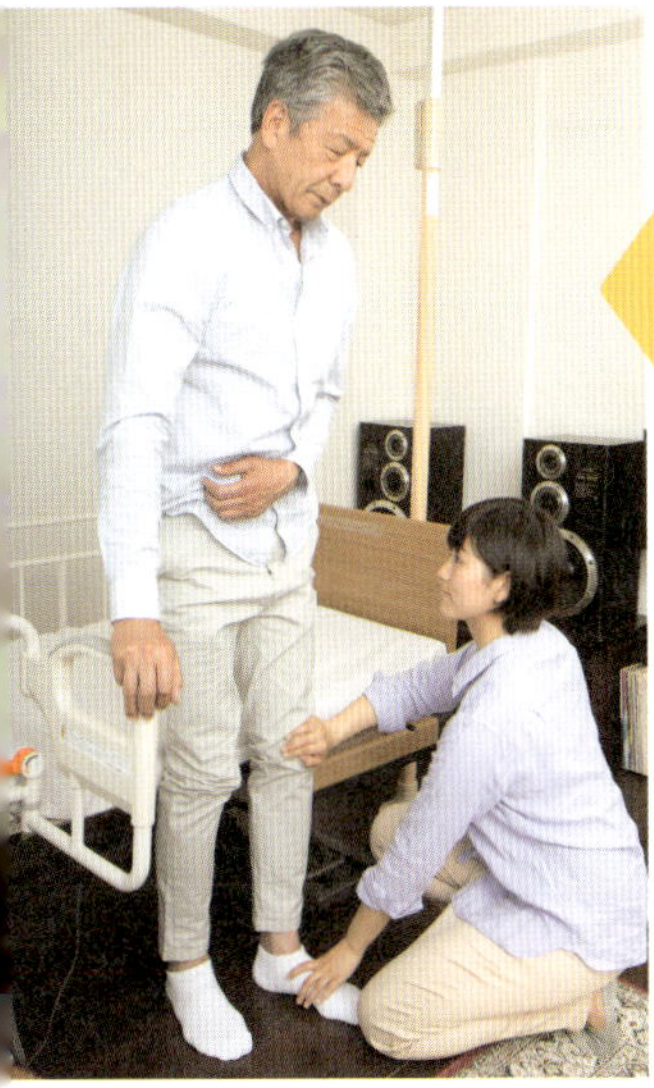

立ち上がり、まっすぐになるまで上体を起こしてもらう。

移乗介助

1 車椅子を寄せる

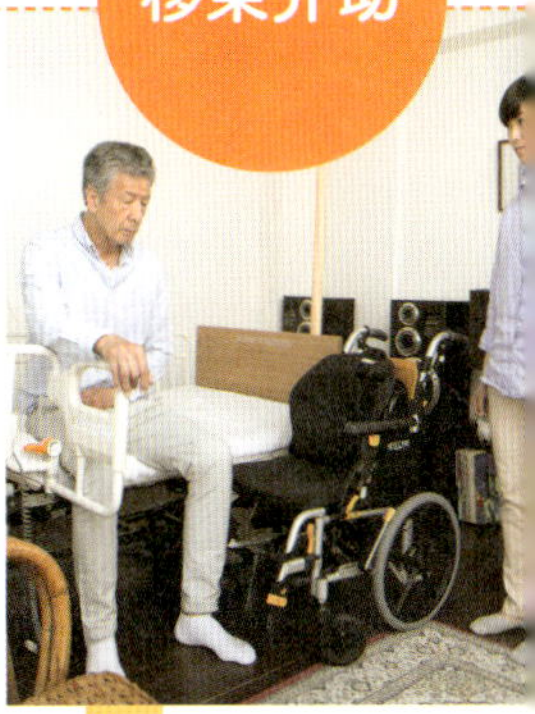

麻痺側に寄せ、ブレーキをかける。手すりをつかんでもらう。

2 前傾になりおしりを浮かせる

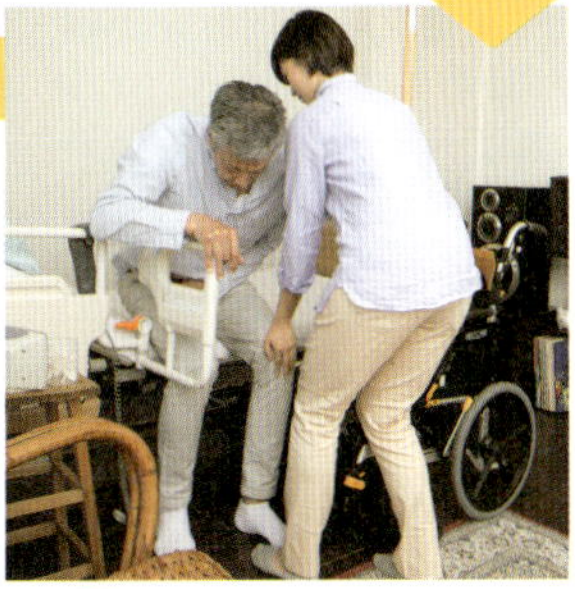

非麻痺側に体重をかけ、上体を前に倒して、おしりを浮かせる。

3 腰をまわす

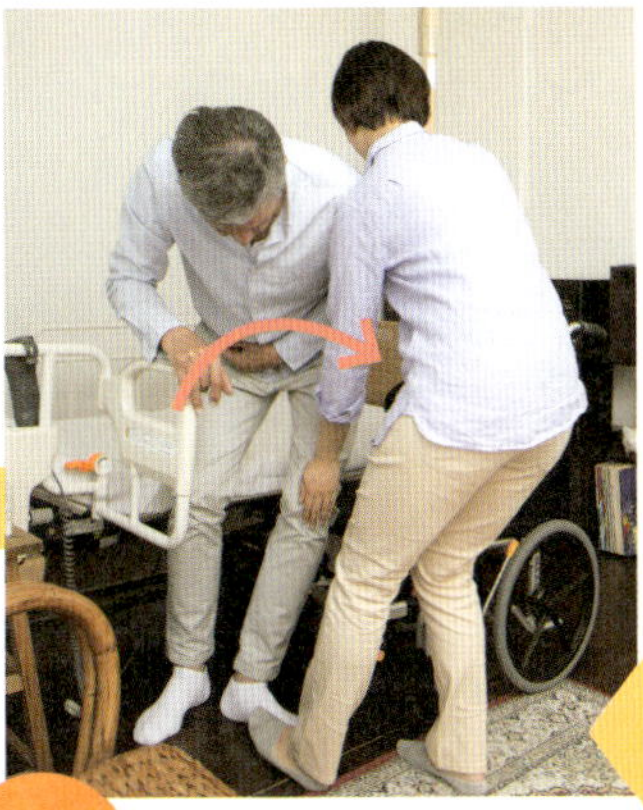

腰を支えながら、車椅子のほうへまわす。足の位置とひざ折れに注意する。

4 おしりをゆっくり下ろす

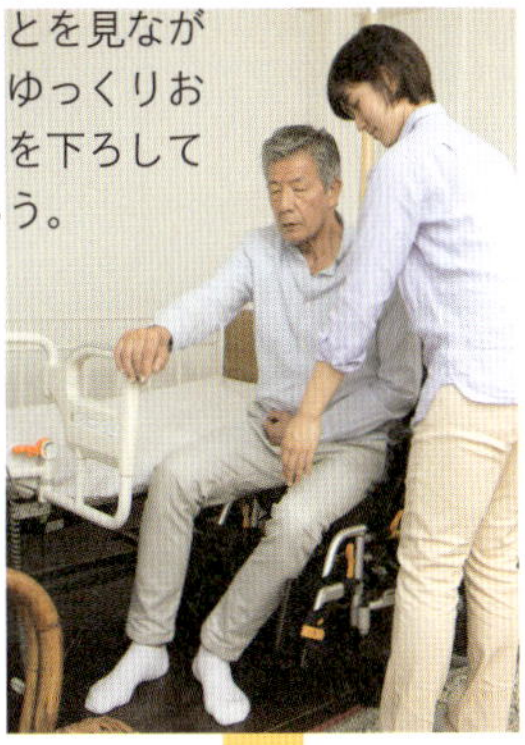

足もとを見ながら、ゆっくりおしりを下ろしてもらう。

5 姿勢を整え、ひじかけを下ろす

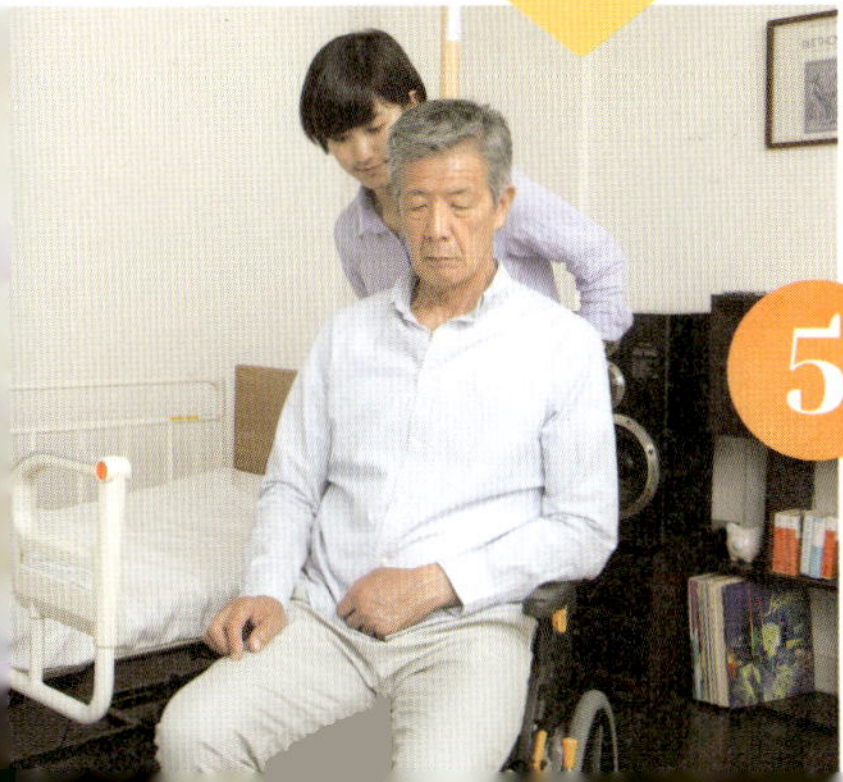

腰が直角になるように姿勢を整えて、ひじかけを下ろす。

V

認知症のケア

身体的・心理的不快をとり除き 周辺症状の悪化を防ぐ

認知症を発症すると、本人だけでなく家族も大変な思いをします。つらい思いを受け止めながら、症状を悪化させない対応法を伝えましょう。

発症、悪化への気づきから チームでの適切な介入へ

認知症は、後天的な器質性疾患で認知機能が低下する状態の総称です。日本の認知症高齢者は、約462万人（平成24年）。2025年には65歳以上の5人に1人が認知症になるとされています（厚労省推計値）。

認知症の一部には治療可能な疾患もありますし、進行を抑える薬もあります。一方、**対応のしかたによって病状が悪化するため、早期に適切な医療ケアの介入が必要です。**

発症や悪化に気づけるのは、療養者の身近にいる家族、そして家族から直接話を聞ける訪問看護師です。**かかりつけ医への相談や認知症専門医への橋渡しができるとよいでしょう。**認知症連携パスを使って、各自治体で、かかりつけ医と認知症専門医をつなげるしくみも導入されています。

治療開始後は、薬の効果や副作用などについて医師に報告し、家族やヘルパーと情報を共有しながら、支援していきます。**認知症の人が最期まで地域のなかで自分らしく生きるために、訪問看護師が果たすべき役割は非常に大きなものです。**

わかりやすい診断、説明で、病態を理解してもらう

家族自身が、認知症の可能性を受け入れられないことも多い。上手に受診を促すことが、最初のサポート。

家族とともに受診

認知症の疑いがあれば早期に受診を勧める。かかりつけ医から認知症専門医への橋渡しも、訪問看護師ができるとよい。

問診＆神経心理学的検査

問診とともに、HDS-R（改訂 長谷川式簡易知能評価スケール）で神経心理学的検査をする。

画像検査

CTやMRIで脳の萎縮の部位や程度、脳血管障害の有無を見る。慢性硬膜下血腫や脳腫瘍、正常圧水頭症などの外科系疾患との鑑別も。

Point

鑑別診断のため、血液検査もあわせておこなう

診断

画像検査による脳の状態と症状との関係を、医師から説明。医療的ケアが必要な病気と、家族に理解してもらう。

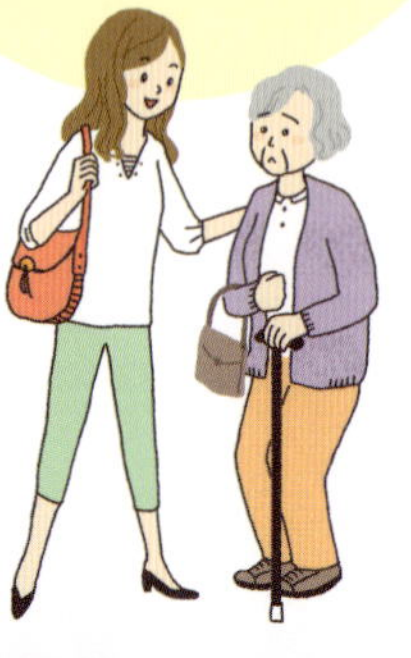

認知症の4大タイプ（原因疾患）を理解する

認知症の原因疾患は多岐にわたるが、おもに下記の4タイプに分けられる。
このほかに、正常圧水頭症、慢性硬膜下血腫、脳腫瘍などで認知症をきたすこともある。

Ⅰ アルツハイマー型認知症（AD）

記憶障害の症状に始まり、日常生活での障害が増えていく

記憶を司る海馬を中心に脳が萎縮。記憶障害に始まり、見当識障害や実行機能障害などが起こり、最期には寝たきりとなる。認知機能改善薬が進行抑制に有効。

Ⅱ レビー小体型認知症（DLB）

うつっぽく無気力になる。パーキンソン病に似た症状も

大脳皮質にレビー小体が蓄積する病気。パーキンソン様症状、幻視や幻聴が特徴で、症状の変動がはげしい。体をスムーズに動かせなくなるので、転倒にも注意。

Ⅲ 脳血管性認知症（VaD）

梗塞のたびに症状が増える。歩行状態にも注意が必要

おもに脳梗塞が原因。障害部位以外は機能が保たれるため、まだら認知症ともいう。梗塞のたびに段階的に悪化し、歩行障害や意欲低下、構音障害などが起こる。

Ⅳ 前《ぜん》頭《とう》側《そく》頭《とう》型《がた》認知症（FTD）

わが道を行く行動が増え、家族に負担がかかりやすい

記憶障害や失語といった症状はあまり目立たず、人格の変化や非常識な行動などが目立つ。同じ行動をくり返す、こだわりが強いなどの特徴もある。

記憶障害ばかりではない。態度の変化も症状のせい

認知症の原因疾患は70種以上にも上りますが、代表的なのが「アルツハイマー型認知症」「レビー小体型認知症」「脳血管性認知症」「前頭側頭型《ぜんとうそくとうがた》認知症」の4つです。**認知症の症状には「中核症状」と、それに伴ってあらわれる「周辺症状（BPSD）」があります。**

たとえばアルツハイマー型認知症では、徘徊や物盗られ妄想が多く、前頭側頭型認知症では暴言・暴力が目立ちます。レビー小体型では、実際にはいない人物や虫が見える幻視が特徴的。脳血管性認知症は、意欲低下が目立つようです。

一般に認知症というと、「記憶障害」のイメージが強いため、人が変わったかのような周辺症状に家族は驚き、とまどい、不安になるものです。看護師は認知症のタイプから、どのような症状があらわれるかを予測し、適切なケア方法を伝えておくようにします。記憶障害が目立たないと、認知症と気づかれず、うつ病と間違われたりすることもあるので、注意してください。

代表的な症状を把握し、ケアにいかす

中核症状はどのタイプの認知症にもあるが、周辺症状は周囲の対応や環境で、あらわれかたに差がある。代表的な症状を把握しておくと、落ち着いて対処できる。

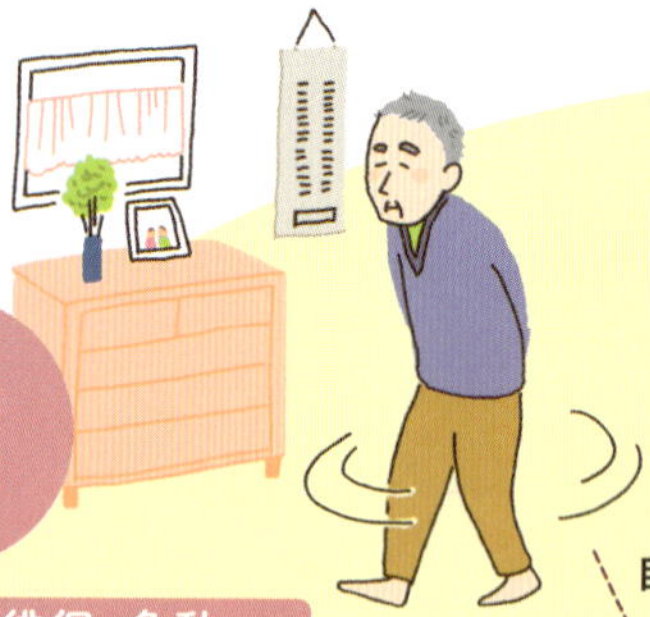

自立した日常生活が難しくなる

中核症状

実行機能障害
炊事・洗濯などの日常的な活動を、順序立てて遂行できなくなる。

記憶障害
体験したできごとを記憶できない、言葉の意味や知識を忘れる。

判断力の低下
情報処理能力が低下し、状況に合わせた総合的な判断ができない。

見当識障害
日時や場所、人物を認識できない。なじみの場所でも迷子になる。

注意障害
状況に応じて、適切な対象に注意を向けることができなくなる。

失認《しつにん》・失行《しっこう》・失語《しつご》
高次脳機能障害の一種。対象の認知や行為の障害、言語機能の低下。

介護者の精神的負担となりやすい

周辺症状（BPSD）

行動症状

徘徊・多動
落ち着きなく、あてもなく歩きまわる。とくに夕方の徘徊が多い。

暴言・暴力
家族や介護者にどなったり、暴力をふるったりする。夜間に多い。

無為・無反応
自主性がなくなり、問いかけにも反応が乏しくなる。認知機能改善薬が原因のこともある。

食行動・性行動異常
食の好みが急に変わるなど。性行動を抑制できなくなることもある。

不潔行為
便をさわる、尿をまき散らすなど。不快な身体症状も原因となる。

心理症状

抑うつ
気分が落ち込み、「生きる価値がない」といったり、自分を責めたりする。

アパシー（無気力）
自発性や意欲が著しく低下。自ら行動しようとせず、閉じこもりがちになる。

不安・焦燥
中核症状に、入院などの環境の変化が加わって、不安や焦燥感が生じる。

妄想
物を盗られる、危害を加えられる、家族に見捨てられるなどの内容が代表的。

幻覚
レビー小体型認知症では、人物や虫など、現実にないものが見える幻視が多い。

せん妄
急にあらわれる意識障害。興奮して落ち着きがなくなり、暴れることも。

＋

身体症状

- 運動機能障害
- 嚥《えん》下《げ》障害
- 便秘
- 失禁
- パーキンソニズム（固縮・無動など）
- 感染症（肺炎など）

訪問看護師の適切なアセスメントで生活の不便・不快を軽減する

脳の障害部位によって、左記のような身体症状があらわれる。症状を予測し、不便・不快を軽減するケアの導入を。たとえば、嚥下障害には嚥下体操、感染予防には口腔ケアや陰部洗浄などが考えられる。

療養者のその日の姿をありのままに受け入れる

中核症状である記憶障害は、徐々に悪化していきます。**家族は不安感から、生年月日をくり返しいわせたり、「私が誰だかわかる？」などと何度も尋ねてしまうことがあります**。けれども、病気で記憶機能が障害されている人に対して、忘れることを責めてもしかたありません。それを理解し、その日の療養者をありのまま受け入れるように導いていきます。

ただ、記憶障害があっても、不快な感情は覚えていることが多いようです。たとえば、脈を測る看護師の手が冷たかったり、血圧測定時に腕を伸ばされるのが痛かったりすると、突然怒り出したり、訪問拒否につながることもあります。**看護師への暴言や訪問拒否は家族にとっても重荷になりますから、本人が不快にならないように、ケアする方法を考えます**。たとえば、指示が理解できるような療養者なら、「人にギュッと腕を伸ばされると痛いでしょう。まず自分で伸ばしてみて」と腕を自分で伸ばしてもらい、血圧を測るという方法もあります。

周辺症状の悪化を防ぎ、自尊心を守る対応を

周辺症状は周囲の対応によって悪化し、介護負担の増大につながる。
タイプごとに適した対応を家族に伝えておく。

タイプ別

前《ぜん》頭《とう》側《そく》頭《とう》型《がた》認知症

いつもの行動とルールを理解

同じ行動をルールに沿って何度もくり返す。中断させると興奮することがあり、危険がないように見守る。

脳血管性認知症

ひとつずつ、わかりやすく伝える

思考の鈍麻はあるが、話の理解はできる。本人のペースに合わせて、ひとつずつわかりやすく伝える。

レビー小体型認知症

日によって対応を変える

活動性が日によって大きく異なる。状態のいい日は、わかりやすい言葉で動作を説明すれば、自分で動ける。

アルツハイマー型認知症

記憶を思い出させようとしない

忘れてしまうのは中核症状なので、しかたない。無理に思い出させようとしたり、記憶させようとしない。

症状別

	周辺症状の悪化因子	対応
家族	状況がわからないことへの不安、自分の能力が徐々に失われていく自己喪失感	安心を与える説明と、受容し支えるケアと、日課・役割のある生活
医療	周辺症状を悪化させることがある薬剤（ドネペジル、アマンタジン、睡眠薬、抗不安薬など）	生活状況を介護者から聞きとり、必要に応じた減量・中止
	薬剤や拘束、脱水、便秘、疼痛、発熱などによるせん妄の併発	せん妄の原因となる病態の排除や薬剤の中止
ケアスタッフ	尊厳を損ねる不適切なケアや無視、放置	パーソンセンタードケアの導入や介護者の教育
	空腹や排泄などの気づきのない介護、人手不足による無視や放置	介護者の観察力やマンパワーの強化
	入院、施設入所、ショートステイ利用などのリロケーションダメージ	なかよしや居場所づくり、なじみの家具・調度品の持ち込み
	トイレへの経路、ベッドの場所、室内の飾り物、雑音などの環境	なじみの環境に近づけ、静かに眠れるよう調整
リハ職	日課や役割、生きがいのない生活、孤独な生活	会話を増やし、できる仕事を手伝ってもらい、なるべく習慣づけて日課にし、ほめて、やる気を出す脳活性化ケア

周辺症状は、不安感や疎外感、体調不良、環境の変化などから起こる。療養者の「快＝笑顔」を引き出す対応を心がける。

（『認知症の正しい理解と包括的医療・ケアのポイント』山口晴保編著、佐土根 朗・松沼記代・山上徹也著、協同医書出版社、2010より引用、一部改変）

観察力を駆使して、不快の原因をとり除く

認知症の人は不快な症状を言葉で表現できないが、行動にはあらわれている。異常に気づくためには、普段のようす、生活行動をよく把握しておく必要がある。

表情、動きから、身体症状をチェック

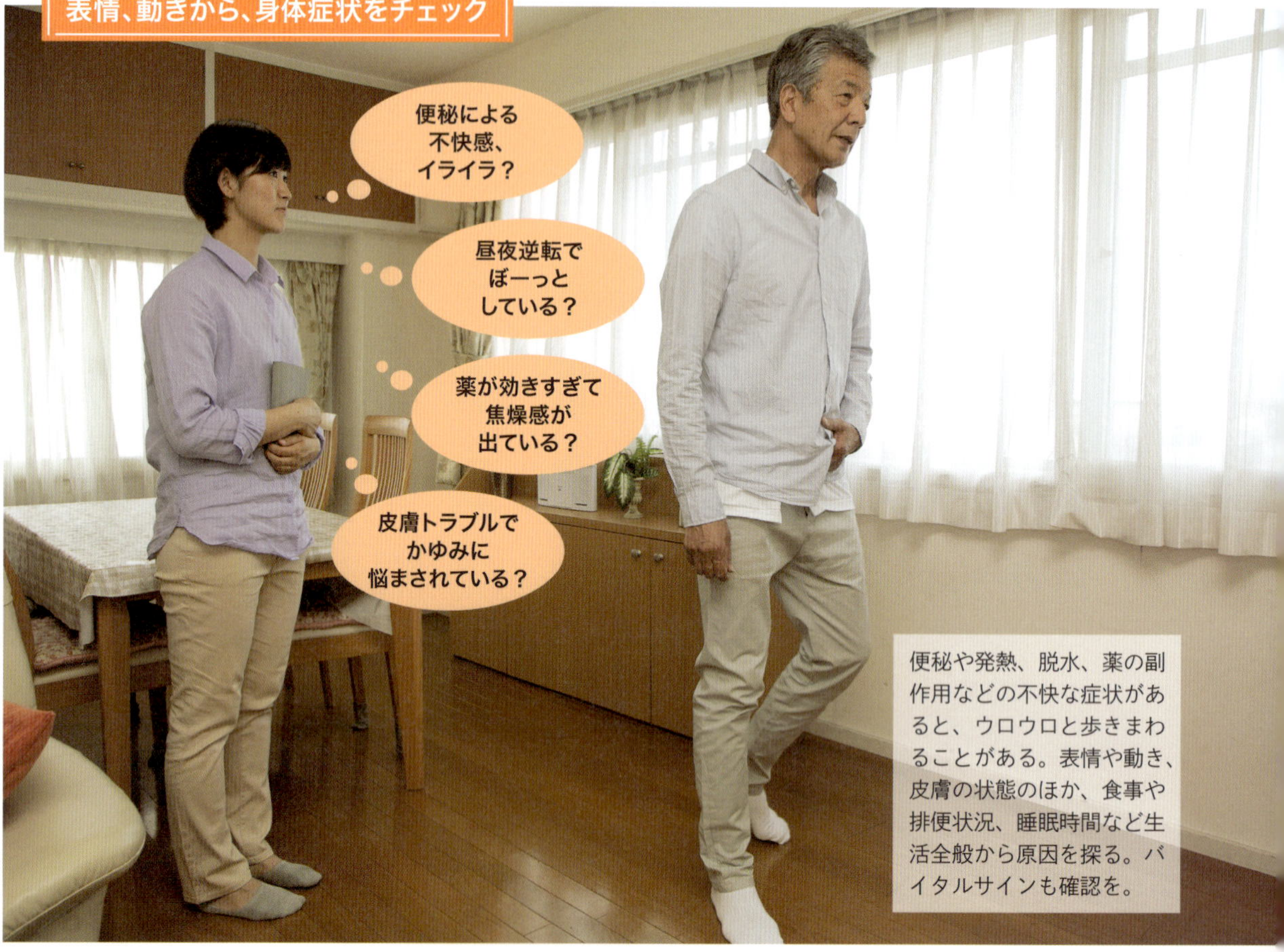
便秘による不快感、イライラ？
昼夜逆転でぼーっとしている？
薬が効きすぎて焦燥感が出ている？
皮膚トラブルでかゆみに悩まされている？

便秘や発熱、脱水、薬の副作用などの不快な症状があると、ウロウロと歩きまわることがある。表情や動き、皮膚の状態のほか、食事や排便状況、睡眠時間など生活全般から原因を探る。バイタルサインも確認を。

変化が不安の引き金に。なるべく定時に訪問する

認知症の療養者にとって、もっとも不安を感じるのが〝変化〟です。環境や状況がなぜ変化したのかを理解できず、強い不安を覚え、周辺症状が悪化することもよくあります。この点を家族や訪問介護員にも理解してもらい、**できるだけ毎日同じ時間に、同じ行動、ケアができるように環境を整えます。訪問看護に行く時間も、急な予定変更などがないように心がけます。**

記憶障害により、訪問看護師の顔を覚えていないことも、よくあります。その場合は**「はじめまして。訪問看護師の○○と申します」と笑顔で挨拶するところから始めましょう。不安を与えないための細やかな配慮が、何より大切です。**

また認知症の療養者は、何らかの不快な身体症状があっても、言葉で表すことはできません。けれども、**徘徊が増える、食欲がなくなるなど、行動で表します。それを医療的な視点で考えるのが、訪問看護師の仕事。**頭のてっぺんからつま先までをアセスメントし、原因の除去に努めます。

家族の思いに耳を傾け、悩みをひとつずつ解消

認知症による変化に、家族はとまどいや不安を感じている。介護負担も大きい。家族の思いを傾聴して、ストレスを減らすことが療養者の安定につながる。

まずは家族の思いを傾聴。いまの対応を否定せず、「無理に思い出させせなくてもいいですよ」などと、やさしく伝える。

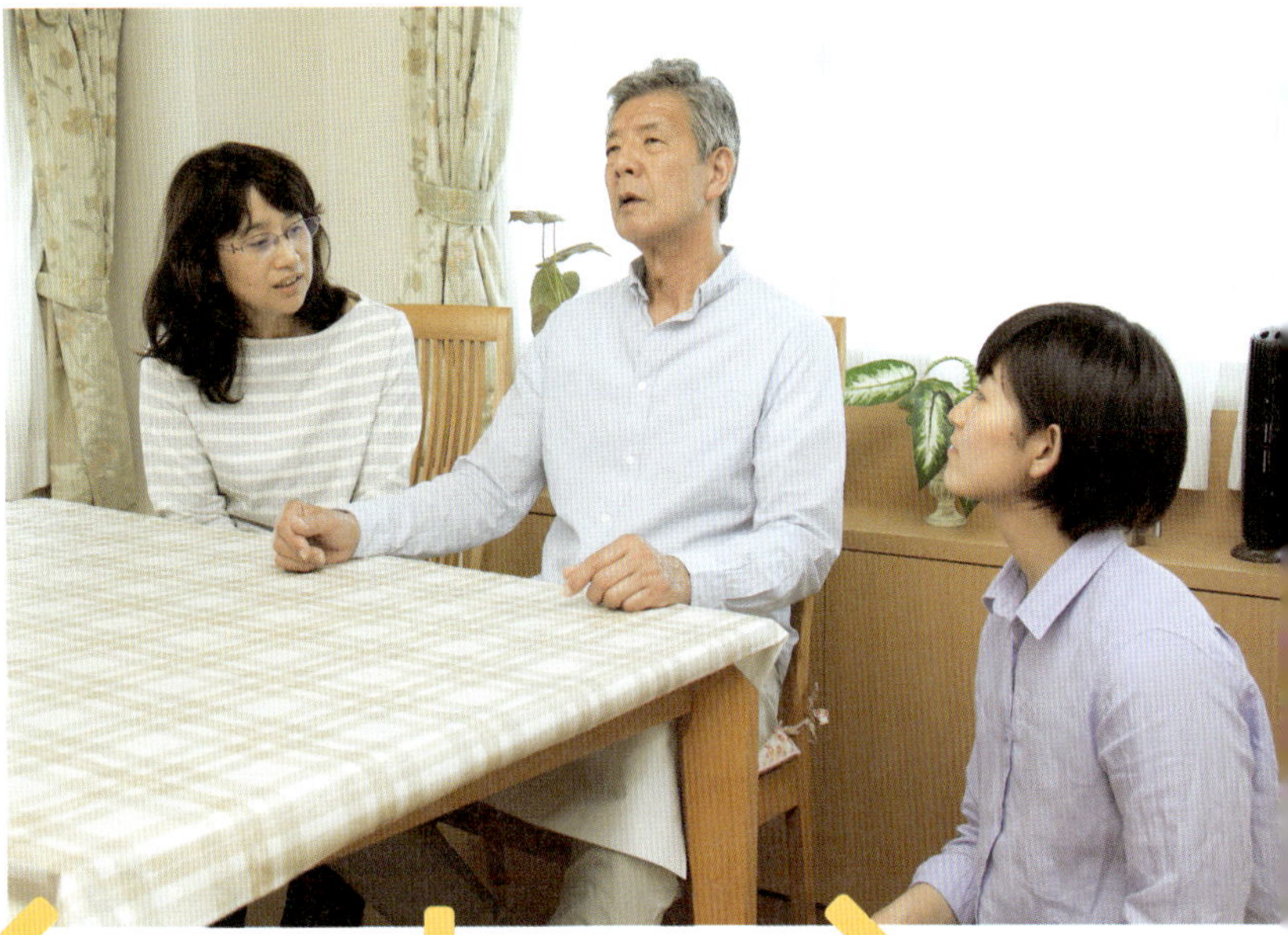

徘徊への不安には探知機の活用を勧める

徘徊による事故が心配だが、24時間の見守りは困難で拘束も避けたい。そのようなときにはGPSつき徘徊探知機の活用が勧められる。

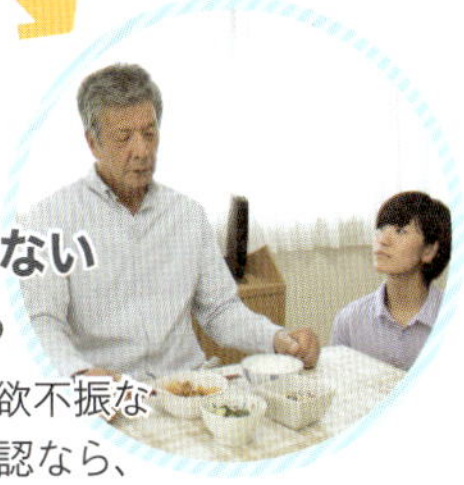

例1
食べてくれない原因を探る

便秘による食欲不振など。失行、失認なら、介助すれば食べられる。

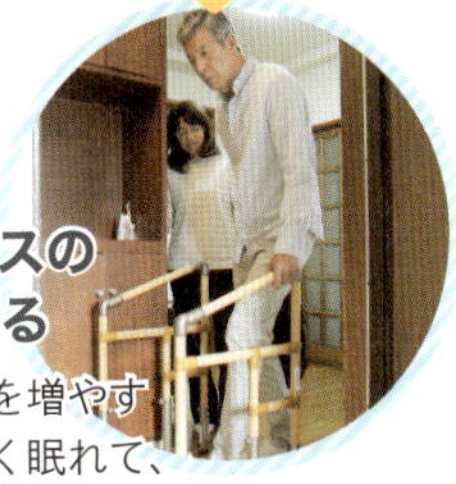

例2
デイサービスの利用を勧める

日中の活動量を増やすと、夜間によく眠れて、多動や興奮が落ち着く。

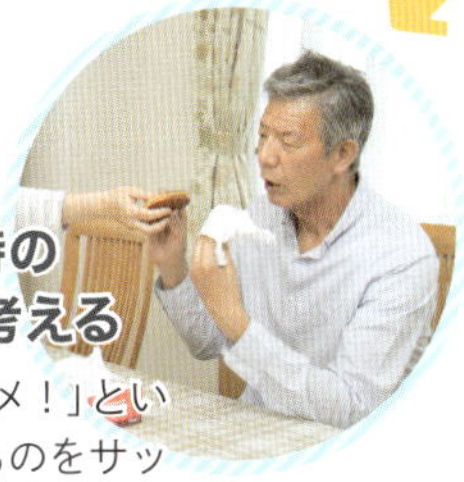

例3
トラブル時の対処法を考える

異食時は「ダメ！」といわず、食べものをサッと出して交換する。

いちばんつらいのは家族。間違ったケアでも否定しないで

認知症高齢者に24時間365日対応している家族の心労は、はかりしれません。先の見えない介護に疲れて体調を崩したり、虐待が起こることもあり、家族への支援は不可欠。**まずは家族の気持ちに寄り添い、「本当によく頑張っていらっしゃいますね」と、ねぎらうことが大切です。**

そのうえで、周辺症状を悪化させない適切な関わりかたをアドバイスします。精神的な余裕をなくし、適切な関わりかたができずにいる家族には、その思いを聞きながら上手に助言します。

もうひとつ大切なのは、家族を地域で孤立させないこと。「認知症のことをまわりに知られたくない」という気持ちもあるでしょうが、近隣住民や交番など、理解者を増やすことも考えてもらいましょう。**もし徘徊していても、近隣の人が気軽に声をかける関係ができていれば、家族の負担の軽減にもつながるはずです。**地域包括支援センターの相談窓口や家族の会、認知症カフェなど、家族支援の情報も提供していきます。

VI

神経難病のケア

徐々に失われていく機能への支援、医療への意思決定のサポートを

神経難病の療養者は、年単位でいくつもの障害を抱えることになります。長期間の療養生活を見すえ、医療ケアにかかわる意思決定も支援します。

有効な治療法がなく年単位で機能が失われる

神経系が障害される希少疾患のうち、原因がはっきりわかっておらず、有効な治療法がないものを「神経難病」といいます。**神経難病支援の特徴は、長期戦になることと、医療的なケアが多いことのふたつです。疾患によってスピードは異なりますが、いずれも運動障害、構音障害、嚥下《えんげ》障害、呼吸障害などが加わって、最終的にはほぼ寝たきりとなります**。障害に応じて、排泄介助、吸引、リハビリテーションをおこなったり、経管栄養や気管切開、人工呼吸器などの医療的処置を検討します。

神経難病のフィジカルアセスメントは、疾患の進行による症状か、合併症による症状かを見極めることが重要です。たとえばALS（筋萎縮性側索硬化症《きんいしゅくせいそくさくこうかしょう》）では、声量低下や食事中の易疲労があらわれますが、同様の症状は呼吸不全でも見られます。パーキンソン病で症状の日内変動があるなら、薬の効果が切れているのかもしれません（ウエアリングオフ）。合併症の出現を見逃すことのないよう、注意してください。

知的能力は保たれ医学知識にも精通している

神経難病の人はうまく話すことができませんし、パーキンソン病などは無表情になるため（仮面様顔貌《かめんようがんぼう》）、〝何もわからない〟と思われがちです。しかし認知症とは違い、認知機能は保たれているのが一般的。**医学知識に精通した人も多く、自分の疾患の経過がわかるので、病状が進行するたびに落ち込んでしまうこともあります**。コミュニケーション方法を工夫しながら（→P201）、精神的にサポートすることが大切です。

体を自分で動かせないのは、非常につらいことです。関節痛や不快感、掻痒感などの感覚はあるので、体位変換の数分後に「1㎝右に体を動かしてほしい」という訴えが起きるのも当然でしょう。ALSでは、情動運動系が障害されると「情動静止困難」があらわれ、自分の情動を抑制できず、主張をゆずらないという場合もあります。

苦痛をとるためには介護力を増やすほか、うまく眠れるようにするのもひとつの方法です。アロマを利用するなど、療養者の好みに合わせて環境を整えていきましょう。

神経難病の障害特性、症状を理解する

神経の障害部位によって疾患や症状が異なる。初期から特徴的な症状が揃うケースは少なく、徐々に症状が加わるため、診断に時間がかかることも多い。

代表的な神経難病

進《しん》行《こう》性《せい》核《かく》上《じょう》性《せい》麻《ま》痺《ひ》(PSP)

前頭葉《ぜんとうよう》や脳幹の障害。症状はパーキンソン病に似る

脳幹、前頭葉《ぜんとうよう》、錐体外路系の障害で、パーキンソン様症状、易転倒、眼球運動障害、頸部後屈、高次機能障害などが発現。パーキンソン病より薬が効きにくく進行が速い。

パーキンソン病(PD)

錐体外路系の障害。パーキンソニズムなどが出現

錐体外路系の障害により、「安静時振戦」「筋固縮」「無動・寡動」「姿勢反射障害」が発現。発症年齢は50～60歳が多い。薬物療法とリハビリにより症状の軽減が可能。

筋《きん》萎《い》縮《しゅく》性《せい》側《そく》索《さく》硬《こう》化《か》症《しょう》(ALS)

随意運動系の障害。呼吸機能が早期に奪われる

随意運動系が障害され、とくに呼吸機能が早期に障害される。40～60歳での発症が多い。栄養管理とTPPV（→P132）の発達により、現在は10年以上の生存が可能。

脊《せき》髄《ずい》小《しょう》脳《のう》変《へん》性《せい》症《しょう》(SCD)

原因遺伝子で異なるが、小脳失調で転びやすい

脊髄や小脳の変性による失調症状を中心とする疾患群で、原因遺伝子により多彩な症状を呈する。発症頻度は10万人に約10人で、遺伝性が30％、非遺伝性が70％。

多《た》系《けい》統《とう》萎《い》縮《しゅく》症《しょう》(MSA)

小脳や錐体外路系の障害。脊髄小脳変性症のひとつ

運動障害、構音・嚥下《えんげ》障害、不随意運動、呼吸障害、認知障害などが起こる。発症後2年以内には起立性低血圧、体温調節障害、夜間多尿などの自律神経症状も必発。

大《だい》脳《のう》皮《ひ》質《しつ》基《き》底《てい》核《かく》変《へん》性《せい》症《しょう》(CBD)

大脳皮質と錐体外路系の障害。運動の左右差が特徴

大脳皮質や錐体外路系の障害により、運動障害や筋強剛、失行、無動などの症状があらわれる。顕著な左右差が認められるのが特徴。発症年代は60歳代が多い。

その他の神経難病

指定難病のうち、神経・筋疾患に分類されるもの。番号は、厚労省による指定難病の告示番号

1 球脊髄性筋萎縮症
3 脊髄性筋萎縮症
4 原発性側索硬化症
8 ハンチントン病
9 神経有棘赤血球症
10 シャルコー・マリー・トゥース病
11 重症筋無力症
12 先天性筋無力症候群
13 多発性硬化症／視神経脊髄炎
14 慢性炎症性脱髄性多発神経炎／多巣性運動ニューロパチー
15 封入体筋炎
16 クロウ・深瀬症候群
22 もやもや病
23 プリオン病
24 亜急性硬化性全脳炎
25 進行性多巣性白質脳症
26 HTLV-1関連脊髄症
27 特発性基底核石灰化症
29 ウルリッヒ病
30 遠位型ミオパチー
31 ベスレムミオパチー
32 自己貪食空胞性ミオパチー
33 シュワルツ・ヤンペル症候群
111 先天性ミオパチー
112 マリネスコ・シェーグレン症候群
113 筋ジストロフィー
114 非ジストロフィー性ミオトニー症候群
115 遺伝性周期性四肢麻痺
116 アトピー性脊髄炎
117 脊髄空洞症
118 脊髄髄膜瘤
119 アイザックス症候群
120 遺伝性ジストニア
121 神経フェリチン症
122 脳表ヘモジデリン沈着症
123 禿頭と変形性脊椎症を伴う常染色体劣性白質脳症
124 皮質下梗塞と白質脳症を伴う常染色体優性脳動脈症
125 神経軸索スフェロイド形成を伴う遺伝性びまん性白質脳症
126 ペリー症候群
127 前頭側頭葉変性症
128 ビッカースタッフ脳幹脳炎
129 痙攣重積型(二相性)急性脳症
130 先天性無痛無汗症
131 アレキサンダー病
132 先天性核上性球麻痺
133 メビウス症候群
135 アイカルディ症候群
136 片側巨脳症
137 限局性皮質異形成
138 神経細胞移動異常症
139 先天性大脳白質形成不全症
140 ドラベ症候群
141 海馬硬化を伴う内側側頭葉てんかん
142 ミオクロニー欠神てんかん
143 ミオクロニー脱力発作を伴うてんかん
144 レノックス・ガストー症候群
145 ウエスト症候群
146 大田原症候群
147 早期ミオクロニー脳症
148 遊走性焦点発作を伴う乳児てんかん
149 片側痙攣・片麻痺・てんかん症候群
150 環状20番染色体症候群
151 ラスムッセン脳炎
152 PCDH19関連症候群
153 難治頻回部分発作重積型急性脳炎
154 徐波睡眠期持続性棘徐波を示すてんかん性脳症
155 ランドウ・クレフナー症候群
156 レット症候群
157 スタージ・ウェーバー症候群
158 結節性硬化症
159 色素性乾皮症
177 有馬症候群
201 アンジェルマン症候群
307 カナバン病
308 進行性白質脳症
309 進行性ミオクローヌスてんかん
320 先天性グリコシルホスファチジルイノシトール欠損症

神経難病は非常に多い。全部覚えるよりも、一般的な経過を理解することが大事。その疾患の療養者に出会ったときに学ばせてもらう。

今後の障害を見据えた支援をおこなう〈ALSの例〉

ALSの進行例から、神経難病の経過を見てみよう。発症後は障害が増悪し、発症後3〜5年で呼吸障害が起こる。人工呼吸器装着は、平均で発症後4年程度。

球麻痺《きゅうまひ》

脳の延髄の障害によって起こる麻痺を「球麻《きゅうま》痺《ひ》」という。舌やのどの筋肉の力が低下し、構音障害、嚥下障害が起こる。

I 運動障害（進行性の筋力低下）

手足に力が入らず、徐々に動かせなくなる

四肢の筋肉が麻痺し、萎縮する。「字が書きにくい」「箸が持ちにくい」「歩きにくい」「階段が上りにくい」「こむら返り」などの症状が出る。症状に応じたADL（日常生活動作）介助、拘縮《こうしゅく》予防のためリハビリテーションが必要。

意思決定支援

今後発現する嚥下《えんげ》障害、構音障害、呼吸障害などに対し、どのような医療を望むか

医療処置&ケア

- 移動、移乗、寝返り介助
- 食事、排泄、清潔ケア介助
- 拘縮予防のリハビリ など

II 嚥下《えんげ》障害

飲食物を嚥下できない。唾液も口の中にたまる

舌やのどの筋肉が弱くなり、食べものや飲みもの、唾液を飲み込みにくくなる。むせやすくなり、誤嚥《ごえん》性肺炎のリスクが高まる。誤嚥性肺炎を頻発する場合は、経管栄養法を検討。

意思決定支援

- 胃瘻《いろう》の造設
- 中心静脈栄養の導入（とくに誤嚥性肺炎発症時）など

医療処置&ケア

- 嚥下食の利用（FRSsw1の段階まで）
- 低栄養状態、脱水の予防
- 唾液、痰の吸引
- 口腔ケア など

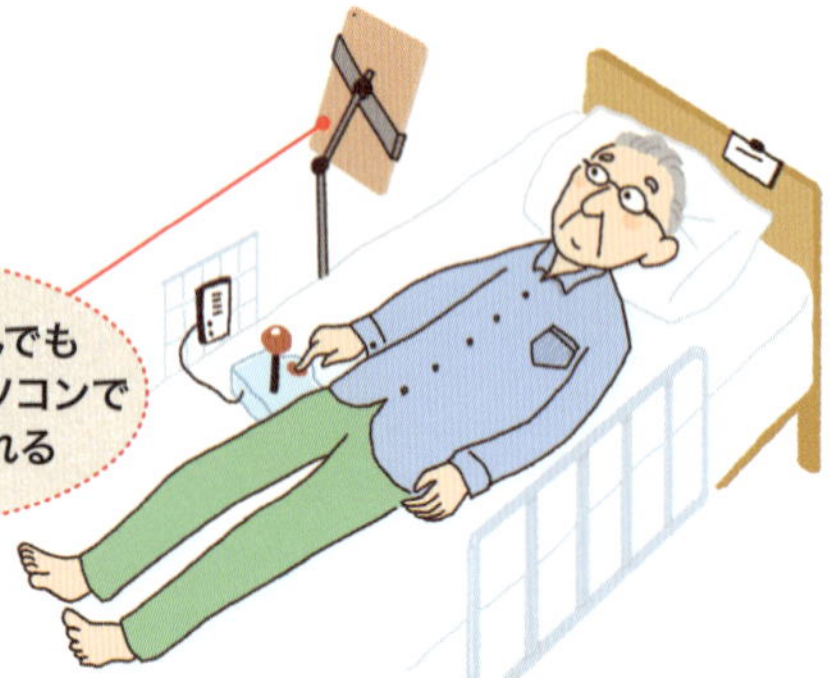

Point

運動障害が進んでもモバイル機器、パソコンで社会とつながれる

いつか起きる障害に向けて医療処置の希望を話し合う

神経難病は段階的に障害が進行していきます。先の経過を見通しながら、医療処置を検討していかなければなりません。

たとえば、嚥下《えんげ》障害がひどくなったら胃瘻をつくるかどうか、肺炎をくり返すなら気管切開をするかどうかなど、ひとつひとつに意思決定が必要です。看護師は医師の説明を補足しながら、**医療処置のメリットとデメリットをよく説明します。**そして療養者や家族の気持ちに寄り添い、意思決定をサポートしていきます。

ここで大切なのは、**意思決定が療養者本人のものであること。人工呼吸器をつけると決めたなら、その後、人工呼吸器をつけた人生が長く続いていきます。**本人ではなく、家族が意思決定を担ってしまうと、のちに家族がつらい思いをすることにもなりかねません。

看護師は療養者の意思決定が難しくならないうちから、これからどのように生きていきたいかを聞きます。療養者と家族で何度も話し合い、共有することが大切です。

発症には4つの型がある

1 球麻痺型
2 上肢型
3 下肢型
4 呼吸筋麻痺型

ALSは、発症部位の初発症状から「球麻痺型」「上肢型」「下肢型」「呼吸筋麻痺型」の4つに分けられる。構音障害・嚥下障害が主体となる球麻痺型は、とくに予後が悪いとされている。

Ⅲ コミュニケーション障害（構音障害）

言語での意思伝達が困難に。口文字や文字盤の利用が必須

声が出しにくくなり、言葉での意思伝達が困難になる。瞬目《しゅんもく》の回数や視線の移動などでYes、Noを表したり、介護者が50音を読み上げる口文字や文字盤などで意思伝達をする。

意思決定支援
- スピーチカニューレの使用
- スピーキングバルブの使用（気管切開している場合）など

医療処置&ケア
- 新たなコミュニケーション法の練習
- 唾液、痰の吸引
- 口腔ケア など

フリック式、音声スキャン方式がある

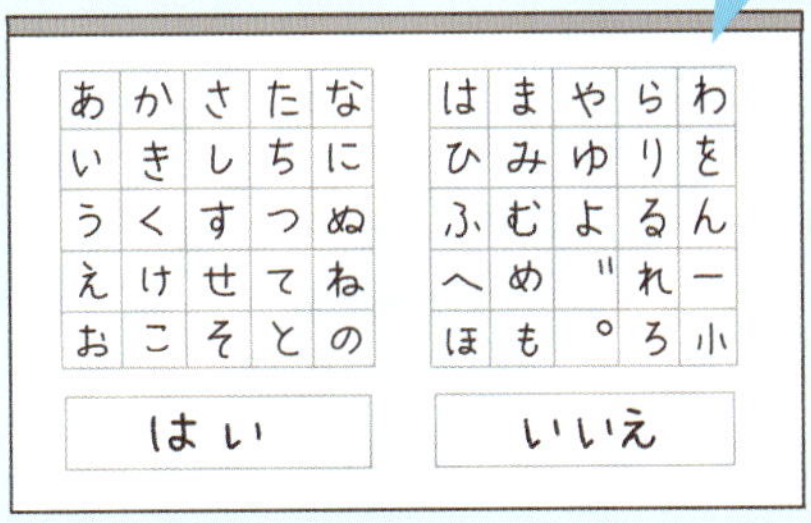

介護者が療養者の前に透明な文字盤をかざし、視線の動きで文字を確定する「透明文字盤」。

Ⅳ 呼吸障害

呼吸筋が麻痺し自発呼吸ができなくなる

呼吸筋が麻痺して呼吸困難があらわれ、やがて自発呼吸も困難になる。高度の慢性呼吸不全では人工呼吸器が適応となる。人工呼吸器を装着したうえで、管理を適切におこなえば、数十年生きられる。

意思決定支援
- 人工呼吸器の使用
- 呼吸停止時の心肺蘇生の実施 など

医療処置&ケア
- 気管切開、カニューレ装着
- 人工呼吸器の導入
- 二次的合併症の予防（呼吸器感染、循環器疾患）など

不快さをとり除くには コミュニケーションツールが必須

神経難病が進行すると、言葉によるコミュニケーションが難しくなるため、何らかのコミュニケーションツールが不可欠です。

たとえば、手指や眼球の動き、視線で入力する意思伝達装置や、文字盤や口文字といった対面のコミュニケーション方法が代表的。最近は、遠隔操作が可能なコミュニケーション支援ロボットも登場しています。

ただ、病状が進行すると、それまで使っていたツールが使えなくなります。**療養者がもっとも不安に感じるのが、自分の意思を伝えられなくなること。**訪問看護師は病状の進行に応じて、作業療法士とも連携しながら、適切な時期に別のコミュニケーションツールを検討していく必要があります。

訪問看護師のなかには、療養者とのコミュニケーションは、訪問介護員まかせという人もいるようです。しかし、**信頼関係を築き、症状を的確に理解して対処していくために、コミュニケーションは必須。**療養者に合わせたコミュニケーション法の習得にとり組みましょう。

運動機能の障害には、重症度に応じたケアを〈パーキンソン病の場合〉

パーキンソン病は、ホーン・ヤールの重症度分類でステージⅢ以上、生活機能障害度でⅡ以上だと、特定疾患の医療費助成対象になる。

生活機能障害度 Ⅰ度

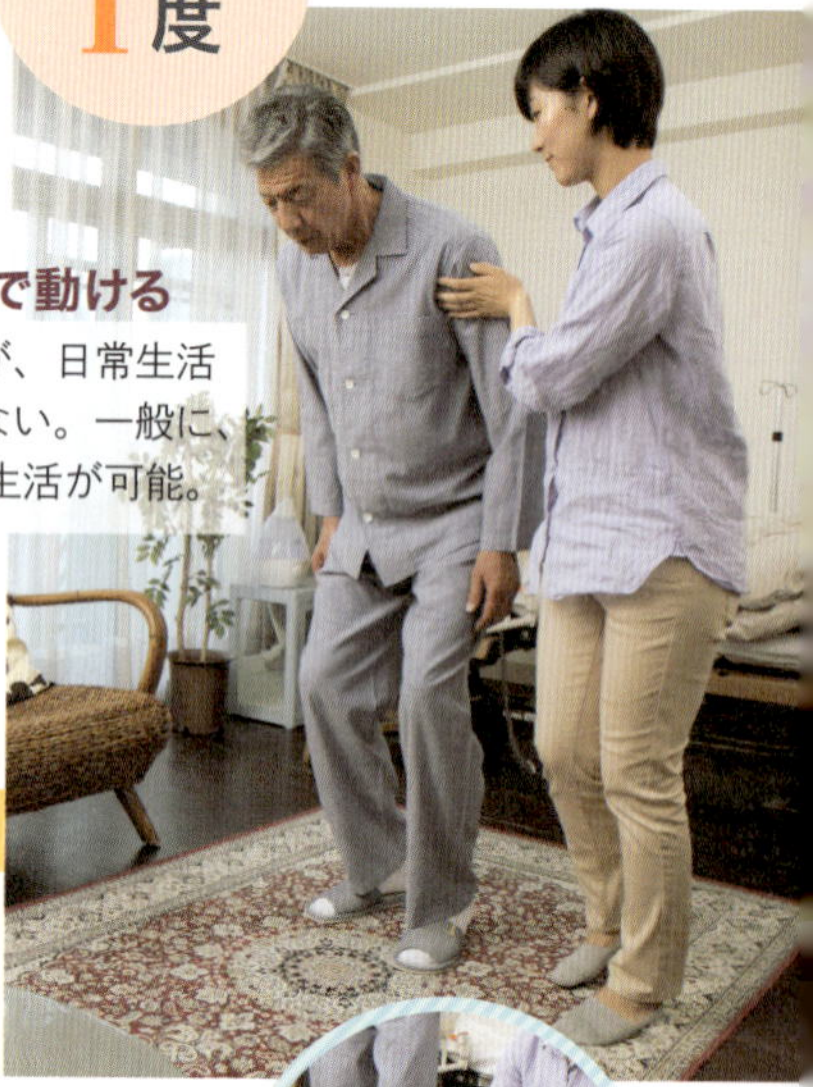

ホーン－ヤールの重症度分類

ステージⅠ　ステージⅡ

振戦、筋強剛はあるが、自分で動ける

片側、または両側に症状があるが、日常生活や通院にはほとんど介助を要しない。一般に、発症後10年以上は独立した日常生活が可能。

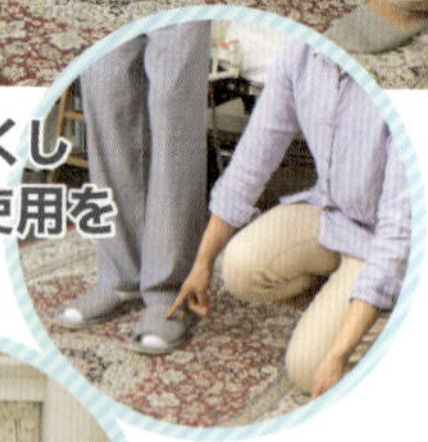

段差をなくしスリッパ使用をやめる

生活機能障害度 Ⅱ度

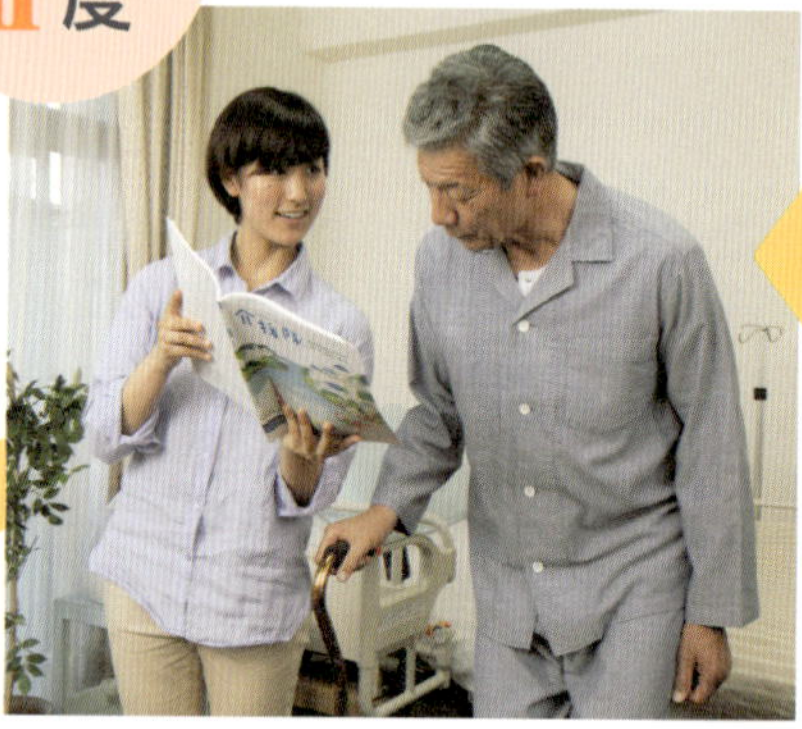

ステージⅢ　ステージⅣ

転倒リスクが高まる。歩行器の使用を勧めて

歩行障害や姿勢反射障害が見られ、日常生活や通院に介助が必要。しかし、過度な介助は機能低下だけでなく、自尊心を傷つけることもあるので注意。

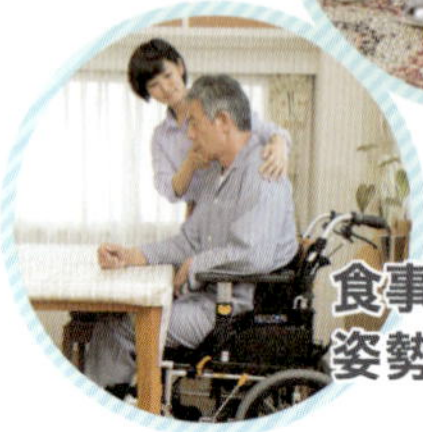

食事の際に姿勢を整える

生活機能障害度 Ⅲ度

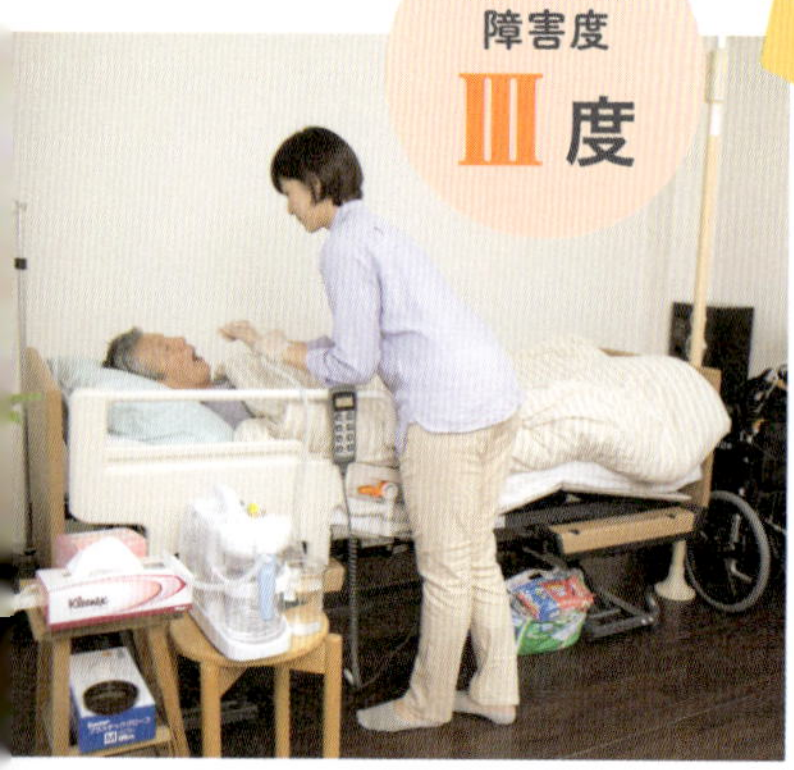

ステージⅤ

ADLが著しく低下。多くの時間をベッドで過ごす

歩行や起立ができず、日常生活全般に介助を要する。ベッド上で過ごすことが多いため、拘縮《こうしゅく》や褥瘡《じょくそう》、感染などの予防ケアも不可欠。

もっとも多いのはパーキンソン病。合併症による寝たきりを防ぐ

パーキンソン病を例に、運動機能が低下する神経難病のケアを見ていきましょう。**神経難病のなかでもっとも多いのが、パーキンソン病です**。進行性核上性《しんこうせいかくじょうせい》麻痺《まひ》や大《だい》脳皮質基底核変性症《のうひしつきていかくへんせいしょう》でも、パーキンソン病と似た症状があらわれるため、パーキンソン病関連疾患とよばれます。

パーキンソン病の運動障害は「振戦《しんせん》」「筋《きん》強剛《きょうごう》」「無動」「姿勢反射障害」が代表的です。介助の際にとくに注意すべきは、姿勢反射障害。バランスが悪くなり、転倒しやすくなります。歩き始めたときや方向を変えるとき、椅子に座るときに転倒しやすいので、気をつけてください。

転倒が怖いのは、骨折により寝たきりになるリスクが高まるためです。骨折以外の合併症としては、「誤嚥《ごえん》性肺炎」や、便秘による「腸閉塞」に注意します。また、薬を急激に中止したために高熱や意識障害などの全身症状をきたす「悪性症候群」が起こることもあります。服薬管理も含め、毎日の支援で合併症を防ぎます。

10〜20人のスタッフがいることも。全員の情報共有の調整役に

神経難病の場合は、支援が多岐にわたるため、多職種のチームでケアにあたります。**往診医、専門医、訪問看護師、訪問介護員、訪問歯科医、耳鼻咽喉科医、言語聴覚士、作業療法士、保健師、ケアマネジャーなど、10人以上のスタッフがいることもよくあります。**ＡＬＳでは、学生などのボランティアスタッフも入ります。

このように多職種で大人数のチームでは、情報共有が非常に大切。**療養者の状態だけでなく、機器の設定やコミュニケーション法についても、全員で情報を共有しなければ、適切なケアはできません。訪問看護師には、チーム全体の調整役が期待されます。**

また、難病支援の制度について理解を深めておくことも必要です。「難病の患者に対する医療等に関する法律」による指定難病３０６疾病は医療費助成の対象となるほか、医療保険制度、介護保険サービス、障害福祉サービスとの併用も可能。自治体独自の制度もあるので、保健所保健師と相談しながら、支援体制を整えていきましょう。

神経難病の療養者のためのおもなサービスを知る

介護保険制度、医療保険制度のほか、障害者自立支援法、
難病法(難病の患者に対する医療費等に関する法律)が定めるサービスも受けることができる。

Ⅰ 介護保険制度によるサービス

訪問看護
訪問介護
訪問入浴
訪問リハビリテーション
24時間地域巡回型訪問サービス
など

訪問看護や介護のほか、訪問リハビリテーション、訪問入浴などのサービスが、原則1割負担で受けられる。介護ベッドなど、福祉用具の貸与も制度の対象。

Ⅱ 医療保険制度によるサービス

訪問看護(週4回以上)
医療費等の助成
訪問リハビリテーション
など

医療保険制度で訪問看護サービスを受ける場合、週4回以上の訪問が可能。複数の訪問看護ステーションを利用でき、緊急時訪問、長時間訪問なども受けられる。

Ⅲ 障害福祉サービス

補装具の給付(意思伝達装置、日常生活用具など)
重度訪問介護
ホームヘルプサービス
短期入所
など

障害者自立支援法に基づくもので、市区町村に利用申請をおこなう。コミュニケーション支援のための意思伝達装置の給付、居宅介護サービスなどがある。

Ⅳ 難病対策によるサービス

医療費の助成
人工呼吸器使用者への訪問看護
難病患者ホームヘルプサービス
日常生活用具の給付
など

難病法にもとづくサービス。難病指定医による診断を受け、各都道府県に申請をすると、医療受給者証が交付され、特定医療費が助成される。

VII

がん治療&緩和ケア

外来化学療法をサポート。末期には心身の痛みをケアする

かつては入院治療があたりまえだったがん治療も、現在は在宅でおこなわれます。薬物治療中の副作用のケアに始まり、末期における心のケアも重要な仕事です。

病院の医療と療養者をつなぐ架け橋となる

がんは長年、日本人の死因のトップを占めている疾患。現在は3人に1人ががんで亡くなっています。近年、がん治療は入院から外来へと移行しつつあり、外来通院で化学療法を受ける人が増えています。

療養者が通院治療を受けている場合、外来の看護師との連携が欠かせません。どのような抗がん剤をどのくらい使ったのかという情報を入手し、在宅で安定した生活ができるように支援していきます。

また、医師から病状や治療法を説明されていても、療養者の理解が不十分だったり、誤解しているケースも少なくありません。そこをきちんとフォローしていきましょう。

身近ながん経験者のイメージから、「抗がん剤は絶対にしたくない」「人工肛門はいやだ」などと考えている人もいますが、がんの治療法は日々進歩しています。ひとくちにがんといっても、部位やがんの種類によって、その性質も治癒率も違います。**治療法選択のための正しい知識をわかりやすく伝えるのも、訪問看護師の仕事です。**

がん患者の在宅療養を6つの視点で支える

がん患者の在宅療養で、訪問看護師は下記の6つの視点から支援を考えていく。

1 療養者、家族と信頼関係を築く

在宅療養の継続には、療養者や家族との信頼関係が不可欠。安心感を与えるケアや、不安や悩みに適切に対処することで、信頼関係を築いていく。

2 在宅療養継続の覚悟をもってもらう

療養者・家族が家で過ごすことの意味を認識し、在宅療養の意思を固める支援をおこなう。病状悪化に伴う医療措置や介護負担の増大に対処できるかも確認。

3 療養者の苦しみをやわらげる

苦痛があると、療養者も家族も死への不安が強くなり、おだやかな療養生活が難しくなる。苦痛を十分に緩和する方法を医師に確認し、家族にも指導する。

疼痛ケアは、心の痛みも対象となる

痛みのケアは、身体的な苦痛の除去だけでなく、精神的な苦痛も含めて考える。

現在のがん治療では、痛みを総合的なもの(トータルペイン)として捉え、早期から緩和ケアをおこなう。

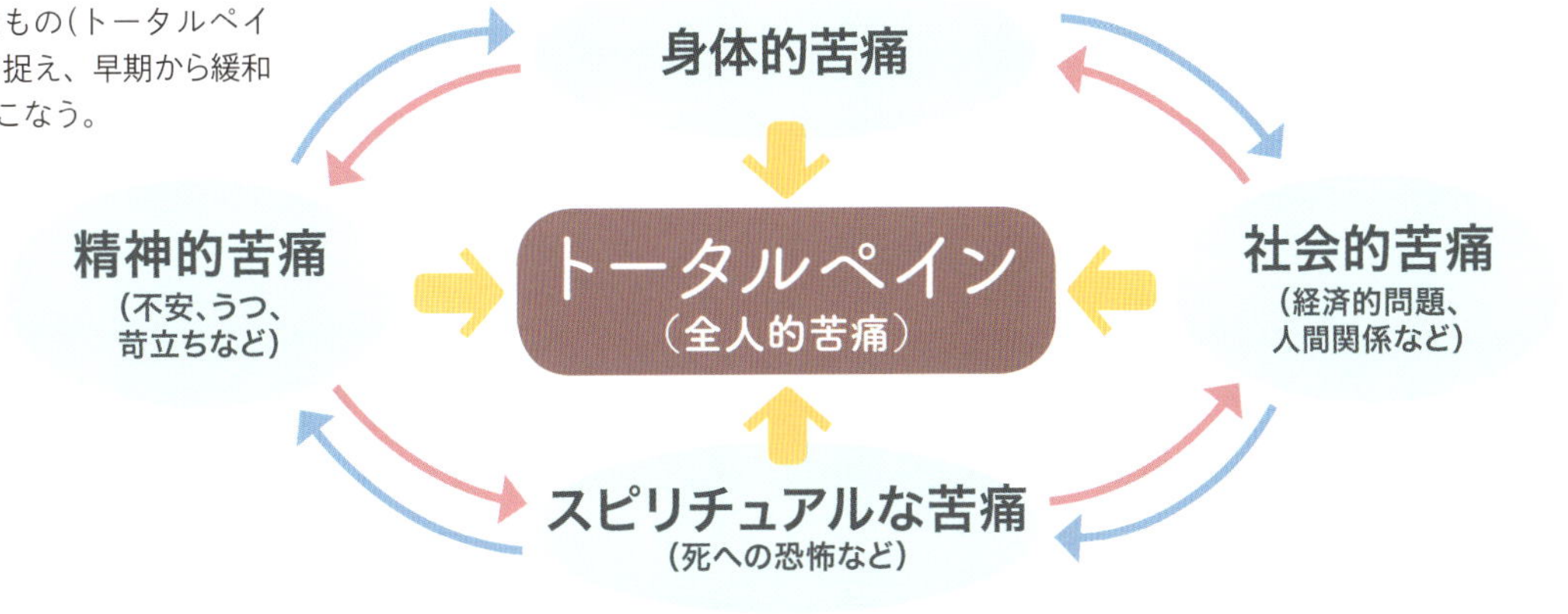

治癒が望めなくなったとき、絶望感、孤独感を受け止める

医師から、それまで続けていた治療の効果が望めないと告げられたとき、患者は非常に大きいショックを受けるものです。

訪問看護師には、こうした患者の絶望感や孤独感を受け止める存在として、寄り添うことが求められます。感情を吐き出すことで、療養者や家族が次第に現実と向き合い、残りの日々をどう過ごすか考えられるようにサポートしましょう。

病気に伴う心と体の痛みをやわらげるのが、「緩和ケア」です。がんは日本人にとって、死と直結するイメージの強い病気。緩和ケアはがんの末期に限らず、診断時から途切れなく提供されるべきものです。**身体的な苦痛だけに目を向けるのではなく、「トータルペイン」としてとらえ、上記の４つの面からアセスメントをおこないます。**

薬剤による疼痛コントロールのほか、入浴や足浴、体位の工夫、マッサージなどのケアでも、苦痛を緩和することができます。家族にもケアのしかたを指導しておくとよいでしょう。

4 病状の急変に備える

予測できる急変にどのように対処するか、また緊急時の連絡体制を決めておく。急変に対する療養者・家族の不安をできるだけとり除くよう努める。

5 介護の主体となる家族を支える

介護や看取りの経験がない家族には、戸惑いや不安も大きい。看護師がリードしながら、介護環境を整える。親戚との関係も把握し、家族の負担軽減を図る。

6 患者・家族の心の揺れを支える

患者や家族は、ほんの少しの病状の変化にも不安を感じ、心が揺れる。看護師は療養者や家族の思いを傾聴し、不安や心の揺れを受け止めて支えていく。

薬物治療中のケア

抗がん剤の副作用にいち早く対処する

化学療法を通院で受けている場合、基本のアセスメントに加え、悪心・嘔吐などの副作用を必ず確認する。

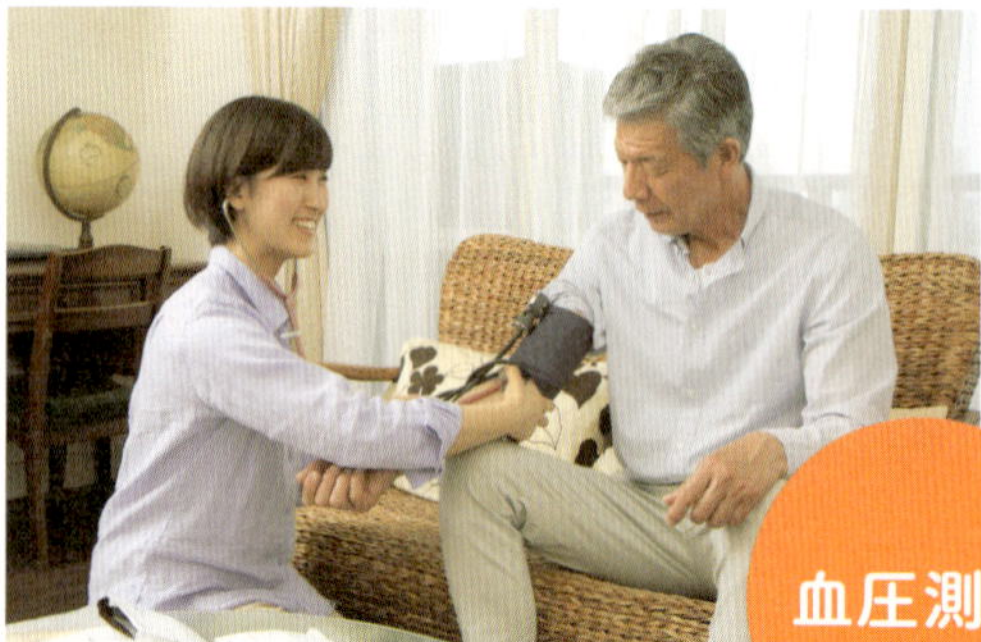

血圧測定

療養者の顔を見て、話を聞きながら測定。同時に皮膚のアセスメントもおこなう。

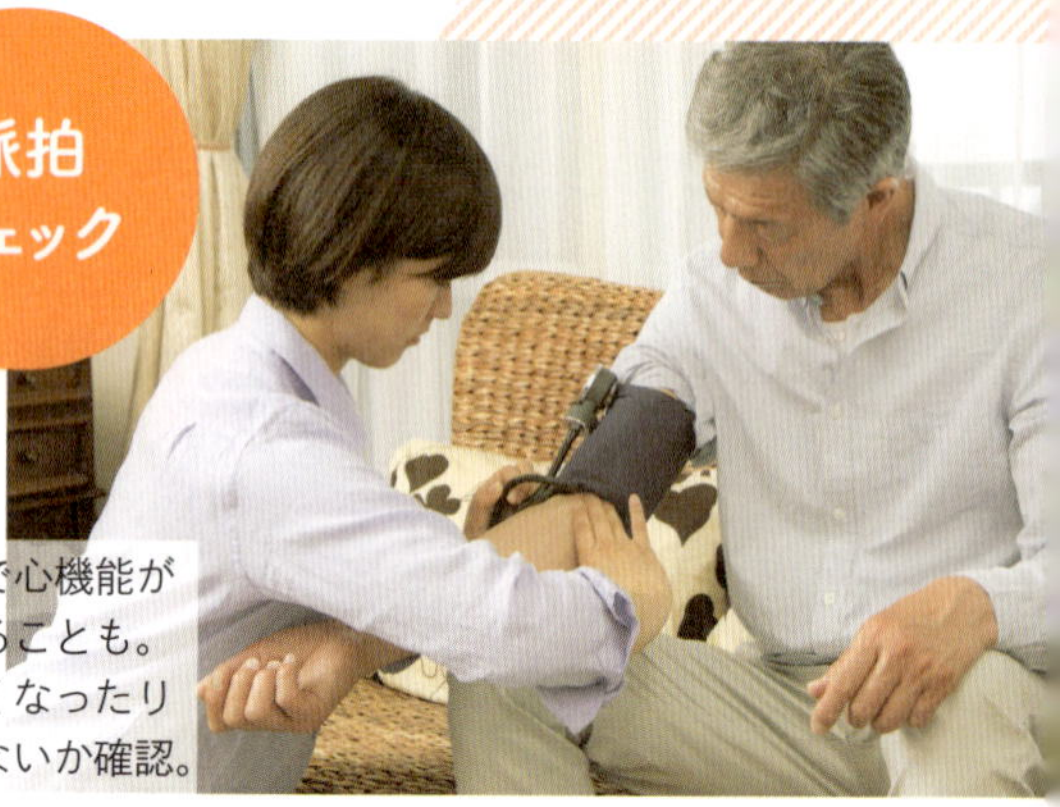

脈拍チェック

副作用で心機能が低下することも。脈が弱くなったりしていないか確認。

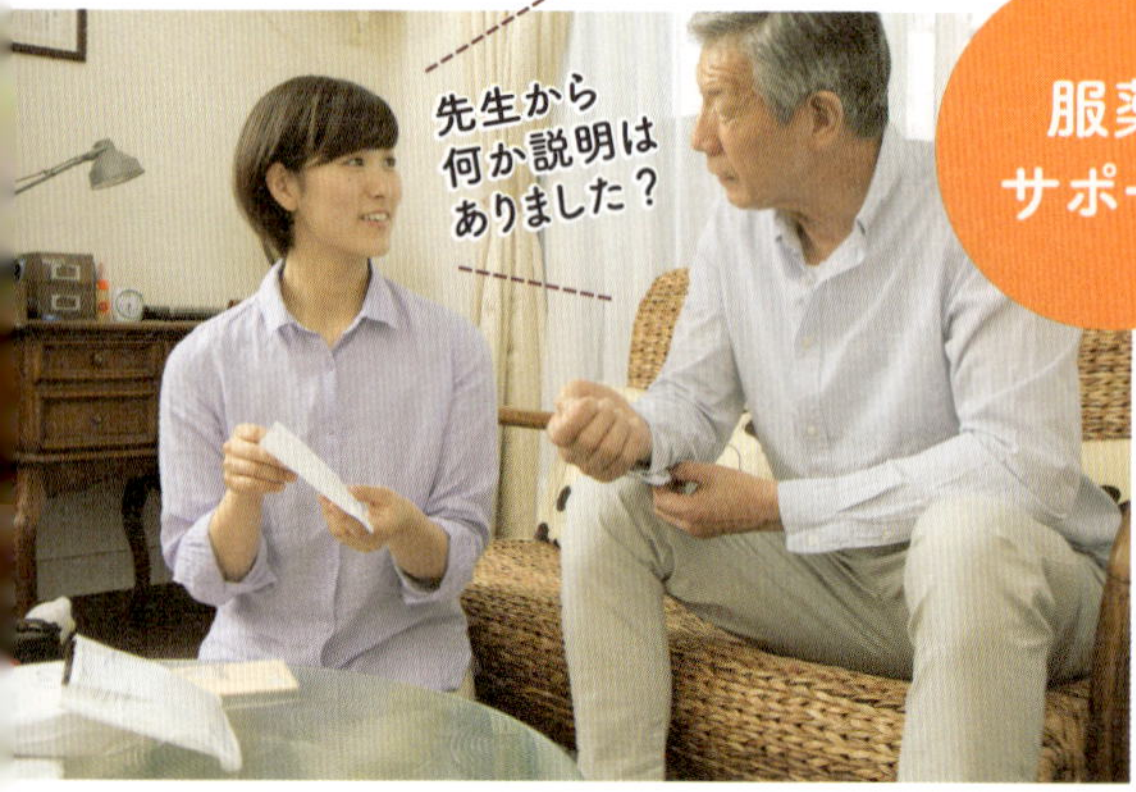

服薬サポート

薬を確認し、補足説明をする。貼付薬の麻薬を人にあげてはいけないことも注意。

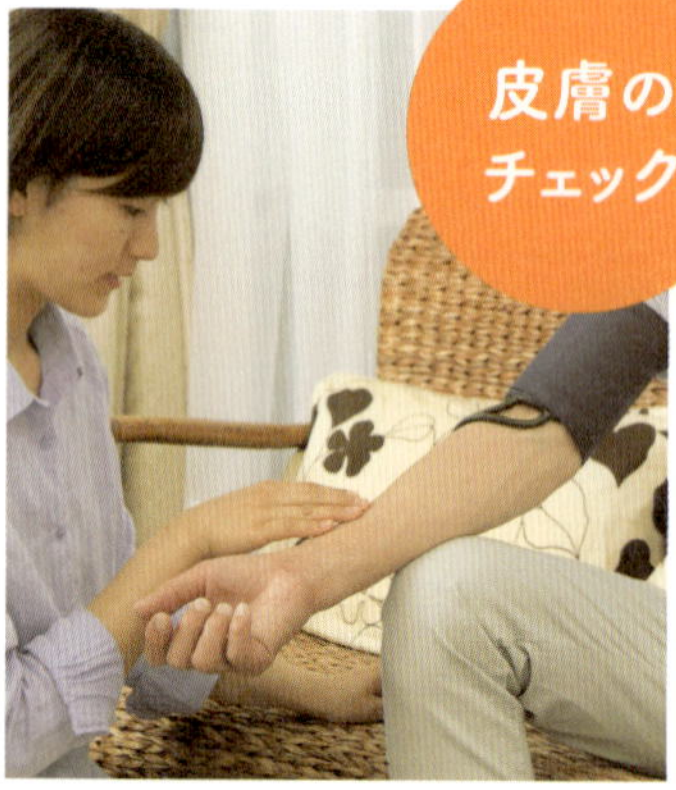

皮膚のチェック

副作用による血圧変動を調べ、皮膚のハリ、足の爪の白癬《はくせん》や陥《かん》入爪《にゅうそう》なども確認。

普段どおりの生活が送れるように支援する

化学療法中でも、その人らしい生活が営めるように支援します。**とくに重要なのが、副作用への対処です。副作用は抗がん剤の種類によって異なります。**代表的なものは悪心・嘔吐、下痢・便秘、食欲不振・味覚異常、脱毛、口内炎、末梢神経障害、皮膚障害など。骨髄抑制によって貧血が起きたり、感染症にかかりやすくなることもあります。

副作用について、療養者がどのような説明を受けているかを正確に把握し、副作用をアセスメントします。副作用対策として薬を適切に用いるほか、薬物治療で食事・水分の管理、保清、排便コントロールといった日常生活での注意点をわかりやすく伝えます。重大な副作用など、すぐに受診すべき症状についても確認しておきましょう。

精神面でのケアも欠かせません。療養者と家族に寄り添って、思いを傾聴し、生きる意味を見出せるように支援していきます。

疼痛がある場合は、早期から鎮痛薬を使い、医師に情報をフィードバックしながら、疼痛ケアをおこないましょう（左図参照）。

痛みをアセスメントし、適切な薬を使用

痛みは主観的な症状なので、療養者の訴えをていねいに聞くことが第一。
療養者や家族の管理能力に合わせて、安全で確実にコントロールできる方法を検討する。

3段階除痛ラダー

WHOが定義する痛みのケアは、3段階に分けられる。早期から薬を使い、痛みが残存したり、強くなったりする場合は次の段階の薬を選択する。

・モルヒネ
・オキシコドン
・フェンタニル など →P209

・コデイン
・ジヒドロコデイン
・トラマドール など

・アスピリン
・イブプロフェン
・アセトアミノフェン
・インドメタシン など

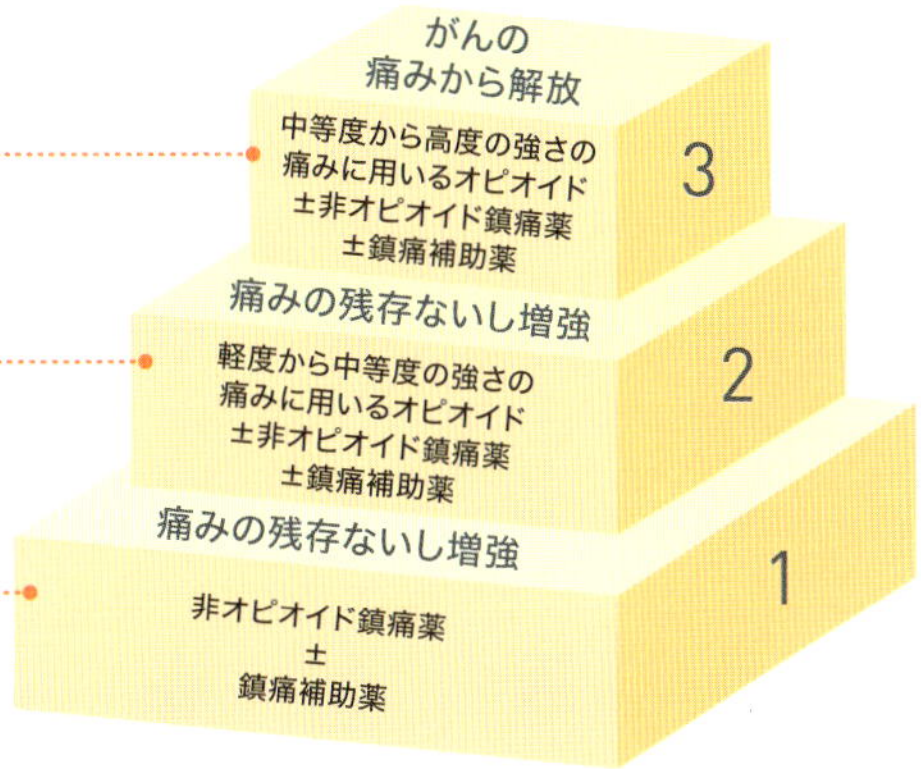

痛みの評価シート

痛みの日常生活への影響、痛みの強さ、痛みの部位、痛みの性状などを、療養者自身に客観的かつ継続的に評価してもらい、疼痛コントロールを進めていく。

●日常生活への影響

0: 症状なし	1: 現在の治療に満足している	2: ときに悪い日もあり日常生活に支障をきたす	3: しばしばひどい痛みがあり日常生活に著しく支障をきたす	4: ひどい痛みがつねにある

●痛みのパターン

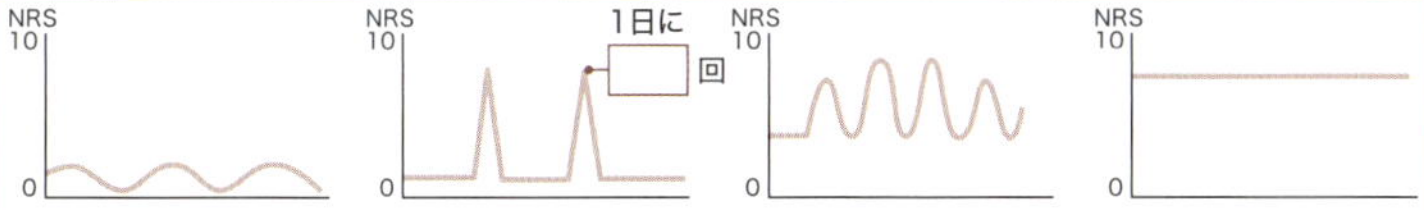

1. ほとんど痛みがない
2. 普段はほとんど痛みがないが、1日に何回か強い痛みがある
3. 普段から強い痛みがあり、1日のあいだに強くなったり弱くなったりする
4. 強い痛みが1日中続く

●痛みの強さ

全くなかった ←→ これ以上考えられないほどひどかった

痛み(いちばん強いとき)	0	1	2	3	4	5	6	7	8	9	10
痛み(いちばん弱いとき)	0	1	2	3	4	5	6	7	8	9	10
痛み(1日の平均)	0	1	2	3	4	5	6	7	8	9	10

●痛みの部位

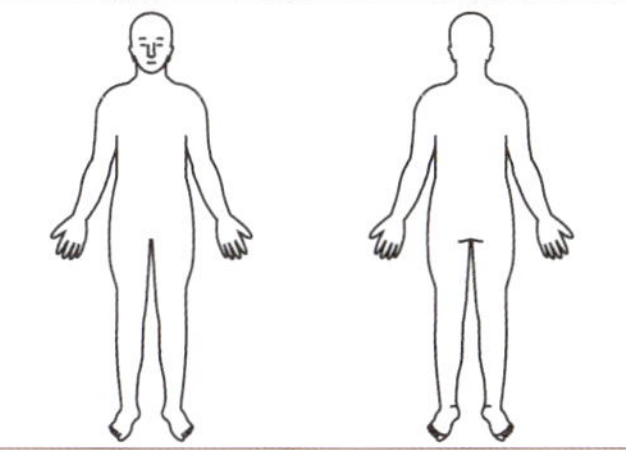

●痛みの性状

鈍い　　重苦しい
鋭い　　うずくような
灼けるような　　ビーンと走るような
刺されたようなor刺すような

●増悪因子

1. 夜間
2. 体動
3. 食事(前・後)
4. 排尿・排便
5. 不安・抑うつ
6. その他
( )

●軽快因子

1. 安静
2. 保温
3. 冷却
4. マッサージ
5. その他
( )

●治療の反応

●定期薬剤
1. なし
あり ―― 2. オピオイド ( )
3. 非オピオイド ( )
4. 鎮痛補助薬 ( )

○副作用
・眠気　1. なし
2. あり(不快ではない)
3. あり(不快である)
・見当識障害　1. なし　2. あり
・便秘　1. なし　2. あり(硬・普通・軟)
・悪心　1. なし
2. あり(経口摂取可能)
3. あり(経口摂取不可能)

●レスキュー薬
使用薬剤と量( )
○使用回数と効果( )回/日
使用前NRS( )→使用後( )
1. 完全によくなった　2. だいたいよくなった
3. 少しよくなった　4. 変わらない
○副作用
・眠気　1. なし
2. あり(不快ではない)
3. あり(不快である)
・悪心　1. なし
2. あり(経口摂取可能)
3. あり(経口摂取不可能)

(『がん疼痛の薬物療法に関するガイドライン 2014年版』特定非営利活動法人 日本緩和医療学会 緩和医療ガイドライン委員会編、金原出版、2014より引用)

Point

よりわかりやすいフェイススケールを用いてもいい

自分の痛みにもっとも近い顔を選んでもらう。認知機能が低下していてもわかりやすい。

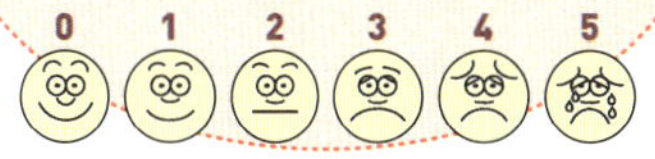

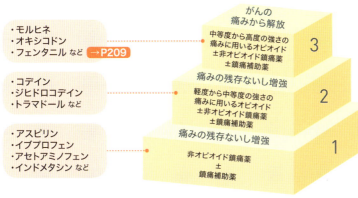

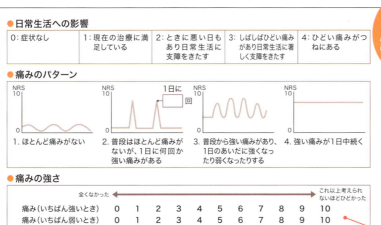

Point

鎮痛薬の副作用があれば、主治医に伝えて対処する

眠気や便秘、悪心などの副作用があれば、医師に報告し、薬を使うなどして対処する。

Point

麻薬を使うときは訪問薬剤師に管理を依頼

残った麻薬は医療機関、または保険調剤薬局に返却。絶対に他人に渡さないよう伝える。

注射剤を使うときは、PCAポンプで自己管理する

PCAポンプは、皮下またはポートから持続的に薬物を注入する方法。持続投与と追加投与（レスキュー）ができ、安全機能も備わっている。

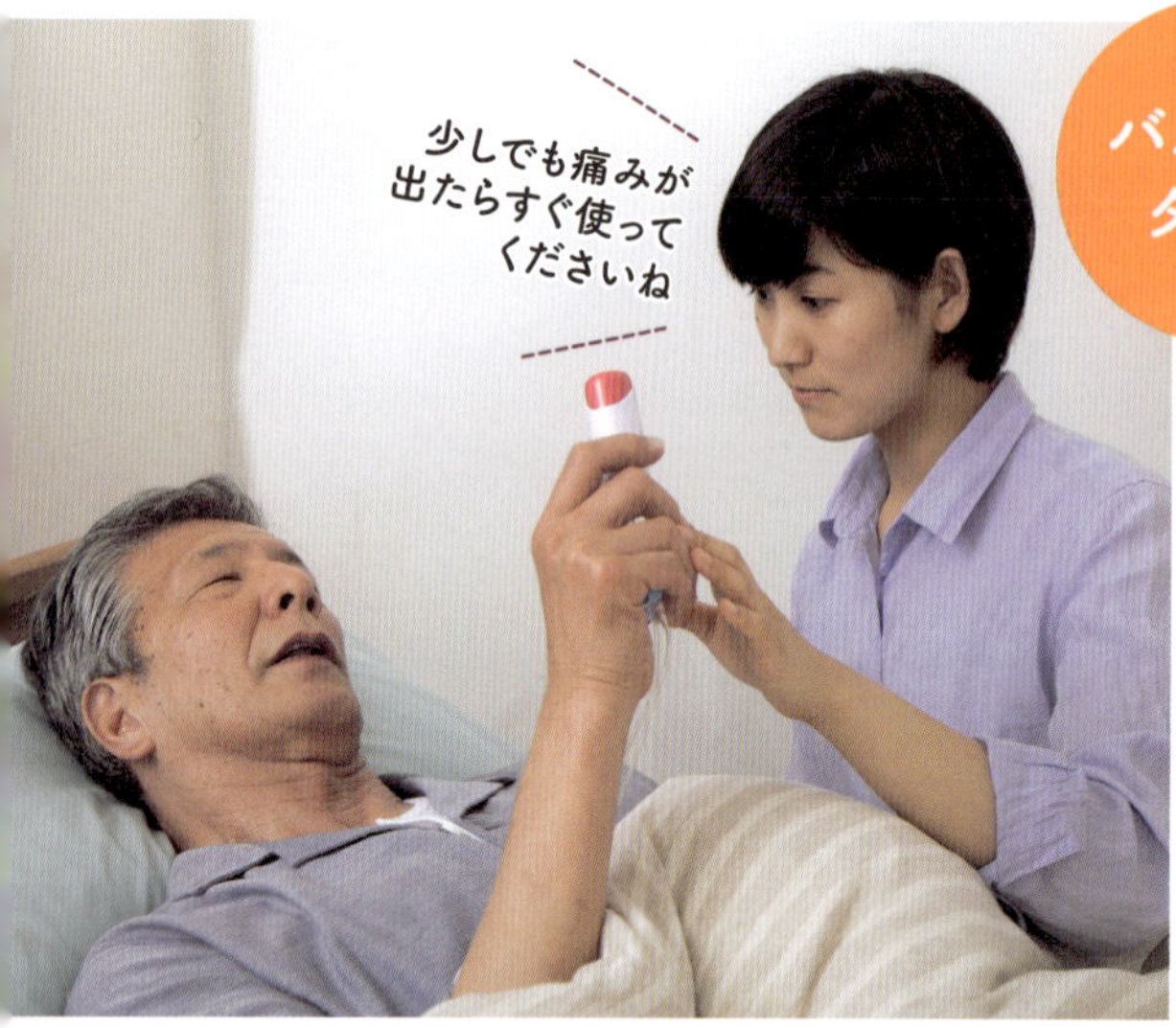
少しでも痛みが出たらすぐ使ってくださいね

バルーンタイプ

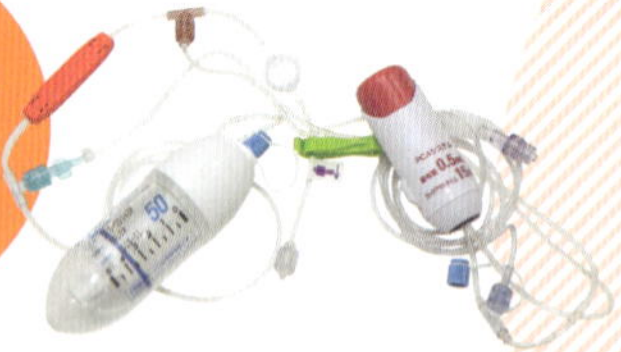

ボタンを押すだけで追加投与できる

バルーンの収縮力で、決まった量の薬剤を持続的に投与する、ディスポーザブルタイプのポンプ。痛むときにはボタンで追加投与が可能。

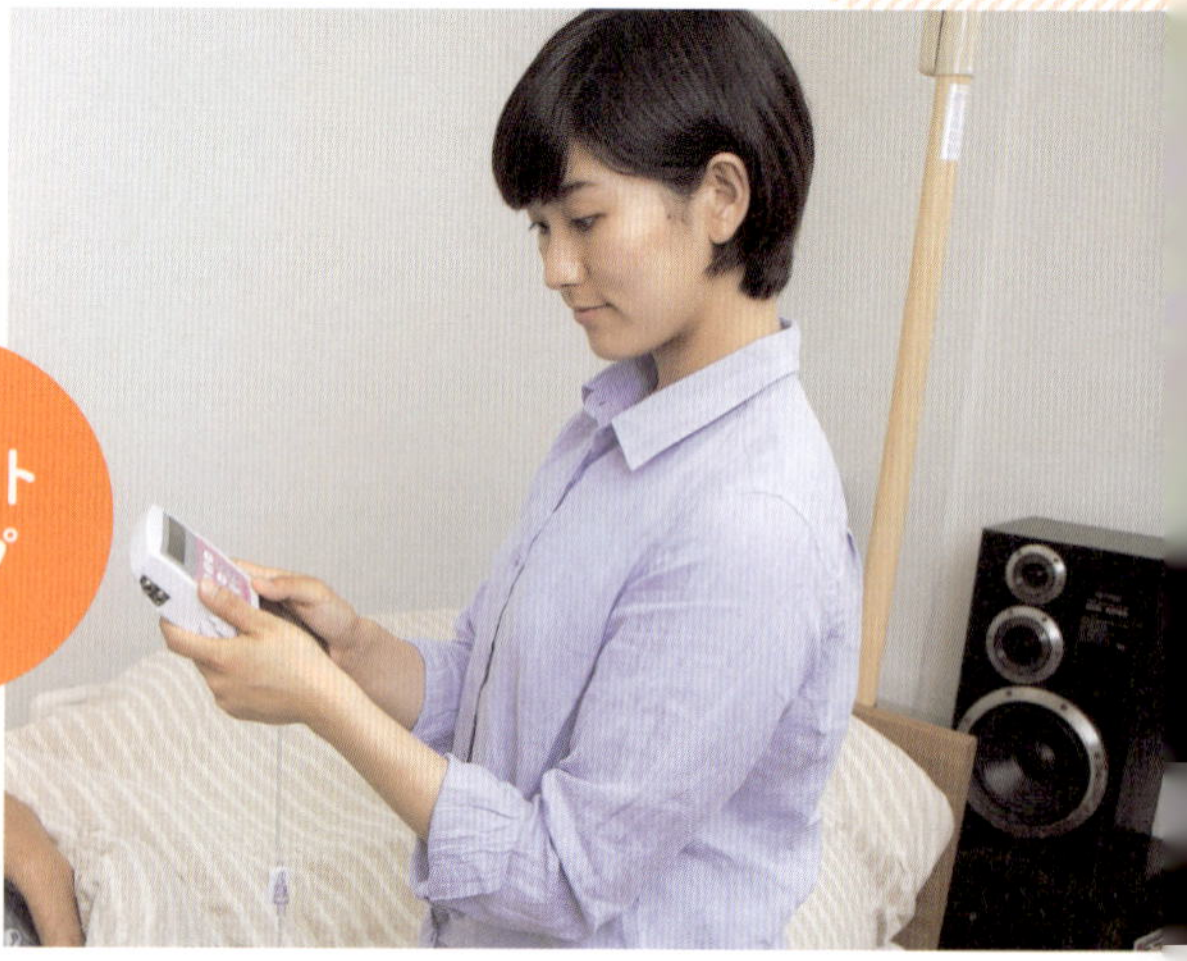

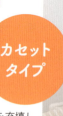

カセットタイプ

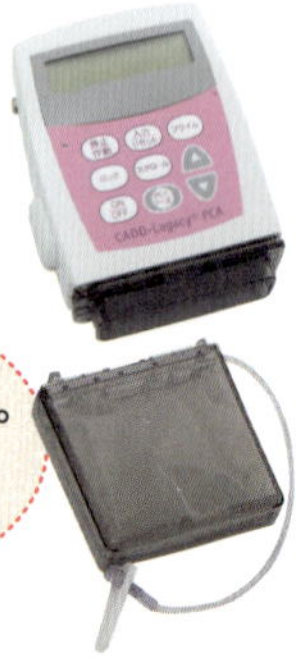

投与法を医師が細かく設定し、管理できる

薬剤の入ったカセットを充填して使用する、機械式PCAポンプ。患者の状態に合わせて、きめ細かく流量を設定できる。

Point

容量は最大250mL。頻繁に交換せずに済む

末期のケアは、思いを聞くこと。疼痛のないおだやかな生活を支援

末期になると、1か月、1週間単位で病状が変化するので、そのつど看護計画を見直していきます。医師やケアマネジャー、訪問介護員、薬剤師などと、こまめに情報を交換しながら、支援の方向性を確認しておくことが大切です。

看護師には予測できる変化が、非医療従事者にはわからないこともあります。ていねいに病状を伝え、チーム全体が安心してサポートできるように配慮してください。

疼痛管理をPCAポンプでおこなっている場合は、レスキューボタンの使用頻度を確認します。薬剤変更や増量などについて、あらかじめ医師から事前指示書が出ていると、緊急時も対応がスムーズです。

療養者は、体の痛みとともに死への実感を強め、療養生活を苦痛に感じることがあります。「早く終わりにしたい」という人もいますが、言葉の裏に隠された気持ちは人それぞれ。思いに耳を傾けながら、これまでどおり明るく接するのも仕事のひとつ。おだやかな時間を提供していきましょう。

撮影協力：PCAポンプ（バルーンタイプ）／ニプロ株式会社（シュアーフューザーA PCAセット）
PCAポンプ（カセットタイプ）／スミスメディカル・ジャパン株式会社（CADD-Legacy® PCAポンプ、CADDポンプ用輸液セット）

オピオイドの薬剤特性を知り、療養者に正しく指導

オピオイドは、オピオイド受容体に作用して鎮痛効果を発揮する薬剤の総称。
訪問薬剤師の協力を得ながら、自分でも説明できるよう、特徴を理解しておきたい。

国内で使用可能なオピオイドの名称と特徴

一般名	商品名	剤形	投与経路	投与間隔	放出機構
モルヒネ硫酸塩	カディアン	カプセル	経口	24時間ごと	徐放性
	ピーガード	錠剤			
	MSコンチン	錠剤		12時間ごと	
	MSツワイスロン	カプセル			
	モルペス	細粒			
モルヒネ塩酸塩	モルヒネ塩酸塩	末剤、錠剤	経口	定期投与4時間ごと、レスキュー薬1時間	速放性
	オプソ	内服液			
	パシーフ	カプセル		24時間ごと	徐放性
	アンペック	坐剤	直腸内	定期投与6～12時間ごと、レスキュー薬2時間	—
	アンペック／プレペノン	注射剤	皮下、静脈内など	単回・持続	
オキシコドン	オキシコンチン	錠剤	経口	12時間ごと	徐放性
	オキノーム	散剤		定期投与6時間ごと、レスキュー薬1時間	速放性
	オキファスト	注射剤	静脈内、皮下	単回・持続	—
フェンタニル	デュロテップMT／フェンタニル3日用	貼付剤	経皮	72時間ごと	徐放性
	ワンデュロ			24時間ごと	
	フェントス				
	イーフェン	口腔粘膜吸収剤（バッカル錠）	経口腔粘膜	1回の突出痛にあわせて30分以上あけて1回のみ追加可能（1日4回以下）	速放性
	アブストラル	口腔粘膜吸収剤（舌下錠）			
	フェンタニル	注射剤	静脈内、硬膜外、クモ膜下	静脈内、硬膜外は持続、クモ膜下は単回	—
ペチジン	オピスタン	末剤	経口	8時間ごと	速放性
	オピスタン／ペチロルファン	注射剤	皮下、筋肉内、静脈内	3～4時間ごと	—
コデイン	コデインリン酸塩	散剤、錠剤	経口	定期投与4～6時間ごと、レスキュー薬1時間ごと	速放性
ジヒドロコデイン	ジヒドロコデインリン酸塩	末剤、散剤	経口	定期投与4～6時間ごと、レスキュー薬1時間ごと	速放性
トラマドール	トラマール	カプセル	経口	4～6時間ごと	速放性
		注射剤	筋肉内	4～5時間ごと	—
ブプレノルフィン	レペタン	坐剤	直腸内	8～12時間ごと	—
		注射剤	筋肉内	6～8時間ごと	—
ペンタゾシン	ソセゴン／ペンタジン	錠剤	経口	3～5時間ごと	速放性
		注射剤	皮下、筋肉内	3～4時間ごと	—
エプタゾシン	セダペイン	注射剤	皮下、筋肉内	単回	—
メサドン	メサペイン	錠剤	経口	8時間ごと	速放性
タペンタドール	タペンタ	錠剤	経口	12時間ごと	徐放性

（『がん疼痛の薬物療法に関するガイドライン 2014年版』特定非営利活動法人 日本緩和医療学会　緩和医療ガイドライン委員会編、金原出版、2014より引用）

VIII

ターミナルケア

人生に寄り添い、その人らしい最期を支援する

最期の時間を豊かに、その人らしく過ごすことを支えます。自宅での看取りを経験したことのない家族が多いので、最期に向けての変化を伝え、ともに歩みます。

自宅での最期を望む人が7割。でも、申し訳なさや不安も強い

「終末期」とは、病状の進行により積極的な治療を断念し、生命予後が半年あるいは半年以内と考えられる時期をいいます。

終末期のケア（ターミナルケア）は、疾患の進行に伴う苦痛の除去だけが目的ではありません。命が尽きる瞬間まで〝その人らしく生きる〟ことを支援していきます。

厚生労働省の調査によると、およそ7割の人が、人生の最期は自宅で迎えたいと答えています。

その一方で、大半の人が「家族に負担がかかる」「病状が急変したときの対応が不安」という理由から、実現は難しいと考えていました。実際のところ、日本人の約8割は病院で亡くなり、在宅で最期を迎える人は2割ほどにすぎません。

国は、2025年をめどに、人生の最期まで自分らしい生活を続けられるよう「地域包括ケアシステム」の構築を推進しています。**住み慣れた自宅で、生活者として最期を迎えるために、訪問看護師が果たす役割は非常に大きいと考えられます。**

家族の負担や、急変時対応に悩む人が多い

「人生の最期は自宅で」と望みながらも、大半の人が困難だと考えている。

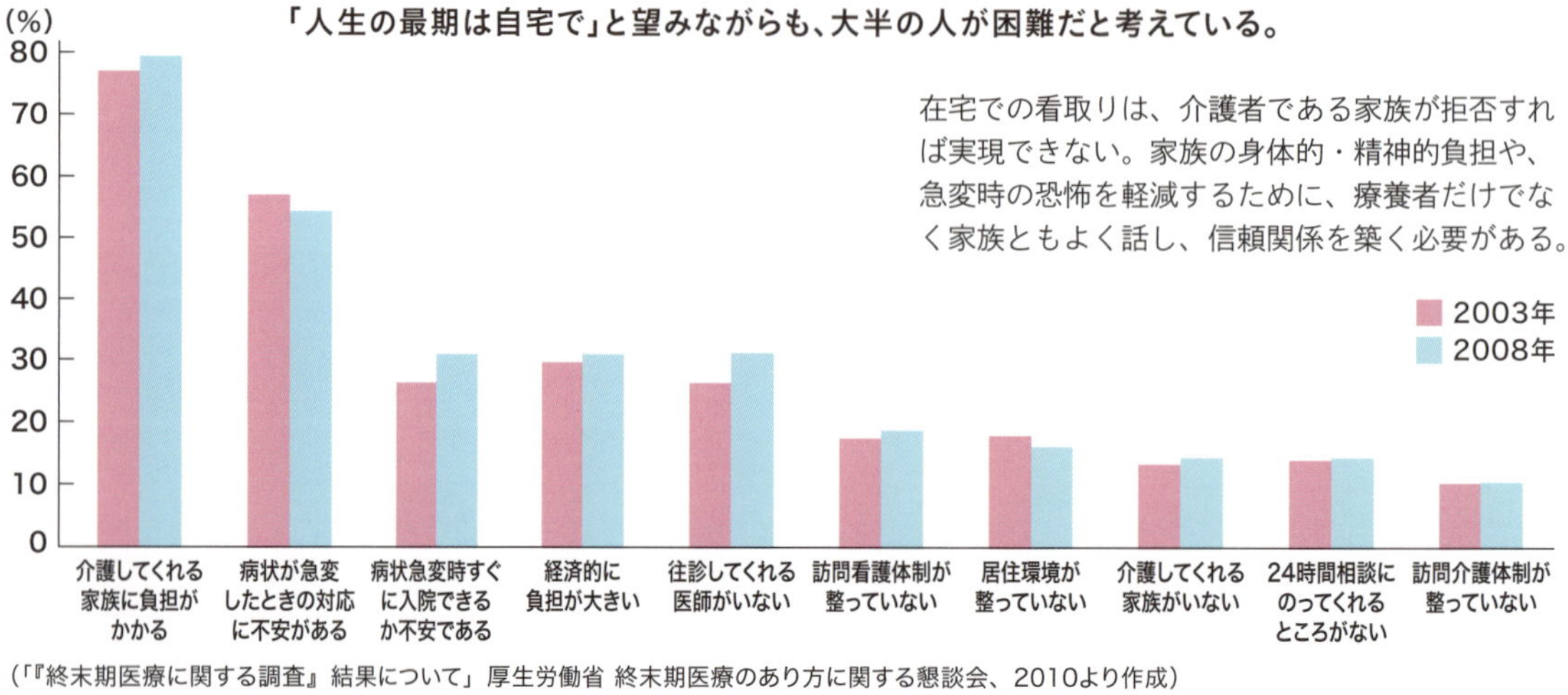

在宅での看取りは、介護者である家族が拒否すれば実現できない。家族の身体的・精神的負担や、急変時の恐怖を軽減するために、療養者だけでなく家族ともよく話し、信頼関係を築く必要がある。

（「『終末期医療に関する調査』結果について」厚生労働省 終末期医療のあり方に関する懇談会、2010より作成）

早期からの意思決定支援で、思いをくり返し確かめる

意思決定支援

自分らしい最期の選択は、正しい情報があってこそ。
わかりやすく情報を提示し、意思決定にかかわっていく。

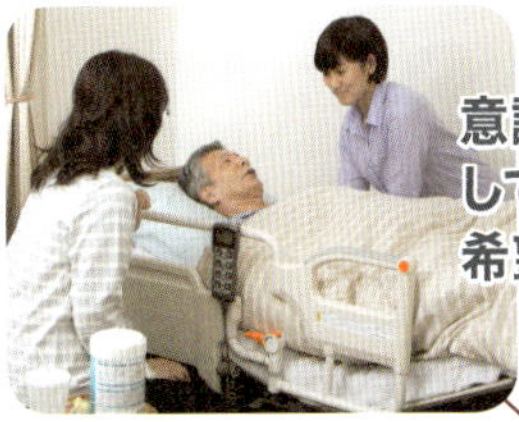

意識がしっかりしているうちに、希望を話し合う

食べられなくなったときの希望

経口摂取ができなくなったときの選択肢を話しておく。胃《い》瘻《ろう》などのメリットとデメリットを伝え、考えてもらう。

呼吸が困難になったときの希望

急変時対応にも関連。呼吸器をつけたり、気管切開をしたりすると、予後がどうなるか、どんな生活になるか伝える。

容体が急変したときの希望

病院でおこなわれる医療処置について説明したうえで、救急車を呼ぶか、蘇生はするかどうか考えてもらう。

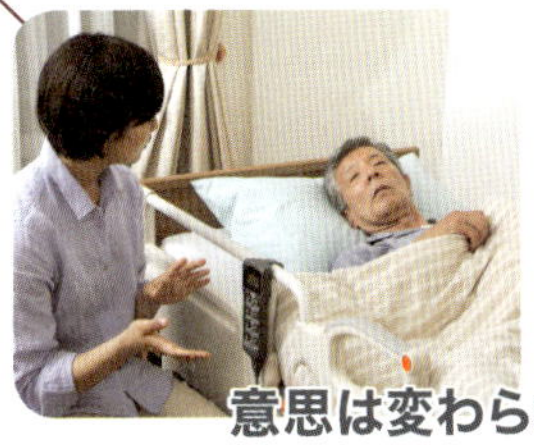

意思は変わらないか、そのつど確認する

最期が近づいたときに、もう一度思いを聞く

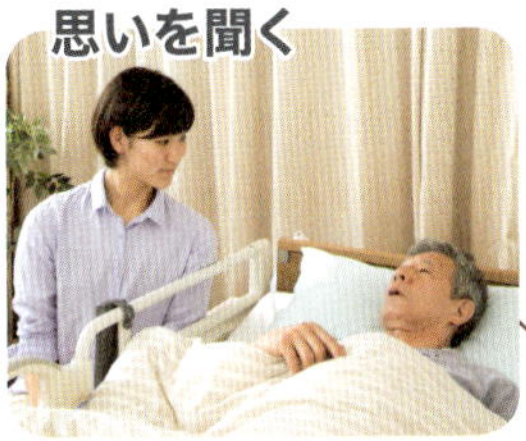

自分らしい最期の希望

チームで連携し、希望を実現するための計画を立てる。在宅看取りの場合はとくに療養者と家族の不安が強いため、心理的サポートが不可欠。

日々揺れ動く思いを受け止め、意思決定をサポートする

ターミナル期には、治療法と療養場所についての意思決定が必要です。**食べられなくなったらどうするか、呼吸が困難になったらどうするかなど、療養者と家族に考えてもらいます。**治療法のメリットやデメリット、生活への影響などについて十分に説明し、意思決定をサポートします。

また、人生の最期の療養場所は、誰にとっても自宅がいちばんというわけではありません。病院のほうが安心という人もいますし、緩和ケア病棟や施設という選択肢もあります。**訪問看護師の考えをもとに在宅療養に誘導することのないよう、注意します。**

意思決定まで、気持ちが揺れ動くのは当然のこと。訪問看護師は、療養者及び家族の不安の解消に努め、必要な情報を提供しながら、決定までのプロセスを見守りましょう。そして、どのような決定にせよ、訪問看護師はそれを全面的に肯定するようにします。**訪問看護師の「その選択でいいですよ、大丈夫ですよ」という言葉は、療養者と家族を支える力になるはずです。**

家族教育&支援

ターミナル期の体の変化を、家族に伝える

療養者や家族は、これからどうなるのか、どうすればよいのか、不安や恐怖を感じている。予測される体の変化や対処法をわかりやすい言葉で話しておく。

変化 1

「昼間も目を閉じ、眠っている時間が長くなります」

全身の機能や体力の低下によって、起きていることが難しくなる。無理に起こさず、寝かせたままでよい。話したいことがあれば先送りせずに伝える。

変化 2

「食欲と食事量が低下し、ときには食べられなくなります」

消化吸収機能が低下するため、食べられなくなる。栄養面にとらわれず、本人が食べたいときに、食べられるものを食べさせてあげることが大事。

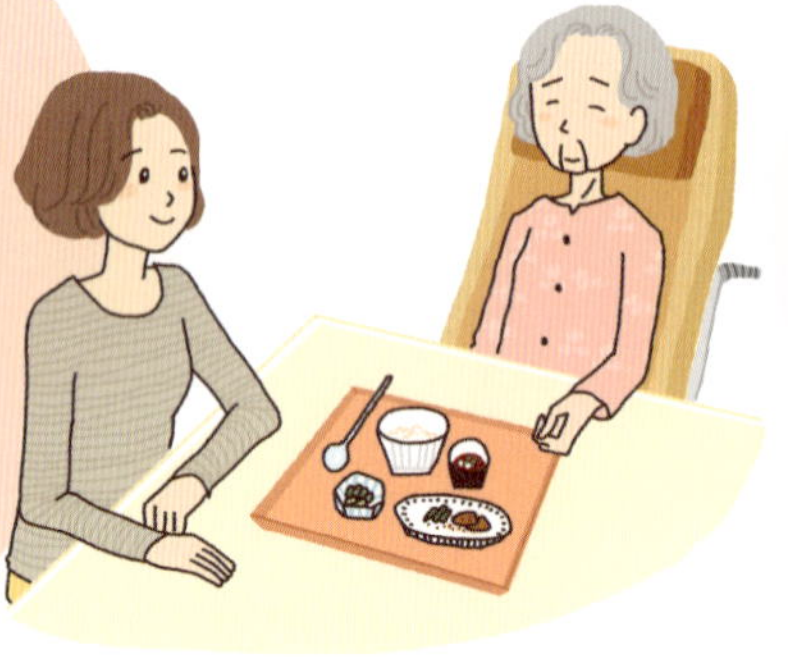

変化 3

「興奮して大声を上げたりする〝せん妄〟が起きることがあります」

体内に不要物質がたまるなどして起こる。1～2日で落ち着くので、見守るだけで大丈夫。薄明りにしておだやかに話しかけたり、本人の好きな音楽を流すのもよい。

変化 4

「手足が冷たくなり、白～紫色になってきます」

血液の流れが悪くなって起こる症状で、痛みはない。やさしくマッサージしてあげたり、かけものや湯たんぽなどで保温するのもいい。

看取り経験のない家族に死の予兆を伝えておく

在宅看取りのケアでは、家族に対する死の準備教育がとても大切です。愛する人が亡くなったら、どのような看取りでも、少なからず後悔は残るもの。けれども、心の準備がしっかりできていれば「これでよかったんだ」と思えるはずです。

まずは、ターミナル期の心身の変化を詳しく伝えておきます。在宅では、普段の生活のなかで徐々に心身の変化があらわれ、その延長線上に看取りがあります。

ほとんどの家族は、自然死を知りません。心身の変化に戸惑い、不安や恐怖を抱きます。あらかじめ、予測される心身の変化を伝えておけば落ち着いて対処できますし、「本当に別れが近づいているんだ」と実感し、死別の覚悟にもつながるでしょう。

もうひとつ大切なのが、療養者や家族が訴えるストレスや不安に耳を傾けること。在宅看取りを決意しても、介護負担の増大や病状の悪化につれて、さまざまな葛藤が生じます。療養者や家族の気持ちに寄り添い、安心できる存在となるよう努めます。

変化 5
「尿や便の失禁が増えてきます」

便や尿の排泄機能が低下して起こる。オムツで対処する。オムツ交換の際に、ワセリンやクリームなどを塗ると、皮膚トラブルの予防になる。

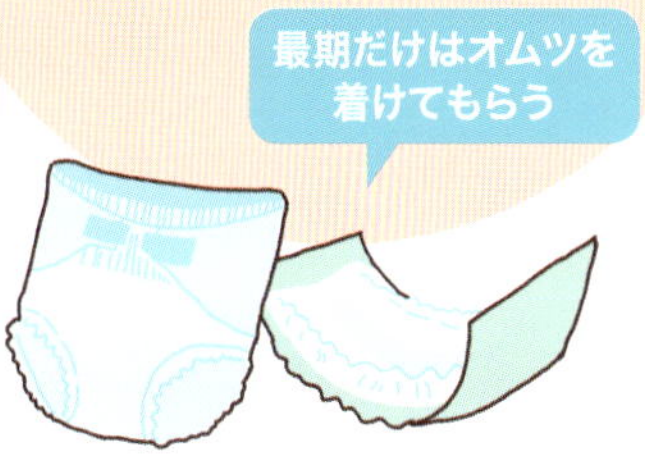
最期だけはオムツを着けてもらう

変化 6
「唾液や痰でゴロゴロとした呼吸音が聞こえます」

嚥下《えんげ》機能が低下して唾液や痰がたまるが、本人は苦しくない。口腔用スポンジや指に巻いたガーゼで、口の中にたまったものをやさしく拭きとる。胸をさするのもよい。

変化 7
「唇や皮膚が乾燥し、尿が出なくなってきます」

自然経過として起きる脱水症状。口腔内は湿らせたスポンジやガーゼで湿らせる。唇にはリップクリームを。尿意があるのに出ない場合は看護師に伝えるよう、話しておく。

変化 8
「呼びかけに反応しなくなります」

別れが間近になって、反応する力がなくなる。返事がなくても、耳の機能は最期まで保たれているとされる。最期に伝えたいこと、感謝の気持ちを話すなどして過ごす。

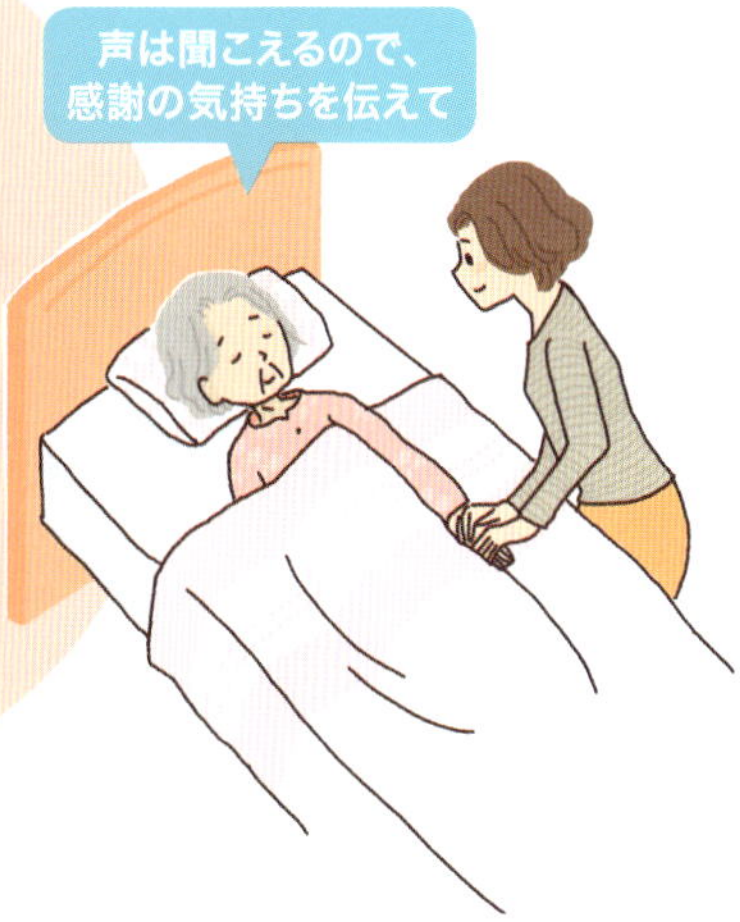
声は聞こえるので、感謝の気持ちを伝えて

変化 9
「呼吸が不規則になり、一時的に止まることもあります」

あごを上げて、肩を動かしながらの呼吸は、数時間でお別れが訪れるサイン。横向きの姿勢にし、あごを下げると呼吸しやすい。会わせたい人に連絡し、落ち着いて見守る。

(「看取りマニュアル」野村訪問看護ステーションより作成)

救急車は呼ばず ステーションに電話してもらう

訪問時には、療養者の状態をよく観察し、苦痛のコントロールに努めます。**食欲不振、呼吸困難、悪心・嘔吐、呼吸困難などの有無を確認し、原因に応じて対処します。**

食事や排泄、保清などは、できる限り療養者の望むように、家族と相談しながら工夫していきます。ベッド近くにポータブルトイレを置いたり、シャワー浴ならぎりぎりまで可能なケースも少なくありません。

いよいよというときは、家族の緊張や負担に配慮し、気遣うことが何より大事。「一睡もしないで看ている必要はないですよ。休めるときに休んでください。朝起きて、息をしていないということがあっても、それは自然なことですよ」などと伝えます。

脈拍がない、呼吸が止まるなど、状態が急変した場合は、ステーションか主治医に連絡してもらいます。臨死期には、のどからゴロゴロと音がする死前喘鳴や下顎呼吸が見られますが、本人にとって苦痛なものではありません。自然な経過であることを説明しておきましょう。

看取りまでの流れ

必要な説明、連携ができているかをチェック

看護師が看取りの調整役となることが多い。医療のプロとして、
療養者・家族、チームスタッフが安定して死を迎えられるようにする。

月　　日(　　)　　　　サイン

1. 病期の経過や現在の思いに対する確認(告知の有無を含む)
2. 今後の生活に対する思いの確認
3. 病気の説明とその理解についての確認
4. 療養場所の選択に対する支援
5. 医師との連携
   ① 治療方針の確認　② 往診頻度の確認
   ③ 入院可能な病院の確認　④ その他(　　　　)
6. 他職種との連携(サービス提供機関)
   ① 訪問介護　② ケアマネージャー　③ そのほかのサービス機関
7. 利用者支援
   ① 疼痛のケア　② 嘔気、嘔吐に対するケア　③ 倦怠感に対するケア
   ④ 食欲不振、悪液質に対するケア　⑤ 呼吸困難に対するケア
   ⑥ 死の不安に対する訴えの傾聴　⑦ その他(　　　　)
8. 家族支援
   ① 家族ができるケアの提案と支援　② 介護体制の調整
   ③ 家族の負担と傾聴の支援
9. 死の準備教育
   ① 混乱、せん妄　② 摂食障害、悪液質　③ 尿量の減少
   ④ 血圧の低下　⑤ 臨終時の身体的な変化
   ⑥ 死別後にするべきことの説明
10. 臨終期、臨終後の対応
   ① 主治医への連絡のタイミング　② 葬儀社への連絡、手配
   ③ エンゼルケアについて

(「看取りマニュアル」野村訪問看護ステーションより引用)

Point
訪問のたびに記録し、おこなったものに丸をつける

療養者や家族に、死を迎える準備教育と臨終期の対応を説明。そのほか、葬儀の費用、遺言、財産分与、献体、臓器提供などについて相談にのることもある。

主治医から、おおよその時期を家族に伝える

告知に関しては、主治医から、病状とおおよその別れの時期が伝えられるのが一般的です。最初は「春に桜は見られないかな」という伝えかたで始まり、「週単位の変化だね」「日にち単位で悪くなるからね」というように、そのつど、伝えられます。**看護師は家族に寄り添い、その気持ちを傾聴することが大切です。**動揺が強いようなら、「そろそろ近いから、最期のお洋服を考えておくことも必要よ」などと声をかけて、別れの日の洋服や遺影の準備、連絡すべき人のリスト作成、葬儀社の選定などをおこない、心の準備をしてもらいます。

医学的な予兆を他職種に伝え、共有しておく

訪問看護師は、在宅ケアチームの調整役。多種種と情報を共有し、**定期的にカンファレンスを開いてケアの方向性を統一します。**

とくにターミナルケアや看取り経験の少ないスタッフは、身体的変化に不安になったり、状態の急激な悪化に戸惑ったりすることもあります。その不安が療養者や家族に伝わり、「やはり入院したほうがよいのでは」などの迷いが生じることもあるかもしれません。**療養者と家族の心の安寧のためには、ケアにあたるスタッフ全員が、身体的変化を予測でき、対処法を理解していることが大切です。**

最期の時間を、家族とともに過ごす

家族から連絡が来たら、エンゼルケアのセットを持って訪問する。
医師の到着が遅れる場合は、医師に確認したうえで、先に身支度を整えることもある。

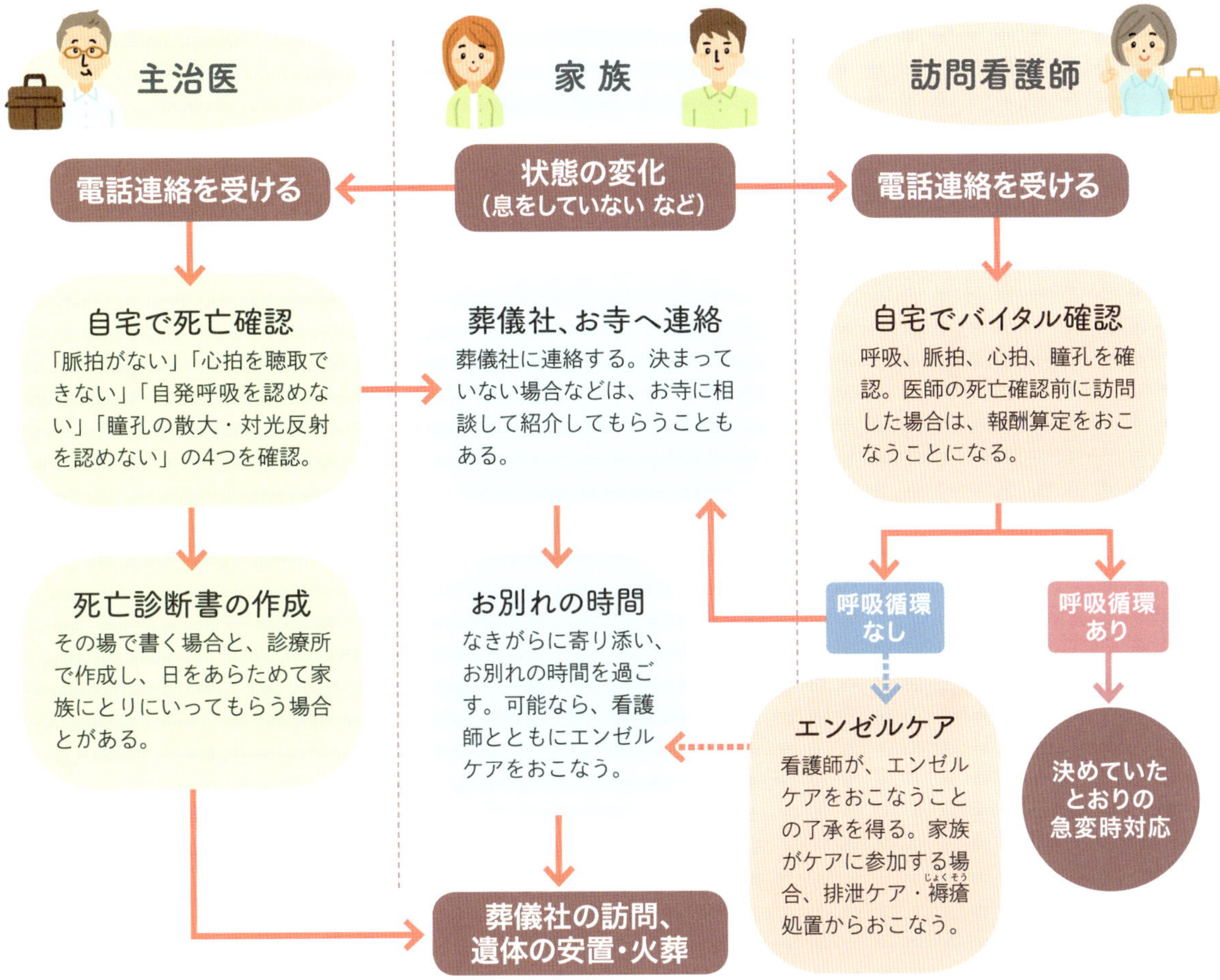

呼吸が止まっていたら連絡をもらい、自宅へ向かう

ターミナル期の訪問回数は、ケースによって異なりますが、週に2、3回という場合が多いようです。訪問は1週間に1回のままで、家族が看取ることもあります。

家族から「呼吸をしていない」という連絡があったら、主治医に連絡し、エンゼルケアのセットを持って訪問します。家族に状況を聞いて、「自発呼吸がない」「脈拍がない」「心拍を聴取できない」「瞳孔の散大・対光反射を認めない」ことを確認します。**死亡診断は医師がおこない、死亡診断書を作成します**。看護師は、死亡診断時刻を確認しておきましょう。家族には、葬儀社やお寺へ連絡してもらいます。

通常、死後の処置は、医師の死亡診断後におこないます（→P216）。ただ、医師の到着が遅れる場合は、医師に確認をとったうえで、点滴やカテーテルなどを外したり、身支度を整えることもあります。**家族の状況によっては、気持ちが落ち着くまで時間をとりましょう。療養者と家族の時間をじゃませず、静かに寄り添います。**

気持ちの整理も目的に、家族とエンゼルケアをする

最期のケアをともにおこなうことは、大きな意味をもつ。死別を受け止め、悲嘆が少しでも軽減されるよう配慮を。

用意するもの

あらかじめ用意していた服、きれいな下着を持ってきてもらう。体をきれいにするためのケア用品も、一式必要。

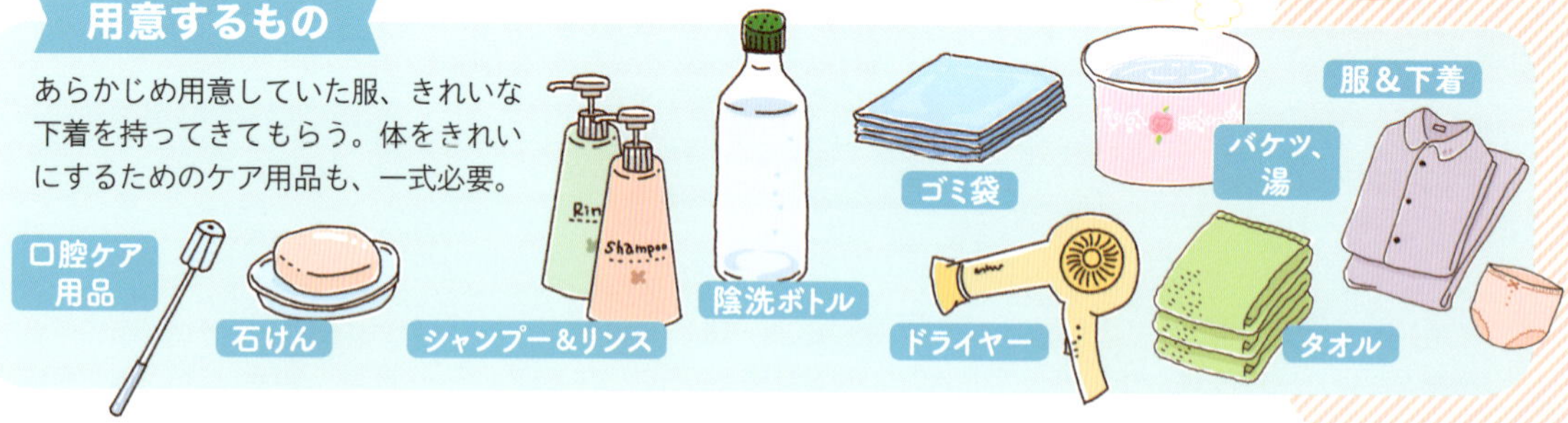

口腔ケア用品
石けん
シャンプー＆リンス
陰洗ボトル
ゴミ袋
ドライヤー
バケツ、湯
タオル
服＆下着

1 使用していた管を抜去

医師と家族に確認をとり、点滴やバルーンなどの管を抜去。点滴抜去部は圧迫固定し、ストーマは新しいパウチに換える。家族の心情に配慮し、家族不在でおこなうことが多い。

2 排泄物をすべて出す

家族には再び退室してもらう。排泄物がなきがらから出てこないよう、下腹部を圧迫して尿を出し、必要なら摘便をする。腐敗が進まないよう、胸・腹部をドライアイスで冷却する。

3 口腔・鼻腔・眼のケアをする

口腔ジェルなどで洗浄して、ワセリンなどで唇を保湿。必要なら義歯を装着する。鼻腔内は綿棒で清拭し、目脂も拭きとる。まぶたをクリームでマッサージし、閉眼させる。

4 傷、褥瘡《じょくそう》の処置をする

洗浄して保護剤を貼付する。小さい傷なら、ガーゼとフィルムのみでよい。進行していて滲出液が多い褥瘡《じょくそう》には、ガーゼとフィルムを貼付後に、オムツをあてる。

5 全身の清拭《せいしき》＆整髪をする

家族も同席

家族に入室してもらう。お湯で絞ったタオルで全身を清拭し、ひげ剃りと洗髪をおこなう。ドライシャンプーを使ってもよい。ワセリンなどで乾燥した皮膚を保湿する。

6 エンゼルメイクを施す

家族も同席

再び家族に同席してもらう。メイク前に顔を保清し、マッサージをしてから、必要に応じて保湿。ファンデーションをつけ、まぶた、頬、あご、耳たぶ、爪にチークを入れる。

家族の思いを聞きながら旅立ちのための準備をする

遺体は時間経過とともに変化するため、死後の処置（エンゼルケア）が必要です。保険適用外ですが、**家族が希望すれば、訪問看護師がおこないます。外観を生前と同じように清潔に整え、尊厳を守ります。**

家族と療養者の時間を大切にしながら、できれば死後1〜3時間のあいだにケアを始めます。腐敗が進まないよう、冷房や換気などで室内の気温を調節してください。**エンゼルケアは、家族にとっても、悲嘆を軽減する大切な意味をもちます。**

家族のようすを見ながら「よければいっしょに、お体を拭きませんか」などと声をかけて、全身清拭《せいしき》、ひげ剃り、整髪、全身保湿をいっしょにおこないます。宗教的・民族的な点から、おこなってほしいこと、おこなってほしくないことも確認しましょう。

グリーフケア

故人の人生を振り返り、家族をねぎらう

グリーフケアは現在のところ、診療報酬が認められておらず、各訪問看護ステーションが独自の判断で実施している。

ケアの手段

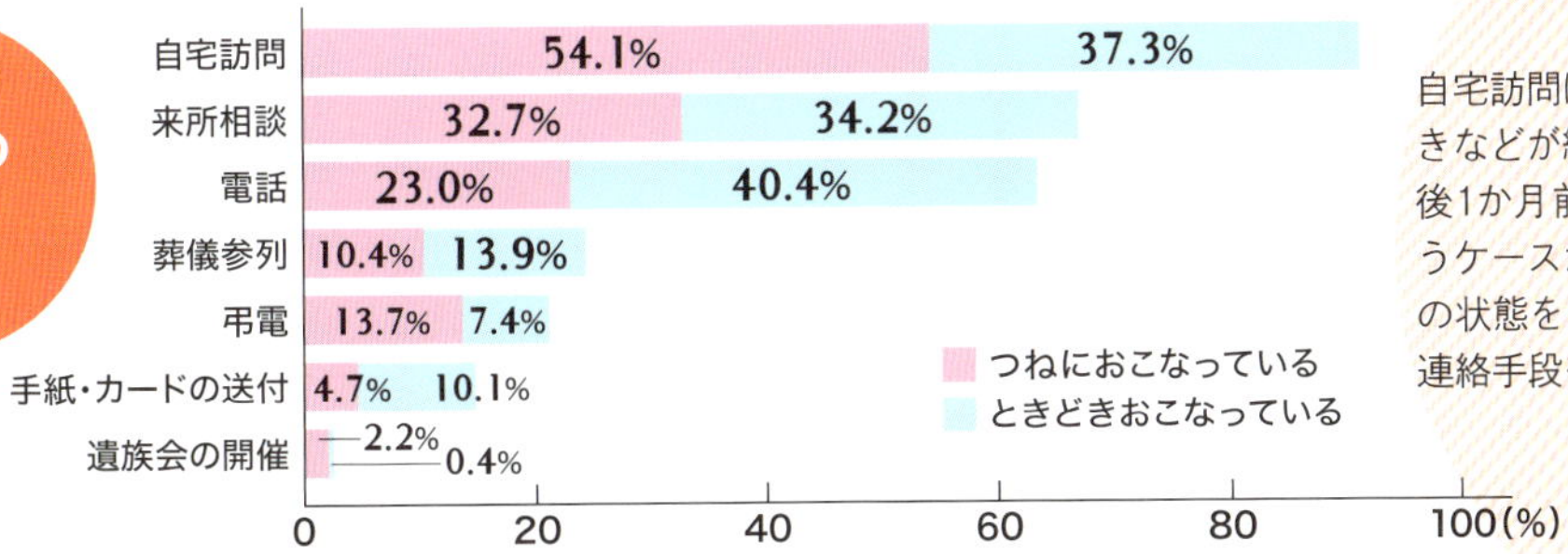

自宅訪問は、事務手続きなどが終了した死別後1か月前後におこなうケースが多い。家族の状態をよく考慮して、連絡手段を選ぶ。

ケアの内容

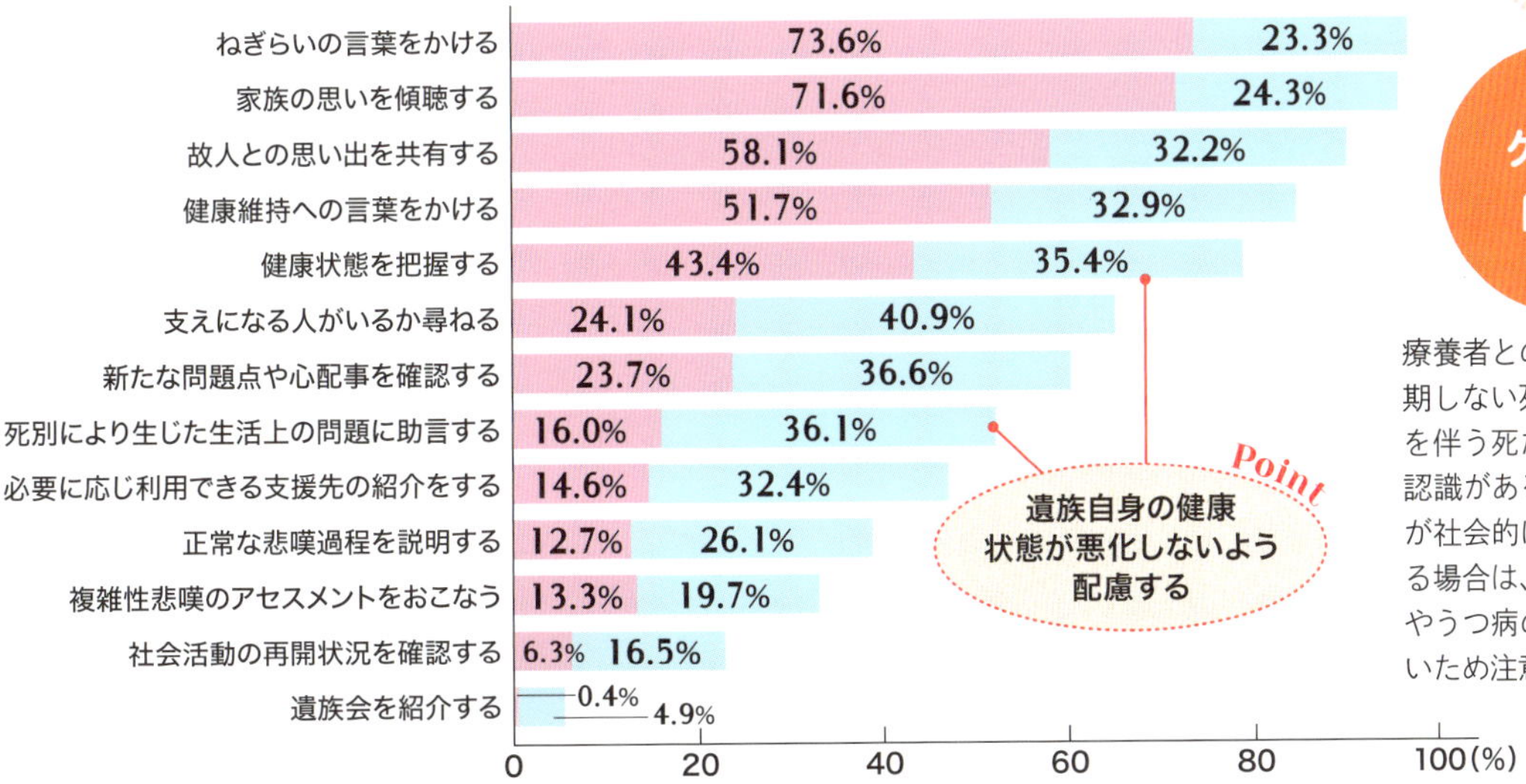

療養者との死別が、予期しない死で、苦しみを伴う死だったという認識がある場合、遺族が社会的に孤立している場合は、複雑性悲嘆やうつ病のリスクが高いため注意する。

（「訪問看護ステーションにおける遺族ケアに関する全国調査」工藤朋子・古瀬みどり、日本緩和医療学会誌 vol.11(2)、2016より引用）

グリーフケアを通じて遺族の声から学ぶことも多い

「グリーフ（grief）」は、「悲嘆」の意。愛する人との死別という喪失体験に伴う悲嘆をさします。喪失の悲嘆をやわらげ、回復を手助けするのが、グリーフケアです。

喪失による悲嘆を軽減するには、生前からのかかわりかたが重要。死別は避けられるものではありませんが、家族が**「本人が望むような最期を迎えることができた」「家族でおだやかな時間を過ごすことができた」と実感できれば、喪失の悲嘆を少なくすることができると考えられます**。つまり、療養者や家族がおだやかに在宅で過ごすためのサポート、日々のケアの積み重ねが、家族へのグリーフケアにもつながるのです。

死後のグリーフケアでは、手紙や電話、自宅訪問で遺族の思いを傾聴したり、遺族会を開催したりします。遺族とのふれあいは、看護師にとっても、自分のケアを振り返り、よりよいケアを考えるきっかけにもなります。「看護師さんがいてくれたから、最期まで看取ることができた」などの声が、これからの仕事にも生きるはずです。

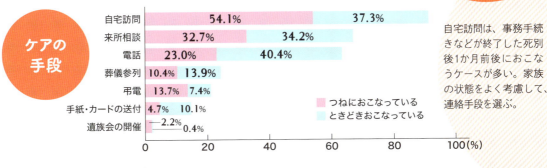

欧文 さくいん

和文 さくいん

参考文献

「1. 回復期リハビリテーションの概念」田中清和、ペインクリニックvol.35：S139-S144、2014

「胃瘻の造設および転帰に関する実態調査」奥山秀樹・三上隆浩・木村年秀・占部秀徳・高橋徳昭・岡林志伸・平野浩彦・菊谷 武・大野慎也・若狭宏嗣・合羅佳奈子・熊倉彩乃・石山寿子・植田耕一郎、老年歯科医学vol.28(4)：352-360、2014

「『胃瘻の造設等の実施状況調査』における報告書（案）の概要」中央社会保険医療協議会 総会（第331回）議事次第、2016

「ALS療養者の意思伝達手段の変化と看護職の役割」松田千春・中山優季・小倉朗子、日本難病看護学会誌vol.16(3)：175-183、2012

『ABCD-Stoma® に基づくベーシック・スキンケア ABCD-Stoma® ケア』一般社団法人　日本創傷・オストミー・失禁管理学会 学術教育委員会（オストミー担当）編、2014（一般社団法人　日本創傷・オストミー・失禁管理学会）

『NPPV（非侵襲的陽圧換気療法）ガイドライン（改訂第2版）』日本呼吸器学会 NPPVガイドライン作成委員会編、2015（南江堂）

「NPPV（非侵襲的陽圧人工換気法）の現況と将来」立原敬一・石田 等・諏訪邦夫、帝京短期大学紀要（17）：145-149、2012

『カテーテル関連尿路感染の予防のためのCDCガイドライン 2009』矢野邦夫監訳、2010（メディコン）

「カテーテル留置から排尿の自立を目指すケア」谷口珠実、難病と在宅ケアvol.22(6)：10 -14、2016

『看護実践のための根拠がわかる　在宅看護技術』正野逸子・本田彰子編著、2008（メヂカルフレンド社）

『完全版　ビジュアル　臨床看護技術ガイド』坂本すが・井手尾千代美監修、木下佳子編、2007（照林社）

『がん疼痛の薬物療法に関するガイドライン』特定非営利活動法人 日本緩和医療学会　緩和医療ガイドライン作成委員会編、2014（金原出版）

「筋萎縮性側索硬化症」福原隆子監修・執筆、ナーシングカレッジvol.11(9)：46-63、2007

『現場で使える訪問看護便利帖』介護と医療研究会、河村雅明・山岡栄里監修、2016（翔泳社）

「高次脳機能障害者実態調査　報告書」東京都高次脳機能障害者実態調査検討委員会、2008

「高次脳機能障害とリハビリテーション」長谷川真也、難病と在宅ケアvol.22(5)：41-44、2016

「高齢者施設および在宅医療ケアにおける尿道留置カテーテルの取扱の現状と課題」盛次浩司・齋藤信也、日本環境感染学会誌 vol.32(1)：34-41、2017

「V.　COPDの治療　非薬物療法　在宅酸素療法,換気補助療法」横山俊樹・山本 洋・久保惠嗣、日本臨牀vol.69(10)：1850-1855、2011

『コミュニティケア』vol.18(3)、18(13)、19(3)（日本看護協会出版会）

『最新　高齢者看護プラクティス　地域・在宅における高齢者への看護』金川克子・野口美和子監修・金川克子編、2005（中央法規出版）

「在宅呼吸ケア白書　COPD（慢性閉塞性肺疾患）患者アンケート調査疾患別解析」日本呼吸器学会 肺生理専門委員会　在宅呼吸ケア白書 COPD疾患別解析ワーキンググループ編、2013

『COPD（慢性閉塞性肺疾患）診断と治療のためのガイドライン　第2版　ポケットガイド』日本呼吸器学会COPDガイドライン第2版作成委員会編、2004（社団法人 日本呼吸器学会）

「疾患別在宅医療の対応　慢性呼吸不全」藤田昌樹、臨牀と研究vol.90(4)：30-34、2013

『写真でわかる　訪問看護アドバンス』押川真喜子監修、2016（インターメディカ）

「10. 高齢者の脳卒中リハビリテーションの概要と変更点」蜂須賀研二、Geriatric Medicine（老年医学）vol.53(6)：629-632、2015

「終末期癌患者の膀胱留置カテーテル使用について緩和ケア病棟の単施設における現状調査」豊田紀夫・金石圭祐、Palliative Care Research　vol.12(2)：306-309、2017

「褥瘡予防・管理ガイドライン（第3版）」日本褥瘡学会 学術教育委員会 ガイドライン改訂委員会、日本褥瘡学会誌（Jpn J PU）vol.14(2)：165-226、2012

「神経難病医療の現状―ALS,MSA,SCD,PDを中心に―」川田明広、日本難病看護学会誌vol.13(2)：107-111、2008

「図説　わが国の慢性透析療法の現況　2015年12月31日現在」一般社団法人 日本透析医学会、2016

『生活機能からみた　老年看護過程＋病態・生活機能関連図』山田律子・萩野悦子・内ヶ島伸也・井出訓編、2008（医学書院）

「摂食および嚥下の在宅医療におけるあり方」新田國夫、診断と治療vol.102(12)：1791-1797、2014

「総説：進行していく神経難病についての考え方」山本敏之、コミュニケーション障害学vol.30(2)：80-83、2013

『第3版　生活行動援助の技術　ありふれた営みを援助する専門性』川島みどり、2014（看護の科学社）

『第6回オストメイト生活実態基本調査　調査報告書』社団法人 日本オストミー協会編、2007（社団法人 日本オストミー協会）

「地域包括ケアにおける訪問看護の活用についての実態調査（その2）報告書」神奈川県訪問看護推進協議会　神奈川県保健福祉局保健医療部保健人材課、2017

『地域包括ケアをリードする　医療と介護Next』vol.1(4)、2015（メディカ出版）

『知識が身につく！　実践できる！　よくわかる在宅看護　改訂第2版』角田直枝編、2016（学研メディカル秀潤社）

「東京都退院支援マニュアル　～病院から住み慣れた地域へ、安心して生活が送れるために～」東京都福祉保健局、2016

「特集　在宅NPPVを知る」訪問看護と介護　vol.14(8)：638-658、2009

「難病患者在宅人工呼吸器導入時における退院調整・地域連携ノート」東京都福祉保健局、2013

『認知症の人の食事支援BOOK　食べる力を発揮できる環境づくり』山田律子、2013（中央法規出版）

「脳卒中データバンクからみた最近の脳卒中の疫学的動向」山口修平・小林祥泰、脳卒中vol.36(5)：378-384、2014

『フィジカルアセスメントがみえる　第1版』医療情報科学研究所編、2015（メディックメディア）

「〈報告1〉訪問看護ステーションみけ（東京都墨田区）介護予防・重症化予防の地道な実践と啓発」椎名美恵子、コミュニティケアvol.17(14)：16-18、2015

「訪問看護師からみる内部障害リハビリテーションの実際」佐々木佳子、Monthly book medical rehabilitation (200)：35-40, 2016

「訪問看護師の脳血管疾患患者の状態予測と予測達成に関わるケア」別所遊子・細谷たき子・長谷川美香・吉田幸代・松木光子、日本看護研究学会雑誌vol.27(5)：65-71、2004

「訪問看護ステーションにおける遺族ケアに関する全国調査」工藤朋子・古瀬みどり、Palliative Care Research vol.11(2)：128-136、2016

『訪問看護と介護』vol.20(2)、21(9)、21(10)、22(1)（医学書院）

「末期がん患者の病院から在宅への移行期における訪問看護師の認識と判断」葛西好美、日本がん看護学会誌vol.20(2)：39-50、2006

『見てできる臨床ケア図鑑　在宅看護ビジュアルナーシング』東京訪問看護ステーション協議会編、2017（学研メディカル秀潤社）

「要約　在宅呼吸ケア白書2010」日本呼吸器学会肺生理専門委員会　在宅呼吸ケア白書ワーキンググループ編、2010

「予防的支援を実践する看護職が発揮している予防機能」山田洋子、岐阜県立看護大学紀要vol.14(1)：49-60、2014

「4 ADLのなかからできる高次脳機能障害へのアプローチ」佐藤英人、リハビリナースvol.8(1)：52-57、2015

「IV. 治療　4.　HOT・補助換気療法」塩田智美・高橋和久、日本内科学会雑誌vol.101(6)：1618-1623、2012

【監修】

椎名美恵子（しいな・みえこ）
訪問看護ステーションみけ 管理者

東京医科歯科大学附属病院にて臨床経験後、保健所勤務を経て、医師会立訪問看護ステーション管理者に就任。2003年、有限会社ふれすかを創立し、現職に至る。一般社団法人全国訪問看護事業協会理事、一般社団法人日本在宅看護学会常任理事、一般社団法人東京都訪問看護ステーション協会会長、墨田区男女共同参画推進委員会会長、NPO法人がん患者サポート研究所きぼうの虹代表理事なども兼務する。
共著書・編書に『訪問看護実務相談Q&A 平成29年度改訂版』（中央法規出版）、『見てできる臨床ケア図鑑　在宅看護ビジュアルナーシング』（学研メディカル秀潤社）などがある。

家崎芳恵（いえさき・よしえ）
東京都看護協会 事業部長

日本赤十字武蔵野女子短期大学卒業後、武蔵野赤十字病院入職。武蔵野市桜堤ケアハウス在宅介護支援センター、野村訪問看護ステーション・三鷹市連雀地域包括支援センター管理者を経て、2021年より現職。
訪問看護ステーション在籍中は、管理者として訪問看護ステーションの管理、経営、訪問看護師の人材育成、地域包括ケアのための多職種連携、協働の仕組みづくりなどに尽力した。
看護専門誌における執筆のほか、共著に『見てできる臨床ケア図鑑　在宅看護ビジュアルナーシング』（学研メディカル秀潤社）がある。

【STAFF】

本文デザイン	八月朔日英子
カバー・本文撮影	殿村忠博
イラスト	くぬぎ太郎（TARO WORKS）、鈴木みゆき
校正	渡邉郁夫
編集協力	寺本 彩、オフィス201（川西雅子）
編集担当	柳沢裕子（ナツメ出版企画株式会社）

【撮影協力】

遠藤貴栄（中野区医師会訪問看護ステーション）
長川清子（北区医師会訪問看護ステーション）
株式会社エスティサービス
株式会社トーカイ
上條里紗（横浜労災病院）
佐藤十美（セコム医療システム株式会社）
シニアリストモデルエージェンシー株式会社
柴田三奈子（山の上ナースステーション）
有限会社ジャズモデルエージェンシー

本書に関するお問い合わせは、書名・発行日・該当ページを明記の上、下記のいずれかの方法にてお送りください。電話でのお問い合わせはお受けしておりません。
・ナツメ社webサイトの問い合わせフォーム
https://www.natsume.co.jp/contact
・FAX（03-3291-1305）
・郵送（下記、ナツメ出版企画株式会社宛て）
なお、回答までに日にちをいただく場合があります。正誤のお問い合わせ以外の書籍内容に関する解説・個別の相談は行っておりません。あらかじめご了承ください。

ナツメ社Webサイト
https://www.natsume.co.jp
書籍の最新情報（正誤情報を含む）はナツメ社Webサイトをご覧ください。

ナースのための　やさしくわかる訪《ほう》問《もん》看《かん》護《ご》

2018年2月1日　初版発行
2023年3月1日　第9刷発行

監修者　椎《しい》名《な》美《み》恵《え》子《こ》
家《いえ》崎《さき》芳《よし》恵《え》
発行者　田村正隆

発行所　株式会社ナツメ社
東京都千代田区神田神保町1-52 ナツメ社ビル1F（〒101-0051）
電話　03（3291）1257（代表）　FAX　03（3291）5761
振替　00130-1-58661

制　作　ナツメ出版企画株式会社
東京都千代田区神田神保町1-52 ナツメ社ビル3F（〒101-0051）
電話　03（3295）3921（代表）

印刷所　ラン印刷社

ISBN978-4-8163-6389-4　Printed in Japan
〈定価はカバーに表示してあります〉〈落丁・乱丁本はお取り替えします〉